临床口腔医学新进展

（上）

王　莉等◎主编

吉林科学技术出版社

图书在版编目（CIP）数据

临床口腔医学新进展 / 王莉等主编. -- 长春 : 吉林科学技术出版社, 2017.9
ISBN 978-7-5578-3274-2

Ⅰ. ①临… Ⅱ. ①王… Ⅲ. ①口腔科学 Ⅳ. ①R78

中国版本图书馆CIP数据核字(2017)第232666号

临床口腔医学新进展

LINCHUANG KOUQIANG YIXUE XINJINZHAN

主　　编　王　莉等
出 版 人　李　梁
责任编辑　许晶刚　陈绘新
封面设计　长春创意广告图文制作有限责任公司
制　　版　长春创意广告图文制作有限责任公司
开　　本　787mm×1092mm　1/16
字　　数　400千字
印　　张　36
印　　数　1—1000册
版　　次　2017年9月第1版
印　　次　2018年3月第1版第2次印刷

出　　版　吉林科学技术出版社
发　　行　吉林科学技术出版社
地　　址　长春市人民大街4646号
邮　　编　130021
发行部电话/传真　0431-85635177　85651759　85651628
85652585　85635176
储运部电话　0431-86059116
编辑部电话　0431-86037565
网　　址　www.jlstp.net
印　　刷　永清县晔盛亚胶印有限公司

书　　号　ISBN 978-7-5578-3274-2
定　　价　145.00元（全二册）

如有印装质量问题　可寄出版社调换
因本书作者较多，联系未果，如作者看到此声明，请尽快来电或来函与编辑部联系，以便商洽相应稿酬支付事宜。

编 委 会

主　编：王　莉　刘　东　张永辉

秦宁艳　刘荣光　梁红瑛

副主编：刘丽梅　沈全明　行勇军

王志强　高小波　高国宁

莘晓陶　郑晓涛　吴淑玲

编　委：（按照姓氏笔画）

王志强　赤峰学院附属医院

王　莉　吉林省吉林中西医结合医院

行勇军　成都军区总医院

刘　东　胜利油田中心医院

刘丽梅　吉林医药学院附属医院

刘荣光　中国人民解放军第 148 医院

吴淑玲　威海市立医院

沈全明　河南大学淮河医院

张永辉　新郑市人民医院

郑晓涛　威海市立医院

秦宁艳　威海美辰口腔医院

莘晓陶　锦州医科大学附属第一医院

高小波　赤峰学院附属医院

高国宁　潍坊市人民医院

梁红瑛　中国人民解放军第一医院

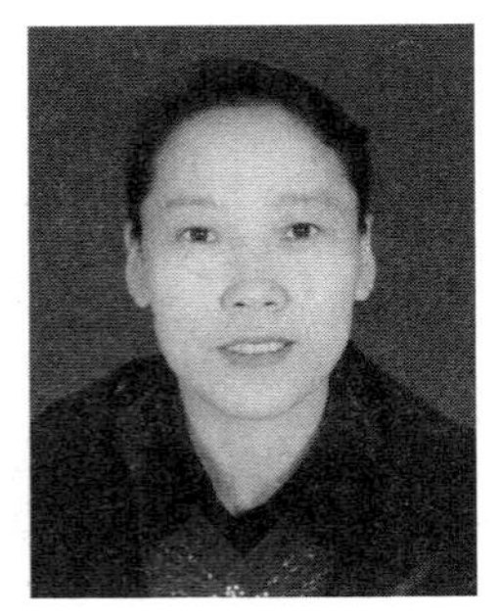

王莉，女，1971 年 1 月出生，吉林省吉林中西医结合医院口腔科副主任，主任医师。1992 年毕业于吉林医学院口腔系，从事口腔临床工作二十四年。对于牙体牙髓病、牙周病、口腔黏膜病、儿童牙病及牙齿美容方面积累了丰富的临床经验。熟练掌握微创拔牙术、颌面外伤清创缝合术、颌面外科良恶性肿瘤切除术、颌骨骨折坚固内固定术等。在口腔疑难杂症方面有独特的治疗方法，尤其在运用中西医结合治疗口腔黏膜病、牙周病等方法独特、疗效显著。发表论文 10 余篇，参与完成科研课题 3 项，2013 年被评为吉林市学科骨干。

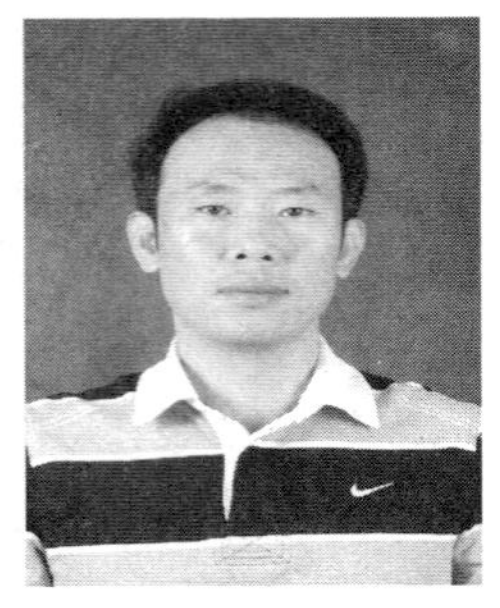

刘东，1971 年 12 月出生，胜利油田中心医院口腔科，副主任医师，2004 年毕业于山东大学，从事口腔正畸临床工作 20 多年，擅长使用自锁矫治器、无托槽隐形矫治器、种植支抗技术等治疗各种复杂错颌畸形。先后完成市局级科研 6 项，发表论文 10 余篇，主编著作 1 部。

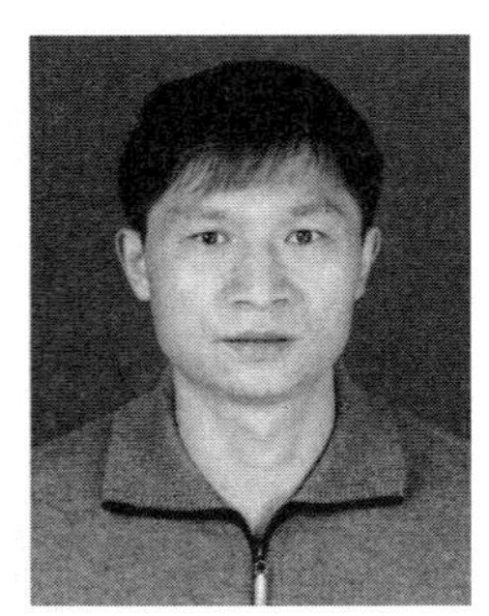

张永辉，男，1975 年出生，2000 年毕业于河南医科大学，学士学位。2000 年至今工作于新郑市人民医院，口腔科主任，副主任医师，擅长口腔颌面部外伤，颌面部骨折，肿瘤，血管畸形及涎腺疾病的诊治。以第一作者发表本专业论文 6 篇，兼任郑州市口腔专业委员会常务委员。

前　言

口腔颌面部疾病是人类的常见病、多发病。尽管大部分口腔疾病在初始阶段并不引起人们的十分关注，然而处理不当亦会引起较为严重的后果，一方面给患者本人造成额外的机体与精神痛苦，另一方面给后续治疗带来很大困难，也加重了短缺的口腔医疗卫生支援的占用。因此，对于此类疾病的早期防治非常重要。随着国家经济建设的迅速发展和人们生活水平的提高，人们对口腔保健的需求进一步增加，从而为口腔疾病的发展提供了机遇。同时，口腔医疗的发展日新月异，也要求临床医生不断巩固和提高临床医疗水平。因此，特组织从事于口腔科一线的医务工作者编写了此书，旨在有助于广大临床医生了解和掌握目前口腔科常见疾病的最新临床诊疗经验和方法，以便更好地为广大患者服务。

本书共分为十八章，内容涵盖了临床常见口腔疾病的诊断与治疗，包括：龋病、牙发育异常、牙慢性损伤、牙外伤和其他牙体病症、牙龈病、慢性牙周炎、侵袭性牙周炎、牙髓疾病、根尖周围组织病、牙拔除术、口腔颌面部感染、口腔颌面部损伤、唾液腺疾病、口腔颌面部神经疾病、先天性唇腭裂与颅面裂、口腔颌面部肿瘤、口腔正畸以及口腔修复。

针对书中涉及的口腔疾病，均进行了详细介绍，包括：疾病的病因病理、症状表现、检查诊断方法、鉴别诊断、内外科方法、相关手术操作技巧及预防等，强调了本书的临床价值及实用性，内容丰富，贴近临床实践，为口腔科的医务人员提供相关参考与帮助。

本书在编写过程中，借鉴了诸多口腔相关临床书籍与资料文献，在此表示衷心的感谢。由于本编委会人员均身负科一线临床工作，故编写时间仓促，难免有错误及不足之处，恳请广大读者见谅，并给予批评指正，以更好地总结经验，以起到共同进步、提高口腔科临床诊治水平的目的。

《临床口腔医学新进展》编委会

2017 年 9 月

目　　录

第一章 龋病

第一节 概述

一、定义

龋病(dental caries)是一种以细菌为主要病原体，在多因素作用下，导致牙齿硬组织慢性、进行性破坏的疾病。遭龋病破坏的牙齿即龋齿(decayed tooth，carious tooth)，可以单发于一个牙齿，也可同时累及多个牙齿；可以在儿童发病，也可以在老年发病，没有人可以对龋终生免疫。龋的疾病过程涉及多种因素，现代研究已经证明牙菌斑中的致龋细菌是龋的主要病原体。致龋细菌在牙菌斑中代谢从饮食中获得的糖类生成以乳酸为主的有机酸，导致牙齿中的磷灰石结构脱矿溶解。进一步在蛋白酶的作用下，结构中的有机物支架遭到破坏，临床上表现为牙齿上发生不能自体修复的龋洞(dental cavity，tooth cavity，carious cavity)。如果龋洞得不到及时的人工修复，病变进一步向深层发展，可以感染牙齿内部的牙髓组织，甚至进入根尖周组织，引起更为严重的机体的炎症性病变。

根据近代对龋病病因学的研究成果，有学者将龋病定义为一种与饮食有关的细菌感染性疾病(a diet related infectious disease)。这一定义强调了细菌和糖在龋病发病中的独特地位。

发生在釉质的早期龋损，仅表现为一定程度的矿物溶解，没有牙齿外形上的缺损，更没有临床症状，甚至在一般临床检查时也不易发现；只有当脱矿严重，进入牙本质或形成窝洞时，才可在临床上引起注意。若龋发生在牙的咬合面或唇颊面，通过常规临床检查就可以辨别局部脱矿的表现，如牙表面粗糙，呈白垩状色泽改变。若病变发生在牙的邻面，则较难通过肉眼观察发现。临床上要借助探针或其他辅助设备如X线照相、光纤投照等方法才可能发现发生在牙邻面的龋。及至患者出现症状或自己发现龋洞的时候，往往病变已接近牙髓或已有牙髓病变。

二、龋病流行病学特点

了解疾病的流行病学特征，一方面有利于从宏观上认识疾病、征服疾病，另一方面有助于从中探索疾病的发病原因。龋病的流行病学特征集中反映了与发病有关的多种因素。

(一)与地域有关的流行特点

龋病是一种古老的疾病，我国最早关于龋病的记载可以追溯到3000年前的殷墟甲骨文中。但近代龋病的流行并引起专业内外人士的广泛注意，主要起源于欧美发达国家。20世纪初，随着食品的精化，一些西方国家的龋病患病率几乎覆盖了人口的90%以上，严重影响当时人民的身体健康和社会经济生活。由于高发病地区几乎全部集中在发达国家和发达地区，有西方学者甚至将龋病称为“现代文明病”(modern civilized disease)。但是用现在的知识回顾分析当时的情况，可以知道，那些地区之所以有那么高的龋发病率，与当时的高糖饮食有关。过多地摄入精制糖类和不良的口腔卫生习惯是龋高发的原因。到了近代，西方国家投入了大量资金和人力对龋病进行研究。在逐步认识到了龋病的发病原因和发病特点的基础上，这些国家逐步建立了有效的口腔保健体系，采取了有效的口腔保健措施，从而使龋病的流行基本得到控制。目前，在北欧一些口腔保健体系健全的发达国家和地区，无龋儿童的比例超过了70%。西方有学者由此乐观地提出，到了21世纪会出现无龋的一代。然而近年来，经济和教育状况越来越影响口腔保健和口腔健康的程度。在欠发达的地区和国家，由于经济和教育水平低，口腔保健知识普及率低，口腔保健措施得不到保障，龋病的发病率仍保持在较高的水平，并有继续上升的趋势。目前，世界范围内，龋病发病正在向低收入、低教育人群和地区转移。如今，没有人再会认为龋病是“现代文明病”了。同时由于龋病的病因尚未完全清楚，预言消灭龋齿，还为时太早。但现代的医学实践又告诉我们，龋病是可以控制并能够预防的。

（二）与年龄有关的流行特点

流行病学的研究表明，人类龋病的发病经历几个与年龄有关的发病高峰。这种与年龄有关的发病高峰，主要与牙齿的萌出和牙齿周围环境的变化有关。乳牙由于矿化程度和解剖上的特殊性（如窝沟多而深）更容易患龋，初萌的牙由于矿化尚未成熟更容易患龋，窝沟龋也多在萌出后的早期阶段发生。这样形成了一个6～12岁的少年儿童龋病的发病高峰。龋的危害在这个阶段表现得最为突出。然而，龋病的发生实际是贯穿人的一生的。尤其到了中年以后，由于生理的和病理的原因，牙根面暴露的机会增加，牙菌斑在根面聚集的机会增加，如果得不到有效的清洁，患龋的机会也会增加，因此可能形成中老年根面龋的发病高峰期。这种与年龄有关的发病高峰可以通过大规模的流行病学调查发现，主要与牙齿的发育、萌出、根面暴露和口腔环境随年龄的改变有关。

（三）与饮食有关的流行特点

人的饮食习惯因民族和地区而异。然而随着食品加工业的发展，不分地区和种族，人类越来越多地接触经过精细加工的食品。西方人较早接触精制糖类，饮食中摄入蔗糖的量和频率普遍较高。在以往缺少口腔保健的情况下，他们的龋患病率自然很高。而我国的西藏和内蒙古地区，食物中的纤维成分多，蔗糖摄入少，人的咀嚼功能强，自洁力强，龋的患病率就低。人类饮食的结构并不是一成不变的。近代的西方国家由于认识到龋与饮食中糖类尤其是蔗糖的关系，开始调整饮食结构和进食方法，已经收到了十分显著的防龋效果。然而在大量发展中国家，随着经济的现代化，文化和饮食的精化和西化，人们对糖的消耗量增加，如果缺乏良好的口腔卫生教育，缺乏有效的口腔卫生保健措施和保健体系，龋齿的发病率定会显著增加，重蹈西方国家龋病高发的老路。

（四）与教育和经济状况有关的流行特点

经过百年的研究，人们对龋病的发病过程已经有了较为清晰的认识，已经具备了一系列有效的预防和控制手段。但这些知识的普及与人们受教育的程度和可以接受口腔保健措施的经济状况密切相关。在发达国家，多数人口已经享受到了有效的口腔医学保健所带来的益处，所以整个人口的患龋率降低，龋的危害减少。但即使在这样的国家，仍有部分低收入人群和少数民族获益较少。世界范围内，患龋者正在向低收人员和受教育程度低的人群转移，这已经成为较突出的社会问题。对于发展中国家来说，经济开放发展的同时，必须注意相应健康知识的普及和保健预防体系的建立。

三、龋对人体健康的危害

龋病的危害不仅局限在受损牙齿本身，治疗不及时或不恰当还可导致一系列继发病症。

由龋齿所引发的一系列口腔和全身问题，以及由此对人类社会和经济生活的长远影响无论如何是不应该忽略的。

对于龋病，最初为患者本人所注意的常是症状或能见到的牙体缺损或龋洞。轻微的症状包括食物嵌塞或遇冷遇热的敏感症状。当主要症状是持续或自发疼痛的感觉时，感染多已经波及牙髓。多数患者是在这个时候，疼痛难忍，才不得不求医的。这时候已经不是单纯的龋病了，而可能是发生了牙髓或根尖周围组织的病变。在口腔科临床工作中，因龋病导致的牙髓炎和根尖周炎而就诊的患者占了很大的比例，据统计可占综合口腔科患者的50%以上，也有人报告这些患者可占因牙痛就诊的口腔急诊患者人数的70%以上。急性牙髓炎和根尖周炎给患者机体造成很大的痛苦，除了常说的牙痛或牙敏感症状外，严重的根尖周组织感染若得不到及时控制，还可继发颜面部的严重感染，甚至危及生命。慢性的根尖周组织感染实际上是一种存在于牙槽骨中的感染病灶，也可以成为全身感染的病灶。龋齿得不到治疗，最终的结果必然是牙齿的丧失。要恢复功能则必须进行义齿或种植体的修复。如果对早期丧失的牙齿不及时修复，还会形成剩余牙齿的排列不齐或咬合的问题。严重时影响美观和功能，不得不通过正畸的方法予以矫正。在后续的一系列治疗中（如义齿修复、正畸治疗），口腔环境的变化，可能会发生一些更加有利于龋齿生成的情况。例如，不恰当的修复装置可能增加菌斑的聚集，增加清除的难度，破坏正常的口腔微生态环境，进一步增加患者患龋和牙周病的危险性。图1—1简示了由龋所引发的口腔多种疾病，以及不适当的治疗可能成为新的龋病危险因素。

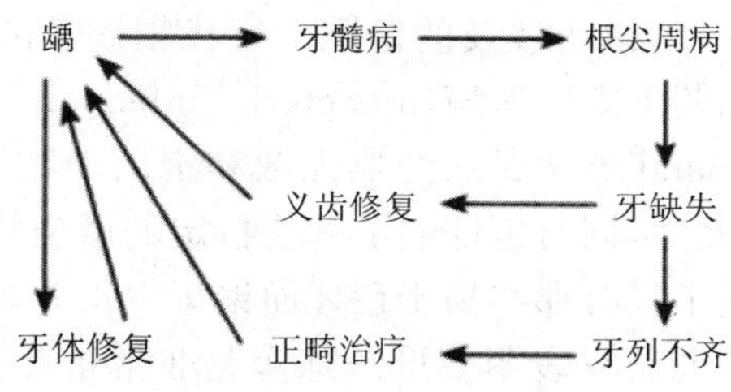

图1—1　龋及其相关口腔疾病

龋及其有关疾病对身体健康的影响显而易见、容易理解，但其对人类社会生活和经济生活的长远影响却往往被忽略。由于龋的慢性发病特征，早期常不被注意，一旦发生症状，已经形成龋洞，常需要较复杂的治疗过程和较多的治疗费用。而且人有28～32颗牙齿，相关治疗的花费在任何时候、任何地点都是很大的。如果将社会和个人花在龋齿及其继发病症的治疗费用的总量与任何一种单一全身疾病的费用相比较，人们就会发现，龋病是一个严重影响人类健康的社会问题、经济问题。或许这就是世界卫生组织曾将龋病列在肿瘤和心血管疾病之后，作为影响人类健康的第三大疾病的理由之一。

（行勇军）

第二节　病因

牙齿硬组织包括牙釉质、牙本质、牙骨质，是高度矿化的组织。牙齿硬组织离开人体是最不易被微生物所破坏的组织，但在体内则恰恰相反，是最容易被破坏且不能再生的组织。关于龋的病因，尽管迄今尚不能宣布相关的病原体已经完全清楚，也没有十分完整和肯定的病因学理论，但已有的科学证据和临床实践越来越支持化学细菌致龋理论。化学细菌致龋理论是目前应用最广的病因学理论。

一、化学细菌学说

很早就有人提出酸致牙齿脱矿与龋形成有关，但在相当长的一段时间里并没有实验依据证明这种推测。直至 100 多年前，W. D. Miller 通过一系列微生物学实验，证明了细菌代谢糖类产酸，酸使矿物溶解，可形成类似临床上早期釉质龋的白垩样变，从而提出了著名的化学细菌学说（chemo－bacterial theory），又称化学寄生学说（chemo－parasitic theory）。

Miller 提出上述学说主要依据的是体外的脱矿实验，包括：

- 将牙齿放在混有糖或面包和唾液的培养基中孵育，观察到牙齿脱矿。
- 将牙齿放在混有脂肪和唾液、不含糖的培养基中孵育，未见牙齿脱矿。
- 将牙齿放在混有糖或面包和唾液中的培养基中，煮沸后再孵育，未见牙齿脱矿。

与此同时，Miller 从唾液和龋损部位中分离出多种产酸菌。Miller 认为，龋可分为两个阶段：第一阶段是细菌代谢糖产酸，酸使牙齿硬组织溶解，第二阶段是细菌产生的蛋白酶溶解牙齿中的有机物。目前，已有多种方法可以在体内或体外形成类似早期龋脱矿的龋样病损（caries－like lesion or carious lesion）。但是迄今，由于釉质中有机物含量极低，还没有足够的证据能够说明釉质在龋损过程有蛋白质溶解的过程。

Miller 的学说基本主导了过去 100 年来的龋病病因和预防研究。甚至可以说，近代龋病病因学的发展均没有超出这一学说所涉及的范围。近代龋病学的主要发展即是对致龋微生物的认定，确定了龋是一种细菌感染性疾病（a bacterial infectious disease）。这一认识成熟于 20 世纪 50 年代。1955 年 Orland 等学者的经典无菌和定菌动物实验，一方面证实了龋只有在微生物存在的情况下才能发生，同时也证明了一些特定的微生物具有致龋的特征。在随后的研究中，研究者进一步证明了只有那些易于在牙面聚集生长并具有产酸和耐酸特性的细菌才可称为致龋菌。进而，一系列研究表明变形链球菌是非常重要的致龋菌。当时，一部分学者乐观地认为，龋是由特异性细菌引起的细菌感染性疾病，由此引发了关于防龋疫苗的研究。但是近代的研究表明，龋病形成的微生态环境十分复杂，很难设定单一菌种作为龋的致病菌。况且，已经发现的致龋菌总体来讲又都是口腔或牙面上的常驻菌群，在产酸致龋的同时，还可能担负维持口腔生态平衡的任务。

尽管从病原学的角度来看，将龋病定义为细菌感染性疾病是正确的，但龋病的感染过程和由此激发的机体反应可能完全不同于身体其他部位的细菌感染性疾病。首先，细菌的致龋过程是通过代谢糖产生的有机酸实现的，而不是由细菌本身直接作用于机体或机体的防御体制。其次，龋病发生时或发生后并没有足够的证据表明机体的免疫防御系统有相应的抗病原反应。因此，利用免疫或疫苗的方法防龋还有许多未知的领域和障碍。

另外，在龋病研究中有一个重要的生态现象不容忽视，即细菌的致龋作用不是孤立发生的，而必须是通过附着在牙表面的牙菌斑的微生态环境才能实现。甚至可以说，没有牙菌斑，就不会得龋齿。临床上有效的控制菌斑是有效控制龋齿的关键。

二、其他病因学说

除了化学细菌学说之外还有众多其他致龋理论，可见于各类教科书尤其是早期的教科书。感兴趣的读者可以查阅相关的龋病学专著，比较重要的有蛋白质溶解学说（proteolysis theory）和蛋白质溶解一螯合学说（proteolysis—chelation theory）。

蛋白质溶解学说起源于对病损过程的组织学观察。光学显微镜下观察发现，牙釉质中存在釉鞘、釉板等含有较多有机物的结构。有学者认为，龋生成的过程中，先有这些有机物的破坏，然后才是无机物的溶解。在获得一些组织学证据之后，Gottlieb和Frisbie等学者在20世纪40年代提出了蛋白质溶解学说。但今天看来，这一学说很难成立。首先釉质中的有机物含量极低，即使在牙本质这样含有较多有机物的组织中，有机物也是作为矿化的核心被高度矿化的矿物晶体所包绕的，外来的蛋白酶如果溶解组织中的有机物，必须先有矿物的溶解，才可能接触到内层的胶原蛋白。其次，电子显微镜的研究已经基本上否认了釉鞘、釉柱的实质性存在。研究表明，光学显微镜下看到的釉柱或柱间质只是晶体排列方向的变化，而无化学构成的不同。

蛋白质溶解一螯合学说是1955年由Schatz和Martin提出的，他们提出：龋的发生是细菌生成的蛋白酶溶解有机物后，通过进一步的螯合作用造成牙齿硬组织溶解形成龋。然而，这一学说只有理论，没有实验或临床数据支持，近代已很少有人提及。

三、龋病病因的现代理论

现代主要的龋病病因理论有三联因素或四联因素理论，后者是前者的补充，两者都可以被认为是化学细菌学说的继续和发展。

（一）三联因素论

20世纪60年代，Keyes作为一个微生物学家首先提出了龋的三联因素论（three prerequisites for caries process），又称三环学说。三联因素指致龋细菌、适宜的底物（糖）和易感宿主（牙齿和唾液）。三环因素论的核心是三联因素是龋病的必需因素（prerequisites），缺少任何一方都不足以致龋。其他因素都是次要因素，或者通过对必需因素的影响发挥致龋作用，见图1—2。

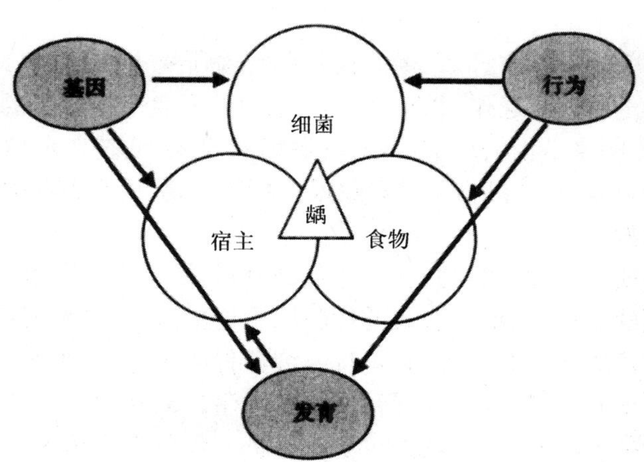

图1—2　龋病病因的三联因素及相关的多因素特征

1. 致龋细菌　此类细菌黏附在牙面上，参与牙菌斑的形成并具有产生有机酸和其他致龋物质的能力，同时又具耐酸性，即能够在较低pH条件下生存和继续产酸。细菌的代谢产物是造成牙齿硬组织破坏的因素，所以可以认为细菌是病原因素。目前对已知的致龋细菌研究最多的是变形链球菌族，因为它能够合成多聚糖（主要是葡聚糖）。葡聚糖作为菌斑的基质，在牙菌斑的形成中起重要作用。而牙菌斑是细菌在牙面上赖以生存的生态环境，没有这样的环境，龋同样是不能发生的。研究较多的致龋细菌还有乳酸杆菌和放线菌。前者具有强的产酸和耐酸能力，在龋坏的组织中检出较多，一般认为在龋的发展中起重要作用；后者则参与根面菌斑的形成，与牙根面龋的发生关系密切。最近的研究表明，口腔链球菌家族中的非变形链球菌类链球菌在龋病的不同阶段发挥致龋或调节致龋的作用。

2. 适宜的底物（糖） 口腔中有许多细菌具有代谢糖产酸的功能。由于牙菌斑糖代谢生成的主要有机酸是乳酸，这些细菌又可称为产乳酸菌。产乳酸菌在生物界具有许多有益功能，如分解发酵乳类制品，有利于人类消化。口腔中产乳酸菌生成的乳酸，一方面在维持口腔生态平衡中可能存在有益的一面；另一方面如果得不到及时清除，在菌斑中滞留，则导致牙齿持续的脱矿，显然对牙齿健康不利。一些口腔细菌具有利用糖合成多聚糖的功能，包括细胞内多糖和细胞外多糖。前者可以为细菌本身贮存能量，后者则作为菌斑形成的基质。在所有的糖类物质中，蔗糖最有利于细菌产酸和形成多糖，因此蔗糖被认为具有最强的致龋性。糖的致龋性是通过局部作用产生的，不经口腔摄入不会致龋。具有甜味作用的糖代用品，如木糖醇，经过细菌代谢时不产酸也不合成多糖，所以是不致龋的。

3. 易感宿主（牙齿和唾液） 牙齿自身的结构、矿化和在牙列中的排列，牙齿表面物理化学特性等代表了机体的抗龋力。窝沟处聚集的菌斑不易清除，窝沟本身常可能有矿化缺陷，因而更易患龋。排列不齐或邻近有不良修复体的牙齿由于不易清洁，菌斑易聚集，更易患龋。牙齿表面矿化不良或粗糙，增加了表面聚集菌斑的可能，也增加患龋的机会。牙齿自身的抗龋能力，包括矿化程度、化学构成和形态完善性，主要在牙的发育阶段获得。牙齿萌出后可以通过局部使用氟化物增加表层的矿化程度，也可以通过窝沟封闭剂封闭不易清洁的解剖缺陷。

机体抗龋的另一个重要的因素是唾液。唾液的正常分泌和有效的功能有助于及时清除或缓冲菌斑中的酸。唾液分泌不正常如分泌过少或无法到达菌斑产酸的部位，都会增加患龋的机会。

与龋病发病的有关因素很多，但大量的临床和实验研究表明，所有其他因素都是与上述三联因素有关或通过上述因素起作用的。如不良的口腔卫生增加菌斑的聚集、增加有机酸在局部的滞留，是通过影响微生物的环节起作用的；而低收入、低教育水准，意味着口腔保健知识和保健条件的缺少，影响对致龋微生物和致龋食物的控制，从而导致龋在这个人群中多发。

（二）龋的四联因素论

四联因素论又称四环学说。20 世纪 70 年代，同样是微生物学家的 Newbrun 在三联因素的基础上加上了时间的因素，提出了著名的四联因素论。四联因素论的基本点是：龋的发生必须具备致龋菌和致病的牙菌斑环境，必须具备细菌代谢的底物（糖），必须是局部的酸或致龋物质积聚到一定浓度并维持足够的时间，必须是发生在易感的牙面和牙齿上。应该说，四联因素论较全面地概括了龋发病的本质，对于指导进一步研究和预防工作起了很大的作用。但严格讲，无论是三联因素论，还是四联因素论用来阐述发病机制学说似乎更为合适，而不适合作为病因论。因为除了微生物之外，食物和牙齿无论如何是不应归于病原因素中的。

四、其他与龋有关的因素

如前节所述，致龋细菌、适宜的底物（糖）和易感宿主是3个最关键的致龋因素。然而，与龋有关的因素还很多，龋是一种多因素的疾病，但是所有其他因素都是通过对必需因素的影响而发生作用的。

（一）微生物

致龋细菌具有促进菌斑生成、产酸和耐酸的能力，是主要的病原物质。除此之外，其他的微生物也可以对龋的发生和发展起作用。正常情况下口腔微生物处于一个生态平衡的状态。有些细菌可能本身不致龋，但却可以通过影响致龋菌对龋的过程产生作用。譬如，口腔中的血链球菌，本身致龋性很弱，它在牙面的优先定植，有可能减少变形链球菌在牙面的黏附和生长，进而减少龋的发生。另外一些非变形链球菌类链球菌产酸性不高，但对于维持牙菌斑的生存有作用，有助于龋的形成；或对产生的有机酸有缓冲作用，有助于龋的抑制。

（二）口腔保健

口腔保健包括有效的刷牙、菌斑控制和定期看医生。有效的口腔保健措施和有效的实施是减少龋齿的重要因素。

（三）饮食

食物中的糖类是有机酸生成反应的底物，尤其是蔗糖，被认为是致龋因素，甚至认为是病因之一。根据细菌代谢食物的产酸能力，将食物简单地分为致龋性食物和非致龋性食物。致龋性食物主要是含糖类的食物。根据糖的产酸性排列，依次是蔗糖、葡萄糖、麦芽糖、乳糖、果糖等。食物的致龋性还与食物的物理性态有关。黏性的、易附着在牙面的，更有助于糖的作用。除了这些对致龋有作用的食物之外，剩下的多数应该是非致龋性的。非致龋性食物多为含蛋白质、脂肪和纤维素的食物，如肉食、蔬菜等。一些食品甜味剂不具备糖类与细菌代谢产酸的结构，不具备产酸性，因此不致龋，如木糖醇和山梨醇。关于抗龋性的食物，由于很难从实践中予以证实或检验，不宜如此界定。

由于糖与龋的密切关系，预防龋齿必须控制糖的摄入。然而还应该认识到人类的生存需要充足的营养和能量。糖尤其是蔗糖是人类快速获取能量的重要来源。从营养学的角度，不可能将糖类从食谱中取消。唯一能做的是减少进食的频率、减少糖在口腔中存留的时间。

（四）唾液因素

唾液作为宿主的一部分，归于与龋有关的关键宿主因素。唾液的流量、流速和缓冲能力决定了对酸的清除能力，与龋关系密切。影响唾液流量的因素除了涎腺损伤和功能障碍之外，还与精神因素等有关。

（五）矿物元素

牙齿的基本矿物组成是羟磷灰石，是磷酸钙盐的一种，主要成分为钙和磷。环境中的钙磷成分有助于维持矿物的饱和度，有助于减少牙齿硬组织的溶解，还有助于再矿化发生。氟是与牙齿健康关系最密切的元素。人在牙发育期摄入了过量的氟可能导致氟牙症，严重的时候还会导致骨的畸形，称为氟骨症。但环境中微量的氟，如牙膏中的氟、口腔菌斑中的氟则有利于抑制脱矿和增加再矿化，达到预防龋的效果。其他与龋有关的元素多是与牙矿物溶解有关的元素，如锶、钼、镧元素有抑制脱矿的作用，而镁、碳、硒元素有促进脱矿的作用。

(六)全身健康与发育

牙齿发育期的全身健康状况可以影响牙的发育和矿化,进而对牙齿对龋的易感性产生影响。

(七)家族与遗传

双生子的研究结果表明,人对龋的易感性极少与遗传有关,主要是由环境因素决定的。但是遗传对龋相关的其他因素有明显的作用,如牙的形态包括窝沟形态受遗传因素影响较大。而人的饮食习惯与家庭生活环境有关。

(八)种族

种族间龋患的差异主要来源于饮食习惯、卫生保健方式、社会文化教育方面的差异,与种族本身的差异不大。

(九)社会经济与受教育的程度

经济状况的差异决定了人接受教育、接受口腔保健知识和获得口腔保健措施的程度,因此与龋有关。

(行勇军)

第三节 发病机制

龋的发病过程要经过牙菌斑形成、致龋菌在牙菌斑环境内代谢糖产酸形成多聚糖、酸使牙齿硬组织溶解成洞几个重要环节,见图 1—3。

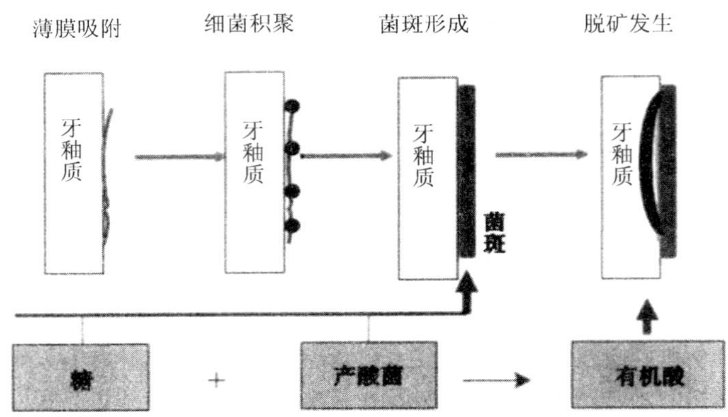

图 1—3 龋病的发病机制

一、牙菌斑形成

牙菌斑(dental plaque)指附着在牙表面的膜样物质,即牙表面生物膜(biofilm),含有微生物(菌斑容量的 60%~70%)、基质和水。细菌是牙菌斑微生物中的主体,基质主要由细菌分泌的多糖组成。其他成分包括细菌代谢生成的有机酸,来自唾液或龈沟液的成分等。

牙菌斑的形成开始于获得性膜(acquired pellicle)的形成。获得性膜是牙面上沉积的唾液薄膜,其沉积机制类似静电吸附的作用,与牙表面的能量分布和唾液成分的结构有关。获得性膜的主要蛋白质成分有糖蛋白、唾液蛋白、黏蛋白等。纯粹的唾液薄膜在光学显微镜下观察,是一种无细胞的均质结构。获得性膜可以在清洁后的牙面迅速形成并在数小时的时间内达到稳定的状态，且不易为一般的清洁措施清除。获得性膜的形成在很大程度上决定了牙面对细菌的吸引力。

几乎在获得性膜形成的同时，细菌就可以借其在牙面上黏附，并在其中生长、发育，形成稳定的细菌菌落。细菌在获得性膜的黏附靠的是膜表面电荷间的吸引。最早借助获得性膜定居在牙面上的是球菌，而后才有其他菌类的黏附和生长。

黏附到牙面的细菌要经过生长、繁殖，同时吸聚其他细菌，才可能成为成熟的菌斑。细菌间的聚集可以借助各自膜表面的结构特征，相互吸引结合，更主要的是通过合成细胞外多糖尤其是不溶于水的多糖来完成的。细菌利用蔗糖合成葡聚糖成为菌斑的基质，而一些细菌表面结合的葡萄糖基转移酶(glycosyltransferase，GTF)对葡聚糖有很强的亲和力，从而形成了细菌聚集的基础。葡聚糖在细菌与牙面、细菌与细菌之间起桥梁作用，促进细菌对牙面获得性膜的黏附和细菌间的聚集，是菌斑成熟的关键成分。

早期形成的菌斑质地疏松，随着时间的延长，菌斑内部的细菌数量增多，密度增加，渗透性降低，有毒产物增加。一般认为 3d 后的菌斑中细菌种类、细菌成分和密度基本恒定，是为成熟菌斑(matured plaque)。成熟菌斑深处接近牙面的部分常呈厌氧状态或兼性厌氧状态。

成熟的菌斑结构致密，渗透性减弱，成为相对独立的微生态环境，有利于细菌产酸，不利于酸的扩散和清除。菌斑中的液态环境称牙菌斑液(plaque fluid)，是牙齿硬组织溶解的液态环境。现代研究证明，龋齿只有在菌斑聚集的部位才可以发生，所以说，没有菌斑，就不会得龋(no plaque，no caries)。

二、牙菌斑中的糖代谢

人进食时摄入的糖尤其是小分子的蔗糖、葡萄糖、果糖，可直接进入菌斑，为致龋细菌代谢利用。细菌在菌斑内的糖代谢包括分解代谢和合成代谢，还包括代谢生成的物质在菌斑内外的贮运。

1. 分解代谢　对于龋病有意义的是菌斑的无氧酵解过程。由于菌斑深层缺氧，细菌代谢糖主要通过无氧酵解过程，生成有机酸。菌斑和菌斑液中可以检测到甲酸、乙酸、乳酸、丙酸、琥珀酸、丙酮酸和丁酸等多种短链有机酸，但若干临床漱糖实验表明，糖代谢后增加最明显的是乳酸。菌斑中存在的其他有机酸很可能是乳酸进一步代谢的中间产物。乳酸的生成可以改变菌斑的 pH，增加菌斑液的脱矿能力。

2. 合成代谢　包括细菌利用糖合成细胞内和细胞外两类多糖。细胞内多糖的合成是将细胞外的糖转化为胞内多糖储存的过程。在外源性糖源缺乏时，胞内多糖可以作为细菌生存和获取能量的来源。细胞外多糖的合成是细菌通过糖基转移酶的作用合成多聚糖的过程。形成的多聚糖有葡聚糖、果聚糖和杂聚糖，是菌斑基质的主要成分。细菌合成多糖的能力靠其内在的酶系统，与致龋能力密切相关。

三、牙齿硬组织的脱矿机制

(一)脱矿与再矿化的基本化学条件

无论是在体内还是在体外，矿物溶解或沉积的基本物理化学条件是环境溶液中对于该种矿物的饱和状态。牙釉质、牙本质和牙骨质中的主要无机矿物成分为羟磷灰石，其基本分子成分是 $Ca_{10}(PO_4)_6(OH)_2$，在局部的环境溶液中必须满足下列条件才可以保持矿物稳定：

$$(Ca^{2+})_{10}(PO_4^{3-})_6(OH)_2=K_{sp}$$

等式左侧表示溶液中的相关于羟磷灰石的离子总活度，右侧为达到溶液平衡状态时羟磷灰石的溶度积常数。当溶液的离子活度积小于羟磷灰石的溶度积常数时就可能发生矿物晶体的溶解。反之，则可能出现沉淀。

（二）脱矿和再矿化

牙硬组织在口腔环境中的脱矿实际上是固态物质在不饱和的液态介质中的溶解过程。牙菌斑中的液态环境即牙菌斑液，是决定牙齿硬组织溶解的介质。在菌斑的饥饿情况下，菌斑液对牙齿矿物来说，基本是过饱和的。而在糖代谢后，菌斑中出现大量有机酸，pH 降低，可以使菌斑的液态环境呈现对牙硬组织高度不饱和的状态，牙齿中的无机物溶解析出。这种状态是牙齿溶解脱矿、形成龋的基础。

由于口腔菌斑环境的不断变化，牙齿早期龋的过程不是一个连续的脱矿过程。当代谢糖生成有机酸时，可以出现脱矿，而当糖或酸的作用消失，在唾液和氟化物的作用下，脱矿的牙组织可以再矿化（remineralization）。不过一旦龋洞形成，细菌在窝洞内的产酸能力更强，而唾液的清除能力和氟化物都难以到达病变部位，脱矿就是占压倒优势的病理活动，无法逆转了。

（行勇军）

第四节　临床表现和诊断技术

一、临床表现

口腔医学为了临床治疗的需要，常将龋齿与其相关的疾病分别命名与诊断，本节龋齿的概念作为疾病的诊断名词，指发生在单个牙的牙齿硬组织因龋出现缺损，病变局限在牙体硬组织，没有引起临床上的牙髓的炎症或变性反应的一种状态。临床检查中，可见龋洞，但温度和活力测试、牙髓反应均为正常，患者也没有自发性疼痛等症状。

龋齿的临床表现可以概括为牙齿色、形、质的变化和患者感觉的变化。正常的牙釉质呈半透明状，牙本质的颜色为淡黄色。正常牙齿的颜色主要是透过牙釉质显现出来的牙本质色。牙釉质表面应该光滑，无色素沉着。牙釉质的硬度高于牙本质和牙骨质，但任何正常的牙硬组织都不可能通过手用器械如挖匙去除。

（一）牙齿颜色的改变

牙齿表面色泽改变是临床上最早可以注意到的龋的变化。当龋发生在牙的平滑面时，擦去表面的菌斑或软垢并吹干后，可见病变部位表面粗糙、光泽消失，早期呈白垩色，进一步着色还可以呈棕黄色或黑褐色。当龋发生在窝沟釉质的部位，清洗吹干后可见沟口呈白垩色；进一步发展病变进入牙本质，若牙釉质没有破坏，病变透过牙釉质呈墨浸样的改变。这是由于其下的牙本质严重脱矿着色，病变透过正常的半透明的釉质反映出的特有颜色。发现窝沟墨浸样变，一般病变范围已经在牙本质层，病变的范围甚至超过色泽改变的范围。当牙的邻面发生龋损，从边缘嵴仔细观察，也可以见到类似墨浸样变化。

（二）外形缺损

龋最显著的临床特征是形成了不可为自体修复的、牙体组织的实质性缺损。临床上可以看到、探到或检查到龋洞。

临床上所看到的龋洞大小不一定反映病变的实际大小。发生在窝沟的龋，有时即使牙内龋损严重，甚至病变到达了牙本质的深层，但由于釉质层破坏不明显，临床所见的龋洞也不是很大。遇到这种情况，要擦净吹干牙面，仔细观察墨浸状颜色的改变，通过颜色改变的区域，判断龋洞的大小。位于牙邻面、根面的龋洞常无法通过肉眼见到，要使用探针仔细探查。龋洞如果发生在平滑面或邻面，临床上可以看到或用牙用探针探查。探诊时，要从正常牙面开始，遇到龋洞时会感到牙面的连续性消失，探针可以被洞壁卡住。有时候有必要照 X 线相片如咬合翼片，可以发现病变部位的密度较周围正常组织明显降低。

（三）质地的改变

龋造成的牙体组织的实质性缺损，称为龋洞。龋洞中充满感染脱矿的牙体组织和食物碎屑，质地松软，容易与正常组织区别。对于发生在窝沟的小龋洞，当用探针探入洞底时，会感到洞底较正常牙组织软。

（四）患者感觉的变化

波及牙釉质浅层的早期龋损，可以完全没有临床症状。当龋损发展到牙本质层并出现龋洞时，患者可能有冷热刺激时或食物嵌塞时的敏感症状，一般是一过性的，刺激消失，症状随之消失。当龋发展至牙本质深层时，症状会明显一些。一般患者是在这个时候就诊。

二、好发部位和好发牙齿

（一）好发部位

龋的好发部位与菌斑聚集部位和发育薄弱部位有关，如牙的沟裂、不易清洁的两牙相邻面。牙列不齐时，修复体和正畸装置边缘，是常见的不易清洁的部位，都是龋的好发部位。

好发部位还与患者的年龄有关。3 岁以前的幼儿多为前牙的邻面龋，这与饮食有关；3～5 岁则多见乳磨牙的窝沟龋，与牙齿初萌有关；而到了 8 岁左右，乳磨牙的邻面龋开始多起来，与颌骨生长后牙间隙增大有关。此时，也是新萌出的第一恒磨牙窝沟龋高发的时期。青少年多发恒牙窝沟龋和上前牙的邻面龋，而中老年人则多见根面龋。

（二）好发牙齿

上前牙、第一磨牙、义齿基牙、排列不齐的牙齿，都是常见的易患龋的牙齿。乳磨牙和第一恒磨牙是窝沟龋的好发牙齿，这是因为乳磨牙和第一恒磨牙一般在出生前开始发育并有部分矿化，出生后继续发育和矿化。由于经历新生儿环境的变化，这些牙更容易出现发育和矿化上的缺陷，因此患龋率较其他牙高。下颌前牙由于接近唾液导管口，表面光滑，易于自洁，因而很少发生龋。如果龋波及下颌前牙，一般该患者可被认作高危个体，或为猛性龋患者。

临床检查龋齿时，要注意对好发部位和好发牙齿的检查，同时要加强对患者的防龋指导。

三、龋病的诊断技术

（一）问诊

问诊是诊病的基础。即便对于已发现的明显龋洞或患者没有明确的主诉，也要认真询问患者对患牙的感觉，以免判断片面或错误。龋洞由于直观，往往容易让人忽略问诊。问诊在所有疾病中都是重要的。龋病诊断过程中的询问，不能只限于对龋坏牙齿的诊断，还要包括对患者口腔中所有与龋有关问题的了解。因此，除了对患牙自觉症状的询问外，还应该了解龋有关的因素，了解患者的整体口腔健康状况、保健情况。这样的基本了解有助于接下来制订全面有效的针对个案的治疗计划。

（二）视诊

首先应该对待查患牙进行必要的清洁，牙齿表面应无软垢。然后，用气枪吹干表面。观察牙表面色泽的变化，应该在光线良好的条件下进行。如白垩色变、墨浸样变等都是由于牙体组织晶体破坏形成的特有光学现象。视诊重点观察边缘嵴、邻面、窝沟、牙颈部的变化。注意利用口镜和调整光照的角度。观察邻面龋的时候，要调整外部光源的角度，让光垂直透过观察区，在舌侧用口镜仔细观察。

在完成对患牙的视诊之后，也必须对其他牙齿的情况有全面的了解，如发育状况、菌斑附着情况、龋患情况、牙周情况等。

（三）探诊

使用不同型号、大小的牙科探针，可以发现早期的窝沟龋和发生在邻面的龋。探查邻面时，要从正常牙面开始，注意感觉牙面的连续性。探查邻面牙颈部时，要注意感觉冠部牙釉质向根面牙骨质的过渡。探诊的同时还要感受牙齿硬度的变化。牙齿表面连续性发生变化或牙组织变软，都提示龋的可能性。探诊还有助于判断病变的深度和牙髓的反应。深龋时对探诊一般反应敏感，而死髓牙则对探诊完全无反应。探诊还有助于发现是否露髓。若已经见到暴露的牙髓部分，应避免对暴露部分的进一步探查，以免引起探诊患者的剧痛感觉。总之，探诊时，动作要轻柔，用力要恰当。

（四）X线照相检查

对于视诊和探诊不能确定的龋损或需要进一步确定龋损范围，应拍摄患牙的X线相片。需确定邻面龋时，理想的牙片应是咬合翼片。龋损部位的密度一般显示较周围正常组织低，但是X线相片所显示的病变范围一般都小于临床上实际的脱矿范围。

（五）温度测试

温度测试对于确定牙髓的状态很有帮助。正常牙齿表面所能容忍的温度范围一般为10～60℃。临床在进行热测试时，一般用超过60℃的牙胶棒，冷测试可用自制的小冰棒（直径同牙胶棒）。测试时应放在唇颊或舌面的中部测试，以正常的对侧同名牙或邻牙作为对照。温度测试测的是牙髓的状态，受牙组织的厚度影响，因此要遵循上述原则所规定的测试部位。有些情况下如老年患者，常规的测试部位无法测试牙髓的反应时，则可以根据情况，将温度测试的牙胶棒或小冰棒直接放在牙颈部、咬合面或窝洞内进行测试。

温度测试时要注意避免融化的牙胶或冰水流到周围组织，影响检测结果或损伤组织。

（六）光学检查

通过投射光直接显像或荧光反射获取局部图像的原理制成小型仪器进行光学检查，可以发现早期的龋齿。优点是不需要照X线相片，缺点是灵敏度和精确度目前还达不到临床的要求。但此类技术有很好的应用前景。随着投射光源的改进，光学检查未来有可能部分或全部取代X线照相术用于对龋进行早期诊断。

（七）电导检测

电导检测是根据龋坏组织电导值与正常组织的差别制成仪器，通过仪器检查，区别不同深度的龋损。但影响因素多，灵敏度和可靠度均有待改进，目前还不是常规的临床检查仪器。

（八）龋损组织化学染色

碱性品红可以使变性的胶原组织和细菌着色，从而有助于区别正常的牙本质组织。根据这种原理制成商品化的龋蚀检知液，用于临床指导去腐过程，对于初学者有一定帮助。

（九）其他相关技术

目前有许多商品化的测试菌斑产酸性的方法和检测致龋菌的方法，有些已被用于测试个体对龋的危险程度。但由于龋的多因素致病特征，这些方法离临床实用尚有相当距离。

（行勇军）

第五节　临床分类与诊断

一、临床分类与诊断

（一）按病变侵入深度的分类与诊断

按龋齿的病变深度将患牙分为浅龋、中龋和深龋，这是最常用的临床分类方法，简单、可操作性强。作为诊断名词，其特指已经形成龋洞但又无牙髓临床病变的状况。

1. 浅龋　发生在牙釉质或根面牙骨质。浅龋可以发生在牙的各个牙面，发生在牙冠部，龋的范围局限在牙釉质层，无明显临床症状。龋发生在邻面时，一般可用探针在探诊时发现，或在拍X线相片时发现。发生在咬合面窝沟的浅龋，多在探诊时发现，洞口可有明显的脱矿或着色，洞底位于釉质层，用探针探查可以探到洞底，卡探针，质软。发生在牙根面的浅龋，多见于中老年人牙根暴露的情况，表面可呈棕色，质软，探查时可以感觉表面粗糙。浅龋时，一般患者很少有自觉症状，多数是在常规检查时发现。

2. 中龋　病变的前沿位于牙本质的浅层。临床检查时可以看到或探到明显的龋洞，或在X线照相时发现。牙本质具有小管样的结构，小管内有小管液，牙本质受到刺激后可以通过小管液向牙髓传导，或直接通过埋在牙本质中的成牙本质细胞突起传至牙髓，引起相应的牙髓反应如形成修复性牙本质。

中龋时，患者多有自觉症状。主要表现为冷或热的食品进入窝洞，刺激窝洞引起的一过性敏感症状。有一部分患者，龋损发展缓慢，由于修复性牙本质的形成，可无明显临床症状。临床温度和牙髓活力测试时，患牙的反应应该是与正常的对照牙类似。

中龋的诊断要结合患者的牙龄，考虑牙本质的厚度和致密度，处理时应有所区别。刚萌出的牙齿，牙本质小管粗大，渗透性强，病变发展快，修复性牙本质量少，病变距正常牙髓的距离短，即使观察到的病变位于釉牙本质界的下方，其临床症状也会比较明显，处理时仍应特别注意护髓。而发生在中老年人的中龋，常有较多的修复性牙本质形成，牙本质小管矿物密度高，渗透性弱，对刺激的反应也较弱。

3. 深龋　病变进展到牙本质深层。临床上可观察到明显的龋洞，患者有明显遇冷热酸甜的敏感症状，也可有食物嵌塞时的短暂疼痛症状，但没有自发性疼痛。探诊时敏感，去净腐质后不露髓。常规温度测试检查时反应正常。

发生在点隙裂沟处的深龋，有时临床上仅可见窝沟口的小洞，但墨浸状改变的范围较大，提示牙本质的病变范围很大。咬合翼X线相片可显示病变范围，但较实际病变范围要小。有时病变沿着釉牙本质界发展，内部病变范围很大，但外部表现很轻。

以上按病变侵入深度的分类方法，有利于临床诊断治疗时使用。但确定治疗方案时，还应同时考虑病变进展的速度、患牙的牙龄、患者口腔整体情况等因素。

临床检查记录时，有时也可采取流行病学调查时的记录方法，即5度分类法。其中Ⅰ、Ⅱ、Ⅲ度分别相应为浅、中、深龋，Ⅳ度龋则对应于已出现自发痛症状或牙髓病变、发生在牙本质深层的龋，Ⅴ度龋则指患牙已为残冠或残根。

浅、中、深龋的分类方法是从临床治疗方便考虑的，如浅龋多数使用简单的充填治疗即可，中龋在保护牙髓的前提下也可进行直接充填治疗，而对于深龋则需要谨慎处理。除了要仔细鉴别牙髓状况之外，还要特别注意在治疗过程中保护牙髓。

另外，浅、中、深龋的临床分类的初衷是针对已经有了明显龋洞的龋齿的，临床上必须进行必要的手术干预。但有一类情况，釉质龋损成洞之前，虽有明显的脱矿，但牙的解剖表面尚完整，有人将这种情况称为早期釉质龋(early enamel caries)，认为可以通过去除病因和再矿化治疗停止病变发展。研究表明早期釉质龋通过有效的菌斑控制，去除致龋原，使用氟化物，或许可能再矿化。临床医生应该对这种情况有所认识，处理时也应区别对待。可以在采取必要的菌斑控制措施、应用氟化物同时，定期随访，病变成洞后再做手术干预。

(二)按病变速度的分类与诊断

这种分类方法有利于对患者的整体情况综合考虑，有利于及时采取措施。

1. 急性龋(acute caries)龋的发展速度可以很快，从发现到出现牙髓病变的时间可以短至数周。病变如发生在窝沟，可在窝沟底部沿釉牙本质界向两侧和牙本质深部发展，形成临床上不易发现的隐匿性龋。病变部的牙本质质地较湿软，范围较广，容易以手用器械去除。由于进展速度快，可早期侵犯牙髓，就诊时可能已有牙髓病变，检查和诊断时要特别注意。由于发展速度快，病理上很难见到在牙髓腔一侧的修复性牙本质形成。

急性龋多发生在儿童和口腔环境改变的易感个体。儿童新萌出的牙结构比较疏松，尤其是牙本质中小管数目多，矿物成分少，有利于酸和细菌代谢物质的扩散。而另一方面，儿童期食糖不容易得到控制，口腔卫生的良好习惯没有养成，使局部的致龋力增强。窝沟发育的缺陷，如矿化不全，沟陡深，牙釉质缺如，都使病变发展迅速。成年人中当患有唾液分泌方面的问题如分泌量过少时，则影响唾液的清洁缓冲功能，使局部菌斑的pH较长时间保持在一个低水平，致龋力相对加大，也可出现急性龋的情况。

2. 猛性龋(rampant caries，猖獗龋)　为特殊类型的急性龋。表现为口腔在短期内(6～12个月)有多个牙齿、多个牙面，尤其在一般不发生龋的下颌前牙甚至是切端的部位发生龋。可见于儿童初萌牙列，多与牙齿的发育和钙化不良有关，也可见于患者涎腺功能被破坏或障碍时，如头颈部放疗后出现的龋损增加或患口干症时。有学者将由于头颈部放疗导致的猛性龋称为放射性龋(radiation caries)。

3. 慢性龋(chronic caries)　龋呈现慢性过程，病变组织着色深，病变部位质地稍硬，不易用手用器械去除。多数情况下成年人发生的龋是这样的。由于病程缓慢，在牙髓腔一侧可有较多的修复性牙本质形成。

4. 静止龋(arrested caries)　病变进行到一定阶段，由于致龋因素消失，已有的病变停止进展并再矿化。可见于发生在邻面的早期龋，如果相邻的患牙已拔除，患龋部位可以在口腔咀嚼时达到自洁，病变脱矿部位由于唾液的作用而再矿化。也见于磨牙患急性龋潜行发展时，使釉质失去支持，在咀嚼力的作用下破坏崩溃脱落，暴露的牙本质呈浅碟状，菌斑不能聚集，病变牙本质在唾液和氟化物的作用下再矿化，病变静止。临床检查时病变部位可以有轻度着色，但质地坚硬同正常组织或更硬，表面光亮。

（三）按病变发生的组织和部位分类与诊断

1.釉质龋　为发生在牙釉质的龋。由于牙釉质的主要成分是无机矿物磷灰石，脱矿是釉质龋的主要病理表现。正常釉质是半透明的，早期脱矿可以使釉质内部的结晶体光学性质发生变化，也可以使矿物含量降低，微孔增多，使早期釉质龋的光折射率发生变化，病变区呈白垩样色泽变化或呈位于釉质的浅洞。

2.牙本质龋　为病变发展到牙本质的龋。由于牙本质成分中含有较多的有机质，因而致龋过程不同于牙釉质，既有矿物的溶解，还应有胶原蛋白的溶解。有时候，牙本质的脱矿现象可以很严重，但只要胶原蛋白的基本结构存在，一旦致龋因素和受细菌感染的牙本质去除后，脱矿的部分仍可修复或再矿化。再矿化的牙本质矿化程度有时可能高于正常牙本质，如在静止龋时的牙本质，或暴露牙本质在口腔中形成的硬化牙本质。

3.牙骨质龋　发生在牙骨质的龋，多见于中老年患者因牙周病暴露的牙骨质表面。由于牙骨质是一种类骨的组织，对于牙骨质在龋的状态下的破坏机制，至今仍没有明确的答案。但可以肯定的是，矿物溶解总应是先于有机质的破坏的。

4.根龋(root caries)　为发生在暴露的牙根表面的龋。多见于中老年人，一部分是由于患者患牙周病而导致牙根较早暴露，另一部分是由于牙周组织的生理性退缩。临床上常可见到部分患者牙冠的部分很少有龋，但到了老年牙根暴露则多龋，提示根面龋的发病机制有可能不同于冠部的釉质龋。

5.窝沟龋　为发生在牙的点隙沟裂处的龋。这种情况多与该处的发育和解剖有关，常见于牙齿初萌的头几年。

6.平滑面龋　为发生在颊舌平滑面的龋。常见于唇颊牙颈部，由于菌斑聚集并得不到及时清洁而致。

7.邻面龋　为发生在牙的近远中面的龋。两个牙相邻的部位是最不易清洁的位置，因而更易患龋。

（四）按发病特点的分类与诊断

1.继发龋(secondary caries，recurrent caries)　为在已有修复体边缘或底部发生的龋。临床可见修复体边缘牙组织着色变软，拍X线相片显示修复体周围牙组织密度降低。

2.再发龋　已对原发龋的病灶进行了修复，但在同一牙齿其他部位发生的龋损，用来与继发龋区别。

另外，在临床上还有根据致病因素命名龋的，如放射性龋、喂养龋(nursing caries)、奶瓶龋(bottle caries)、青少年龋(adolescent caries)，在此不一一列举。

二、鉴别诊断

（一）与牙齿发育和矿化不良的鉴别

局部的或全身的疾病可导致牙齿的发育和矿化不良，表现为牙表面有实质性的缺损和色泽变化。如釉质发育不全时牙表面可出现陷窝状的缺陷，应与龋齿鉴别。一般这种缺陷呈不规则形，表面有光泽，质地坚硬。发生在咬合面常累及牙尖，而龋则主要累及窝沟。发育不全的缺陷还常发生在前牙的唇面和切缘，容易与龋鉴别。但是，釉质的这种缺陷也可能继发龋，表现为缺陷部位菌斑聚集，牙组织脱矿变软。导致牙齿发育和矿化不良的非龋疾病还有氟牙症、四环素牙等多种疾病，多有矿化不良和色泽改变。多数情况下，牙表面组织有光泽，质地硬，容易与龋鉴别。有表面发育缺陷的牙，菌斑不易被清除，也可能成为龋的好发部位。

（二）与其他非龋疾患的鉴别

楔状缺损是发生在牙颈部的牙体组织缺损，病变部位质地同正常组织，表面有光泽，无菌斑积累。酸蚀症和其他非龋性牙体组织缺损致牙本质暴露可出现牙本质过敏症，表现为对过冷和过热的敏感，但用暂封性材料覆盖敏感部位后，敏感症状消失。楔状缺损的部位有时也是菌斑易积聚的部位，有时可同时发生龋。

（三）深龋与可逆性牙髓炎的鉴别

龋深达牙本质深层，去腐干净后也未露髓，但进行常规温度测试时，出现较正常对照牙敏感的反应，如刺激时的一过性敏感症状。询问病史中从未出现自发痛症状，应考虑牙髓充血的可能，可诊断为可逆性牙髓炎。治疗应为间接盖髓观察，暂时充填，待充血症状消失后，再行永久充填。部分可逆性牙髓炎也可能进展为不可逆的牙髓炎。

（四）深龋与死髓牙的鉴别

有些情况下，尤其是在急性龋的时候，深龋时的毒素可以在龋还没有到达牙髓的情况下感染牙髓，致牙髓坏死，而患者可以没有临床症状。应通过温度测试、探诊和活力电测试予以鉴别。有时龋的过程缓慢，形成修复性牙本质层后，可能降低牙对温度的反应性。遇到这种情况可以将温度测试的部位放在窝洞内进行测试。必要时应拍 X 线相片，观察根尖周组织的情况。

（五）深龋与慢性牙髓炎的鉴别

龋可以到达牙本质深层但未露髓，但龋坏过程产生的毒素可以穿过部分脱矿的牙本质刺激牙髓引起牙髓的慢性炎症。慢性牙髓炎一般会有相应的自发痛症状，但因人而异。对于临床症状不明显的病例，可通过仔细询问病史、温度测试和活力电测试仔细鉴别。如临床有自发痛的经历，温度测试时较正常牙敏感或有迟缓性疼痛，则应诊断为慢性牙髓炎。拍 X 线相片有助于诊断。深龋时根尖周膜应该是正常的，而慢性牙髓炎时，有时可见根周膜的轻度增宽。

对于诊断不清或无法确定的病例，可先行间接盖髓治疗，随访观察，确诊后再行永久充填。

（行勇军）

第六节　治疗原则与策略

龋病独特的发病特征与病因特点，决定了：①龋病的治疗方案必须是全面的，在充填具有患者主诉龋洞的同时，要充分分析患者的整体口腔情况，继续治疗非主诉的龋齿，落实口腔保健措施，改善患者的口腔健康状况，防治新的龋齿。②必须将龋病的防治策略纳入到口腔多学科治疗计划中，因为多种口腔医疗行为会改变口腔环境，增加患者的龋易感性。

由于龋的早期主要表现为矿物盐溶解，临床无症状，不易为患者自己发现，因此需要建立定期的口腔检查制度，以便在医生的协助下早期发现。同时，龋是进行性发展的疾病，不能通过组织再生自行修复，形成龋洞后必须由受过专门训练的牙科医师修复，所以早期发现、早期治疗可以大大地简化程序、节省开支。另外，患龋者常常存在其他口腔卫生或口腔保健方面的问题，医生在进行口腔检查和治疗的同时，可以指出患者口腔保健中的问题，指导患者养成好的口腔卫生习惯，使其具备正确的牙科就诊态度和主动防治早期龋齿的主观愿望。

概括起来，要十分地明确：龋病的治疗不是单纯的龋齿充填。制订龋病治疗计划要考虑患者目前的主诉或主要问题，及时终止病变发展，防止对牙髓的损害，恢复外观和功能；还必须考虑患者整体的口腔情况，为患者制订个性化的龋病防治方案。同时，要教育指导患者，调动其自身的防治疾病的主观能动性。患者自身对疾病的认知程度对于控制龋齿是十分关键的。治疗一个龋齿，教育一个患者，使其形成良好的口腔保健习惯，是医者的责任。

一、龋病个案综合分析

（一）个案的龋危险性评估

龋病的发病因素很多，但对于每个就诊的具体患者来说，应该有其特殊或主要的原因。要全面询问患者的饮食习惯、口腔卫生保健方法、用氟情况和全身健康状况，同时要仔细检查患者每个牙齿的发育和矿化、牙面菌斑聚集、牙的排列、义齿配戴情况和唾液分泌情况，要对患者当前的龋患情况有完整的了解，结合所收集的资料和已有的知识给出综合的龋危险性评估，然后有针对性地给患者以具体的个人保健指导、制订治疗方案和实施防治措施。

龋危险性评估要根据患者年龄、目前患龋程度、以往龋病史、牙齿发育排列状态、唾液分泌情况等综合考虑。多个龋齿同时存在、唾液分泌量少、牙齿矿化程度差，都应该判断为高危因素。一般情况下，根据临床发现，医生可以给出一个大致的个案龋危险性评估意见。更准确的龋危险性评估是一项长期而复杂的研究工作，需依靠多个数据的综合分析，得出具体的具有指导意义的龋危险指数。但是，即便有这样的指数，临床医生的判断仍然是非常重要的。

（二）具体而有针对性的饮食分析

尽管糖的消耗，尤其是糖的进食频率，是与龋齿最为密切的因素，但糖又是人类快速获取能量的最佳来源。因此，笼统地对患者讲不吃糖或少吃糖是起不到防止或减少龋齿的作用的。只有让患者真正了解了糖在龋齿发病中的作用，指出什么时候、如何发生作用，同时具体地与患者共同分析其在饮食方面存在的问题，告诉患者必要的注意事项和解决办法，才可能起到预防和减少龋齿的作用。要告诉患者什么时候、什么情况下不宜吃糖，如睡前或患口干症的时候；吃糖后应该做些什么，如及时漱口和刷牙；以及应该怎样合理安排吃糖，如减少零食的次数；哪些食物更容易产酸致龋，如蔗糖、果糖等，哪些食物不致龋，如蔬菜、肉类等。

（三）菌斑控制指导

口腔卫生指导最主要的目的是教会患者自我控制菌斑的方法。让患者知道，清洁的牙面是不会得龋齿的。多数患者都有刷牙的习惯，但多数人做不到有效地清洁各个牙面。医师应该让患者了解哪些部位需要清洁，具体指导患者有效的清洁方法，包括如何使用牙线等。要让患者明白，次数和方法不是关键，“面面俱到”，才是关键。

（四）使用氟化物

氟的抗龋作用已为临床实践所证明，要教育每一个患者尤其是龋高危者，有规律地使用含氟牙膏。对儿童患者和高危患者，还应在每次就诊时，为牙面局部涂布氟化物，加强抗龋效果。

（五）定期看医生

要求患者定期到口腔科医师处检查，以便早期发现和处理早期的龋齿。一般患者每年检查一次。对于高危患者要加大频率,最少每年 2 次,必要时每 3 个月一次。对于猛性龋的患者除了严密观察,更应该积极预防和治疗。

龋病的治疗并不复杂,但治疗方案确定前的综合考虑则是一件需认真考虑的事情,这是对医者综合素质的检验。而良好计划的有效实施,则要靠医患共同努力。口腔医师不仅是医者,还应成为口腔医学知识的教育者和传播者。

二、龋病治疗策略

(一)告知义务

医务人员要对患者尽到告知义务,使患者充分了解自己口腔患龋的实际情况,了解医师计划采取的措施,知道自己应做的事情和应付的费用。制订治疗计划需要患者或其家属和监护人的参与。

(二)处理主诉牙

患者寻医就诊,一般都有主诉症状。医者首先应该针对患者的主诉症状或与之相关的患牙(主诉牙)进行诊断并制订治疗计划、采取措施。即使对于多发的问题,也必须遵循上述原则。对患龋的牙,如果确定没有牙髓病变的临床表现和 X 线影像表现,可以直接充填修复。如果存在牙髓充血或可疑炎症表现,则最好采取两步法充填,即先将龋坏的组织清理干净,用对牙髓无刺激或有安抚作用的暂时充填材料充填,一至数周后无反应,则可进行永久性充填修复或嵌体修复。对于龋坏范围尚未波及牙髓的病例应尽可能地保存牙髓活力。

(三)停止龋的发展

在对主诉牙进行了适当的处理后,要针对全口患龋的情况采取措施。对于口腔内同时发现多个牙齿患龋或者患龋呈急性发展的患者,应该采取措施,首先阻止龋的发展和蔓延。对于已有的龋洞,首诊时就应尽可能去净龋坏组织,以暂时封闭材料封闭窝洞,停止龋的发展。然后,再根据情况逐个修复龋损的牙齿。在处理龋坏牙的同时,应对易感牙齿采取措施如牙面局部涂氟和窝沟封闭。

(四)修复龋损、恢复功能

对于多个牙齿同时患龋的病例要在停止和控制了龋发展之后,逐个地修复缺损的部分。修复龋病缺损可根据情况选择椅旁直接充填修复或依赖技工室制作的间接修复。要根据个案与患者讨论选择修复的方法和所用材料。

(五)制定和落实预防措施

治疗期间和治疗后患者的口腔保健情况直接决定牙体修复体的效果和寿命。为此,必须针对患者的具体情况,制定个性化的口腔保健方法。复诊时应该检查患者执行的情况。

(六)定期复查,防止复发

龋齿的治疗仅靠门诊的工作或只是修复了龋坏的部分是不够的。要时刻记住:补了洞,不等于治了病,应要求患者定期复查。复查的频率依赖患龋的程度和危险性而定。一般间隔应在 6 个月到 1 年的时间。对于个别高危个体,应 3 个月一次。复查时除了检查口腔卫生的情况和患龋情况之外,还应检查患者执行口腔保健计划的情况。

三、龋齿修复治疗的原则

对于未形成窝洞的早期龋,可以通过去除病原物质、改变局部环境和再矿化等非手术的方法予以处理，并应定期复查。对于已形成龋洞的病损，只能人工修复。

（一）生物学原则

去除龋损感染的组织，保护正常牙髓组织不受损害，尽可能保留健康的牙体组织，修复龋损，恢复功能，恢复美观，是治疗龋齿需要遵循的基本生物学原则。

感染的牙齿组织含有大量细菌和细菌毒素，修复前如果不能将其彻底去除，势必会使感染扩散。不能阻止病变的进一步发展，是造成龋复发的主要原因。另一方面，脱矿后的牙体组织渗透性增加，如果没有去净存在于洞缘的脱矿牙体组织，势必使洞缘的封闭性降低，增加微渗漏，增加外界刺激对窝洞深部组织的刺激，是治疗失败的重要原因。

牙髓一牙本质复合体是富含神经的生物组织。目前治疗龋齿时，主要依赖高速旋转的器械去除病变组织和制备窝洞。机械操作时的压力、器械摩擦产生的热、冷却过程造成的组织脱水以及治疗所用药物和材料等因素都可能对牙髓一牙本质复合体尤其是牙髓组织造成不可逆的损伤。因此，治疗过程要特别注意对牙髓一牙本质复合体的保护。对所用器械设备要经常检查，及时更换损坏的部件，如变形的齿轮、钝旧的钻、喷水不准确的手机等。临床操作要十分轻柔和仔细，避免过度用力，避免牙齿脱水，避免长时间切削等。同时，要充分了解所使用的材料和药物特性，避免药物或材料对牙髓的刺激。备好的窝洞应该立即封闭，避免牙本质小管的二次感染。

为了获得良好的通路和固位，龋齿治疗的过程中有时不得不牺牲部分正常的牙体组织。但是，保留健康的组织始终是牙体治疗应该追求的目标。粘接修复技术比较以往的银汞合金充填术和嵌体修复术能够较多地保留健康组织，是一项十分有前途、需要发展的技术。

龋损修复的根本目的是恢复功能和美观。功能的恢复除了外形的考虑之外，咬合的考虑不可忽略。修复完好的牙齿应有良好的咬合关系。对美观的考虑，一是外形，一是色彩。良好的外形和色彩是恢复自然美的两要素。目前的直接粘接修复术和间接嵌体修复术均可达到较理想的美观修复效果。

修复后的牙齿除了自身的外形和色彩之外，还应该与相邻牙齿和组织有良好的生物学关系，不应形成新的食物嵌塞和菌斑滞留区。

（二）固位和抗力的考虑

修复龋损需用生物相容性材料，这种材料必须与牙齿紧密结合或牢固地存在于窝洞中才可以行使功能。寻求合适的固位方法一直是龋损修复的重点。概括起来，目前获取固位的方法主要有两种，即机械固位和化学粘接固位。

机械固位是应用银汞合金充填术修复牙体组织缺损的主要固位方法。充填前要求制作一定洞形，利用洞形的壁和形状通过摩擦和机械锁扣使充填材料获得固位。为了获得足够的抗力形，对抗咀嚼过程的各种力，充填体必须有一定的厚度和抗压强度。然而所有这些都不利于保留更多的健康牙体组织，不是理想的固位方法。依赖材料与牙齿的化学粘接获取固位并且对剩余组织有支持增强作用，是牙体修复所追求的目标。

目前的粘接修复技术仍需要全部或部分去除病变的牙体组织，在不破坏健康牙体组织的情况下，利用材料的化学粘接作用获得固位，利用材料的优越物理性能获得自身抗力，但是材料对剩余牙组织的增强作用尚不理想。近代，粘接修复技术有了很大的发展。一方面，粘接剂的发展，已经突破了单纯粘接牙釉质或牙本质的界限。一种粘接剂可以同时对牙釉质和牙本质获得类似釉质和牙本质自然粘接的力量。另一方面，充填材料尤其是高分子的树脂类材料通过增加填料和改变填料特性的方法，已经获得基本能够满足咀嚼功能要求的复合树脂。然而，由于粘接修复材料中的基质材料为高分子的聚合材料，存在聚合收缩和材料老化的问题，临床上还不能完全依赖材料的粘接，还应根据固位形和抗力形的原则适当进行牙体预备。尽管近年来的研究已经在克服这些问题方面有了巨大的发展，相关的材料也有了很大的改进，但是仍需要更多的长期临床观察和临床效果评估。

（行勇军）

第七节　口腔治疗中的龋病控制策略

疾病预防的概念不仅是防止疾病的发生，也包括对已发生疾病通过适当的治疗，防止疾病的发展，防止进一步的损害。近代，更有学者针对慢性疾病的特征提出了三级预防的概念（Leavell 和 Clark）。一级预防为针对病因的预防，通过去除病原和增强健康预防疾病的发生；二级预防是在疾病早期，通过人为干预，促进自身愈合，即早发现、早治疗，防止功能障碍，三级预防则是在疾病的阶段，通过有效的治疗和修复措施，修复病损，恢复功能，防止疾病的发展和进一步的危害。对龋病的预防应该坚持三级预防的理念。口腔多学科的治疗措施不可避免地短期或长期地改变口腔环境，改变或增加患者对龋的易感性。对于任何一个口腔临床医生来讲，要全面了解和掌握临床上龋病预防和控制的知识，在制订具体的口腔治疗计划时，要将龋病的预防工作贯穿于整个临床工作实践中。

一、控制牙菌斑

龋齿只有在菌斑存在的环境中才可能发生，因此有效地清除或控制牙菌斑是预防龋齿的主要环节。控制菌斑主要靠患者自己。

（一）让患者了解菌斑

应该让患者了解自己牙面菌斑的积聚情况，知道牙菌斑的危害。临床上可以让患者拿一面镜子，医生通过镜子，向患者显示其牙面的菌斑。也可以使用菌斑显示剂染色后，向患者解释。同时，向患者介绍控制菌斑的方法。

（二）刷牙

刷牙是主要的清除菌斑的方法。教育患者根据自身情况选择合适的牙刷。牙刷的刷毛和刷头应该自由地到达全部牙齿的各个牙面，刷毛的硬度要适度。建议患者使用合格的保健牙刷。向患者解释：刷牙的主要目的是清洁暴露在口腔中的各个牙面。要让患者对自己牙齿的排列和各个牙齿的牙面数有基本的了解。要求刷牙时，“面面俱到”。强调清洁的效果，不要笼统地讲刷牙应持续的时间，也不要将刷牙的方法复杂化。患者只要理解了刷牙的目的，并且对自己的牙齿情况有所了解，方法本身实际并不是最主要的。对于市场上推广的各种牙刷，首先应是合格的经过临床验证的产品，同时还必须使用得当，才能起到有效清除牙菌斑的效果。应该尽可能做到餐后立刻刷牙，最起码也应该做到早晚各一次。晚上睡前的刷牙最重要。对于特殊的口腔治疗，如正畸治疗，应鼓励患者使用特制的牙刷。

（三）使用洁牙剂

目前主要的洁牙剂是牙膏。牙膏中最主要的成分是摩擦剂和表面活性剂（洁净剂）。刷牙时，洁牙剂中的表面活性成分有利于溶解菌斑中的有机成分，然后在刷毛和摩擦剂的共同作用下，通过机械的作用去除大部分附着在牙面上的菌斑。市场上现有的多数牙膏从预防龋齿的目的出发，一般加有适量的氟化物。从预防牙周病的角度考虑，还有些牙膏加有抗结石和抗菌斑的成分。也有的牙膏加有抗炎或其他有利于口腔清洁的成分。但是，不应提倡长期应用抗炎的药物牙膏。研究表明，长期使用抗生素牙膏有可能造成口腔菌群平衡的失调。牙膏的安全性是第一位的，因此任何添加成分都需要科学的验证，确认对人体无害方可使用。同时，市售牙膏必须经过有关卫生管理部门的审批。在我国，审批权属卫生部（现为国家卫生计生委）及其下属机构。在一些西方国家如美国，审批权则归专业的学会组织如美国牙科学会（ADA）。

（四）使用牙线

即使十分认真地刷牙也难以完全清除位于两牙邻面的菌斑。为此建议患者养成使用牙线的习惯。使用牙线能够有效清除邻面牙菌斑和嵌塞的食物碎屑。牙线有市售的商品，在无法得到专业制作的牙线时，也可以用普通的丝线代替。用牙线清洁牙齿最好是刷牙后或在睡前。用时将一尺左右的牙线压入两牙之间的间隙，然而分别在相邻的两个牙面上做颊舌和上下的提拉，将菌斑或食物碎屑带出。使用牙线可先易后难，先学会清洁前牙，再逐渐向后移，逐个清洁后牙的间隙。要有耐心。只要肯实践，所有的后牙邻面都可以达到清洁的效果。

（五）漱口

餐饮后用清水或漱口液漱口，口含 10mL 左右的漱口液，用力鼓动口腔，30s 后将漱口液用力吐出，可以清除碎屑并有冲淡食物产酸的作用。

（六）洁牙

建议患者定期到合格的口腔医疗机构清洁牙齿。只有受过专门训练的医护人员才可能有效清洁患者牙面的各个部位。对于已形成的牙石更要靠医护人员帮助去除。

二、使用氟化物

氟化物是经过科学研究和临床实践证明的、最有效的预防龋齿的制剂。其抑龋作用主要是通过局部加强牙齿结构、抑制脱矿过程和增强再矿化实现的。利用氟化物防龋有 3 个途径，一是通过社区、学校、幼儿园，氟化饮水或结合健康教育的有组织的漱口项目；二是通过家庭或个人，自用含氟化物的口腔保健用品，如含氟牙膏、含氟漱口水等；三是由口腔专业人员在医疗机构使用，如氟涂料、氟溶液、氟凝胶、含氟粘接和修复材料。后者由于含氟浓度高，必须由专业人员使用。以下介绍几种诊室使用的高浓度氟化物，一般可结合患者口腔治疗的情况，每个月使用一次。

（一）氟涂料（fluoride varnish）

氟涂料含有较高浓度的氟化物，如 2.26%氟化钠（商品名 Duraphat，中文名多乐氟），涂在清洁后的牙面上，可以在牙面上停留 24h。渗透出的氟可以进入牙齿内部，也可以与菌斑中的钙结合，形成氟化钙贮存。作为常规的龋齿预防制剂，一般每半年或 1 年使用一次。医院治疗，适用于对高发龋患者龋的控制，也用于正畸治疗时的辅助预防，可随着治疗的频率每 1～3 个月一次。国外有一些相关的类似商品，但国内尚无同类产品。

（二）氟溶液（fluoride solution）

在口腔临床诊室可使用 2%氟化钠溶液局部涂用。可常规在高发龋患者的牙面使用，可在每次就诊时使用。使用时需要隔离好唾液，避免将多余的液体咽下。

(三)氟凝胶(fluoride gel)

氟凝胶是一种方便的临床给氟方式，将氟溶液制成水性凝胶，用托盘或直接在牙面涂布。适用范围同氟溶液。可以每1～6个月一次。

(四)含氟粘接剂和含氟修复材料

市售的一些粘接材料和修复材料含有一定量的氟化物，可用于正畸治疗时的临时粘接，也可以用于处理高发龋患者时，为控制龋齿蔓延和发展，作为阶段性的修复材料修复缺损。

三、对含糖食品的限制

糖是菌斑代谢产酸的底物，限制糖的摄入或改变糖的摄入方式，可以起到减少龋的效果。

(一)了解致龋性食物

最普遍应用的评估食物致龋性的实验，是让受试者经口腔进食某种饮料或食物，在实验前和实验后的30～60min内不同的时间点分别测定牙菌斑和唾液的pH变化。由此可以了解产酸和酸在口腔内的滞留情况。致龋性食物应是那些可以迅速将菌斑pH降低到临界pH5.5以下并能维持较长时间的食品。研究表明，致龋食物主要是含糖的食物，尤其那些含糖量高(蔗糖或果糖)黏性大又不易清除的食物。

(二)合理进食含糖食物

适当控制对糖的摄入量，不仅对防止龋齿，也对全身健康有益。在龋齿形成过程中，饮食中的糖在致龋时有双重作用，一是有助于形成牙菌斑，二是为致龋细菌产酸提供底物。细菌产酸的总量除了与细菌总量有关外，也与底物多少有关。在龋齿的过程中还与酸在牙面上停留的时间有关。日间，口腔菌斑产酸自然清除一般需要30min以上。当菌斑pH恢复到漱糖前的水平时，对牙齿矿物就可能恢复过饱和的状态，有助于再矿化即脱矿组织的恢复。然而，如果频繁进食糖，则菌斑中的pH难以有恢复的时间，脱矿的时间大大多于再矿化的时间，龋齿则容易发生。所以，在减少糖摄入总量的同时，强调减少进食糖的频率更为重要。黏性含糖食物不容易自然清除，要强调进食后刷牙或漱口的重要性。为了减少糖在牙面的停留时间，要特别强调不在睡前进食的重要性，强调睡前有效清洁牙齿的重要性。

(三)鼓励进食含纤维的食物

含纤维的食物，如蔬菜，除了本身不具有致龋性之外，有利于清除牙面的菌斑和存留的糖，应该鼓励进食。从预防龋齿的角度考虑，最好安排在餐饮的后期进食纤维类食品。

(四)关于糖代用品

糖的代用品指具有甜味作用、但所产能量很低，不会被细菌利用产酸的一类物质，如木糖醇、山梨醇等。这些物质取其甜味，满足于喜好甜食，又希望避免含糖饮食缺点的人类需求。有许多研究证明，木糖醇具有极低的产酸性，但并没有研究表明木糖醇本身具有防龋的功能。提倡食用木糖醇防龋，实在是一大误区。

在宣传和教育患者通过饮食的方式控制龋的时候，医生要有一定的营养学知识，避免片面性。

四、增强宿主的抗龋力

(一)发育健康的牙齿具有最强的抗龋力

牙齿发育时间的跨度很大，从胚胎期可以一直延续到青少年早期。这个时期母体和自体的全身健康状况都可能影响到牙齿的发育。因此牙齿的发育是母婴和人类儿童期最应受到关注的事情。牙发育期的均衡饮食和全身健康无疑是最重要的，而适量摄入氟化物也有利于牙齿发育。合理摄入氟化物需要专业人员的具体指导，如氟化饮水和服用氟的补充剂。个人也可以通过均衡饮食，安全地从食品中获取氟。海产品、豆类产品都含有合理量的氟，正常食用绝对是安全的。茶中含较多的氟，适量饮茶有利于摄入氟。

（二）唾液是重要的抗龋物质

唾液对于清除和缓冲菌斑产生的酸是必不可少的。唾液还含有多种蛋白质，其中的黏蛋白和溶菌酶是口腔中重要的抗菌物质，对维持口腔微生态平衡具有不可缺少的作用。除此之外，唾液中特有的蛋白质，如分泌性 IgG、富脯蛋白、富组蛋白、富酪蛋白和富半胱氨酸蛋白与菌斑形成和抗龋过程有关。研究证实，唾液在龋齿中的作用主要是唾液流量对菌斑产酸的清除作用和缓冲作用。唾液量减少，势必增加酸在局部的滞留，是重要的致龋原因。人在睡眠时唾液分泌量极少，所以睡眠前不刷牙或者吃糖，必然增加局部细菌代谢产酸滞留的量，增加龋损的机会。患口干症、患涎腺病变如放射线照射后的损害、舍格伦综合征、服用影响唾液分泌的药物等，都明显地降低唾液流量，增加龋的机会。在唾液量减少的情况下，要加强其他防龋措施以减少龋的机会，如减少糖的消耗，增加清洁牙齿的次数，使用氟化物等。

（三）使用窝沟封闭剂

牙的窝沟发育非常独特，尤其是乳牙和第一恒磨牙发育和矿化过程经历出生这样巨大的环境改变，常存在结构和矿化上的薄弱环节。深的窝沟容易存留菌斑，且不容易清洁。预防窝沟龋最直接的方法是早期使用窝沟封闭剂将窝沟与外界隔绝，使致龋过程不能在窝沟内发生。

五、口腔治疗中的常规防龋措施

（一）椅旁口腔保健指导

按照本节开头所讲的三级预防概念，治疗过程本身也是预防疾病的一个环节，而且是不可缺少的重要部分。大部分患者缺少对疾病早期预防的知识，一旦因病就诊时，思想上才开始较为重视，所以此时正是进行口腔保健指导和教育的最好时机。医护人员要抓住时机，结合患者的实际情况，进行口腔卫生保健的指导。这时候医生不需用很多话，就可使患者受益终生，起到事半功倍的良好效果。况且，任何高精尖的口腔治疗必须建立在口腔健康的基础上，必须有口腔与牙齿的健康，才可能让精细的治疗效果得到最大的发挥。

（二）常规在门诊工作中使用氟化物

对于已经发生龋的患者，尤其对多发者，要创造条件，常规在门诊就诊时使用氟化物，具体方法见前文。

（三）使用含氟的材料

对于高发龋的个体或牙齿，为了控制龋齿，可选择性地使用含有氟化物的材料。如对一个老年人发生在邻面根面的龋，可考虑使用可释放氟的玻璃离子粘固剂，正畸粘接部件时可选用含氟的粘接剂等。

（四）减少由于治疗过程而引发新龋

口腔的一些治疗过程由于会改变口腔局部环境，从而可能增加患龋的危险。如进行义齿修复时，义齿与基牙之间很难十分密合，增加菌斑集聚的环境，从而增加了基牙患龋的概率。

再如正畸治疗时，较多的粘接附件必然增加了菌斑在牙面的聚集，进而增加龋的可能。因此，任何口腔治疗都要考虑对口腔微生态的改变和可能的不利作用，治疗前要对患者患龋的危险程度进行评估，事先对患者尽到告知的义务，并采取有效的措施，预防龋齿的发生。另外要重视对修复体外形和光洁度的要求，符合解剖特点，表面光洁的修复体，菌斑形成少，有利于减少龋。

（行勇军）

第二章　牙发育异常

第一节　概述

牙齿发育从胚胎第2个月乳牙牙板形成、胚胎5～10个月恒牙牙板形成到25岁第三磨牙萌出，是一个长期而复杂的过程。在这漫长的过程中，机体内外的不利因素可作用于不同发育阶段，如成釉器的蕾状期、帽状期、钟状期、硬组织形成期、牙根发生期、牙齿萌出期等阶段，形成不同的临床表现。近代分子生物学研究发现，一些牙齿发育的异常可能与特定的基因缺失或变异有关，有些可伴有全身多部位的病变，以往称为“综合征”。

一、牙发育的分子调控

牙齿的发育、形态发生和萌出是上皮一间充质相互作用的结果，其中涉及多种信号分子间复杂的网络交互作用。正常的牙齿发育是各种组织与不同分子之间相互作用平衡的结果，如生长因子及其受体、转录因子等。生长因子是内源性的，为生物生长、发育所必需，具有活性调节功能，既可促进生长也可以抑制生长(负性生长因子)。

牙齿发育过程中主要的生长因子有以下四大类：成纤维细胞生长因子(fibroblastic growth factors，FGF)、音猬因子(sonic hedgehog，SHH)、无翅族(vertebrate homolog of drosophila wingless，WNT)、转化生长因子β超家族(transforming growth factors－β，TGF－β)。转录因子是转录起始过程中RNA聚合酶所需的辅助因子，真核生物基因在无转录因子时处于不表达状态。

在牙齿发育过程中有许多转录因子表达，起到桥梁的作用，在不同的组织层面上通过分子回路联系多种信号通路，对诱导信号做出反应，并调节其他生长因子的表达。

牙发育中的各个阶段均受到多种因素如基因、表观遗传、环境等的调控，已发现有数百种基因参与牙齿的发育过程。理论上任何与牙齿发育相关基因的突变都有可能导致牙齿发育异常。然而，没有一种因子具有掌控全局的能力，所有的生长发育过程都是网络调控的综合结果，在此过程中，环境因素亦起着十分重要的作用。

二、牙发育异常的分类

牙发育异常(tooth defects by abnormal development)导致牙齿在结构、形态、数目和萌出方面有异常表现。牙发育异常较为复杂，大体可分为以下类型：

(一)结构发育异常

1.釉质发育不全　包括遗传性釉质发育不全(amelogenesis imperfecta，AI)和环境性釉质发育不全(environmental enamel hypoplasia)。

很多环境因素可导致釉质发育不全，如营养缺乏、高热、低钙血症、出生时损伤、局部感染和创伤(特奈牙)、氟素(氟牙症)、服用四环素类药物(四环素牙),以及患有先天性梅毒(先天性梅毒牙)。

2. 牙本质发育不全　又称遗传性乳光牙本质(dentinogenesis imperfecta, hereditary opalescent dentin)。

(二)形态发育异常

1. 牙大小异常　包括过小牙(microdontia)、过大牙(macrodontia)。

2. 牙外形发育异常　包括双生牙(gemination)、结合牙(concrescence)、融合牙(fusion)、弯曲牙(dilaceration)、鹰爪尖(talon cusp)、牙内陷(dens invaginatus)、畸形中央尖(dens evaginatus)、牛牙症(taurodontism)、额外牙根(supernumerary roots)。

(三)数目异常

包括先天性缺牙(congenital absence of teeth)、多生牙(supernumerary teeth)、乳牙前类牙列(predeciduous dentition)、恒牙后牙列(postpermanent dentition)。

(四)萌出异常

包括早萌(premature eruption)、迟萌(delayed eruption)、多牙不萌(multiple unerupted teeth)、埋伏和阻生牙(embedded and impacted teeth)、乳牙固着粘连(ankylosed deciduous teeth, submerged teeth)等。

牙发育异常的共同特点是发生于胚胎或牙齿发育期,但发现于牙齿萌出后。许多类型的病变由于致病因素和发病机制不十分明确,无有效的预防手段,一旦发现,治疗多是对症。

发育异常的牙除了形态改变导致美观方面的问题之外,对龋和牙周病的易感性也会增加。

(王莉)

第二节　牙结构发育异常

一、釉质发育不全

釉质发育不全(enamel hypoplasia)可定义为:牙釉基质形成不全或形成缺陷。国际上关于釉质发育不全的报告,发达国家报告的发病率稍低,为发展中国家较高,为14%~73%。

釉质发育不全有两个基本类型:①遗传性:遗传基因突变导致的遗传性釉质发育不全,通常牙列中所有牙齿均受侵犯,而且一般仅是釉质发生缺陷。②环境因素性:环境性釉质发育不全是由于牙发育过程中机体受到某种因素的影响,发育过程受到干扰导致的釉质结构缺陷。已知的致病因素包括:营养缺乏如维生素A、维生素C和维生素D缺乏,疹类疾病如麻疹、水痘和猩红热,先天性梅毒,低钙血症,新生儿损伤,早产儿,新生儿Rh溶血性疾病,局部感染或外伤,化学物质摄入(主要为氟)以及特发性因素。视环境因素作用的时间或部位,可以是单颗牙受累,也可以是同期发育的多颗牙或全部牙受累。通常釉质和牙本质或轻或重,均在一定程度上受累。遗传性釉质发育不全与环境性釉质发育不全的鉴别要点详见表2-1。

表 2—1　环境性釉质发育不全与遗传性釉质发育不全的鉴别要点

项目	环境性釉质发育不全	遗传性釉质发育不全
家族遗传史	无	有
疾病史	可以追溯	不能追溯
病变表现	局部性的 局限于一个或多个牙 局限于单个牙列 病变呈水平性分布	广泛性的 波及全部牙齿 可以波及 2 个牙列 病变呈纵向分布

(一)遗传性釉质发育不全

1. 简述　遗传性釉质发育不全(amelogenesis imperfecta，hereditary enamel dysplasia)表现为一组与其他任何全身性发育缺陷无关的遗传性釉质发育缺陷病。患牙的整个外表层发育异常，而牙齿中层的组成成分基本正常。

正常的釉质发育分为 3 个阶段：①形成阶段(the formative stage)，该阶段有机基质沉积。②钙化阶段(the calcification stage)，该阶段基质矿化。③成熟阶段(the maturation stage)，该阶段矿化晶体增大和成熟。据此，遗传性釉质发育不全也分为 3 型：①发育不全(hypoplasia)：釉基质形成缺陷。②矿化不全(hypocalcified)：已形成的基质矿化缺陷。③成熟不全(hypomaturation)：釉质矿化的晶体持续未成熟。

2. 病因及发病机制　牙釉质的形成是在成釉细胞合成、分泌的釉质基质基础上进行生物矿化的复杂而精细的过程。成釉细胞分泌釉质基质蛋白，包括釉原蛋白(amgelogenin，AMEL)和非釉原蛋白。釉原蛋白占釉质发育分泌阶段有机基质的 90%左右，主要功能是结合矿物晶体，支持和调节晶体的生长。非釉原蛋白包括釉蛋白(enamelin，ENAM)、釉鞘蛋白、釉丛蛋白及蛋白水解酶等，其中釉蛋白占发育期釉质基质的 3%～5%，在釉质晶体初始矿化中起成核作用。从分子形成机制上看，当其中一种或几种基质蛋白的基因时空表达异常时，即发生遗传性釉质发育不全，根据遗传方式分为 X 性染色体连锁遗传、常染色体显性遗传、常染色体隐性遗传。

研究表明，X 性染色体连锁釉质发育不全与至少 15 种釉原蛋白基因突变所造成的釉原蛋白功能改变有关。由于有多种基因突变形式，所以其临床表现多种多样，从釉质发育不全、矿化不全到成熟不全；常染色体显性遗传釉质发育不全被证实与 6 种釉蛋白基因的突变有关。当突变导致釉蛋白形成的量减少时，表现为局限型发育不良，当突变导致釉质蛋白结构改变时，则表现更为严重。对一个临床表现为釉质缺陷和牛牙症的常染色体显性遗传釉质发育不全合并成熟不全的家系研究发现，致病基因为 DLX3(17q21)。DLX3 为牙齿发育中参与成釉细胞分化的转录因子 DLX 家族中的成员，已证实 DLX3 基因突变能造成毛发－牙齿－骨发育不全(tricho－dento－osseous，TDO)综合征；常染色体隐性遗传釉质发育不全与 2 种釉蛋白基因突变有关。釉蛋白基因突变患者的釉质缺陷程度与釉蛋白基因突变的程度呈剂量依赖性，即杂合子携带者可表现为局限型发育不良，纯合子患者表现为釉质缺陷更为严重的广泛型发育不良。

3. 分类　Witkop 和 Sauk 在临床学、组织学和遗传学标准的基础上，建立了遗传性釉质发育不全的分类：

(1)发育不全

①釉质表面凹陷，常染色体显性遗传。

②局部发育不全，常染色体显性遗传。

③釉质平滑，常染色体显性遗传。

④釉质表面粗糙，常染色体显性遗传。

⑤釉质表面粗糙，常染色体隐性遗传。

⑥釉质平滑，X性染色体连锁的显性遗传。

(2)矿化不全

①常染色体显性遗传。

②常染色体隐性遗传。

(3)成熟不全

①成熟不全一表现发育不全及牛牙症，常染色体显性遗传。

②X性染色体连锁的隐性遗传。

③釉质着色，常染色体隐性遗传。

④雪帽牙(snow—capped teeth)。

4.临床表现

(1)3个主要类型的釉质发育不全的一般临床表现如下：

①发育不全型(hypoplastic type)：釉质在牙齿发育萌出时，尚未形成到正常釉质的厚度。

②矿化不全型(hypocalcified type)：釉质非常软，以至于用洁治器就可以去除。

③成熟不全型(hypomaturation type)：探针尖用力扎，就可刺入釉质中，并且釉质易于从正常的牙本质上碎裂脱落丧失。

临床上上述各种类型的牙齿特点表现非常明显，患者的乳牙及恒牙列中的所有牙齿都表现有某种程度的受累。

患牙可有或无颜色改变。如有变色，不同类型之间，牙齿变异较大，可从黄色到深棕色。有些患者的釉质可能完全缺如；另一些患者牙釉质的质地可能呈白垩样，甚至干酪样的质密度，或较坚硬。釉质有时很光滑，有时则可能表现为局限型，即有多条平行排列的横纹或沟槽。严重时广泛型釉质矿化较差，可发生碎裂或呈蜂窝状大凹陷，此时的牙本质很可能已暴露，牙齿之间经常已无接触点，脐面或切缘严重磨损。

(2)X线片表现：整个牙齿可呈正常或不太正常的外形，主要取决于牙齿釉质存有量及lock面或切缘磨损程度。X线片检查可见，釉质可能显示完全缺失，或只有一薄层，主要覆盖于牙尖的顶端或邻接面部位。当患牙的釉质矿化不良，釉质看上去近似牙本质的X线透射密度，使两者难以区分。

5.组织学特点　在釉质形成障碍类型中，成釉细胞的分化或发育能力出现异常，反映在基质生成缺陷，甚至全部的釉质基质缺如；在矿化不全的类型中，基质结构和矿物沉积缺陷；而在成熟不全类型中，釉柱或柱鞘的结构发生改变。

6.治疗原则　根据缺损的情况，通过牙体修复技术恢复外形和色彩，达到美观和功能恢复，同时采取必要的龋病和牙周病的防治措施。

(二)营养缺乏、发热性疾病和低钙血症引起的釉质发育缺陷

1.概述　牙齿发育形成期间，发生营养缺乏、发热性疾病和低钙血症损伤时，可能造成牙齿釉质发育缺陷。

2.病因　有研究显示佝偻病是已知的导致釉质发育不全的最常见病因。Shelling和Anderson曾报告了对患佝偻病孩子的系列研究结果,43%的患儿牙患有釉质发育不全。维生素A和维生素C缺乏也被认为是致病病因。有研究发现疹性发热疾病,如麻疹、水痘和猩红热是致病因素。一般认为,由于成釉细胞是人体中在代谢功能方面最敏感的细胞群之一,所以任何严重的营养缺乏或系统性疾病都有可能造成釉质发育不全。

血中的血钙降低可导致手足搐搦,其最常见的原因有维生素D缺乏和甲状旁腺功能低下(或甲状旁腺性手足搐搦),手足搐搦患者的血清钙水平可能降低至6～8mg/100mL,使得发育过程中的牙齿,常伴发生牙釉质发育不全。由此引发的釉质发育不全又称低血钙症引起的釉质发育不全(enamel hypoplasia due to hypocalcemia)。

3.临床表现及意义

(1)表现为形态各异的釉质表面凹陷,凹陷处很容易着色,影响患牙美观。

①轻度釉质发育不全:临床表现为釉表面形态基本完整,主要出现色泽的改变,为白垩或黄褐色着色,釉质表面可有少量的浅沟、小凹点或细横纹,探诊有不平感。

②中度釉质发育不全:病情稍重,釉面出现实质性陷窝状或带状缺损;另外,色泽改变加重,为黄、棕或深褐色;有明显的带状沟,宽窄不一,也可有数行水平排列的、跨越牙面的深凹陷或横沟;这种深凹陷可能仅为单行或严重时的数行,后者表明釉质发育期内遭受系列和持续的损伤。

③重度釉质发育不全:釉质表现为大面积的缺失,呈蜂窝状缺损或釉质消失,前牙切缘变薄,提示成釉细胞长时间功能紊乱。

(2)釉质发育不全在乳、恒牙列均可发生,乳牙受累较少见。恒牙受累的临床表现为:在同一时期发育的牙齿中,成组、对称地出现釉质发育不全的形态异常。临床研究发现,中切牙、侧切牙、尖牙和第一磨牙,即出生后第一年发育形成的牙齿,是最常受侵犯的牙齿。由于尖牙的牙尖开始形成的时间早于侧切牙,所以有些患者的患牙仅涉及切牙、尖牙和第一磨牙。前磨牙、第二磨牙和第三磨牙极少受侵犯,因为它们的釉质形成是在3岁以后才开始的。

(3)釉质发育不全与龋发生的关系:釉质发育不全患牙菌斑易聚集,不易清洁,易继发龋,而且一旦发生龋病,进展速度较快。

4.诊断和鉴别诊断　根据釉质发育不全的临床表现特点为成组对称地发生病损,不同轻重程度的釉质缺陷改变,以及患者在婴幼儿期有相关病史,不难做出诊断。

与浅龋相鉴别:釉质发育不全患牙表面深的着色区探诊质硬、光滑或略粗糙,龋齿的着色区探诊质软。

5.防治原则

(1)注意妇幼保健,可预防本病发生。

(2)对症治疗:改善外观,美学修复。牙齿形态严重影响美观,可做复合树脂充填修复,或复合树脂贴面、烤瓷贴面修复及冠修复。

(三)氟牙症

1.概述　氟牙症(dental fluorosis)是地区性慢性氟中毒(fluorosis)的一个突出的症状。地区性慢性氟中毒是一种地方病,主要累及骨骼和发育期的牙齿。出现骨病变的严重慢性氟中毒,被称为氟骨症;而仅出现牙齿病变的慢性氟中毒,则被称为氟牙症。氟牙症是一种特殊类型的釉质发育不全,因患牙在临床上主要表现为釉质上出现着色的斑块和缺损,所以又称为氟斑牙或斑釉牙(mottled enamel)。

氟牙症地区分布特点：世界各地均有氟牙症流行的报告。我国各省都有慢性氟中毒区的报道。根据地区水氟含量，氟牙症患病率为1.5%～100%，患病程度的差异也极大。我国第二次全国口腔健康流行病学抽样调查氟牙症的患病情况：12岁与15岁年龄组氟牙症指数为0.17与0.18，均属流行情况分级的阴性范围(0.0～0.4)。氟牙症患病率：农村为10.23%～12.16%，城市为4.81%～5.21%，农村高于城市，也属于允许范围(10%～35%)。其中天津市患病情况最重，不同年龄组城乡人群的总氟牙症指数为1.29～1.9，患病率为47.5%～78.1%，属中度流行。其他省市氟牙症指数均在0.2以下，患病率在7.5%以下。

2.病因学　1901年开始有氟牙症的记载，1916年G. V. Black和F. S. Mckay报道了该病的发生显示出地域分布特点，并提出这是由饮用水中的某种物质造成的。1931年Churchill首先提出饮水中氟含量过高是氟牙症的病因。1935年Smith用鼠做实验研究，每隔48h腹腔内注射2.5%氟化钠溶液0.6mL，可以观察到在继续生长的切牙上，每注射一次后所出现的褐色环斑，再次肯定了人体氟的摄入量过高导致了氟牙症。

人体对氟的摄入量受以下因素的影响：

(1)氟进入人体的时期：氟主要侵害釉质发育期间牙胚的成釉细胞，过多的氟只有在釉质发育矿化期进入体内，才能引起氟牙症。

(2)饮水中含氟量过高是人体氟摄入量过高的主要来源：综合国内外氟牙症发病的调查报告，牙齿发育期间饮水中含氟高于1mg/L即可发生氟牙症，且该病的发生及其严重程度随该地区饮水中含氟量的升高而增加，见表2－2的调查资料。根据饮水中含氟量与龋齿发病率的关系综合分析提出，饮水中含氟量为1mg/L时(适宜浓度)，既有防龋作用，又不至于产生氟牙症。近代的研究表明，饮水氟的适宜浓度范围受环境温度影响，一般在0.7～1.2mg/L的范围内，热带偏低，寒带偏高。

表2－2　不同饮水氟浓度地区氟牙症患病情况

受检人数	饮水氟含量(mg/L)	患病率(%)
459	0.2	1.5
263	0.4	6.1
123	0.9	12.2
447	1.3	25.3
404	2.6	73.8
189	4.4	79.8
20	14.1	100.0

(3)饮食种类：不同地区居民的生活习惯和食物种类不一样，各种食物的含氟量也不相同。而且饮食中的氟含量又受当地土壤、水和施用肥料中的氟含量以及食物加工方式的影响而变化。如茶叶的含氟量可有5～100mg/L的差别。国内某些地区居民因嗜茶习惯引起的氟牙症患病率高达93.89%。茶叶含氟量与叶龄、茶叶的部位和加工方式有关，砖茶、边茶氟含量是一般商品茶的100～200倍。有些地区饮水中含氟量低于1mg/L，但当地居民的主食和蔬菜中含氟量高，也能影响牙齿的发育，发生氟牙症。

含钙、磷和维生素比例高的食物可以保护人体少受氟的毒害。动物实验证明高钙、磷食物饲养的鼠牙对氟的敏感性降低。

(4)温度：高温地区，人体饮水量大，对氟的摄入量也相应增加。个体在总饮水消费量上的差异与总氟摄入量有关。

(5)个体差异：个体的全身情况及生活习惯不同，对氟化物的敏感性也不一样。据文献报告，胸腺和促甲状腺激素对氟化物的毒性有协同作用，这两种激素分泌的变化均可引起个体对氟中毒敏感性的差异。流行病学研究显示：在有地方性氟中毒地区出生和喂养的孩子，饮用相同的水源，但不是所有人的氟牙症都表现出同样的程度。而且，有一些人可能生活在氟浓度非常低的地区，也表现有轻度的氟牙症。个体差异可用来解释，生活在同一高氟地区的人不一定都患氟牙症或严重程度不一样的现象。

(6)其他因素：含氟量高的燃料(石煤)燃烧后进入空气中的氟化物可通过呼吸进入人体，影响了氟的总摄入量。

3.发病机制　氟引起氟牙症的机制尚未完全明了。有实验证明：给出生后 4d 的大白鼠每千克体重注射 0.1mg 的氟，成釉细胞内质网可发生轻度肿胀；加大用量时，此作用更为明显，出现釉基质合成障碍。牙齿釉质形成时期，釉质与氟的结合率较高，以氟磷灰石的形式存在，过多的氟磷灰石引起成釉细胞的变性、剥离，形成釉质发育不全。过多的氟磷灰石代替了羟磷灰石，改变了釉质正常的钙化过程。当氟化物的浓度达到一定水平时，与代谢有关的氧化还原酶受到抑制而使牙釉质的矿化过程发生障碍。

4.病理变化　氟斑牙表面有一局限或弥散的云雾状不规则透明层。该层的表面层矿化度较高，其下层为不同程度的矿化不全区，显示有多孔性。如果这种多孔性组织占的体积较大，釉质表面就会塌陷，形成窝状缺陷。矿化不全区可伴有不同程度的着色。着色是由于氟斑牙萌出后釉基质遇光逐渐发生化学变化和(或)外来色素的渗入所致的。

5.临床表现

(1)侵犯的牙列和牙齿：恒牙多见，乳牙很少见。因为乳牙釉质形成和钙化大多在胚胎时期和哺乳期。胚胎期只有极少量的氟能通过胎盘进入胎儿体内；母亲乳汁中的氟含量较稳定，并不因母体摄氟量高而增高。

侵犯的牙齿为生活在高氟区时，正处于釉质发育矿化期的牙齿。因为氟牙症是地方病，人们常在某一地区生活多年，故常侵犯全口的牙齿。但也可有类似釉质发育不全的成组而对称的患牙分布：如一儿童，2 岁前生活在高氟区，以后随父母迁居非高氟区，恒牙萌出后，氟牙症可仅表现在前牙和第一恒磨牙；如果 6～7 岁以后迁入高氟区，牙齿可能完全没有斑釉变化。

(2)牙釉质表面表现：患牙釉质形态的表现程度各式各样，范围极广，取决于饮水中氟的水平。轻度改变：牙釉质上有白垩斑点、斑块或色素沉着斑块。中度和重度改变：牙面釉质凹陷和棕黄色着色。更严重时釉质出现实质缺损，甚至呈蜂窝状缺损。上述几种表现按牙面罹患面积又可分为轻度(＜1/3)、中度(1/3～2/3)、重度(全部牙面)。

(3)氟牙症患牙耐磨性差，但对酸蚀的抵抗力强。

(4)严重的氟中毒时，除牙齿变化以外，患者常有关节炎及关节强直、骨硬化症、关节病变、贫血等。严重者脊柱硬化、折断而危及生命。

6.分类和诊断标准　氟牙症是一种地方病，氟牙症集中分布的地区称为氟牙症流行区。在氟牙症的临床和流行病学调查中常用的氟牙症的分类和诊断标准简介如下：

(1)Dean 分类法：Dean(1942)提出的分类法，是最早用于氟牙症流行病学调查的分类(表 2—3)，也是世界卫生组织推荐使用的氟牙症分类标准。该分类标准虽然对氟牙症的严重程度区别不够敏感，但其有历史意义，使目前的调查资料与以往的资料具有可比性，因此至今仍在广泛应用。

表 2—3　Dean 氟牙症分类标准

分类(指数)	标准
正常(0)	釉质表面光滑，有光泽，通常呈浅乳白色
可疑(0.5)	釉质的半透明度有轻度改变，从少数白斑纹到偶见白色斑点，临床不能诊断为很轻型，而又不完全正常的情况
很轻(1)	小的呈纸样白色不透明区，不规则地分布在牙面上，但不超过牙面的 25%
轻度(2)	牙面上的白色不透明区更广泛，但不超过牙面的 50%
中度(3)	釉质表面有显著的磨损，呈黄褐或棕褐染色，外表很难看
重度(4)	釉质表面严重受累，发育不全明显，棕褐染色广泛，影响到整个牙的外形

(2)Smith 分类法：Smith 将氟牙症简略地分为 3 类(表 2—4)，适用于粗略的流行病学调查和大面积筛选。

表 2—4　Smith 氟牙症分类标准

分类(指数)	标准
白垩型(轻度)	牙面失去正常光泽，出现不透明斑块
变色型(中度)	牙面出现黄色、黄褐色或棕褐色
缺损型(重度)	除上述改变以外，牙面还出现浅窝或坑凹状缺损或因磨损使牙失去正常外形

(3)TF 分类法：Thylstrup 和 Fejerskov(1978)提出的分类法，反映了牙齿发育期间的釉质与氟化物接触的程度。根据组织学观察和釉质中氟化物浓度，结合临床表现，将氟牙症分为 10 度(表 2—5)。该指数已用于流行病学调查，也适用于临床诊断。

表 2—5　TF 氟牙症分类法

分类	标准
0 度	牙面在完全吹干后，釉质的透明度正常
1 度	与釉质横线相应处有窄的白垩线
2 度	沿釉质横线的白垩线条更明显，相近的白垩偶有融合
3 度	有融合的不规则云雾状白垩区，白垩区之间常见加重的釉面横线
4 度	全部牙面呈现明显的白垩釉质
5 度	全部牙面呈现明显的白垩釉质，釉质表面有直径小于 2mm 的窝状缺损
6 度	整个窝状缺损水平连线排列，缺损的切颈间宽度小于 2mm
7 度	釉质不规则缺损小于牙面的 1/2
9 度	釉质大部缺损，牙齿外形改变

7. 防治原则

(1)改良水源，降低氟的摄入量：调查、掌握流行地区氟的总摄入量及其他影响氟摄入量过高的因素并加以改进，如改良当地不利条件，改善水源，改变饮食习惯等。

(2)轻或较深着色而无明显缺损的患牙可用漂白脱色法脱色。

(3)重度有缺损的患牙可用复合树脂直接贴面、烤瓷贴面或全冠等方法修复。

(四)四环素牙

1. 概述　在牙齿发育、矿化期间服用了四环素族药物，使牙齿的颜色和结构发生改变的疾病称为四环素牙(tetracycline teeth)。1956年国外最早报道四环素牙。我国从20世纪70年代开始有四环素牙的报告，国内不同地区报告的患病率从4.9%到31.3%不等。80年代以后，国内已基本控制对孕妇和儿童应用四环素类药物，发病率已逐渐减少。

2.病因及发病机制

(1)病因：服用正常量四环素就可以发生四环素牙。四环素族药物由于其抗菌谱广，抗菌作用强，毒性低，曾在抗感染治疗中广泛应用，包括四环素、土霉素、金霉素、地美环素和多西环素等。

影响四环素牙染色程度的因素：①药物种类：四环素和地美环素所致着色深；土霉素和金霉素所致着色浅。②用药总剂量和次数：一般的用药量就可以致牙着色，一次大剂量的四环素足以造成四环素牙。服药的疗程数与着色程度成正比：加深颜色，而不是呈条纹状改变。③用药时期：越在婴幼儿早期用药，牙本质的着色越近釉牙本质界，临床见到的染色程度越明显。

(2)发病机制：四环素分子或称着色团与牙齿硬组织中钙螯合，形成稳固的四环素钙正磷酸盐复合物，该物质呈现出带荧光的黄色，致使牙齿变色。着色物主要存在于牙本质中。这是因为四环素分子来自血液循环，在牙本质四环素钙复合物沉积的过程中，抑制了牙髓细胞即成牙本质细胞的合成胶原，还可抑制矿盐沉积。由于牙本质中的羟磷灰石晶体较小，但比釉质羟磷灰石晶体的总表面积大，使得牙本质吸收四环素的量远较釉质多，造成牙本质为主要着色硬组织。同时，四环素也可影响釉质的正常发育，还可与骨组织中的钙结合，只是后者可随代谢排除。

3.临床表现　20世纪50年代到80年代出生的人群恒牙列多见该类牙发育异常。表现如下：

(1)牙齿染色：一般呈黄色，牙齿刚萌出时有荧光，即在切片上紫外线下可见到明亮的黄色荧光带，以后因日光作用荧光消失。牙齿逐渐由黄色变为棕色或褐色、黄褐色；切牙唇面最先发生颜色转变；严重者灰棕色、蓝紫色染色，影响美观。

染色特点：恒牙列全口均发生，全部牙齿以牙本质为主呈帽状染色，因牙本质、牙釉质代谢极缓慢，所以染色是永久性的。骨组织也可有着色，但可以随代谢逐渐消失。

(2)伴有不同程度的釉质发育不全：长期应用大量四环素后，可伴发釉质发育不全，表现基本同营养不良或疹性发热疾病导致的釉质发育不全。当釉质缺损后，患牙着色程度看起来更严重。

4.防治原则

(1)妇女妊娠期与7岁以内儿童禁用四环素类药物，防止发生四环素牙。

(2)患牙浅染色可不治疗。

(3)中度染色可用漂白脱色法改善牙齿难看的颜色。

(4)重度染色或釉质严重缺损牙可做贴面、烤瓷贴面或冠修复，也可先脱色，后遮盖性修复。

(五)先天性梅毒牙

1.概述　在胚胎发育后期及出生后第1个月，牙胚受梅毒螺旋体侵犯，发生釉质和牙本质发育不全，称为先天性梅毒牙(enamel hypoplasia due to congenital syphilis)。这种发育不全涉及上、下颌恒切牙和第一磨牙。

Fiumara 和 Lessell 曾报告：1958 年到 1969 年间美国原发和继发梅毒病例增加了 200%，之后的 10 年间(1960—1969)1 岁以下的儿童先天性梅毒发病率增加了 117%。在 271 位先天性梅毒患者中，发现超过 63%的人患有哈钦森牙(Hutchinson's teeth)，真实的发病情况可能更严重，因为有些患者在调查前已经将患牙拔除。这组患者中大约有 65%的人有桑葚状磨牙(mulberry molars，Moon's molars，Fournier's molars)的特征。

2. 病因及发病机制　梅毒螺旋体对组织损害最严重的时期，是在胚胎末期及出生后第 1 个月。此时恰好牙处于发育时期。在牙胚形态分化期，梅毒螺旋体使牙胚内及其周围组织发生炎症，炎症细胞浸润致使造釉器受损。部分釉质的矿化沉积停止；又由于牙本质的矿化障碍，前期牙本质明显增多；牙本质塌陷，釉质明显缺少或完全缺如，造成形态异常。

3. 临床表现及意义

(1)半月形切牙：即上中切牙牙冠的近远中面呈一定锥度，均向切缘和颈部缩聚，而向切缘缩窄更明显；切缘通常有一豁口。受累的前牙又称为哈钦森牙。通常上侧切牙是正常的，但下中切牙和侧切牙也可能受累，有相同于上中切牙的外观表现。引起半月形上切牙牙冠和切缘豁口的原因，被认为是缺乏中央结节和钙化中心。

(2)桑葚状磨牙：先天性梅毒第一磨牙牙冠短小，呈不规则形。牙齿的咬合 1/3 向中央聚拢，牙齿横径最大处在牙颈部。咬合面上釉质表面粗糙，牙尖外形呈多个小球状团块聚集，称为桑葚状磨牙。X 线片显示患牙牙根较短。

(3)哈钦森三联征(Hutchinson's triad)：除牙表现的其他两个症状为间质性角膜炎、中耳炎或耳聋。血清学检查康瓦反应阳性。

临床上发现患牙可推断患先天性梅毒的可能性，但不能下诊断，血清学检查康瓦反应阳性有助于诊断。

4. 防治原则

(1)患梅毒的母亲妊娠期及婴儿出生后应进行抗梅治疗。

(2)畸形的切牙和磨牙可进行修复治疗如树脂贴面和冠修复，恢复美观。

(六)局部感染和创伤引起的釉质发育不全

1. 特纳牙　釉质发育不全有时仅发生在单个牙齿上，其中最多见于恒上切牙或上、下前磨牙。程度或轻或重，从轻度牙釉质变棕黄色，到严重的凹陷和不规则的牙冠(图 2－1)。单个牙发生釉质发育不全又称特纳牙(Turner tooth)，或特纳釉质发育不全。

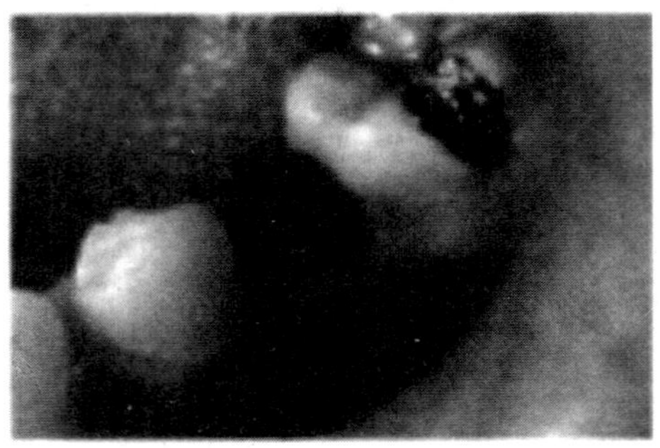

图 2－1　特纳牙

当乳牙在其下方继承的恒牙牙冠正在形成期间发生龋坏，并发生根尖周组织细菌感染时，可能使恒牙牙冠的成釉细胞层发生紊乱，结果导致釉质发育不全。恒牙釉质发育不全的严重程度取决于乳牙根发生感染的程度，即根尖周组织的炎症程度，及其在感染发生时恒牙的形成阶段。

当乳牙受外伤被压迫嵌入牙槽骨中并影响到恒牙胚时，可能发生类似的釉质发育不全。如果此时恒牙牙冠仍在形成中，创伤的结果可能是牙冠的唇面釉质有黄色、棕黄色着色或色素沉着；或牙冠釉质发育不全形成实质性缺陷，或牙冠畸形。这种紊乱既可是釉质基质形成障碍，又可是釉质矿化障碍，主要取决于创伤发生于牙齿形成的哪个阶段。

2. 出生时损伤导致的发育不全　Schour 在 1936 年描述了乳牙和第一恒磨牙存在新生线和环，它不仅在釉质中产生，也在牙本质中产生。这一现象可被看做是釉质发育不全的一型，提示是在出生时遭受创伤或环境变化所致。临床研究表明，釉质发育不全在早产儿中非常常见，远远多于正常时间产出的婴儿。有研究发现：出生时患 Rh 溶血疾病的婴儿的牙齿普遍有釉质着色，而且还有釉质发育不全。

尽管文献表明多数乳牙釉质发育不全涉及的是出生后形成的釉质，但在出生前的釉质中也看到有发育不全表现。这可能是由怀孕母亲的胃肠功能紊乱或患其他疾病所致的。

二、遗传性牙本质发育不全

（一）概述

牙本质发育缺陷可分为遗传性牙本质发育不全（dentinogenesis imperfecta，DGI，DI）和遗传性牙本质发育不良（dentin dysplasia，DD）。

Shields 将遗传性牙本质发育不全分为 3 型：

• Ⅰ型牙本质发育不全（DGI－Ⅰ）：出现在患骨发育不全的家族中，但患者可能单独发生骨发育不全，而不伴牙本质发育不全。该病为常染色体显性遗传病，但如果伴发的骨发育不全是隐性遗传，则Ⅰ型牙本质发育不全也同样为隐性遗传。

• Ⅱ型牙本质发育不全（DGI－Ⅱ）：基本与骨发育不全没有关系，该型即最常见的遗传性乳光牙本质。实际上，该病也是最常见的人类显性遗传病中的一种，人群患病率大约为 1/8000。

• Ⅲ型牙本质发育不全（DGI－Ⅲ）：即所谓的白兰地温型（brandywine type），这是在美国马里兰州 Brandywine 地区一个家族中发现的罕见的牙本质发育不全类型，患牙的临床表现特点与 DGI－Ⅰ和 DGI－Ⅱ相同，但与前两型不同的是乳牙多发牙髓暴露，DGI－Ⅲ也是一种常染色体显性遗传病。

遗传性牙本质发育不良分为两型：

• Ⅰ型牙本质发育不良（DD－Ⅰ）：也称无根牙，主要表现为牙根短小、锥形，或者无牙根。乳牙、恒牙均可受累，常见不明原因的多发性根尖阴影，可伴发其他部位的骨硬化，是一种罕见的常染色体显性遗传病。

• Ⅱ型牙本质发育不良（DD－Ⅱ）：是一种罕见的常染色体显性遗传病。在乳牙列有类似 DGI－Ⅱ的表现，与 DD－Ⅰ型不同，DD－Ⅱ型根长正常，无根尖阴影。

（二）病因及发病机制

牙本质形成期间成牙本质细胞分泌的基质蛋白主要由Ⅰ型胶原蛋白和非胶原蛋白组成，其中非胶原蛋白包括牙本质涎蛋白（dentin sialoprotein，DSP）和牙本质磷蛋白（dentin phosphoprotein，DPP）等。牙本质非胶原蛋白与胶原相互结合，参与了牙本质的初期矿化，所以在牙本质矿化过程中起关键作用。当牙本质中的胶原蛋白和非胶原蛋白的基因时空表达异常时，很可能严重影响牙本质的矿化过程及矿化程度，即发生遗传性牙本质发育不全。

研究表明，DGI－Ⅰ的致病基因是Ⅰ型胶原蛋白基因突变。DGI－Ⅱ、DGI－Ⅲ及DD－Ⅱ通常为常染色体显性遗传病，目前唯一被确认的致病基因是DSPP基因。DSPP基因编码表达DSP和DPP，位于DSP编码区的突变导致DGI－Ⅱ和DD－Ⅱ，而位于DPP编码区的突变导致DGI－Ⅲ。

（三）临床表现

1.受累牙列　3种类型疾病的牙齿临床表现差异很大：一般DGI－Ⅰ的乳牙受累较恒牙更严重，而DGI－Ⅱ的乳、恒牙受累程度均等，DGI－Ⅲ乳、恒牙均受累，但因病例资料不完全，相关的受累程度还不十分清楚。

2.患牙表现　牙齿颜色从灰到棕紫色或黄棕色，但均伴有罕见的半透明或乳光色。牙釉质尤其是在牙齿的切缘及𬌗面部位，可能因折裂而早期丧失；据推测可能由患牙异常的釉牙本质界所致：正常的釉牙本质界呈扇贝褶皱形，在釉质和牙本质之间形成互锁结合；但在患牙中，缺乏这样的扇贝形态。因釉质早期丧失，牙本质遭受快速磨耗，乳、恒磨牙的𬌗面常常变得极为扁平。但患牙似乎并不比正常牙更易患龋。

3.X线片表现　DGI－Ⅰ和DGI－Ⅱ牙齿在X线片上有异常、特殊的表现。最显著的特点是不断形成的牙本质将髓腔和根管过早地部分或完全堵塞、闭锁（图2－2）。乳牙和恒牙均可见到这种表现。牙根尽管可能短、钝，但牙骨质、牙周膜和支持骨表现正常。

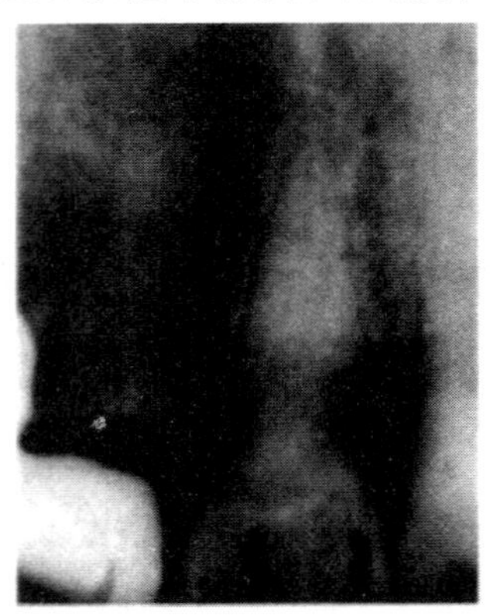

图2－2　遗传性乳光牙本质患者的前牙X线牙片（髓腔几乎闭锁）

DGI－Ⅲ牙齿的临床表现异极大，从正常到与DGI－Ⅰ和DGI－Ⅱ有相同的表现类型。Witkop报告的“白兰地温型”家族患者的特征是“壳牙”（shell teeth）：牙本质异常，但釉质似乎基本正常，同时，牙本质极薄，髓腔巨大。髓腔大不是因为内吸收，而是牙本质形成不足或缺陷所致。另外，牙根极短。在X线片上可见：所有的牙齿釉质和牙本质壳包围着巨大的髓腔和根管，未见根吸收表现。

4.病理变化　DGI－Ⅰ和DGI－Ⅱ的组织学表现为单纯的牙本质层发育异常。除了奇特颜色以外，釉质表现基本正常，而颜色实际上是异常牙本质的表现。不规则的小管构成异常牙本质，常见其中有大面积的未矿化基质；小管的直径较大，单位体积内的牙本质小管数量较少。牙本质中可能包含成牙本质细胞，由于髓腔几乎被不断沉积的牙本质闭锁，成牙本质细胞仅能有限地形成牙本质基质，细胞似乎很容易退化，并逐渐陷入基质中。DGI－Ⅲ的组织病理学尚不清楚。患牙牙本质成分化学分析解释了许多DGI－Ⅰ和DGI－Ⅱ的异常特征：其中水成分大大增加，比正常高出60%，同时，无机成分比正常牙本质少。牙本质的密度、X线吸收和硬度均低于正常。牙本质的显微硬度实际上接近牙骨质，这可解释牙本质的临床快速磨耗特点。

（四）治疗原则

1. 预防由于磨耗造成的牙釉质和牙本质丧失前牙最好用冠修复，后牙可选择铸造金属冠，必要时做活动义齿或殆垫修复。

2. 患者必须接受全面牙齿护理，预防患牙折裂。牙齿做冠预备时，要十分小心。如果应用局部修复体修复时，制作要尤为谨慎，因为修复体可能对牙齿产生应力而易使牙根折断。

（王莉）

第三节　牙形态发育异常

一、大小异常

（一）过小牙

过小牙（microdontia）包括3个类型：①全口真性过小牙（true generalized microdontia）。②全口相对过小牙（relative generalized microdontia）。③单个过小牙。

1. 全口真性过小牙　患者口中所有的牙形态大小均小于正常牙齿。一般这种情况极为少见，因脑垂体功能不足所致，在垂体性矮小症（pituitary dwarfism）、佝偻病、骨发育不全症的一些患者口中可见到，牙齿只是小而已，形态是正常的。

2. 全口相对过小牙　临床表现为在比正常稍大的颌骨中，牙齿的大小正常或稍小；由于视觉差而错以为过小牙。目前，已知一个人可能遗传继承父母中一方的颌骨形态、另一方的牙齿形态，显而易见遗传因素对该病起主要作用。

3. 单个过小牙　在临床上更为常见，因牙发育受到抑制、牙上皮退化或远代遗传所致，最多见的是上颌侧切牙和第三磨牙过小牙。这两个牙位也是先天性缺牙最好发的牙位。上颌侧切牙过小牙表现为牙冠的近远中面向切缘聚拢呈锥形（peg－shaped maxillary lateral incisor），牙根较短。值得注意的是上、下颌第二前磨牙同为常见的先天缺失牙，却很少发生过小牙；多生牙常为过小牙。

（二）过大牙

过大牙（macrodontia）指牙齿外形较正常牙大，分类与过小牙相同。全口真性过大牙发生极少见，与垂体功能亢进巨人症（pituitary gigantism）有关。相对较多见的全口相对过大牙，是在小颌骨中匹配正常或稍大于正常的牙齿，给人以过大牙的错觉。同过小牙一样，过大牙的发生也考虑是遗传因素的作用。单个牙齿过大相对较少见，常因牙齿过度生长形成，病因不清。这类牙齿除了个头大以外，其他各个方面均表现正常。真性单个过大牙，应与融合牙区分鉴别。半侧面部肥大的患者，偶尔可见口腔局部过大牙，与健侧比较，患侧牙齿可能相对大些。

二、形态异常

(一)牙内陷

1. 概述　牙内陷(dens invaginatus)是在牙齿钙化发生前,牙冠(成釉器)表面向内卷叠而引起的发育性的形态分化异常。文献报告表明:这种形态发育异常十分常见,牙内陷最好发牙齿是恒上侧切牙,上颌中切牙有时也受累,经常对称发生,偶尔后牙也可发生牙内陷,类似“内陷”的形式也会在牙根上出现。

Amos(1955 年)和 Shafer(1953 年)通过研究患者的 X 线片检查结果发现,该病发病率为 1.26%～5%,但严重形态变异者较少。

2. 发病机制　现已提出多种致病原因,包括局部的外部压力增加,生长中心(focal growth)延缓生长,以及牙蕾的某个区域生长中心刺激生长。Bhatt 和 Dholakia 认为,牙根内陷通常是由于赫特维希上皮根鞘的内裹造成的。

3. 临床表现及意义　牙内陷的程度变异范围极大。大多数的牙内陷表现为轻度的形态变异,即舌点隙发育明显,或有一较深的凹陷(图 2—3),又称畸形舌侧窝。X 线片表现为一梨形的釉质和牙本质内陷,在位于牙面上的开口处缩窄,内陷的最深处极近髓;临床上可见食物残渣存留内陷区,常导致龋病和牙髓的感染。为预防龋病、牙髓感染和牙齿早失的发生,认识牙内陷是很重要的,这种缺陷可以在牙齿未萌前,通过 X 线片表现加以识别。

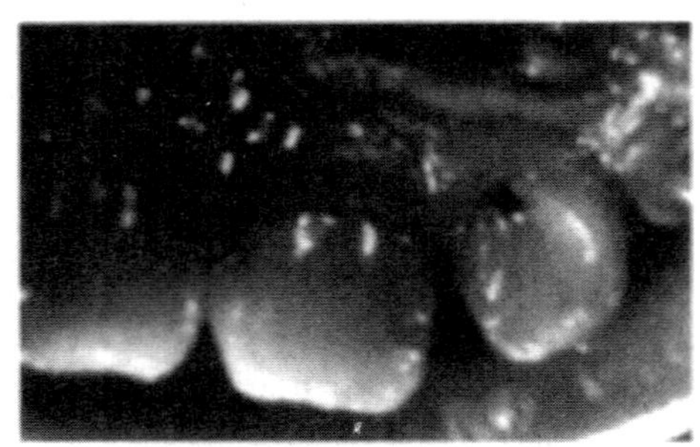

图 2—3　畸形舌侧窝(右上侧切牙舌侧的窝)

牙中牙(dens in dente)是牙内陷中较严重的形态变异,原是指严重的内陷使得在 X 线片中显示牙齿中还存有牙齿外形。Oehlers(1957 年)及 Schulze 和 Brand(1972 年)根据其舌侧内陷程度将牙中牙分为 3 型:Ⅰ型为舌侧内陷较浅,未延伸过釉牙骨质界。Ⅱ型为釉质内陷入牙根内,超过釉牙骨质界,似盲袋结构形态可以或不与牙髓相通,但未至根周膜。Ⅲ型为严重的内陷,釉质贯穿整个牙根,穿孔于根尖部,形成第二根尖孔或穿孔于牙周组织形成额外根尖孔或副根尖孔,通常不与牙髓直接相通;内陷部分可完全被釉质衬里,但常见有牙骨质衬里。

牙中牙可表现为:舌侧内陷(又称畸形舌侧窝)几乎一直延伸到根尖部,临床检查可在舌侧内陷附近的牙龈组织探及深达根尖区的牙周袋,离体牙上可见,内陷的舌侧沟似将牙根纵向一分为二,临床上该变异型患牙最终将导致发生牙周组织、根尖周及牙髓组织的逆行感染。

牙中牙Ⅱ型或Ⅲ型,因其内陷超过釉牙骨质界可深达根尖区,常常牙髓腔的解剖结构异常复杂(图 2—4),因此一旦患有牙髓根尖周病,对患牙进行根管治疗时,医生很难准确地判断牙髓腔的内部结构,根管治疗十分困难或因根管预备清创不彻底造成治疗失败。

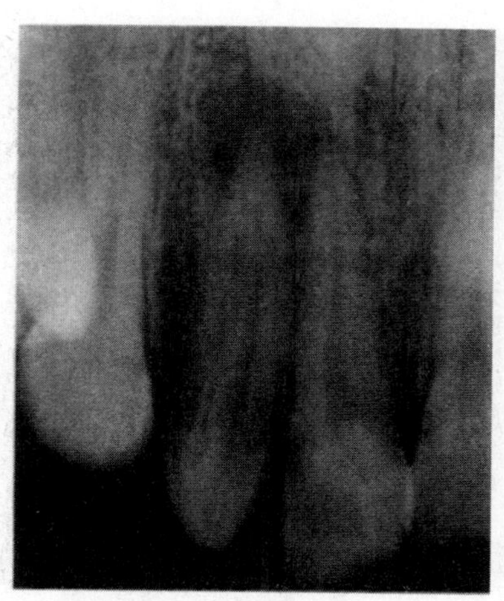

图 2—4　牙内陷患牙的 X 线片显示牙中牙和根光圈病变

4. 防治原则

(1)轻度牙内陷应早诊断和做牙齿预防性的充填或修复。

(2)严重的牙根内陷畸形舌侧窝，单用非手术疗法根管治疗尚不能控制感染，必要时应结合手术即选择性再植术方法：拔出患牙、充填修复畸形舌侧窝后，再植入患牙，可能取得良好效果。

(3)重度牙中牙变异形态(Ⅱ型或Ⅲ型)，常规 X 线片不能表现根管的三维形态，可采用 CBCT 帮助了解髓腔内陷畸形及与根管外侧壁的相接结构。非手术根管治疗时，可选择使用显微镜、超声技术辅助磨除畸形内陷牙后，再行完善的根管治疗；或辅助根尖手术治疗。

(4)严重牙内陷患牙，牙髓根尖周病治疗效果差，最终导致拔牙。

(二)畸形中央尖

1. 概述　畸形中央尖(dens evaginatus)是牙齿在发育期间，成釉器形态分化异常所致的牙形态发育异常。

畸形中央尖较多发生在中国人、日本人、菲律宾人、爱斯基摩人和北美印第安人等人中，较少有白种人发生的报告。Yip 调查了新加坡 2373 名中国学生，患病率为 2.2%。

2. 病因及发病机制　目前认为这种病损的发病机制是在牙齿发育早期，内层釉质上皮和其下方的牙源性间叶细胞在某个区域的增生或外突深入牙器官中所致。因而，可将它看做是与牙内陷或牙中牙相反的发病机制。

3. 临床表现及意义

(1)畸形中央尖多发生在前磨牙：单侧或对称发生；有报告偶见发生于磨牙、尖牙和切牙。

(2)畸形中央尖在咬合面颊、舌两尖之间呈副尖或釉质小球。尖常呈圆锥状，基底部直径约 2mm，游离端呈尖锐或钝圆形状，尖高为 2mm 左右，大部分由釉质组成，有时有纤细的髓角伸入(图 2—5)。

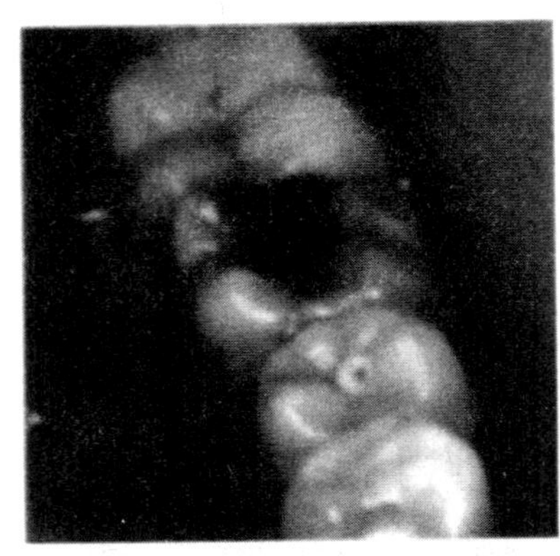

图 2—5　部分折断的畸形中央尖(左下第二前磨牙)

(3)当牙齿萌出并建立咬合关系后，呈圆钝状畸形中央尖，在咬合接触后逐渐磨损，继发性牙本质形成。牙尖虽然磨平但牙髓保持正常，牙根发育正常；高锐的畸形中央尖易折断。折断后表现为双尖牙颌面中央窝处有直径 2mm 的、颜色可与釉表面区别开来的圆圈，中央有一深色小点，为暴露牙本质或畸形尖的髓角，称为牙本质轴。

(4)X 线检查可见髓室顶中心有向咬合面中央部突起的畸形部分，并常见未发育完成的根尖部。临床意义同"指状尖"，咬合面上额外突出的牙尖可能造成牙萌出不全、牙齿移位，或更常见的随着咬合面磨损或牙尖折断而引起牙髓暴露和感染。Senia 和 Regezi 报告了非龋性前磨牙畸形中央尖患牙发生根尖周感染的情况。往往根尖周感染发生在牙根形成期间，使得牙根停止发育，而在 X 线片上表现为"喇叭口"样根尖孔。

4. 治疗原则

(1)圆钝和接触无碍的畸形中央尖可不处理而进行观察。

(2)加固防折：有临床研究报告对刚萌出的牙齿上细而尖的中央尖，为防止其日后折断感染，可用强粘接剂和复合树脂在牙尖周围加固，使畸形尖随着牙齿一同发生生理磨损，促使髓角处形成继发性牙本质，保持牙髓和牙根正常发育。

(3)如果已发生牙髓感染，须做牙髓治疗。年轻恒牙应首先考虑采用根尖诱导形成术，待牙根发育形成之后，再做完善的根管治疗。根尖尚未发育完成的成人患牙，可先采用根尖诱导的方法，使"喇叭口"状根管壁外敞的根尖孔区诱导形成钙化物，缩闭根尖孔，这一过程可能需数月至两三年的时间；也可采用 MTA 材料直接充填封闭根尖区根管。

(4)牙根形成过短而又发生根尖周围严重感染的患牙，或根尖周病变与龈沟相通者，或重度松动牙，则应拔除。

(三)鹰爪尖

1. 概述　鹰爪尖(talon cusp)是鹰爪样的牙齿异常结构，即上颌或下颌恒切牙的舌隆突部位伸出一个突起。一般人群中该类牙形态异常很少见；但在患 Rubinstein－Taybi 综合征(包括发育延迟，宽大拇指和大脚趾，特殊的面部特征，男性睾丸下降延迟或不完全；身高、头围和骨龄均低小)的人群中，鹰爪尖发病率较高。

2. 临床表现及意义　突起的指状牙尖与倾斜的舌面融合，之间有一个深发育沟(图 2—6)。畸形尖是由正常的牙釉质、牙本质和含有牙髓组织的髓角组成的。临床患者可能存在美学、龋病控制和咬合适应性调整等问题。

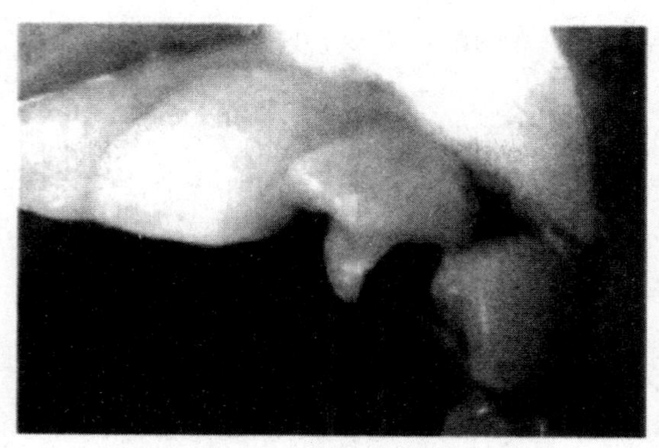

图 2—6　左上侧切牙舌侧的畸形尖

3. 防治原则　预防性修复发育沟防龋；如有咬合干扰存在，应调磨异常尖，一旦牙髓腔暴露，需要牙髓治疗。

（四）牛牙症

牛牙症（taurodontism）一词起源于 Sir Arthur Keith 在 1913 年描述的一种奇特、异常的牙齿结构，即牙体增大，髓室异常大，延至根部，类似牛牙。

这种牙齿的异常结构已引起人类学研究的重视，因为在原始人化石上发现常见该类型牙，尤其在新石器时代的尼安德特男人牙齿中，有非常高的发病率。该病曾经被认为仅局限在这些早期人类牙齿，但现在已知，在现代人牙中也广泛分布。

1. 发病机制　已提出的牛牙症的各种可能的原因：①是一种特殊化或退化的特征。②是一种原始的类型。③是孟德尔隐性遗传特性之一，Goldstein 和 Gottlieb 曾在 3 个患病家庭的成员中，发现有 11 人患牛牙症，该病在本质上似乎是由遗传控制或有家族性因素的。尽管如此，其遗传可能性还需进一步研究证实。Crawford 发现一例牛牙症同时伴有釉质发育不全。另据报告患克莱恩费尔特综合征（Klinefelter syndrome：男性的性染色体包含一个或多个额外的 X 染色体）的患者有牛牙症表现。因此，有人曾建议患牛牙症的男性患者，尤其当患者还同时伴有非特异性的智障诊断时，当患者身材细高、臂长、腿长、下巴突出时，应做染色体检查。④是一种返祖现象。⑤在牙根牙本质发育形成期间，因成牙本质细胞缺乏引起的一种突变。Hamner 等认为牛牙症是赫特维希上皮根鞘在正常水平部位的内陷失败而引起的变异。

2. 临床表现及意义

（1）牛牙症可发生在乳牙或恒牙列中，但恒牙更多见。患牙几乎都是磨牙，有时单个牙发生，有时则同一象限中的多个磨牙发生；可能单侧或双侧或多个象限发生（多发性）。

（2）牙冠本身无显著或异常的临床特点。

（3）X 线片表现：牛牙症的异常特征最直观的表现是在 X 线片上。患牙常为方形而不是向牙尖部聚合缩窄的锥形。髓腔极大，髓室的根𬌗向距离远大于正常。另外，牙髓腔在牙颈部没有正常的缩窄，牙根极短。根分叉可能位于距牙根尖之上仅几个毫米处。

Shaw 根据变异的程度，将其分为轻度牛牙症（hypotaurodont）、中度牛牙症（mesotaurodont）和重度牛牙症（hypertaurodont）。重度牛牙症形态变异最大，牙齿根分叉位置接近牙根尖部，而轻度牛牙症的变异最轻。

3. 治疗原则　这种异常无特殊的治疗方法。

（五）双生牙

双生牙（gemination）是一个牙蕾发生内陷、卷曲，分裂形成两个形状相似的牙齿的形态异常。两个完全或不完全分开的牙冠在同一个牙根上，有一个根管。乳牙、恒牙均可见，有些病例报告显示双生牙有遗传倾向。有时，双生牙与融合牙不好区分，后者是一个正常牙和一个多生牙融合在一起形成的变异形态。

（六）融合牙

融合牙（fusion）是两个正常分开的牙蕾合并在一起。融合牙可完全或部分融合，主要取决于发生融合时牙齿发育在哪个阶段。研究者认为机械力或压力使得发育中的两颗牙齿挨接在一起，之后融合。如果挨接发生早于钙化，两颗牙齿可能会结合成一颗大牙。如果挨接发生较晚，牙冠部分已完全形成，可能就仅是牙根结合，根管可能分开或融合。同恒牙列一样，乳牙列也常发生融合牙。实际上，Grahnen 和 Granath 曾报告融合牙在乳牙列更多见。

除了正常的两颗牙齿发生融合外，融合牙也可能是由一个正常牙和一个多生牙如正中多生牙（mesiodens）或远中磨牙（distomolar）融合形成。这种融合牙的发生有遗传倾向。

在临床上融合牙可引起相关的牙齿外形美观、牙间隙改变和牙周健康等临床问题。

（七）结合牙

结合牙（concrescence）实际上是融合牙的一个特例，即融合发生在牙根完全发育形成之后，牙齿仅仅是牙骨质的结合。结合牙是因外伤性损伤或牙齿拥挤，两个牙齿间牙槽骨吸收，使得两个牙根近乎接触上，牙骨质沉积在两个牙根间，逐渐发生融合。牙齿的结合可能发生在牙萌出之前或之后；结合通常只涉及两颗牙齿，但也有 3 颗牙的牙骨质发生结合的记录。

通常 X 线片检查即可确立诊断。临床上拔除结合牙中的一颗牙齿，会连带拔出另一颗，所以，牙医应预先估计到并告知患者拔牙的可能后果。

（八）弯曲牙

弯曲牙（dilaceration）是指已形成牙齿的牙根或牙冠有一弯角，或呈锐角或呈弧线形。这是由于牙齿在形成期间受到创伤，使牙齿已钙化部分的位置发生改变，导致剩余的未钙化部分与先前的部分形成一个弯曲的角度。沿牙齿长轴的任何部位均可能发生弯曲：有时在牙颈部，有时在牙根中部，或仅在根尖部。这取决于损伤发生时的牙根形成的量。有研究者对病例分析后，认为这种引起恒牙弯曲的损伤，与先前乳牙的外伤性损伤有关。

临床意义：如果医生不知道牙根的情况，临床上拔除弯曲牙常非常困难。所以在采取外科手术治疗前，应拍术前 X 线片查明。

（九）额外牙根

任何牙齿都可能发生额外牙根（supernumerary roots）这种发育异常。正常的单根牙，特别是下颌前磨牙和尖牙经常有两个根。上、下颌磨牙，尤其是第三磨牙也可有 1 个或多个多生牙根。这种现象对外科实施拔牙术颇有意义，因为拔牙时其中可能会有一个牙根折断，折在牙槽骨中，如果医生未发现而将其留在牙槽窝中，将来有可能成为感染源。

（王莉）

第四节　牙数目异常

一、先天性缺牙

（一）概述

先天性缺牙（congenital absence of teeth）为发育性的一颗或多颗牙缺失，正常人群恒牙列中的患病率为3.5%～6.5%，可分为全部或部分缺失牙两类，全部牙齿缺失极少见，又称为先天性无牙症（anodontia）。

（二）分类

先天性缺牙一般根据程度分类：

1.轻中度先天性缺牙　通常缺失2颗或2颗以上的牙齿，但不超过6颗，第三磨牙除外。

2.重度先天性缺牙　缺失6颗或6颗以上的牙齿，除外第三磨牙。该病常伴有过小牙症。

3.少牙畸形（oligodontia）　全口多数牙缺失，通常是系统缺陷病的口腔表现。

（三）病因及发病机制

牙数目异常是人类进化过程中遗传和变异的体现，牙齿缺失主要发生在功能相对较弱的牙位上。学者们认为牙齿数目的减少是咀嚼器官进化的主要特征之一。缺牙或少牙的病因及发病机制尚不清楚，可能与牙板生成不足或牙胚增殖受抑制有关。目前推测可能包括先天性和后天性两方面的因素。先天性因素与遗传、染色体畸形有关，比如少汗性外胚层发育不良（hypohidrotic ectodermal dysplasia，常伴有外胚叶来源的组织如皮肤、毛发、指甲等异常）、唐氏综合征（Down's syndrome），软骨外胚层发育不良（chondroectodermal dysplasia），以及妊娠期内的感染、放射线照射、环境污染等；后天性因素既有营养不良、佝偻病等全身疾患，又有牙胚感染、缺血等局部障碍。

遗传学研究表明：人MSX－1基因突变与常染色体显性遗传性家族性少牙畸形有关；PAX－9基因突变可导致少牙畸形或牙数目发育异常，PAX－9是引起多数牙先天性缺失的主要致病基因，而少数牙的先天性缺失主要与MSX－1基因突变或缺失有关。轴抑制蛋白（axis inhibition protein 2，AXIN2）基因突变、外胚叶发育不全蛋白质类（ectodysplasin，EDA）基因突变与少牙畸形相关。

（四）临床表现及意义

1.受累牙列　正常人群中，恒牙列的先天性缺牙患病率为3.5%～6.5%，女性较男性更易罹患，男女之比为2∶3。人群中恒牙列重度先天性缺牙的患病率为0.3%。乳牙列的患病率为0.1%～0.9%，性别无明显差异。

2.缺失牙齿　通常最多罹患的是上侧切牙、上颌和下颌第二前磨牙、下切牙。先天性缺牙极少罹患上中切牙、上下颌尖牙或第一磨牙，但在重度先天性缺牙的患者口中可发生上述牙缺失。

3.临床特点　先天性缺牙具有多变的临床表现，使对患者的治疗设计和处理变得复杂。牙齿的外形常呈椎形、圆锥形或过小牙，存在美观和功能问题。固定修复时，预备牙齿会很困难。由于缺乏倒凹，活动义齿的固位又存在问题，常有恒牙萌出迟缓或异常。如果上侧切牙过小或缺失，上尖牙可能会移位。滞留的乳牙可能低㬤，邻近的恒牙向间隙倾斜，导致间隙缩小。通常这些滞留的乳牙发生骨粘连，外科和正畸治疗时要考虑到骨粘连的问题。牙齿缺失常伴有牙槽骨发育障碍，导致牙槽嵴明显萎缩和缺乏后牙支持。

（五）治疗原则

1. 缺失牙的早期诊断可以尽早多学科协作确定治疗办法。患者要在年龄小时即开始治疗。治疗前应将治疗情形和目的全部告知患者和家长。

2. 治疗的选择一般取决于先天性缺牙的严重程度，需要进行一系列的治疗包括儿科、正畸和修复科专家参与的治疗。

3. 做治疗计划时，要考虑多种影响因素，包括患者年龄、口中剩余牙数目和健康状况、缺失牙数、患龋情况、支持组织健康状况、㬤关系和息止㬤间隙等。

4. 治疗设计中可考虑下列的治疗方法，这些对先天性缺牙的整体治疗起着重要的作用：①如果预计拥挤，应及时拔除乳牙使间隙自然关闭，可减少以后的干涉性治疗需要。②异位牙可能要靠外科手术暴露助萌和正畸牵引。③切除粗大的系带和做冠延长术将有助于以后预期的固定修复。④为便利于正畸和修复治疗，需要拔除低㬤乳牙。⑤正畸治疗包括应用功能矫治器、活动或固定矫治器来关闭间隙或进行间隙再分配。

5. 树脂粘接固定局部义齿和骨结合种植体应用于轻中度先天性缺牙患者。治疗计划包括：对患者口腔卫生、社会经济背景和依从性的缜密的考虑，术前准备性的正畸治疗排齐牙齿，创造合适的间隙和建立种植体旁邻牙的预计的理想轴向倾角。

二、多生牙

多生牙（supernumerary teeth）的大小和形态可能与它所属的磨牙、前磨牙或前牙组中的牙齿极为相像，也可能与邻近的牙齿外形相差甚远。据文献报告白色人种中正中多生牙的发病率为 0.15%～1.0%，男女之比为 2∶1。

（一）病因及发病机制

有学者提出多生牙可能是一种返祖遗传现象，也有学者提出多生牙是从邻近的恒牙蕾的牙板分化出的第三牙蕾发育而来的，或可能来源于恒牙蕾自身的分裂。后者推测稍显牵强，因为邻近的恒牙在各个方面均表现正常。在有些病例中，多生牙的发生似乎有遗传倾向。文献报道发现正中多生牙具有常染色体显性遗传性，但有时不外显。

人多生牙的分子遗传学机制未明，致病基因的研究目前仅限于几种综合征（伴发多生牙畸形），有相关基因转录因子 RUNX2 的突变及其核苷酸序列在染色体上易位、缺失等改变所引起的颅骨锁骨发育不良（cleidocranial dysostosis）。WNT 信号家族的调节因子 EDA 过表达和 β－连环蛋白（β－catenin）过表达都会导致多生牙。

（二）临床表现及意义

1. 牙位　在任何牙位都可能发现有多生牙存在，但它们有明显的好发牙位：最常见的是上颌正中多生牙（mesiodens），其后，依次排为上颌第四磨牙、上颌侧生磨牙（paramolar）、下颌前磨牙和上颌侧切牙，偶尔下颌中切牙和上颌前磨牙也能看到多生牙。有趣而又无法解释的是约 90%的多生牙发生在上颌。乳牙列的多生牙比较少见，其中最好发的牙位是上侧切牙，也有报告上下乳尖牙多生牙。

2. 多生牙形态　正中多生牙位于两上中切牙之间，单侧或对称发生。已萌出或埋伏阻生，甚至倒长。正中多生牙牙冠通常呈小锥形，牙根较短。上颌第四磨牙位于第三磨牙的远中，表现为形态较小的、尚未发育的牙齿，但也可能同正常牙大小。偶尔，也可见下颌第四磨牙。侧生磨牙位于上颌磨牙的颊或舌侧，或上颌第一、二磨牙邻间隙，或第二、三磨牙邻间隙，外形较小，发育不完全。

3. 多生牙可萌出或可埋伏在骨中　由于多生牙额外增加了牙弓的牙量，所以经常引起邻牙的错位或阻萌。多发性多生牙中的许多牙齿可能埋伏阻生，多为颅骨锁骨发育不良的牙齿特征性表现。

Gardner综合征（Gardner's syndrome）是一种引人注意的综合征，它是由一个多效性的基因引起的常染色体显性遗传疾病，该基因具有完全外显性和多种临床表现，包括：①多发性大肠息肉。②骨瘤，包括长骨、颅骨和颌骨。③皮肤的多发性表皮样囊肿或脂质囊肿，尤其在头、背部。④偶见纤维瘤。⑤多生牙和恒牙埋伏阻生。该病应引起口腔科医生的注意和重视，该综合征常因阻生齿和颌骨肿瘤的发现而得到早期诊断。

（王莉）

第五节　牙萌出异常

不同个体间，乳牙和恒牙的正常萌出时间存在着很大的变异范围。Lunt和Law发表的乳牙、Macall和Schour发表的恒牙发育和萌出时间修正表已为人们广泛接受并具有实用价值。但是由于生物变异的存在，尤其是对人类这一高级生命形式而言，确定某一个体的牙齿具体萌出时间是否超出正常范围是很困难的，也无明显的实际意义。

一、早萌

刚出生的婴儿口腔中，偶见乳牙萌出，称为诞生牙（natal teeth）。在出生后30d内早萌的乳牙称为新生牙（neonatal teeth）。早萌（premature eruption）的乳牙通常仅有一两颗，最常见的是乳下中切牙。

动物实验证明许多内分泌器官如甲状腺、肾上腺和性腺体的分泌异常，可能改变牙齿的萌出速率；提示在人牙早萌的一些病例中，有可能存在内分泌紊乱。一些早年患有肾上腺性综合征的患儿，有时可见牙齿的早萌。然而，大多数的病例则无法解释病因。

早萌牙齿在各个方面都很正常，只可能稍有松动。尽管这些牙齿护理起来很困难，但应该保留。单发恒牙早萌通常是乳牙早失的结果。偶尔，有全牙列的早萌，考虑与内分泌紊乱如甲状腺功能亢进等有关。

婴儿出生时，偶尔在下颌切牙区可见一种白色的、很像是萌出的牙齿的组织结构，有人将之称为乳牙前类牙列，完全是一种误解。这种在出生时存在的结构，是新生儿牙板囊肿的表现。而牙板囊肿确实常凸现在牙槽嵴顶上，颜色也呈白色；其中包含的角蛋白，很像"角质"，容易被去除，需要与诞生牙辨别区分。

二、迟萌

一般很难判断乳牙迟萌（delayed eruption）。出生1年后仍不萌出第一颗乳牙，则应查找原因。有一些乳牙迟萌可能与某种系统性疾病有关，如佝偻病（rickets）、呆小症（cretinism）、颅骨锁骨发育不良和Gardner综合征等。颅骨锁骨发育不良是一种常染色体显性遗传的骨骼系统疾病，其致病基因为RUNX2基因。Gardner综合征是一种家族性的肠息肉病，为多基因常染色体显性遗传，部分患者可出现牙齿异常表现如迟萌。近来研究表明，牙骨化性粘连、原发性萌出失败(primary failure of eruption，PFE)、颌骨发育不足导致萌出间隙不足、尖牙压迫等导致的牙萌出异常，可归为同一类基因性疾病，与甲状旁腺激素受体1(parathyroid hormone receptor 1，PTH1R)基因突变有关，该基因产物甲状旁腺激素相关蛋白(parathyroid hormone related peptide，PTHrP)在骨重建中起重要作用，因而影响牙萌出。局部因素或外来因素也可能造成迟萌，如牙龈纤维瘤病，致密的结缔组织阻碍牙齿萌出。

恒牙列的迟萌可能与引起乳牙迟萌的局部和全身因素相同。

三、多牙不萌

多牙不萌指乳牙滞留或乳牙已脱落，但恒牙一直未萌，有时用假性缺牙症(pseudoanodontia)形容后者。临床X线片检查，可发现颌骨和牙齿均正常，但似乎缺乏萌出力量。

这种情况如果是由于内分泌紊乱造成的，适当治疗疾病，也可能使牙齿萌出；但如果是由颅骨锁骨发育不良引起的，或埋伏的牙与周围骨组织发生粘连，则目前尚无法治疗。

四、埋伏和阻生牙

阻生牙(impacted teeth)是指在萌出的路径上，机械(物理)性的屏障阻碍牙齿萌出。部分或完全阻生牙的最常见原因是牙弓拥挤、缺乏间隙或乳牙早失造成部分间隙关闭；还有许多病例是由于牙胚的旋转导致牙齿朝向错误的方向，即牙长轴没与正常的萌出路径平行。任何牙齿都有可能成为阻生齿，但相比之下有些牙位牙齿更好发：上、下颌第三磨牙和上尖牙是最常见的阻生牙，其次，依次排列为前磨牙和多生牙。上颌尖牙阻生的位置从水平到垂直位。水平阻生尖牙牙冠通常指向朝前的方向，可能顶在任一切牙或前磨牙的牙根上；牙齿可能位于邻近牙齿的颊或舌侧。垂直阻生尖牙通常位于侧切牙和第一前磨牙牙根之间，萌出受阻原因纯粹就是缺乏间隙。部分患者的阻生尖牙，可用合适的正畸矫治器，将牙齿拖拉至正常位置。关于阻生磨牙的资料详见口腔颌面外科学，下面仅做埋伏牙的简介。

埋伏牙(embedded teeth)是指牙齿萌出期已过而仍在颌骨组织中未能萌出的牙齿，埋伏牙是指个别牙齿未萌，通常是由于缺乏萌出力所致。

(一)病因

1. 牙胚原位错误　牙胚距萌出点过远或位置异常。

2. 萌出障碍　因邻牙畸形、乳牙早失使间隙缩小、额外牙的阻碍、幼儿期颌骨感染或外伤等所致。

3. 全身性因素　遗传因素或内分泌障碍，如颅骨锁骨发育不良者常有多个埋伏牙。

(二)病理变化

埋伏牙与其周围组织之间存在牙囊组织，一般是无炎症的。埋伏牙有一种向牙齿𬌗面及切端方向移动的自然趋势，遇到阻碍时则产生压力。埋伏一段时间之后，牙冠釉质表面的造釉上皮会萎缩消失，其上可能有来自牙囊的牙骨质沉积。偶见埋伏牙的牙体组织发生置换性吸收，易被误认为龋齿。而完全性阻生齿是不可能发生龋坏的。

（三）临床表现及意义

临床多见于第三磨牙，其次为上颌尖牙、第二前磨牙和额外牙等，有时有双侧的埋伏牙。一般由X线检查发现。在上颌中切牙之间，常有额外牙埋伏，可使两个中切牙之间间隙加宽。埋伏牙可对相邻的牙齿产生压迫，如第二磨牙受埋伏的第三磨牙压迫，发生牙根吸收，引起疼痛并继发牙髓炎和根尖周炎。偶见多年带总义齿的老年患者有埋伏牙的萌出。

（四）治疗原则

1. 如埋伏牙未出现任何症状，可不必处理。

2. 如埋伏牙为前牙或前磨牙，牙列又有充分位置，可用外科手术和正畸方法助其萌出。

3. 如已引起疼痛和压迫吸收等症状时，可根据被压迫牙位的具体情况，分别进行牙髓治疗、截根术、半切除术或拔除患牙。

（王莉）

第三章　牙慢性损伤

第一节　非龋性牙体慢性缺损

牙齿慢性损伤是指牙齿在长期行使功能的过程中不断接受不利的或过度的物理和化学因素作用导致的牙齿硬组织的损伤，表现为牙体硬组织的渐进性丧失、劈裂、折断、吸收等，并可继发牙髓和根尖周组织的疾病。

物理因素主要指咀嚼压力又称咬合压力。牙齿在萌出并与对牙齿接触后，开始承受咀嚼压力。咀嚼压力作用在牙齿上的部位、强度、方向、持续时间、作用面积等因素和接受压力作用的牙体和牙齿组织的各种变化均与牙齿组织承受咀嚼压力的能力和牙齿受力后内应力的分布密切相关。在咀嚼压力产生的压应力与拉应力长期交替作用下，牙齿应力集中的部位和牙齿组织内结构薄弱区，如窝沟底、釉板、釉梭、球间牙本质处可以发生疲劳微裂(fatigue microcrack)。在交变应力作用下这种细微裂纹可以扩展。当裂纹扩展大于临界裂纹深度时，或应力值大于临界抗裂强度时，可以导致牙齿组织劈裂和折断。当人体咀嚼器官出现咬合不协调时，这种物理因素的致病作用更突出。因此与咬合不协调有关的一组牙齿慢性损伤又被称为牙齿咬合病，如牙隐裂、牙根纵裂和创伤性根横折等。

化学因素指在口腔环境内的唾液、食物、胃内反流物、生活和工作环境中与牙齿接触的各种化学物，主要是指酸的作用。牙齿的基本成分羟磷灰石可以被酸蚀溶解，发生酸蚀症。

有关“磨损”的中英文含义很不一致。广义上讲，磨损(wear)泛指一切理化因素造成的牙齿组织渐进性丧失。但从确切的定义讲，凡是能明确因素的磨损又各有不同的命名，比如：咀嚼磨耗(attrition)是指牙齿与对颌牙接触造成的磨损，有的书上指生理性磨耗；磨损(abrasion)指因机械磨损造成的牙齿组织渐进性丧失，也指包括摩擦剂(abrasive)在内的机械性磨损，修复材料的机械性磨损也用这个名称。磨损又是一种疾病“磨损”的名称，化学因素如酸造成的牙齿组织渐进性丧失称为酸蚀症；还有一些致病因素不十分清楚或综合因素导致的牙齿组织渐进性丧失，如牙颈部的楔状缺损。

一、磨损

磨损(abrasion)是指主要由机械摩擦作用造成的牙体硬组织渐进性丧失的疾病。在正常生理咀嚼过程中，随年龄的增长，牙齿咬合面和邻面由于咀嚼作用而发生的、均衡的、生理性的硬组织丧失称为生理性磨耗(attrition)(图3－1)。牙齿组织生理性磨耗的程度与年龄是相称的，垂直向的牙齿磨耗可通过根尖牙骨质增生和被动萌出来代偿。关于釉质生理性磨耗量有不同的报道：有学者报道每年约29μm(20～38μm)，但有人认为该丧失量仅用半年就可达到。由于正常的丧失量在临床难以量化，因此提出将可能损害牙髓存活或引起患者其他并发症的丧失率认为是病理性的。临床上，常由某种因素引起个别牙或一组牙，甚至全口牙的磨损不均或过度磨损，即本文要讨论的病理性磨损。

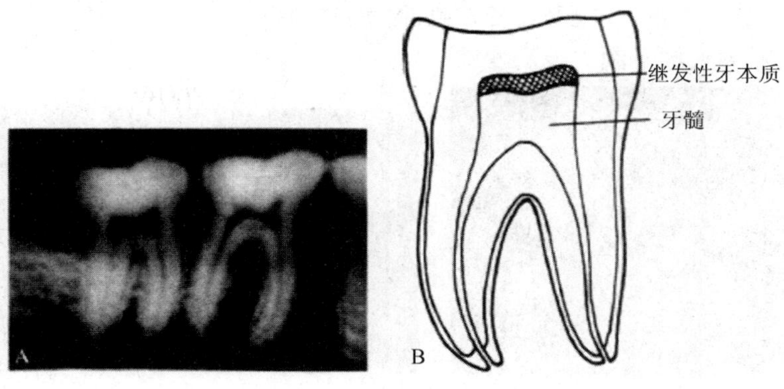

图3—1　磨牙生理性磨耗

A. 成年人的磨牙X线片；B. 生理性磨耗的模式图

（一）病因

1. 牙齿组织结构不完善发育和矿化不良的釉质与牙本质易出现磨损。

2. 咬合关系不良，殆力负担过重　无殆关系的牙齿不发生磨损，甚至没有磨耗；深覆殆、对刃殆或有殆干扰的牙齿磨损重。牙齿缺失过多或牙齿排列紊乱可造成个别牙或一组牙负担过重而发生磨损。

3. 硬食习惯　多吃粗糙、坚硬食物的人，如古代人、少数民族，全口牙齿磨损较重。而现代人食物精制，如无其他因素作用，全口牙齿的磨损一般较古代人轻。

4. 不良习惯　工作时咬紧牙或有磨牙等不良习惯可以造成局部或全口牙齿的严重磨损；以牙咬物等不良习惯可造成牙齿特定部位的过度磨损。

5. 系统性疾病　胃肠功能紊乱、神经官能症或内分泌紊乱等导致的咀嚼功能失调而造成牙齿磨损过度。唾液减少或唾液内蛋白质含量减少，降低了对牙齿的润滑作用而使牙齿磨损增加。磨牙症患者在非生理状态下咀嚼肌不自主收缩，不分昼夜磨牙或咬紧导致全口牙齿严重磨损。

（二）病理

因磨损而暴露的牙本质小管内成牙本质细胞突起逐渐变性，形成死区或透明层，相应部位近髓端有修复性牙本质形成，牙髓发生营养不良性钙化。修复性牙本质形成的量因牙本质暴露的面积、速度和牙髓反应而定。

（三）临床表现

牙齿磨损从表面向深层进行，在牙外表发生变化的同时陆续出现不同的并发症。

1. 釉质部分磨损，露出黄色牙本质或出现小凹面（图3—2A）。当釉质全部磨损后，咬合面除了周围环以半透明的釉质外，均为黄色光亮的牙本质。一些磨损快、牙本质暴露迅速的病例可出现牙本质过敏症。

2. 磨损达牙本质中层后，牙髓可因长期受刺激而发生渐进性坏死或髓腔闭锁。牙本质继续迅速磨损，可使髓腔暴露引起牙髓病和根尖周病。

3. 因磨损不均还可形成锐利的釉质边缘和高陡牙尖，如上颌磨牙颊尖和下颌磨牙舌尖，使牙齿在咀嚼过程受到过大的侧方咬合力，产生咬合创伤，或因磨损形成充填式牙尖造成食物嵌塞，发生龈乳头炎，甚至牙周炎；过锐的牙尖和边缘还可能刺激颊、舌侧黏膜，形成黏膜白斑或压疮性溃疡。

4. 全口牙齿磨损严重，牙冠明显变短甚至呈残根状（图 3－2B），颌间距离过短可出现关节后压迫症状，并导致颞下颌关节病变。

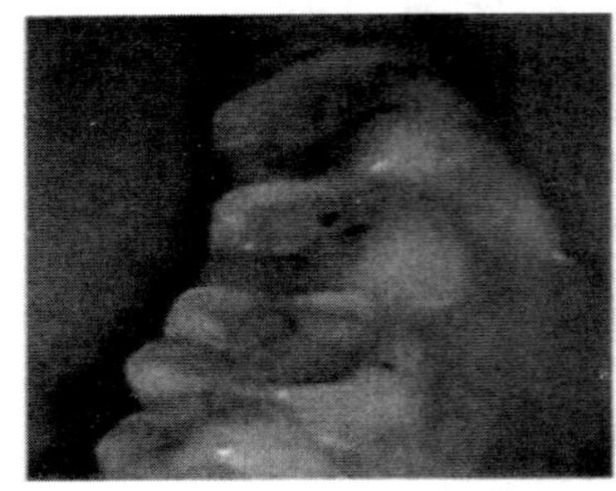
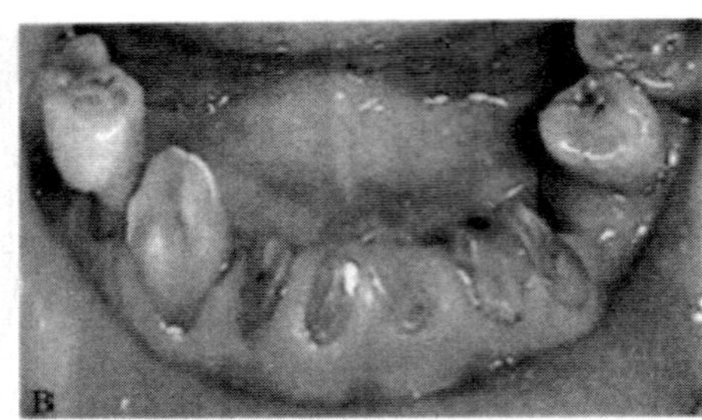

图 3－2　牙磨损的临床表现

A. 咬合面牙本质磨损形成的小凹面；B. 前牙重度磨损呈残根状

（四）磨损指数

牙齿磨损的程度用磨损指数（tooth wear index，TWI）表示。TWI 是 Smith 和 Knight（1984）提出的，包括牙齿的咬合面、颊（唇）面、舌面、切缘以及牙颈部的磨损程度在内的牙齿磨损指数较适合于临床应用。

0 度：釉面特点未丧失，牙颈部外形无改变。

1 度：釉面特点丧失，牙颈部外形丧失极少量。

2 度：釉质丧失，牙本质暴露少于面的 1/3，切缘釉质丧失，刚刚暴露牙本质，牙颈部缺损深度在 1mm 以内。

3 度：釉质丧失，牙本质暴露多于面的 1/3，切缘釉质和牙本质丧失，但尚未暴露继发性牙本质和牙髓，牙颈部缺损深达 1～2mm。

4 度：釉质完全丧失，牙髓暴露或继发性牙本质暴露，切缘的继发性牙本质或牙髓暴露，牙颈部缺损深大于 2mm。

（五）防治原则

1. 去除病因　如改变不良习惯，调整咬合，修复缺失牙，治疗引起牙齿磨损的系统性疾病等。

2. 对症治疗　磨损引起的牙本质过敏症可行脱敏治疗；个别牙齿重度磨损，与对颌牙之间有空隙的、深的小凹面用充填法治疗恢复咬合接触；对磨损不均造成的高陡牙尖和楔形牙尖可进行调磨；引起牙髓、根尖周疾病或牙周疾病者做相应的牙髓治疗或牙周治疗。

3. 牙齿组织缺损严重者可在牙髓治疗后用高嵌体或全冠修复。多个牙齿重度磨损可用𬌗垫适当恢复颌间距离。

二、牙酸蚀症

牙酸蚀症（dental erosion），又称牙侵蚀症，是牙齿受酸侵蚀，硬组织发生进行性丧失的一种疾病。20 世纪，牙酸蚀症主要指长期与酸雾或酸酐接触的工作人员的一种职业病。随着社会进步和劳动条件的改善，这种职业病明显减少。近十几年来，饮食习惯导致的牙酸蚀症上升，由饮食酸引起的青少年牙酸蚀症患病率增高已引起了人们的重视。以下有关牙酸蚀症的患病率、病因、临床表现和防治问题都以饮食酸引起的牙酸蚀症为主进行讲述。

（一）患病率

牙酸蚀症患病情况的调查结果已由许多国家报道，虽然调查的人群不同，采用的牙酸蚀症分级标准各异，但调查资料可以反映牙酸蚀症的患病是相当普遍的，而且有上升趋势。自1991年以来牙酸蚀症患病情况的调查资料见表3－1。

表3－1　牙酸蚀症的患病率的流行病学调查资料

报道时间	患病率%	样本来源(人数)	年龄	分级指标	调查者
1991	19.6～65.5	瑞士(391)	26～30	Lussi标准	Lussi
	22.8～82.7		46～50		
1992	59.4	芬兰(106)	平均33.6	Eccles标准	Jarvinen
1993	52	英国(17061)	5	英国儿童牙齿普查标准	英国儿童牙齿健康普查
	25		11		
1996	28	沙特(95)	平均20.9	Eccles改良标准	Johansson
2000	37	英国(125)	11～13	英国儿童牙齿普查标准	Deery
	41	美国(129)	11～13		
2002	3.3	荷兰(345)	10～13	Lussi改良标准	Van Rijkom
	41		15～16		
2002	36.5	美国(304)	19±1.4	Lussi标准	Mathew
2003	5.8	中国(179)	18～24	Lussi改良标准	张清等

（二）病因

牙酸蚀症的致病因素主要是酸性物质对牙组织的脱矿作用，而宿主的因素可以影响酸性物质导致牙酸蚀症的作用。有发病情况的调查研究发现无论饮食结构如何，牙酸蚀症仅发生于易感人群。

1. 酸性物质

(1)饮食酸：酸性饮料（如果汁和碳酸饮料）的频繁食用，尤其青少年饮用软饮料日趋增加。饮食酸包括果酸、柠檬酸、碳酸、乳酸、醋酸、抗坏血酸和磷酸等弱酸。酸性饮料pH常低于5.5，由于饮用频繁，牙面与酸性物质直接接触时间增加导致牙酸蚀症。Eccles曾报告软饮料是40%牙齿磨损患者的致病因素。Thomas的实验发现每天喝橙汁、葡萄汁和可口可乐的实验组，牙面最早出现显微镜下变化在第4～6周，所有实验组人员的牙面都发生了一定程度的变化。

(2)职业相关酸性物质：工业性牙酸蚀症曾经发生在某些工厂，如化工、电池、电镀、化肥等工厂空气中的酸雾或酸酐浓度超过规定标准，致使酸与工人牙面直接接触导致职业性牙酸蚀症。盐酸、硫酸和硝酸是对牙齿危害最大的三类酸。其他酸如磷酸、乙酸、柠檬酸等酸蚀作用较弱，主要聚集在唇侧龈缘下釉牙骨质交界处或牙骨质上。接触的时间愈长，牙齿破坏愈严重。其他曾报道的与职业相关的酸蚀症，如竞技性游泳运动员在氯气处理的游泳池中游泳发生牙酸蚀症，因为氯气(Cl_2)与水(H_2O)结合产生HClO和HCl，如果游泳池水的pH监测不力可使其中pH过低；又如职业品酒员因频繁接触葡萄酒(pH3～3.5)发生牙酸蚀症等。

(3)酸性药物：酸性物质的另一个来源与口服药物有关，例如补铁药、口嚼维生素C、口嚼型阿司匹林和患胃酸缺乏症的患者用的替代性盐酸等的长期服用均可造成牙酸蚀症。一种防牙石的漱口液（含EDTA）在离体实验中作用于牙齿，2h后牙釉质表面发生明显的酸蚀。

(4)胃酸：消化期胃液含0.4%盐酸，胃内容物pH3.8。因胃病长期反酸、呕吐以及慢性乙醇中毒者的胃炎和反酸均可形成后牙舌面和腭面的牙酸蚀症，有时呈小点状凹陷。

2.宿主因素

(1)唾液因素:口腔环境中,正常分泌的唾液和流量对牙表面的酸性物质有缓冲和冲刷作用。如果这种作用大到可以阻止牙表面 pH 下降到 5.5 以下,就可以阻止牙酸蚀症发生。如果唾液流率和缓冲能力减低,如头颈部化疗、涎腺异常或长期服用镇静药、抗组胺药等,则牙面接触酸性物质发生酸蚀症的可能性就更大。

(2)生活方式的改变:酸性饮食增多的生活习惯,尤其在儿童时期就建立的习惯,或临睡前喝酸性饮料的习惯是酸蚀症发生的主要危险因素。剧烈的体育运动导致脱水和唾液流率下降,加上饮用酸性饮料可对牙造成双重损害。

(3)刷牙因素:刷牙的机械摩擦作用加速了牙面因酸脱矿的牙硬组织缺损,是酸蚀症形成的因素之一。对口腔卫生的过分关注,如频繁刷牙,尤其是饭后立即刷牙可能加速牙酸蚀症的进展。

(4)其他因素:咬硬物习惯或夜磨牙等与酸性物质同时作用,可加重牙酸蚀症。

(三)牙酸蚀症指数(dental erosion index)

郑麟蕃(1955)关于工业性牙酸蚀症的 5 度指数曾用于调查有关工厂工人牙酸蚀症发病情况,但该牙酸蚀指数不适用于描述饮食酸引起的牙酸蚀症。Eccles(1974)、Lussi(1991)、Jarvinen(1992),van Rijkom(2002)分别提出或改良描述牙酸蚀症的指数,并用于各自的牙酸蚀症患病情况的调查。到目前为止,尚无国际统一的牙酸蚀指数。国内第一份牙酸蚀症调查参考上述牙酸蚀症分级标准提出了较实用于临床和流行病学调查用的 6 度指数:

0 度:釉质无外形缺损,发育性结构完整,表面丝绸样光泽。

1 度:仅牙釉质受累。唇、腭面釉质表面横纹消失,牙面异样平滑,呈熔融状,吹干后色泽晦暗;切端釉质外表熔融状,咬合面牙尖圆钝,外表熔融状,无明显实质缺失。

2 度:仅牙釉质丧失。唇、腭面牙釉质丧失,牙表面凹陷,凹陷宽度明显大于深度;切端沟槽样病损;咬合面牙尖或沟窝的杯口状病损。

3 度:牙釉质和牙本质丧失,牙本质丧失面积小于牙表面积的 1/2。唇、腭面牙釉质、牙本质丧失,颈部呈肩台状,或病损区呈刀削状,切端沟槽样病损明显或呈薄片状,唇面观切端透明,咬合面牙尖或沟窝的杯口状病损明显或呈弹坑状病损,直径≥1mm。有时可见银汞充填体边缘高于周围牙表面,呈“银汞岛”样。

4 度:牙釉质和牙本质丧失,牙本质丧失面积大于牙表面积的 1/2。各牙面的表现同“3 度”所描述,范围扩大加深,但尚未暴露继发性牙本质和牙髓。

5 度:釉质大部分丧失,牙本质丧失至继发性牙本质暴露或牙髓暴露,牙髓受累。

(四)临床表现

1.饮食酸引起的牙酸蚀症牙面的表现见各度酸蚀指数中所描述。2 度以上可出现牙本质过敏,随着牙釉质和牙本质丧失量增加,出现牙髓疾病的症状。

2.工业牙酸蚀症中,强酸引起由牙冠表面向内侵蚀形成典型的刀削状平滑面,弱酸侵蚀硬组织在釉牙骨质交界处或牙骨质上形成窄沟状缺损。酸蚀患牙感觉发木、发酸,对冷、热和酸刺激敏感。酸蚀 3~4 度已近髓腔或牙髓暴露。可继发牙髓炎和根尖周病,还可伴有其他口腔症状,如牙龈出血,牙齿咀嚼无力,味觉减退。严重牙酸蚀症可出现全身症状:结膜充血、流泪、畏光、皮炎、呼吸道炎症、嗅觉减退、食欲减退、消化功能障碍等。

（五）防治原则

1. 对因治疗　调整喜酸性饮食习惯和频繁刷牙的习惯；改进生产设备，防止空气酸雾或酸酐浓度过高；治疗有关的系统性疾病；告知酸性药物使用的注意事项。

2. 个人防护　食酸性饮食后漱口，定期用3%的小苏打溶液漱口，用有再矿化作用的牙膏刷牙等。

3. 对症治疗　对牙本质过敏症、牙髓炎和根尖周病的治疗。

4. 牙体缺损可用复合树脂修复、高嵌体或冠修复。

三、楔状缺损

楔状缺损（wedge－shaped defect）是指牙齿的牙颈部的硬组织在某些因素长期作用下逐渐丧失，形成由两个光滑斜面组成的楔形缺损。近一个世纪以来，由于对这种牙硬组织慢性损伤性疾病的致病因素和发病机制认识不同，国外学者在文献和书籍中对其命名很不一致，如有根据病因命名为刷牙磨损（toothbrush abrasion）、颈部磨损（cervical abrasion）、Ⅴ类洞磨损（class Ⅴ abrasion lesion），牙颈部楔形酸蚀（cervical wedge－shaped erosion）、牙颈部磨损/酸蚀（cervical abrasion/erosion）、特发性牙颈部病损（idiopathic cervical lesions）、应力导致的颈部病损（stress－induced cervical lesions），内部碎裂（abfraction）等，有根据临床表现命名为牙颈部暴露（cervical tooth exposure）、非龋性牙颈部病损（non－carious cervical lesions）、楔形凹陷（wedge－like deep depressions）和楔状缺损（wedge－shaped defect）等。国内教材一直用楔状缺损命名，同时也在进行病因研究。

以前教材叙述楔状缺损的定义时，特指出是仅发生在唇或颊侧的牙颈部，而且以此作为横刷牙是致病因素的证据之一。近年国内、外均有楔状缺损发生在舌侧牙颈部的报道。

（一）患病率

楔状缺损的患病率，由于调查的人群和采用的标准不同，国外资料的结果为5%～85%，国内为5%～99.1%。所有调查资料的共同结论是楔状缺损患病率和缺损的严重程度随年龄的增长而增高。国内张清和李萍等人的两份调查（1998）报告，30岁左右，患病率为72%，平均缺损程度0.2mm；50岁左右，患病率90%，平均缺损程度0.4mm；65岁以后，患病率高达99%，平均缺损程度为1.1mm。年龄每增加5岁，楔状缺损患病危险增加0.26～0.65倍。

（二）病因

楔状缺损的发生和发展与下列因素有关：

1. 不恰当的刷牙方法　唇（颊）侧牙面的横刷法是最先提出的导致楔状缺损发生的因素。其根据为：此病不见于动物，少发生在年轻人，不刷牙者很少发生楔状缺损。离体实验横刷牙颈部可以制造楔状缺损，且为旋转法刷牙所造成牙体组织磨损量的2倍以上。

2. 酸的作用　龈沟内的酸性环境可使牙颈部组织脱矿，受摩擦后易缺损。涎腺的酸性分泌，喜吃酸食，唾液pH的变化，因胃食管反流等均与缺损的发生有关。离体牙实验用酸和横刷牙可以形成牙颈部的楔形缺损。

3. 牙颈部结构的特点　牙颈部釉牙骨质交界处是整个牙齿中釉质和牙骨质覆盖量最少或无覆盖的部位，为牙体结构的薄弱环节；牙龈在该处易发生炎症和萎缩致根面暴露，故该部位耐磨损能力最低。

4. 应力疲劳　牙齿萌出与对颌牙接触后，开始接受咀嚼压力，即𬌗力。在咀嚼运动的过程中，牙接受的咬合力的大小和方向随着时间周期性地发生改变，相应部位的牙硬组织接受大小不同的压应力和拉应力交替作用。虽然每一次交变的应力值并不大，但长时间反复发生在应力集中的部位则可以出现微小损伤，即应力疲劳。牙颈部是牙体3种硬组织的交汇处，根据材料力学原理提示不同结构的物质交汇处是牙齿接受咬合力时应力集中的部位。随着时间的推移，牙颈部硬组织内应力疲劳性微小损伤不断积累发生疲劳微裂，即 Levitch(1994)用以描述这种病损的专用名词一内部碎裂。这种内部变化极大地降低了牙颈部硬组织的抗机械磨损和化学腐蚀能力。因此牙颈部的应力疲劳被认为是楔状缺损发病的内在因素。应力疲劳损伤的积累作用解释了楔状缺损好发于中老年人、好发于承受咬合力大的牙位和牙齿应力集中部位的临床现象。

（三）临床表现与并发症

1. 多见于中年以上患者的前磨牙，其次是第一恒磨牙和尖牙，有时范围涉及第二恒磨牙以前的全部牙齿。常见邻近数个牙齿缺损程度不相同，缺损程度较重的患牙常有1°～2°的功能动度和侧方工作侧𬌗干扰。年轻患者单个牙楔状缺损有时可见，且患牙均有𬌗干扰。

2. 楔状缺损由浅凹形逐渐加深形成楔形缺损。楔形的两个斜面光滑，边缘整齐，为牙齿本色。牙颈部楔形缺损多发生在颊、唇侧，少见于舌侧。调查资料表明舌侧有楔状缺损的患牙占患牙总数的15.2%，好发牙位是第一、二磨牙，而且舌侧有楔状缺损的患牙咬合面磨损与牙周病程度均较唇、颊侧楔状缺损患牙严重(图3—3)。

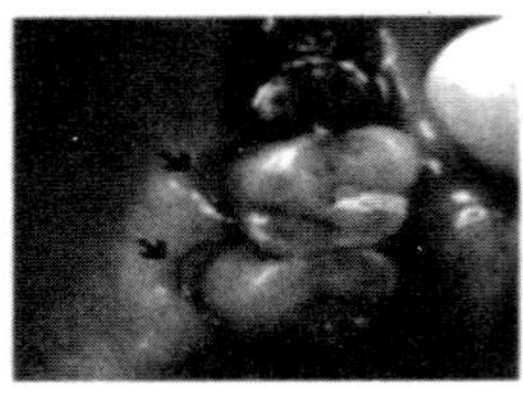
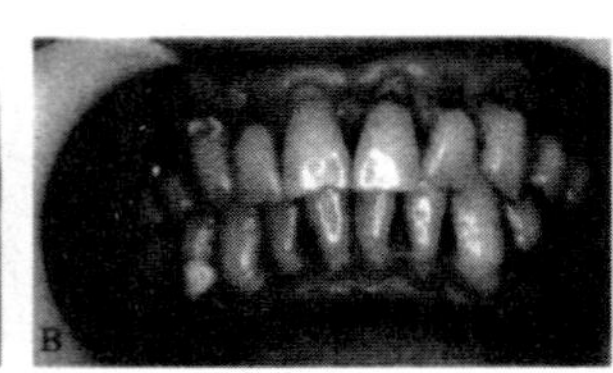

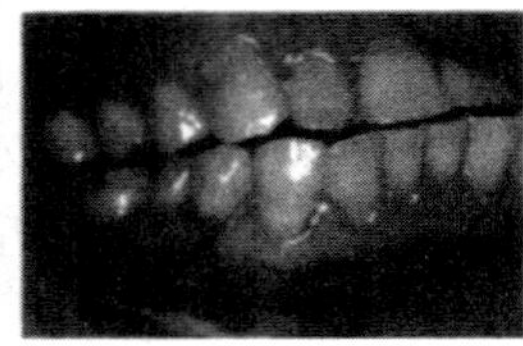

图3—3　楔状缺损的临床表现

A. 发生在舌侧牙颈部的楔状缺损；B. 发生在颊侧牙颈部的楔状缺损；C. 青年人单发的楔状缺损均有咬合干扰

3. 楔状缺损的程度用 TWI 0～4度表示。

4. 楔状缺损达牙本质后可出现牙本质过敏症，深及牙髓时可引起牙髓和根尖周疾病，缺损过多可导致牙冠折断。

（四）防治原则

1. 消除病因　调除患牙的𬌗干扰，纠正偏侧咀嚼习惯，均衡全口力负担；使用正确的刷牙方法；纠正口腔内的酸性环境，改变饮食习惯，治疗胃病，用弱碱性含漱液漱口，如2%小苏打溶液。

2. 颈部缺损应尽早粘接修复以改善该处的应力集中状况；用与牙本质粘接性能好的树脂材料修复缺损；研制适用于牙颈部缺损修复的、生物相容性和力学相容性好的修复材料，提高楔状缺损修复体的质量和寿命。

3. 患牙出现并发症，及时进行相应的治疗。

长期以来，用不恰当的刷牙方法和酸作用的致病因素指导楔状缺损的预防效果并不显著。Lee(1984)和 Smith(1991)都发现楔状缺损的形态各异，相邻患牙楔状缺损的深度差别很大，推测𬌗力疲劳可能是另一重要因素。并提出牙齿弯曲一颈部拉应力致损理论(tooth flexure theory)：在侧向力作用下，牙颈部交变接受拉应力和压应力，牙釉质和牙本质的羟磷灰石晶体间的化学粘接被破坏，由于小分子如 H_2O 进入微细裂缝而阻碍化学粘接恢复，组织出现疲劳损伤。周书敏和杨进等人(1989、1992)分别用生物力学研究证实了牙齿在接受咬合力时，应力集中在牙颈部。王嘉德等(1996、1997、1998)用离体牙实验证明横刷牙、酸蚀和应力疲劳因素单独作用时牙颈部可以形成少量缺损，差异无显著性；但 3 种因素联合持续作用时，其致损的速度和缺损深度明显增加(图 3—4)，缺损呈楔形；并证明了模拟𬌗力在联合致实验性楔状缺损的过程中起了重要的作用；实验性楔状缺损区即应力集中部位的牙本质和釉质的显微硬度显著降低，扫描电镜下观察到牙本质剖面上与受力方向一致的多种类型的微细裂纹和损伤，即应力疲劳性损伤一内部碎裂(图 3—5)。并提出这种应力疲劳损伤与其他因素协同作用形成了楔状缺损。近年来，有不少研究提供了楔状缺损的患病与因素(应力疲劳)关系密切的临床证据：青年人个别楔状缺损患牙必定有𬌗干扰；中老年人患病情况的调研表明楔状缺损与牙齿咬合面磨损程度和功能动度呈正相关，牙齿受咀嚼压力越大，楔状缺损患病越重；光𬌗法分析楔状缺损的最好发牙第一前磨牙咬合接触强度最高；楔状缺损患牙侧方运动工作侧的𬌗干扰发生率高于未患牙齿，偏侧咀嚼者患楔状缺损的危险性是无偏侧咀嚼者的 1.5 倍等。

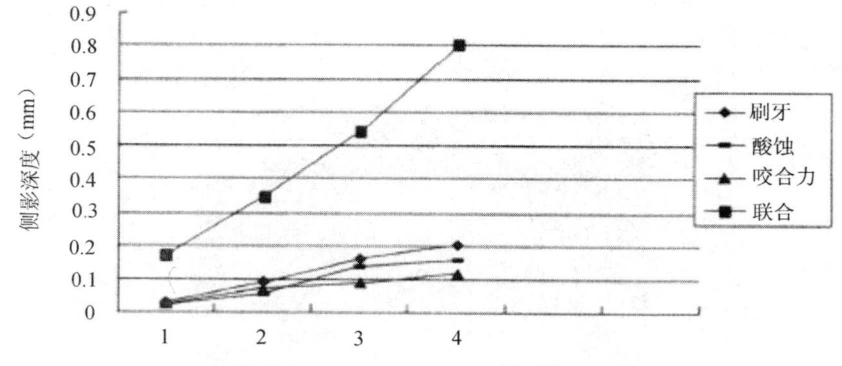

图 3—4　单一和联合因素作用下实验性楔状缺损侧影深度

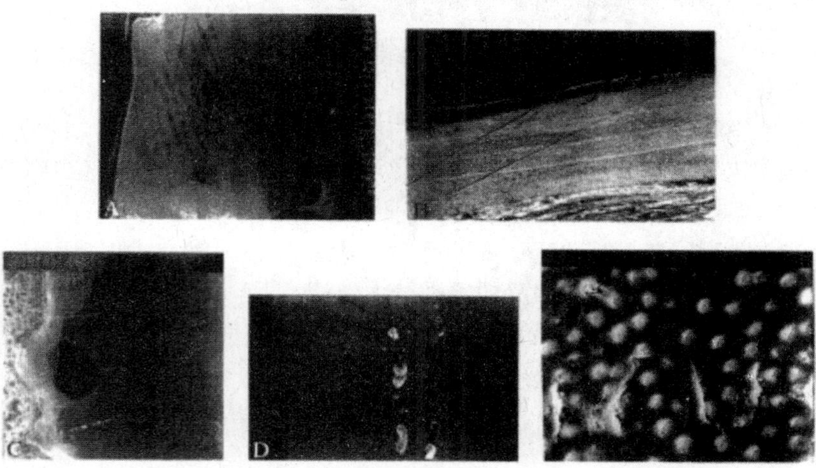

图 3—5　实验性人牙楔状缺损应力集中区牙本质中的各种应力疲劳损伤(扫描电镜图)

A. 应力疲劳损伤；B. 应力疲劳微裂；C. 应力疲劳微裂；D. C 图中上一条裂纹的放大图像：显示内部有碎裂的物质压挤出；E. 应力疲劳微裂

临床研究结果证实楔状缺损的患病与咬合力的增加和积累关系密切，与患牙承受水平䶩力和创伤䶩力关系密切。

总之，楔状缺损的应力疲劳因素由临床学者推理提出，生物力学研究提供了理论依据，离体牙实验和临床研究取得了许多确切的证据。目前，上述致病因素用以指导楔状缺损的预防和治疗的临床研究正在进行。

（高国宁）

第二节　牙裂

一、牙隐裂

牙隐裂（incomplete fractured tooth）特指未经治疗的牙齿表面由于某些因素的长期作用而出现的临床不易发现的细微裂纹，又称牙微裂（tooth micro－fracture）。不同于国外学者讨论的牙裂综合征（cracked tooth syndrome），本节讨论的牙隐裂指的是活髓牙发生牙裂的特殊病例，较多见于亚洲人。

牙隐裂是导致中老年人牙齿因劈裂而丧失的一种主要疾病（图 3－6）。

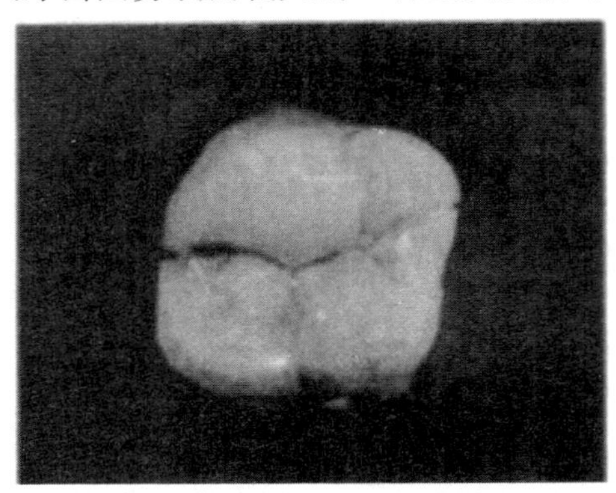

图 3－6　因 5 度牙隐裂而拔除的牙

（一）病因

1. 牙齿结构的薄弱环节　正常人牙齿结构中的窝沟和釉板均为牙齿发育遗留的缺陷区，不仅本身的抗裂强度最低，而且是牙齿承受正常咬合力时应力集中的部位，因此是牙隐裂发生的内在条件。

2. 牙尖斜面　牙齿在正常情况下，即使受到应力值最小的轴向力时，由于牙尖斜面的存在，在窝沟底部同时受到两个方向相反的水平分力作用，即劈裂力的作用。牙尖斜度愈大，所产生的水平分力愈大（图 3－7）。因此，承受力部位的牙尖斜面是隐裂发生的易感因素。

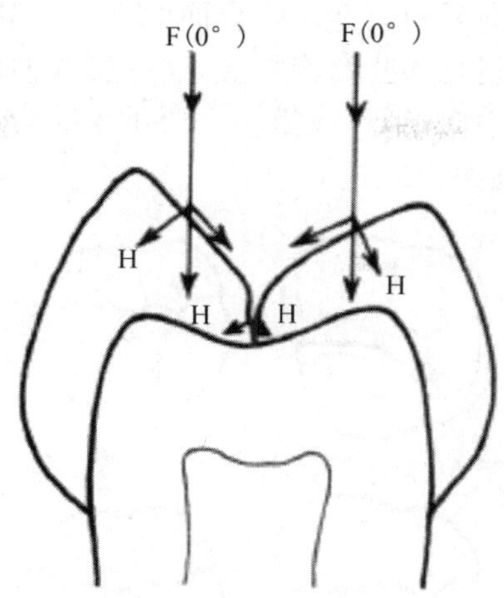

图 3－7　牙隐裂的致病因素－牙尖斜面

F:与牙长轴平行的力;H:与牙尖斜面垂直的分力

3. 创伤性𬌗力　随着年龄的增长,可由于牙齿磨损不均出现高陡牙尖,正常的咀嚼力则变为创伤性𬌗力。原来就存在的窝沟底部劈裂力量明显增大,致使窝沟底部的釉板可向牙本质方向加深、加宽,这是隐裂纹的开始。在咬合力的继续作用下,裂纹逐渐向牙髓方向加深。创伤性𬌗力是牙隐裂发生的重要致裂因素。

4. 温度作用　有研究证明,由于釉质和牙本质的膨胀系数不同,在长期的冷热温度循环作用下(0～50℃),釉质表面可出现裂纹。在与力关系较小的唇、颊侧牙面上发生的隐裂与此因素有关。

(二)病理

隐裂起自窝沟底或其下方的釉板,随咬合力作用逐渐加深。体视显微镜下,牙本质中隐裂壁呈底朝咬合面的三角形,其上牙本质小管呈多向性折断,有外来色素与荧光物质沉积,为陈旧裂面。在隐裂牙完全劈裂后的裂面上,陈旧裂面可与周围的新鲜断面明显分开。断面及其周边常可见牙本质暴露和并发龋损(图 3－8)。

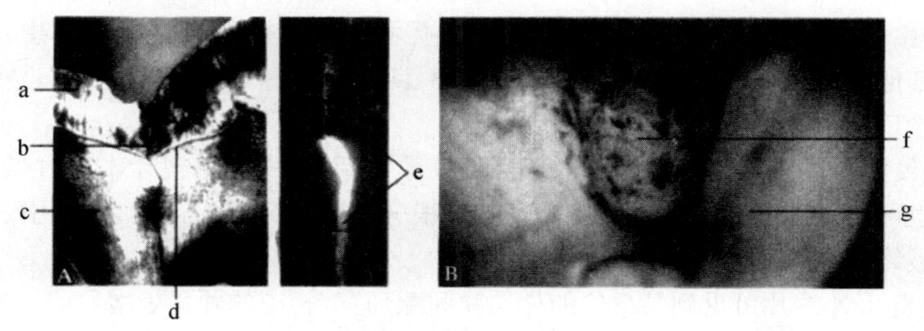

图 3－8　牙隐裂剖面荧光显微镜(A)和体视显微镜下(B)表现

a. 釉质;b. 窝沟底的釉板;c. 牙本质;d. 釉牙本质界;e. 牙隐裂;f. 陈旧裂面;g. 新鲜裂面

(三)临床表现

1. 牙隐裂好发于中老年患者的后牙咬合面,以上颌第一磨牙最常见。

2. 牙隐裂患者最常见的主诉是较长时间的咀嚼不适或咬合痛,病史可长达数月甚至数年。咬在某一特殊部位可引起剧烈疼痛是该病具特征性的症状。

3. 隐裂的位置　隐裂起自磨牙和前磨牙咬合面的窝沟，如磨牙和前磨牙的中央窝沟，上磨牙的舌沟等沟底。临床见隐裂与这些窝沟重叠，向一侧或两侧延伸，越过边缘嵴。隐裂方向多为咬合面的近中和（或）远中向走行，或沿一主要承受咬合力的牙尖，如上磨牙近中舌尖附近的窝沟走行。偶见颊舌向隐裂纹（图 3－9）。

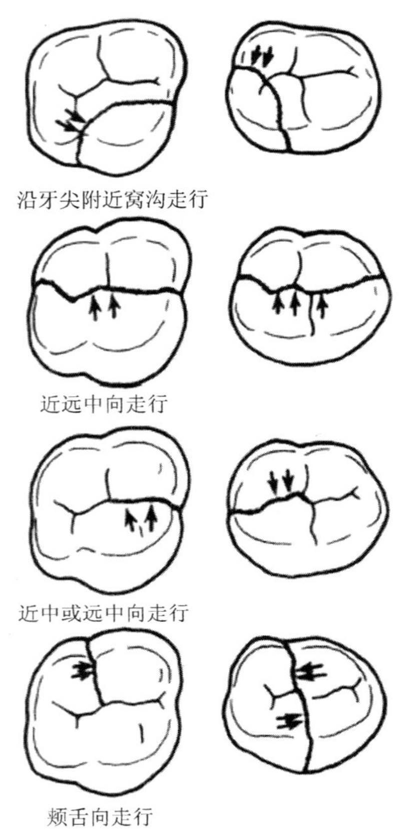

图 3－9　牙隐裂发生的位置

4. 隐裂患牙常见明显磨损和高陡牙尖，与对颌牙咬合紧密，有功能动度。患者全口力分布不均，即其他部位有缺损牙、未治疗的患牙或不良修复体等，患牙长期负担过重。叩诊不适，侧向叩诊反应明显。

5. 隐裂纹达牙本质并逐渐加深的过程可延续数年，并可先后出现牙本质过敏症、根周膜炎等症状，也可并发牙髓和根尖周疾病。隐裂达根分叉部或牙根尖部时，还可引起牙髓牙周联合病变，最终可导致牙齿完全劈裂。

6. 隐裂患牙 X 线片可见到某部位的牙周膜间隙加宽，相应的硬骨板增宽或牙槽骨出现透射区，也可以无任何表现。

（四）牙隐裂分度

根据隐裂纹的深度和出现的临床症状分为 5 度：

1 度：隐裂纹仅在釉质内，没有临床症状，裂纹不能染色。

2 度：隐裂纹达牙本质浅层，裂纹处有牙本质过敏症状，可染色。

3 度：隐裂纹达牙本质中、深层，出现可复性牙髓炎或牙髓炎症状，裂纹染色明显，并可继发龋损,咬楔测验阳性。

4 度:隐裂纹达牙髓腔,出现牙髓炎、牙髓坏死或根尖周炎症状,裂纹染色明显,咬合痛明显。

5 度:患牙因隐裂而劈裂,可出现牙髓牙周联合病变症状。

(五)诊断

1. 病史和症状　较长期的咬合不适和咬在某一特殊部位时的剧烈疼痛。

2. 叩诊　分别做各个牙尖和各个方向的叩诊可以帮助患牙定位,叩痛显著处则为隐裂所在位置。

3. 温度测试　当患牙对冷敏感时,以隐裂纹处最明显。

4. 裂纹的染色检查　2.5%碘酊或其他染料类药物使牙面裂纹清晰可见。

5. 咬楔法　将韧性物如棉签或小橡皮轮放在可疑隐裂处做咀嚼运动时,可以引起疼痛。注意当隐裂纹为近远中贯通走行时,避免用力咬楔致使患牙劈裂。

(六)防治原则

1. 对因治疗　调除创伤性𬌗力,调磨过陡的牙尖;均衡全口力的负担:诊治其他部位的牙齿疾病,修复缺失牙等。

2. 2～4 度隐裂对症治疗　并发牙髓病、根尖周病时进行相应治疗。

3. 防止劈裂　在做牙髓治疗的同时,应该大量调磨牙尖斜面,永久充填体选用复合树脂为宜。多数隐裂牙仅用调整咬合不能消除致劈裂的力量,故对症治疗之后,必须及时做全冠保护。如果隐裂为近远中贯通型,牙髓治疗的同时应做钢丝结扎或全冠保护,防止牙髓治疗过程中牙冠劈裂。

4. 5 度隐裂患牙根据牙位和劈裂位置,可做截根术、半切除术或拔除。

二、牙根纵裂

牙根纵裂(vertical root fracture)指在某些致病因素作用下,发生于牙根的、平行于牙长轴的、由根尖向冠方的纵向裂纹。

发生于活髓牙的牙根纵裂,即原发性牙根纵裂由我国学者首次报告,并于 1984 年后陆续报道了有关的研究资料(图 3－10)。而国外文献所报告的牙根纵裂则多见于牙髓治疗后的牙齿。

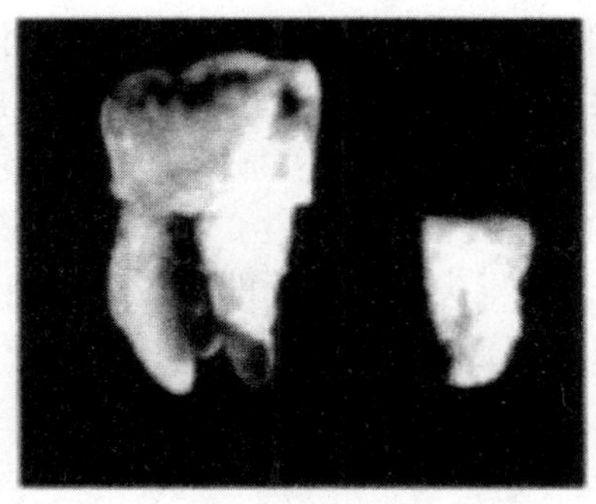

图 3－10　因牙根纵裂拔除的患牙

该疾病常同时侵犯牙体、牙髓和牙周组织,是一种严重的牙齿疾病。由于其发病部位隐蔽,早期症状不明显,早期诊断较困难,不利于患牙的保留。牙根纵裂的致病因素和有效的治疗方法尚待深入研究。

(一)病因

临床和生物力学研究发现,原发性牙根纵裂的致病因素主要有以下几个方面:

1.创伤性𬌗力　创伤性𬌗力是牙根纵裂的主要致病因素。当患者行使咀嚼功能的状态下,创伤性𬌗力可使牙周、牙髓、根尖周组织发生病理性改变。

(1)临床根纵裂患者口腔内见到由于邻牙或对侧牙患病或缺失,患侧牙齿负担过重的情况。患牙长期负担过重,其咀嚼力则为可导致创伤的咬合力。有报道患牙在出现根纵裂前,临床诊断为创伤性根周膜炎,1～2 年后才出现根纵裂。26 例根纵裂患者的光𬌗应力分析表明全口接触合力分布极不均匀,患牙的接触合力最大,且接触合力较大者根纵裂程度也较重(图 3－11)。

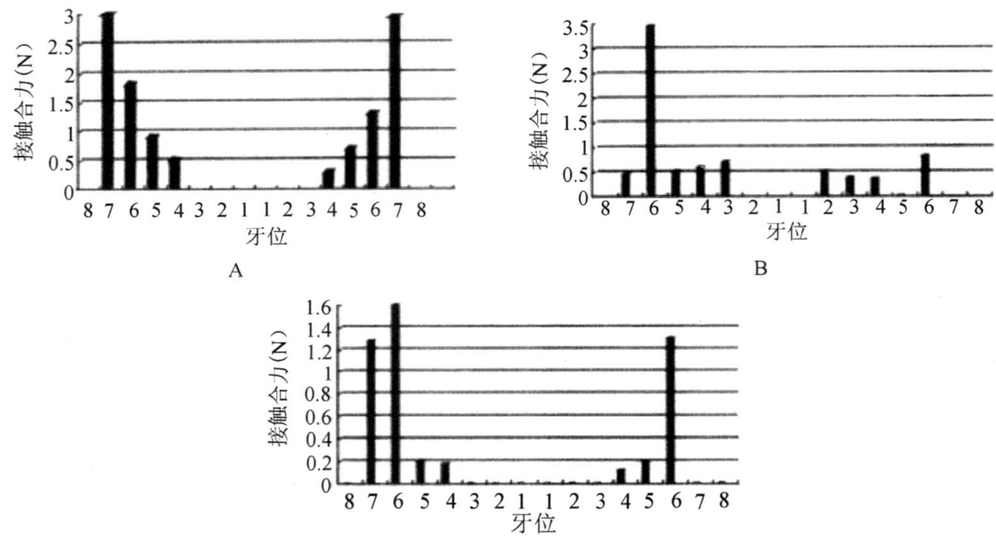

图 3－11　牙根纵裂患者全口牙齿的接触合力的光𬌗分析图

A.正常人全口牙齿的接触合力的光𬌗分析图;B.一侧第一磨牙牙根纵裂患者全口牙齿的接触合力的光𬌗分析图;C.对侧第一磨牙牙根纵裂患者全口牙齿的接触合力的光𬌗分析图

(2)患牙形态的异常改变,如磨损不均或高陡牙尖等,而且患牙多数存在侧方的𬌗干扰。咬合面的异常磨损,如下磨牙远中磨损重而近中边缘嵴高陡、上磨牙颊尖或下磨牙舌尖高陡时,行使咀嚼功能时患牙受到的是远近中向的水平力或颊舌向水平力作用;下第一恒磨牙模型根尖区应力分布的三维有限元分析结果显示:正常轴向力作用时,根尖孔部位压应力集中,无拉应力出现;而颊舌向水平力作用时,所产生的应力分布不均,在根尖区出现较大的压应力和较大的拉应力;远近中水平加力,在根尖区产生的拉应力值最大,近中根的颊舌侧根管壁出现了较大的拉应力(图 3－12)。在根尖孔区产生的拉应力直接危害该处牙髓和牙周组织的健康。拉、压应力交替作用,在根尖部近中根拉应力集中处,牙硬组织可以发生应力疲劳,疲劳损伤的积累致使此处可能发生根纵裂。

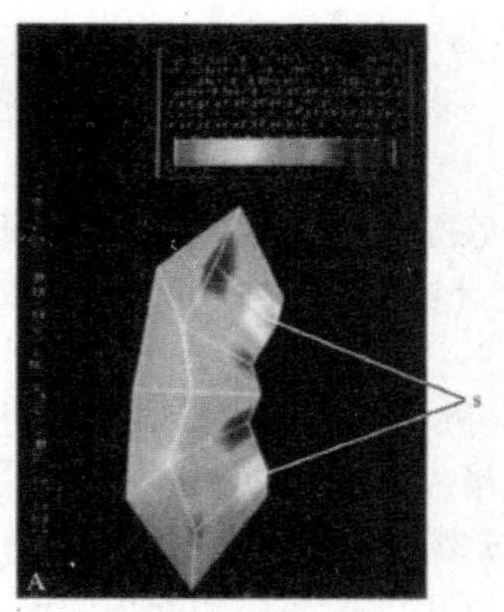

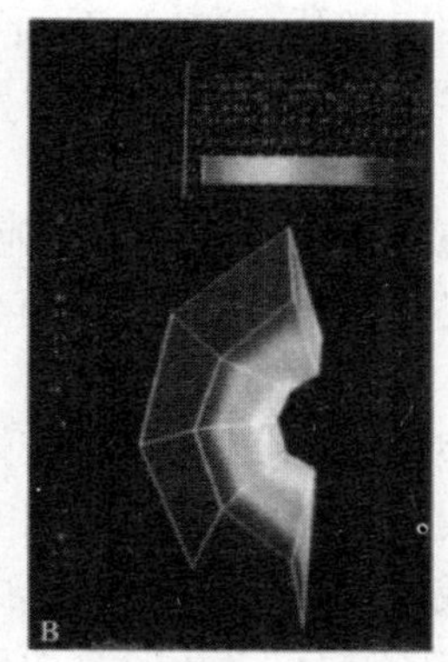

图 3－12　下第一恒磨牙根尖部受力三维有限元应力分析图示

A. 近中侧的颊舌侧根管壁出现较大的拉应力(s)；B. 远中侧的根管壁受力较均匀

2. 牙根发育缺陷和解剖因素　类似于人类颅裂、脊柱裂、腭裂、齿槽嵴裂等，牙根纵裂也可能是由于牙根发育缺陷，经受不起正常或过大的力而发生。临床有 25%～30%的患者根纵裂发生在双侧同名牙的对称部位，仅有程度的不同，提示了有某种发育上的因素。上颌第一磨牙近中颊根和下颌第一磨牙近中根均为磨牙承担力较重而牙根解剖结构又相对薄弱的部位，故为根纵裂的好发牙根。

3. 牙周组织局部的慢性炎症　牙周组织局部的慢性炎症可能是牙根纵裂发生的一个原因。牙根纵裂的患者大多数都有牙周袋和牙齿松动、牙槽骨的吸收。而牙槽骨的降低使得临床牙冠变长，改变了牙齿受力的支点，使牙齿更容易遭受咬合创伤。此外，暴露在牙周袋内的牙根表面可发生吸收或其他损伤亦使牙根易于折裂。但是也不能排除牙周袋继发于牙根纵裂的可能性。尤其是那些牙周袋窄而深的病例，可能先发生牙根纵裂，而后才出现牙周袋。也有学者认为牙根纵裂是一种牙髓牙周联合病变。由于牙根纵裂患者就诊时同时有牙髓和牙周的损伤，所以很难区别牙周疾病是原发的或牙髓疾病是原发的，还是一种因素同时导致牙周和牙髓的病变发生。

4. 其他　有学者认为牙齿随年龄增大而变脆，因此更易于折裂。随着年龄的增大，牙本质的有机成分减少而无机成分增加，硬度和密度增大，而抗压强度降低，导致牙本质变得较易折裂；随着年龄的增大，长期承受正常的咀嚼压力，牙硬组织在交变应力的作用下同样可以出现应力疲劳和疲劳损害的积累而发生折裂。

而继发性牙根纵裂的致病因素除了创伤性𬌗力及患牙自身的弹性模量和断裂韧性下降外，医源性因素(如根管预备时去除牙体组织过多，长时间使用高浓度的冲洗剂，根管充填时垂直或侧方加压的压力过大，以及钉、桩的粘和戴)均有可能引起牙根纵裂。

(二)病理

裂隙由根尖部向冠方延伸，常通过根管并与牙本质小管方向一致。在根尖部，牙根完全断裂，近牙颈部则多为不全裂或无裂隙。根尖部裂隙附近的根管壁前期牙本质消失，牙本质和牙骨质面上均可见不规则的吸收陷窝，偶见牙骨质沉积或菌斑形成。牙髓为慢性炎症表现或有化脓灶或坏死。裂隙附近的根周膜变为炎症性肉芽组织长入并充满裂隙内。裂隙的管端常见到嗜伊红物质充满在裂隙内。

(三)临床表现

1. 一般表现　原发性牙根纵裂多发生于中老年人，以 41～60 岁多见。男性患者发病多于女性。该病多发生于磨牙，尤其是下颌第一磨牙多见。纵裂多发生于近中根或近中颊根，远中根次之，腭侧根罕见。牙根纵裂可单发于一侧，也可双侧对称发生，少数病例可有两个以上的患牙。

2. 临床症状　患者多以咬合不适或咀嚼疼痛就诊。原发性牙根纵裂患者可有温度刺激痛和自发痛等牙髓炎症状，进一步发展可伴有牙龈反复肿胀和瘘管形成。病程长短不等，有的可长达1年以上。

对于继发性牙根纵裂，患牙已行根管治疗，除了有局限性深牙周袋外，常在颊侧牙龈上有窦道口。与慢性根尖周炎形成的窦道口相比，继发性牙根纵裂形成的窦道口更偏向牙齿的冠方。牙周袋的深度或窦道口的位置常与牙根纵裂的位置一致。

3. 检查　患牙多为磨牙，牙齿咬合面有不同程度的磨损和磨损凹面，或做过根管治疗术。原发性牙根纵裂牙髓表现为对冷、热刺激敏感或疼痛等急、慢性牙髓炎的症状，严重者发生坏死。牙周检查可探及深牙周袋，绝大多数患牙的牙周袋的位置和深度与牙根纵裂的位置一致。此外，患牙可有叩诊不适或叩痛，患根侧叩诊浊音，牙龈红肿或扪痛，有不同程度的松动度及咬合干扰，患牙为承担咬合力的主要牙齿。

(四)X线表现

X线片显示纵裂牙根根管影像从根尖部到根管口长度不等的直线状均匀增宽，晚期可见裂片从牙颈部断裂分离，或有移位。牙周组织表现可有患根周围牙周膜间隙增宽，根分叉骨密度降低或骨质丧失，患根周围的牙槽骨垂直或水平吸收或局部性骨致密(图3—13)。

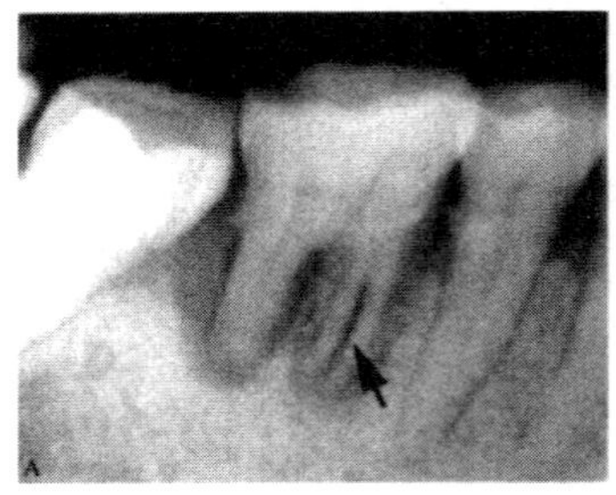

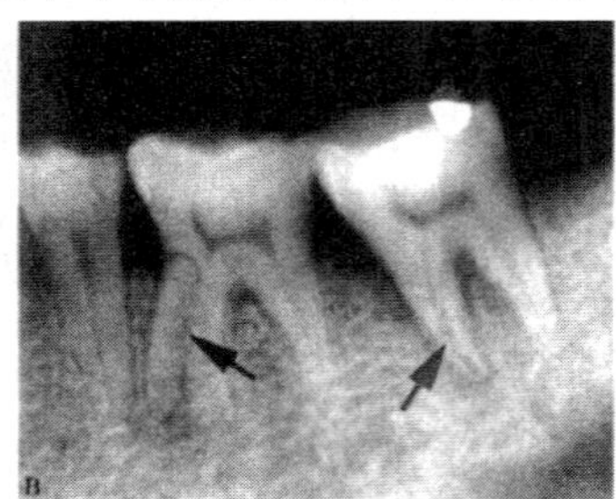

图3—13　牙根纵裂的X线表现

A. 2度根纵裂(箭头指处)；B. 3度根纵裂(右箭头指处)，4度根纵裂(左箭头指处)

X线片不能明确诊断者，可行CBCT检查：牙根横断面可见贯穿根管的颊舌向线状低密度影(图3—14)。

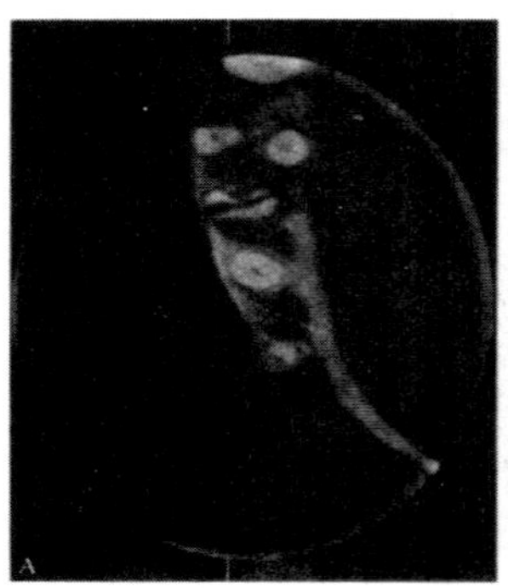

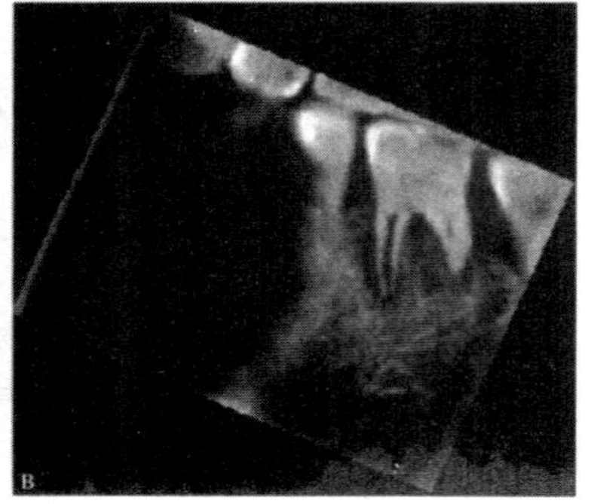

图3—14　牙根纵裂CBCT表现

A. 轴位断层；B. 矢状位断层

（五）诊断

1. 病史和症状　中老年人无龋，磨牙有长期咬合痛，未经牙髓治疗的牙齿出现牙髓炎和根尖周炎的症状，应考虑原发性根纵裂的可能。

2. 口腔检查　磨牙磨损重，咬合面形态变化，叩诊痛且一侧呈浊音，探诊有深及根尖的细窄牙周袋。患牙多有𬌗力负担过重，如多个磨牙未经治疗或缺失牙较多等情况。

3. X 线检查　根髓腔特有的 X 线表现是诊断牙根纵裂的主要依据。如 X 线根尖片上根髓腔不清可改变投照角度重拍。对于 X 线片表现不明确的可疑病例，可进行 CBCT 的检查。

4. 术中探查　对可疑牙根纵裂但经 X 线根尖片和 CBCT 检查难以确定者，如为未经牙髓治疗并已出现牙髓炎症状的患牙，可在开髓后利用根尖定位仪协助诊断。有研究认为，根尖定位仪对完全纵裂的牙根有较高的诊断准确性。如患牙已行根管治疗并出现深牙周袋和窦道者则可根据临床情况选择翻瓣术进行探查。

（六）鉴别诊断

发生于未经牙髓治疗活髓牙齿的牙根纵裂，可与根管治疗后发生的牙根纵裂鉴别；牙根纵裂 X 线片显示起自根尖部的呈窄条状均匀增宽的根管影像，可与因牙髓肉芽性变造成的内吸收相鉴别，后者 X 线表现为髓室或根管某些部位呈圆形、卵圆形或不规则膨大的透射区；牙根纵裂患牙牙冠无任何裂损，可与牙冠劈裂导致的根纵劈相区别。

（七）治疗原则

1. 对症治疗　并发牙髓根尖周病和（或）牙周炎时，进行相应的牙髓牙周联合治疗。

2. 对因治疗　解除𬌗干扰，调磨和充填修整牙冠态，全口牙列的检查治疗，以均衡全口力负担。

3. 如未发生根裂牙根的牙周组织损害较少，可行患根的截根术或半截根术，除去纵裂患根，尽量保留部分患牙。

4. 对于松动明显或牙周袋广泛的患牙，予以拔除。

三、𬌗创伤性牙根横断

磨牙是人类口腔中承担𬌗力的主要牙齿，其中承受应力较大的牙根在创伤性𬌗力作用下有可能发生折断，并导致一系列并发症。国内学者（1991）报道了这类牙体牙髓疑难疾病，称为𬌗创伤性牙根横断（root fracture due to occlusal trauma）。

（一）病因

1. 应力疲劳　患牙长期承受过重的和（或）创伤性咬合力，患者口内有多个缺失牙长期未修复，有不良修复体或其他患牙未治疗，根折患牙在出现症状前为承担咀嚼力的主要牙齿，而且侧方非工作侧有明显的𬌗干扰。生物力学研究证实多根牙因其解剖特点，在受力时各根的应力分布是不均衡的，如上第一磨牙，牙根分叉显著，在正中时，腭根受力最大；当侧方和非工作侧有𬌗干扰时，腭根颈 1/3 与中 1/3 交界处应力值最大。该部位正是临床上𬌗创伤性牙根横断发生处。

2. 突然的咬合外伤　如吃饭时硌小石子，或不慎误咬筷子等硬物。这种外力不同于一般的外伤力量，它选择性地作用在患牙咬合时承受压力最大的牙根，即应力集中的特定部位，易造成牙根折断。

（二）临床表现

1. 好发于中老年人无牙体疾患的上磨牙腭根，其次是远中颊根。

2. 主诉患牙长期咬合不适或痛，可有急性咬合外伤史。就诊时可有并发牙髓病、根尖周病以及患根的牙周疾病的症状。

3. 患牙叩诊不适或痛，根折侧叩诊浊音，探诊可有深达根折线的牙周袋；1～2 度松动，功能性动度明显；侧方非工作侧𬌗干扰；全口咬合力分布不均衡。

4. X 线片表现　患牙的某一根有 X 线透射的横折线，还可有牙周膜间隙增宽，偶见折断的根尖移位（图 3－15）。

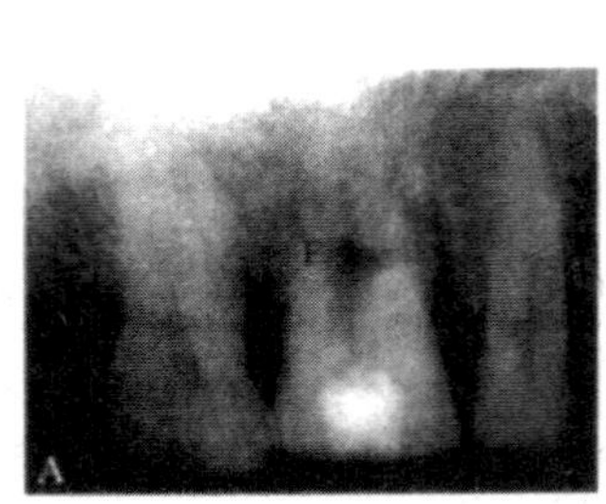

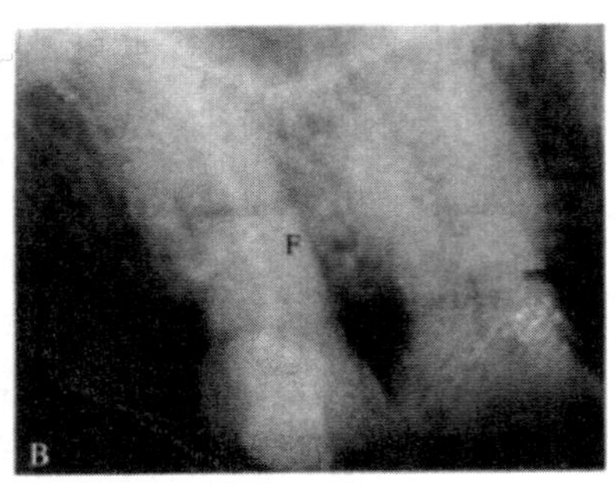

图 3－15　咬合创伤性磨牙根横断的 X 线片表现

A. 右上磨牙腭侧根 X 线透射的横折线（F）；B. 左上磨牙腭侧根折断根充后 1 年横折线仍存在（F）

（三）诊断

1. 病史　牙冠完整，患牙长期咬合痛，有急性咬合外伤史。

2. 检查　牙冠完整，叩诊痛，根折侧叩诊浊音，侧方非工作侧𬌗干扰。

3. X 线片的横折线表现是主要诊断指征。

4. 开髓后患根在折断线处的异常探诊可协助诊断。

（四）治疗原则

1. 对因治疗　患牙调除𬌗干扰，均衡全口负担。

2. 牙髓活力正常且患牙根牙周组织正常者，可不做牙髓治疗，定期观察。

3. 对症治疗　已并发牙髓、根尖周病者，做相应治疗。

4. 折断根处理　折断的部位如不与龈袋相通，可行保守治疗（根管治疗）；如果相通，则行手术治疗（根尖手术、截根术或半截根切除术）。

（高国宁）

第四章　牙外伤和其他牙体病症

第一节　牙外伤

牙外伤指牙受到各种机械外力作用所发生的牙周组织、牙髓组织和牙体硬组织的急剧损伤，临床常见几种损伤同时发生。虽然根据牙主要损伤的部位，临床将牙外伤诊断为牙震荡、牙折、牙脱位和牙脱臼，但各类型的病因、病史与检查以及并发症均有许多共同之处。下面将一并介绍共同之处，分别叙述各类牙齿外伤的病理、临床表现和防治原则。

一、牙外伤的病因

1. 牙外伤的病因为突然加到牙齿上的各种机械外力。外力的性质、大小、速度和作用方向不同，造成了各种不同类型的损伤。直接外力，如工具打在牙上，摔倒时前牙碰地，多造成前牙外伤；间接外力，如外力撞击颏部时，下牙猛烈撞击上牙，通常造成前磨牙和磨牙的外伤；较轻的外力仅引起牙周组织的轻损伤，较重的外力可将全部牙周膜撕裂，牙从牙槽窝内脱出；高速度的外力易致牙冠折断，低速度、强度大的外力易致牙周组织损伤。平行于釉柱的外力致牙冠部的水平断裂；而牙本质的折断不一定与牙本质小管的方向有关。

2. 口腔的易感因素　有统计资料表明，上颌前突或上前牙前突缺乏上唇保护的患者发生上前牙外伤是正常咬合关系者的两倍。

3. 儿童由于正处于生理和心理生长发育的阶段，较成人更易发生牙外伤，尤其是前牙外伤。据报道恒牙外伤的 50%～70%发生于 7～9 岁的儿童。

二、牙外伤的检查

牙外伤多为急诊，处理时应首先注意患者的全身情况，查明有无其他部位的骨折和颅脑损伤等重大问题。牙齿外伤也常伴有牙龈撕裂和牙槽突的折断，均应及时诊断处理。

1. 病史　仔细询问、受外伤的情况、部位、时间、出血情况等；患者受伤当时的情况，注意有无意识丧失、呕吐等；患者全身的既往病史等。

2. 全身情况　首先检查患者的呼吸、脉搏、意识、瞳孔、血压等生命体征，如有危及生命的情况应立即组织抢救。检查无颅脑损伤和其他部位的骨折等重大问题。如全身情况正常，则进一步检查牙外伤情况。

3. 牙外伤情况　注意外伤发生的时间，因为许多牙外伤的处理时间与预后关系密切；如发生脱臼，应立即询问并尽快正确保存离体牙，以免错过脱臼牙再植良好预后的机会。

4. 牙髓活力检查　电测并记录外伤牙的牙髓活力情况，以便复查期观察牙髓受伤及恢复情况。注意：外伤当时牙髓电测无反应不一定说明牙髓坏死，而是牙髓损伤的一种表现。

5. X 线检查　有条件时应用 X 线片检查，以确定牙根、牙槽骨的损伤和年轻恒牙牙根的发育情况；并留作观察外伤牙修复的基线资料。

三、牙外伤的类型

牙外伤依其损伤部位的不同可分为牙周膜损伤、牙折和牙脱位等。这些损伤可单独发生，亦可同时出现，现分述如下：

（一）牙震荡

牙震荡（concussion）是牙周膜的轻度损伤，又称为牙挫伤或创伤性根周膜炎（traumatic pericementitis）。

1. 病理变化　根尖周围的牙周膜充血、渗出，甚至轻微出血，常伴有牙髓充血和水肿。

2. 临床表现　牙齿轻微酸痛感，垂直向或水平向叩痛（±～+），不松动，无移位，可有对冷刺激一过性敏感症状。X线片表现正常或根尖牙周膜增宽。

3. 治疗原则

（1）应嘱患者使患牙休息1～2周，必要时可少量调整咬合，以减轻患牙的殆力负担。

（2）定期观察，测定并记录患牙牙髓活力，直至恢复正常。如确定牙髓坏死则需做根管治疗。

（二）牙折

牙折（tooth fracture）按照程度不同可分为不全冠折和冠折，按部位不同可分为冠折、根折和冠根折。

1. 不全冠折　不全冠折（crown infractions）指牙面釉质不全折断，牙体组织无缺损。临床常见，但易被忽略，又称为纹裂。

（1）病理：从牙釉表面开始与釉柱方向平行的折断线可止于釉质内，也可到达釉牙本质界（图4—1）。裂纹常可在釉板的基础上加重。

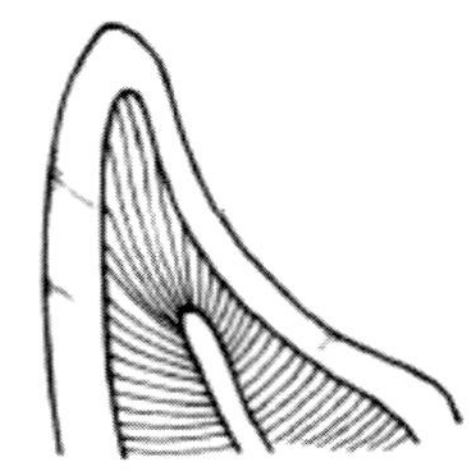

图4—1　不全冠折剖面磨片

（2）临床表现：在牙齿的唇（颊）面有与牙长轴平行的、垂直的或呈放射状的细微裂纹，可无任何症状或有对冷刺激一过性敏感的症状。

（3）治疗原则

①无症状者可不处理。

②年轻恒牙有症状者可做带环冠，用氧化锌丁香油水门汀粘着6～8周，以待继发性牙本质形成。

③少量调低咬合接触。

2. 冠折

（1）病理：牙本质暴露后，成牙本质细胞突起发生变性或坏死；或可形成透明牙本质、修复性牙本质或死区。牙髓如果暴露，其创面很快便有一层纤维蛋白膜覆盖，下方有中性粒细胞浸润；牙髓内组织细胞增多，以后这些炎症浸润向深部蔓延。

(2)临床表现:冠折(crown fracture)有两种情况(图 4－2)。

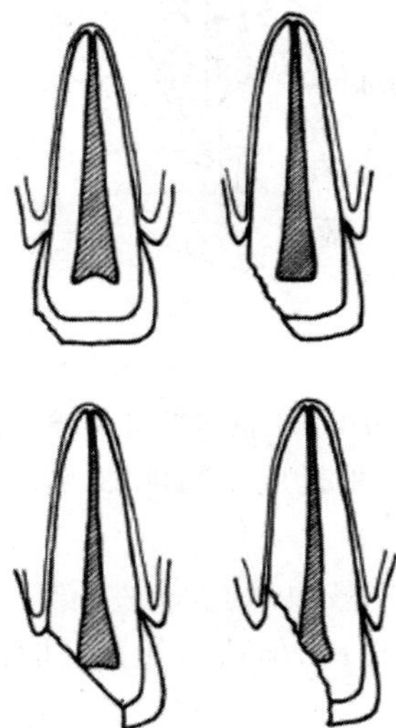

图 4－2　冠折的两种表现

上:未露髓;下:露髓

①冠折未露髓:仅限于冠部釉质或釉质和牙本质折断,多见于上中切牙近中切角或切缘水平折断,偶见折断面涉及大部分唇面或舌面。牙本质折断者可出现牙齿敏感症状,有时可见近髓处透红、敏感。

②冠折露髓:折断面上有微小或明显露髓孔,探诊和冷热刺激时敏感。如未及时处理,露髓处可出现增生的牙髓组织或发生牙髓炎。

(3)治疗原则

①少量釉质折断无症状者,调磨锐利边缘,追踪观察牙髓情况。

②少量釉质、牙本质折断者,断面用对牙髓刺激小的玻璃离子水门汀覆盖,6～8 周后若无症状,用复合树脂修复。

③如牙本质折断近髓者,年轻恒牙应间接盖髓,6～8 周后或待根尖形成后用复合树脂或嵌体修复;成人牙可酌情做间接盖髓或根管治疗。

④冠折露髓者,年轻恒牙应做直接盖髓或活髓切断术,待根尖形成后再做根管治疗或直接做牙冠修复;成年人可做根管治疗后修复牙冠。

3. 根折

(1)病理:根折(root fracture)后,折断线处牙髓组织和牙周膜出血,然后凝血发生,牙髓和牙周膜充血。近牙髓端成牙本质细胞和牙髓细胞增殖,部分进入折断线;近牙周膜端,牙周结缔组织增生,并进入折断线。

(2)临床表现

①多发生于成年人。

②根折的部位不同,表现的松动度和叩痛不一(图 4－3);根折发生在根尖 1/3 处,无或轻度叩痛,有轻度松动或不松动;如果中 1/3 或近龈 1/3 根折,则叩痛明显,叩诊浊音,2～3 度松动。

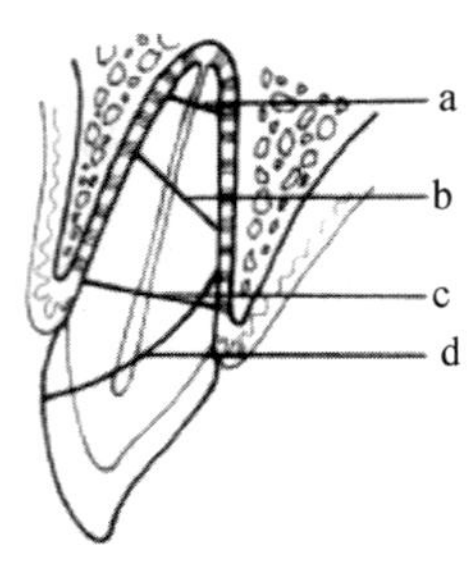

图 4—3　根折的不同部位和冠根折

a. 根尖 1/3 的根折线；b. 根中 1/3 的根折线；c. 根冠 1/3 的根折线；d. 冠根折

③患牙做正中或前伸咬合时，用手指放于唇侧龈可扪及异常的松动度。有时可见患牙轻微变长。

④根折恒牙的牙髓坏死率为 20%～40%。有些牙齿外伤后牙髓因血管和神经受损伤引起的“休克”可导致牙髓活力测试无反应，但这可能是暂时的表现，随着牙髓的恢复，6～8 周后可逐渐出现反应。

⑤X 线片表现牙根不同部位有 X 线透射的折断线。如果颊舌面折断部位不在同一水平面上(斜行根折)或根部不止一处折断时，X 线片上可显示不止一条折断线。

(3)诊断：主要依靠 X 线片表现。根折后近期 X 线检查折断线显示不清时，应换不同角度投照，或待 2 周后再拍 X 线片，可清楚显示折断线。

(4)治疗原则

①测定并记录牙髓活动情况。活力尚存的患牙应定期复查。若日后发生牙髓坏死，再做根管治疗。

②根尖 1/3 处根折的患牙，如牙髓状况良好，可调𬌗后观察。

③其余部位的根折，如未与龈沟相通者立即复位、固定，一般固定 3 个月。

④折断线与口腔相通者，一般应拔除。如残留断根有一定长度，可摘除断端冠，做根管治疗，然后做龈切除术或冠延长术，或用正畸方法牵引牙根，再以桩冠修复。

(5)根折的愈合：动物实验观察到的根折后修复过程与骨折愈合过程类似，但断根处血液供应差，修复过程缓慢，易受口腔内多种因素的影响，如牙齿动度、感染、断端分离的程度和固定条件等。根折的愈合有 4 种情况(图 4—4)：

①硬组织愈合：患牙无不适，临床检查无叩痛，不松动，牙龈正常，功能良好。牙髓活力正常或略迟钝或根管治疗后 X 线片示原折断线消失。这种情况是牙根折的理想愈合。修复的硬组织近髓端为牙本质和(或)骨样牙本质，近牙周膜端为牙骨质。

②结缔组织愈合：临床表现同上，但 X 线片上原折断线仍清晰可见。临床该类愈合并不少见，常在复位、固定不当时出现。

③骨和结缔组织愈合：临床表现同上，X 线片见断片分离，有骨组织长入，断裂处围绕两断端的是正常的牙周组织。根折发生于牙槽突生长发育完成之前，即成年之前的病例可出现该类型愈合。

④折断处感染，不能愈合：牙齿松动，叩痛，牙髓坏死，牙龈有瘘管，可并发急、慢性根尖周炎。X 线片见折断线增宽，周围牙槽骨出现 X 线透射区。发生该种情况，则应该做折断根尖摘除手术；如出现牙周袋则拔除。

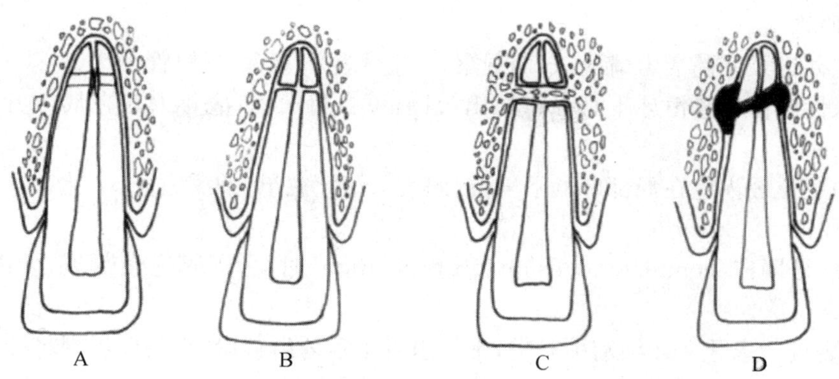

图 4—4　根折的愈合类型

A. 硬组织愈合；B. 结缔组织愈合；C. 骨和结缔组织愈合；D. 折断处感染，不能愈合

4. 冠根折

(1)临床表现：折断线累及牙冠和根部，均与口腔相通，牙髓往往暴露。患牙断片动度大，触痛明显(图 4—3)。

(2)治疗原则：多数患牙需拔除。少数情况下，折断线距龈缘近或剩余牙根长，则可摘除断冠后做根管治疗后行冠延长术，或用正畸方法牵引牙根后做桩冠修复。

(三)牙脱位

1. 病理　牙脱位(tooth displacement)时，部分牙周膜撕裂，血管、神经断裂，外伤牙的相应部分与牙槽骨脱离，并常有部分牙槽骨骨折。

2. 临床表现　临床有 3 种脱位情况(图 4—5)。

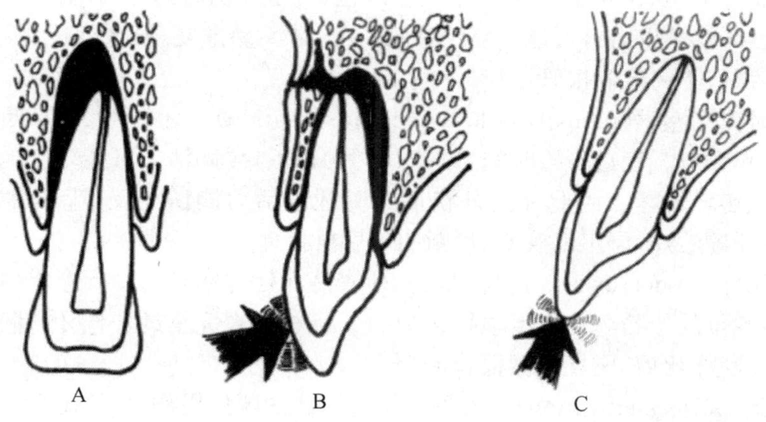

图 4—5　牙脱位的类型

A. 脱出性脱位；B. 侧向脱位；C. 挫入性脱位

(1)挫入性脱位(intrusive displacement)：患牙牙冠明显短于正常邻牙，嵌入牙槽窝中，有牙槽骨壁的折断。X 线片见患牙根尖的牙周膜间隙消失。常见于乳牙或年轻患者的恒牙。

(2)脱出性脱位(extrusive displacement)：患牙松动 3 度，较邻牙长出，有时 2～3 个牙齿同时发生。X 线片见根尖部牙周膜间隙明显增宽。

(3)侧向脱位(lateral displacement)：患牙向唇、舌或远中方向移位，常伴有齿槽窝侧壁的折断和牙龈裂伤。X 线片有时可见一侧根尖周膜间隙增宽。

3. 治疗原则

(1)测定并记录牙髓活力情况，定期观察，发生牙髓坏死后，行根管治疗。

(2)挫入性脱位年轻恒牙不必强行拉出，日后可自行萌出；成年人应在局部麻醉下复位、固定。

(3)其他脱位牙齿应在局部麻醉下复位、固定。治疗愈早，预后愈好。

(四)牙脱臼

1. 病理　牙脱臼(complete avulsion，exarticulation)时，牙周膜完全断裂，牙齿与牙槽骨完全分离。

2. 临床表现　患牙从牙槽窝中脱出，常见患者手拿牙齿就诊，有些患者则将患牙遗弃。

3. 治疗原则

(1)尽快做再植术，最好在脱臼后 2h 内再植，可防止日后牙根吸收的发生。除特别污染时，一般不处理牙周组织和牙髓组织。

(2)再植术后 1 周，做根管治疗。根管内封氢氧化钙制剂 3～6 个月可预防外吸收的发生。在此期间可更换氢氧化钙制剂 1～3 次，然后行根管充填。

(3)向患者宣教脱臼的牙齿应立即冲洗后放入原位，或保存在口腔内舌下、牛奶内或生理盐水中并尽快就医。

四、牙外伤的并发症

1. 牙髓充血(pulp hyperemia)　牙齿外伤无论伤势轻重均引起程度不等的牙髓充血，其恢复情况与患者的年龄关系密切，应定期观察其恢复情况。

2. 牙髓出血(pulp bleeding)　牙冠呈现粉红色，可于外伤后当时出现，也可经一定时间后才出现。年轻恒牙微量出血有可能恢复正常；成年人牙不易恢复，日久变成深浅不等的黄色。患牙如无其他症状，不一定做根管治疗。

3. 牙髓暂时失去感觉(temporary loss of pulp sensation)　牙齿外伤后，牙髓可能失去感觉，对活力测试无反应。经过一段时间(1～13 个月)以后，牙髓活力可能缓慢地恢复正常。这种情况多发生于年轻恒牙。因此牙齿外伤后当时牙髓活力测试无反应，不一定说明牙髓坏死，不必立即做牙髓治疗，应定期观察，诊断明确后再处理。

4. 牙髓坏死(pulp necrosis)　脱位、根折、牙震荡和处理不当的冠折患牙均可发生牙髓坏死，其中嵌入性脱位的牙髓坏死发生率高达 96%。牙根发育完全的外伤牙牙髓坏死发生率明显增高。发生牙髓坏死后，应立即做根管治疗。

5. 牙髓钙化(pulp calcification)　多见于年轻恒牙的脱位损伤之后，患牙牙冠颜色可略变暗，牙髓活力迟钝或无反应。X 线片表现牙髓腔和根管影像消失。如无症状可不处理。

6. 牙根吸收(root resorption)　脱位和根折的外伤牙后期可出现牙根外吸收和牙内吸收。根管治疗时，在根管内封入氢氧化钙可以预防和停止牙根吸收的发生和进行。牙根外吸收患牙偶伴有骨性愈合(ankylosis)。

(高国宁)

第二节　牙本质过敏症

牙本质过敏症(dentin hypersensitivity)又称牙本质敏感症，是指牙齿上暴露的牙本质部分受到机械、化学或温度刺激时，产生一种特殊的酸、“软”、疼痛的症状。牙本质过敏症不是一种独立的疾病，而是多种牙体疾病共有的一种症状。因许多患者以该症为主诉而就诊，其发病机制和治疗均有特殊之处，故在此单独叙述。

一、病因

1.牙本质的迅速暴露　牙本质暴露是产生牙本质敏感的内在基础。因磨损、酸蚀、楔状缺损、牙周刮治及外伤等原因导致牙颈部或咬合面牙本质迅速暴露，而修复性牙本质尚未形成，故牙齿出现对机械、化学、温度刺激后的特殊敏感症状。敏感症状可随修复性牙本质的形成而自行缓解。

2.全身应激性增高　当患者身体处于特殊状况时，如神经官能症患者、妇女的月经期和妊娠后期或抵抗力降低时，神经末梢的敏感性增高，使原来一些不足以引起疼痛的刺激也会引起牙本质过敏症；当身体情况恢复正常之后，敏感症状消失。

二、机制

关于牙本质痛觉的感受和传递机制有以下3种学说解释：

1.神经传导学说(direct innervation theory)　神经传导学说认为牙髓神经纤维穿过前期牙本质层分布在牙本质中，牙本质表面接受的刺激可由神经末梢直接传至中枢，迅速引起疼痛。根据牙髓一牙本质复合体的形态和功能研究结果，学者们对该学说内容尚存争议。组织病理学研究有学者报告见到部分神经末梢直达釉牙本质界；但也有报道牙本质的外2/3未见任何神经结构，仅在前期牙本质和牙本质的内层有无鞘神经分布。

2.传导学说(transduction theory)　传导学说认为牙本质小管内的成牙本质细胞突起从牙髓直达釉牙本质界，并可延伸到釉质内部，形成釉梭。其中成牙本质细胞胞浆所含乙酰胆碱酶受刺激后可引起神经传导，产生疼痛感觉。质疑者认为成牙本质细胞突起多仅限于牙本质小管的内1/2部位，由成牙本质细胞胞浆进行的传导不足以解释牙本质过敏症迅速出现的酸痛感觉。

3.液体动力学理论(hydrodynamic theory)　液体动力学理论是解释牙髓或牙本质源的疼痛的主要学说，具有较充足的实验依据。该理论认为牙本质暴露，牙本质小管开放时，牙本质小管内的液体，即牙本质液(dentin fluid)对外界刺激有机械性反应。接受冷刺激时牙本质液由内向外流，受热刺激时液体由外向内流。成牙本质细胞膜对这种液体的流动和突然的压力变化十分敏感，继而引起成牙本质细胞和突起的舒张和压缩，经周围的牙髓神经末梢传导可立即引起疼痛症状。

三、临床表现

1.表现为激发痛，以机械刺激最为显著，其次为冷、酸、甜等，刺激去除后疼痛立即消失。

2.用探针尖在牙面上寻找一个或数个敏感点或敏感区，引起患者特殊的酸、“软”、痛症状。

3. 敏感点多发现在咬合面釉牙本质界、牙本质暴露处或牙颈部釉牙骨质界处；可发现在一个或多个牙上。

四、牙本质过敏的程度

根据机械探诊和冷刺激敏感部位的疼痛程度分为 4 度：0 度，无痛；1 度，轻微痛；2 度，可忍受的痛；3 度，难以忍受的痛。但是因为疼痛感觉是患者的主观反应，因此探诊所用的力量和器械均应有严格规定才有可比性。

五、诊断要点

1. 首先应进行临床检查，排除实体性疾病，如龋齿、楔状缺损、酸蚀（磨损）等，更要排除牙髓病变。

2. 临床症状的特点是激发痛，以机械刺激最为显著；临床检查可用探针探及敏感点或敏感区。

六、治疗原则

1. 症状较轻者、敏感区广泛或位于龈下者，可首选家中自用脱敏剂，如抗牙本质过敏牙膏或漱口液等。

2. 中重度患者，可由医生使用药物脱敏治疗或激光治疗。

3. 长期不愈的重症患者，必要时采取有创性的治疗如根管治疗等。

（高国宁）

第三节　牙根外吸收

牙根外吸收是指牙根表面发生的进行性病理性吸收。该病无明显临床症状，多在 X 线片检查时发现，可引起牙齿的不可逆损伤，严重者甚至导致牙齿丧失。

一、发病因素

病因至今不十分清楚，有报道认为与牙骨质的损伤有关。根据已有的临床报告，牙根外吸收发生与以下的情况有关：

1. 牙齿外伤后、咬合创伤和牙周组织炎症的情况下，患牙常出现牙根外吸收。

2. 牙根周局部的压力作用，如颌骨内囊肿、肿瘤，或阻生、埋伏牙的压迫作用常引起受压牙根尖区的外吸收，使牙根变短。

3. 某些口腔科的治疗过程，如无髓牙用高浓度过氧化氢漂白治疗，可引起牙颈部外吸收；根管治疗、根尖手术、正畸治疗以及自体牙移植或再植后引起的外吸收也不少见。

4. 系统性疾病，某些造成体内钙代谢紊乱的系统性疾病，如甲状旁腺功能减退或亢进、钙质性痛风、戈谢病、佩吉特病等，也与外吸收有关。

5. 还有某些少见的原因不明的特发性外吸收，表现为多个牙、广泛的、迅速进展的外吸收。

二、发病机制

关于牙根吸收的机制，目前有几种解释：

1. 上皮根鞘剩余呈网状围绕牙根，保护牙根不会产生吸收或固连。

2. 破骨细胞与含有精氨酸－甘氨酸－天冬氨酸序列氨基酸的细胞外蛋白（arginine glycine aspartic acid，RGD）结合才能行使牙根吸收的功能。RGD结合在矿化面的钙盐晶体上，成为破骨细胞的结合位点。这些蛋白质只存在于成熟的牙本质和牙骨质中，而不存在于未矿化的前期牙本质和成牙本质细胞层，也不存在于前期牙骨质和成牙骨质细胞层。缺乏破骨细胞的结合位点，使前期牙本质和成牙本质细胞层成为防止内吸收的重要组织，而成牙骨质细胞层和前期牙骨质层则成为防止牙根外吸收的重要屏障。当这些组织受损，在炎症存在的情况下，刺激破骨细胞活性，破骨细胞结合到暴露的RGD位点，则启动吸收过程。

3. 牙骨质和前期牙本质中存在一些物质可以抑制吸收，就像骨吸收抑制因子一样，抑制后者对破骨细胞增殖的刺激。

4. 最内层的牙骨质（intermediate cementum），介于外层含牙周纤维的牙骨质和牙本质之间，高度钙化，可以防止牙髓的感染进入牙周组织。如果这一层由于外伤等原因而被破坏，感染可以通过牙髓进入牙周，进而引起外吸收。

总之，牙根吸收必须同时具备两个条件：①前期牙本质（内吸收屏障）或前期牙骨质（外吸收屏障）受到损害。②损伤区存在有害刺激物、发生炎症反应。

三、病理表现

牙根表面类牙骨质层消失，牙骨质出现蚕食状小凹陷，逐渐进展到牙本质；凹陷内可见破骨细胞。

根据病理特征可分为：

1. 表面吸收　牙骨质局部浅表吸收，损伤因素去除后，可由成牙骨质细胞修复。

2. 炎症性吸收　如炎症持续存在，则吸收过程继续进行。

3. 置换性吸收　骨组织置换了被吸收的牙根，进展缓慢，根吸收与骨性愈合同时存在。

四、临床表现

1. 一般患牙可长期无任何症状，仅于外吸收发生相当量后在X线片上显示牙根表面深浅不等的虫蚀状缺陷。

2. 炎症性吸收时，周围有X线透射区。

3. 置换性吸收时，牙周膜间隙消失，牙槽骨直接与根面附着，呈骨性愈合。

4. 严重的进行性根外吸收，牙根全面吸收导致牙冠脱落，如再植牙后发生的外吸收。

五、防治原则

1. 正确及时处理外伤牙齿，可以防止外吸收的发生。

2. 根管内封置氢氧化钙制剂或用含氢氧化钙的根充糊剂做根管治疗可以防止牙根外吸收的发生和发展。

3. 除去压迫因素，如调整咬合、拔除埋伏牙、肿瘤摘除，可以使外吸收停止。

4. 牙颈部的外吸收，可在相应的牙周或牙髓治疗后充填或修复。

（高国宁）

第四节　牙齿变色

正常牙齿为有光泽的黄白色，因身体和（或）牙齿内发生改变所致的颜色或色泽的变化称牙齿变色，又称为内源性牙齿着色（intrinsic stain of teeth）。进入口腔的外来色素或口腔中细菌产生的色素在牙面沉积导致的牙齿着色称为牙齿外源性着色（extrinsic stain of teeth）。

牙齿变色包括局部因素造成的个别牙齿变色和全身因素引起的多个牙或全口牙齿的变色，如四环素牙、氟牙症等。后者在牙齿发育异常中已有详述，本节仅讨论个别牙齿变色问题。

外源性牙齿着色是牙齿外表着色，与生活习惯有关，如由食物、饮料或烟草引起；某些口腔用药物也可以引起着色，如氟化锡、氯己定。年龄的变化，也使牙齿对外源性着色的敏感性不断提高，外源性着色经常与牙齿表面的唾液蛋白膜、牙菌斑或牙石共存。

一、病因、病理和临床表现

（一）牙齿变色

牙齿变色是复杂的物理和化学过程，有色物质与牙齿组织在生理或病理状态下的结合导致牙齿的变色。有关病因如下：

1. 牙髓出血　牙齿外伤或使用砷剂失活牙髓时牙髓血管破裂，或因拔髓时出血过多，血液分解产物，渗入牙本质小管，使周围牙本质变色。变色的程度随时间延长而加重。外伤牙髓出血近期牙冠呈现粉红色，随血液渗入髓腔壁牙本质层，日后牙冠呈现浅灰色、浅棕或灰棕色。

2. 牙髓坏死　牙齿变色最常见的原因是坏死牙髓产生硫化氢，与血红蛋白作用形成黑色的硫化铁。黑色素也可来自产色素的病原菌。黑色物质缓慢渗入牙本质小管，牙齿呈灰黑色或黑色。

3. 牙本质过度钙化　外伤后髓腔内沿根管壁过度形成不规则牙本质，造成牙冠部透明度降低，表现为黄色或黄棕色变色。

4. 饮食来源　食物和饮料也有累积的变色效果。尤其是有釉质和牙本质裂纹、磨损的中老年人更为明显。

5. 牙本质脱水　无髓牙失去来自牙髓的营养，牙本质脱水致使牙齿表面失去原有的半透明光泽而呈现晦暗灰色。

6. 医源性因素

（1）残髓：根管治疗过程中遗留的残髓逐渐分解导致牙齿变色。

（2）窝洞和根管内用的药物或充填材料：如碘化物、金霉素等可使牙齿变为浅黄色、浅褐色或灰褐色；银汞合金和铜汞合金可使充填体周围的牙齿变黑色；酚醛树脂使牙齿呈红棕色等。

（二）外源性牙齿着色

1. 生活习惯　如长期喝茶、吸烟或嚼槟榔的人，牙齿表面，特别是舌面有褐色或黑褐色着色，刷牙不能除去。牙齿的窝沟和表面粗糙处也易着色。

2. 口腔卫生不良　外来色素首先沉着于牙面的黏液膜和菌斑中。口腔卫生不良者，菌斑滞留处，如近龈缘处、邻接面是经常着色的部位。随着菌斑下方牙面的脱矿，色素也可渗入牙体组织内。

3. 药物　长期用氯己定或高锰酸钾溶液漱口或用药物牙膏，如氯己定牙膏可在牙面有浅褐色或深褐色着色；牙齿局部氨制硝酸银处理后，相应部位变成黑色。

4. 职业性接触　因工作需要接触某些矿物，如铁、硫等，牙齿可着褐色；接触铜、镍、铬等，牙面可出现绿色沉着物。

5. 其他因素　唾液的黏稠度、酸碱度以及口腔内色素细菌的生长与外来色素沉积有关；年龄的变化，也使牙齿对外源性着色的敏感性不断提高。

二、鉴别诊断

1. 外源性着色的色素用洁治、抛光等去牙石的方法可以除去，以与牙齿变色区别。

2. 潜行龋患牙冠部可呈墨浸状，看似牙齿变色，但去净龋坏腐质后，牙齿组织色泽正常。

3. 严重牙内吸收患牙的牙冠呈粉红色，并非牙齿变色，而是因髓腔扩大，硬组织被吸收变薄，透出牙髓组织颜色所致。

三、防治原则

1. 牙体牙髓病治疗过程中预防牙齿变色。

2. 已治疗的无髓牙变色，漂白法脱色增白；脱色效果不佳者，用复合树脂直接贴面或做桩冠修复。

3. 保持口腔卫生，每日早晚两次正确刷牙，注意要刷净各个牙面。

4. 已有外源性色素沉积的各个牙面用洁治术清除，注意术后的磨光。

（高国宁）

第五章　牙龈病

牙龈是牙周组织(牙龈、牙周膜、牙槽骨、牙骨质)之一,直接暴露在口腔中,直视可见,它是由角化上皮和结缔组织组成,覆盖着牙槽骨和牙根。牙龈在口腔中不断受到外界和口腔内环境的各种刺激,包括生物性的(如外来的、口腔内的、消化道和呼吸道的各种微生物及其代谢产物)、物理性的(各种机械性创伤、咀嚼力、温度刺激等)、化学性的(食物、药物、烟草等)刺激;其对刺激的反应受机体的生理、代谢、免疫机制和全身状况的影响。牙龈组织不仅接受牙菌斑微生物的挑战(challenge),受到局部刺激的影响,而且也受全身因素的影响,某些全身情况或疾病(肿瘤)也可以表现在牙龈上,也可影响或改变牙龈对局部刺激的反应方式和程度。

牙龈病是局限于牙龈组织的病变,一般不侵犯深层牙周组织。然而牙龈病和牙周炎有密切关系,因为牙龈组织是牙周组织的一部分,是指其外层,许多引起牙龈病的因素也可进一步参与破坏深层牙周组织。牙龈又是口腔黏膜的一部分,有些皮肤黏膜病常表现于此。此外,许多全身性疾病也可累及牙龈组织,有些肿瘤和瘤样病损也好发于牙龈。综合有关牙周病的参考书、专著及其有关文献,牙龈固有的疾病和其他疾病的龈表征可达 150 多种,原北京医学院口腔病理研究室分析研究了在 25 年中收集的 2485 例牙龈临检样本,涵盖了牙龈病损 60 多种。可能正是因为发生在牙龈组织的疾病种类繁多,表现形式各异,长久以来缺乏一种国际通用和公认的、全面的牙龈疾病分类法。在 1999 年召开的有关牙周病分类的国际研讨会上(International Workshop for a Classification of Periodontal Diseases and Conditions),与会专家们提出了牙周病的新分类法,增加了牙龈病的分类,将牙龈病分为菌斑性牙龈病(如菌斑性龈炎、青春期龈炎、妊娠期龈炎、药物性牙龈肥大等)和非菌斑性牙龈病(如病毒、真菌等引起的牙龈病及系统疾病在牙龈的表现,遗传性病变等)两大类,其中菌斑性牙龈病(dental plaque—induced gingival disease)又分为:①仅与牙菌斑有关的牙龈炎(gingivitis associated with dental plaque only),此类最常见。②受全身因素影响的牙龈病(gingival diseases modified by systemic factors)。③受药物影响的牙龈病(gingival diseases modified by medications)。④受营养不良影响的牙龈病(gingival diseases modified by malnutrition),此类最少见。本章主要介绍 1、2、3 类牙龈病。

菌斑性牙龈病是指由牙菌斑所诱发的牙龈病,只局限发生于无附着丧失的牙周组织和有附着丧失但无进展的牙周组织(gingivitis on a reduced but stable periodontium)。此类龈病的病理状况主要受细菌活性的影响,但也可受全身疾病或药物的影响。这类牙龈病的共同特征:

1. 体征和症状局限于牙龈组织。

2. 菌斑的存在引起和(或)加重病损的严重。

3. 炎症的临床表现[牙龈由于水肿和纤维化而肿大,色泽红和(或)暗红,龈沟温度升高,刺激易出血,龈沟液渗出增加]。

4. 牙周组织无附着丧失或虽已有附着丧失但稳定无进展。

5. 去除病因后疾病可逆。

6. 若不及时治疗,有可能发展为牙周炎。

第一节　菌斑性龈炎

菌斑性龈炎在牙周病国际新分类(1999)中归属牙龈病中的菌斑性龈病(dental plaque-induced gingival disease)类,本病在过去称为慢性龈炎(chronic gingivitis)、慢性龈缘炎(chronic marginal gingivitis)、单纯性龈炎(simple gingivitis)等。牙龈的炎症主要位于游离龈和龈乳头,是牙龈病中最常见的疾病,简称牙龈炎(gingivitis)。世界各地区、各种族、各年龄段的人都可以发生,在我国儿童和青少年的患病率在70%～90%,成人的患病率达70%以上。几乎每个人在其一生中的某个时间段都可发生不同程度和范围的龈炎。该病的诊断和治疗相对简单,且预后良好,但因其患病率高,治愈后仍可复发,相当一部分的龈炎患者可发展成为牙周炎,因此预防其发生和复发尤为重要。

一、病因学

菌斑性龈炎是慢性感染性疾病,主要感染源为堆积在牙颈部及龈沟内的牙菌斑中的微生物。菌斑微生物及其产物长期作用于牙龈,首先导致牙龈的炎症反应,继而引起机体的免疫应答反应,因此菌斑是最重要的始动因子(initial factor),其他局部因素如牙石、不良修复体、食物嵌塞、牙错位拥挤、口呼吸等可加重菌斑的堆积,加重牙龈炎症。

患牙龈炎时,龈缘附近一般有较多的菌斑堆积,菌斑中细菌的量也较健康牙周时为多,种类也较复杂,此时菌斑中的G^+球/杆菌的比例较健康时下降,而G^-厌氧菌明显增多,牙龈卟啉单胞菌、中间普氏菌、梭形杆菌和螺旋体比例增高,但仍低于深牙周袋中此类细菌的比例。

(一)组织病理学改变(histopathological changes)

牙龈炎是一种慢性疾病,早期轻度龈炎的组织学表现与健康龈无明显界线,因为即使临床健康牙龈的沟内上皮下方的结缔组织中也有少量的炎症细胞的浸润。Page 和 Schroeder(1976)根据动物实验的研究、临床和组织学的观察资料,将从健康牙龈到牙周炎的发展过程分为四个阶段,但它们之间并无明确界限,而是移行过程。然而这四个阶段在人类并没得到组织学的全部证实。近年来,对人健康牙龈的组织学观察表明,大多数临床表现为健康的牙龈,其组织学表现类似动物(狗)实验性龈炎的初期和早期病损。牙龈炎的病变局限于牙龈上皮组织和结缔组织内,当炎症扩延到深部牙周组织,引起牙龈及牙周膜胶原纤维溶解破坏,以及牙槽骨吸收,导致牙周袋的形成,此时即为牙周炎。牙龈炎为牙周炎的前期(先导)阶段,包括初期病损(initial lesion)、早期病损(early lesion)、确立期病损(established lesion)三个阶段。重度病损(advanced lesion)是牙龈炎发展到牙周炎的阶段,但并非所有牙龈炎均会发展成牙周炎。初期、早期和确立期病损在牙龈组织中的病理和临床表现十分相似,均为慢性非特异性炎症,只是炎症的范围和程度有所不同。

显微镜下所见的牙龈组织学变化不一。最轻度的变化临床可无表现,亚临床状况往往是炎症的早期,只是在龈沟下结缔组织中存在很少量的中性粒细胞、巨噬细胞、淋巴细胞和极少量的浆细胞,局部区域尤其是在沟上皮下方有结缔组织纤维的松解。

菌斑诱导的龈炎特征是红、肿、探诊出血,病变是可逆的,可持续存在,如果不治疗可能进一步发展为牙周附着丧失的牙周炎。

（二）上皮改变（epithelial alterations）

组织学证实，牙龈组织对龈沟区内积聚的牙菌斑发生反应。细菌来源的小分子产物穿过上皮引起上皮和结缔组织的一系列变化。结合上皮虽无根向移位，但是细胞间隙增宽，上皮向结缔组织内增生形成粗大的钉突。炎症细胞，尤其是中性粒细胞通过结合上皮移至龈沟。这些细胞保护牙周组织抗微生物的侵袭，龈沟内的中性粒细胞通常在菌斑微生物和沟内、结合上皮之间形成一道屏障，成为抗菌的第一道防御线。慢性龈炎龈沟内的细菌虽然与沟内上皮和结合上皮关系密切，但是并没有穿过上皮，细菌积聚有时可见与上皮表面接触，有时可见于细胞间隙。口腔上皮显示出细胞角质素表达的变化，尤其是口腔上皮与沟内上皮结合处。上皮内朗格罕斯细胞（Langerhans cells，LC）数目增加，对外来抗原加工和传递并刺激 T 淋巴细胞反应（图 5－1）。

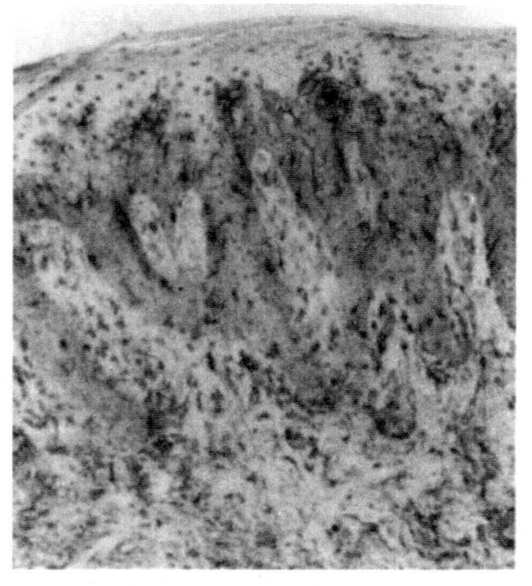

图 5－1　龈炎，上皮内 LC

（三）结缔组织改变（connective tissue alterations）

组织学表现通常具有急性和慢性特征，如浸润的结缔组织中有中性粒细胞、淋巴细胞、巨噬细胞、浆细胞和肥大细胞。初期病损是血管周围炎症和中性粒细胞的浸润，血清及抗体渗出、龈沟液渗出增加。中性粒细胞在结合上皮和龈沟中增多伴随龈沟液流的明显增加。早期病损主要是 T 淋巴细胞浸润，逐渐由 T 淋巴细胞为主过渡到 B 淋巴细胞为主，确立期病损的结缔组织特征是 B 细胞为主转换为浆细胞为主。虽然 Page 和 Schroeder 报告，确立期病损中浆细胞为主，但人实验性龈炎（短期内形成）的研究不能证实这一点，人长期存在的牙龈炎中浆细胞比例增加。炎症浸润的密度和范围取决于局部微生物的挑战、个体对微生物的炎症反应和这些反应的持续时间。轻度炎症时主要以中性粒细胞和 T 淋巴细胞为主，而向牙周炎进展时则转换为 B 淋巴细胞、浆细胞为主型（图 5－2）。炎症效应细胞从周缘血循环中移出到牙周组织的机制是白细胞由内皮细胞和白细胞表面的黏附分子介导黏附到靶组织的血管壁，白细胞黏附到内皮细胞表面并穿过血管壁移入组织。例如中性粒细胞的移出是对细菌和宿主来源的趋化物的趋化反应（chemotactic response）。趋化（chemotaxis）是指细胞对趋化物（chemoattractant）反应直接移出。中性粒细胞趋化移出后识别龈沟内的微生物，与之结合并吞噬。

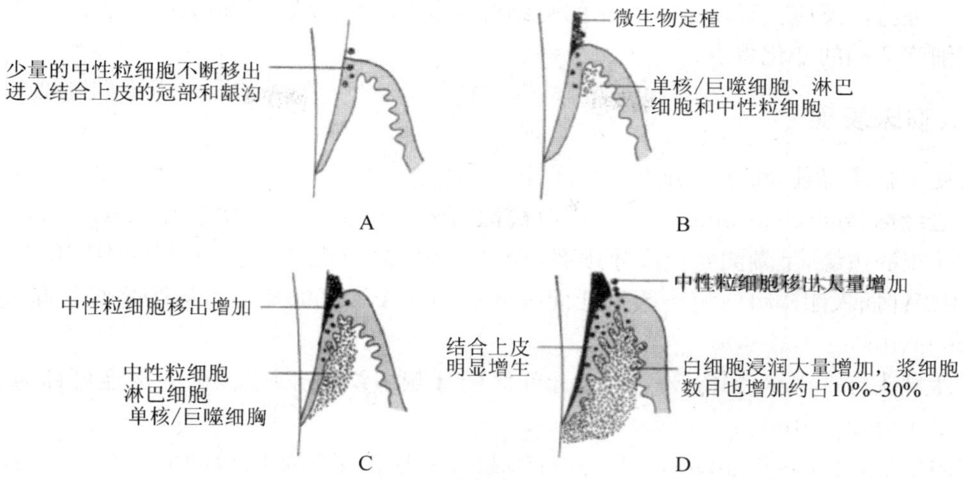

图 5－2　正常龈向牙龈炎发展的四个阶段。

在龈炎阶段，最明显的不同是炎症浸润的范围和成分，以及上皮增生

A. 正常龈；B. 初期龈炎病损；C. 早期龈炎病损；D. 确立期龈炎病损

(四)组织损害(tissue damage)

健康个体的宿主防御机制可有效地应对细菌的挑战。宿主的防御机制包括上皮细胞层的完整性，以及上皮细胞的脱落和龈沟液流，可有效地清除龈下细菌和其产物。补体、中性粒细胞和抗体的产生有可能控制龈沟中的微生物。如果由于先天或获得性宿主防御机制的缺陷引起防御不适当则可使细菌定植和繁殖，导致组织损害。

在龈炎病损中不发生牙槽骨的吸收，但是在龈炎的早期，龈沟下区的结缔组织中已出现胶原降解，炎症区的成纤维细胞数目减少。原有的成纤维细胞发生改变，胶原合成能力也可能下降，还出现血管增生和水肿(图 5－3)。

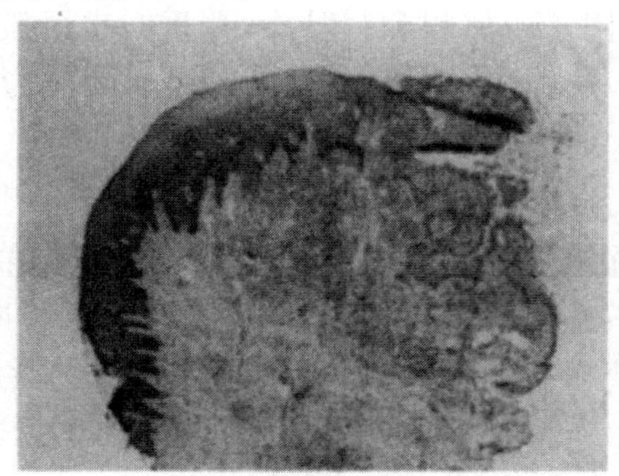

图 5－3　龈炎组织炎症细胞浸润和胶原破坏

在慢性龈炎病损的重度炎症区，由炎症细胞产生的炎症信号分子介导和中性粒细胞、巨噬细胞和成纤维细胞释放的蛋白酶作用使该区的胶原完全丧失。牙龈组织中的胶原降解有几种方式，巨噬细胞完成酶解胶原断片的胞噬和细胞内消化，而龈成纤维细胞则具有使胶原完全变性的能力。牙周结缔组织通过降解和合成的持续转换获得最终平衡。此外，一些成纤维细胞胶原合成能力的下调或下降也可导致结缔组织的丧失。

(五)组织形成(tissue formation)

新胶原的广泛形成有时是对炎症的突出组织学反应，尤其是在病损边缘区，这是成纤维

细胞的一种特征反应。显微镜下所见的龈结缔组织的变化反映了细胞因子和生长因子介导的炎症细胞活动的变化特点。

二、临床表现

为便于临床描述，将牙龈分为三个区(图 5—4)：

①边缘龈(marginal gingiva)：又称游离龈(free gingiva)或非附着龈(unattached gingiva)，是牙龈的边缘，呈领圈状包绕牙颈部，构成龈沟的软组织壁，正常牙龈的沟底位于釉牙骨质界，用探针插入龈沟可将游离龈从牙面分开。局限于该区的炎症可称为边缘性龈炎(marginal gingivitis)。

②龈乳头(papillary gingiva)：位于牙间区的牙龈组织，局限于该区的炎症可称为龈乳头炎(papillary gingivitis)。

③附着龈(attached gingiva)：与边缘龈、龈乳头连接至膜龈联合的龈组织。由边缘龈延伸至附着龈的病变可称为弥漫性龈炎(changes throughout the vertical extent of the attached gingiva can be termed diffuse(Glickman 1953)。

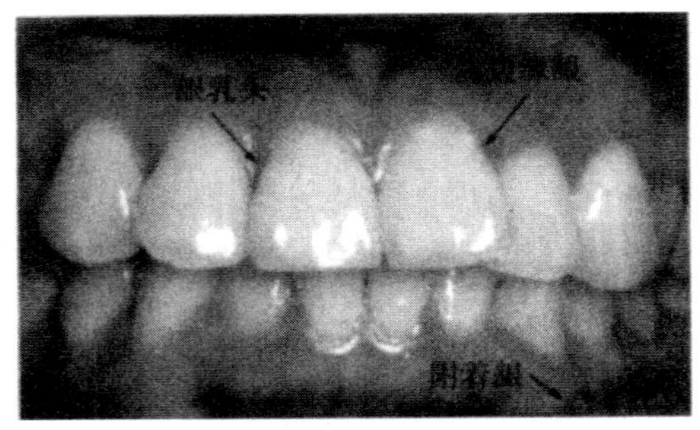

图 5—4　牙龈分区

本病牙龈的炎症一般局限于游离龈和龈乳头，严重时也可波及附着龈，炎症状况一般与牙颈部和龈沟内的菌斑及牙石量有关。牙龈炎一般以前牙区为多见，尤其是下前牙区最为显著。

1. 患者的自觉症状　刷牙或咬硬物时牙龈出血常为牙龈炎患者就医的主诉症状，但一般无自发性出血，这有助于与血液系统疾病及其他原因引起的牙龈出血鉴别。有些患者可感到牙龈局部痒、胀、不适，口臭等症状。近年来，随着社会交往的不断增加和对口腔卫生的逐渐重视，口腔异味(口臭)也是患者就诊的重要原因和较常见的主诉症状。

2. 牙龈色、形、质的变化　健康龈组织暴露于牙菌斑引起牙龈炎症，其临床的典型特征为牙龈色、形、质的改变和龈沟出血，如表 5—1 所示。

表 5—1　健康龈向龈炎发展的临床变化

	正常龈	龈炎
色泽	粉红(某些人群可见黑色素)	鲜红或暗红
外形	龈缘菲薄紧贴牙面呈扇贝状，龈乳头充满牙间隙，龈沟深度≤3mm	龈缘和乳头组织水肿圆钝，失去扇贝状，牙龈冠向和颊舌向肿胀形成假袋(false pocket)
质地	韧有弹性	松软，水肿，施压时易引起压痕
出血倾向	正常探诊和刷牙不出血	探诊后出血，刷牙时出血

(1)色泽:健康龈色粉红,某些人还可见附着龈上有黑色素。患牙龈炎时,由于牙龈组织内血管增生、充血导致游离龈和龈乳头色呈鲜红或暗红,病变严重时,炎症充血范围可波及附着龈,如图 5－5。

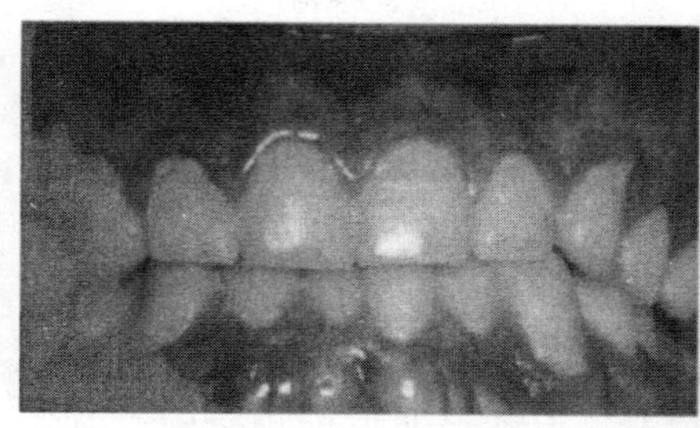
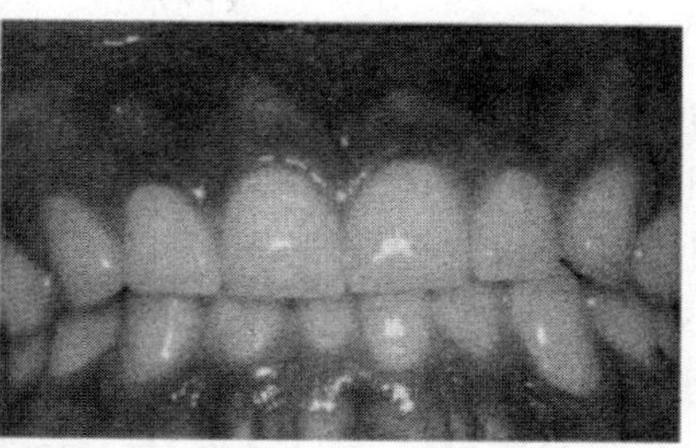

图 5－5　菌斑性龈炎(实验性龈炎)

A. 停止刷牙 21d 后,形成龈炎;B. 恢复刷牙后一周,恢复正常

(2)外形:健康龈的龈缘菲薄呈扇贝状紧贴于牙颈部,龈乳头充满牙间隙,附着龈有点彩。患龈炎时,由于组织水肿,牙龈冠向和颊舌向肿胀,龈缘变厚,失去扇贝状,不再紧贴牙面,龈乳头圆钝肥大。附着龈水肿时,点彩也可消失,表面光滑发亮。少数患者的牙龈炎症严重时,可出现龈缘糜烂或肉芽增生。

(3)质地:健康龈的质地致密坚韧。患龈炎时,由于结缔组织水肿和胶原的破坏,牙龈质地松软,脆弱,缺乏弹性,施压时易引起压痕。当炎症较轻且局限于龈沟壁一侧时,牙龈表面仍可保持一定的致密度,点彩仍可存在。

3. 龈沟深度和探诊出血　健康的龈沟探诊深度一般不超过 2～3mm。当牙龈存在炎症时,探诊会出血,或刺激后出血,有时由于牙龈的炎性肿胀龈沟深度可超过 3mm,但龈沟底仍在釉牙骨质界处或其冠方,无结缔组织附着丧失,X 线片示无牙槽骨吸收。1999 年国际牙周病新分类提出的龈炎标准中包括了经过彻底的治疗后炎症消退、牙龈退缩、牙周支持组织的高度降低的原牙周炎患者,此时若发生由菌斑引起的边缘龈的炎症,但不发生进一步的附着丧失,亦可诊断为龈缘炎,其治疗原则及转归与单纯的慢性龈缘炎一样。然而,应明确原发的牙龈炎是指发生在没有附着丧失的牙龈组织的慢性炎症。

4. 龈沟液量　健康龈的龈沟内存在极少量的龈沟液,牙龈有炎症时,龈沟液量较健康龈增多,其中的炎症细胞、免疫成分也明显增多,炎症介质增多,有些患者还可出现龈沟溢脓。龈沟液量的增加是评估牙龈炎症的一个客观指标。也有人报告牙龈炎时,龈沟内的温度升高,但此变化尚未用作临床指标。

本病在去除菌斑、牙石和刺激因素后,病损可逆转,牙龈组织可恢复正常。

三、诊断与鉴别诊断

1. 诊断　菌斑性牙龈炎的诊断主要根据临床表现,即牙龈的色、形、质的改变,但无牙周袋、无新的附着丧失、无牙槽骨吸收;龈缘附近牙面有明显的菌斑、牙石堆积,以及存在其他菌斑滞留因素等即可诊断。牙龈炎的主要诊断特征:

(1)龈缘处牙面有菌斑,疾病主要限于龈缘和龈乳头。

(2)牙龈色泽、形状、质地的改变,刺激后出血。

(3)无附着丧失和牙槽骨吸收*。

(4)龈沟液量增加。

(5)龈沟温度升高。

(6)菌斑控制及其他刺激因素去除后病损可逆。

注:* 发生于牙周炎治疗后的牙周组织可能存在附着丧失和骨丧失,但附着稳定不加重,即无新的附着丧失。

2. 鉴别诊断

(1)早期牙周炎:应仔细检查磨牙及切牙的邻面有无附着丧失,殆翼片有无早期的牙槽嵴顶吸收。牙龈炎应无附着丧失,牙槽嵴顶的骨硬板完整连续。

(2)血液病引起的牙龈出血:白血病、血小板减少性紫癜、血友病、再生障碍性贫血等血液系统疾病,均可引起牙龈出血,且易自发出血,出血量较多,不易止住。对以牙龈出血为主诉且有牙龈炎症的患者,应详细询问病史,注意与上述血液系统疾病相鉴别。血液学检查有助于排除上述疾病。

(3)坏死性溃疡性龈炎:坏死性溃疡性龈炎的临床表现以牙龈坏死为特点,除了具有牙龈自发性出血外,还有龈乳头和边缘龈坏死等特征性损害,可有口臭和伪膜形成,疼痛症状也较明显,而菌斑性龈炎无自发痛和自发性出血。

(4)HIV(human immunodeficiency virus,HIV)相关性龈炎:HIV 相关性龈炎在 HIV 感染者中较早出现,临床可见游离龈缘呈明显的线状红色充血带,称作牙龈线形红斑(linear gingival erythema,LGE),目前认为 LGE 与白念珠菌感染有关,附着龈可有点状红斑,患者可有刷牙后出血或自发性出血。在去除局部刺激因素后,牙龈的充血仍不易消退。艾滋病患者的口腔内还可出现毛状白斑、Kaposi 肉瘤等,血清学检测有助于确诊。

四、治疗

1. 去除病因　牙菌斑是引起菌斑性龈炎的直接病因,通过洁治术彻底清除菌斑、牙石,去除造成菌斑滞留和刺激牙龈的因素,牙龈的炎症可在一周左右消退,牙龈的色、形、质可完全恢复正常。对于牙龈炎症较重的患者,可配合局部药物治疗。常用的局部药物有 1%双氧水、0.12%~0.2%氯己定以及碘制剂,一般不应全身使用抗生素。

2. 防止复发　菌斑性龈炎是可逆的,其疗效较理想,但也容易复发。在去除病因的同时,应对患者进行椅旁口腔卫生指导(chair—side oral hygiene instruction),教会患者控制菌斑的方法,使之能够持之以恒地保持良好的口腔卫生状况,并定期(每 6~12 个月一次)进行复查和治疗,才能保持疗效,防止复发。如果患者不能有效地控制菌斑和定期复查,导致菌斑再次大量堆积,菌斑性牙龈炎是很容易复发的(约在一至数月内)。牙龈炎的预防应从儿童时期做起,从小养成良好的口腔卫生习惯,并定期接受口腔检查,及早发现和治疗。

(王莉)

第二节　青春期龈炎

青春期龈炎(puberty—associated gingivitis,or puberty gingivitis)是与内分泌有关的龈炎(gingivitis associated with the endocrine system),在新分类中隶属于菌斑性龈病中受全身因素影响的牙龈病(gingival diseases modified by systemic factors)。

牙龈是性激素作用的靶器官。性激素波动发生在青春期、月经期、妊娠期和绝经期。妇女在生理期和非生理期(如性激素替代疗法和使用性激素避孕药),激素的变化可引起牙周组织的变化,尤其是已存在菌斑性牙龈炎时变化更明显。这类龈炎的特点是非特异性炎症伴有突出的血管成分,临床表现为明显的出血倾向。青春期龈炎为非特异性的慢性炎症,是青春期最常见的龈病。

一、病因

青春期龈炎与牙菌斑和内分泌明显有关。青春期牙龈对局部刺激的反应往往加重,可能由于激素(最重要的是雌激素和睾丸激素)水平高,使得龈组织对菌斑介导的反应加重。不过这种激素作用是短暂的,通过口腔卫生措施可逆转。Mariotti 提出青春期龈炎的诊断应根据激素水平来确定,对于牙龈反应加重的女性患者,其雌激素水平至少≥26pmol/L;对于男性患者,其睾丸激素水平应≥8.7nmol/L。局部刺激可引起牙龈明显的炎症,龈色红、水肿、肥大,轻刺激易出血。这一年龄段的人群,由于乳恒牙的更替、牙齿排列不齐、口呼吸及戴矫治器等,造成牙齿不易清洁,加之该年龄段患者一般不注意保持良好的口腔卫生习惯,如刷牙、用牙线等,易造成菌斑的滞留,引起牙龈炎,而牙石一般较少。

成人后,即使局部刺激因素存在,牙龈的反应程度也会减轻。但要完全恢复正常必须去除这些刺激物。此外,口呼吸(常伴有安氏分类 2.1 的错𬌗)、不恰当的正畸治疗、牙排列不齐等也是儿童发生青春期龈炎的促进因素。青春期牙龈病的发生率和程度均增加,保持良好的口腔卫生能够预防牙龈炎的发生。

二、临床表现

青春期发病,牙龈的变化为非特异性的炎症,边缘龈和龈乳头均可发生炎症,其明显的特征是轻刺激易出血,龈乳头肥大,牙龈色、形、质的改变与普通炎性龈病相同。牙龈肥大发炎的程度超过局部刺激的程度,且易于复发(图 5—6)。

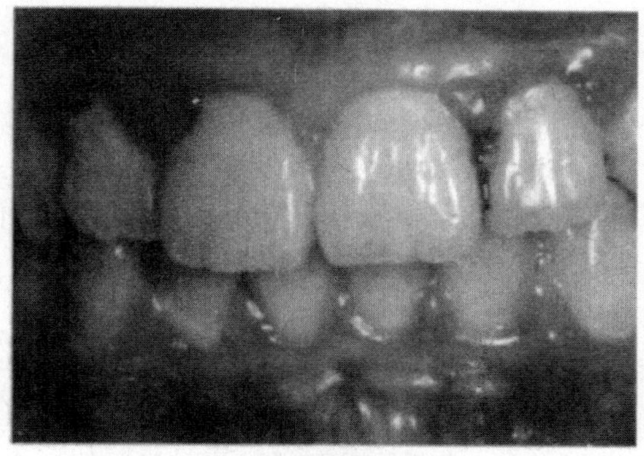

图 5—6　青春期龈炎

三、诊断

1. 青春期前后的患者。
2. 牙龈肥大发炎的程度超过局部刺激的程度。
3. 可有牙龈增生(gingival hyperplasia)的临床表现。
4. 口腔卫生情况一般较差,可有错𬌗、正畸矫治器、不良习惯等因素存在。

四、治疗

1. 口腔卫生指导。

2. 控制菌斑：洁治，除去龈上牙石、菌斑和假性袋中的牙石。

3. 纠正不良习惯。

4. 改正不良修复体或不良矫治器。

5. 经上述治疗后仍有牙龈外形不良、呈纤维性增生者可行龈切除术(Gingivectomy)和龈成形术(gingivoplasty)。

完成治疗后应定期复查，教会患者正确刷牙和控制菌斑的方法，养成良好的口腔卫生习惯，以防止复发。对于准备接受正畸治疗的青少年，应先治愈原有的牙龈炎，并教会他们掌握正确的控制菌斑的方法。在正畸治疗过程中，定期进行牙周检查和预防性洁治(prophylaxis scaling)，对于牙龈炎症较重无法控制者应及时中止正畸治疗，待炎症消除、菌斑控制后继续治疗，避免造成对深部牙周组织的损伤和刺激。

(王莉)

第三节　妊娠期龈炎

妊娠期龈炎(pregnancy—associated gingivitis，或 pregnancy gingivitis)是指妇女在妊娠期间，由于女性激素水平升高，原有的牙龈炎症加重，牙龈肿胀或形成龈瘤样的改变(实质并非肿瘤)。分娩后病损可自行减轻或消退。妊娠期龈炎的发生率报告不一，在30%～100%。国内对上海700名孕妇的问卷调查及临床检查的研究结果显示，妊娠期龈炎的患病率为73.57%，随着妊娠时间的延长，妊娠期龈炎的患病率也提高，妊娠期龈瘤患病率为0.43%。有文献报告孕期妇女的龈炎发生率及程度均高于产后，虽然孕期及产后的菌斑指数均无变化。

一、病因

妊娠期龈炎与牙菌斑和患者的黄体酮水平升高有关。妊娠本身不会引起龈炎，只是由于妊娠时性激素水平的改变，使原有的慢性炎症加重。因此，妊娠期龈炎的直接病因仍然是牙菌斑，此外与全身内分泌改变即体内性激素水平的变化有关。

研究表明，牙龈是雌性激素的靶器官，妊娠时雌激素水平增高，龈沟液中的雌激素水平也增高，牙龈毛细血管扩张、瘀血，炎症细胞和液体渗出增多。有文献报告，雌激素和黄体酮参与调节牙龈中花生四烯酸的的代谢，这两种激素刺激前列腺素的合成。妊娠时雌激素和黄体酮水平的增高影响龈上皮的角化、导致上皮屏障的有效作用降低，改变结缔组织基质，并能抑制对菌斑的免疫反应，可使原有的龈炎临床症状加重。

有学者发现妊娠期龈炎患者的牙菌斑内中间普氏菌(Prevotella intermedia)的比率增高，并与血浆中雌激素和黄体酮水平的增高有关。因此在妊娠期炎症的加重可能是由于菌斑成分的改变而不只是菌斑量的增加。分娩后，中间普氏菌的数量降至妊娠前水平，临床症状也随之减轻或消失，有学者认为孕酮在牙龈局部的增多，为中间普氏菌的生长提供了营养物质。

二、临床表现和检查

妊娠妇女的菌斑指数可保持相对无改变，临床变化常见于妊娠期4～9个月时，有效地控制菌斑可使病变逆转。

1.妊娠期龈炎　患者一般在妊娠前即有不同程度的牙龈炎，从妊娠2～3个月后开始出现明显症状，至8个月时达到高峰，且与血中孕酮水平相一致。分娩后约2个月时，龈炎可减轻至妊娠前水平。妊娠期龈炎可发生于个别牙或全口牙龈，以前牙区为重。龈缘和龈乳头呈鲜红或暗红色，质地松软，光亮，呈显著的炎性肿胀、轻触牙龈极易出血，出血常为就诊时的主诉症状。一般无疼痛，严重时龈缘可有溃疡和假膜形成，有轻度疼痛(图5—7)。

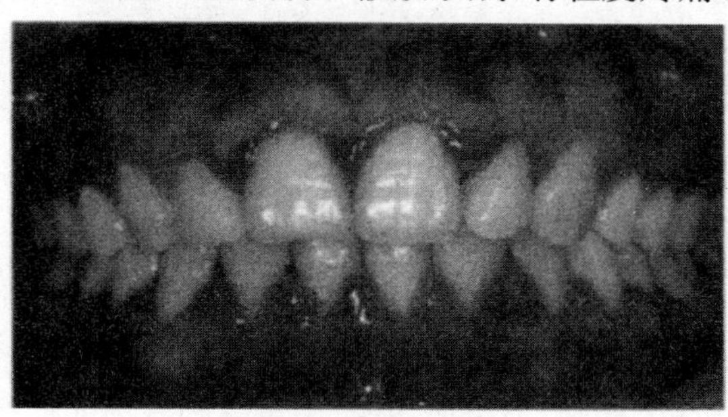

图5—7　妊娠性龈炎(28岁，妊娠6个月)

2.妊娠期龈瘤　亦称孕瘤。通常在妊娠第3个月，牙间乳头出现局限性反应性增生物，有蒂或无蒂，生长快，色鲜红，质松软，易出血，一般直径不超过2cm。临床上也可见到因妊娠瘤巨大而妨碍进食的患者。据报告妊娠期龈瘤在妊娠妇女中发生率为1.8%～5%，多发生于个别牙列不齐的牙间乳头区，前牙尤其是下前牙唇侧乳头较多见。(图5—8)。妊娠期龈瘤的本质不是肿瘤，不具有肿瘤的生物学特性。分娩后，妊娠瘤大多能逐渐自行缩小，但必须除去局部刺激物才能使病变完全消失。

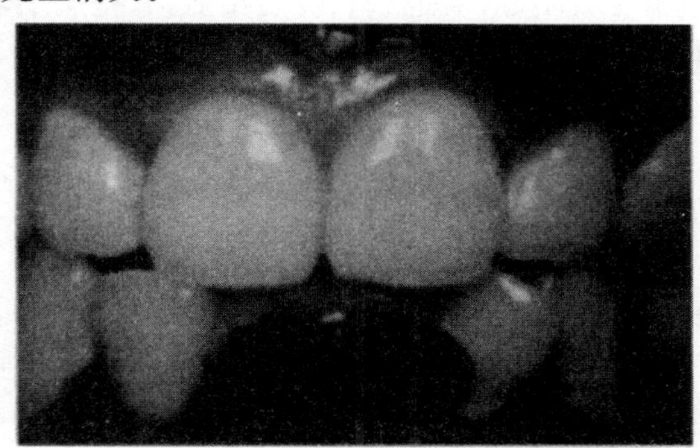

图5—8　孕瘤

三、组织病理改变

组织学表现为非特异性的、多血管的、大量炎细胞浸润的炎症性肉芽组织。牙龈上皮增生、上皮钉突伸长，表面可有溃疡，基底细胞有细胞内和细胞间水肿。结缔组织内有大量的新生毛细血管，血管扩张充血，血管周围的纤维间质水肿，伴有慢性炎症细胞浸润。有的牙间乳头可呈瘤样生长，称妊娠期龈瘤，实际并非真性肿瘤，而是发生在妊娠期的炎性血管性肉芽肿。病理特征为明显的毛细血管增生，血管间的纤维组织可有水肿及黏液性变，并有炎性细胞浸润，其毛细血管增生的程度超过了一般牙龈对慢性刺激的反应，致使牙龈乳头炎性过长而呈瘤样表现(图5－9)。

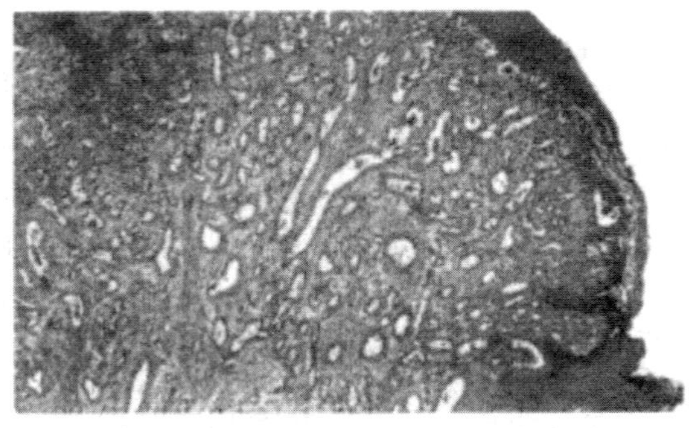

图5－9　妊娠期龈炎组织病理学表现

四、诊断与鉴别诊断

1. 诊断

(1)孕妇，在妊娠期间牙龈炎症明显加重且易出血。

(2)临床表现为牙龈鲜红、松软、易出血，并有菌斑等刺激物的存在。

(3)妊娠瘤易发生在孕期的第四个月到第九个月。

2. 鉴别诊断

(1)有些长期服用避孕药的育龄妇女也可有妊娠期龈炎的临床表现，一般通过询问病史可鉴别。

(2)妊娠期龈瘤应与牙龈瘤鉴别。牙龈瘤的临床表现与妊娠期龈瘤十分相似，可发生于非妊娠的妇女和男性患者。临床表现为个别牙间乳头的无痛性肿胀、突起的瘤样物，有蒂或无蒂，表面光滑，牙龈颜色鲜红或暗红，质地松软极易出血，有些病变表面有溃疡和脓性渗出物。一般多可找到局部刺激因素，如残根、牙石、不良修复体等。

五、治疗

1. 细致认真的口腔卫生指导。

2. 控制菌斑(洁治)，除去一切局部刺激因素(如牙石、不良修复体等)，操作手法要轻巧。

3. 一般认为分娩后病变可退缩。妊娠瘤若在分娩以后仍不消退则需手术切除，对一些体积较大妨碍进食的妊娠瘤可在妊娠4～6个月时切除。手术时注意止血。

4. 在妊娠前或早孕期治疗牙龈炎和牙周炎，并接受口腔卫生指导是预防妊娠期龈炎的重要举措。虽然受性激素影响的龈炎是可逆的，但有些患者未经治疗或不稳定可引发附着丧失。

(王莉)

第四节　白血病龈病损

白血病(leukemia)是造血系统的恶性肿瘤，各型白血病均可出现口腔表征，其中以急性非淋巴细胞白血病(或称急性髓样白血病)最常见。牙龈是最易侵犯的组织之一,不少病例是以牙龈肿胀和牙龈出血为首发症状,因此早期诊断往往是由口腔科医生所做出,应引起高度重视。

一、病因

白血病的确切病因虽然至今不明,但许多因素被认为和白血病的发病有关,病毒可能是主要的因素,此外,尚有遗传因素、放射线、化学毒物或药物等因素。以往的研究已证实,C型RNA肿瘤病毒或称逆转录病毒是哺乳类动物如小鼠、猫、牛、绵羊和灵长类动物自发性白血病的病因,这种病毒能通过内生的逆转录酶按照RNA顺序合成DNA的复制品,即前病毒,当其插入宿主的染色体DNA中后可诱发恶变;遗传因素和某些白血病发病有关,白血病患者中有白血病家族史者占8.1%,而对照组仅0.5%。近亲结婚人群急性淋巴细胞白血病的发生率是普通人群的30倍;电离辐射有致白血病作用,其作用与放射剂量大小及辐射部位有关,一次较大剂量或多次小剂量均有致白血病作用;全身和放射野较大的照射,特别是骨髓受到照射,可导致骨髓抑制和免疫抑制,照射后数月仍可观察到染色体的断裂和重组。放射线能导致双股DNA可逆性断裂,从而使细胞内致瘤病毒复制和排出;在化学因素中,苯的致白血病作用较明确,且以急性粒细胞白血病和红白血病为主,烷化剂和细胞毒药物可致继发性白血病也较肯定。

二、临床表现

急性白血病患者多数存在口腔症状。患者常因牙龈肿胀、出血不止而首先到口腔科就诊。据文献报告北京某医院血液科初诊收治的320名小儿急性白血病患者中有38名以口腔表现为首发症状,占11.9%。北京大学口腔医院牙周科在18个月内的首诊患者中即发现5名因牙龈肿胀而就诊的白血病患者。白血病的主要临床表现如下(图5－10A、B):

1. 大多为儿童及青年患者。起病较急,表现为乏力,不同程度发热,热型不定,有贫血及显著的口腔和皮下、黏膜自发出血现象。
2. 口腔表现多为牙龈明显肿大,波及牙间乳头、边缘龈和附着龈,外形不规则呈结节状,颜色暗红或苍白(为病变白细胞大量浸润所致,并非牙龈结缔组织本身的增生)。
3. 有的牙龈发生坏死、溃疡,有自发痛,口臭,牙齿松动。
4. 牙龈和黏膜自发性出血,且不易止住。
5. 由于牙龈肿胀,出血,口内自洁作用差,使菌斑大量堆积,加重牙龈炎症。
6. 可有局部和全身的淋巴结肿大。

三、组织病理

急性白血病可分为急性淋巴细胞白血病(acute lymphoblastic leukemia,ALL)和急性非淋巴细胞白血病(acute non－lymphoblastic leukemia,ANLL or Acute myeloblastic leukemia,AML)两大类。该两类白血病均可有口腔症状。白血病患者末梢血中的幼稚白细胞,在牙龈组织内大量浸润积聚,致使牙龈肿大,这是白血病的牙龈病损的原因,而并非牙龈结缔组织本身的增生。

牙龈病损的病理变化为牙龈上皮和结缔组织内充满密集的幼稚白细胞,偶见分裂相,偶见正常的中性粒细胞、淋巴细胞和浆细胞的灶性浸润。结缔组织高度水肿变性，胶原纤维被幼稚白细胞所取代。毛细血管扩张，血管腔内可见白细胞形成栓塞，并可见组织坏死。细胞性质取决于白血病的类型(图 5－10C、D)。

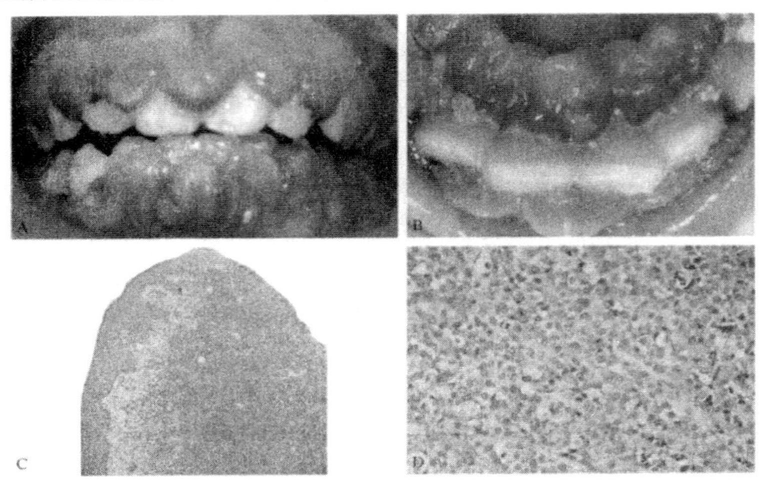

图 5－10　白血病龈病损

A、B. 临床表现；C、D. 病理表现

四、诊断和鉴别诊断

根据上述典型的临床表现，及时做血细胞分析及血涂片检查，发现白细胞数目异常(多数病例显著增高，个别病例减少)及形态的异常(如血涂片检查见大量幼稚细胞)，便可作出初步诊断。骨髓检查可明确诊断。对于可疑患者还应注意其他部位如皮肤、黏膜是否存在出血和瘀斑等。

表现为牙龈肿大的龈病损应注意与牙龈的炎症性增生、药物性龈增生和龈纤维瘤病鉴别；以牙龈出血为主要表现的龈病损应与菌斑性龈炎和血液系统其他疾病鉴别。

五、治疗

1. 及时转诊至内科确诊，并与血液科医生密切配合治疗。

2. 切忌牙龈手术和活体组织检查。

3. 牙龈出血以保守治疗为主，压迫止血，局部可用止血药，如用含有肾上腺素的小棉球压迫止血，牙周塞治剂、云南白药等都可暂时止血。

4. 在全身情况允许时可进行简单的洁治术以减轻牙龈炎症，但应避免组织创伤。给含漱药如 0.12%氯己定、2%～4%碳酸氢钠液、1%～3%过氧化氢液以及 1%次氯酸钠液，并指导含漱。

5. 伴有脓肿时，在脓肿初期禁忌切开，待脓液形成时，尽可能不切开引流，以避免病情复杂化(感染扩散、出血不止、伤口不愈)，为减轻症状，可局部穿刺、抽吸脓液，仅脓液多时切开，手术时，避免过度挤压，切口过大。

6. 口腔卫生指导，加强口腔护理。

(王莉)

第五节 药物性牙龈肥大

药物性牙龈肥大又称药物性龈增生(drug—induced gingival hyperplasia),是指由于全身用药引起牙龈完全或部分的肥大,与长期服用药物有关。在我国20世纪80年代以前,药物性牙龈增生主要是由抗癫痫药苯妥英钠(phenytoin,又称大仑丁 dilantin)引起。近年来,临床上经常发现因高血压和心脑血管疾病服用钙通道阻滞剂(calcium channel blocker)引起的药物性牙龈肥大,而苯妥英钠引起的龈肥大相对少见。目前我国高血压患者已达1.34亿,而作为老年人的常见病、多发病的心、脑血管疾病亦随着我国社会的老龄化进一步增加,最近这些疾病又出现低龄化的趋势。因此,在我国心、脑血管疾病存在进一步增多的可能性。1990年国际高血压协会(ISH)和WHO推荐钙通道阻滞剂为五个一线降压药物之一;作为钙通道阻滞剂的代表药物,硝苯地平(nifedipine)、尼群地平(nitrendipine)在1992—2000年世界畅销药物排序中分列第2、5位。在国内依据中国高血压协会的统计,目前我国高血压患者接受药物治疗者约50%使用钙通道阻滞剂,其中约80%的高血压患者服用硝苯地平等低价药,由此可见钙通道阻滞剂诱导的药物性牙龈肥大在口腔临床工作中会越来越多见。

药物性牙龈肥大的存在不仅影响到牙面的清洁,妨碍咀嚼、发音等功能,有时还会造成心理上的障碍。

一、病因

与牙龈增生有关的常用药物有三类:①苯妥英钠:抗惊厥药,用于治疗癫痫。②环孢素(cyclosporine):免疫抑制剂,用于器官移植患者以避免宿主的排异反应,以及治疗重度银屑病等。③钙通道拮抗剂如硝苯地平:抗高血压药。长期服用这些药物的患者易发生药物性龈增生,其增生程度与年龄、服药时间、剂量有关,并与菌斑、牙石有关。

(一)药物的作用

上述药物引起牙龈增生的真正机制目前尚不十分清楚。在苯妥英钠用于治疗癫痫后不久,Kimball(1939年)就首次报告了苯妥英钠引起的牙龈肥大。癫痫患者长期服用苯妥英钠,使原来已有炎症的牙龈发生纤维性增生。有研究表明服药者中有40%~50%的人发生牙龈增生,且年轻人多于老年人。关于牙龈增生的程度是否与血清和唾液中苯妥英钠的浓度有关尚无定论,但一些学者报告牙龈增生程度与服药剂量有关。体外研究表明:苯妥英钠可刺激成纤维细胞的有丝分裂,使蛋白合成增加,合成胶原的能力增强,同时细胞分泌的胶原溶解酶丧失活性,致使胶原的合成大于降解,结缔组织增生肿大。另有研究指出药物性牙龈增生患者的成纤维细胞对苯妥英钠的敏感性增强,易产生增殖性变化。

其他药物如免疫抑制剂环孢素和钙通道阻断剂如硝苯地平(心痛定)、维拉帕米等也可引起药物性牙龈增生。环孢素A为免疫抑制剂,常用于器官移植或某些自身免疫性疾病患者,1983年有学者报告该药引起牙龈肥大,服用此药者约有30%~50%发生牙龈纤维性增生,另有研究发现服药量>500mg/d会诱导牙龈增生。硝苯地平为钙通道阻断剂,对高血压、冠心病患者具有扩张周围血管和冠状动脉的作用,对牙龈也有诱导增生的作用,约有20%的服药者发生牙龈增生。环孢素和钙通道阻滞剂两药联合应用,会增加牙龈增生的发生率和严重程度。这两种药引起牙龈增生的原因尚不十分清楚,有人报告两种药物以不同的方式降低了胶原酶活性或影响了胶原酶的合成，也有人认为牙龈成纤维细胞可能是钙通道阻断剂的靶细胞，硝苯地平可改变其细胞膜上的钙离子流动而影响细胞的功能，使胶原的合成大于分解，从而使胶原聚集而引起牙龈增生。

最近的研究表明，苯妥英钠、环孢素可能通过增加巨噬细胞的血小板生长因子的基因表现而诱导牙龈增生。这些药物能抑制细胞的钙离子摄入(钙是细胞内 ATP 酶活动所必须的)导致牙龈的过度生长。此外，药物对牙龈上皮细胞凋亡的影响作用不可忽视，比如凋亡抑制蛋白 Bcl－2，抑癌蛋白 P53、Ki－67 抗原和 c－myc 癌蛋白在药物性增生的牙龈组织内均有阳性表达，甚至有的与药物剂量和用药时间呈正相关，这些相关凋亡蛋白的异常表达，可破坏上皮组织的代谢平衡，最终导致龈组织增生。

(二)菌斑的作用

菌斑引起的牙龈炎症可能促进药物性牙龈增生的发生。长期服用苯妥英钠，可使原来已有炎症的牙龈发生纤维性增生。有研究表明牙龈增生的程度与原有的炎症程度和口腔卫生状况有明显关系。人类和动物实验也证实，若无明显的菌斑微生物、局部刺激物及牙龈的炎症或对服药者施以严格的菌斑控制，药物性牙龈增生可以减轻或避免。但也有人报告增生可发生于无局部刺激物的牙龈。可以认为，局部刺激因素虽不是药物性牙龈增生的原发因素，但菌斑、牙石、食物嵌塞等引起的牙龈炎症能加速和加重药物性牙龈增生的发展。有学者认为炎症介质可能激活牙龈成纤维细胞对血流中上述药物的反应性增生。

二、临床表现和检查

药物性龈肥大好发于前牙(特别是下颌)，初起为龈乳头增大，继之扩展至唇颊龈，也可发生于舌、腭侧牙龈，大多累及全口龈。增生龈可覆盖牙面 1/3 或更多。病损开始时，点彩增加并出现颗粒状和疣状突起，继之表面呈结节状、球状、分叶状，色红或粉红，质地坚韧。口腔卫生不良、创伤殆、龋齿、不良充填体和矫治器等均能加重病情。当牙间隙较大时，病损往往较小，可能由于此处清洁作用较好所致。无牙区不发生本病损(图 5－11A、图 5－12、图 5－13A)。

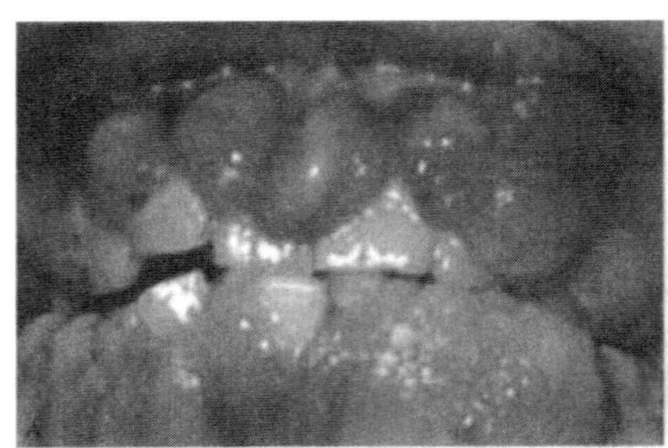
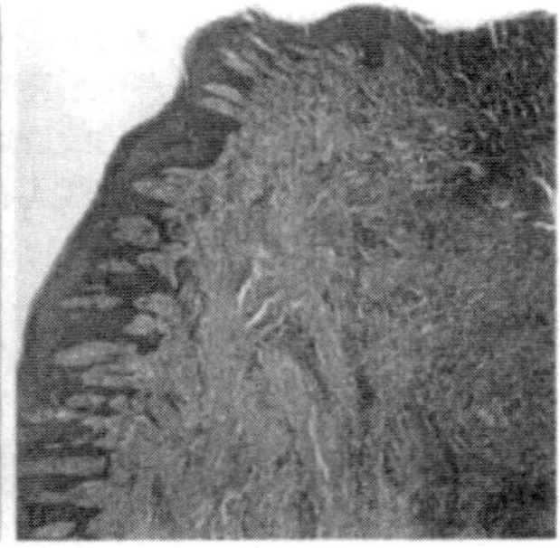

图 5－11　药物性(环孢素)龈肥大

A. 临床表现；B. 病理表现

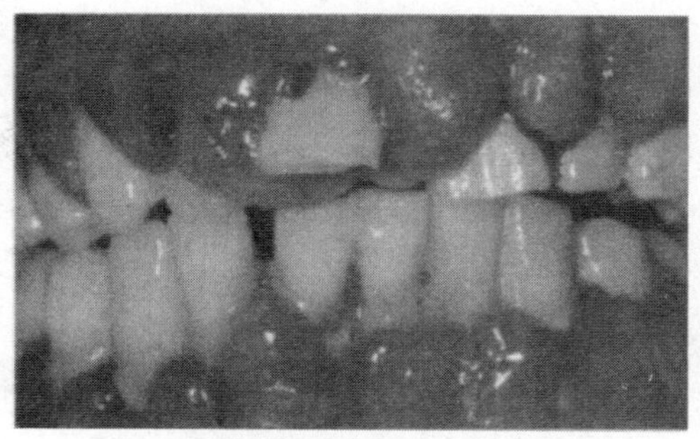

图 5－12　药物性(硝苯地平)龈肥大

三、组织病理学

不同药物引起的龈肥大不仅临床表现相似,组织病理学表现也相同。药物性龈肥大的主要特点是牙龈结缔组织和上皮的显著增生。牙龈表面上皮增生、水肿,表层不全角化。沟内上皮表面大多数有糜烂、溃疡,上皮内有白细胞移出。牙龈结缔组织增生明显、胶原纤维增生、变粗、排列密集,成纤维细胞和新生血管的数目增多,炎性浸润区可见淋巴细胞、浆细胞、肥大细胞和中性粒细胞等多种炎症细胞,以浆细胞为主,其次为淋巴细胞。炎症程度以轻、中度多,但较龈纤维瘤病的炎症重,一般不发生骨吸收(图 5－11B,图 5－13B)。

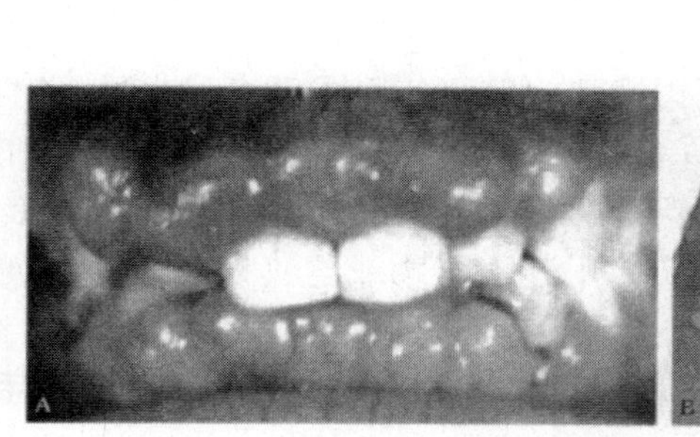

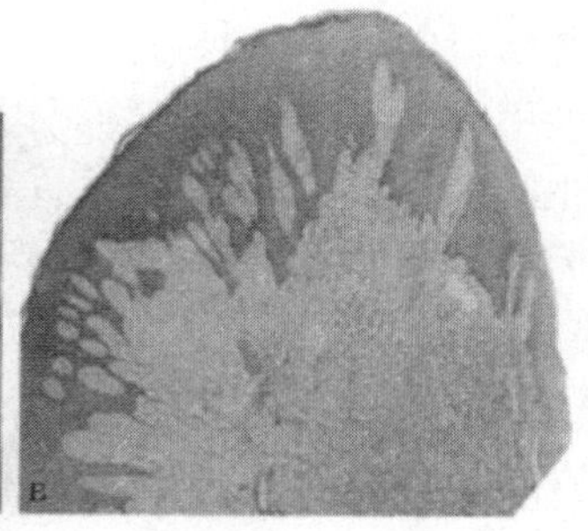

图 5－13　药物性(苯妥英钠)龈肥大

A. 临床表现;B. 病理表现

四、诊断

1. 患者有癫痫或高血压、心脏病或接受过器官移植,并有苯妥英钠、环孢素、硝苯地平等的服药史。一般在用药后的三个月即发病。

2. 增生起始于牙间乳头,随后波及龈缘,表面呈小球状、分叶状或桑椹状、质地坚实,略有弹性。牙龈色泽多为淡粉色。

3. 若合并感染则有龈炎的临床表现,存在局部刺激因素。

五、鉴别诊断

主要应与伴有龈增生的菌斑性龈炎和龈纤维瘤病相鉴别。

伴有龈增生的菌斑性龈炎又称为增生性龈炎(hyperplastic gingivitis),是慢性炎症性肥大,有明显的局部刺激因素,多因长期接触菌斑所引起。增生性龈炎是牙龈肿大的常见疾病,好发于青少年。龈增生一般进展缓慢,无痛。通常发生于唇颊侧,偶见舌腭侧,主要局限在龈乳头和边缘龈，可限于局部或广泛，牙龈的炎症程度较药物性龈增生和遗传性牙龈纤维瘤病重。口呼吸患者的龈增生位于上颌前牙区，病变区的牙龈变化与邻近未暴露的正常黏膜有明显的界限。牙龈增生大多覆盖牙面的1/3～2/3。一般分为两型，炎症型（肉芽型）和纤维型。炎症型表现为牙龈深红或暗红，松软，光滑，易出血，龈缘肥厚，龈乳头呈圆球状增大。纤维型表现为牙龈实质性肥大，较硬而有弹性，颜色接近正常。临床上炎症型和纤维型常混合存在，病程短者多为炎症型，病程长者多转变为纤维型。

龈纤维瘤病可有家族史，而无服药史。龈增生较广泛，大多覆盖牙面的2/3以上，以纤维性增生为主。

六、治疗

1. 去除局部刺激因素　通过洁治、刮治去除菌斑、牙石，并消除其他一切导致菌斑滞留的因素，并指导患者切实掌握菌斑控制的方法。治疗后多数患者的牙龈增生可明显好转甚至消退。

2. 局部药物治疗　对于牙龈炎症明显的患者，除了去除菌斑和牙石外，可用3%过氧化氢液冲洗龈袋，并在袋内置入抗菌消炎的药物，待炎症减轻后再作进一步的治疗。

3. 手术治疗　对于虽经上述治疗但增生的牙龈仍不能完全消退者，可进行牙龈切除并成形的手术治疗，对于重度增生的患者为避免角化龈切除过多可采用翻瓣加龈切术的方法。术后若不停药和忽略口腔卫生，则易复发。

4. 酌情更换引起牙龈增生的药物　以往认为停止使用或更换引起牙龈肥大的药物是对药物性牙龈增生的最根本的治疗，但是许多临床资料显示患者不停药经认真细致的牙周基础治疗可获得龈肥大消失的效果。对牙周治疗后龈肥大状况改善不明显的患者应考虑停止使用钙拮抗剂，与相关的专科医师协商更换使用其他药物或与其他药物交替使用，以减轻副作用。

5. 指导患者严格控制菌斑，以减轻服药期间的牙龈增生程度，减少和避免手术后的复发。

（王莉）

第六节　遗传性龈纤维瘤病

本病又名先天性家族性纤维瘤病（congenital familial fibromatosis）或特发性龈纤维瘤病（idiopathic fibromatosis），是一种比较罕见的以全口牙龈广泛性、渐进性增生为特征的良性病变，属于经典的孟德尔单基因遗传性疾病，也可能与某些罕见的综合征和其他疾病相伴随。国外文献报告患病率为1/750000，国内尚无确切的报告，在北京大学口腔医院口腔病理科积累的260例龈增生病例中有19例属于该病（7.3%）。

一、病因

本病有明显的遗传倾向，通常为常染色体显性遗传，也可有常染色体隐性遗传，但也有非家族性的病例，称为特发性纤维瘤病。有关常染色体显性遗传性牙龈纤维瘤病的基因定位与克隆已有研究报告，目前国内外的研究主要定位在2p21－p22区域，有研究者在巴西一个大家系的所有成员中检测到SOS1（son of sevenless 1）基因的突变，而对巴西另一个大家系的研究则未在该区发现连锁性，说明该病存在遗传异质性。

二、临床表现和检查

牙龈增生严重，通常波及全口。可同时累及附着龈、边缘龈和牙间乳头，唇舌侧龈均可发生，常覆盖牙面2/3以上，以至影响咀嚼，妨碍恒牙萌出。增生龈表面呈结节状、球状、颗粒状。龈色粉红，质地坚韧，无明显刺激因素（图5－14A）。在增生的基础上若有大量菌斑堆积，亦可伴有牙龈的炎症。增生的牙龈组织在牙脱落后可缩小或消退。患者发育和智力无异常。

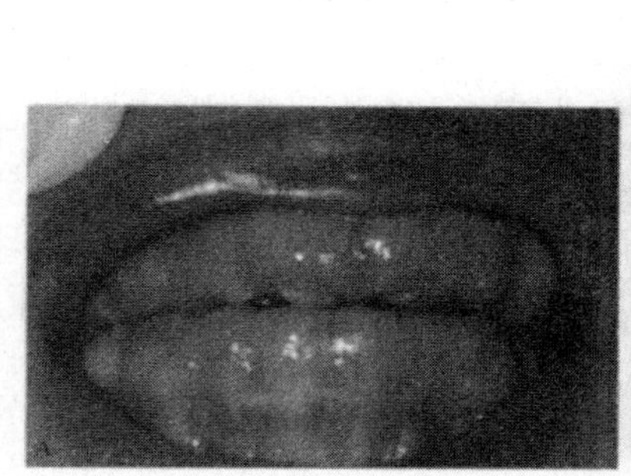
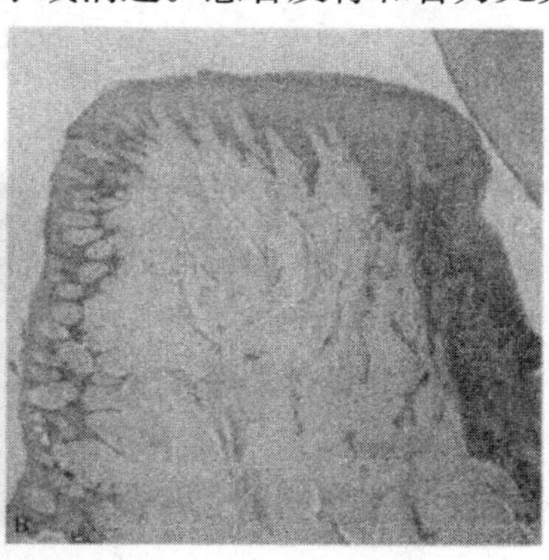

图5－14　牙龈纤维瘤病

A. 临床表现；B. 病理表现

本病可作为巨颌症、眶距增宽症、多发性毛细血管扩张、多毛综合征等全身性综合征的一个表征，但临床病例大多表现为单纯牙龈肥大的非综合征型。

三、组织病理学

龈上皮增生，表面角化或不全角化，钉突明显。牙龈固有层的结缔组织增生显著，胶原纤维增生明显呈束状、排列紧密，血管相对少见，偶有幼稚的成纤维细胞。纤维束间炎症细胞少（图5－14B）。

四、诊断与鉴别诊断

1. 发生于萌牙以后，可波及全口牙龈。多见于儿童，但也可见于成人。

2. 龈颜色正常，坚实，表面光滑或结节状，点彩明显（结缔组织中充满粗大的胶原纤维束和大量的成纤维细胞）。

3. 替牙期儿童可有萌牙困难。

4. 可有家族史。

本病应与药物性龈增生、青春期或妊娠期有关的龈增生鉴别。无家族史的龈纤维瘤病需排除上述病变后方可诊断为特发性龈纤维瘤病。增生性龈炎大多发生于前牙部，炎症明显，一般有明显的局部刺激因素，增生程度相对较轻，无长期服药史和家族史。药物性龈增生有长期服药史，主要累及牙间乳头及龈缘，增生程度相对居中。龈纤维瘤病一多毛综合征的特征除牙龈进行性过长外，伴明显的多毛，患者智力减退，颅变形，偶有男子出现女性型乳房。

五、治疗

1. 控制菌斑，消除炎症。

2. 手术切除肥大的牙龈。可采用内斜切口式的翻瓣术兼作牙龈切除，以保留附着龈，并缩短愈合过程。若龈增生过厚过大可先做水平龈切除再采用内斜切口。本病手术后易复发，复发率与口腔卫生的好坏有关，口腔卫生保持得好可以不复发或复发很慢。本病为良性增生，复发后仍可再次手术治疗。一部分本病患者在青春期后可缓解，故手术最好在青春期后进行。

（王莉）

第七节　坏死性溃疡性龈炎

坏死性溃疡性龈炎是局限于牙龈的坏死性炎症，多为急性发作，又称急性坏死溃疡性龈炎（acute necrotizing ulcerative gingivitis，ANUG），最早由 Vincent 于 1898 年报告，故称“奋森龈炎”（Vincent gingivitis），因在本病患者的病变处发现大量的梭形杆菌和螺旋体，故又被称为“梭杆菌螺旋体性龈炎”。第一次世界大战时，在前线战士中流行本病，故又名“战壕口”（trench mouth）。

本病病变累及牙龈组织，无牙周附着丧失。如果病变导致附着丧失则应称“坏死性溃疡性牙周炎”；病变超过膜龈联合则应称坏死性口炎。如在急性期疾病未得到适当治疗或反复发作，组织破坏速度转缓，坏死组织不能彻底愈合，则转为慢性坏死性病变。在 1999 年的新分类中“坏死性溃疡性龈炎”和“坏死性溃疡性牙周炎 necrotizing ulcerative periodontitis（NUP）”被合并称为“坏死性牙周病 necrotizing periodontal diseases”，因尚不能确定 NUG 和 NUP 是同一种感染的不同阶段，抑或为不同的疾病。NUG 主要发生在青壮年、较贫困地区和国家的营养不良或患传染病（如麻疹、疟疾、水痘）的儿童。目前在经济发达的国家中，此病已很鲜见；在我国也已明显减少。

一、易感因素

1. 微生物　由于口腔内原已存在的梭形杆菌和螺旋体大量增加和侵入组织，直接或间接地造成牙龈上皮及结缔组织浅层的非特异性急性坏死性炎症。早在 19 世纪末，就有学者提出本病是由梭形杆菌和螺旋体引起的特殊感染。此后不少学者报告在 ANUG 病损处总能找到该两种菌，20 世纪 80 年代以后，发现中间普氏菌（Prevotella intermedia，Pi）也是 NUG 的优势菌。患者服用甲硝唑等抗厌氧菌药物能显著减少螺旋体、梭形杆菌和中间普氏菌的数量，临床症状也消失。以上这些研究均支持这些微生物为主要致病源，然而在健康人和动物口中接种上述微生物却不会形成本病。这些微生物也广泛存在于慢性牙龈炎和牙周炎患者的菌斑中，一般情况下并不发生 NUG。目前认为，NUG 是一种由多种微生物引起的机会性感染，宿主的易感性和抵抗力降低使这些微生物的毒力造成 NUG 病损。

2. 已有菌斑性龈炎或牙周炎　牙菌斑、口腔卫生不良和已有的菌斑性龈炎均是 NUG 的常见危险因素。深牙周袋内或冠周炎的盲袋适合螺旋体和厌氧菌的繁殖，当存在某些局部组织的创伤或全身因素时，细菌大量繁殖，并侵入牙龈组织，发生 NUG。

3. 精神紧张　本病常发生于考试期的学生以及精神紧张、过度疲劳、睡眠不足的患者，可能因皮质激素过多分泌和自主神经系统的影响改变了牙龈的血液循环、组织代谢以及唾液流量等，使局部抵抗力下降。精神压力又可能使患者疏忽口腔卫生、吸烟增多等。

4. 免疫功能低下　一些营养不良(特别是维生素 C 缺乏)的儿童,或患消耗性疾病,如癌瘤、急性传染病、血液病、免疫功能低下的患者易发生本病。艾滋病患者也常有类似本病的损害,须引起高度重视。

5. 吸烟　据报告大多数 NUG 患者有大量吸烟史。吸烟可使牙龈小血管收缩,影响牙龈局部的血流;此外,吸烟者白细胞的趋化功能和吞噬功能均下降,IgG_2 水平低于非吸烟者,唾液中 IgA 水平亦有下降,吸烟的牙周炎患者龈沟液中的 TNF－α 和 PGE_2 水平均高于非吸烟的患者,这些因素都会加重牙龈的病变。

二、临床表现及检查

本病起病急,疼痛明显。牙龈重度疼痛往往是患者求医的主要原因,但是在病损初起阶段坏死区少而小,中等疼痛。龈自发出血以及轻微接触即出血,腐败性口臭等也是该病的主要症状。重度患者可发生颌下淋巴结肿大和触痛、唾液增多、颌下淋巴结肿大、低热等。

1. 临床检查　病损早期可局限于牙间乳头,其后扩延至边缘龈的唇舌侧。最初病损常见于下前牙的龈乳头区,乳头肿胀圆钝、色红,个别牙间乳头的顶端发生坏死,使牙间乳头中央凹陷如火山口状,上覆灰白色污秽的坏死物,检查时须将表面的坏死假膜去除,才能见到乳头顶端的破坏。轻症者牙间乳头红肿,外形尚完整,易与龈缘炎混淆。若病变迅速扩展至邻近乳头及边缘龈,则龈缘呈虫蚀状,表面覆坏死假膜,易于擦去,暴露下方鲜红触痛的溃疡面,一般不波及附着龈。在坏死区和病变相对未累及的牙龈区常有一窄的红边为界(图 5－15)。

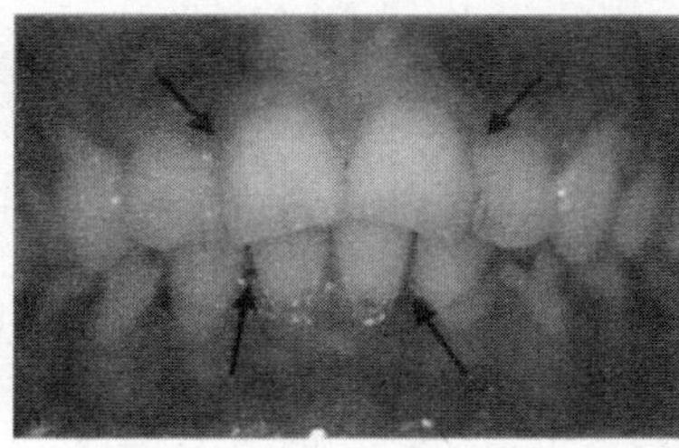
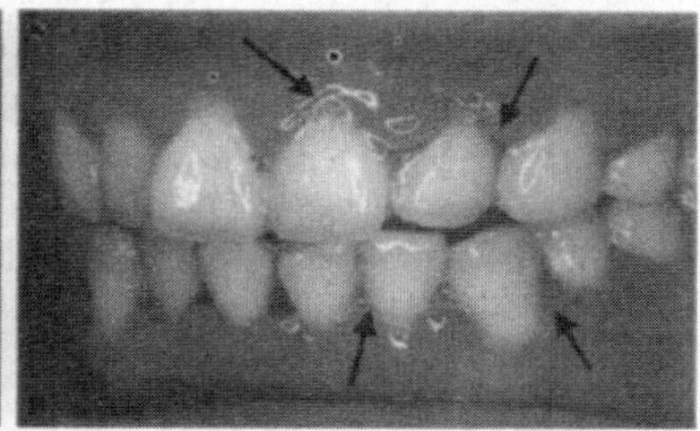

图 5－15　坏死性溃疡性龈炎

A. 病变初期:牙间龈乳头的顶端发生坏死;B. 病变后期:病变扩展累及龈乳头和边缘龈,牙龈坏死呈虫蚀状

2. 细菌学检查　病变区坏死物涂片经瑞氏(Wright)染色可见大量的梭形杆菌和螺旋体。(图 5－16)

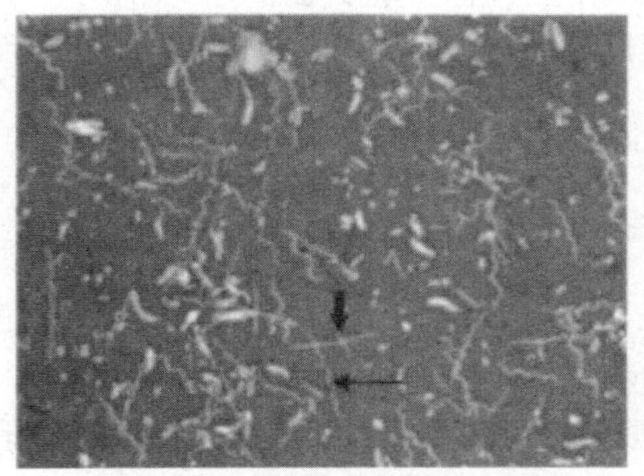

图 5－16　坏死性溃疡性龈炎细菌涂片

细箭头指向螺旋体,粗箭头指向梭形杆菌

急性期如未能及时治疗且患者抵抗力低时，坏死还可波及与牙龈病损相对应处的唇、颊黏膜，成为坏死性龈口炎（necrotizing gingivostomatitis）。若疾病进展迅速不及时治疗还可导致小块或大块牙槽骨坏死，这种状况尤其见于免疫缺陷患者（包括艾滋病患者）。在机体抵抗力极度低下者还可合并感染产气荚膜杆菌，使面颊部组织迅速坏死，甚至穿孔，称为走马牙疳（noma），以形容病变发展之快。此时患者有全身中毒症状甚至导致死亡。目前，走马牙疳在我国已经基本绝迹。

NUG若在急性期治疗不彻底或反复发作可转为慢性坏死性龈炎。其主要临床表现为牙间乳头严重破坏，甚至消失，乳头处的龈高度低于龈缘高度，呈反波浪状（reversed architecture），牙间乳头处颊舌侧牙龈分离，甚至可从牙面翻开，其下的牙面上有牙石和软垢，牙龈一般无坏死物。

三、组织病理学

坏死性溃疡性牙龈炎（NUG）的组织病理学表现为牙龈的非特异性急性坏死性炎症，病变累及复层鳞状上皮和下方的结缔组织。表面上皮坏死，由纤维素、坏死的白细胞和上皮细胞、细菌等构成的假膜所取代，邻近坏死假膜处的上皮水肿、变性，细胞间有中性粒白细胞浸润。下方的结缔组织中有螺旋体入侵，大量的毛细血管增生、扩张充血，中性粒细胞密集浸润，此区在临床上表现为坏死区下方的鲜红带状区。中性粒细胞周围有许多浆细胞和单核细胞，表明本病是在原有的慢性龈炎的基础上发生的。

Listgarten（1965）根据电镜观察将病损分为四个区：①细菌层：病损的最表层，由多种细菌组成，包括大、中、小型螺旋体。②中性粒细胞层：此层富含大量白细胞，以中性粒细胞为主，其间夹杂不同类型的螺旋体和细菌。③坏死区：以坏死的细胞、纤维素、残存的胶原纤维和许多大、中型螺旋体构成，夹杂少量的其他细菌。④螺旋体浸润层：结缔组织区内有大、中型螺旋体侵入，组织呈急性炎症反应。然而这四层互相混合，并非在每个病例中都可观察到。

四、诊断

本病以牙龈的急性坏死为特点，表现为龈乳头“火山口”状破坏（punched－out），并伴有牙龈自动出血、疼痛。次要的诊断要点有腐败性口臭和伪膜形成。龈病损与梭形杆菌、中间普氏菌和螺旋体有关。

1. 好发于精神紧张者和吸烟者，青少年多见。

2. 起病较急，病变发展迅速，常在数天至一周时就诊，龈乳头顶端中央和龈缘呈现虫蚀状坏死。

3. 牙龈自发痛、触痛。

4. 牙龈自发出血。

5. 腐败性口臭明显

6. 其他　唾液黏稠，淋巴结肿大，低热，疲乏等。

7. 坏死区涂片瑞氏染色可见大量的梭形杆菌和螺旋体。

慢性期的诊断主要根据反复发作的牙龈坏死、疼痛和出血、牙龈乳头消失、口臭等，细菌涂片检查无特殊细菌。

五、鉴别诊断

本病首先应与菌斑性龈炎鉴别。后者为慢性过程，无坏死病损，一般不痛，牙龈出血主要为继发性出血（非自发出血）。而早期轻症的ANUG的临床表征与菌斑性龈炎很相像，常需将肿胀的牙间乳头轻轻翻开才能发现顶端的坏死区。

本病应与疱疹性龈口炎和急性白血病鉴别。疱疹性龈口炎为病毒感染，多发生于幼儿，牙龈充血一般波及全部牙龈而不局限于牙间乳头和边缘龈，还常侵犯口腔黏膜其他部位或唇周组织。典型病变为多个成簇的小疱，破溃并形成小溃疡或溃疡互相融合，但无坏死。

急性白血病患者可由于抵抗力的降低而伴发本病，二者并存，血象检查有助于诊断基础疾病一白血病。

艾滋病患者由于细胞免疫和体液免疫功能低下，常由各种细菌引起机会性感染，可合并NUG和NUP，后者大多见于艾滋病患者。

六、治疗

1.急性期　初步洁治，轻轻去除大块牙结石，用3%过氧化氢液擦洗及含漱清除坏死组织，当过氧化氢遇到组织和坏死物中的过氧化氢酶时，能释放出大量的新生态氧，杀灭或抑制厌氧菌。重症者口服甲硝唑或替硝唑等抗厌氧菌药物，甲硝唑每日三次，每次0.2g，服三天一般可控制病情。若治疗及时得当，病损较快愈合，不留后遗症。

全身还可给予维生素C等支持疗法，要充分休息。进行口腔卫生指导也非常重要，更换牙刷，保持口腔清洁，指导患者建立良好的口腔卫生习惯，以防复发。应劝告患者戒烟。

2.急性期过后的治疗原则同菌斑性牙龈炎。

（王莉）

第八节　龈乳头炎

龈乳头炎是伴有局部促进因素（local contributing factors）的菌斑性龈炎，个别龈乳头受到机械或化学刺激（食物嵌塞，充填物悬突，不良修复体，不正确的剔牙、异物等）引起的急性或慢性非特异性炎症。

一、临床表现和诊断

局部龈乳头充血、肿胀，探诊易出血。患者有疼痛感（自发胀痛、触痛、冷热刺激痛、牙可有轻度叩痛）。患区存在局部刺激因素，或剔牙不当。

二、治疗

1.除去各种局部刺激物。

2.用3%过氧化氢液、0.12%氯己定或0.1%伊沙丫啶（利凡诺）等局部冲洗，局部涂敷复方碘液。

3.止痛，必要时局部封闭。

4.急性炎症控制后，治疗原有的龈炎。

（王莉）

第九节　剥脱性龈病损

剥脱性龈病损是临床较常见的龈组织疾病，其临床特征为游离龈和附着龈呈鲜红色和剥脱性改变。1932 年 Prinz 将严重龈上皮剥脱的病例首次命名为“慢性弥漫性剥脱性龈炎”之后，陆续有关于剥脱性龈病损的报告，使用名称有慢性剥脱性龈炎、剥脱性龈口炎、龈变性或龈症等。1960 年 McCarthy 复习了有关剥脱性龈炎的文献，并根据 40 例特征为边缘龈和附着龈发红和剥脱的龈炎病例分析，提出剥脱性龈炎是多种系统病的龈表现，从而引起了关于该病损性质的争论。近年来许多研究表明，所谓剥脱性龈炎是类天疱疮、扁平苔癣和其他疱性疾病及银屑病等病在牙龈的表现，因此多数学者认为剥脱性龈炎是一种临床症状，是描述性术语，因此建议用“剥脱性龈病损”来概括发生于牙龈以剥脱为主的病损。真正的或特发性剥脱性龈炎者为数甚少，仅指那些不能诊断为其他疾病的剥脱性龈病损而言。

一、病因

过去许多学者认为，本病损是特异的，具有特征性组织病理学表现和特异的病因，称之为“剥脱性龈炎”。近年来国内外一些学者的研究证实剥脱性龈病损是皮肤黏膜病在牙龈的表现，其病因同相应的黏膜病。

McCarthy 等观察了 216 例剥脱性龈病损，发现其中 98 例是黏膜类天疱疮，100 例是扁平苔癣，6 例是寻常性天疱疮，可能由内分泌紊乱引起的龈病损 7 例，其中 5 例是更年期妇女，2 例是子宫和卵巢切除后的青年妇女，病因不明 5 例，虽有龈剥脱、鲜红的多年病史，然组织病理学检查无特异性，内分泌功能正常且排除了其他黏膜病损的可能性，故称为特发性剥脱性龈炎(desquamative gingivitis，DG)。孟焕新等对 86 例临床表现为剥脱性龈病损的病例进行了组织病理学分析，结果发现剥脱性龈病损中以良性黏膜类天疱疮最多，37 例(43%)；其次是扁平苔癣，30 例(34.9%)；以下依次为寻常性天疱疮 7 例(8.1%)，剥脱性龈炎 2 例(2.3%)，红斑狼疮和龈变性各 3 例(各 3.5%)，其他 4 例(4.77。)。

剥脱性龈病损多数发生在唇颊龈，半数以上累及全口龈。天疱疮、扁平苔癣和类天疱疮等可伴有其他口腔黏膜和全身其他部位的病损(38 例)。天疱疮病损范围广，同时累及唇、颊、舌、软腭、扁桃体和牙槽嵴。扁平苔癣的口腔病损可位于唇、颊、舌、咽腭弓，颊部最多见(8 例)。类天疱疮的口腔病损唇部 2 例，颊部 3 例。特发性剥脱性龈炎无一例伴口腔黏膜病损。

二、临床表现和检查

剥脱性龈病损多见于女性。临床特征是牙龈鲜红、光亮或表皮剥脱糜烂，也可出现水疱、水肿或肿胀、龈溃疡，创面易出血等症状和体征。病损局限于龈组织，常出现在唇、颊侧龈，较少见于舌侧龈，可累及全口龈。有的患者伴刺激性疼痛，也有的患者同时伴有其他部位典型皮肤黏膜病损的特征。天疱疮、扁平苔癣和类天疱疮等可伴有其他口腔黏膜和全身其他部位的病损。扁平苔癣的口腔病损可位于唇、颊、舌、咽腭弓，颊部最多见。类天疱疮的口腔病损可见于唇部和颊部。天疱疮病损范围广，同时累及唇、颊、舌、软腭、扁桃体和牙槽嵴。剥脱性龈炎无一例伴口腔黏膜病损。

剥脱性龈病损的病变进展缓慢，时有加剧，常可自行缓解，有的病损经数月乃至数年自然愈合。同一患者口腔内不同部位、不同时期的病损可有不同表现。上皮与结缔组织分离或上皮下方形成水疱可使龈表面呈灰白色、或亮红与灰白相互间杂。若上皮完全脱落，龈表面粗糙、呈鲜红色，此时，患者有烧灼感，对温度刺激敏感。

三、组织病理学

1.一般病理表现　上皮缺乏角化，棘层变薄，可见水样变性，固有层水肿，有炎性细胞浸润。通常可分为疱型和苔癣型。疱型：上皮与结缔组织交界处水肿，形成基底下疱，上皮与下方组织分离，结缔组织内有明显的炎症，与良性黏膜类天疱疮相似；苔癣型：上皮萎缩，基底细胞水肿，常见胶样小体，病变与疱性或萎缩性扁平苔癣相似；然而剥脱区只显示非特异性炎症浸润。

2.免疫病理　免疫荧光有助于明确诊断皮肤黏膜病伴发的剥脱性龈病损，如扁平苔癣和类天疱疮。类天疱疮、天疱疮、扁平苔癣和银屑病均有特异性免疫荧光现象。直接免疫荧光染色的特征如下：

（1）扁平苔癣：基膜区有纤维蛋白沉着，固有层内有细胞样体（cytoid body），此特征对诊断有参考价值。

（2）类天疱疮：免疫球蛋白及补体与基膜结合，表现为薄而连续的带。

（3）寻常性天疱疮：免疫球蛋白与上皮细胞膜结合沉着于上皮细胞间。

（4）红斑狼疮：免疫球蛋白沉着于基膜区呈颗粒状、间断性、宽大的带。

（5）银屑病：角化层有免疫物质沉着。

（6）其他（激素性等）：免疫荧光染色阴性。

四、诊断与鉴别诊断

剥脱性龈病损的诊断以往只取决于临床和组织学标准，当牙龈病损伴皮肤和黏膜病损时，病史和病理检查对确诊是非常有用的。近年来，免疫荧光方法在鉴别诊断方面越来越显示出优越性，因此剥脱性龈病损的诊断方法应包括：①临床检查（口腔内外的所有病损）。②光镜检查龈活检标本（包括病损周围组织）。③直接免疫荧光法检查（病损及周围的正常组织）。④间接免疫荧光法（检查患者血清中是否存在与类天疱疮或天疱疮有关的抗体）。此外要注意随访，诊断明确的剥脱性龈病损患者可能在口腔其他部位或者皮肤发生新的病损，而特发性剥脱性龈炎在随访时有可能发现新的疾病征兆，如发展成典型的类天疱疮或扁平苔癣。常见的剥脱性龈病损主要有以下几类：

1.良性黏膜类天疱疮（简称类天疱疮）。

2.扁平苔癣。

3.寻常性天疱疮（简称天疱疮）。

4.龈变性。

5.慢性盘状红斑狼疮（简称红斑狼疮）。

6.特发性剥脱性龈炎。

临床上类天疱疮最易与扁平苔癣混淆。因此，鉴别诊断首先应是这两者。其次应与天疱疮、慢性盘状红斑狼疮和龈变性区别，其区别要点见表5－2。此外，还应与结核、银屑病和浆细胞增多症鉴别。

表 5－2　剥脱性龈病损的临床和组织病理学鉴别要点

病名	临床特点		病理特点
	牙龈	其他部位	
类天疱疮	水疱、糜烂、溃疡，剥脱	唇颊多见，糜烂、溃疡，全身水疱	基层下疱或裂，疱处上皮钉突消失，炎症细胞广泛浸润，浆细胞多，常有卢梭小体，基膜有免疫复合物沉积，呈薄而连续的带
扁平苔癣	剥脱伴白色线网条纹	颊部多见，呈白色网状条纹，其次舌部，浅白斑	基底细胞液化，基膜不清，上皮钉突长，淋巴细胞呈带状或广泛浸润，T 细胞为主，有腺样小体，基膜区有纤维蛋白沉着，固有层内有细胞样
天疱疮	水疱不易见，尼氏（Nikolsky）征阳性	多处黏膜损害，肿胀糜烂	棘层松解，基层上疱，上皮细胞间有免疫复合物沉积
红斑狼疮	糜烂、溃疡伴白色条纹	舌背白色斑块	基底细胞液化，基膜增厚，炎症细胞多围绕在血管周围，浆细胞和胶样小体较多见，胶原纤维变性，血管扩张，有玻璃样血栓，基膜有免疫复合物沉积，呈均质性的间断性宽大带
龈变性	水肿、肿胀	无	上皮水样变性，结缔组织水肿，胶原纤维减少，玻璃样变，血管增生、扩张，或内皮肿胀，管腔闭塞
剥脱性龈炎	鲜红、剥脱	无	上皮缺乏角化，棘层薄，水样变性，结缔组织水肿，炎症细胞弥漫浸润呈非特异性炎症

五、治疗

1. 消除局部刺激因素　无论哪种疾病的龈剥脱病损都要注意消除局部刺激因素，如牙石、菌斑、尖锐牙尖、龋洞、不良修复体及银汞合金充填材料等。若怀疑损害的发生与患者长期服用某种药物有关，可建议换用其他药物。

2. 扁平苔癣　损害局限且无症状者可不用药，仅观察随访；损害局限但有症状者以局部用药为主；损害较严重者应采用局部和全身联合用药，全身用药以免疫调节治疗为主。局部可使用肾上腺皮质激素软膏、药膜、喷雾剂等制剂；对糜烂溃疡型，可在病损区基底部注射激素；还需加强心理疏导，缓解精神压力，调整精神状态、睡眠、月经状况、消化道情况等；伴有口腔其他部位病损或皮肤病损者应到口腔黏膜科或皮科就诊。

3. 类天疱疮　病损局部可用 2.5％泼尼松龙混悬液加 1％普鲁卡因局部注射。含漱剂则以消炎、止痛为主。除病情严重者外，应尽量减少或避免全身大剂量使用皮质激素，尤其是仅有口腔病损者。若需用泼尼松，10～30mg 每天 1 次，即可控制病情，待情况稳定后开始减量。

4. 天疱疮　肾上腺皮质激素为治疗该病的首选药物。轻者，泼尼松的起始量为 20～40mg/d；重者，起始量 60～100mg/d。待病情明显缓解，病损大部分愈合后泼尼松即可递减，直到每天 5～15mg 维持量。免疫抑制剂如环磷酰胺、硫唑嘌呤或甲氨蝶呤与泼尼松等肾上腺皮质激素联合治疗，可达到减少后者的用量，降低副作用的目的。长期应用激素应注意加用抗生素以防止并发感染，激素和抗生素联合使用时要防止念珠菌感染。局部用药：口内糜烂疼痛者，在进食前可用 1％～2％丁卡因液涂抹，用 0.25％四环素或金霉素含漱有助于保持口腔卫生。局部使用皮质激素软膏制剂，可促使口腔糜烂面的愈合。此外支持疗法不可缺少，需高蛋白、高维生素饮食，进食困难者可静脉补充。伴有口腔其他部位病损或皮肤病损者应到口腔黏膜科或皮科就诊。

5. 慢性盘状红斑狼疮　尽量避免或减少日光照射，外出或户外工作时戴遮阳帽外涂遮光剂。积极治疗感染病灶，调整身心健康，饮食清淡。局部可使用糖皮质激素制剂，充血糜烂处可考虑局部麻醉药物与糖皮质激素混合，行病损局灶封闭，每 1～2 周注射一次，1～3 次为一疗程。

（王莉）

第十节　浆细胞龈炎

本病又名浆细胞肉芽肿（plasma cell granuloma）、浆细胞龈口炎（plasma cell gingivosto－matitis）。

一、病因

不明确，可能是一种过敏反应性疾患。其过敏原多种多样，如牙膏、口香糖等，其中某些成分可诱发牙龈组织发生变态反应，一旦除去及停止与过敏原的接触，则病变可逐渐恢复、自愈。

二、临床表现和诊断

1. 本病可发生于鼻腔或口腔黏膜，但主要发生于牙龈。可侵犯多个牙齿。
2. 牙龈鲜红、肿大、松软易碎，表面似半透明状/颗粒状或肉芽组织状，极易出血，病变范围常包括附着龈。
3. 一般不引起附着丧失。
4. 病理检查有助于诊断，显微镜下见结缔组织内有密集浸润的正常形态的浆细胞，呈片状或呈灶性聚集。

三、治疗

1. 口腔卫生指导、去除可疑的过敏原。
2. 进行彻底的牙周洁治术，必要时行刮治术。
3. 实质性肿大部分需手术切除，但易复发。

（王莉）

第十一节　牙龈瘤

牙龈瘤为牙龈上生长的局限性反应性增生物，是较常见的瘤样病损（具有肿瘤样外形，但不具备肿瘤的生物学特性）。肉芽肿性牙龈瘤又称化脓性肉芽肿（pyogenic granuloma）。

一、病因

一般认为由残根、牙石、不良修复体等局部因素引起，与机械性刺激和慢性炎症有关。

二、临床表现和诊断

牙龈瘤好发于龈乳头。通常呈圆形、椭圆形，有时呈分叶状。大小不一，从数毫米至1～2cm。有的有蒂，如息肉状，有的无蒂，基底宽广。血管性和肉芽肿性者质软、色红；纤维性者质地较硬而韧，色粉红。一般无痛，肿物表面发生溃疡时可感觉疼痛。长期存在的较大的牙龈瘤可压迫牙槽骨使之吸收，X线片示局部牙周膜增宽。

三、组织病理学

牙龈瘤根据病理变化可分为三型：①肉芽肿性：似炎性肉芽组织，有许多新生的毛细血管及成纤维细胞，有许多的炎性细胞浸润，主要是淋巴细胞和浆细胞，纤维成分少，龈黏膜上皮往往呈假上皮瘤样增生。②纤维性：肉芽组织发生纤维化，细胞及血管成分减少，而纤维组织增多。粗大的胶原纤维束间有少量的慢性炎症细胞浸润。纤维束内可有钙化或骨化发生。③血管性：血管多，似血管瘤。血管间的纤维组织可有水肿及黏液性变，并有炎性细胞浸润。

四、鉴别诊断

牙龈瘤应特别注意与牙龈鳞癌鉴别。这两种病损临床上有时不易区别，尤其当牙龈癌呈结节状生长，或牙龈瘤表面有溃疡时，常易混淆。鳞癌大多表现为菜花状、结节状或溃疡状。溃疡表面凹凸不平，边缘外翻似肉芽，可有恶臭。牙松动或脱落，或已拔除。X线片表现可见牙槽骨破坏。局部淋巴结肿大。据文献报告，牙龈鳞癌的发病年龄明显高于牙龈瘤，男性多于女性，而龈瘤则女性多于男性。鳞癌好发于后牙区，龈瘤好发于前牙及双尖牙区。前者病程短，一般几个月，肿瘤生长迅速，后者病期长，一般数年。

妊娠瘤在妇女怀孕期间易发生(第4～9个月)，分娩后可退缩。

五、治疗

去除刺激因素如菌斑、牙石和不良修复体，手术切除牙龈瘤，切除应达骨面(包括骨膜)，凿去瘤体相应处的少量牙槽骨，并刮除该处的牙周膜，以免复发。

(王莉)

第六章　慢性牙周炎

牙周炎是由牙菌斑中的微生物所引起的慢性感染性疾病，由长期存在的慢性牙龈炎向深部牙周组织发展，导致牙周支持组织的炎症和破坏，如牙周袋形成、进行性附着丧失和牙槽骨吸收，最后可导致牙松动和被拔除。它是我国成年人丧失牙齿的首位原因。牙周炎在临床上表现为多种类型，它们都是以菌斑微生物为主要原因，但不同类型牙周炎的主要致病菌可能不尽相同；它们的基本病理变化相似，但疾病的发展过程、组织破坏的速度和方式、临床表现的特征、对治疗的反应和结局等可能有所不同。

慢性牙周炎(chronic periodontitis，CP)是最常见的一类牙周炎，约占牙周炎患者的95%。历史上对牙石堆积、牙龈红肿流脓、有牙周袋以及牙槽骨破坏的疾病曾有过多种命名，例如牙槽脓漏(pyorrhea alveolaris)，不洁性脓漏(schmutz pyorrhea)，边缘性牙周炎(marginal periodontitis)，单纯性牙周炎(simple periodontitis)等。认为主要是牙石的机械刺激，导致牙龈的炎症和退缩，或是由咬合创伤导致牙槽骨破坏，继发炎症。到了20世纪中后期，主流观点认为牙周炎是牙菌斑生物膜作为始动因子而引起的炎症导致牙周支持组织的破坏，且主要发生于成年人，故名成人牙周炎(adult periodontitis，AP)或慢性成人牙周炎(chronic adult periodontitis，CAP)。1999年关于牙周病分类的国际研讨会将其更名为慢性牙周炎，因为此类牙周炎虽最常见于成年人，但也可发生于儿童和青少年，而且由于本病的进程缓慢，通常难以确定真正的发病年龄。大部分慢性牙周炎呈缓慢加重，但也可出现间歇性的活动期。

第一节　慢性牙周炎的发病原理

堆积在龈牙结合部的牙面和龈沟内的菌斑微生物是引发牙龈慢性炎症的始动因子(initiating factor)。菌斑及其产物引发牙龈炎，使牙龈充血和肿胀、龈沟加深、龈沟液增多、牙龈易流血。长期存在的牙龈炎症改变了局部微生态环境，更有利于一些在厌氧条件下生长的革兰阴性牙周致病菌的滋生，形成致病性很强的生物膜(biofilm)，并由龈上向龈下扩延。它们所引起的炎症反应范围扩大到深部组织，导致牙龈炎发展成为牙周炎。

牙龈炎和牙周炎的主要区别在于牙龈炎不侵犯支持组织(没有附着丧失和牙槽骨吸收)，经过常规治疗后，牙周组织可完全恢复正常，是可逆性病变。但是，若维护不良，牙龈炎较易复发。而牙周炎则有牙周支持组织的破坏(附着丧失、牙周袋形成和牙槽骨吸收)，若不及时治疗，病变一般呈缓慢加重，直至牙松动而脱落。牙周炎经过规范的治疗可以控制病情，但已破坏的软、硬组织难以恢复到正常状态(表6－1)。预防和治疗牙龈炎，对于牙周炎的预防有着重要意义。牙龈炎是如何发展成为牙周炎的？两者是什么关系？什么条件下会发展？这些问题目前尚无明确的答案。但是有大量的研究资料肯定了以下两点：

一、牙龈炎是牙周炎的前驱和危险因素

在20世纪70年代以前，人们普遍认为牙龈炎若得不到治疗，必会发展成牙周炎。后来的研究表明并不是所有牙龈炎都发展为牙周炎，但牙龈炎的确是牙周炎的前驱和危险因素。

Schatzle 等对 565 名挪威 16～34 岁男性长达 26 年的观察，对于在观察期间始终无牙龈炎症的牙位、轻度炎症的牙位和重度炎症牙位进行比较，它们在观察期内发生新的附着丧失的程度分别为 1.86mm、2.25mm 和 3.23mm。长期有炎症的牙位比始终无炎症的牙位附着丧失多 70%，最后失牙的机会增加 46 倍。因此学者们认为长期的牙龈炎症是牙周附着丧失和失牙的危险因素。我国对 576 名无口腔保健的村民进行纵向观察，也发现基线时探诊出血的牙位与随后 2 年内附着丧失的程度相关。其他研究也表明长期的牙龈炎症与附着丧失有明显相关。

二、个体对牙周炎的易感性

慢性牙龈炎的患病率很高，但只在某些个体、某些条件下发展为牙周炎。1986 年 Loe 等发表的对无口腔保健措施的人群进行的纵向研究报告中，发现 81%的个体牙周病情缓慢加重，8%有快速加重，而 11%的人则病情静止，不发展为牙周炎，具有明显的个体特异性。

学界对于微生物与宿主关系的认识也经历了漫长的认识过程。早期简单地认为细菌的量和毒性决定了牙周病的发生，后来认识到不同机体或同一机体在不同条件下口腔和牙面的菌斑微生物组成有差异，机体对微生物的防御反应也不尽相同。机体在应对微生物的挑战过程中发生的免疫炎症反应既有防御保护的一面，也会产生一些造成组织损伤和破坏的因子。近年来用生物系统（biologic systems）理念来研究牙周炎，认为牙周炎是多因素（multi－factorial）的复杂疾病，宿主对细菌挑战的应答反应是一个复杂的调节网络（complex regulatory network），由于机体本身的先天和后天免疫机制的不同，对菌斑微生物的挑战可呈现不同方式和不同程度的反应，对牙周组织所造成的作用也不同。决定着牙周炎发生与否，以及病情轻重、范围大小、发展速度等。1997 年 Page 和 Kornman 提出，某些环境因素和行为因素如吸烟、精神压力，以及遗传因素也可能是影响发病的危险因素，因此，现代观点认为牙周炎是多因素的复杂疾病（complex disease），见表 6－1。

表 6－1　牙龈炎和早期牙周炎的区别

	牙龈炎	早期牙周炎
牙龈炎症	有	有
牙周袋	假性牙周袋	真性牙周袋
附着丧失	无*	有，能探到釉牙骨质界
牙槽骨吸收	无	牙槽嵴顶吸收，或硬骨板消失
治疗结果	病变可逆，组织恢复正常	炎症消退，病变静止，但已破坏的支持组织难以完全恢复正常

（吴淑玲）

第二节　慢性牙周炎的组织病理学改变

一、牙周袋

牙周袋（periodontal pocket）是龈沟（gingival crevice）的病理性加深，是牙周炎最重要的病理改变之一。当患牙龈炎时，由于牙龈的肿胀或增生使龈缘的位置向牙冠方向迁移，从而使龈沟加深，但结合上皮的位置并未向根方迁移（apical migration），也就是说没有发生牙周附着丧失（attachment loss），此为假性牙周袋（pseudo－pocket），或称龈袋（gingival pocket）。而患牙周炎时，结合上皮向根方增殖，其冠方部分（即原来的龈沟底处）与牙面分离，使龈沟加深而形成牙周袋，这是真性牙周袋。当然，临床上的牙周袋常包含上述两种情况，即牙周袋是由于龈缘向冠方迁移以及沟底向根方延伸所形成的（图 6－1）。

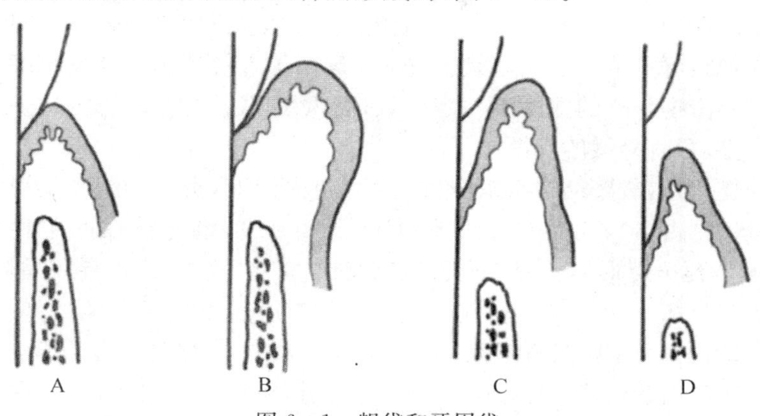

图 6－1 龈袋和牙周袋

A. 正常的龈沟，沟底在釉牙骨质界的冠方；B. 龈袋，牙龈肥大增生而使龈缘移向冠方，探诊深度加大，但龈沟底位置不变；C. 真性牙周袋，有附着丧失，龈缘也可移向冠方；D. 真性牙周袋，龈缘有退缩

（一）牙周袋的形成

牙周炎必须有牙龈炎作为先驱，但并不是所有的牙龈炎都必然发展为牙周炎。从牙龈炎转化为牙周炎的真正机制尚不完全明了。有关的因素可能涉及菌斑微生物成分的改变、牙龈中 T 细胞浸润转变为 B 细胞浸润为主、浆细胞大量浸润以及其他宿主反应的变化等。

在临床看来健康的牙龈，其显微镜下可见在龈沟底的结缔组织中有少量局限的炎症细胞，主要为中性白细胞。这是由于机体对龈缘附近牙面和龈沟内的菌斑微生物的防御性反应。此时的中性多形核白细胞（PMN）起保护作用。沟内上皮和结合上皮除了机械性屏障外，还可产生抗菌肽、白介素 8 等多种物质起到杀菌和吸引更多防御细胞的作用。这些机制保证了牙龈组织的临床健康状态。当细菌量增多或毒性产物增强时，更多的白细胞移出和在牙龈组织中集聚，被激活的巨噬细胞和组织内的多种细胞（如成纤维细胞、上皮细胞等）分泌大量炎症介质，其中最重要的是多种基质金属蛋白酶（matrix metalloproteinase，MMP）如胶原酶、明胶酶等，可降解细胞外基质和胶原，使龈沟底附近结缔组织中的胶原纤维降解破坏。有些细菌如牙龈卟啉单胞菌、伴放线聚集杆菌等也可产生 MMP，加速了胶原的破坏。

牙龈胶原纤维的变性、消失，使结合上皮得以沿根面向根方和侧方增殖。受炎症的刺激结合上皮出现钉突，并有大量中性粒细胞侵入，使上皮细胞之间的连接更为疏松。当入侵的白细胞达到结合上皮体积的 60％以上时，会影响上皮细胞的连接，上皮细胞之间出现裂隙，加以增生的上皮表层因距结缔组织较远而营养不足，致使靠近冠方的结合上皮即从牙面剥离，或上皮细胞之间出现裂隙，使龈沟底移向根方而形成牙周袋。牙周袋的形成和加深必然伴随着牙周附着丧失。随着牙周袋的加深以及牙龈炎症和渗出的加剧，更有利于牙菌斑的堆积和滞留，由此更加重了炎症，加深了牙周袋，形成一个进行性破坏的恶性循环。

菌斑→牙龈炎症→牙周袋形成→更多的菌斑堆积

（二）牙周袋的病理改变

1. 软组织壁（soft tissue wall） 牙周袋上皮是细菌生物膜和结缔组织之间唯一的结构性屏障。袋内壁上皮显著增生，上皮钉突呈网状突起伸入结缔组织内并向根方延伸，袋壁上皮水肿，有白细胞密集浸润。上皮也可发生退行性变而变薄，常有表面糜烂或溃疡，暴露出下方的炎性结缔组织。有人估计，中、重度牙周炎患者全口深牙周袋内壁的溃疡面积，相加起来约相当于成人手掌的面积。有证据表明，大量活的 G^- 菌及其毒性产物常能由此进入结缔组织和血循环。电镜观察可见革兰阴性丝状菌、杆菌、球菌等入侵到袋上皮及结缔组织内，甚至达到骨面。袋内壁的溃疡与袋的深度不一定一致，溃疡可发生在浅袋，偶尔也可观察到深袋的内壁上皮相对完整，只有轻微的变性。

除袋上皮的变化外，袋壁结缔组织中也发生水肿及退变，炎症细胞密集浸润，主要为浆细胞（plasma cells）（约占 80%）和淋巴细胞（lymphocytes），也有散在的中性多形核白细胞（PMNs），白细胞坏死可以形成脓液。血管数目增加，扩张、充血，进而导致循环阻滞。结缔组织内偶见单个或多个坏死灶。

牙周炎是慢性炎症病损，在组织破坏（destruction）的同时也并存着修复（repair）过程。破坏的特征是液体渗出和炎症细胞浸润、胶原纤维的降解和减少，伴有退行性变；修复的特征是血管形成和胶原纤维新生，藉以修复炎症引起的组织损害。但由于局部刺激物的存在，袋壁组织不可能自动愈合。炎症与修复过程何者占优势，决定了牙周袋软组织的色、形、质等临床表现。若炎症和渗出占优势，则龈色暗红或鲜红，质地松软，表面光亮。若修复过程占优势，则袋壁坚韧，牙龈表面可呈粉红色。但因牙周袋最严重的病变发生于内壁，该处仍有慢性的溃疡或炎症、坏死，这时探牙周袋后仍会有出血，这对了解袋内壁的炎症状况很有帮助（图6—2，图6—3）。总之，在疾病的不同阶段，随着条件的改变，破坏和修复过程可相互转化（表6—2）。

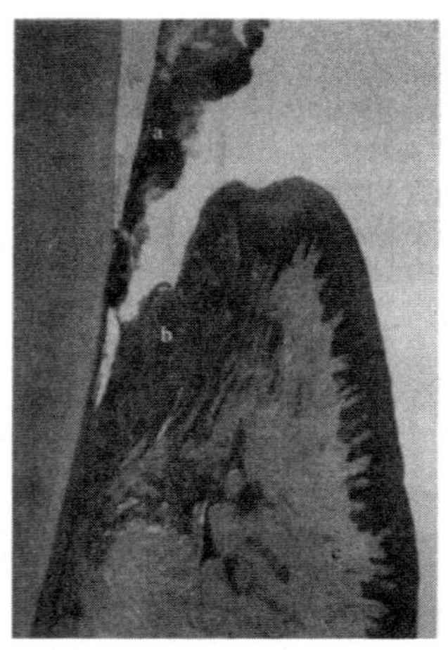

图6—2 牙周袋的病理

a. 牙石和菌斑；b. 牙周袋内壁上皮增生、溃疡，上皮下结缔组织中炎症细胞浸润、血管扩张，探诊后易出血；c. 袋表面上皮下方无明显炎症，牙龈表面粉红坚韧

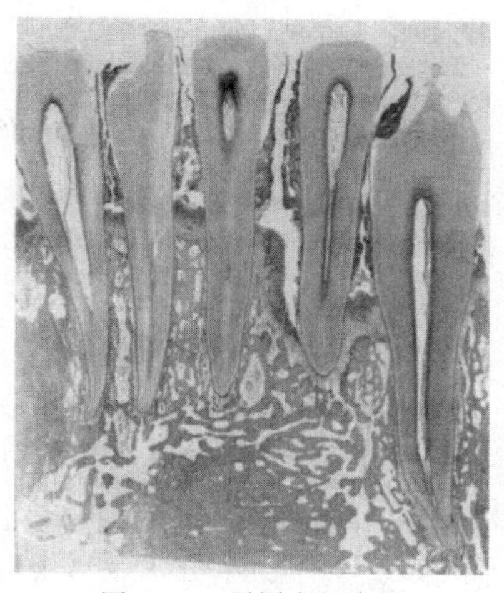

图 6－3　牙周炎的病理

左下侧切牙的深牙周袋接近根尖，近中为骨下袋，远中为水平骨吸收，余牙均有不同程度的骨吸收，大量牙石和菌斑

表 6－2　牙周袋的临床表现与组织病理学改变

临床表现	组织病理学
1. 牙龈呈暗红色	1. 慢性炎症期局部血液循环阻滞
2. 牙龈质地松软	2. 结缔组织和血管周围的胶原破坏
3. 牙龈表面光亮，点彩消失	3. 牙龈表面上皮萎缩，组织水肿
4. 有时龈色粉红，且致密	4. 袋的外侧壁有明显的纤维性修复，但袋内壁仍存在炎性改变
5. 探诊后出血或有时疼痛	5. 袋内壁上皮变性、变薄，并有溃疡。上皮下方毛细血管增生、充血
6. 有时袋内溢脓	6. 袋内壁有化脓性炎症
7. 釉牙骨质界能从袋内探到，或已暴露于口腔	7. 结缔组织附着丧失，牙龈退缩

2. 根面壁(root surface wall)　当牙周袋加深，结合上皮根方的结缔组织中和包埋在牙根内的胶原纤维(Sharpey 纤维)被破坏，使该处的牙根面暴露在牙周袋内，构成了牙周袋的根面壁。未经治疗的牙周袋内的根面上一般均有牙石沉积(龈下牙石)，牙石表面总是覆有菌斑，使感染留驻，治疗复杂化。在牙石下方的根面牙骨质可发生结构性(structural)和理化性质的改变。

由于牙骨质内残留的 Sharpey 纤维变性和降解破坏，造成了细菌及其所产生的内毒素进入牙骨质的通道，因牙骨质较薄，毒素和细菌可深达牙骨质－牙本质界，甚至进入牙本质小管。造成牙骨质坏死、变软，甚至从牙根上剥脱。这些含有细菌和内毒素的坏死、软化的牙骨质还可能成为细菌的储库，成为治疗后牙根面细菌再定植的来源，也不利于结缔组织的修复。体外试验表明将牙周炎患牙的根面牙骨质制成薄片与牙周膜成纤维细胞共同培养时，成纤维细胞发生形态变化，且不能贴附于牙根片；而对照组的正常牙根则对细胞生长和贴附无毒害作用。故此，在临床治疗时应将此感染坏死的牙骨质刮除。但由于牙骨质很薄，刮除后易使牙本质暴露，引起根面敏感。待继发性牙本质形成后，症状即可消失。

上述改变还可使暴露在牙周袋内的根面牙骨质发生脱矿变软，甚至表面有缺损，钙、磷含量降低，易发生龋齿。当牙龈退缩、牙根暴露于口腔时，脱矿的牙根面可发生唾液源性的再矿化(remineralization),主要成分为羟磷灰石,钙、磷、镁、氟等均可增多,再矿化层约厚 10～20μg。

3. 牙周袋内容物(pocket contents)　牙周袋内含有菌斑及其代谢产物(酶、内毒素等)、牙石、龈沟液、唾液成份、脱落上皮和白细胞等,白细胞坏死分解后形成脓液。袋壁软组织经常受龈下牙石的机械刺激,引起袋内出血。袋内容物具有较大的毒性,有学者将滤除细菌及软垢后的过滤液注射到动物皮下后,能引起局部脓肿形成。

二、牙槽骨吸收

牙槽骨吸收是牙周炎的另一个主要病理变化。由于牙槽骨的破坏吸收,使牙齿的支持组织高度降低,牙齿逐渐松动,最终脱落或拔除。牙槽骨是人体骨骼系统中代谢和改建最活跃的部分,在生理情况下受全身和局部条件的影响,其吸收与新生是平衡的,故牙槽骨的高度保持不变。当骨吸收增加、或骨新生减少、或二者并存时,即发生骨丧失(bone loss),使牙槽骨骨量减少,高度降低。虽然全身因素如骨质疏松等可影响牙槽骨的吸收和修复能力,但患牙周炎时牙槽骨的破坏吸收主要由局部因素引起。

(一)牙槽骨吸收的机制和病理改变

患牙周炎时影响牙槽骨吸收的局部因素主要是慢性炎症和咬合创伤(trauma from occlusion)。炎症和㳫创伤可单独作用或合并作用,从而决定骨吸收的程度和类型。

1. 炎症　慢性炎症是牙周炎时骨破坏的最主要原因。当牙龈的慢性炎症使胶原纤维破坏的同时,炎症向深部扩延,达到牙槽骨表面并进入骨髓腔,骨表面和骨髓腔内由破骨前体细胞(osteoclast progenitor cell)和巨噬细胞分化出破骨细胞,通过 Rank/Rankl/OPG 系统和众多致炎介质如 PGE_2、TNF－α、IL－1β 等激发破骨活动,引起陷窝状骨吸收,或先使骨小梁吸收变细,骨髓腔增大,随后导致骨量减少和骨高度降低。

牙周袋底的炎症浸润区所产生的破骨因子除了必须达到一定浓度足以激发破骨活动外,还必须深入到牙槽骨的附近,才能引起骨吸收。也就是说,炎症对一定距离内的牙槽骨有破坏作用。根据 Waerhaug 对尸体标本测量的结果,估计炎症浸润区的最根方对牙槽骨破坏的“辐射半径”为 1.5～2.5mm 范围,而在牙槽骨表面总是保持 0.5～1.0mm 的无炎症浸润区。

在距炎症中心较远处,即病变较缓和处,可有骨的修复性再生。在被吸收的骨小梁的另一侧,也可见到有代偿性的类骨质及新骨的沉积。在牙周炎过程中,骨吸收和修复性再生常在不同时期、不同部位出现。新骨的形成可缓解牙槽骨的丧失速度,也是牙周治疗后骨质修复的生物学基础。

2. 𬌗创伤(occlusal trauma)　在没有炎症的情况下,单纯的咬合创伤可引起受压力侧的牙槽骨吸收,但当创伤性咬合力消除后,此种骨吸收是可逆的,而且不会形成牙周袋。而在牙周组织有炎症时,咬合创伤就会加重和加速牙槽骨的吸收破坏。牙周炎患者常伴有原发性或继发性的咬合创伤,受压迫侧的牙槽骨发生吸收,易造成垂直性吸收(vertical bone loss),形成骨下袋。

(二)牙槽骨吸收的方式

在患牙周炎时,同一牙的不同部位和牙面,可以存在不同形式和不同程度的牙槽骨吸收,牙槽骨吸收程度所反映的是牙周炎在过去的破坏结果，与当前牙周软组织的炎症情况和牙周袋深度等不一定一致。牙槽骨的破坏方式可表现为如下几种形式：

1. 水平型骨吸收（horizontal bone loss）　水平型吸收是较常见的骨吸收方式。当牙槽间隔、唇颊侧或舌侧的牙槽嵴顶呈水平吸收，会使牙槽嵴顶（bone crest）的高度降低，通常形成骨上袋（suprabony pocket），即牙周袋底在牙槽嵴顶的冠方（图 6－4）。多见于前牙或唇颊侧骨板较薄处。

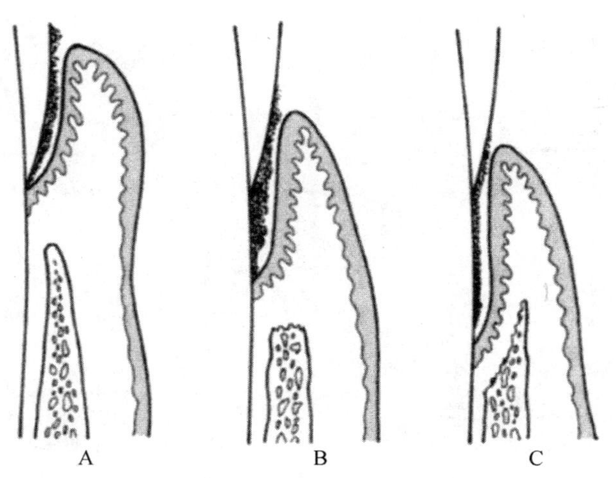

图 6－4　水平型和垂直型牙槽骨吸收

A. 假性牙周袋，牙槽骨无吸收；B. 水平型骨吸收，形成骨上袋；C. 垂直型骨吸收，形成骨下袋

2. 垂直型骨吸收（vertical bone loss）　垂直型吸收也称角形吸收（angular defect），指牙槽骨发生垂直方向或斜行的吸收，与牙根面之间形成一定角度的骨缺损（bony defect），牙槽嵴顶的高度可能降低不多，而靠近牙根侧的骨吸收则多于嵴顶处。垂直型骨吸收大多形成骨下袋（infrabony pocket），即牙周袋底位于骨嵴顶的根方。骨下袋最常见于邻面，但也可位于颊舌面。骨下袋和骨上袋的炎症、增生和退行性变化都相同，它们的主要区别是软组织壁与牙槽骨的关系和骨破坏的类型（图 6－4）。

过去认为牙槽骨的垂直吸收均由𬌗创伤引起，而炎症则多引起水平吸收。然而，Waerhaug 从尸体标本观察到，垂直性骨吸收也可发生于无𬌗创伤但有菌斑及慢性牙周炎的牙槽间隔。他指出垂直性和水平性骨吸收都可以由菌斑引起的炎症所致，当两个邻牙的牙槽骨间隔较宽时（近远中径超过 2.5mm），在菌斑多而炎症重的一侧骨吸收多，而邻牙的炎症较轻，骨吸收较少，因此形成了该处的角形骨吸收。而牙槽骨间隔较窄处，炎症的破骨辐射作用导致近远中都吸收，故形成了水平破坏。动物实验结果也证实了此观点。因此不能将角形骨破坏一概视为有咬合创伤。

骨下袋根据骨质破坏后剩余的骨壁数目，可分为下列几种（图 6－5）：

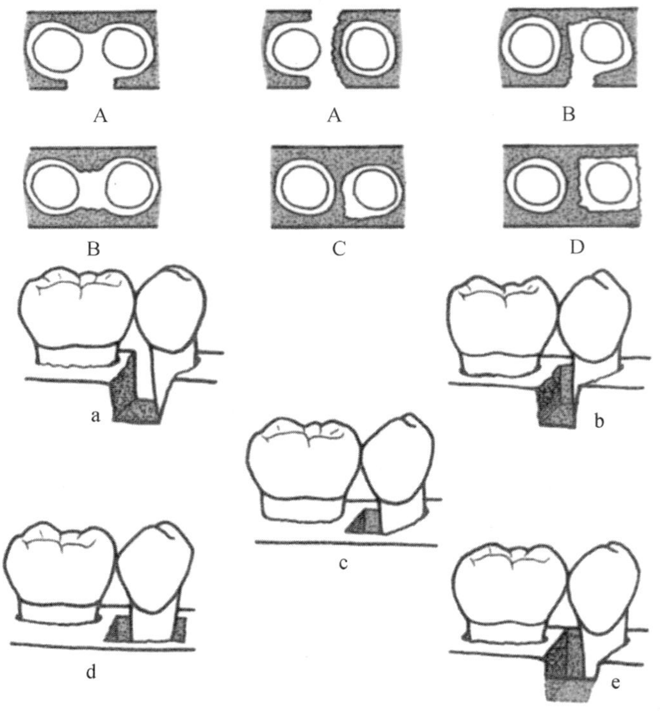

图 6—5 骨下袋的类型

A—D 为牙根横断面观 a—e 为立体图示 A. a. 一壁骨袋；B. b 二壁骨袋；C. c 三壁骨袋；D. d 四壁骨袋，e 混合壁袋

1. 一壁骨袋(one—walled bony defect) 骨质破坏严重，仅存一侧骨壁。这种袋常见于邻面骨间隔区，因该处的颊、舌侧和患牙邻面的骨质均被破坏，仅有邻牙一侧的骨壁残留。一壁骨袋若发生在颊、舌侧，则仅剩颊或舌侧的一个骨壁(图 6—5A 和 a)。

2. 二壁骨袋(two—walled bony defect) 即骨袋仅剩留两个骨壁。最多见于邻面骨间隔破坏而仅剩颊、舌两个骨壁。此外亦可有颊—邻骨壁或舌—邻骨壁(图 6—5B 和 b)。

3. 三壁骨袋(three—walled defect) 袋的一个壁是牙根面，其他三个壁均有骨质，即邻、颊、舌侧皆有骨壁(图 6—5C 和 c)。这种三壁骨袋还常见于最后一个磨牙的远中面，由于该处牙槽骨宽而厚，较易形成三壁骨袋。

临床上还有一些情况：牙根的四周均为垂直性吸收所形成的骨下袋，虽在患牙的颊、舌、近中、远中均还残留有牙槽骨，有人称之为四壁袋，实质上相当于该患牙的各个面均为一壁袋，支持组织均已破坏，此种情况的治疗效果很差(图 6—5D 和 d)。

4. 混合壁袋(combined bony defect) 指各个骨壁垂直吸收的程度不同，骨下袋在近根尖部分的骨壁数目多于近冠端的骨壁数。例如，颊侧骨板吸收较多，则在冠端仅有舌、邻面的二壁袋，而在根方袋底处则为颊、舌、邻面的三壁袋，称为混合壁袋(图 6—5e)。

5. 凹坑状吸收(osseous crater resorption) 凹坑状吸收指牙槽间隔的骨嵴顶吸收，其中央部分破坏迅速，而颊舌侧骨质仍保留，形成弹坑状或火山口状缺损(图 6—6)。它的形成可能因邻面的龈谷区(col)是菌斑易堆积、组织防御力薄弱的部位，该处的牙槽骨易发生吸收。此外，相邻两牙间的食物嵌塞或不良修复体等也是凹坑状吸收的常见原因。有人报道，牙周炎患者凹坑状骨吸收约占全部骨缺损的 35.2%，在下颌牙齿约占 62%，后牙的凹坑状骨吸收约为前牙区的 2 倍，这可能与后牙区牙槽骨的颊、舌径较大有关。

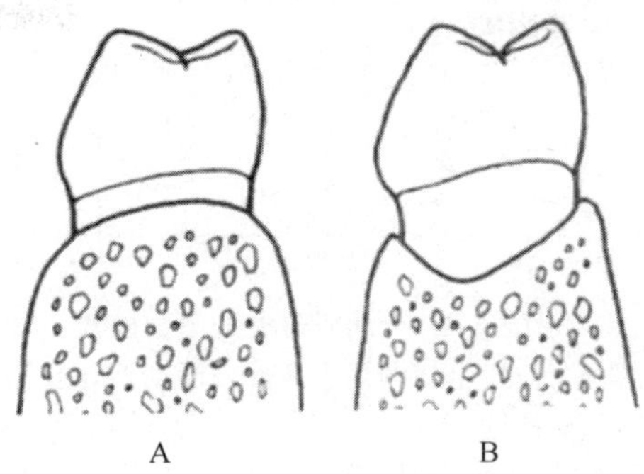

图 6—6　凹坑状骨吸收

A. 邻面正常骨嵴顶；B. 凹坑状吸收

其他形式的骨破坏：由于各部位牙槽骨吸收不均匀，使原来整齐而呈薄刃状的骨缘成为参差不齐。正常情况下邻面的骨隔较高，而颊舌侧的骨嵴较低，呈波浪形。当牙间骨隔破坏而下凹，而颊舌面骨嵴未吸收时，使骨嵴呈现反波浪型的缺损（图 6—7）。此外，由于外生骨疣或扶壁骨形成、适应性修复等而使唇、颊面的骨增生，使牙槽嵴呈“唇”形或骨架状增厚。这些虽是骨组织对破坏的代偿性修复的表现，但常造成不利于菌斑控制的形态改变。

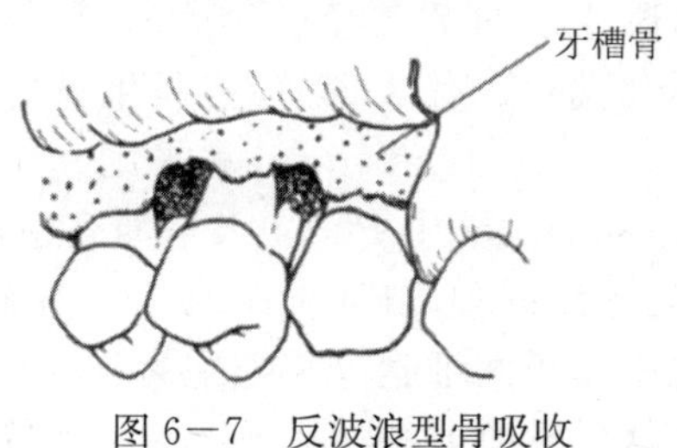

图 6—7　反波浪型骨吸收

（吴淑玲）

第三节　牙周病的活动性

以往一直认为牙周炎引起的附着丧失是缓慢的、连续进行性过程。20 世纪 80 年代以来，根据流行病学的纵向调查和对病变部位细菌的特异性及宿主易感性的研究，学者们提出牙周病的活动性（periodontal disease activity）的概念，牙周炎病变呈静止期（quiescence）和加重期（exacerbation）交替出现（图 6—8）。静止期的特征是炎症反应减轻，骨吸收和附着丧失停止或极其缓慢。当以革兰阴性厌氧菌为主构成的非附着菌斑增厚和活跃，或在其他尚不完全明确的条件下，骨吸收和和结缔组织附着的破坏加快发生，牙周袋也加深，称为加重期或活动期（disease activity）。此期可持续数天、数周或数月，常呈随机爆发性发作（episodic burst）。此后，又可自动进入静止期，主要致病菌减少或消失，病变稳定。

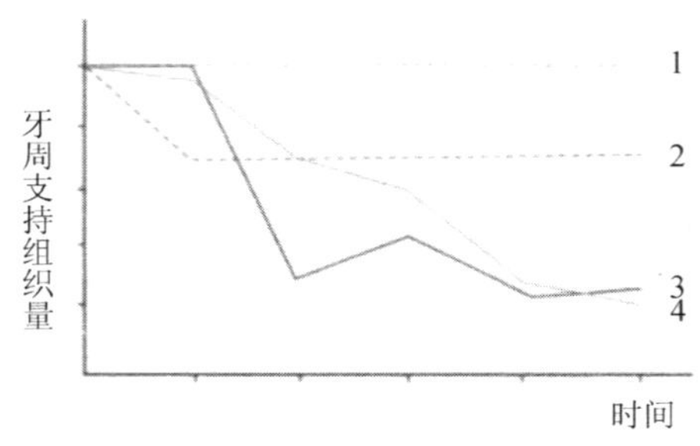

图6—8 牙周病进展的不同模式

1.全口多数牙保持稳定；2.部分牙位发生新的病变或爆发活动期，随后静止；3.多个牙位发生多次活动性破坏，期间也可有修复；4.传统的观点：持续、缓慢的进展

目前尚无理想的判断活动期的客观指标，一般以定期（每隔1～3个月）测量附着丧失程度来监测，若在两次检查的间隔期出现附着丧失加重≥2mm，则认为有活动性发生过。学者们正通过微生物学、免疫学、生物化学和放射影像学等研究手段来寻找灵敏、准确的指标，以图早期发现或预测活动期。Loe等对斯里兰卡没有口腔保健条件的种茶工进行了长达15年的纵向观察，发现81%的个体有缓慢加重的附着丧失，8%为快速进展，11%则停留在龈炎而不进展。国内学者对576名无口腔保健的村民进行5年的纵向观察，以发生新的≥3mm附着丧失为活动性的阈值，5年中有80%的人、28.9%的牙和8.8%的位点发生新的活动期，这些活动性集中发生在少数人的口腔中。对7名经过牙周治疗后进入维护期的慢性牙周炎患者的970个牙位点（site）进行一年的追踪，有2.2%位点发生新的≥2mm的活动性破坏，龈沟液中的天冬氨酸转氨酶（aspartate aminotransferase）水平增高可反映此种活动性进展。此外，有研究报告，牙龈反复探诊出血和龈沟液中PGE_2水平增高也可预测活动性病变的发生。有学者认为，活动期的临床表现为牙龈红肿，自动出血或探诊出血，龈沟液渗出增加。组织学显示袋上皮薄、有溃疡，结缔组织中的浸润细胞以浆细胞为主，也可见中性粒细胞。暗视野显微镜见龈下菌斑中能动菌和螺旋体的百分比增高。Socransky等从33名患者的100个活动牙位和150个非活动牙位取龈下菌斑进行比较。发现龈下微生物的种类极其繁多且呈群集状（cluster）组合。附着丧失最严重和袋最深处的菌群为具核梭形杆菌、福赛坦菌和直肠沃氏菌（W. recta）组合，或牙龈卟啉单胞菌、中间普氏菌和中间链球菌（S. intermedius）组合。然而，这些菌并非活动位点所特有的，说明牙周炎是多菌种的感染。这些都说明目前尚缺乏特异性的活动期指标。

牙周活动性破坏并不是同时发生在同一口腔的所有牙位，某一时期可以发生在某几个牙，另一时期可以发生在另一些牙的一些位点，这称为牙周病的牙特异性（tooth－specificity）和位点特异性（site－specificity）。因此牙周炎程度的加重包含着发生新的疾病位点和（或）原有疾病部位的破坏加重两个方面。

（吴淑玲）

第四节 慢性牙周炎的临床表现

本病一般侵犯全口多数牙齿，也有少数患者仅发生于一组牙（如前牙）或少数牙。发病有一定的牙位特异性，磨牙和下前牙区以及邻接面由于菌斑牙石易堆积，故较易患病。慢性牙周炎的临床表征：

1. 牙周袋＞3mm，并有炎症，多有牙龈出血。

2. 临床附着丧失。

3. 牙周袋探诊后有出血。

4. 牙槽骨有水平型或垂直型吸收。

5. 晚期牙松动或移位。

6. 伴发病变和症状：

(1)根分叉病变

(2)牙周脓肿

(3)牙龈退缩、根面敏感、根面龋

(4)食物嵌塞

(5)牙髓一牙周联合病变

(6)继发性咬合创伤

(7)口臭

一、牙龈的炎症

牙周袋处的牙龈呈现不同程度的慢性炎症，颜色暗红或鲜红，质地松软，点彩消失，边缘圆钝且不与牙面贴附，并可有不同程度的肿大甚至增生。少数静止期的患者或曾经接受过不彻底治疗者，牙龈可相对致密，颜色较浅，表面炎症不明显，但用探针可探到龈下牙石，并引发袋内壁出血，也可有脓。牙周袋探诊深度(probing depth)超过3mm，且有附着丧失，从袋内可探到釉牙骨质界。如有牙龈退缩，则探诊深度可能在正常范围，但可见釉牙骨质界已暴露，因此临床上附着丧失的程度比牙周袋探诊深度能更准确地反映牙周支持组织的破坏程度。

牙周袋的炎症、附着丧失和牙槽骨吸收在牙周炎的早期即已出现，但因程度较轻，一般无明显不适，临床主要的症状为刷牙或进食时出血，或口内有异味，但通常不引起患者的重视，也易被临床医师忽略。及至形成深牙周袋后，出现牙松动、咀嚼无力或疼痛，甚至发生急性牙周脓肿等，才去就诊，此时多已为晚期。

二、牙周袋的临床类型

1. 牙周袋根据其形态以及袋底位置与相邻牙槽骨的关系，可分为两类。

骨上袋(suprabony podcet)：是牙周支持组织发生破坏后所形成的真性牙周袋，袋底位于釉牙骨质界的根方、牙槽骨嵴顶的冠方，牙槽骨一般呈水平型吸收。

骨下袋(infrabony pocket)：亦称骨内袋(intrabony pocket)。此种真性牙周袋的袋底位于牙槽嵴顶的根方，袋壁软组织位于牙根面和牙槽骨之间，也就是说，牙槽骨构成了牙周袋壁的一部分。

2. 牙周袋也可按其累及牙面的情况分为三种类型(图6—9)：

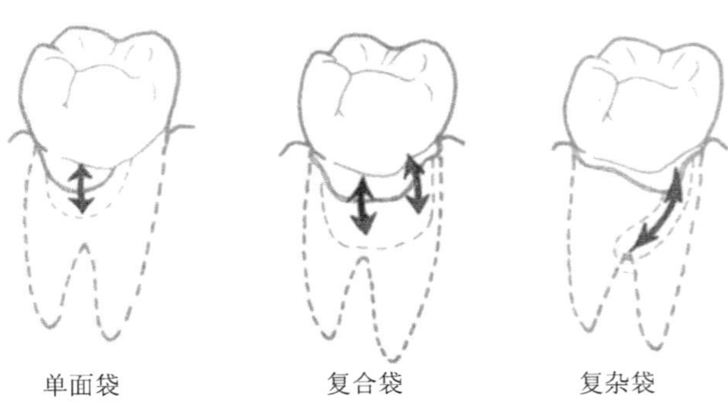

图 6—9　牙周袋的类型

单面袋(simple pocket):牙周袋只累及一个牙面。

复合袋(compound pocket):牙周袋累及两个以上的牙面。

复杂袋(complex pocket):是一种螺旋形袋,起源于一个牙面,但扭曲回旋于一个以上的牙面或涉及根分叉区。复合袋与复杂袋在检查中较易被遗漏,应予注意。

三、牙槽骨吸收的临床表现

牙槽骨吸收的方式和程度,可以通过X线片来观察,但X线片主要显示牙齿近、远中的骨质情况,颊舌侧骨板则因牙与骨组织重叠而显示不清晰。牙周炎的骨吸收最初表现为牙槽嵴顶的硬骨板(lamina dura)消失,或嵴顶模糊呈虫蚀状。嵴顶的少量吸收使前牙的牙槽间隔由尖变平或凹陷,在后牙则使嵴顶由平变凹陷,随后才有牙槽骨的高度降低。有人报告牙槽骨量减少30%以上时,才能在X线片上看到高度的降低。正常情况下,牙槽嵴顶到釉牙骨质界的距离为1～2mm,若超过2mm则可视为有牙槽骨吸收。骨吸收的程度一般按吸收区占牙根长度的比例来描述。如吸收为根长的1/3、1/2、2/3等。

邻面的垂直吸收在X线片上很容易发现,大多数垂直吸收都形成骨下袋,但在X线片上难以确定是几壁骨袋,只有在手术翻开牙龈后才能确定。凹坑状吸收也难以在X线片上显示。应该指出,良好的X线片投照条件及正确的投照角度是提供正确的影像资料和临床诊断的保证。

四、牙松动

在生理状态下牙有一定的松动度,主要是水平方向,也有极微小的轴向动度,均不超过0.02mm,临床上不易觉察。在病理情况下牙松动超过生理范围,这是牙周炎晚期的主要临床表现之一。引起牙松动的原因如下:

(一)牙槽骨吸收

牙槽骨的吸收使牙周支持组织减少,是牙松动最主要的原因。由于牙周炎病程进展缓慢,早期牙齿并不松动。一般在牙槽骨吸收达根长的1/2以上时,特别是牙齿各个面的牙槽骨均有吸收时,临床冠根比例失调,使牙松动度逐渐增大。单根牙比多根牙容易松动,牙根短小或呈锥形者比粗而长的牙齿容易松动,邻牙丧失或接触不良者也较易松动。

(二)𬌗创伤

有咬合创伤时可使牙槽骨发生垂直吸收,牙周膜间隙呈楔形增宽,牙齿松动,但单纯的𬌗创伤不会引起牙周袋的形成。当过大的𬌗力消除后,牙槽骨可以自行修复,牙齿动度恢复正常。当患有牙周炎的牙齿同时伴有𬌗创伤时,可以使动度明显加重。临床上若见到牙槽骨吸收不多而牙周膜增宽,且牙齿较明显地松动时,应考虑𬌗创伤存在的可能性。常见者如夜磨牙(bruxism)、紧咬牙(clenching)、早接触(premature contact)及牙尖干扰、过高的修复体及正畸加力过大等。急性外伤也可使牙松动,甚至脱臼。

(三)牙周膜的急性炎症

急性根尖周炎或牙周脓肿等可使牙明显松动,这是由于牙周膜充血水肿及渗出所致。急性炎症消退后牙齿可恢复原来的稳固度。

(四)牙周翻瓣手术后

由于手术的创伤和部分骨质的去除,以及组织水肿,术区牙齿有暂时性动度增加。一般在术后数周牙齿即能逐渐恢复稳固。

(五)女性激素水平变化

妊娠期、月经期及长期口服激素类避孕药的妇女可有牙齿动度轻度增加。

其他如生理性(乳牙替换)或病理性牙根吸收(如囊肿或肿瘤压迫等)也可使牙松动。

(吴淑玲)

第五节 慢性牙周炎的分型和分度

慢性牙周炎根据附着丧失和骨吸收的范围(extent)及其严重程度(severity)可进一步分型。范围是指根据患病的牙齿数目将其分为局限型(localized)和广泛型(generalized)。全口牙中有附着丧失和骨吸收的位点(site)数占总位点数≤30%者为局限型,若>30%的位点受累,则为广泛型。也可根据牙周袋深度、结缔组织附着丧失和骨吸收的严重程度来分为轻度(mild)、中度(moderate)和重度(severe)。上述指标中以附着丧失为重点,它与炎症的程度大多一致,但也可不一致。一般随病程的延长和年龄的增长而使病情累积、加重。流行病学调查资料表明,牙周病的患病率虽高,但重症牙周炎只发生于7%~15%的人群。

1. 轻度　牙龈有炎症和探诊出血,牙周袋探诊深度≤4mm,附着丧失1~2mm,X线片显示牙槽骨吸收不超过根长的1/3。可有或无口臭。

2. 中度　牙龈有炎症和探诊出血,也可有脓。牙周袋深度≤6mm,附着丧失3~4mm,X线片显示牙槽骨水平型或角型吸收超过根长的1/3,但不超过根长的1/2。牙齿可能有轻度松动,多根牙的根分叉区可能有轻度病变。

3. 重度　炎症较明显或发生牙周脓肿。牙周袋>6mm,附着丧失≥5mm,X线片显示牙槽骨吸收超过根长的1/2或以上,多根牙有根分叉病变,牙多有松动。

慢性牙周炎患者除有上述特征外,晚期常可出现其他伴发症状,如:①由于牙松动、移位和龈乳头退缩,造成食物嵌塞。②由于牙周支持组织减少,造成继发性𬌗创伤。③牙龈退缩使牙根暴露,对温度敏感,并容易发生根面龋,在前牙还会影响美观。④深牙周袋内脓液引流不畅时,或身体抵抗力降低时,可发生急性牙周脓肿。⑤深牙周袋接近根尖时,可引起逆行性牙髓炎。⑥牙周袋溢脓和牙间隙内食物嵌塞,可引起口臭。慢性牙周炎的诊断特点:

(1)多为35岁以上的成年人,也可见于儿童或青少年。

(2)有明显的菌斑、牙石及局部刺激因素,且与牙周组织的炎症和破坏程度比较一致。

(3)根据累及的牙位数,可进一步分为局限型(≤30%位点)和广泛型(>30%);根据牙周附着丧失的程度，可分为轻度（AL 1～2mm）、中度（AL 3～4mm）、和重度（AL≥5mm）。

（4）患病率和病情随年龄增大而加重，病情一般缓慢进展而加重，也可间有快速进展的活动期。

（5）全身一般健康，也可有某些危险因素，如吸烟、精神压力、骨质疏松等。

（吴淑玲）

第六节　慢性牙周炎的治疗原则

牙周治疗追求的最根本目标是长期维持牙列的功能、舒适和美观。为达此目的，首先应是控制感染，消除炎症使牙周袋变浅；阻止牙周附着的继续丧失，并争取一定程度的牙周组织再生。而且要使这些疗效能长期稳定地保持，因此需要采取一系列按步就班的综合治疗。由于每位患者的病情不同，同一口腔内各个牙的患病程度、解剖条件、局部刺激因子的多少也各异，因此须针对各个患牙的具体情况，制订出相应的治疗计划，而且在治疗过程中根据患者对治疗的反应，及时对治疗计划进行补充和调整。

一、清除局部致病因素

牙周炎既是感染性疾病，因此无论患者属于哪种类型的牙周炎，无论病情轻重，有无全身疾病和宿主背景，清除牙面上的细菌堆积物（bacterial deposit）一菌斑和牙石，是控制牙周炎的第一步治疗。机械方法清除菌斑（mechanical removal）虽已存在数百年，大量文献证明，它仍是清除菌斑牙石最为有效的方法，是牙周治疗的基础。

龈上牙石的清除称为洁治术（supragingival scaling），龈下牙石的清除称为龈下刮治术（subgingival scaling），除了刮除龈下牙石外，还须将暴露在牙周袋内的含有内毒素的病变牙骨质刮除，即通过进一步的根面平整术使根面光滑平整并符合生物学要求（biologically acceptable），以利于牙周支持组织重新附着于根面，形成新附着（new attachment）。文献中常将洁治、刮治和根面平整合称为（scaling and root planing，SRP）。三者在牙周治疗中密不可分。然而，近年来的研究结果更强调龈下深部刮治的主要目的应是通过刮除牙石和搅乱龈下菌斑生物膜，减少细菌数量，以利于机体的免疫防御系统来消灭残余细菌，同时也改变龈下生态环境，防止或延缓龈下菌斑的重新形成。近年的研究表明，牙周袋内的内毒素只是疏松地附着于牙根面，是相对容易清除的，因此在龈下刮治时不需过度刮削根面牙骨质，也不过于强调根面的光洁平整，以免发生牙齿敏感。据此，将龈下刮治术和根面平整术改称为龈下清创术（subgingival debridement，root debridement）比较准确地反映了牙周基础治疗的实质。

一般情况下，全口牙的龈下清创术是将 4 个象限分 4 次完成刮治，每次间隔为 1～2 周。1995 年 Quirynen 等提出一次性全口清除感染疗法（one－stage full－mouth disinfection treatment，FMD）。主张在 24h 内分 2 次完成全口牙的龈下清创术，在刮治后使用抗菌剂（氯己定）冲洗袋内、含漱、涂舌背及喷咽区等。其根据是：①对部分牙进行龈下刮治后，未刮治区的细菌会很快在已刮治区重新形成生物膜，因此应尽快完成全口刮治。②口腔内除牙面以外的部位如舌、咽、扁桃体、颊等处黏膜均有大量微生物，可成为牙面菌斑再形成的来源，因此用药物“消毒”。③作者还认为一次大量的刮治可将致病菌挤压入组织，从而激发免疫系统产生抗体。后来又提出不使用抗菌药的全口刮治（FMSRP）。但是此后其他学者的一些临床研究对 Quirynen 的方法得出了互不一致的结论，也有学者指出他在一些设计方面的问题。在 2008 年的第 6 次欧洲牙周研讨会上学者们的共识是：尽管 FMD 和 FMSRP 比传统方式分象限刮治法在减少探诊深度和附着增加方面有少量优势，但临床意义不明显，且未能得到微生物学的印证。各家报告结果不尽一致，未能证明 FMD 或 FMSRP 优于传统法。因此共识报告主张上述三种方式均可用于中重度慢性牙周炎患者的龈下清创术，在选择时要综合考虑患者的病情和意向、医者的技术等，因为每种方法各有其优缺点。而且无论何种方式均应强调认真的菌斑控制。

经过彻底的龈下清创术后，牙周袋内的微生物总量明显减少，生态环境有利于接近健康状态的菌群。临床上可见牙龈的炎症和肿胀消退，出血和溢脓停止，牙周袋变浅、变紧，这是由于牙龈消肿退缩，以及袋壁结缔组织中胶原纤维的新生使牙龈变得致密，探针不再穿透结合上皮进入结缔组织内，也可能有新的结缔组织或长结合上皮附着于根面。理想的清创效果是探诊深度≤4mm，探诊后无出血，全口探诊出血的牙位点在 10%～15%以下。刮治的效果，即软硬组织的恢复程度与治疗前牙周袋的深度、牙根形态、有无根分叉病变、菌斑滞留因素是否消除、医生的技术等有关。总之，洁治术和刮治术是牙周炎的基础治疗，任何其他治疗手段都只是此基础治疗的补充和后续手段。

牙龈炎和牙周炎都是菌斑生物膜引起的感染。凡是能促进菌斑堆积的因素例如粗糙的牙石表面、不良修复体、牙齿解剖异常、未充填的龋齿等均是牙周炎的危险因素，在治疗过程中也应尽量消除或纠正这些因素。

二、长期控制菌斑

清除了菌斑和牙石只是牙周炎治疗的第一步，尚不能保证牙周炎的长期疗效，因为菌斑在牙面上时刻不断地形成。在清洁过的牙面上若停止刷牙，8h 后细菌数即可达到 10^3～10^4/mm^3，24h 后可增加 100～1000 倍。因此在治疗前和过程中，必须向患者仔细讲明菌斑的危害性，如何自我发现和有效地清除之，并使患者充分理解坚持不懈地清除菌斑的重要性。此种健康教育应贯穿于治疗的全过程。患者每次就诊时，医生应检查和记录其菌斑控制的程度，并反馈给患者，并进行强化的控制菌斑指导。尽量使有菌斑的牙面只占全部牙面的 15%～20%以下。只有患者的积极配合才能使治疗效果长久保持。

三、全身和局部的药物治疗

慢性牙周炎对洁治和刮治有较好的反应，大多数轻、中度患者在根面平整后，组织能顺利愈合，除非出现急性症状，一般不需使用抗菌药物。有少数患者对基础治疗反应不佳，或有个别深牙周袋及器械不易到达的解剖部位，刮治难以彻底，残留的炎症不易控制，或急性发作等，则可适当地局部或全身应用抗菌药物。近年来，牙周袋内局部放置抗菌药物取得一定的临床效果。尤其是采用缓释剂型，使药物能长时间释放到牙周袋内，消灭或减少袋内的致病菌。所用的药物如甲硝唑、四环素及其同族药物如二甲胺四环素(minocycline)、多西环素(doxycycline)，氯己定(chlorhexidine)等。但药物治疗只能作为机械清除牙石的辅助治疗，一般只在龈下刮治后视需要才用药。抗菌药物绝不能取代龈下清创术，而且应在龈下刮治后用药，因为刮治可最大限度地减少致病菌，并搅乱龈下生物膜，使药物得以接触微生物并杀灭之。

对于一些有全身疾病的牙周炎患者，如某些心血管疾病、未控制的糖尿病等，在牙周治疗过程中也需要给予特殊处理，如在进行牙周全面检查和治疗（尤其是手术）前后需给予抗菌药物，以预防和控制全身和局部的感染，一般使用全身给药。同时应积极治疗并控制全身病，以利牙周组织愈合。

四、手术治疗

基础治疗后 6～8 周时，应复查疗效，若仍有 5mm 以上的牙周袋，探诊仍有出血，且有些部位的牙石难以彻底清除，则可视情况决定再次刮治或考虑进行牙周手术，在直视下彻底刮除根面或根分叉处的牙石及不健康的肉芽组织；还可在术中修整牙龈和牙槽骨的外形、植骨、或截除严重的患根等，通过手术改正牙周软硬组织的外形，形成一种有利于患者控制菌斑的生理外形。手术治疗应在基础治疗后适当时间进行。

自 20 世纪 80 年代以来，通过牙周组织引导性再生手术（guided tissue regeneration，GTR）能使病变区形成新的牙骨质、牙周膜和牙槽骨的正常附着（新附着 new attachment），利用组织工程学（tissue engineering）原理，研制开发了各种植骨代用品、生长因子等来促进牙周组织的再生，使牙周炎的治疗目标提高到了一个更高的层次。

五、建立平衡的𬌗关系

重症牙周炎患者有松动移位的牙齿，可导致继发性咬合创伤，甚至有牙列缺损，影响功能和美观。这些都需要通过𬌗治疗来解决，如调𬌗消除𬌗干扰；如果松牙不再继续加重，且无功能障碍，则不必作特殊处理；若松牙妨碍咀嚼，且附着丧失和动度继续加重，则需加以固定。可通过松动牙的结扎固定、各种夹板（splinting）等使患牙消除创伤而减少动度，改善咀嚼功能。有些病例在𬌗治疗后数月，X 线片可见牙槽骨硬板变得致密。但夹板的设计和制作必须不妨碍菌斑控制。在有缺失牙需要修复的患者，可利用固定式或可摘式修复体上的附加装置，使松动牙得到固定。有些患者还可通过正畸治疗来矫正错𬌗或病理移位的牙齿，以建立合理的𬌗关系。

咬合创伤曾被认为是牙周炎的致病原因或协同因素（co－destructive factor），但 20 世纪后期以来，调𬌗在牙周炎的预防和治疗中不被重视。近年来有学者报告表明在基线时无咬合创伤、或虽有咬合创伤但已接受调𬌗治疗的牙周炎患者，其日后发生病情加重的机会仅为有创伤而未加调𬌗者的 60%。因此，在治疗计划中似应适当考虑对咬合创伤的干预。

六、拔牙

对于有深牙周袋、过于松动的严重患牙，如确已无保留价值者，应尽早拔除，这样可以：①消除微生物聚集部位。②有利于邻牙的彻底治疗。③避免牙槽骨的继续吸收，保留牙槽嵴（alveolar ridge）的高度和宽度，以利义齿修复和种植修复。④避免反复发作牙周脓肿。⑤避免因患牙松动或疼痛而使患者偏侧咀嚼。有条件时，最好在拔牙后、永久修复之前，制作暂时性修复体，以达到改善咀嚼功能、松牙固定和美观的要求。

七、消除危险因素

在制订治疗计划时，应针对容易导致牙周炎加重或复发的局部因素或全身性危险因素进行干预和处理，例如改正不良修复体、调整咬合、解除食物嵌塞等。对患有某些系统疾病如糖尿病、消化道疾病、心血管疾病等的慢性牙周炎患者，应积极治疗并控制全身病，以利牙周组织愈合。

吸烟者对牙周治疗的反应较差，应劝患者戒烟。在戒烟的初期，牙龈的炎症可能有一过性的“加重”，探诊后出血有所加重。这是由于烟草使小血管收缩、使牙龈角化加重，戒烟后此种作用消除所致。戒烟者经过彻底的牙周治疗后，将出现良好的疗效。

八、维护期的牙周支持疗法

大多数慢性牙周炎患者在经过恰当的治疗后，炎症消退，病情得到控制，但疗效的长期保持却有赖于患者坚持有效的菌斑控制，以及定期的复查、监测和必要的重复治疗，称为牙周支持疗法(supportive periodontal therapy，SPT)。若无良好的菌斑控制，刮治后4～6周龈下菌斑即可恢复至治前水平，病情将复发而使治疗归于失败。Hujoel等报告，非手术治疗后加上定期维护治疗的患者，10年后的失牙率比中断治疗者降低58%。

SPT是指根据患者情况定期复诊，对病情和疗效进行监测。诊断性的复查内容包括菌斑控制情况、牙周袋探诊深度、牙龈炎症及探诊出血、附着丧失程度、根分叉病变、牙槽骨情况、修复体情况等，并据此对存在问题的牙位进行相应的、必要的治疗，如全口的洁治、剩余牙周袋的SRP、甚至手术等。复查的间隔期应根据病情和患者控制菌斑的程度来制订，治疗刚结束时应勤复查，对于病情稳定、自我维护意识强的患者，可逐渐延长间隔期。维护期的定时复查和对病情未控制处的再治疗是牙周炎疗效能长期保持的关键步骤之一，应在基础治疗一结束时，即进入维护期。有学者报告，牙周炎患者如果既不治疗，又无SPT者，每年人均失牙0.6个；虽经治疗却无SPT者，每年失牙0.2个/人；治疗后有部分SPT者，每年人均失牙仅0.06个，说明SPT在维护疗效方面的重要性。

(吴淑玲)

第七章　侵袭性牙周炎

第一节　侵袭性牙周炎的危险因素

对侵袭性牙周炎的病因尚未完全明了，大量的病因证据主要源于对青少年牙周炎的研究结果。现认为某些特定微生物的感染，以及机体防御能力的缺陷是引起侵袭性牙周炎（AgP）的两方面主要因素。

一、微生物

国外大量的研究表明伴放线聚集杆菌（Aggregatibacter actinomycetemcomitans，Aa）是侵袭性牙周炎的主要致病菌，旧称伴放线放线杆菌（Actinobacillus actinomycetemcomitans，Aa），其主要依据如下：

1. 从青少年牙周炎患牙的龈下菌斑中伴放线聚集杆菌的检出率明显高于慢性牙周炎和健康牙，该菌能产生可杀伤白细胞的外毒素及其他毒性产物，造成牙周组织的损伤。但是亚洲地区的许多研究表明，Aa 在中国、日本和韩国侵袭性牙周炎患者中的检出率明显低于欧美国家，且检出的 Aa 多为低毒性的血清 c 株，而牙龈卟啉单胞菌（Porphyromonas gingivalis，Pg）在这些患者中则相对较多见。因而 1999 年新分类明确提出 AgP 在一些人群（亚洲）中表现为 Pg 比例升高。从病患处主要分离出牙龈卟啉单胞菌等所谓的红色复合体（red complex）成分，以及腐蚀艾肯菌、中间普氏菌、具核梭杆菌等微生物。这可能是由于重症患者的深牙周袋改变了微生态环境，使一些严格厌氧菌成为优势菌，而 Aa 不再占主导；也可能确实存在着种族和地区的差异。也有学者报告在牙周健康者和儿童口腔中也可检出 Aa，但占总菌的比例较低。

2. 引发宿主的免疫反应　青少年牙周炎患者的血清中有明显升高的抗 Aa 抗体，牙龈局部和龈沟液内也产生大量的特异抗体甚至高于血清水平，说明这种免疫反应发生于牙龈局部。研究还表明对 Aa 的糖类抗原发生反应的主要是 IgG_2 亚类，起保护作用。近年还有学者报告中性粒细胞和单核/吞噬细胞对细菌的过度反应，产生过量的细胞因子、炎症介质，可能导致严重的牙周炎症和破坏。

3. 牙周治疗可使该菌量明显减少或消失，当病变复发时，该菌又复出现。Slots 等报告，由于 Aa 能入侵牙周组织，单纯的机械治疗（mechanical therapy）不能消除 Aa，临床疗效欠佳，口服四环素后，Aa 消失，临床疗效转佳。

近年来有些学者报告从牙周袋内分离出病毒、真菌甚至原生动物，可能与牙周病有关。

二、全身背景

有一些早期研究表明本病患者有周缘血的中性粒细胞和（或）单核细胞的趋化功能降低，有的学者报告吞噬功能也有障碍，这种缺陷带有家族性，患者的同胞中有的也可患 LAgP，或虽未患牙周炎，却也有白细胞功能缺陷。这些异常主要集中在美国的黑人 LJP 患者。英国学者对欧洲白种人患者的研究未发现白细胞趋化异常。我国较大样本的研究亦未发现外周血的中性粒细胞和单核细胞趋化功能的异常。

AgP存在家族聚集性。有家系研究显示，AgP先证者的家属中患AgP的几率明显增高，可能和遗传基因有关。近年来对LAgP患者的基因多态性有大量研究报告，但尚缺乏一致的科学结果。AgP是多因素的复杂疾病，不可能用某一危险因素概括所有AgP的病例，而每一个病例可能是不同的危险因素共同作用的结果。宿主自身的易感因素可降低宿主对致病菌的防御力和组织修复力，也可加重牙周组织的炎症反应和破坏。

Gottlieb曾提出本病的原因是牙骨质的不断形成受到抑制，妨碍了牙周膜纤维附着于牙体。此后有少量报道发现局限型青少年牙周炎患者的牙根尖而细，牙骨质发育不良，甚至无牙骨质，不仅已暴露于牙周袋内的牙根如此，在其根方尚有牙周膜附着的未患病牙根也有牙骨质发育不良，说明这种缺陷不是疾病的结果，而是发育中的问题。国内最近有研究显示，AgP患者有较多的牙根形态异常（如锥形根、弯曲根、冠根比过大和融合根），且牙根形态异常的牙齿其牙槽骨吸收程度重，根形态异常牙数与重度骨吸收牙数成正相关。

总之，现代的观点认为牙周炎不是由单一种细菌引起的，而是多种微生物共同作用所致；高毒性的致病菌是必需的致病因子，而高易感性宿主的防御功能低下和（或）过度的炎症反应所导致牙周组织的破坏是发病的重要因素；吸烟、遗传基因等调节因素也可能起一定的作用。

（刘荣光）

第二节 侵袭性牙周炎的组织病理学改变

侵袭性牙周炎的组织学变化与慢性牙周炎无明显区别，均以慢性炎症为主。免疫组织化学研究发现，本病的牙龈结缔组织内也以浆细胞浸润为主，但其中产生IgA的细胞少于慢性牙周炎者，游走到袋上皮内的中性粒细胞数目也较少，这两种现象可能是细菌易于入侵的原因之一。电镜观察到在袋壁上皮、牙龈结缔组织甚至牙槽骨的表面可有细菌入侵，主要为革兰阴性菌及螺旋体。近年还有学者报告中性粒细胞和单核细胞对细菌的过度反应，密集的白细胞浸润以及过量的细胞因子和炎症介质表达，可能导致严重的牙周炎症和破坏。

（刘荣光）

第三节 侵袭性牙周炎的分型和临床特点

侵袭性牙周炎根据患牙的分布和数目可分为局限型（localized aggressive periodontitis，LAgP）和广泛型（generalized aggressive periodontitis，GAgP）。局限型大致相当于过去的局限型青少年牙周炎；广泛型相当于过去的弥漫型青少年牙周炎和快速进展性牙周炎。LAgP和GAgP的临床特征有相同之处，也各有其特点。在我国，典型的局限型AgP较为少见，这一方面可能有种族背景，另一方面可能由于患者就诊较晚，病变已蔓延至全口多个牙。

一、局限型侵袭性牙周炎的临床特点

1. 年龄与性别（age and gender） 本病患者一般年龄在30岁以下，发病可始于青春期前后（有文献报告11～13岁），也可发生于乳牙列。因早期症状不明显，患者就诊时常已20岁

左右。患者女性多于男性，但也有人报告年幼患者以女性为多，稍长后性别无差异。

2. 快速进展的牙周组织破坏（rapid periodontal tissue destruction） 快速的牙周附着丧失和骨吸收是 AgP 的主要特点。严格来说，“快速”的确定应依据在两个时间点所获得的临床记录或 X 线片来判断，然而此种资料不易获得。临床上常根据“严重的牙周破坏发生在较年轻的患者”来做出快速进展的判断。有人估计本型患者的牙周破坏速度比慢性牙周炎快 3～4 倍，在 4～5 年内，牙周附着破坏可达 50%～70%，患者常在 20 岁左右即已须拔牙或牙自行脱落。一部分患者的牙周破坏进展可自限或转入静止期。

3. 菌斑牙石的量（amounts of microbial deposits） 牙周组织破坏程度与局部刺激物的量不成比例是本病一个突出的表现。患者的菌斑、牙石量很少，牙龈表面的炎症轻微，但却已有深牙周袋和骨质破坏（图 7—1），牙周袋内有牙石和菌斑，也有探诊后出血，晚期还可发生牙周脓肿。

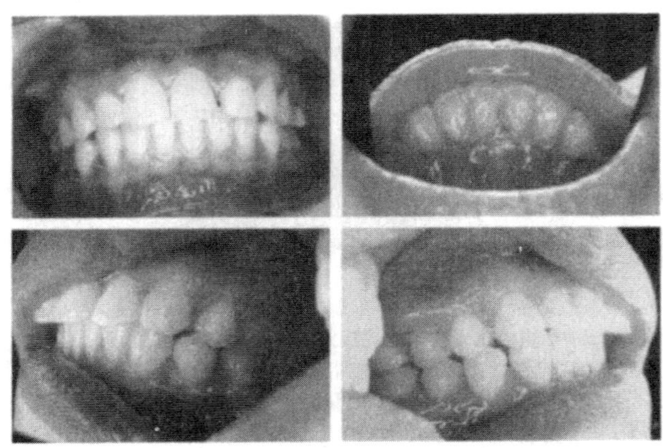

图 7—1 局限型侵袭性牙周炎（原名青少年牙周炎，女，29 岁，初诊时）

4. 好发牙位（tooth—spedficity） 1999 年新分类法规定，局限型侵袭性牙周炎的特征是“局限于第一恒磨牙或切牙的邻面有附着丧失，至少波及两个恒牙，其中一个为第一磨牙。其他患牙（非第一磨牙和切牙）不超过两个”。换言之，典型的患牙局限于第一恒磨牙和上下切牙，多为左右对称。X 线片可见第一磨牙的近远中均有垂直型骨吸收，形成典型的“弧形吸收”（图 7—2）在切牙区多为水平型骨吸收。但早期的患者不一定波及所有的切牙和第一磨牙。

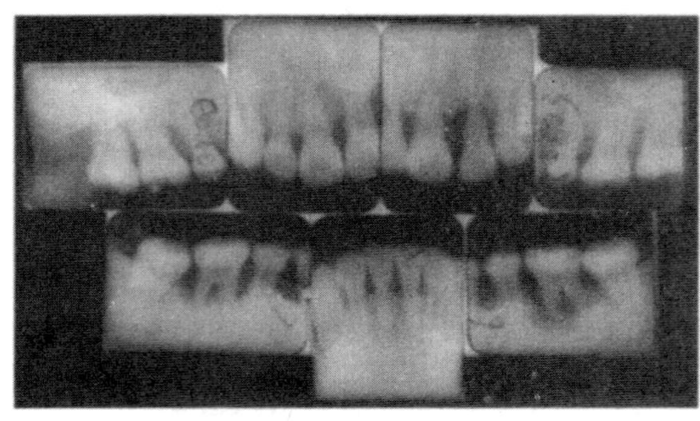

图 7—2 局限型侵袭性牙周炎的 X 线片

与图 7—1 为同一患者。第一恒磨牙的近、远中有垂直型骨吸收，切牙区为水平吸收。上颌切牙区病变严重，牙移位，但表面炎症不明显。

5. 早期出现牙齿松动和移位（tooth mobility and drifting） 在炎症不明显的情况下，患牙已可出现松动、咀嚼无力。切牙可向唇侧远中移位，呈扇形散开排列，出现牙间隙，多见于上前牙(图 7—1)。后牙可出现不同程度的食物嵌塞。

6.家族聚集性(familial aggregation)　家族中常有多代、多人患本病，患者的同胞有 50%患病机会，说明有一定的遗传背景。其遗传背景可能与白细胞功能缺陷有关，也有人认为是 X 连锁性遗传或常染色体显性遗传等。但也有一些学者认为是由于牙周致病菌在家族中的传播所致，临床上并非每位 LAgP 患者均有家族史。

二、广泛型侵袭性牙周炎的临床特点

顾名思义，广泛型侵袭性牙周炎(generalized aggressive periodontitis，GAgP)患者受累的患牙数较多，1999 年分类法规定其特征为“广泛的邻面附着丧失，侵犯第一磨牙和切牙以外的牙数在三颗以上”，实际上本型通常累及全口大多数牙。主要发生于 30 岁以下的年轻人，但也可见于 35 岁以上者。性别无明显差异。多数患者有大量的菌斑和牙石，也可较少：全口牙龈有明显的炎症，呈鲜红色，并可伴有龈缘区肉芽性增殖，易出血，可有溢脓。多数患者有大量的菌斑和牙石，有些患者曾接受过不彻底的治疗(如只做龈上洁治或单纯服用抗菌药物)也可表现为龈上牙石不多，牙龈红肿不明显，但龈下牙石较多，且探诊后出血。X 线片显示全口多数牙有骨质破坏，范围超过切牙和第一磨牙。有部分患者显示在切牙和第一磨牙区的骨质吸收较其他牙为重，且呈现弧形吸收的方式，有人估计这些患者可能由局限型发展而来(图 7—3，图 7—4)。

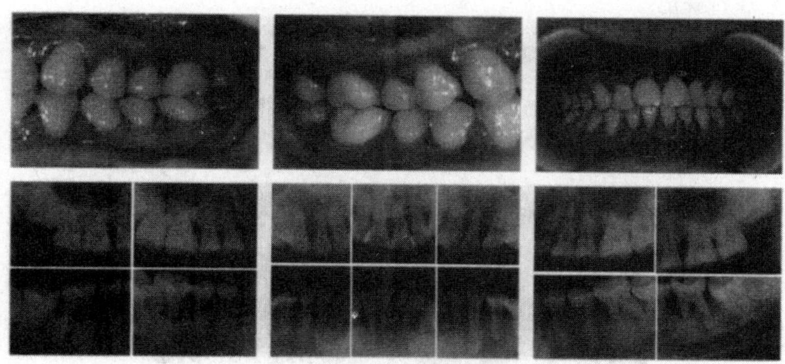

图 7—3　广泛型侵袭性牙周炎(女，16 岁)

X 线片见四个第一恒磨牙均有弧形骨吸收，提示可能由局限型发展而来

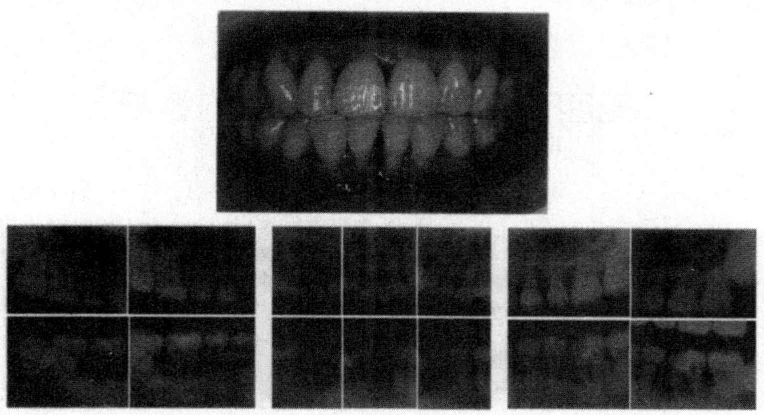

图 7—4　广泛型侵袭性牙周炎(女，21 岁)

患者一般对常规治疗如龈下清创和全身药物治疗有很好的疗效反应，但也有少数患者经任何治疗都效果不佳，病情迅速加重直至牙齿丧失。也有文献报告一些病例在重度病变的基础上可有间歇的静止期。

广泛型和局限型侵袭性牙周炎究竟是两个独立的类型，抑或广泛型侵袭性牙周炎是局限型发展和加重的结果，尚不肯定。有一些研究结果支持二者为同一疾病不同阶段的观点。例如：①局限型以年幼的围青春期者较多，而广泛型多为 30 岁左右的年轻人，患牙数目增多。②局限型患者血清中的抗 Aa 特异抗体水平明显地高于广泛型患者，起保护作用的 IgG_2 亚类水平也高于广泛型。可能机体对致病菌挑战(challenge)所产生的免疫反应使感染局限，而广泛型患者的抗体反应较弱，使感染得以扩散。③有些广泛型侵袭性牙周炎患者的第一磨牙和切牙病情较其他患牙重，且有典型的"弧形吸收"影象，提示这些患者可能由局限型病变发展而来。然而，1999 年分类法提出的"对病原菌的血清抗体反应较弱是 GAgP 的特异性表现"在国内的数项研究中并未得到证实。国内近期的研究显示，切牙一磨牙型 AgP 患者的抗 Aa 血清 c 型抗体滴度与非切牙一磨牙型 AgP 患者无显著性差异。这可能与 Aa 不是国人的主要致病菌有关。近来有学者提出局限型和广泛型可能是同一疾病的不同表型，或者说不同类型的 AgP 具有共同的临床表征。

侵袭性牙周炎的诊断特点：

1. 年龄一般在 35 岁以下，但也可超过。
2. 无明显的全身疾病。
3. 牙周组织破坏程度与菌斑及局部刺激量不一致。
4. 快速的骨吸收和附着丧失。
5. 早期出现前牙移位和松动。
6. 家族聚集性。

与侵袭性牙周炎有关的宿主因素：

1. 吞噬细胞的功能缺陷。
2. 对 LPS 的过度反应，产生过量的炎症因子。
3. 特异抗体的水平和亲和性不足。
4. 针对 Aa 糖蛋白的 IgG_2 抗体水平不足。
5. 遗传基因背景。

（刘荣光）

第四节 侵袭性牙周炎的诊断

本病应抓住早期诊断这一环节，因患者初起时无明显症状，待就诊时多已为晚期。如果一名青春期前后的年轻患者，菌斑、牙石等刺激物不多，炎症不明显，但发现有少数牙松动、移位或邻面深袋，局部刺激因子与病变程度不一致等，则应引起重视。重点检查切牙及第一磨牙的邻面，并拍摄 X 线片，㕮翼片有助于发现早期病变。有条件时，可做微生物学检查发现伴放线聚集杆菌或大量的牙龈卟啉单胞菌，或检查中性粒细胞有无趋化和吞噬功能的异常，若为阳性，加上阳性家族史，对局限型侵袭性牙周炎的诊断较为有利。早期诊断及治疗对保留患牙和控制病情极为重要。对于侵袭性牙周炎患者的同胞进行牙周检查，也有助于早期发现其他病例。

然而局限型侵袭性牙周炎在我国相对较少见，更多的侵袭性牙周炎病例属于广泛型。临床上常以年龄(35 岁以下)和全口大多数牙的重度牙周破坏，作为诊断广泛型侵袭性牙周炎的标准，也就是说牙周破坏程度与年龄不相称。但必须明确的是，并非所有年轻患者的重度牙周炎均可诊断为侵袭性牙周炎，应先排除一些明显的局部和全身因素。如：①是否有严重的错𬌗，导致咬合创伤，加速了牙周炎的病程。②是否曾接受过不正规的正畸治疗，或在正畸治疗前未认真治疗已存在的牙周病。③有无食物嵌塞、邻面龋、牙髓及根尖周病、不良修复体等局部菌斑滞留因素，造成牙龈的炎症和快速的邻面附着丧失。④有无伴随的全身疾病，如未经控制的糖尿病、白细胞功能缺陷、HIV 感染等。上述①～③的存在可以加速慢性牙周炎的牙槽骨吸收和附着丧失；如有④则应列入伴有全身疾病的牙周炎中，其治疗也不仅限于口腔科。至于“家族史”也应谨慎定论，若仅有父母之一有慢性牙周炎，不一定视为“家族聚集”，因为我国老年人患牙周炎的几率较高，不一定成为遗传因素。因此有学者主张在做出广泛型侵袭性牙周炎的诊断前，应先排除重症广泛型慢性牙周炎，也就是说应该具备较明显的支持侵袭性牙周炎的证据。在确实难以区别诊断时，也可诊断为“广泛型重度牙周炎”，其实它们的治疗都相差不多，重要的是针对该患者的病情来制订个体化的治疗计划。

值得说明的是，对于多因素的复杂疾病来说，分类法(classification)名词与诊断(diagnoses)名词不是等同的，它们的功能不同。1999 年对牙周病的系统分类名词界定标准是针对每种疾患者为地制订的严格定义。在进行流行病学研究、病因机制研究、临床疗效纵向观察等研究时，必须对研究对象有统一明确的纳入标准(例如年龄界限、患牙数目等)，才能保证研究结果的可信度和可比性。相反，在临床上对个例的诊断时，则是在分类原则指导下，根据收集到的病史、检查所见、危险因素分析等资料进行综合分析，得出适合该个体的合理诊断，并据此做出恰当的、适合个例的治疗方案。分类名词不应被生硬地直接套用到临床诊断。例如，某位患者如果多项条件都符合 LAgP 的标准，但除第一磨牙和切牙以外的患牙有 3 颗，且就诊时年龄已为 37 岁，临床仍可诊断其为局限型侵袭性牙周炎，并按此制订治疗计划，但此病例却不符合作为侵袭性牙周炎科研项目的纳入标准。

最近有学者提出在有的年轻人和青少年，有个别牙齿出现附着丧失(牙数不多)，但没有牙周袋和炎症，不符合早发性牙周炎者，可称之为偶发性附着丧失(incidental attachment loss)，例如个别牙因咬合创伤或错𬌗所致的牙龈退缩、拔除智齿后第二磨牙远中的附着丧失等。这些个体可能成为侵袭性牙周炎或慢性牙周炎的易感者，应密切加以复查和监测，以利早期诊断。

(刘荣光)

第五节　侵袭性牙周炎的治疗原则

一、早期治疗，清除感染

本病常导致患者早年失牙，因此特别强调早期、彻底的治疗，主要是彻底消除感染原。治疗原则基本同慢性牙周炎，洁治、刮治和根面平整等基础治疗是必不可少的，多数患者对此有较好的疗效，治疗后病变转入静止期。但因为伴放线聚集杆菌及其他细菌可能入侵牙周组织，单靠机械刮治不易彻底消除入侵的细菌，在基础治疗结束后 4～6 周复查时，根据检查所见，必要时可再次龈下清创或通过翻瓣手术清除入侵组织的微生物。

二、抗菌药物的应用

治疗 AgP 要控制病原微生物，不只是减少菌斑的数量，更重要的是改变龈下菌群的组成。Slots 曾报告青少年牙周炎患者在刮治术后不能彻底消除入侵牙龈中的细菌，残存的微生物容易重新在牙面定植，使病变复发。在刮治后辅助服用抗菌药物取得了良好的效果。但 2008 年第 6 次欧洲牙周研讨会的共识报告表明单独服用抗菌药（antibacterials）的效果不如龈下刮治，抗菌药物对 AgP 患者的机械治疗可以起到辅助作用。Guerrero 等报告 41 名 AgP 患者在 24h 内完成全口龈下清创术，随即口服甲硝唑和阿莫西林 7d，对照组只接受龈下清创术。6 个月后两组患者均有良好疗效，服药组的≥7mm 袋变浅和附着增加均好于不服药的对照组；而对 4～6mm 的中等袋则服药组的优势减小，表明药物主要对深袋起辅助治疗作用。

考虑到菌斑生物膜的结构对细菌有保护作用，药物不容易进入生物膜，因此在需要辅助用药时，建议在机械治疗或手术治疗后立即口服甲硝唑和阿莫西林，此时龈下菌斑的数量最少，且生物膜也被破坏，能发挥药物的最大作用。理想的情况下，最好应先检查龈下菌斑中的微生物，有针对性地选用药物，在治疗后 1～3 个月时再复查龈下微生物，以判断疗效。在龈下清创术后的深牙周袋内放置缓释的抗菌制剂如甲硝唑、二甲胺四环素、氯己定等也有良好疗效，文献报道可减少龈下菌斑的重新定植，减少病变的复发。

三、调整机体防御功能

宿主对细菌感染的防御反应在侵袭性牙周炎的发生、发展方面起重要的作用，近年来人们试图通过调节宿主的免疫和炎症反应过程（host modulatory therapy，HMT）来减轻或治疗牙周炎。例如，小剂量多西环素可抑制胶原酶，非甾体类抗炎药（non－steroid anti－inflammatory drug，NSAID）可抑制花生四烯酸产生前列腺素，阻断和抑制骨吸收。祖国医学强调全身调理，国内有些学者报告用六味地黄丸为基础的补肾固齿丸（膏），在牙周基础治疗后服用数月，可提高疗效和明显减少复发率。服药后，患者的白细胞趋化和吞噬功能以及免疫功能也有所改善。吸烟是牙周炎的危险因素，应劝患者戒烟。还应努力发现有无其他全身因素及宿主防御反应方面的缺陷。

四、其他综合治疗

在病情不太重而有牙移位的患者，可在炎症控制后，用正畸方法将移位的牙复位排齐，但正畸过程中务必加强菌斑控制和牙周病情的监控，加力也宜轻缓。其他如直视下翻瓣手术以及其他相关的手术等，对侵袭性牙周炎均有一定疗效。所有的治疗计划均应结合 AgP 患者的病情进展快速以及容易复发的特点来考虑和设计。

五、定期维护，防止复发

如前所述，侵袭性牙周炎的治疗需要强化的、综合的治疗，更要强调积极治疗阶段（active therapy）后的定时维护治疗。AgP 的特点是患者年轻、牙周破坏迅猛，治疗后较易复发（国外报告复发率约为 1/4），更需要医师的特殊关注。在详尽的积极治疗后，疗效能否长期保持还取决于患者自我控制菌斑的自觉性和维护治疗的措施，也就是说定期的监测和必要的后续治疗是保持长期疗效的关键。Buchmann 等对 13 名侵袭性牙周炎患者进行基础治疗、阿莫西林＋甲硝唑和手术治疗后，每年 3～4 次复查、复治。共追踪观察 5 年。临床附着水平(CAL)从基线到治疗后 3 个月时改善 2.23mm，此后的 5 年内 94.6％的人 CAL 保持稳定，仅 2％～5％有加重或反复发作的附着丧失。

根据每位患者菌斑和炎症的控制情况，确定个体化的复查间隔期。开始时约为每 1～2 个月一次，半年后若病情稳定可逐渐延长间隔期。复查时若发现有复发或加重的牙位，应重新全面评价局部和全身的危险因素和促进因子，并制订相应的治疗措施，如必要的再刮治、手术或用药等。

六、总结

牙周炎是一组临床表现为慢性炎症和牙周支持组织破坏的疾病，它们都是感染性疾病，有些人长期带菌却不发病，而另一些人却发生牙龈炎或牙周炎。牙周感染与身体其他部位的慢性感染有相同之处，但又有其独特之处，主要是牙体、牙周组织的特点所决定。龈牙结合部直接暴露在充满各种微生物的口腔环境中，细菌生物膜长期不断地定植于表面坚硬且不脱落(non－shedding)的牙面上，又有丰富的来自唾液和龈沟液的营养；牙根以及牙周膜、牙槽骨则是包埋在结缔组织内，与全身各系统及组织有密切的联系，宿主的防御系统能达到牙周组织的大部分，但又受到一定的限制。这些都决定着牙周炎的慢性、不易彻底控制、容易复发、与全身情况有双向影响等特点。

牙周炎是多因素疾病，决定着发病与否和病情程度的因素有微生物的种类、毒性和数量，宿主对微生物的应战能力(response to microbial challenge)，环境因素(如吸烟、精神压力等)，某些全身疾病和状况的影响(如内分泌、遗传因素等)等。有证据表明牙周炎也是一个多基因疾病，不是由单个基因所决定的。

牙周炎在临床上表现为多类型(CP，AgP 等)。治疗主要是除去菌斑及其他促进因子，但对不同类型、不同阶段的牙周炎及其并发病变，需要使用多种手段(非手术、手术、药物、正畸、修复等)的综合治疗。

牙周炎的治疗并非一劳永逸的，而需要终身维护和必要的重复治疗。最可庆幸和重要的一点是：牙周炎和牙龈炎都是可以预防的疾病，预防牙龈炎还可以减少牙周炎的发生和发展。通过公众自我保护意识的加强、防治条件的改善以及口腔医务工作者不懈的努力，牙周病是可以被消灭和控制的。

(刘荣光)

第八章　牙髓疾病

牙髓疾病是指发生在牙髓组织的炎症性感染疾病，包括牙髓炎、牙髓变性和牙髓坏死，牙髓炎最常见，是一类因牙髓组织受到微生物感染而引起的炎症反应性疾病，临床以剧烈的难以忍受的疼痛为特征。

牙髓炎绝大多数由龋齿破坏牙冠牙体组织的完整性而引起牙髓组织与口腔环境直接相通，导致口腔定植微生物感染牙髓组织发展而来。进一步发展感染微生物可经根尖孔扩散到牙周组织，引起根尖周炎，甚至能发展成颌面部蜂窝织炎。早期预防治疗龋齿，能有效地防止牙髓炎牙髓疾病的发生。

第一节　病因

牙髓疾病，尤其是牙髓炎，最常见根本的病因是微生物感染，此外一些理化因素和生理性、医源性因素也可引起牙髓疾病。

一、微生物感染及感染途径

牙髓疾病的微生物感染仍为混合感染，并无特异病原菌，主要是需氧菌和厌氧菌。牙周疾病使牙根面多有不同程度的暴露，牙髓与牙周之间交叉感染的可能性增加。微生物及其毒力因子到达牙髓的途径有：

（一）牙体途径

只要能够引起牙本质小管暴露的牙体疾病，均可能造成定植在口腔环境的微生物引起牙髓组织感染。最常见的龋病到达牙本质一定深度时，龋损内的微生物及其产物可通过牙本质小管到达牙髓组织，即可引起牙髓病变。牙体组织磨耗严重使牙本质小管暴露，甚至牙髓暴露，如楔状缺损穿髓。在慢性病变过程中有修复性牙本质形成，甚至有根管口牙本质桥形成，但封闭不严密，微生物仍能感染牙髓组织。引起牙髓病变的楔状缺损多已深达牙颊舌径的1/2。牙体组织上的隐裂及裂纹与牙本质小管成一定的角度，而使一条裂纹导致大面积的牙本质暴露，裂纹中存有大量的细菌及食物残渣，久之也会引起牙髓的疾病。外伤性穿髓、畸形中央尖等引起的直接露髓也时有发生。

（二）牙周途径

侧支根管、副根管和根尖孔使牙髓牙周组织紧密相连，而牙周袋为细菌等微生物引起牙周组织的病理性结构，内含大量的致病微生物及其产物的形成使牙髓间接与口腔相通，这些细菌微生物及其毒力因子可循此途径进入牙髓，引起局部性的乃至全部性的牙髓病变。由于龋齿、失牙等原因常导致牙体及牙列完整性的丧失，在未得到修复前，其𬌗力常集中在剩余牙上。过大的𬌗力可造成深达根尖的牙周袋，还可引起牙根折裂，此时根裂的相应部位成为细菌由牙周侵入牙髓的通道。当这种细菌侵入是由根尖孔发生的时候，常引起牙髓组织不可复性的炎症，称为逆行性牙髓炎。

（三）血源性感染

细菌经血液循环到达牙髓引起牙髓感染的情况一般少见。但在牙髓组织本身有创伤、代谢紊乱，发生血供障碍有牙髓坏死的情况下，机体发生菌血症，循环血中的细菌则可进入牙髓并定植下来，这称为引菌作用（anachoresis），所引起的继发性感染造成的牙髓炎称为血源性牙髓炎。由于牙髓组织的增龄性变化和牙体组织磨耗对牙髓的影响，加之全身免疫防御功能的下降，发生血源性牙髓炎的可能性增大。

二、化学因素

牙本质暴露后，长期、反复受食物中糖和酸类物质的刺激，除可发生牙齿敏感症外，牙髓亦可发生充血，并可由单纯的牙髓充血发展为牙髓的炎症。在治疗牙齿敏感症时所采用的硝酸银等药物也对牙髓细胞有一定的毒性。牙体治疗过程中窝洞的消毒、垫底及充填材料选择的不当，也是一个重要的化学性病因。目前临床用窝洞消毒药物如酚、醛等，也有一定的细胞毒性和刺激性，可引起牙髓的病理性改变；深洞的垫底材料若选择、操作不当，也可引起牙髓的病理性反应，如调和较稀的磷酸锌粘固粉在凝固前可释放出游离酸而引起牙髓病变；用树脂材料直接充填深洞，其单体可游离并通过牙本质小管进入并刺激牙髓。慢性龋坏过程中修复性牙本质形成，有可能造成小的穿髓孔不易查出，此时直接充填，则可使充填材料的有害成分直接作用于牙髓组织。乙醇等干燥剂可导致牙本质小管内液体的生理平衡紊乱，从而影响牙髓。喜食酸性饮食习惯可造成酸蚀症，日久累积可降低牙体硬组织对外界刺激的抵抗力，并可伤及牙髓。化学因素只是引起牙髓组织对外界微生物的感染抵抗能力降低，使感染微生物更易在牙髓组织中定植生长繁殖，最终引起牙髓组织感染坏死。因此临床治疗所用材料不是牙髓疾病的根本原因。

三、物理因素

在牙体组织完整的一般情况下，10～60℃的温度为正常牙髓所耐受，一般的饮食温度不会造成牙髓反应，除非已有牙本质的严重磨耗暴露。牙体及牙列缺失进行修复时，在钻磨及牙体预备时，手机切割牙本质时产生大量摩擦热，可损伤下方的牙髓，如果损伤广泛或波及多细胞层时，在伴有感染的情况下牙髓将丧失修复功能。牙本质的热传导性相对较低，为了避免因牙体预备而引起牙髓疾病，故钻磨时必须使用水汽喷雾冷却。组织学研究证实，当使用水汽雾冷却时，如果剩余牙本质厚度＞1mm 时，牙髓无明显反应。此外，若深龋未经垫底直接进行汞合金充填，则可由于汞的良好导热性引起温度对牙髓的损害。

治疗牙齿敏感症若参数选择不当会造成热效应对牙髓的直接损伤。红宝石激光对牙髓组织损害程度最重，而二氧化碳激光功率低危害最小。当口腔内相接触的牙齿使用同种金属修复后，流电现象的存在仅引起牙髓退行性变化。已充填的汞合金与电流接触 1s 即可引发牙髓出血性坏死。老年人由于牙体磨耗、牙列缺失，常有咬合力不均，颞下颌关节紊乱病（简称 TMD），可造成创伤性咬合及磨牙症等，从而对牙髓造成创伤，影响血供。而直接的牙外伤可使根尖孔移位，血管撕裂，使牙髓丧失活力。

在乘坐飞机起降时，可使原有牙髓病急性发作，这是由于气压急骤降低，组织及体液中的氮气析出成气泡，形成气栓，有时在海拔过高的山区也可发生。可表现为快速锐痛、上升时加重的迟缓跳痛和下降时加重的疼痛。电力辐射可引起牙髓出血或坏死，从而造成牙髓的病变。

牙髓能耐受一定限度的温度改变，但过冷或过热的温度刺激，就会引起牙髓病变。高速或连续切割牙齿时，可以产生较高的温度，刺激牙髓。牙体预备时，应当间断切割，若用高速钻机时，一定要同时使用降温措施，以免造成对牙髓的刺激。较深的洞，若直接充填金属，可以传导温度，刺激牙髓，引起牙髓组织慢性炎症反应。

牙齿由于受到撞击，或因长期创伤性对牙根尖的创伤，往往引起根尖血管的损伤或断裂，从而引起牙髓的血行障碍，形成牙髓病。临床上常见受过撞伤的牙齿变色，就是因为牙髓已经坏死的缘故。

四、生理性因素

牙齿出现不同程度的磨耗及磨损，轻者可出现牙齿敏感症、牙髓充血，重者可出现牙髓的不可复性改变。由于失牙及龋坏牙未治疗、邻牙的倾斜，常导致偏侧咀嚼和殆力过分的集中在某些牙位上，除造成隐裂、根折外，直接引起的牙髓炎症的可能性也大大增加。单纯的殆创伤可在颈部造成疲劳性的小缺损，并不断累积，形成“V”形缺损。缺损不断发展，最终累及牙髓。隐裂可引发牙髓炎已得到证实，隐裂除与牙体组织的生理解剖特点、患者的咀嚼习惯有关外，牙齿的增龄性变化及口腔健康状况的下降无疑又是一种好发因素。临床检查中可见年人牙体组织上有不同程度的隐纹，可引起牙髓的退行性变甚至造成牙髓炎症，而根据患者的咀嚼习惯及是否早期进行有效治疗，这种牙髓炎症可表现为慢性过程或急性发作。

五、全身及其他因素

牙齿作为机体的一部分，常可出现全身疾病的局部表现。艾滋病患者牙髓组织内可检出高浓度的人类免疫缺陷病毒 DNA；肝炎患者的牙髓组织内也可检出病毒；而老年人中常见的冠心病，发作时由于臂丛神经的牵涉反应，常表现为肩部疼痛，也可表现为非特异性牙痛，称为心因性牙痛。国外学者曾报道 14％的冠心病患者疼痛可只表现在颌骨或牙齿，一般多表现在后牙区，区域弥散、定位差、性质多样，随心脏症状的缓解而消失，不需特殊的口腔治疗。而三叉神经痛患者初期表现也多见于牙痛，且定位极差，常导致多个牙被误拔。此外，一些精神因素性牙痛也不容忽视。由于家庭社会等多种不同因素的改变或不理想、突发事件的来临，常会引起心理精神的改变，重者表现为感觉运动障碍、意识状态改变，出现无体征有症状的牙痛、咀嚼不适等口腔表现，单纯的口腔治疗对其无明显效果。

六、医源性因素

不同个体，牙齿冷热等刺激反应不同。若未能充分考虑这一特点，则有可能在治疗过程中对牙髓造成化学、温度等有害刺激，从造成牙髓疾病。如钻磨牙体时若不注意深度及方向，则可能造成穿髓；而充填后的微渗漏为牙髓感染的一种特殊牙本质途径。

充填体对患牙的牙髓有一定的影响。充填材料与牙体组织间理化性质的差异，以及口腔内温度的变化、牙齿所承受应力的改变，常可导致微渗漏的形成。细菌易于在间隙中定植繁衍，从而伤及牙髓。牙周刮治和手术，可造成牙本质小管的开放，细菌及产物易进入，影响牙髓。由于根管钙化等因素可造成根尖周病变通过根管治疗无法治愈，再做的根尖外科手术在清理根面时也可伤及邻牙，引起邻牙牙髓活力下降乃至丧失，且由于所形成的炎性反应可造成牙根外吸收，其早期可无症状，严重时可引发牙髓炎症及根折。在进行牙体治疗时，如果未去尽炎性组织，或是使用的药物刺激性较大，则可能吸引根尖区的破骨细胞进入根内引起牙内吸收；而拔牙时用力不当也可引起受累牙的牙内吸收。

（郑晓涛）

第二节 分类及临床表现

目前对牙髓疾病的分类尚缺乏统一的标准，按照临床表现将其分为：可复性牙髓炎，无症状和有症状有症状和不可复性牙髓炎，后者包括（急性牙髓炎、慢性牙髓炎、逆行性牙髓炎、残髓炎）、牙髓坏死、牙髓变性。

牙髓炎症是种炎症反应性疾病。当刺激到达牙髓后，首先引起血管扩张，充血。在牙髓充血时，先是动脉充血，由于血管扩张，而使髓腔内压增高，根尖中的静脉受压造成静脉淤血。若消除了刺激，这种充血状态便可消失，但当冷热刺激去除后，温度恢复正常时，疼痛也就消失。牙髓电测试电活力测验，其引起反应的阈值刺激点低于正常。若长期充血而得不到缓解，则可转为慢性牙髓炎；或因渗出物继续渗出，而发展为急性牙髓炎。

一、可复性牙髓炎

可复性牙髓炎（reversible pulpitis）为早期牙髓炎早期，范围局限，无自发痛及夜间痛，无咀嚼痛，无牵涉痛史，但受到冷热刺激时，可产生短暂、尖锐的疼痛，去除刺激后症状立即消失，延迟反应轻微甚至不易察觉。去尽龋坏组织后未见穿髓孔，冷热刺激痛阳性，延迟反应可疑，牙髓电测试反应值与正常相似或稍高。可复性牙髓炎临床上应与牙本质敏感症鉴别，因两种疾病处理方法完全不同。后者对机械刺激特敏感，且临床上常可见暴露的牙本质，探针检查能发现过敏点。而可复性牙髓炎常可见到患牙存在龋损，或询问病史可发现患牙外伤史以及近期进行了牙体修复治疗史等。

二、不可复性牙髓炎

临床上不可复性牙髓炎（irreversible pulpitis）可分为无症状和有症状牙髓炎，过去对于有症状不可复性牙髓炎引起高度重视，而对于无症状不可复性牙髓炎未意识到，因此临床上也未引起足够的重视。有症状不可复性牙髓炎可以因可复性牙髓炎未及时治疗发展而来，也可由慢性牙髓炎急性发作而来。急性有症状不可复性牙髓炎牙髓炎发病急，临床表现以剧烈的疼痛为特征。患牙对温度刺激特别敏感，在受到过热过冷的刺激时，患牙立即产生剧烈疼痛，持续时间长，并且疼痛可以表现为局限性，也可为弥散性，甚至呈面部同侧的放射性。

（一）无症状不可复性牙髓炎（asymptomatic irreversible pulpitis）

在临床上偶尔可见深龋已经破坏整个牙体组织到达牙髓组织，或者X线片检查深龋已经穿髓，但患者仍无牙髓炎的临床症状。对于该类患牙，如果不进行治疗，则可能发展成为有症状不可复牙髓炎或者牙髓组织渐进性坏死。因此对于临床无症状不可复牙髓炎患牙，应尽可能早地完成根管治疗术，避免患者产生不必要的疼痛。

（二）急性牙髓炎（acute pulpitis）

剧烈而严重的自发痛、激发痛、夜间痛为其显著特点。疼痛性质尖锐，呈阵发性，随病变的持续及病变的加重，发作频繁、缓解期缩短乃至消失，而可持续时间延长数小时。急性牙髓炎时因牙髓感觉神经来自三叉神经第2、3支，其神经末梢为无髓鞘游离神经纤维，常发生牵涉性痛，汇聚到三叉神经脊核尾部或后腹侧丘脑核的神经元，这些部位也是面部组织感受器的输入投射部，故患者常无法准确指出患牙疼痛部位，常发生牵涉性痛，易发生误指误治。一般全口任何一颗牙或反射至同侧耳颞部，前后上下可交叉，但除前牙外一般不至对侧。此外，在疼痛发作期或间歇期，冷热刺激可诱发加重或加重诱发疼痛，早期多为冷刺激加重而热刺激缓解，后期则相反。因此对于难于定位的患牙，以及就诊时处于缓解期的患牙，可以采取温度刺激诱发疼痛反应来确定患牙。

急性牙髓炎的疼痛特点：

1. 自发性阵发性剧痛　遇冷、热、酸、甜等刺激引起疼痛，有时在没有外界刺激，也产生有剧烈疼痛，呈痛一阵，歇一阵的间歇性发作，早期疼痛发作时间短，间歇时间长。到晚期则疼痛发作时间长，间歇时间短。

2. 疼痛发作夜间比白天重　牙髓炎疼痛发作往往在夜间比白天更加剧烈，可能由于平卧时体位改变，头部血供增多，牙髓腔内压力增加，或牙髓末梢血管扩散所致。

3. 温度刺激可诱发或使加剧疼痛加剧　无论在疼痛的间歇期或发作期，冷、热刺激，均可诱发激惹或加剧疼痛。一般来说，牙髓炎早期对冷刺激更为敏感疼痛反应更为明显，而晚期同对热刺激更为敏感明显。

4. 疼痛呈牵涉性而不能定位　患牙髓炎的患者患者，常自己大都没有明确的部位感，不能清楚明确地指出患牙所在。在牙髓炎时，常为放散性牵引性痛，常常是沿三叉神经分布区放射至同侧上牙、下牙及头、面部。因此，患者分辨不清何为病牙，常将上牙痛误认指为下牙痛，后牙痛误认指为前牙痛。但这种牵涉放散痛不会发生在患牙的对侧，必定在患牙的同侧。

急性牙髓炎可依其炎症发展过程，分为浆液期及化脓期，由于病变程度不同，各期又各具特征。

(1)急性牙髓炎浆液期：常为可复性牙髓炎的继续发展。牙髓血管发生充血后，血浆由扩张的血管壁渗出，使组织水肿。随后多形核白细胞亦由血管壁渗出，形成炎症细胞浸润，成牙本质细胞坏死。急性浆液期炎症反应，多局限于冠部牙髓，但也可以侵犯到全部牙髓。

临床表现为自发性疼痛明显，温度刺激(尤其是冷刺激)或酸、甜食物掉入龋洞中，都会引起或加重疼痛。在刺激除去后，疼痛并不消失。疼痛发作时间短，缓解间歇时间长；炎症早期病变，多局限于冠部，无叩痛。但疼痛可反射到对㢊牙或邻牙，后牙的疼痛还可反射到耳部、颞部。

(2)急性牙髓炎化脓期：急性牙髓炎浆液期，未能及时治疗，渗出的白细胞坏死、液化，即形成脓液。化脓可能是局限的，也可能是弥漫的。急性牙髓炎的浆液期和化脓期并没有截然的界线，而是一个移行过程。感染部位大量白细胞浸润，白细胞液化，组织坏死，形成脓液，周围则可见扩张充血的血管。病变可能局限成一个或数个小脓腔，亦可能弥散到全部牙髓，成牙本质细胞层破坏而消失。

临床表现为化脓期疼痛较浆液期为重，有自发性、搏动性跳痛。此时疼痛发作时间长，缓解间歇时间短。疼痛程度逐渐加重。对热刺激加剧疼痛加剧，对冷刺激反可使缓解疼痛缓解。这可能与化脓期坏死牙髓分解产生气体，使髓腔压力升高。当遇到热刺激时髓腔内气体进一步膨胀，压力进一步升高；遇到冷刺激时，气体体积缩小，压力减轻。病变波及全部牙髓时，根尖部可出现反应性叩痛和咀嚼不适。

（三）慢性牙髓炎（chronic pulpitis）

慢性牙髓炎是牙髓炎中最常见的一型，临床症状不典型，容易漏诊、误诊为深龋，故应仔细询问病史，仔细检查鉴别，才能作出正确的诊治，使患者得到合理的治疗。当侵入牙髓中的细菌致病若毒力较低，而且机体的抵抗力强，这时牙髓组织的炎症常呈慢性过程。急性炎症时，如渗出物得到引流，但感染又未能彻底除去时，也可转变成慢性。机体抵抗力降减低时，或局部引流不畅时，慢性牙髓炎也可以转变成急性炎症。

慢性牙髓炎一般没有剧烈的自发性痛，有轻微的钝痛，但长时期遇冷热刺激痛，除去刺激后疼痛要持续比较长的时间才逐渐消失。由于长期的发炎，炎症可波及全部牙髓，根尖孔附近的牙周膜也可有充血及水肿的情况，患牙还可以有轻微的叩痛，患者感觉咬合时患牙不适。

慢性牙髓炎可分为两种类型：

1. 慢性闭锁性牙髓炎（chronic closed pulpitis） 为临床最常见的一型，由龋洞感染而引起者，往往龋洞很深，接近或已达牙髓。有的牙髓已暴露，有的在除去软化牙本质后，牙髓即暴露，少数病例在除去软化牙本质后，消失一薄层牙本质覆盖于牙髓上。

在牙髓组织中有淋巴细胞及浆细胞浸润，成纤维细胞及新生血管增殖，可以长期呈炎症性肉芽组织状态。有时病变部分的牙髓，经过一定时期，可被结缔组织纤维包绕局限。如果细菌的毒性没有增强，而外界又无新的感染袭入时，被包绕的病变暂时不会向外发展，所以，慢性炎症可以维持较长时期。但当机体抵抗力降低，毒素作用增强时，也可急性发作形成急性牙髓炎。多数由于毒素作用，牙髓组渐渐发生退行性变，而终致坏死。若髓腔穿通，牙髓组织暴露者，其暴露牙髓表面呈溃疡，又称为慢性溃疡性牙髓炎。溃疡表面有炎症细胞浸润，其下方纤维组织增多。有时牙髓组织有退行性变，可见钙化物沉积。长期慢性炎症，则牙髓大部或全部均有炎症细胞浸润。

临床表现为无明显自发性痛，但遇温度刺激时，或食物掉入龋洞时，会引起较为剧烈的疼痛，以致患者不想再继续进食。有的有定时的钝痛，例如每到下午或清晨出现一阵放散性钝痛。由于慢性牙髓炎可以转变为急性牙髓炎，患者主诉有自发痛史，有的患者有夜间痛史，有的患者也可能完全无自发痛史。

2. 慢性增生性牙髓炎（chronic hyperplastic pulpitis） 常见儿童或青少年患者的患牙，由于根尖孔粗大，牙髓组织血运丰富良好，牙髓组织抵抗力较强，具有一定的再生能力，患慢性牙髓炎而又有较大的穿髓孔时，由于长期轻度外界刺激，有时可引起牙髓增生性反应，此时牙髓组织通过穿髓孔向外增殖，形成牙髓息肉。临床可见大而深的息肉，用探针或挖匙触动时易出血，感觉较为迟钝。

牙髓息肉应与牙龈息肉相区别，用探针拨动息肉，检查其蒂部的位置，牙龈息肉多系食物嵌塞等刺激，龈乳头增生而长入邻面龋洞内者。但需注意另一种可能，即由根分歧处穿髓室底增生的牙龈息肉，极似牙髓息肉，要注意鉴别，必要时可作 X 线检查（图 8—1）。

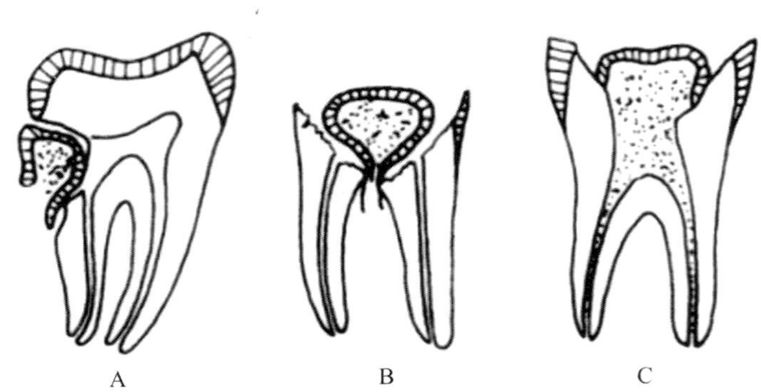

图 8－1　慢性增生型牙髓炎(C)与牙龈息肉(A、B)

息肉表面有鳞状上皮覆盖,上皮是由牙龈、舌和口腔黏膜的上皮脱落移植而来。息肉中含大量炎症细胞,有很多血管,而神经纤维很少。息肉下方的牙髓多形成炎症性肉芽组织,根尖周组织可有充血或慢性炎症。

一般无自发痛,有时患者感到进食时痛,或进食时易出血,因而不愿使用患牙咀嚼。由于长期不咀嚼食物,往往可以发现患侧有牙石堆积。患牙龋洞内有息肉。温度刺激所引起的疼痛不明显。

(四)逆行性牙髓炎(retrograde pulpitis)

引起牙髓感染常见从牙冠的釉质破坏,导致牙本质小管暴露或牙髓直接暴露于口腔环境中,细菌感染根管系统从髓室到根管然后才引起根尖周组织感染。逆行性牙髓炎的感染源与之相反,感染首先到达根尖周组织,然后通过根尖孔到达根管内牙髓,最后到达冠髓。此类感染源多来自牙周,故又称牙周牙髓联合病变。牙髓疾病也可引起牙周病变或牙髓牙周同时存在病变,称为牙髓牙周联合病变。牙周感染可通过侧支根管、副根管和根尖孔到达牙髓,引起局灶性或全部性的牙髓炎症。反之,牙髓病变的晚期炎性物质又可逆化途径到达牙周,甚至经牙周排脓等。此类患者兼具牙周炎、根尖周炎和牙髓炎的多种症状。牙髓炎可表现为急性或慢性过程,牙周炎常使患者感到牙松动、咀嚼无力或疼痛乃至牙周溢脓。治疗时需兼顾牙髓牙周的病变,才能达到较好的治疗效果。

临床检查时牙体完整,但可探及深达根尖的牙周袋或Ⅱ度以上的根分叉病变,患牙松动或不松,叩痛阳性,牙髓电测试反应因不同时期而有所不同。牙周牙髓联合病变在 X 线片上可见牙周间隙增大明显,而根尖周的暗影透射影相对较小;而牙髓牙周联合病变则表现为底大口小的牙周根尖周联合暗影透射影。由于同时发生牙髓牙周的病变,暗影透射影则因病变的不同而不同。

(五)残髓炎(residual pulpitis)

经过牙髓治疗后的牙齿在近根尖部的少量牙髓还有活力,并可以有炎症反应存在,引起不典型的牙髓炎疼痛症状,叫做残髓炎。残髓炎的症状,多为钝痛,温度刺激引起放散性胀痛,有间隙期较长的轻度阵发性痛及咀嚼食物时痛。检查发现有轻微叩痛,对温度测验有反应或有轻微疼痛。若除去充填物直接用扩锉针探入根管时存在疼痛反应有探痛时,更能证实为残髓炎。

三、牙髓坏死与坏疽

牙髓坏死(pulp necrosis)指非细菌感染引起的牙髓组织活力丧失。多由于外伤,如打击、碰撞以及过度的矫正力等，使根尖孔处血管损坏，营养断绝，形成牙髓坏死。强烈的化学刺激，如亚砷酸、三聚甲醛等，都可刺激牙髓，引起牙髓坏死。硅粘固粉和某些自凝塑胶，用于深窝洞未垫底时，也可造成牙髓坏死。此外，牙髓组织发生严重的营养不良和退行性变时，最终可发展到牙髓坏死，称为渐进性坏死，多见于老年人。

牙髓坏死表现为牙齿失去感觉，若未被细菌感染，也可无其他症状，根尖周组织也可能无病变。温度及电测活力无反应。牙齿变色，发暗，不透明。牙齿变色，是由于牙髓中血红蛋白分解产物进入牙本质小管所致。如果在根尖孔处受细菌继发感染，而发展成感染性根尖周围炎时，则表现出根尖周炎的症关。

老年人退行性引起的无菌性、渐进性坏死，临床无症状，且根尖周组织无病变者，可不进行治疗，定期追踪观察即可；但如存在根尖周病变，表明根管已经发生感染者，则需根据病变情况尽快，进行治疗。

由于细菌感染，造成牙髓腐败性坏死时，称为牙髓坏疽（pulp gangrene）。感染可能经牙本质小近管、露髓孔，或根尖孔侵入牙髓。临床上，牙髓炎的自然发展过程，往往最终成为牙髓坏疽。牙髓坏疽，常常是引起各型根尖周病的病因，因此，必须治疗患牙，一般按根尖周病的治疗原则处理。

四、牙髓变性

牙髓组织血液循环不良，可发生代谢障碍，形成各种类型和程度不等的变性，年龄增高和牙齿受到长期而缓和的刺激，如磨损、酸蚀等，是发生牙髓发生变性的条件。

（一）牙髓退行性变（pulp degeneration）

牙髓组织开始发生退行性变，镜下可见牙髓细胞及血管壁上出现脂肪颗粒，更进一步是成牙本质细胞层发生空泡性变，以及牙髓组织萎缩，表现为牙髓细胞之间存留液体，形成无数小圆腔。镜下观察牙髓，颇似网状，故叫网状萎缩。严重的变性萎缩，可以引起牙髓渐进性坏死。这些变化的结果是细胞减少，被纤维成分所代替，形成牙髓的纤维性变，导致牙髓的活力降低。

牙髓退行性变一般是年龄增高，组织发生营养不良性变化的结果。由于没有临床症状，故不需要治疗，但了解牙髓组织在增龄时活力降低，甚至可以发展成渐进性坏死，对诊断和治疗牙髓病确具有重要的意义。

（二）牙髓钙化（pulp calcification）

随着年龄增长或牙齿受到磨损、酸蚀等理化刺激，髓腔壁、髓室底、根管壁和根尖孔附近，细胞变性后，钙盐沉积，致使髓腔狭窄。

牙髓发生血液循环障碍，细胞变性后，钙盐沉积，可形成微小的或较大块的钙化物，称为髓石。髓石可游离于牙髓组织内，也可附着于髓腔壁或髓室底，甚至充满髓腔，治疗时开扩根管困难。最严重的钙化，可使髓腔全部闭塞，根管不通。单纯牙髓钙化一般无症状，X线检查时可发现较大的髓石或根管的弥漫性钙化，有时可髓石压迫神经可引起牙痛（图8—2）。

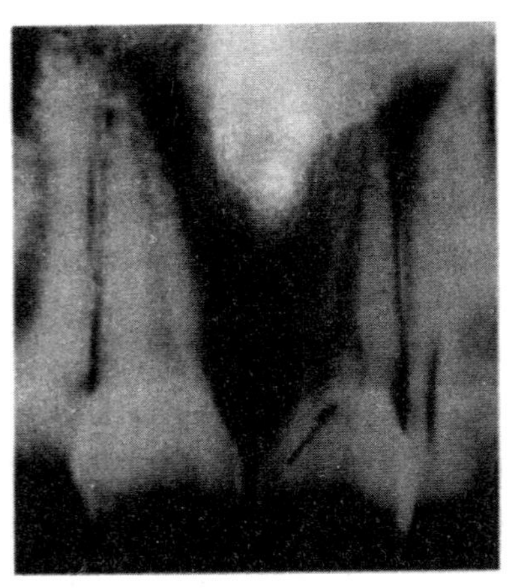

图 8—2　牙髓钙化

（三）牙内吸收（internal resorption of teeth）

牙内吸收是牙髓组织变性成为肉芽组织，产生破骨细胞，使牙体由内部吸收，可能是由于炎症刺激所致。其吸收近牙表面时，由于增生的肉芽组织填满吸收区，致牙面露出粉红色。严重牙内吸收，可造成牙齿折断。外伤牙、再植牙或活髓切断治疗的牙，易发生牙内吸收。X线检查时，可见牙髓腔边缘不规则的透明区（图 8—3）。牙内吸收一般无自觉症状，有时也可以出现类似于牙髓炎的症状，可进行牙髓治疗，其吸收已形成穿孔时，则应考虑拔除。

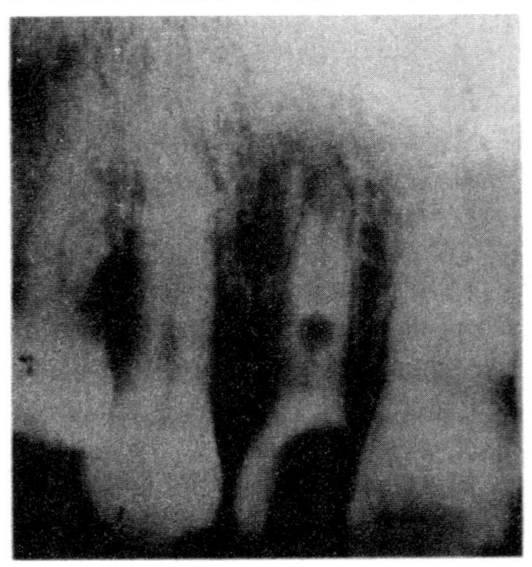

图 8—3　牙内吸收

（郑晓涛）

第三节　诊断方法

牙髓炎的主要症状是疼痛，而且疼痛有其特殊性，根据其症状即可判断为牙髓炎。由于牙髓炎时疼痛不易定位，确定患牙是诊断牙髓炎的重要步骤。

诊断牙髓炎时，可以根据临床症状，得出初步印象，再结合检查所见，加以分析，来判断初步印象是否正确，假若症状和检查所见符合为牙髓炎，可以进一步作牙髓活力状态的测验，来证实判断的准确性，并可以确定患牙。经过由浅入深的分析，并且反复验证，才会得到较为可靠的诊断。

一、常规检查

（一）问诊（inquiry）

通过问诊是获得患者全身资料及突出症状最有效最直接的手段，疼痛是牙髓炎的突出症状，问诊显得十分重要。问诊的主要内容应该包括：

1.患者的全身情况　包括其患病史、用药史、出血史和既往治疗史。牙髓病诊断中不能排除全身疾病局部表现的可能性，而且了解其系统病史和治疗史有助于医生在诊治过程中有的放矢，选择恰当的治疗手段。有学者认为近 6 个月有心肌梗死发作及严重心功能不全的老年患者不宜进行治疗；糖尿病患者及放化疗患者以及心脏瓣膜手术的患者，应注意预防感染的发生，可适当地给予抗生素预防；而对有放射性骨坏死的患者应避免拔牙，尽量保存患牙。

2.患者的既往口腔治疗史　通过了解患者既往的治疗情况可更快地判明目前症状的来源，如出现疼痛的患牙伴有大面积修复时，往往可通过该牙的治疗史明确其原因。而这种了解不应局限于牙体本身，还应包括涉及牙周围区域及口腔范围内的病史。问诊也有助于发现发生某些口腔疾病的危险因素，从而更有效地进行预防。

3.患者疼痛的情况　通过问诊了解疼痛的性质和部位：是自发痛、激发痛、冷热痛或是咀嚼痛，有无夜间痛，有无延迟反应，是锐痛还是钝痛，有无反射牵涉痛，引起疼痛加重或减轻的原因，借此可大致推断牙髓所处的状态。值得注意的是疼痛是一种主观反应，其程度与患者的心理素质和当时的身体状况有关。伴有全身性疾病时通常对疼痛表现为过敏反应，因此疼痛并不能作为诊断的唯一依据。

（二）望诊及扪诊（inspection and palpation）

望诊是掌握全身情况，对其步态、体态、头发皮肤、肢体及面部表情的观察有助于了解其健康状况。然后观察口腔内牙体、牙龈、黏膜等情况，应注意牙体的磨耗磨损情况，有无隐裂等；及其口腔内是否有残根及锐利边缘，相应的舌及颊黏膜是否发生溃疡等。通过扪诊也可初步了解颞下颌关节的情况，有无弹响、开口偏斜。此外，还应注意扪诊头颈部淋巴结，以及有无包块等。而扪诊也是判断是否有𬌗创伤的最简单直接的方法，因牙缺失、牙倾斜和磨耗、颞下颌关节疾患常出现不同程度的𬌗创伤。此外通过扪诊还可了解牙齿的松动情况，结合 X 线检查决定是否保留患牙。临床上把牙松动度分为 3 度：Ⅰ度为牙齿仅有颊舌向动度，且动度小于 1mm；Ⅱ度为牙齿有颊舌向及近远中向动度，但近远中动度小于 1mm；Ⅲ度为牙齿有颊舌、近远中和垂直向动度。对老年人而言，Ⅲ度松动的牙齿一般不予保留（炎症性除外）。

（三）探诊（probing）

探诊主要是应用探针检查牙齿是否存在龋损，龋损的部位、深度以及牙髓对探诊的反应。除。附除对牙体的仔细探诊外，牙周情况的详细检查也至关重要。为避免造成医源性的创伤，尤应注意探诊的力量，目前认为 20～25g 的力量是适宜的。若患者的牙髓病变已涉及根尖周组织，并出现了窦道，用牙胶尖探诊时还应探时测窦道的方向及来源。

（四）叩诊（percussion）

叩诊是指用镊子或口镜柄轻敲被检查的牙齿，根据牙齿对叩击的反应来进行检查，包括垂直向及水平向的叩诊，可以了解根尖周及牙周的情况。应注意与邻牙比较，先叩诊相邻或对侧同名健康牙，再叩诊可疑病牙，并且对患牙要先轻后重，密切观察患者的疼痛反应。对牙周情况多欠佳患者，叩诊时尤应注意力量的轻重，避免造成医源性伤害，或是难以分辨患牙。

（五）咬诊(biting test)及染色法

该方法是用于检测患牙是否存在隐裂的检查方法。咬诊是指通过让患者咬具有一定硬度的物体，从而检查咀嚼时可疑患牙是否出现疼痛反应的检查方法。而染色法是利用染料对牙体裂纹或裂缝的渗透力而产生的滞留，来诊断隐裂的方法。对可疑患牙进行咬诊和染色能初步诊断，必要时也可进行透照法，临床上可用光固化灯来进行检查，但应注意与光线点的投照角度相关。在染色法中应注意生理性深沟裂与隐裂的区别，当无法鉴别时应结合咬诊，以免漏诊误诊。

二、牙髓温度测试

牙髓温度测试(pulp thermal test)是一种牙髓的感觉试验，牙髓对外来刺激的基本反应为痛觉反应。其原理与牙髓兴奋性与牙髓组织的生理状态有关，是根据牙齿对冷、热刺激的反应来判断牙髓状态。牙髓有病变时，牙齿对温度的耐受阈有变化，但其诊断价值是相对的。测试部位的选择在牙齿的唇颊面近颈 1/3 处，使用热牙胶时温度不应过高。在测试时应注意前后上下的顺序，避免前后结果互相干扰；且应与同名牙或邻牙对照，只有当两者明显不同时结果才有意义。进行此检查时，应先正常牙后可疑患牙，还特别应注意两牙之间应间隔一定时间，以免漏查延缓性反应性疼痛，而把好牙当患牙治疗。

三、牙髓电测试

牙髓电测试(pulp electricity test，PET)是利用电刺激兴奋牙髓组织内的神经，使患者产生一定的反应，而牙髓在不同生理、病理状态下的反应不同，从而可对牙髓的状态进行评估。由于牙髓中神经及神经鞘、牙髓矿化引起退行性变，导致神经分支减少，对刺激的反应减弱，故测试时必须与自身对照牙比较，有明显不同时才有意义。牙髓电测试不能用于判断牙髓病变的性质，其结果只反映牙髓组织中神经的存活情况。牙髓电测试要求严密隔湿、将电极置于牙的唇(颊)面中份，且由于和牙髓冷热测验一样是感觉试验，需预先向患者说明检查的目的和可能出现的情况。牙髓电测试的结果可受多种因素的影响，如因牙体在大面积汞合金修复体而出现假阳性、因隔湿不全而出现假阳性、因患者的过度紧张而出现假阳性，以及因外伤后牙髓组织的暂时休克状态而出现假阴性等。需要特别注意的是，对带有心脏起搏器的患者不能进行牙髓电测试，以免影响起搏器的正常工作。

四、X 线检查

通过 X 线检查可了解患牙邻面、髓腔、牙根及根管、牙周的情况，从而确定老年患者患牙的可治疗性、保留价值和既往治疗情况。一般要求以平行投照技术为好；X 线片上髓角较实际低。由于年龄的增长，某些牙源性和非牙源性囊肿、肿瘤的发生率上升，所以在 X 线检查时应多注意牙周骨质的情况。现在有新型的数字成像系统将图像数字化，可迅速在终端屏幕上显示瞬间图像并贮存，并减少 80％的放射投照量。由于髓腔根管系统的复杂性，治疗过程中常需多次照片，所以应用低放射量的新技术是有益的。

五、诊断性磨除及麻醉试法

诊断性磨除(diagnostic grinding)指通过磨除一定的牙体硬组织，根据患者是否有相应的酸痛感觉来判断牙髓状态。麻醉试法(anethesia test)是对怀疑的患牙进行局部麻醉，再次刺激后根据诱发症状是否再次出现来判断患牙的部位。值得注意的是麻醉试法只有当可疑患牙达到完全无痛的效果时才能作出诊断。诊断性磨除中应注意深度，以免造成意外穿髓而引起医源性牙髓病变；而在对隐裂的诊断中，诊断性治疗仍有一定的确诊价值，有时甚至是唯一的确诊方法，在备洞过程中牙本质洞壁可见明显的隐裂纹。

六、全身检查

由于生理特殊性及牙髓治疗的复杂性，对基本生命体征的掌握有助于避免诱发或加重患者的不适，并可防止发生意外，提高治疗的安全性。有医生认为当老年患者的舒张压高于14kPa(105mmHg)时，应先对其血压进行控制后才能进行口腔治疗。对有心功能不全史的患者，或是近期有心肌梗死发作的患者，应先进行心功能状态的评估，必要时应进行心电监护。而对伴有肺功能障碍或是呼吸系统疾病的患者，由于口腔治疗操作均在口内进行且患者多处于仰卧位，对呼吸有一定的影响，故应注意患者的心肺功能是否正常，是否能耐受必要的口腔治疗。

七、鉴别诊断

牙髓炎应当与深龋鉴别，当深龋尚未引起牙髓病变时，不会发生自发性痛。慢性牙髓炎虽然也可能无自发性痛，但温度刺激会引起较长时间且较剧烈的放散牵涉痛，同时多有夜间发痛作及自发痛的病史。因此还需与以下疾病作鉴别诊断：

牙间龈乳头炎由于牙龈退缩，常有食物嵌塞史，由于卫生措施不得力，可导致牙间龈乳头炎。表现为牙龈肿胀充血，持续性胀痛。

三叉神经痛每次持续数秒钟至1～2min，不超过5min，无夜间痛，患者常有特殊面容。

急性上颌窦炎、鼻窦炎，其头痛、鼻阻、脓涕症状明显，所毗邻的上颌后牙区可表现持续的胀痛，应注意鉴别。

蝶腭神经痛为一类进行性加重的原因不明的急性发作性疼痛，主要集中在一侧上颌、鼻窦和眶后区，患者常伴有鼻塞、畏光和流泪等症状。与牙髓炎明显不同是蝶腭神经痛多在每天同一时间发作，而牙髓炎的疼痛发生没有时间的规律性而有冷热诱发因素。

干槽症发生在拔牙后3～4d，为拔牙创的感染性疾病。表现为拔牙区剧烈、持续、进行性加重的疼痛，可向同侧面部及颌骨区放射。但根据拔牙史、疼痛定位准确、与冷热刺激关系不明显等特点可与急性牙髓炎鉴别。

（郑晓涛）

第四节　牙髓疾病的治疗

牙髓疾病理想的治疗结果是消除牙髓炎症，恢复健康的牙髓，既保存了患牙，又使牙髓能继续行使其防御、修复、重建等功能。死髓牙及无髓牙的牙齿硬组织，由于失去来自牙髓的营养而变得干、脆，因此，采用保存无髓或去髓的方法治疗牙髓炎，虽然保留了患牙，但牙体易于折裂。由于牙髓的解剖生理特点，目前尚无理想、有效的保存活髓的方法，不能大量的进行保存活髓的治疗。牙髓组织处于没有弹性的髓腔中，缺乏有效的侧支循环，牙髓炎不是一经消除感染，便易于消炎控制炎症而治愈的。髓腔及牙髓组织的增龄变化都很明显，在青少年时期的牙齿，尤其是新生恒牙，根尖孔尚未形成，根管粗大，血运丰富，牙髓组织生活力旺盛，在炎症早期，采取保存活髓的治疗措施，是容易成功的；但是对于年长者，尤其是老年人，由于髓腔缩小，牙髓组织多有退行性变，即使未发炎的牙髓，只是在备洞时意外穿髓，采用保存活髓的方法也难成功。因此，目前多半只在牙根尚未发育完成的青少年患者选用保存活髓的治疗方法。

牙髓病的治疗方法较多，可根据患者的年龄、牙齿的位置及病变的程度等，选择治疗方法。

一、应急处理

牙髓病的应急处理目的在于缓解疼痛。

(一)无痛技术

患者就诊的主要目的之一即是解除症状，故治疗应在无痛或尽量减少疼痛的情况下进行，切不可在治疗过程中增加患者的痛苦。

1. 局部注射麻醉　用2%普鲁卡因局部浸润或阻滞麻醉，也可用2%利多卡因，1次2～4mL，对伴有室性心动过速的心脏病患者尤其适用，对伴有高血压、心功能不全的患者不应加肾上腺素。新型的局麻药一碧兰麻由4%的阿替卡因和1∶100000的肾上腺素组成，镇痛效果好而持久，且用量少，不需深部的阻滞注射，局部浸润即可获得完好的镇痛效果；但高血压患者在使用时应谨慎。无痛麻醉仪采用计算机控制慢流速低压力给药，且进药过程中保持一定的压力，使药物始终在针头的前方，可达到无痛注射的目的。

2. 针刺麻醉　针刺麻醉是利用中国传统的针刺疗法，对一定的穴位进行针刺而止痛。针刺穴位平安穴(口角到耳屏连线中点)为主，指压以合谷穴为主，根据具体牙位辅以不同其他穴位。有报道根据针灸、耳穴治疗原理，应用微电子技术制成了速效自动止痛治疗仪。其原理为：耳穴是与人体脏腑经络、组织器官相通的，人患病后，耳穴有阳性反应，电阻降低，仪器采用电子耳膜技术，产生的幅频变化信号释放到耳穴上达到止痛目的。

(二)开髓引流

通过穿通髓腔或扩大穿髓孔，降低腔内高压，而达到止痛的目的。对逆行性牙髓炎，需去除牙髓活力方能止痛。对此类患牙，还需进行降低咬合的处理，使患牙脱离咬合接触。

开髓的原则是必须根据髓腔的形态、位置，既充分暴露髓腔，有利于引流，又尽量保留健康的牙体组织，不同牙齿的开髓位置见图8－4。

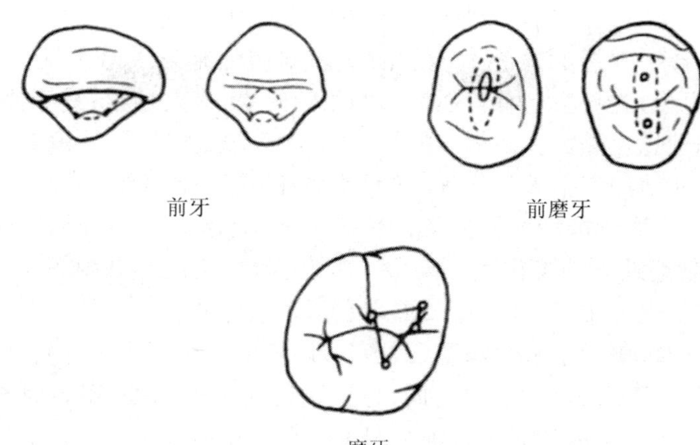

图 8—4　不同牙齿的开髓位置

（三）药物镇痛

口服镇痛消炎镇痛药物作为应急处理的一部分有时是必需的。逆行性牙髓炎的病灶在根髓部分，一般急诊的治疗效果不佳，应考虑辅以口服药。对于部分无条件处理的情况，可于穿髓处放置有镇痛作用的药物可起一定的缓解作用。对于一些过于紧张的患者，给予一些适当的镇痛药，在药物本身的作用之外还可起到一定的镇痛效果。

（四）拔除患牙

对于无保留价值而又呈急性病变的患牙，急诊拔除加上有效的抗生素控制也可有效地解除患者的痛苦。

二、保髓治疗

对无明显自发痛、刺激痛不明显，去除腐质未穿孔，可做间接保髓治疗。去除腐质有穿髓孔，但孔极小且组织敏感，周围是健康牙本质，有少量可控制出血时可用直接盖髓术。必须指出的是，保髓治疗（vital pulp therapy）的关键是去除感染和防止再感染，故暂封应严密。治疗后应严密观察患牙的情况，一旦出现自发痛或刺激延迟必须及时进行拔髓治疗。间接盖髓后修复性牙本质在 1 个月内形成速度最快，并可持续至 1 年，最多可形成厚度达 390μm 的修复性牙本质。故严格选择适应证加上仔细正确的操作，以保存牙髓活力。通过保髓治疗的患牙，牙髓组织通常会出现慢性炎症反应，根管钙化或根管壁吸收，因此对于根尖孔发育完成的患牙，牙髓暴露一般不行保髓治疗，除非患者因全身情况，可采取直接盖髓术暂时保髓，一旦全身情况改善应及时就诊完成根管治疗术。如为根尖孔发育不全的年轻恒牙，则根尖孔发育完成后立即行根管治疗术。

（一）无菌技术

在保存活髓的治疗中，无菌环境是保证治疗效果的关键。应注意术区、术者、手术器械的无菌，有条件者推荐使用橡皮障和吸唾器。

（二）无痛技术

可适当给以麻醉药物，减少磨牙时疼痛，但此类治疗应注意避免使用含血管收缩剂的局麻药，因其可造成炎性物质堆积在牙髓组织中得不到有效的清除，对牙髓造成伤害。

（三）盖髓术

1. 盖髓剂的选择　理想的盖髓剂能刺激成牙本质细胞形成修复性牙本质，防止外界刺激；并具有良好的生物相容性；具有较强持久的杀菌效果；疗效稳定；易于操作，但目前尚无符合以上所有要求的理想盖髓剂。现常用的为 $Ca(OH)_2$ 类制剂，是依赖 $Ca(OH)_2$ 的强碱性，对细菌胞膜及蛋白质结构产生破坏作用，还可水解脂多糖的类脂部分，诱导修复性牙本质的形成，所含高浓度的钙离子能增强钙依赖的焦磷酸酶活性，后者能分解矿化抑制剂磷酸盐维持促进矿化，但钙制剂缺乏消炎作用。磷酸钙类复合物 TCP、生物制剂 BMP、加入了抗生素及皮质激素的盖髓剂也被用于临床，但效果均有不理想之处。

2. 操作步骤　间接盖髓术常规隔湿、消毒后，用无菌器械逐步去除龋坏牙本质，由周围向中心进行，近髓角处可不必去尽，清洁窝洞，将盖髓剂置于近髓处，用暂时充填材料暂时严密充填窝洞封。观察 1～2 周后若无症状则窝洞可永久性充填。

直接盖髓术，基本操作同前，但必须去尽龋坏组织，注意不要污染穿髓孔处，勿向穿髓孔处加压，在控制出血后再放盖髓剂。观察 1～3 个月再作进一步的处理（图 8－5）。

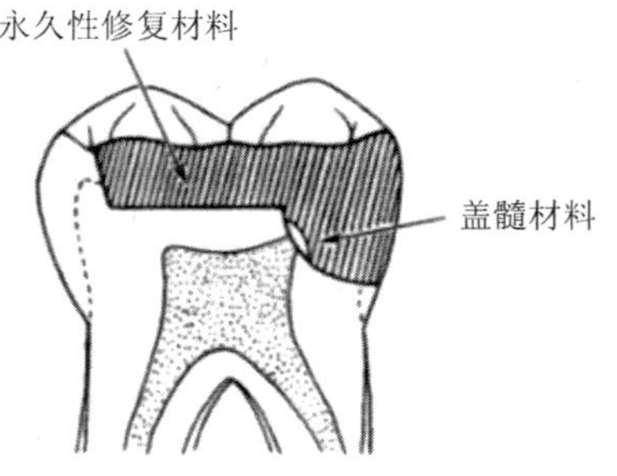

图 8－5　直接盖髓术

保髓治疗应严格掌握适应证，治疗过程中应保护好穿髓孔不被污染，去尽侧壁上的龋坏牙本质和无基釉，严密暂封，暂时充填窝洞，并随访观察患者术后反应。

（四）牙髓切断术

牙髓切断术是去除有局限性炎症的冠髓，用药物处理根髓断面，使其保持活力，防止根髓感染，促进未发育完成的根尖孔的继续发育，以维持患牙的正常生理功能。可用盖髓药物保存根髓的活性，也可用甲醛甲酚（FC）或戊二醛处理牙髓创面并覆盖其糊剂，保持根尖部分牙髓的活力（图 8－6）。牙髓切断术的治疗应在无痛、无菌和严密隔湿下进行。牙髓切断术多用于牙根未发育完成、伴有早期牙髓炎的年轻恒牙。一旦保髓成功，定期追踪观察，待根尖孔发育完成后进行根管治疗术。

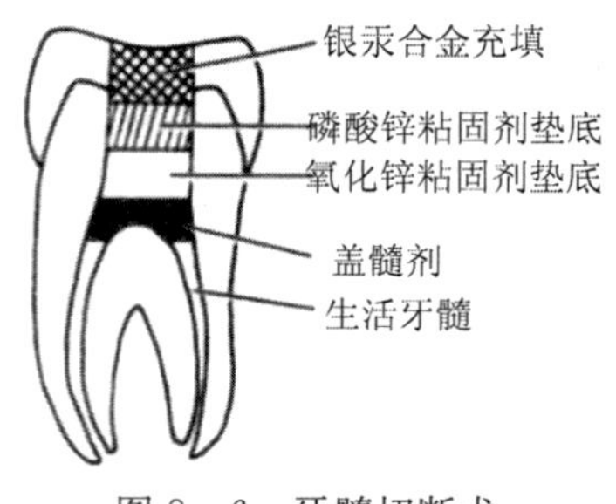

图 8－6　牙髓切断术

三、保存患牙

当不能保存活牙髓活力时，可进行保存患牙的治疗，方法主要有根管治疗术、变异干髓术、塑化疗法等。

（郑晓涛）

第九章　根尖周围组织病

根尖周围组织疾病（periapical diseases）简称根尖周病，是发生在牙齿根尖周围组织的炎性疾病。根尖周病多是细菌感染性疾病，常由牙髓病发展而来，反之，根尖周组织发生病变时，也可影响牙髓组织。根尖周病实际上是机体对髓腔内刺激物质的免疫应答在根尖周组织的局部表现。在治疗上一般以去除根管内的刺激因子并严密充填根管为主，经有效治疗后的根尖周组织可以逐渐恢复到正常。

第一节　病因

根尖周病的原因从病原刺激的性质看，有感染性和非感染性之分，后者包括物理、创伤和化学刺激；从机体对病原刺激的反应看主要为免疫因素；其中细菌感染和机体的免疫反应是导致根尖周病的主要因素。

一、细菌感染

根尖周病和龋病、牙髓病一样，与微生物感染关系密切。在微生物中，细菌感染是引起根尖周病的主要致病因子。

（一）感染途径（infection pathway）

临床上绝大多数根尖周病都继发于牙髓病。细菌通过牙体感染牙髓波及根尖周组织是最主要的感染途径。细菌也可通过牙周途径或邻牙的根尖周病变直接扩展或极少数通过血源的引菌作用到达根尖周组织。

1. 牙体感染　此通路最常见。龋病、磨损、牙折、楔状缺损、牙隐裂、𬌗创伤等是引起牙髓坏死的主要原因，牙髓坏死的根管可成为一个感染根管，根管内的细菌及代谢产物可通过根尖孔或侧支根管扩散至根尖周围组织，引起根尖周病变。

2. 牙周感染　牙周病的患病率和严重性随着年龄增高而增加，老年患者经此途径感染的也较多见。在牙周病时，深牙周袋中的细菌可以直接感染根尖周组织，或经根尖孔或侧支根管副根管进入牙髓，导致继发于牙周感染后的根尖周病变。

3. 血源感染　感染通过血液循环进入根尖周围组织，引起感染，临床上比较少见。

（二）根尖周感染的细菌种类

根尖周病是混合菌感染，以厌氧菌尤其是专性厌氧菌为主，其次还有兼性厌氧菌和需氧菌。口腔内的厌氧菌种类很多，它们在感染根管内的检出率各不相同，研究表明卟啉菌、普氏菌、梭杆菌、消化链球菌、放线菌、真菌等是感染根管中的优势菌属，培养中最常见的是产黑色素类杆菌群中的中间普氏菌、牙龈卟啉单胞菌、牙髓卟啉单胞菌。

根尖周感染是口腔常驻菌群引起的内源性感染，局部微生态失衡导致细菌组成比改变，一些细菌增殖更快或毒力更大，成为优势菌群而致病。

（三）细菌与根尖周病临床症状的关系

有学者对不同病损及临床症状根尖周病的细菌进行了长期深入的研究，发现厌氧菌菌属、种的分布与根尖周病的临床症状有明显关系。普氏菌、卟啉菌、梭杆菌、真菌和消化链球菌等与根尖部肿胀、叩痛、瘘管形成有关，其中特别是产黑色素类杆菌群中的中间普氏菌、牙龈卟啉菌、牙髓卟啉菌与根管内恶臭和急性症状关系密切；放线菌与顽固根尖周病和瘘管经久不愈等有关。需氧菌与厌氧菌及其不同菌属、种之间的协同作用参与了急性根尖周炎的发生。

（四）细菌致病的毒力因子及致病机制

感染根管内或根尖周组织中的细菌可产生多种有害物质，直接毒害组织细胞，或通过引发机体的防御反应导致组织损伤。这些物质主要是毒素、各种酶、菌毛、荚膜和细菌分解代谢产物。

1. 内毒素　内毒素是革兰阴性细菌的胞壁脂多糖，较细菌本身更具有渗透性。可在细菌死亡崩解时释放，也可由活菌以胞壁发泡的形式释放，具有较强的细胞毒性作用和免疫原性作用，是强有力的致炎因子，可诱发炎症反应，导致局部组织肿胀、疼痛以及骨吸收。感染根管中的优势菌大多是革兰阴性厌氧菌，所以内毒素在根尖周骨质破坏中起着很重要的作用。

2. 酶　根管内细菌释放的透明质酸酶、胶原酶和硫酸软骨素酶可使组织崩解，溶血素可破坏血红细胞，杀白细胞素可破坏白细胞，蛋白酶和脱氧核糖酸酶可降解细胞蛋白质和DNA，链激酶和葡萄球菌酶均可溶解血凝块，凝固酶可保护细菌不被吞噬或不被抗体作用；抗调理素和阻止噬菌作用。由于各种侵袭性酶的破坏作用可导致组织的破坏和感染的扩散。

3. 菌毛和荚膜　细菌的菌毛有利于对宿主的附着，这是发挥其致病作用的重要条件。放线菌、产黑色素类杆菌等都有菌毛。细菌的荚膜也是其重要的毒力因子，它在厌氧菌的自身防卫和宿主组织破坏中起着重要作用。口腔厌氧菌中的类杆菌、放线共生放线菌、奈瑟菌等都有荚膜。

4. 细菌分解及代谢产物　细菌生长过程中释放的分解及代谢产物，如氨、硫化氢、吲哚和有机酸等，能直接毒害细胞，导致组织损伤；或通过诱发机体免疫反应，间接造成组织损伤。

二、创伤因素

创伤因素包括急性创伤和慢性创伤。牙齿的急性创伤，如跌伤、暴力撞击、咀嚼时突然咬到硬物等，根管治疗过程中器械超出根尖孔或根管充填时的超填也可直接刺伤根尖周组织引起急性根尖周炎。慢性创伤如创伤性咬合、磨牙症等都可损伤根尖周组织引起病变。

三、化学刺激

在治疗牙髓病和根尖周病的过程中，使用药物不当，刺激根尖周组织引起的根尖周炎称为药物性或化学性根尖周炎。例如，砷剂在牙髓失活时封药时间过长，可引起药物性根尖周炎；在根管内放置腐蚀性药物如甲醛合剂或酚醛脂液过多，特别是在治疗根尖孔较大的牙时，能溢出根尖孔外引起根尖周炎。

四、免疫因素

坏死牙髓的分解产物和进入根尖周的细菌抗原性物质可诱发机体发生免疫反应，根尖周病就是机体对侵入髓腔内的抗原物质的免疫应答在根尖周组织的局部表现，根尖周病的发生、发展、转归与其局部免疫应答密切相关。

（一）抗原性物质

抗原对宿主来说是外来物质。不少研究已经证实，根管内的细菌及其代谢产物、毒素等是其主要的抗原物质，坏死牙髓及其分解产物和变性牙髓等也具有抗原性，甚至许多根管治疗药物如甲醛甲酚（FC）、三聚甲醛等作为半抗原，与组织内的蛋白质结合成为全抗原，也能引起根尖周组织的超敏反应。

（二）免疫细胞及细胞因子

根尖周组织中存在着大量的免疫细胞。当根尖周组织受到根管内抗原性物质刺激后，根尖周组织中的巨噬细胞捕获处理抗原物质，并将相关抗原信息传递给 T 细胞，使 T 细胞在抗原刺激下分化、增殖，活化的 T 淋巴细胞及其亚群产生、释放一系列具有生物活性的淋巴因子，吸引大量巨噬细胞、中性粒细胞吞噬、消除抗原物质，释放溶酶体酶，损伤组织细胞，导致组织坏死。

慢性根尖周炎中 T 细胞更多，T_H 与慢性根尖周炎的早期病变有关，T_S 与根尖周病的晚期病变有关。T 细参与根尖周病的细胞免疫。根尖周组织中的 B 淋巴细胞可分化成浆细胞，产生各种免疫球蛋白如 IgG、IgM、IgA、IgE，参与体液免疫反应。肥大细胞在抗原刺激下可脱颗粒，释放组胺、5－羟色胺等化学介质，从而导致尖周炎症及损伤。根尖周组织中免疫球蛋白、补体 C_3 和免疫复合物的存在，提示根尖周炎的形成可能与四种类型的变态反应都有关系，并初步认为Ⅳ型变态反应在慢性根尖肉芽肿中起着重要作用，而急性根尖周炎可能与体液性抗体介导的Ⅰ～Ⅲ型变态反应关系更为密切。

感染的根尖周组织中还存在着大量的细胞因子，它们在免疫应答中对细胞生长、分化、相互作用有着重要作用。IL－1 和 TNF 在感染的根尖周组织中的生物学作用已被证实。不少资料表明，IL－1 是重要的炎性介质，可使血管通透性增加，加重炎症反应，同时，可趋化中性粒细胞聚集，激活破骨细胞，促进骨吸收。TNF 是另一种免疫反应和炎症反应的内源性调节因子，可加剧炎症反应，促进吸收，抑制骨形成。

（三）免疫反应

根尖周病实际上是机体对髓腔内刺激物质的免疫应答在根尖周组织的局部表现。研究证实根尖周病变的发生、发展、转归都是细菌的感染和宿主的抗感染两方面斗争的结果。老年根尖周病患者机体的免疫功能一般较正常成年人低下，感染根管内的抗原刺激能够较长时间作用于根尖周组织。研究表明，根尖周病损区有大量的淋巴细胞，其中 T 细胞多于 B 细胞，而 T 细胞产生的细胞因子可导致骨吸收破坏。

（王莉）

第二节　分类及临床表现

临床上根尖周病可分为急性根尖周炎和慢性根尖周炎。

一、急性根尖周炎

急性根尖周炎多由于牙髓感染与机体抵抗力降低而致，可分为两种类型，即急性浆液性根尖周炎和急性化脓性根尖周炎。

（一）急性浆液性根尖周炎（acute serous apical periodontitis）

急性浆液性根尖周炎的早期，根尖部牙周膜呈急性炎症反应，牙周膜充血，血管扩张，血浆渗出引起组织水肿。根尖区牙骨质及牙槽骨无明显改变。

急性浆液性根尖周炎最初表现为轻微的钝痛，患牙伸长；若将患牙咬紧片刻后，则疼痛可以暂时缓解，这是因为根尖周牙周膜有较轻的充血、水肿所致，将患牙咬紧，咬合加于根尖部的力量使该处炎症所产生的压力向侧方分散。如炎症继续发展，根尖周处的炎症反应加重，则出现因咬合痛而不敢咬牙的症状。此时咬紧牙齿不但疼痛不能缓解，而是使疼痛加重，因为根尖周牙周膜有更重的充血、水肿，根尖周间隙的压力已很大，咬合力量不但不能使炎症反应所产生的压力分散，反而会加重这种压力，使疼痛加重。疼痛的性质由原来的钝痛转为持续性自发痛，疼痛的部位较局限，患者能明确指出患牙；检查时，叩痛明显；牙髓多已坏死，或大部牙髓坏死，只残留近根尖孔处的少量牙髓，因而牙髓电测试无反应或反应极弱。

浆液性炎症过程持续时间不久，当细菌毒力强，身体抵抗力弱，局部引流不畅时，很快可发展为化脓性炎症；当细菌毒力强，组织抵抗力强，炎症渗出得到引流，则可转为慢性根尖周炎。

（二）急性化脓性根尖周炎（acute suppurative apical periodontitis）

急性化脓性根尖周炎又称急性牙槽脓肿，多由急性浆液性根尖周炎发展而来，也可由慢性根尖周炎转化而来。为一般化脓性变化，根尖部牙周膜渗出物增多，白细胞液化所形成的脓性渗出物。由于渗出物不断增加，破坏了牙周膜纤维，根尖部骨质亦有小范围坏死。白细胞坏死溶解，形成脓液。脓液积聚增多，常沿阻力量小的部位排脓，排脓途径有以下几种：

1. 通过根管从龋洞排脓　若牙周组织破坏较少，根尖孔粗大，龋洞开放的情况下，脓液易由此通路排出。这种情况对根尖周组织的损害最小，因此，在急性根尖脓肿时，应尽快开髓，有利于根尖周脓液经龋洞排除。

2. 脓液沿牙周间隙由牙龈沟排脓　多见于患牙同时并发牙周损害者，根尖脓液经牙周袋通路排脓。这种排脓途径可造成牙周膜纤维破坏，牙齿松动，最终导致牙齿脱落，预后较差。龈沟排脓者，还常见于儿童乳牙或新生恒牙。

3. 通过牙槽骨壁在黏膜或皮下排脓　根尖周脓液往往沿骨质薄弱的部位排出（图 9—1）。

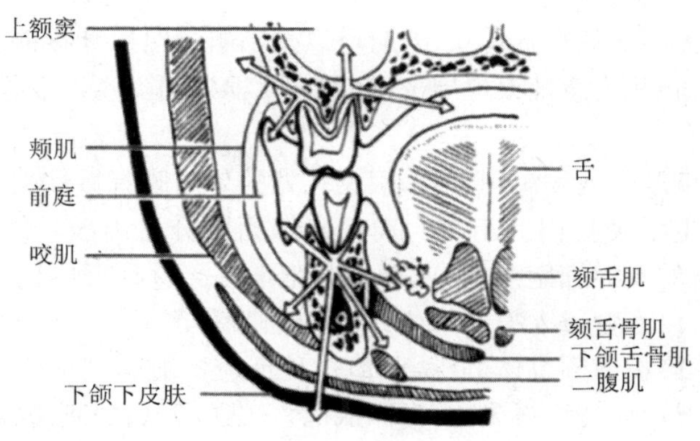

图 9—1　根尖周炎排脓途径

由于唇、颊侧骨壁菲薄，因此，脓液多穿破骨的外侧壁，在牙根的唇侧、颊侧形成脓肿。在这种情况下，脓液的排出过程可分为急性根尖脓肿、骨膜下脓肿和黏膜下或皮下脓肿（图 9—2）。

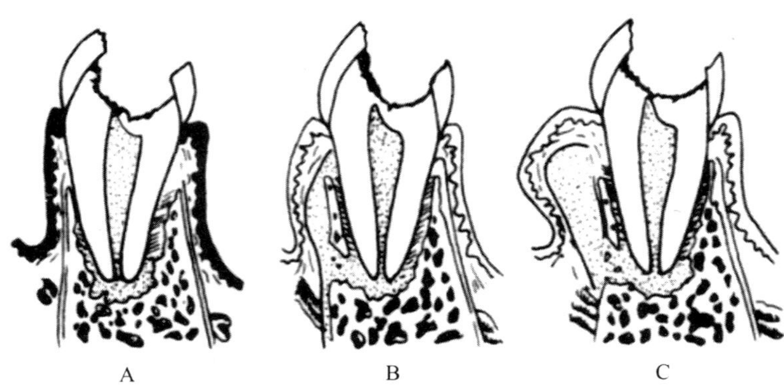

图 9－2　根尖周炎的发展过程

A. 根尖周脓肿；B. 骨膜下脓肿；C. 黏膜下脓肿

三个阶段患者感到有搏动性疼痛，牙齿松动、叩痛、浮起感均较初期阶段更明显。牙龈可出现肿胀、压痛，局部淋巴结肿大，有压痛，并且出现全身疲乏无力、体温升高等症状。

1. 根尖脓肿　脓液局限在根尖部。临床表现，为自发性、持续性跳痛，与血管搏动一致，疼痛较剧。咬合时先接触对骀牙，引起剧痛，影响进食。唇侧、颊侧根尖部龈黏膜红、压痛，但不肿胀。牙齿可有轻度松动，叩、触诊时疼痛明显。

2. 骨膜下脓肿　炎症迅速向牙槽骨扩散，脓液经骨髓腔并穿透至骨板停留在骨膜下。因骨膜致密、张力大，疼痛可达最高峰。牙龈肿胀较前阶段明显，根尖区移行皱襞变平，牙齿松动、触痛，晚期可触到深部有波动感。病区面颊部软组织呈反应性肿胀，如上切牙可引起上唇肿胀，上颌后牙可引起同侧面颊上方肿胀，下眼睑水肿，如病变在腭侧根，则肿胀可以发生在腭部；下颌切牙可引起下唇及颏部肿胀；下颌后牙则能引起颊部下方及下颌下部的肿胀等。

3. 黏膜下脓肿　脓液穿透骨膜达软组织内，形成黏膜下脓肿。此时脓液已进入松软的组织中，内压比在骨膜下大大降低，疼痛明显减轻。脓液趋于表面，根尖部牙龈肿胀更加明显，呈半圆形隆起，有波动感，脓肿表浅，且易溃破。脓肿溃破后，脓液自行排除，症状逐渐缓解，转化为慢性根尖周炎。

二、慢性根尖周炎

慢性根尖周炎多无明显的自觉症状，有时可以感到咀嚼时患牙疼痛。在身体抵抗力减低时，慢性根尖周炎又可转化为急性根尖周炎，又称慢性根尖周炎急性发作，慢性根尖周炎多有反复疼痛、肿胀的病史。

根管内存在着感染及其他病源刺激物，根尖孔处的牙周膜有慢性炎症反应。根尖部围绕根尖孔处的牙周膜产生了炎症肉芽组织。肉芽组织周围分化出破骨细胞，造成牙槽骨的吸收；肉芽组织内有大量的炎症细胞浸润，成纤维细胞增多。这种反应也可以看作是机体对抗疾病的防御性反应，可以吞食侵入根尖周组织内的细菌和毒素，成纤维细胞也可以增殖为纤维组织，防止及限制感染扩散到机体的深部，但这种反应不能达到根管内彻底消灭病源刺激物。这种慢性炎症情况可以持续很久，当身体抵抗力较强，或病源刺激物的毒力较弱时，肉芽组织内的纤维成分增多，并可在周围形成纤维被膜，牙槽骨的吸收也暂时停止，甚至可以产生成骨细胞，破坏了的骨质又有所修复，病变区域也相应缩小；当机体抵抗力减弱，或病源刺激物毒力加大时，则肉芽组织中的纤维成分减少，炎症成分增多，产生较多的破骨细胞，造成更大范围的骨质破坏，骨质破坏的地方，均为炎症肉芽组织所代替。由于炎症肉芽组织体积增大，由血液循环供给的营养很难达中心部，因此，近根尖孔处的细胞坏死、液化，形成脓腔。如果牙周间隙内有发育期留下的上皮剩余，即未分化的上皮细胞存在，经慢性炎症的刺激，这些上皮细胞可以增生为上皮团块或上皮条索。较大的上皮团中心由于缺乏营养，发生退变、坏死及液化，形成囊肿。

慢性根尖周炎的主要病理变化，是炎症肉芽的形成及牙槽骨的破坏，一旦根管中的病源刺激物得到消除，炎症肉芽组织就会发生变化，纤维成分代替炎症成分，破坏了的牙槽骨有可能重新修复。因此，治疗慢性根尖周炎的主要原则，是消除病源刺激物。

根据病变的性质不同，慢性根尖周炎可以分为：

（一）根尖肉芽肿

根尖肉芽肿(radicular granuloma)是根尖周组织受到缓和的感染刺激而产生的一团炎症肉芽组织。接近根尖孔处有坏死区，其周围则有炎症细胞浸润，周围骨质吸收并由肉芽组织所代替。肉芽组织的周围常有纤维被膜，被膜与牙周膜相连接。肉芽肿可以发生在根尖，也可以在根侧根分歧间。

患者一般无自发性痛，仅感觉咀嚼不适，咬合无力，叩诊时有异样感，有些病例还有患牙微伸长的感觉。牙髓多已坏死分解，牙齿变色，极少的病例牙髓尚有活力，而呈现慢性牙髓炎症状。肉芽肿活动期，感染扩散、骨质破坏较多时，根尖部有压痛，机体抵抗力下降时，可出现叩痛和咬合痛。

（二）慢性根尖脓肿

又称慢性牙槽脓肿(chronic alveolar abscess)，当根尖肉芽肿中心部分的细胞坏死，液化，形成脓液。脓肿中主要是多形核白细胞，慢性牙槽脓肿可以由急性牙槽脓肿转化而来。当急性症状消失后，根尖部存留的脓液被周围的纤维结缔组织所包围，因而和肉芽肿中心液化所形成的脓肿相同。慢性牙槽脓肿可以分为有瘘型与无瘘型。有瘘型瘘管与口腔黏膜或皮肤表面通连；瘘管口开于皮肤表面的，称为皮肤瘘。瘘管可能是急性牙槽脓肿自溃或切开后遗留的，也可能是根尖部的脓液，逐渐蚀破骨壁和软组织而形成的。瘘管管壁为上皮组织，上皮下层的结缔组织中有极多的炎症细胞浸润。

慢性牙槽脓肿的患者多无自觉症状，有瘘型可以在牙龈表面发现瘘管口，瘘管开口常常呈粟粒大的肉芽组织状，大多数位于患牙根尖部的唇、舌侧；但也有开口于腭、舌侧者；或偶有开口于远离患牙根尖部的地方，这种情况应认真检查，找出瘘管与患牙的关系，避免将瘘管口附近的健牙误认为是患牙。有瘘型脓液可从瘘管引流，不易引起急性发作，无瘘型在身体抵抗力减低时，易转为急性脓肿。

（三）根尖囊肿

根尖囊肿(radicular cyst)可以由根尖肉芽肿或慢性牙槽脓肿发展而来。在根尖肉芽肿内的上皮增生，形成上皮团块，上皮团中央得不到来自结缔组织的营养，发生变性、坏死、液化，形成小囊腔，囊腔逐渐扩大成较大的囊肿。

囊肿分为囊壁和囊腔，囊壁由内外两层组成，内层为上皮衬里，外层为结缔组织。囊壁中常有炎症细胞浸润，囊腔内含囊液，囊液呈黄褐色。将囊液置玻片上镜下观察，可见大量长方形常缺一角的胆固醇结晶，是由上皮细胞变性分解而成的(图 9－3)。

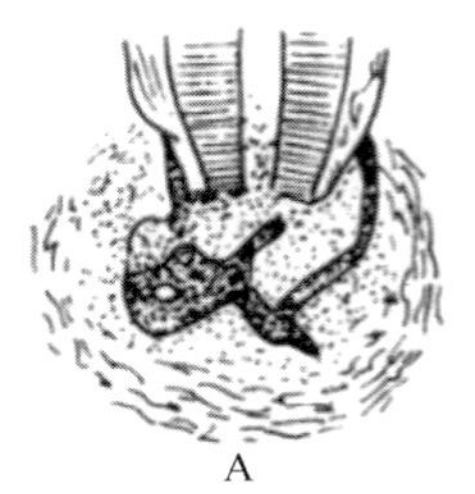

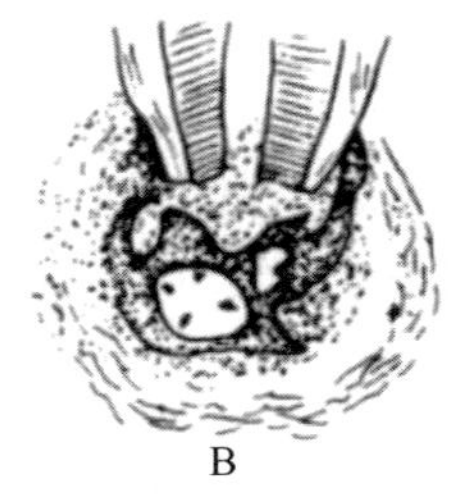

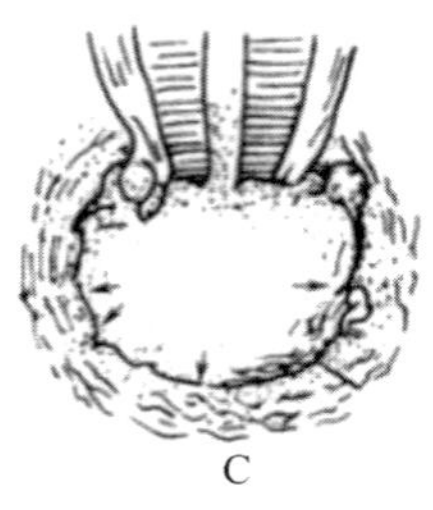

图 9—3　由上皮性根尖肉芽肿发展为根尖囊肿

根尖囊肿生长缓慢，一般多为死髓牙，无自觉症状。小的囊肿与根尖肉芽肿不易区分，只有在囊肿显著增大时，或通过X线检查才被发现。囊肿可从豌豆大发展到鸡蛋大，龈黏膜呈半圆形隆起、用手指扪之有乒乓球感，富有弹性，说明在囊肿外壁有一层极薄的骨板存在。囊肿过度增大时，周围骨质吸收，还可压迫邻牙，使被压迫的牙根发生吸收现象，严重时可使邻牙移位。

（王莉）

第三节　根尖周病的诊断

根尖周炎的诊断可根据临床表现，临床检查及X线检查作出判断。

一、急性根尖周炎的诊断

急性浆液性根尖周炎临床过程较短，主要症状是患牙咬合痛。一般在初期无自发痛或只有轻微的钝痛，患牙的根尖部有不适、发胀和浮出的感觉，咬合时患牙与对殆牙早接触。但在初期用力紧咬患牙疼痛可暂时减轻，随着病变的发展，患牙伸长感逐渐加重，咬合时反而加重疼痛。因此，患者常不愿咬合，影响进食。随着根尖部炎性渗出物的增加及炎性介质的释放，牙周膜内的神经受到刺激，引起自发性、持续性、局限性疼痛，不放射到邻牙或对殆牙上，患者能明确指出患牙。口腔检查可见患牙有龋坏等牙体硬组织疾病或深牙周袋，牙齿变色和失去光泽，温度测试和电测试均无反应，叩诊会引起剧烈疼痛，扪压根尖相应部位的黏膜也有疼痛感。

根据患牙不敢咬合、叩痛明显和结合患牙的牙髓病史及咬合创伤史不难作出诊断。

急性化脓性根尖周炎由急性浆液性根尖周炎发展而来，但多由慢性根尖周炎急性发作引起。表现为根尖区持续性、搏动性剧烈疼痛，患者自觉牙明显伸长，不敢咬合，轻微触及患牙也会引起疼痛，也可伴有乏力、虚脱、发热等全身症状。口腔检查可见患牙多已变色，叩痛极为明显。根尖区附近的软组织红肿，扪压痛，相关淋巴结肿大、压痛，患牙松动。原发性急性根尖周炎的X线检查见根尖部无明显改变或仅有牙周膜间隙的增宽，若为慢性根尖周炎急性发作而来者，则可见根尖部有牙槽骨破坏的透射影像。

二、慢性根尖周炎的诊断

慢性根尖周炎患者一般无明显自觉疼痛症状，常因牙龈起脓包长期反复溢脓来就诊。有的患牙有时有咀嚼乏力或不适感，除慢性根尖周致密性骨炎外，临床上一般可追问出患牙有牙髓病史、反复肿胀或牙髓治疗史。

口腔检查患牙多有严重牙体缺损或隐裂，牙齿多变色和失去光泽，温度测试和电测试均无反应；叩诊一般不痛，有时有异样感或轻微叩痛。无瘘型慢性根尖周脓肿在临床上很难与根尖周肉芽区别。有瘘型者可在患牙根尖部的唇、颊侧或腭、舌侧牙龈表面发现瘘道口，也有开口于皮肤者称作皮瘘。慢性根尖周在囊肿发展较大时，可见根尖部相应的软组织缺损，表面不发红，扪压时富于弹性，有乒乓球感。

不同病变类型的慢性根尖周炎其X线表现有所不同：根尖周肉芽肿表现为根尖部有圆形、直径一般小于1cm、边界较清楚的透射影像，周边骨质正常或稍显致密。慢性根尖周脓肿形状不规则，透射区边界模糊，周围骨质疏松呈云雾状。较小的根尖周囊肿在X线片上与根尖肉芽肿不易区别，应结合临床表现加以分析，根管内发现有较稀薄而透明的渗出液时，应疑为渗入到根管内的囊液，若置显微镜下观察到胆固醇结晶，则可证实为根尖周囊肿；较大的根尖周囊肿在X线片上可见患牙根尖有较大的圆形透射区，典型的表现是透射区有边界清楚的骨白线围绕；大型根尖周囊肿应注意与颌骨囊肿和造釉细胞瘤相鉴别。慢性致密性骨炎在X线照片上表现为根尖部局限性的骨质致密不透射影像，骨小梁的组织结构与正常骨差别很少。

（王莉）

第四节　根尖周病的治疗

根尖周病治疗目的是减少疼痛，消除炎症，保存患牙。

一、治疗前的准备

（一）了解病史

医生在对患者进行治疗前应对患者的口腔局部情况及全身情况健康状况有较全面的了解。除了了解患者主诉及相关问题，还应与患者耐心交流，详细了解所涉及牙齿的牙科治疗史，是否患有糖尿病、高血压、心脏病等全身系统疾病。患者可能并没意识到这些疾病与牙病的关系，往往不主动提及这些病史，这给牙病治疗带来了隐患。应注意药物的过敏史和毒副作用。

（二）临床检查

注意有无龋齿，牙体硬组织缺损，𬌗面不均匀的过度磨耗，牙龈及牙周状况等。牙龈萎缩可引起水平性食物嵌塞，牙间隙不易清洁，食物残渣及软垢的滞留使邻面的根面龋发生率增高；牙周病发病率的增高也大大地增加了根尖周病的发病率，牙龈瘘管与牙周或根尖的关系是临床上需仔细弄清楚的问题，因为这涉及是否需要作牙周牙髓联合治疗；主诉部位常有多个牙体或牙周的问题，在临床上需仔细检查，正确找出主诉牙位。

（三）恰当的治疗方案

在制定治疗方案前，首先应对患牙的状况有全面的了解，确定患牙是进行彻底的根管治疗、显微根尖外科手术还是姑息治疗。在治疗前应考虑患牙牙周状况是否良好、牙体缺损是否过大、根管是否通畅、所处的位置能否进行根管治疗或根尖手术。另外一个重要的问题就是详细告诉患者治疗的方法，尊重患者的选择。

二、治疗原则

(一)解除疼痛

急性根尖周炎所引起的剧烈疼痛令患者十分痛苦,因此,顾及患者的全身情况,竭尽全力进行治疗或采取应急措施,及时缓解疼痛,消除炎症是十分必要的。

(二)保存患牙

经过治疗的死髓牙可以长期停留于牙槽骨中行使咀嚼功能。发生根尖周炎的患牙大多有严重的牙体缺损或牙周病,可能许多是残冠或残根,只要牙齿不松动,牙根条件较好,就应积极去除病因,尽量保存患牙,以维持牙列的完整,恢复或部分恢复牙的咀嚼功能。同时应注意后期牙体缺损的修复。

三、应急治疗

根尖周急性炎症期的处理,主要是缓解疼痛及消除肿胀,开髓引流或切开排脓时应注意尽量减少人为因素给患者带来的痛苦。

(一)开放髓腔

急性浆液性根尖周炎和根尖脓肿阶段,应尽量设法从根管引流。开髓后,需拔除牙髓组织,使髓室与根管开放,有利于根尖渗出物和脓液排出,控制炎症,使其不再向根尖周组织发展。引流后压力减低,疼痛可迅速缓解。开髓时要注意用手指固定患牙,减少牙齿震动,动作要轻巧、迅速,尽可能少施加压力。根管开放并将腐败物质清除干净,暂不封闭窝洞,否则引流不畅,会加重病情。但应于窝洞口处放一消毒小棉球,以防止食物进入洞中,而加重感染和妨碍引流。

(二)脓肿切开

急性化脓性根尖周炎,即急性牙槽脓肿,应及时切开排脓。单纯开放根管不能达到引流目的,因脓液已不在根尖部,若已发展为骨膜下或黏膜下脓肿,则应尽早切开排脓,同时也要辅以开髓拔髓。

1.切开指征　脓肿切开过早,可引起剧痛,出血较多;切开过晚,贻误病情。一般在发病后,自觉有搏动性疼痛,根尖区移行皱襞变平或有半圆形隆起,用手指扪触时有波动感,即可切开脓肿。

2.切开方法　先行局部浸润麻醉,注射针尖切忌注入脓腔内,可在脓肿周围注射。切口要够长,位于脓肿底部,深达骨膜下,方向一般是从后向前,以免切断神经和血管。必要时,用棉镊扩开脓肿后,放置橡皮引流条。如脓肿表浅已达黏膜下,则不需注射麻药,只用表面麻醉剂涂抹或直接用手术刀划破即可。

根据病情,合理选择抗生素种类、用量等。使用抗生素时要注意药物过敏,给消炎药的同时还可适量服用镇痛剂。

超短波对消炎有良好效果。炎症早期脓肿未形成时,用超短波治疗消炎,多不需切开手术。小剂量超短波可使炎症消散,已近化脓者可促使炎症局限。超短波治疗使局部血管扩张充血,故在切开前、后 24h,不宜应用。

急性根尖周炎早期,可在患牙根尖区即龈颊沟移行处,作普鲁卡因加抗生素局部封闭,可收消炎镇痛之效,但应注意药物过敏问题。

四、根管治疗术

根管治疗术（root canal therapy，RCT）是治疗牙髓坏死及根尖周病最有效的方法，通过清除根管内的病原刺激物质以消除对根尖周组织的不良刺激，进行适当消毒，严密充填根管，防止根尖周病变的发生或促进根尖周病变的愈合。根管治疗术是目前公认的治疗牙髓坏死及根尖周病最有效、最彻底的一种方法。

根管治疗的目的是将感染或坏死的牙髓组织全部去净，以达到消除感染源的目的，并有效防止感染扩散到根尖周区。感染物质除去后，需经过机械预备、药物消毒、最终严密封闭根管和根尖孔。只要彻底断绝感染来源，根尖周组织的病变是可以得到修复的。

（一）适应证

除可复性牙髓炎或新生恒牙可能保持活髓者外，各型牙髓炎、牙髓坏死、坏疽及各型根尖周炎都适用。

（二）根管预备

根管治疗术一般分为根管预备、根管消毒及根管充填三个步骤。这三个步骤是一个连续的过程，相互之间有一定的补偿作用，其中根管预备和根管充填尤为重要。

根管预备就是去除髓腔的刺激源，并将根管预备成特定的形状，便于根管充填。根管预备包括开髓拔髓、测量根管工作长度、根管清理及扩大成形，为根管充填创造良好条件，保证根管治疗的效果（图 9—4）。

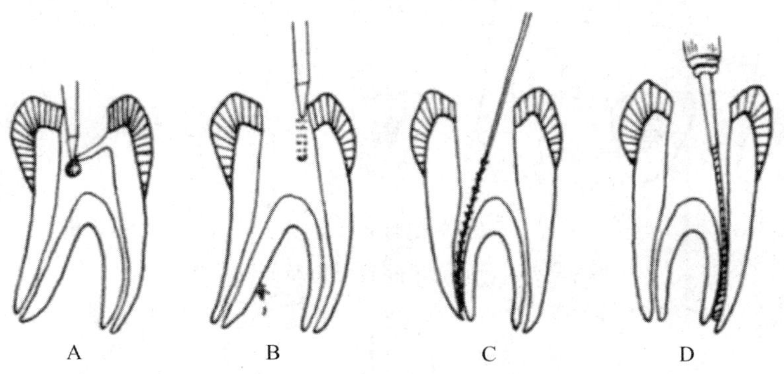

图 9—4　根管预备的步骤

A. 揭开髓室顶；B. 修整洞壁；C. 摘除根髓；D. 扩大根管

1. 开髓拔髓　正确开髓并寻找到根管口对进一步根管治疗尤为重要。

正确开髓的基本要求是揭全髓室顶后根管器械能尽可能地循直线方向进入根管，开髓洞壁修整光滑，髓室壁无阶台形成。髓腔和根管变狭窄小不易寻找到根管口时，可借助根管显微镜等辅助工具来帮助。

要避免磨除过多健康的牙体组织，以免洞壁过薄导致牙冠折裂。磨牙应先除去冠髓，再拔根髓（图 9—5～图 9—12）。

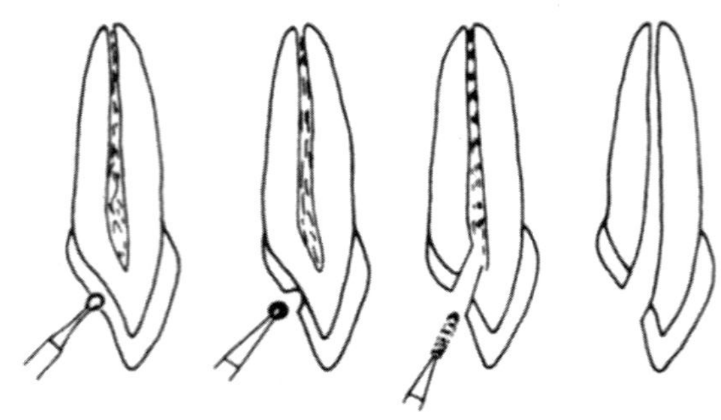

图 9－5　根管治疗的前牙开髓法

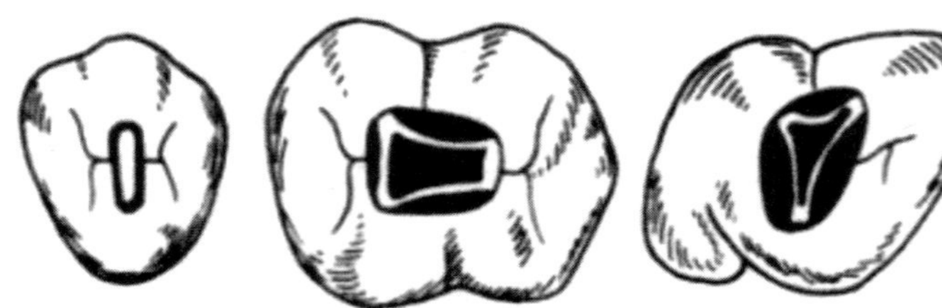

图 9－6　根管治疗的后牙开髓法

黑色范围示开髓后的外形，白色示根管口及其连线

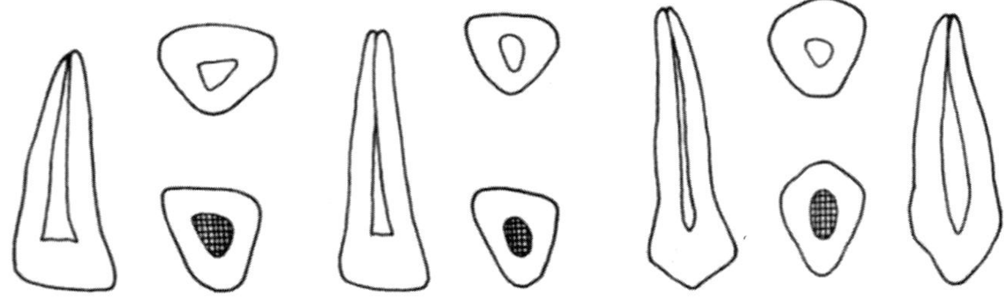

图 9－7　上颌前牙髓腔形态及开髓洞形

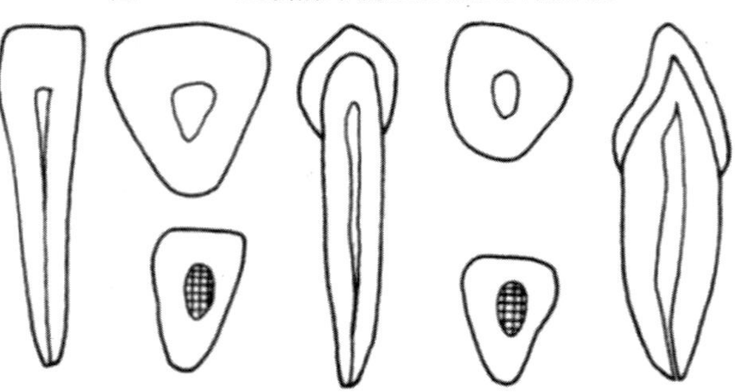

图 9－8　下颌前牙髓腔形态及开髓洞形

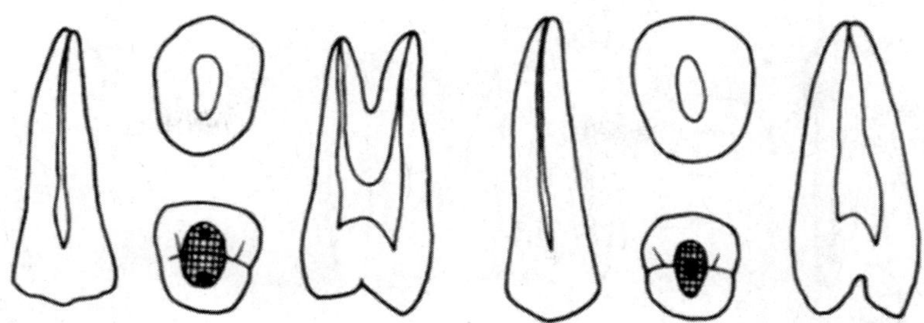

上颌第一前磨牙　　上颌第二前磨牙

图 9－9　上颌前磨牙髓腔形态及开髓洞形

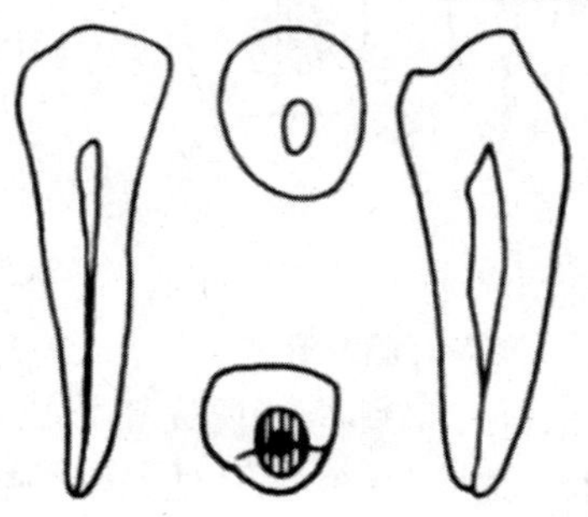

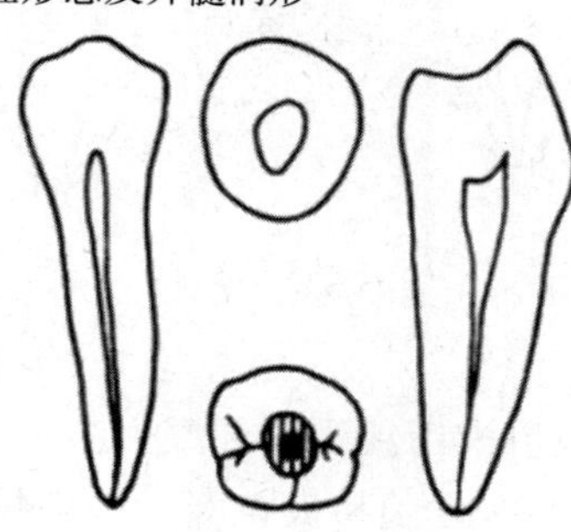

下颌第一前磨牙　　下颌第二前磨牙

图 9－10　下颌前磨牙髓腔形态及开髓洞形

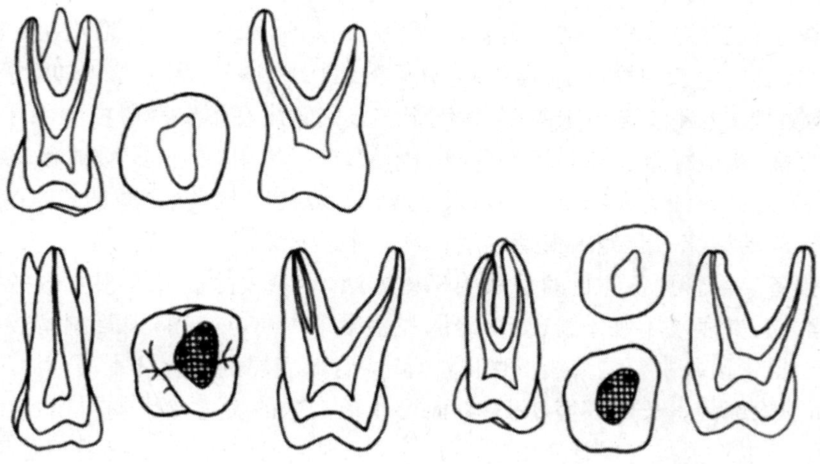

上颌第一磨牙　　上颌第二磨牙

图 9－11　上颌磨牙髓腔形态及开髓洞形

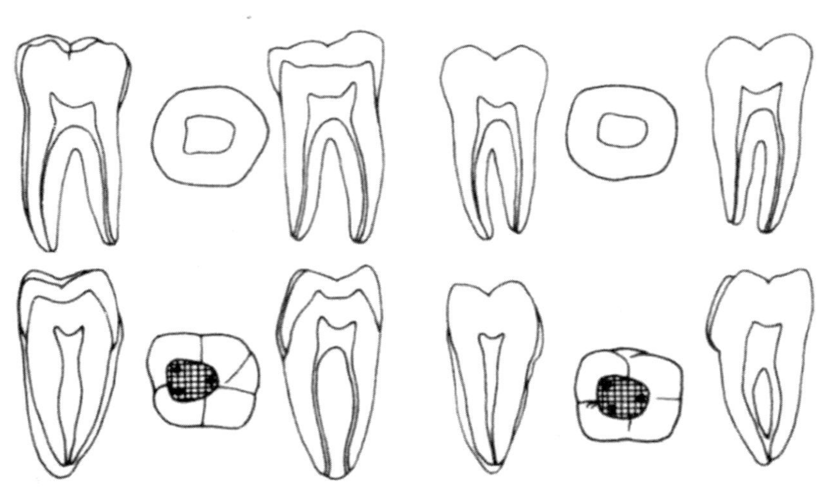

图 9－12　下颌磨牙髓腔形态及开髓洞形

活髓牙应在麻醉下或采用牙髓失活法去髓。活髓牙最好将牙髓完整拔出，如拔髓针进入不够深或牙根弯曲，牙髓易被拉断。一般拔髓针插入根管深约 2/3 处，轻轻旋转使根髓绕在拔髓针上，然后抽出。如果未能拔出完整根髓，则需要反复拔髓，务必拔净。牙髓颜色和结构，因病变程度而不同，正常牙髓拔出呈条索状，有韧性，色粉红，如牙髓已有坏疽，则组织无韧性，不成形，并常有腐臭。

感染根管于拔髓前，应先在髓室内滴入 2％次氯酸钠（NaOCl），次氯酸钠液与管内腐败组织接触后，可放出新生态的氯，有消毒作用，并可溶解坏死组织。牙髓炎晚期，牙髓组织朽坏，不易拔净，拔髓时注意不要循留根尖部，牙髓组织拔髓时注意不要残留根尖部牙髓组织，否则会引起术后疼痛，影响疗效。如为坏死分解的牙髓，可反复用 2％次氯酸钠和 3％过氧化氢交替冲洗，并将拔髓针或细扩大针插入管内，轻轻震动，或使用 2％次氯酸钠超声荡洗，使腐败物质与新生氧形成的泡沫一起冲出根管达到有效去除坏死牙髓组织的目的。

2. 根管预备　根管预备的目的是采用机械方法，尽量去除髓腔及根管内的刺激物，如细菌及其代谢产物、炎症或坏死牙髓、食物碎屑和感染牙本质，同时将根管制备成特定形状，便于根管充填。根管预备主要是采用机械方法，除去管壁表层的软化牙本质，并扩大根管，直达根尖孔，从而消除细菌生长的环境，另一方面可使根尖区的炎症渗出物得以排出。根管扩大后，管腔通畅，给根管消毒与根管充填创造了条件。现代观点认为，根管清理是手术成败的关键性环节。由于根管解剖结构的复杂性和扩大器械本身的局限性，特别是老年根管矿化弯细，使得根管在弯曲、狭小、分歧部位及侧副根管很难彻底清理，故可配合根管超声协同系统来清理扩大根管。超声波在溶液内产生空穴效应、热效应、切削及声流作用，极大地增强了抗菌冲洗液的功能，有效地溶解和松动根管内的坏死组织，彻底清除附着在根管壁上的污染层，从而获得高效的冲洗和清理效果。

采用根管扩大针和根管锉，两者均按直径、锥度不等以号码标明。扩大针除有手持的外，还有机用的，但机用的转速较快，不易掌握，使用不当时易折断，故临床多用手持的。

临床上常用根管锉进行根管预备，手用器械费时且术者易于疲劳。动力驱动根管预备系统及其配套技术的应用，大大地改变了这种状况。根管扩锉预备前必须认真检查根管扩锉器械，有无生锈、变曲、裂痕，防止术中折断器械分离。

扩锉前应参考 X 线片，观察根管的形态、弯曲度、有无钙化不通或形态异常等。根据根管长度测量仪所测工作长度和 X 线片牙齿的长度，并结合扩大预备时术者的感觉及患者的反应，准确判断牙根的长度，防止器械超出根尖孔，损伤根尖周组织。

根管预备扩大器械应按顺序使用，即从小号开始，由细到粗，不要越号使用，防止产生台阶或穿通侧壁。扩大时主要使用扩大针，也可以交替使用根管锉，扩大针需顺时针方向旋转，每次可转动半圈到一圈，避免连续回旋；应做螺旋运动，然后向外提出，勿向根尖孔加压。根管锉的作用，主要使管壁光滑，用时插入主要在根管内，做提拉运动，先压在管壁一侧向外锉位，使该侧锉宽后，再锉另一侧。

根管预备的方法包括逐步深入法和逐步后退法。

(1)逐步深入法(step－down technique)：该方法是从牙冠开始逐步深入依次预备髓腔、根管和根尖(图 9－13)。主要优点是将深入根尖的通路变直，方便根尖 1/3 的预备。

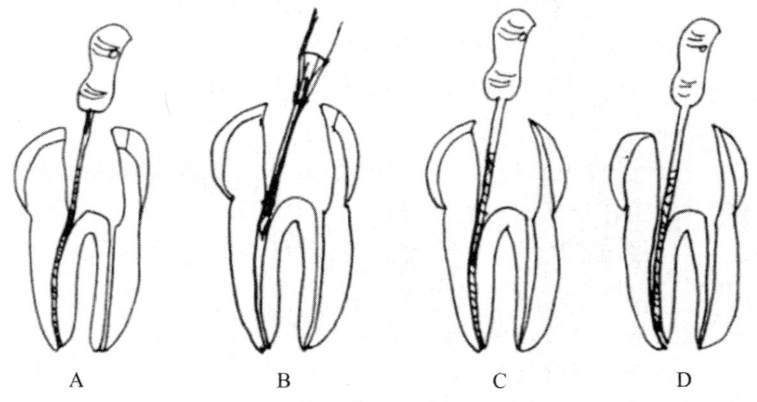

图 9－13　逐步深入法

A. 弯曲根管疏通；B. G 钻敞开根上段；C. 根尖段预备；D. 逐步后退

(2)逐步后退法(step－hack technique)：根管预备从根尖段开始，设定初尖锉和工作长度后，按从小到大的序号依次扩锉预备根管，边扩锉边冲洗根管，交替进行(图 9－14)。

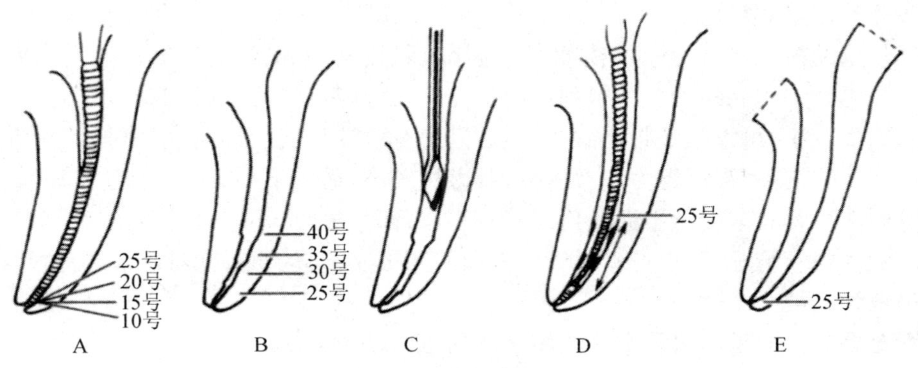

图 9－14　逐步后退法

A. 根尖预备；B. 根中段预备；C. 根管上段预备；D. 去除台阶；E. 根管预备完成

所有根管器械遇有阻力时，应停止运动，不要强行扩大或使用暴力。有的根管在根极尖附近最狭窄处会有阻力，但稍加用力即可感到阻力减轻，此为已达根尖孔的信号。如遇细窄根管，可用富有弹性的小号扩大针逐步开扩。

3. 测量根管工作长度　根管工作长度(working length)是测量从切缘或牙尖到根尖部的牙本质牙骨质界的长度，即根管器械预备髓腔的实际长度。牙齿的长度与根管的工作长度并不一致，一般后者较前者短 1mm 左右，但老年患者往往大于 1mm。由于根管变细甚至钙化阻塞，根尖区牙骨质不断沉积，根尖孔距牙本质牙骨质界之间的距离变大，故难以准确判断根管治疗工作长度。

虽然 X 线片加根管锉法较手感法准确，但 X 线片只能显示根尖位置，不能显示根尖孔的位置，而根尖孔位于根尖旁侧的几率是 50%左右，影响其准确性；另外，影响 X 线片的因素较多，如患者的体位、X 线投照角度、根管本身的弯曲度和弯曲方向等，虽然测量结果经计算校正，但准确性受很大的影响。

根管长度电测法简便、快速，是根据从根尖孔通过牙周膜至口腔黏膜的电阻值大体上恒定的原理来确定根管长度的，它不受患者年龄、性别、牙位、牙长和牙状态等影响而改变。以 Root ZX 为代表的第三代根尖定位仪准确率可达到 96.20%。但电测法的准确性也受一些因素的影响：如修复体的存在、银汞充填物、根管内容物的存在、根管内的干燥程度、冲洗液的性质和牙髓活力状况等，且不同类型的仪器受影响的程度不同；另外，根尖孔的大小、位置对电测法的准确性也有影响。

从临床实践看，根管长度电测法和三联法(X 线片法＋根管器械探测法＋平均工作长度)仍是目前临床确定根管工作长度的常用方法。

4. 根管消毒　根管经过预备后，大部分感染物质可被消除，但微细结构如副根管和牙本质小管内仍存在感染，因此，需佐以药物消毒。

根管消毒剂一般要求为具有杀菌、抗菌效力，渗透性强，能渗透至牙本质小管和侧支；对组织无刺激或刺激性较小，不妨碍组织愈合；药效能维持 2～3d，同时不使牙齿变色。

常用的根管消毒剂有氢氧化钙制剂、酚制剂、碘制剂和抗生素等，各有优点，临床上要根据具体情况，选择适当的药物。机体对药物的反应也不一致，因此，在采用某种药物无效时，可适当更换，也可轮换使用。

感染轻的根管，多选用较缓和的药物消毒根管，如氢氧化钙、樟脑酚、麝香草酚等，具有消毒力和镇痛作用，刺激性小。

感染较重的根管，如化脓腐败根管，可选用氢氧化钙、木馏油等。氢氧化钙作为一种根管内封药在牙髓及尖周病的治疗中得到广泛的应用，因其具有较强的抗菌性，能灭活内毒素，且毒性及组织反应小，可以减轻封药后的症状，因此有效性和安全性明显，值得推广应用。木馏油有特殊焦臭味，有较强消毒力和渗透性，刺激性较小，适用于一般根管和感染较重的极管。

根管内渗出物较多或牙齿遇外伤后长期叩痛不消失时，可选用氢氧化钙、碘仿糊剂。而在一些难治性根管情况下，也可作根管内细菌的药敏实验，从而有针对性地进行根管消毒。

(三)根管充填

根管充填的目的是消灭手术后遗留下的管腔，隔绝根尖周组织与根管的通连，防止再污染。根据充填要求充填严密，尤其是根管充填材料应严密封闭根管内根尖 1/3 区。

根管充填材料要求不刺激根尖周组织、体积不收缩，凝固后与管壁之间没有间隙、X 线阻射，以便检查充填是否完全、便于操作，能以简单的技术使根管充满，必要时能从根管中取出、充填在根管中不被吸收，不使牙齿变色。

常用的固体根充材料有牙胶尖及钛尖等，但固体物质必须与糊剂联合使用，单独使用不能严密封闭根管。常用的根充糊剂有 iRoot SP、AH Plus、丁香油氧化锌糊剂、氯仿牙胶等。这些充填糊剂操作都较容易，易使根管充满，并呈 X 线阻射。液体充填剂多采用酚醛树脂，如酚醛树脂塑化液，当注入根管后可在根管内硬固，操作简便，但对根尖组织有一定的刺激作用。

螺旋形根管充填器可用作输送根管充填糊剂，操作简便，易于填满。螺旋形根管充填器是一种富有弹性的不锈钢丝制成的，旋纹是逆时针方向，充填器是装在机头上的，有长短两种，使用时，用螺旋充填器蘸少量糊剂，送入根管内缓慢推进，旋转速度逐渐增加，作反复拉出及送入的动作 2～3 次，即可填满根管，再做永久性充填。

常用的根管充填方法有冷侧压法、垂直加压法、混合加压法和热牙胶充填法（图 9－15）。

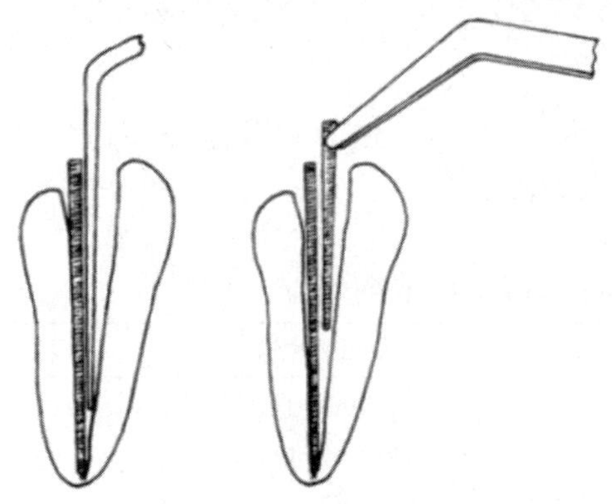

图 9－15　根管充填一侧压法

（四）根管治疗术的疗效评价

临床上根据自觉症状、临床检查和 X 线照片显示来确定根管治疗是否成功。根管治疗疗效的标准：患者无自觉症状，在牙冠修复后牙齿咀嚼功能正常、根尖周黏膜软组织颜色及结构正常，瘘管消失，无触痛、叩痛，X 线检查显示牙根完整，根管充填严密、恰填，根尖周病变愈合范围缩小，骨质在形态及结构上趋于正常，根尖无进一步吸收现象。

经根管治疗后，来自根管对尖周组织的刺激源已消除隔绝，加之，某些充填料还有促进组织愈合的作用，对正常成年人来说，一般根尖周骨质修复的时间为 6 个月，老年患者由于根尖周组织的修复能力下降，根尖周骨质破坏后的修复时间往往更长些。

根管治疗术的成功率，由于各人观察的标准、时间、例数等不同而有所不同。疗效观察的时间，1 年内只能作为初步疗效观察，难以定论；2～3 年或更长时间的观察资料则更有价值。

五、牙髓塑化疗法

牙髓塑化疗法（resinfying therapy）是我国 20 世纪 50 年代后期开展起来的用于治疗各型牙髓炎、牙髓坏死及根尖周炎的一种方法，因其操作技术简单、治疗次数较少、保留患牙范围扩大、费用较少，故适合我国当时的国情。但由于其远期疗效尚不理想，临床上应慎用此法。对于一些老年患者，因其根管细窄、弯曲不能进行根管治疗，或患牙只作姑息保留，或因患者复诊不便、体弱不能耐受根管治疗长时间操作，牙髓塑化疗法也不失为一种行之有效、简易的牙髓或根尖周病的治疗方法。

目前广泛采用的塑化剂是FR酚醛树脂，以甲醛和间苯二酚为主要成分。这种酚醛树脂曾经过用作根管液体充填剂，具有塑化快、渗透力强、抑菌效果好、体积变化小但刺激性大等特点。牙髓塑化疗法的治疗原理是采用液态的塑化剂注满已拔除绝大部分牙髓的根管内，塑化剂将渗透到侧支根管、牙本质小管内及这些部位的病原刺激物质中，当塑化剂聚合后，病原刺激物被包埋、固定并成为无害物质存留于髓腔中，使根管处于无菌状态，从而达到预防和治疗根尖周病的目的。在塑化治疗过程中，应注意不要遗留根管未被塑化，避免塑化液流出根尖孔引起药物性根尖周炎或流到牙龈上腐蚀牙龈。

（一）适应证

该方法适用于晚期牙髓炎，残髓炎，牙髓坏死和坏疽，急性根尖周炎消除急性炎症后，慢性根尖周炎，其根尖病变不超过根长1/2者。

塑化液能使牙体变色，前牙不宜使用，但老年人的下颌切牙根管往往很细，也可以采用塑化法。在治疗操作过程中，若器械（如拔髓针）折断于根管中时，采用塑化法，塑化液仍可渗入根管中。

塑化液进到根尖周组织内，会产生较强的刺激作用，因此，对于乳牙和新生恒牙，即根尖孔尚未形成者最好不要采用塑化法。

（二）塑化液配方

采用的塑化液是酚醛树脂，可选用下列处方：

第一液	40%甲醛液	50mL
第二液	甲醛甲酚	30mL
	间苯二酚（雷锁辛）	45g
	蒸馏水	55mL
第三液	氢氧化钠	1g
	蒸馏水	1～2mL

酚醛树脂是以酚和醛为主体的。第一液主要成分是甲醛，第二液主要成分是间苯二酚，第三液是催化剂，为过饱和的氢氧化钠。在酚和醛液体中，加入催化剂后，可加速酚醛液的缩合反应，成为固态酚醛树脂。用法：取第一、第二液各0.5mL，加入第三液0.12mL，混匀后，可在5～15min内凝固。酚醛树脂缩合反应，与两单体的浓度、催化剂的强度、易散热作用等有密切关系。在小而深、不易散热的杯状容器中，较在浅碟状、易散热的容器中凝固快。室温高凝固快，因此在夏天不宜过分搅动塑化液，以避免产热过多，凝固过于迅速而来不及操作，室温低时要多搅动，稍微加温，加速其作用。

（三）酚醛树脂作用机制

1.对组织的塑化作用　酚醛树脂对组织有塑化作用，使组织与塑料成为整体的凝聚物。镜下观察，塑化液进入组织后，组织和细胞保持原有的形态，成为棕色，说明组织已被酚醛塑化。但是，塑化液的体积必须超过被塑化物质的体积时，方能塑化。因此，塑化时，应当除去根管内的水分，并取出根管内的部分牙髓或感染物质。

2.抑菌作用　酚醛树脂不但在凝固前有很强的抑菌作用，凝固后亦保持长时期的抑菌效能。实验证实，凝固数月的酚醛树脂，仍有抑菌作用。塑化法不但可以将感染物质和残髓组织固定包埋于根管中，而且塑化后还可以持保持长时期的消毒作用。

3.渗透作用　酚醛树脂在液态时渗透性强，将新配制的酚醛树脂液注入离体牙髓腔内，凝固后剖开牙体；在显微镜下观察，可见酚醛树脂不仅能充满髓腔，渗透到残髓组织，还可渗透至侧支根管和牙本质小管内，其渗入小管的深度。因此，酚醛树脂固定后，能起到同时充填主根管，侧支根管和封闭牙本质小管的作用。

4.体积改变　酚醛树脂注入离体牙的髓腔内，经剖开后见酚醛树脂充满髓腔，但若暴露在空气中过久，因失水而体积明显收缩、变硬，可从根管中脱出。但若置放在密闭的容器中，则长期未见体积改变。

5.刺激作用　酚醛树脂凝固前对组织有一定刺激性，因为醛与氢氧化钠对组织均有较强的刺激作用，对软组织也有腐蚀性，临床要避免过多压出根尖孔，并防止灼伤黏膜。

（四）操作方法

1.髓腔预备　常规开髓，揭髓室顶，除尽冠髓，活髓牙应在失活或麻醉下进行。

2.根管预备　即除去部分根髓或根管内感染物质。感染根管，应于器械进入根管前，滴入1%～5%氯亚明，先用光滑髓针探测根管，然后轻轻将拔髓针放入管内，约为根管深度2/3强度，旋转拔髓。由于根管内牙髓经过长时期的发炎、变性，往往不能将牙髓从根尖孔处完全拔除，而近根尖孔处的少量牙髓仍残留于根管中。如果根髓较为完整，可能全部被拔除。若根管过于细窄，拔髓针不易进入时，可用小号扩大针或根管锉轻轻捻入，将残髓锉出，或造成一通路，便于塑化液导入。若牙髓已腐败分解时，可在滴入氯亚明后，用光滑髓针插入管内，轻轻震动，进行洗涤；或用过氧化氢和氯亚明交替冲洗，然后用棉球吸出髓腔和根管中的药液。在治疗过程中，注意所有的器械都不宜超出根尖孔，以免引起不良术后反应。

3.塑化　按比例将塑化液混匀备用，一般可将塑化液滴入注射器中或小而深的容器中。用前立即搅动至产热为止，搅动越快，凝固越快。容器应干燥，如有水分，则影响酚醛脂的凝固。塑化时，常规隔离唾液，干燥窝洞，用注射器或镊子将酚醛液送进髓腔，再用裹上棉捻的光滑髓针和小号扩大针导入根管内，然后用小棉球将塑化液吸出，再重新注入塑化液，导入根管后又吸出，这样反复操作2～3次，最后将髓室部分多余的塑化液吸出，但要注意根管口一定要充满，切勿将管内全部塑化液吸出，造成塑化不完全而导致失败。多次反复地导入、吸出塑化液的目的，在于尽量增加根管内塑化液的体积，使牙髓塑化更加完善。塑化液反复导入根管内后，用浸满塑化液的小棉球将丁香油氧化锌剂轻轻压入髓室，注意勿用干棉球压丁香油锌糊剂，以免将髓腔内塑化液吸出。塑化后立即充填者，可待丁香油氧化锌糊剂稍微变硬后，用磷酸锌粘固分垫底，再用银汞合金充填。注意不要在塑化液上直接用磷酸锌粘固粉衬底，磷酸锌粘固粉遇液体时不能很好的凝固，并使塑化液溢出，影响治疗效果。若当时充填有困难者，可暂时用丁香油氧化锌糊剂封闭窝洞，数天后再换银汞合金充填（图9—16）。

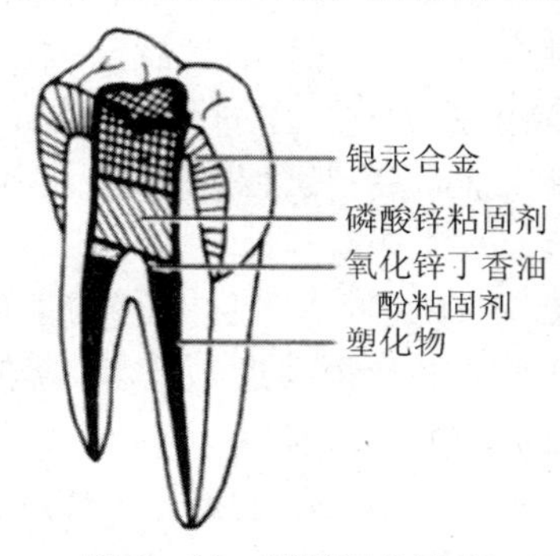

图9—16　牙髓塑化治疗

上颌牙远中邻面龋接近牙颈部时，可考虑用磷酸锌粘固粉或较硬的丁香油氧化锌粘固粉作假壁，以防塑化液流失或灼伤黏膜。上颌牙齿塑化时，应调整手术椅，使患者头部适当后仰，使塑化液能更好地进入根管。

六、变异干髓术

干髓术(pulp mummification)是通过去除感染的牙髓，保留干尸化的根髓来保存患牙的一种治疗方法。干髓术由 Gysi 于 1899 年首先报道，由于其远期疗效较差，临床上应用较少。对于一些老年患者、全身状态不佳者、根管细窄、弯曲不能进行根管治疗，或患牙只作姑息保留，或因患者复诊不便、费用问题、张口受限等可考虑作变异干髓治疗，干髓剂中的主要成分多聚甲醛遇水或湿气时，释放出甲醛，使根髓干尸化并保持无菌状态，成为无害物质保留于根管中，防止感染扩散到根尖周组织，而达到保留患牙的目的(图 9－17)。

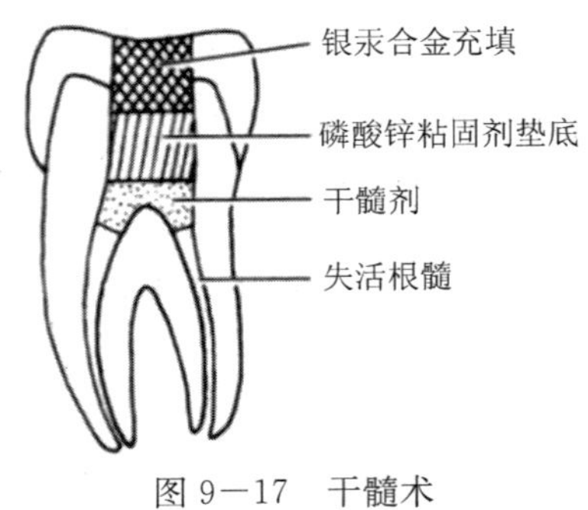

图 9－17 干髓术

七、根尖诱导成形术

适用于牙髓处于感染状态而根尖尚未发育完成的年轻恒牙，消除感染后，利用诱导药物刺激存活的牙乳头分化成牙本质细胞，达到使牙根完成发育、根尖孔闭合的目的，常用的诱导剂为氢氧化钙、氧化锌丁香油或碘仿糊剂。

八、根尖外科手术

根管治疗能使大部分牙髓、根尖周病的患牙得以长期保留，但一些患牙仅用根管治疗术难以治愈。对这些打算拔除的患牙，可先尝试辅以根尖外科手术，尽可能保存患牙。根尖外科手术治疗要慎重考虑患者年龄、患牙状况、全身情况和局部条件等因素。

(一)适应证

较大的根尖囊肿，经根管治疗后，需用手术刮除囊壁，病变才能修复；受外伤后根尖折断的病例，经根管治疗后需取出折断的根尖；根管治疗时器械折断超出根尖孔外，或不能吸收的根管充填物超填过多引起根周刺激症状者；慢性根尖周炎的患牙经治疗后病变扩大或长期不愈者都可考虑作根尖切除刮治术。

上颌前磨牙根尖近上颌窦者，应仔细检查术区是否与上颌窦联通，应避免术后上颌窦内残留倒充填材料或残余组织。下颌前磨牙根尖近颏孔者，应在颏孔上方用超声骨锉或 4 号球钻刻槽，将拉钩置于槽内，注意保护下方的颏神经。

急性炎症期不宜作根尖刮治术，应先消除炎症，否则易将感染扩散，延迟愈合；全身健康不良，如风湿病、活动性结核病、肝炎等，也不宜行根尖外科手术，会影响创口的愈合。

（二）手术步骤（图 9－18）

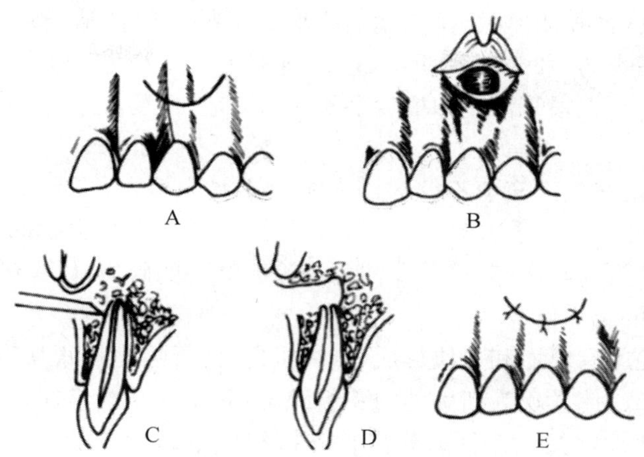

图 9－18　根尖切除术

1. 术前仔细观察 X 线片，后牙应进一步参考维束 CT（Cone Beam Computer Tomography，CBCT）结果，了解牙根的形态、病变的部位和邻近的解剖关系等，确定手术范围。

2. 常规消毒，术区根据具体情况，采用局部麻醉或传导麻醉。

3. 术前或术中作根管充填，都可收到良好效果。术前先行充填，可能更有利于手术的无菌操作；但若为较大的囊肿，根管内不断有囊液渗出者，最好在术中刮除囊肿后，再充填根管。

4. 一般做角形瓣，也可用弧形切口，即在患牙唇侧根尖部黏膜上距离龈缘 6～7mm 处，做半月形切口，长度约为 2cm，即可包括左右各一个邻牙，以使尖区充分暴露，注意切口的凸面应向龈缘，深度应达骨面，同时避免切断唇系带。

5. 用骨膜剥离器将黏膜骨膜片分离，翻瓣暴露破坏的根尖区牙槽骨板。剥离的骨膜要完整，手术操作过程中，要注意保护骨膜下，不要过度牵拉和压迫。

6. 翻开龈片后，暴露根尖区，如骨质已有破坏，可顺着破坏区扩大；如唇面骨板完整，同可用金刚砂车针骨凿除去骨板，先凿一小孔先钻一小孔，然后逐渐扩大，直至露出根尖为止，然后用裂钻或骨凿除去一部分根尖，注意不要损伤过多骨组织注意不要去除过多骨组织，同时也要少切根尖，至少要保留牙龈的 2/3，否则影响牙齿的稳固。

7. 通常根尖至少切除 3mm，用挖匙仔细搔刮根周病变组织。若为囊肿，应将囊壁完整刮除，不要残留上皮组织。如病变范围较小，根面牙骨质没有破坏时，可只刮除根周的炎症肉芽组织而不需切除根尖，但要注意将舌侧面的炎症组织彻底刮净。刮治后，用生理盐水冲洗骨腔，不要遗留碎骨片或异物于伤口内，以免妨碍伤口的愈合。

8. 切除根尖后，用超声工作头进行倒预备，MTA 倒充填将根尖孔封闭，杜绝再感染的来源，MTA 具有良好的生物相容性、封闭性、抗菌、促进软硬组织的再生、防水性能而被广泛地用于牙髓根尖周病治疗中。充填后要注意消除充填物的碎屑，以免影响愈合。

9. 搔刮骨面，待血液充满骨腔时，骨缺损大时可在骨开窗面上覆 Bio－Gide 膜，通过它的双层结构支持骨再生和软组织再生。膜的致密层可以阻挡细胞并防止细胞长入，一方面，阻挡非成骨细胞向植骨区域生长，另一方面，允许成纤维细胞沿着胶原纤维附着。膜的另外一层，多孔的网状排列的胶原纤维利于成骨细胞融合入三维的框架结构，从而支持骨的再生。在骨缺损较小时，也可在搔刮骨面待血液充满骨腔时，将龈片复位、将龈片复位，5－0 或 6－0

手术缝线缝合。

术后可在面部加压包扎或冷敷，防止术后水肿。保持口腔清洁，暂不刷牙，多漱口，为预防感染，可适当给予消炎药。2～3d后拆线，伤口通常在2周内完全愈合。

为了缩短疗程，可考虑根管治疗和根尖手术一次完成，但要注意控制急性炎症，避免术后肿胀疼痛，延缓愈合。

有的根管不通畅或根尖部充填不够完满而不能重新充填者，可在切除根尖后，进行根管倒充填术。即将根尖孔稍加扩大，形成固位形后，用银汞合金自根尖孔向根管内填入，从而将根尖孔封闭，杜绝再感染的来源，充填后要注意消除充填物的碎屑，以免影响愈合。

（三）根尖切除后的组织修复

根端切除后，骨腔中有出血和血块形成，血块机化，几天后血块很快有新生的毛细血管和新生的成纤维细胞长入，使血块为新生的肉芽组织，然后变为结缔组织，最终可有牙骨质沉积覆盖牙根的断端，牙槽骨可新生，因此，牙齿和支持组织重新建立关系。一般通常直径5mm的骨开窗在手术半年后，X线检查，可见根尖透明区消失，硬板再现。

九、牙再植术

自身的离体牙，经过处理后，植回原位的手术，称为牙再植术（tooth replantation）。

（一）适应证

1. 外伤引起患牙完全脱位，牙体完好，脱位时间不长，一般在几小时到1～2d内。

2. 由于根尖周病变严重，而不宜进行根尖刮治，或根管狭窄不通无法处理的患牙（如磨牙），可拔除患牙，一方面彻底刮除根尖病变组织，一方面在体外进行根管治疗，然后再植入复位。

（二）手术步骤

1. 将再植牙用Hank液或蒸馏水冲洗干净，刮除牙根表面残存牙周膜和龈组织，开髓，摘除牙髓，处理根管，严密充填根管。如根管阻塞不通者，也可从根尖孔处扩大也可从根尖孔处倒预备，除去根端牙髓，行倒充填术。

2. 将再植牙置于含免疫抑制剂和抗生素生理盐水中备用。

3. 处理牙槽窝，刮净根尖周病变组织，压迫止血。

4. 将再植牙植入牙槽内，注意其应有的正常咬合位置，用不锈钢丝栓结法将患牙固定于邻牙上。

5. 用牙周塞治剂敷盖再植牙创口。

6. 磨改咬合，减低其咀嚼压力和创伤。

7. 适当使用抗感染药物或免疫抑制药物。

1～2个月后，拆除结扎钢丝，再度调整咬合接触关系。X线检查再植牙根情况。牙齿再植术不能使已撕裂的牙周膜再度愈合，而只能由新生的骨组织与再植牙的牙根相愈合，即骨性愈合，使植入的牙齿牢固地愈合在牙槽窝内，这时虽失去了正常的生理动度，但对咀嚼功能却无太大影响。

（王莉）

第十章　牙拔除术

牙拔除术是口腔颌面外科最常用、最基本的技术之一，是牙体疾病的终末治疗手段，通过拔除病源牙可治疗局部性疾病或某些全是性疾病。牙拔除术，尤其是一些复杂牙的拔除，对于局部软、硬组织可造成不同程度的损伤，产生出血、肿胀、疼痛等拔牙术后反应，同时可能产生不同程度的全身反应，如感染、发热等，并能加重或者诱发严重的全身疾病，如疼痛刺激和紧张、恐惧导致的血压升高，诱发心脑血管疾病等。牙外科恐惧症是常见的现象，适度的紧张是对未知的手术创伤的正常生理、心理准备和反应，但过度的紧张则有可能诱发某些全身性疾病。因此，口腔颌面外科医师应在掌握口腔颌面外科专业知识的同时，全面掌握、熟悉临床医学知识，并掌握一定的心理学知识，从整体出发，全面考虑患者的生理状况和心理状况，正确掌握拔牙适应证和禁忌证，熟练掌握操作技术，以防止各种局部及全身并发症的发生。

随着现代医疗技术的发展以及人们对牙槽外科医疗服务要求的提高，人性化、无痛化、舒适化、微创化、标准化、安全化等逐渐成为牙拔除术发展的一种必然趋势。由于复杂牙拔除难度操作时间长、易发生不良反应，使得许多临床医生，尤其是基层口腔医生望而却步。患者也对这类牙齿的拔除充满恐惧，往往推迟治疗，使得病情加重，贻误治疗时机。近年来，随着外科技术在临床操作中的发展和应用，以及辅助技术和设备的改进和完善，使得复杂牙拔除变得相对简单和容易。镇静镇痛技术、锥形束CT(CBCT)的普及，微动力系统、微创器械与技术的推广及应用，使得牙拔除术逐渐摆脱以往锤凿的原始印象，朝人性化、舒适化等方向发展。

第一节　牙拔除术的适应证和禁忌证

什么牙需要保留？什么牙需要拔除？必须根据患者的全身情况、口腔健康状况、牙齿病损情况、诊疗意愿并结合医师的诊疗经验等多方面因素综合考虑，所以牙齿拔除的适应证和禁忌证都是相对的，不是绝对的。

一、适应证

保存牙齿是口腔医师的首要任务，牙拔除术是终末治疗手段。随着口腔材料、修复技术和牙周治疗技术的进步，牙体病损、牙周病、根尖周病、牙外伤及骨折线上的牙齿等应尽量保存，只有在现有的治疗手段不能恢复和利用时，才考虑拔除；另外，应考虑患者的依从性，向患者解释治疗目的和过程，得到患者的积极配合，良好的配合是治疗成功的关键，否则只会加重病情或者引起其他并发症，最终导致治疗失败。错位牙、多生牙、阻生牙、埋伏牙、滞留乳牙、病灶牙、治疗需要拔除的牙，根据体情况考虑拔除。

二、禁忌证

拔牙禁忌证分局部禁忌证和全身禁忌证。作为口腔科医生，一般而言对于局部禁忌证把握得比较得当，而对于全身禁忌证，有时则把握不准，因此本部分主要讨论全身禁忌证。

对于需要拔牙的患者，首先需要回答的是该患者能否接受拔牙术，所以术前对患者的全身情况进行评估很有必要。目前比较通用的评价标准是美国麻醉医师协会(ASA)的五级标准。参照这一标准,全身状况属于第一级、第二级的患者,一般可以实施麻醉和拔牙术;对第三级患者应该酌情应对;对第四级、第五级患者,不建议实施麻醉和拔牙术。

患有系统性疾病的患者,要根据个体情况,分析判断是否可以拔牙。

1.心脏病　患有心脏病的患者,要根据心功能情况,综合分析,决定是否可以拔牙。心功能分级如下:

Ⅰ级:可自由活动,从事一般的体力活动时无心悸、气短、呼吸困难等。

Ⅱ级:休息时无症状,从啭一般的体力活动时出现心悸、气短、呼吸困难、疲劳、心绞痛等症状。

Ⅲ级:休息时无症状,轻微的体力活动时即出现心悸、气短、呼吸困难等症状。

Ⅳ级:不能做任何体力活动,即使在休息时也有心悸、气短、呼吸困难、心绞痛等症状。

一般而言,心功能Ⅰ级、Ⅱ级的患者,可以实施麻醉和牙拔除术;对心功能Ⅲ级、Ⅳ级则不建议实施麻醉和牙拔除术。

为心功能Ⅰ级、Ⅱ级的患者拔牙,应该做好以下几个方面的工作:①根据心脏病的具体类型做好相应的准备和预防措施,必要时可咨询其心脏病医生,遵从其意义及建议。②最好采取预约的方式,患者在初步诊断后,对患者进行必要的健康教育和适当的心理安慰,并进行适当的术前准备。③在相对独立安静的诊室,有完善的监护、急救设施。④麻醉及拔牙过程中进行心电监护,最好有麻醉医生或心血管医生监护。⑤有高素质的护士配合,关键时刻能够很好地配合急救。⑥术前、术中镇静,消除紧张、恐惧心理。⑦进行无痛麻醉,麻醉效果好,包括麻醉和拔牙全程无痛。⑧术中做到动作轻柔、微创、快捷,避免不良刺激。⑨术后做好包括心脏病在内的相应治疗和护理,并进行跟踪随访。

注意以下情况的心脏病患者,应视为拔牙绝对禁忌证:①半年内发生过心肌梗死者。②近期心绞痛频繁发作。③心功能Ⅲ～Ⅳ级、端坐呼吸、发绀、下肢水肿、颈静脉怒张等者。④心脏病合并高血压者。⑤二度或三度Ⅱ型房室传导阻滞、双束支传导阻滞者。

2.高血压　一般把血压高于180/100mmHg视为拔牙禁忌证,但应注意个体差异,患者基础血压、自觉症状、有无紧张情绪等。如果患者有头昏、头痛等症状,或者高度紧张,即使血压低于180/100mmHg,也应暂缓实施拔牙术。

3.血液系统疾病

(1)贫血:一般性贫血可以拔牙。如果血红蛋白低于80g/L应暂缓拔牙。溶血性贫血患者拔牙应慎重,最好在相关医师指导或配合下施术。

(2)白细胞减少症:白细胞低于3.5×10^9/L时,应暂缓拔牙。

(3)白血病:急性白血病为拔牙绝对禁忌证。慢性白血病可以在相关医师的指导或配合下拔牙,但要注意预防感染和出血。

(4)出血性疾病

原发性血小板减少性紫癜:急性型(多见于儿童)禁止拔牙。慢性型者血小板计数高于70×10^9/L方可拔牙,但应注意防止出血,必要时应请血液科医生会诊、配合。

血友病:当凝血因子Ⅷ低于正常值的50%时,禁止拔牙;凝血因子Ⅷ高于正常值的50%时,可在相关医师配合下拔牙,术后应防止出血。

4.糖尿病　空腹血糖在8.0mmol/L以下,可以拔牙,否则应先控制血糖,暂缓拔牙。接受胰岛素治疗者，在早餐后1～2h内拔牙为宜。糖尿病患者拔牙术后还应注意饮食，控制血糖，预防感染。

5. 甲状腺功能亢进　甲状腺功能亢进患者应将静息脉搏控制在100次/min以下、基础代谢率控制在+20%以下，方可拔牙。术前和术中镇静、监护，减少不良刺激，麻药中加肾上腺素的浓度要低于1∶10万，术后预防感染。

6. 肾疾病　急性肾病期间暂缓拔牙。慢性肾病如果肾功能处于代偿期，肌酐清除率>50%、血肌酐<1.5mg/dl，临床无症状，可以拔牙。术后应注意预防感染。

7. 肝炎　急性肝炎期间暂缓拔牙。慢性肝炎如果肝功能处于代偿期，凝血功能正常，可以拔牙。术后应注意预防出血和感染。

8. 妊娠　妊娠期间不宜拔牙。如果必须拔牙可在妊娠的4～6个月施术。术中要消除紧张、恐惧情绪，动作轻柔，不用或使用低浓度含肾上腺素麻药。

建议准备怀孕的女性，在妊娠前进行口腔检查，并治疗或拔除患牙。

9. 月经期　现代医学观点认为，月经期不是拔牙的绝对禁忌证，只是相对禁忌，必要时可以拔牙。

10. 长期抗凝药物治疗　因各种原因长期使用抗凝药物者，应咨询相关医师，在相关医师的指导下停用抗凝药物3～5d后方可拔牙。术后要注意止血。

11. 长期肾上腺皮质激素治疗　长期肾上腺皮质激素治疗者，在相关医师的指导或配合下方可拔牙。

12. 恶性肿瘤　恶性肿瘤区域的牙齿不宜拔除。放射治疗区域内的病灶牙应在放射治疗前1～2周拔除。放射治疗后，照射区域内的病灶牙宜在放射治疗结束后3～5年后拔除。

（沈全明）

第二节　上颌前牙拔除术

一、适应证

1. 上前牙牙根折断。
2. 上前牙残根不能保留者。
3. 上前牙3度松动者。
4. 上前牙严重错位或阻生，不能正畸矫正者。

二、术前准备

1. 清洁口腔，含漱剂漱口，必要时牙周洁治。
2. 拍摄X线片，了解牙根情况、周围组织关系或阻生状况。
3. 器械准备　上颌前牙钳、Ⅰ号或Ⅱ号铤。

三、患者体位

患者上牙𬌗平面与水平面呈45°～60°，术者位于患者右侧。

四、消毒范围

口腔黏膜及牙齿。

五、麻醉方式

唇侧浸润麻醉，腭侧鼻腭神经阻滞麻醉。如果拔除上颌尖牙，腭侧远中尚需做局部浸润麻醉以麻醉腭前神经的吻合支。

六、手术步骤

1. 分离牙龈　用普通探针、牙龈分离器或小骨膜剥离器，沿牙颈部将牙龈分离。
2. 安放牙钳　将牙钳钳喙钳紧牙颈部，并尽量深入龈沟。
3. 拔除患牙　通过唇、腭向轻柔来回摇动患牙，适当辅以旋转力量，将患牙脱位。
4. 处理拔牙创　清理牙槽窝、刮除牙槽窝内肉芽组织，将牙槽骨壁复位，压迫止血。

七、手术技巧

1. 上颌中切牙及尖牙牙根均较圆且直，拔除时可用旋转力；上颌侧切牙牙根可有弯曲，需注意；上颌骨牙槽突的唇颊侧骨板较腭侧薄，拔除前牙时唇侧用力则阻力较小。

2. 完整健康的上前牙需要拔除的情况很少，尤其尖牙，牙根长且粗大，一般在口内保存最久，为义齿修复的良好基牙。只有在严重的牙周病、桩冠修复失败后，残根不能利用才考虑拔除。

3. 拔除时应注意保护牙龈，牙龈和前牙义齿修复的美容效果密切相关。前牙区唇侧骨板较薄，拔除时也应注意保护。完整的唇侧骨板对于种植修复有着重要的临床意义；同时对于防止牙龈萎缩、提高修复美容效果很有帮助。

4. 前牙为单根牙，暴露充分，是最适合使用微创拔牙的牙位。减少或者完全不使用锤凿，能够最大限度地保存牙槽骨宽度和高度以及附着的牙龈，为修复创造良好的条件。

八、术后治疗及护理

1. 嘱患者咬压止血纱球 40～60min 后取出。
2. 术后 24h 内禁止漱口，24h 后可用含漱剂漱口。
3. 进食稀软食物 3～5d。避免碰触损害拔牙创。
4. 伤口缝合者 5～7d 拆线。

（沈全明）

第三节　上颌前磨牙拔除术

一、适应证

1. 上颌前磨牙牙根折断。
2. 上颌前磨牙残冠、残根不能保留者。

3. 上颌前磨牙3度松动者。
4. 上颌前磨牙严重错位或阻生，不能正畸矫正者。
5. 正畸等治疗需要拔除的上颌前磨牙。
6. 牙冠伸长影响义齿修复或咬及对颌牙龈者。

二、术前准备

1. 清洁口腔，含漱剂漱口，必要时牙周洁治。
2. 拍摄X线片，了解牙根情况、周围组织关系或阻生状况。
3. 器械准备　上颌通用钳、Ⅰ号或Ⅱ号铤。

三、患者体位

患者上牙𬌗平面与水平面呈45°～60°，术者位于患者右侧，患者头部可略偏向术者。

四、消毒范围

口腔黏膜及牙齿。

五、麻醉方式

颊侧、腭侧局部浸润麻醉。

六、手术步骤

1. 分离牙龈　用普通探针、牙龈分离器或小骨膜剥离器，沿牙颈部将牙龈分离。
2. 安放牙钳　将牙钳钳喙钳紧牙颈部，并尽量深入龈沟。
3. 拔除患牙　通过颊、腭向轻柔来回摇动患牙，扩大牙槽窝，也可用Ⅰ号或Ⅱ号铤将患牙挺松，再用牙钳将患牙从颊侧脱位。
4. 处理拔牙创　清理牙槽窝、刮除牙槽窝内肉芽组织，将牙槽骨壁复位，压迫止血。

七、手术技巧

1. 上颌前磨牙功能较磨牙弱，位置相对隐蔽，是正畸治疗最常拔除的牙齿。单根的前磨牙较易拔除，尤其在青少年，牙槽骨韧性较好，颊腭向摇动即可拔除。

2. 上颌前磨牙牙根较扁或为双根，则应避免旋转力量，以免断根。

3. 一旦出现断根，应注意断根与上颌窦的关系，尤其仅根尖少许折断时，应在直视下操作，避免盲目操作，以防将断根推入上颌窦内。如果断根短小，取出断根操作复杂，可能导致骨壁破坏较大或者儿童不能耐受时可不予取出，健康的少许牙根不影响拔牙创口愈合和将来的正畸治疗。

（沈全明）

第四节　上颌磨牙拔除术

一、适应证

1. 上颌磨牙牙根折断。
2. 上颌磨牙残冠、残根不能保留者。
3. 上颌磨牙 3 度松动者。
4. 上颌磨牙严重错位或阻生，不能正畸矫正者。
5. 上颌智齿与第二磨牙间食物嵌塞者，可考虑拔除上颌智齿。
6. 牙冠伸长影响义齿修复或咬及对颌牙龈者。

二、术前准备

1. 清洁口腔，含漱剂漱口，必要时牙周洁治。
2. 拍摄 X 线片，了解牙根情况、与上颌窦等周围组织关系或阻生状况。
3. 器械准备　上颌磨牙钳、Ⅰ号或Ⅱ号铤。

三、患者体位

患者头部尽量后仰，术者位于患者右的或右后方，患者头部略偏向术者。

四、消毒范围

口腔黏膜及牙齿。

五、麻醉方式

颊侧做上牙槽神经阻滞麻醉。如果是拔除上颌第一磨牙，尚需在颊侧近中做局部浸润麻醉以麻醉上牙槽中神经。腭侧行腭前神经阻滞麻醉。

六、手术步骤

1. 分离牙龈　用普通探针、牙龈分离器或小骨膜剥离器，沿牙颈部将牙龈分离。
2. 安放牙钳　将牙钳钳喙钳紧牙颈部，并尽量深入龈沟，上颌磨牙钳分左右，钳喙有尖状凸起者放在牙齿的颊侧，尖状凸起应楔入颊侧根分叉处，以便将患牙稳固钳夹。
3. 拔除患牙　通过颊、腭向来回摇动患牙，扩大牙槽窝，也可用Ⅰ号或Ⅱ号铤将患牙挺松，再用牙钳将患牙从颊侧脱位。
4. 处理拔牙创　清理牙槽窝、刮除牙槽窝内肉芽组织，将牙槽骨壁复位，压迫止血。

七、手术技巧

1. 上颌第一磨牙多为三根，近颊根、远颊根和腭根。根分叉大，拔除阻力大，单纯牙钳摇动容易断根，一般需分根拔除。近远中向分离颊、腭根，颊腭向分离近、远中颊根，再将各根分而拔除，可以事半功倍。

2. 上颌第二磨牙也多为三根，但较第一上磨牙细小，可颊侧两根或者三根融合。

3. 上颌磨牙根尖与上颌窦邻近，应先行摄片了解牙根与上颌窦的关系，拔除残根时防止牙挺放置在根断面上，以免将断根推入上颌窦。

4. 上颌磨牙周围骨质坚实，颊侧稍薄，上颌第一磨牙颊侧骨板因有颧牙槽嵴而厚度增加，颊向摇动患牙时应适当加大力度。

（沈全明）

第五节　下颌前牙拔除术

一、适应证

1. 下前牙牙根折断。
2. 下前牙残根不能保留者。
3. 下前牙 3 度松动者。
4. 下前牙严重错位或阻生，不能正畸矫正者。
5. 牙冠伸长影响义齿修复或咬及对颌牙龈者。

二、术前准备

1. 清洁口腔，含漱剂漱口，必要时牙周洁治。
2. 拍摄 X 线片，了解牙根情况、周围组织关系或阻生状况。
3. 器械准备　下颌前牙钳，或下颌通用钳，或下颌根钳、Ⅰ号铤。

三、患者体位

下牙殆平面与水平面平行，术者位于患者右侧。

四、消毒范围

口腔黏膜及牙齿。

五、麻醉方式

局部浸润麻醉。下牙槽神经、舌神经阻滞麻醉。如果是下颌中切牙拔除术，尚需在唇、舌侧做局部浸润麻醉，以麻醉对侧下牙槽神经、舌神经的吻合支。

六、手术步骤

基本步骤与本章第二节“上颌前牙拔除术”基本相同。下前牙唇舌侧牙槽骨均较薄，颊舌向摇动即可将患牙拔除，一般从唇侧脱位。

七、手术技巧

1. 下颌切牙牙根扁窄，拔除时不能使用旋转力。
2. 下颌尖牙牙根稍扁圆，唇侧骨板较薄，可采用唇舌向反复摇动，或松动后适当配合使用较小幅度的扭转，最后向上、唇侧牵引脱位。

3. 部分患者下颌中切牙冠部较小，可选用根钳以避免损伤邻牙。

（沈全明）

第六节　下颌前磨牙拔除术

一、适应证

1. 下颌前磨牙牙根折断。
2. 下颌前磨牙残冠、残根不能保留者。
3. 下颌前磨牙 3 度松动者。
4. 下颌前磨牙严重错位或阻生，不能正畸矫正者。
5. 正畸等治疗需要拔除的下颌前磨牙。
6. 牙冠伸长影响义齿修复或咬及对颌牙龈者。

二、术前准备

1. 清洁口腔，含漱剂漱口，必要时牙周洁治。
2. 拍摄 X 线片，了解牙根情况、周围组织关系或阻生状况。
3. 器械准备　下颌通用钳、Ⅰ号或Ⅱ号铤。

三、患者体位

患者下牙㓗平面与水平面平行，术者位于患者右侧。

四、消毒范围

口腔黏膜及牙齿。

五、麻醉方式

下牙槽神经、舌神经阻滞麻醉，或局部浸润麻醉。

六、手术步骤

基本步骤与本章第三节“上颌前磨牙拔除术”大致相同。

七、手术技巧

1. 下颌前磨牙多为锥形单根，根尖略向远中弯曲，颊侧骨板较薄，拔除时主要为颊舌向摇动，向上、颊向、远中脱位。

2. 不宜使用旋转力，以免发生断根。

3. 用牙钳之前，可用牙铤由近中向远中方向挺松患牙。

（沈全明）

第七节　下颌磨牙拔除术

一、适应证

1. 下颌磨牙牙根折断。
2. 下颌磨牙残冠、残根不能保留者。
3. 下颌磨牙 3 度松动者。
4. 下颌磨牙严重错位或阻生，不能正畸矫正者。
5. 下颌智齿与第二磨牙间食物嵌塞者，可考虑拔除下颌智齿。
6. 牙冠伸长影响义齿修复或咬及对颌牙龈者。

二、术前准备

1. 清洁口腔，含漱剂漱口，必要时牙周洁治。
2. 拍摄 X 线片，了解牙根情况、与下颌管等周围组织关系或阻生状况。
3. 器械准备　下颌磨牙钳，或牛角钳、Ⅱ号或Ⅲ号牙铤。

三、患者体位

患者下牙𬌗平面与水平面平行，术者位于患者右侧。

四、消毒范围

口腔黏膜及牙齿。

五、麻醉方式

下牙槽神经、颊神经、舌神经阻滞麻醉，必要时可辅以局部浸润麻醉。

六、手术步骤

1. 分离牙龈　用普通探针、牙龈分离器或小骨膜剥离器，沿牙颈部将牙龈分离。

2. 用牙铤挺松患牙　下颌磨牙为多根，在牙槽窝内比较牢固，可用牙铤分别在近中或远中挺松患牙。

3. 安放牙钳　将牙钳钳喙钳紧牙颈部，并尽量深入龈沟。下颌磨牙牙根为近、远中分开，下颌磨牙钳两侧钳喙均有尖状凸起，安放牙钳时应将钳喙的尖状凸起伸入根分叉处，以便更稳固地钳夹牙齿。

4. 拔除患牙　通过颊、舌向来回摇动，扩大牙槽窝，将患牙脱位。下颌磨牙舌侧牙槽骨壁较薄，舌侧脱位阻力相对较小。

5. 处理拔牙创　清理牙槽窝、刮除牙槽窝内肉芽组织，将牙槽骨壁复位，压迫止血。伤口较大或有牙龈出血者，可将牙龈做褥式减张缝合。

七、手术技巧

1. 下颌第一磨牙一般为颊舌径大的近远中两个根，远中根有时分为颊舌两根，远舌根细小，术中位应注意防止折断和遗留。下颌第二磨牙也多为双根，有时为融合单根。下颌磨牙尤其是下颌第一磨牙，如果根分叉大，或呈残冠，或纵折，直接拔除比较困难，常常用涡轮机颊舌向将近远中两根分开，分而拔除。

2. 下颌第一磨牙根分叉相对较大，如果颊舌侧牙槽骨壁完整，拔除下颌第一磨牙时可选用牛角钳，将两侧钳喙伸入根分叉处，以颊舌侧牙槽骨为支点，收紧钳柄，将钳喙锲入根分叉处并将牙齿挤出牙槽窝。对于某些残冠状的下颌第一磨牙，用牛角钳即使不能将牙齿拔除，也可以将其近远中根分开。

3. 下颌磨牙根尖部邻近下牙槽神经管，拔除断根时一定要视野清晰，看清楚牙根与牙槽骨的分界处，避免在牙根上使用向下推力，以防将牙根推入神经管。

4. 下颌磨牙尤其是下颌第三磨牙，舌侧牙槽骨较薄，拔牙术中场发生骨折。舌侧牙槽骨骨折后，有将牙或牙根推入舌侧软组织间隙的危险。

八、术后治疗

1. 嘱患者咬压止血纱球 40～60min 后取出。如果拔牙创渗血明显，可在拔牙窝内轻轻置放明胶海绵，有利于止血。

2. 术后 24h 内禁止漱口，24h 后可用含漱剂漱口。

3. 进食稀软食物 3～5d。避免碰触损害拔牙创。

4. 拔牙创损伤较大或拔牙手术时间较长者，可适当使用抗生素防止感染。

5. 伤口缝合者 5～7d 拆线。

（沈全明）

第八节　上颌阻生智齿拔除术

一、适应证

1. 上颌阻生智齿龋坏。
2. 与上颌第二磨牙间食物嵌塞。
3. 无对殆牙且伸长者。
4. 部分萌出，反复引起冠周炎。
5. 阻生引起上颌第二磨牙远中龋坏或牙根吸收。
6. 咬颊黏膜或摩擦颊黏膜者。
7. 伴有囊肿形成者。
8. 影响下颌冠突运动或为颞颌关节紊乱病诱因者。
9. 正畸或其他治疗需要拔除者。

二、术前准备

1. 清洁口腔，含漱剂漱口，必要时牙周洁治。

2. 拍摄X线片，了解牙根情况，与邻牙的关系、与上颌窦的关系或阻生状况。

3. 上颌阻生智齿分类　根据阻生智齿与上牙𬌗平面的关系可分为高位、中位、低位阻生。根据其与上颌第二磨牙长轴的关系，可分为：近中阻生、远中阻生、垂直阻生、水平阻生、倒置阻生、颊向阻生、腭向阻生。

4. 阻力分析　根据阻生情况、X线片及现，分析拔除阻力方向及解除阻力的方法，制订合理的手术方案。

5. 器械准备　手术刀、骨膜剥离器、拉钩、涡轮机、骨凿、Ⅱ号或Ⅲ号牙铤、上颌第三磨牙钳，持针器、血管钳、缝针缝线、手术线剪、无菌孔巾等。

6. 血液常规检查。

三、患者体位

患者上牙𬌗平面与水平面呈45°～60°，半开口位，唇颊肌肉放松，便于牵拉开颊部，暴露术区。

四、消毒范围

口腔黏膜、牙齿，口周及面部皮肤。

五、麻醉方式

上牙槽后神经阻滞麻醉、腭前神经阻滞麻醉。或局部浸润麻醉。

六、手术步骤

多数上颌智齿可直接用牙铤挺出或牙钳拔除。某些埋伏或高位阻生患牙则需行翻瓣、去骨、截冠拔除。

1. 切口设计　上颌阻生智齿拔除术一般采用角形切口，由上颌结节正中向前至上颌第二磨牙远中，向颊侧沿龈缘向前，在第一磨牙远中做斜向前庭沟的侧切口，侧切口一般不超过前庭沟。

2. 沿切口设计线切开牙龈黏骨膜，向颊侧翻开黏骨膜瓣，显露上颌结节区骨质。

3. 用涡轮机或骨凿去除阻生智齿颊侧骨质，显露阻生智齿。

4. 阻生智齿近中插入牙铤，以近中牙槽骨为支点，将智齿向远中或颊侧方向挺出。

5. 清理牙槽窝，去除碎骨片或碎牙片，止血。

6. 将黏骨膜瓣复位，对位缝合。

七、手术技巧

1. 上颌第三磨牙多为垂直位阻生，伴有颊向倾斜或者阻生，近中阻生和远中阻生也较常见。由于上颌结节骨质疏松、阻力较小，所以向远中或颊侧易于挺出。

2. 高位阻生的上颌第三磨牙拔除的难度主要在于暴露牙冠，通常做角形切口，去除颊侧及部分𬌗面骨质，暴露牙冠颊面外形高点尤其是阻生智齿的近中，在近中插入牙铤，将阻生智齿向远中或颊侧方向挺出。

3. 牙铤可由小到大，比如先用Ⅱ号铤，挺松后改用Ⅲ号铤。牙铤的插入方向可与上颌第二磨牙长轴垂直，以左手示指置于智齿和邻牙之上加以保护，嘱患者小张口，旋转牙铤将附生智齿挺出。

4. 上颌第三磨牙牙根变异情况多见，易出现断根。因术区狭窄，直视困难，尤其高位阻生，操作难度较大。术中位根据具体情况决定是否需要取出，如果断根短小(小于 0.3cm)，不能清楚地看到牙根，或者牙根接近上颌窦，或者取根的手术创伤可能较大，可以考虑不拔除，注意观察即可。上颌骨血运丰富，很少继发感染或者影响创口愈合。

5. 上颌高位阻生智齿，有时牙根紧邻上颌窦，甚至牙根位于窦内。术中应注意防止将智齿推入上颌窦内，使用牙铤时尽量避免由冠部向根方用力、避免敲击、禁忌暴力。

八、术后治疗

1. 嘱患者咬压止血纱球 40～60min 后取出。如果拔牙创渗血明显，可在拔牙对内置放明胶海绵，有利于止血。

2. 可在阻生智齿拔除术区相应的颊部冰敷 2h。

3. 3d 后如果局部水肿明显，可局部热敷。

4. 术后 24h 内禁止漱口，24h 后可用含漱剂漱口。

6. 进食稀软食物 3～5d。避免碰触损害拔牙创。

7. 拔牙创损伤较大或拔牙手术时间较者，可适当使用抗生素防止感染。

8. 伤口缝合者 5～7d 拆线。

九、并发症及处理

1. 牙龈撕裂或软组织损伤　拔牙过程中如果方法不当，可导致牙龈或周围软组织损伤。轻度损伤可不作处理，有明显伤口者应将软组织对位缝合。

2. 颊部淤血　可能由于术中翻瓣较大，或手术创伤大，或止血不彻底，或术后护理不佳所致。可以局部加压包扎，24h 内可以冰敷，全身应用止血药物，72h 后可热敷促进血肿吸收。

（沈全明）

第九节　下颌阻生智齿拔除术

一、适应证

1. 下颌阻生智齿龋坏。

2. 与下颌第二磨牙间食物嵌塞。

3. 无对𬌗牙且伸长者。

4. 反复引起冠周炎。

5. 阻生且引起下颌第二磨牙远中龋坏或牙根吸收。

6. 伴有囊肿形成者。

7. 疑为颞颌关节紊乱病或其他疾病诱因者。

8. 正畸或其他治疗需要拔除者。

二、术前准备

1. 清洁口腔，含漱剂漱口，必要时牙周洁治。

2. 拍摄 X 线片，了解牙根情况、与邻牙的关系、与下颌神经管的关系成阻生状况等。

3. 下颌阻生智齿分类及阻力分析　根据阻生情况、X 线片表现，分析拔除阻力方向及解除阻力的方法，制订合理的手术方案。目前常用的分类主要是：

Pell 和 Gregory 根据第三磨牙与下颌升支和第二磨牙的关系及空间位置分类，将阻生第三磨牙分为Ⅰ、Ⅱ、Ⅲ类阻生（图 10－1～10－3）。

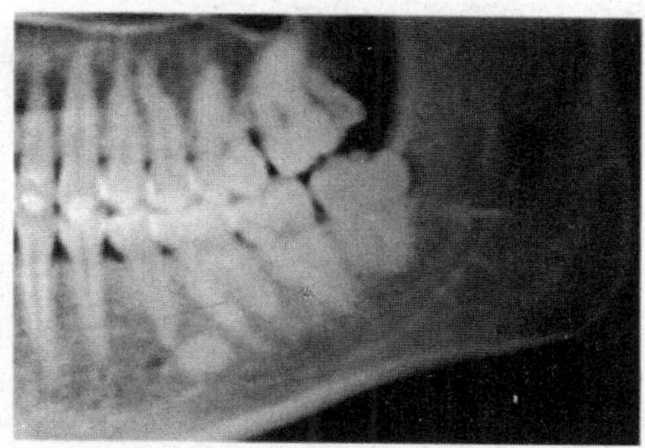

图 10－1　下颌智齿Ⅰ类阻生

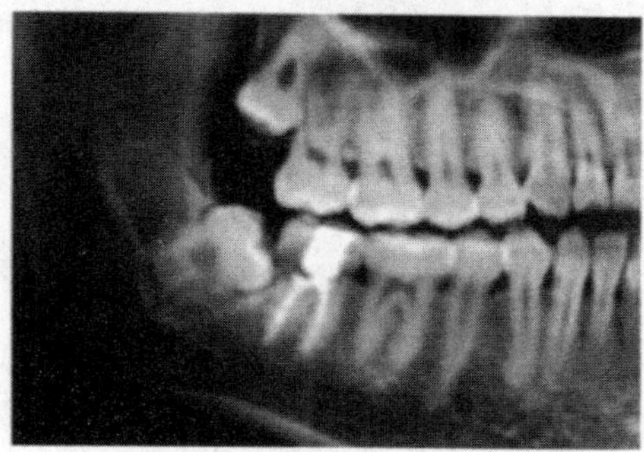

图 10－2　下颌智齿Ⅱ类阻生

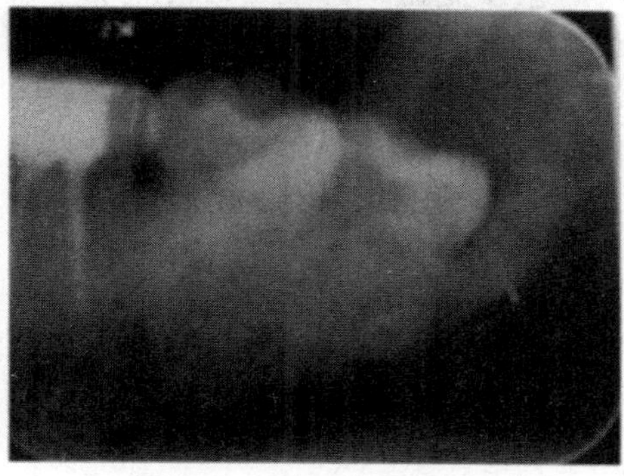

图 10－3　下颌智齿Ⅲ类阻生

根据第三磨牙在颌骨内的深度，将阻生磨牙分为高位阻生、中位阻生、低位阻生（图 10－4～10－6）。

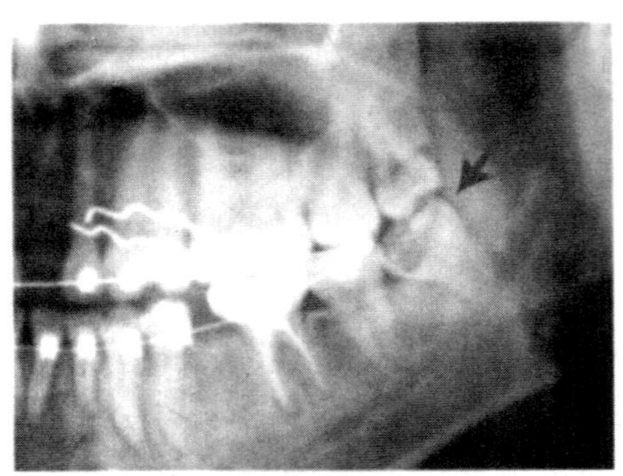

图 10－4　下颌智齿高位阻生

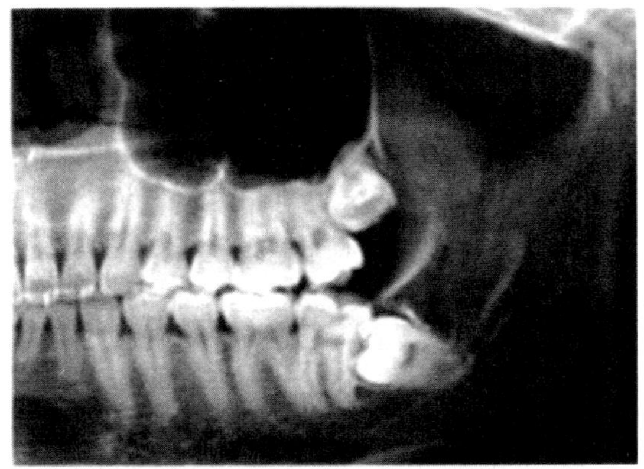

图 10－5　下颌智齿中位阻生

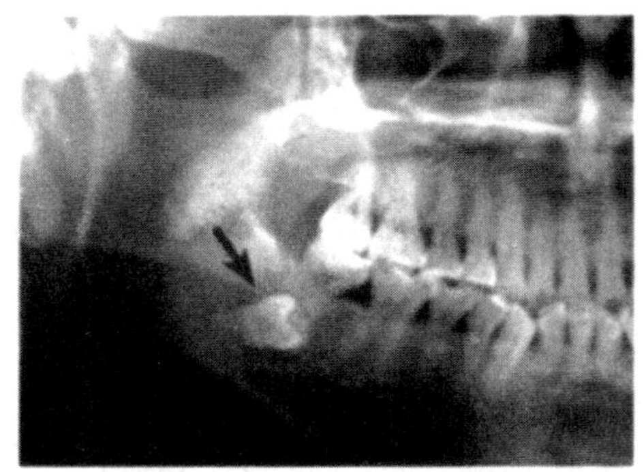

图 10－6　下颌智齿低位阻生

Winter 根据第三磨牙的长轴和第二磨牙长轴的关系，将阻生磨牙分为近中阻生、垂直阻生、远中阻生、水平阻生、倒置阻生、颊向阻生、舌向阻生(图 10－7～10－12)。

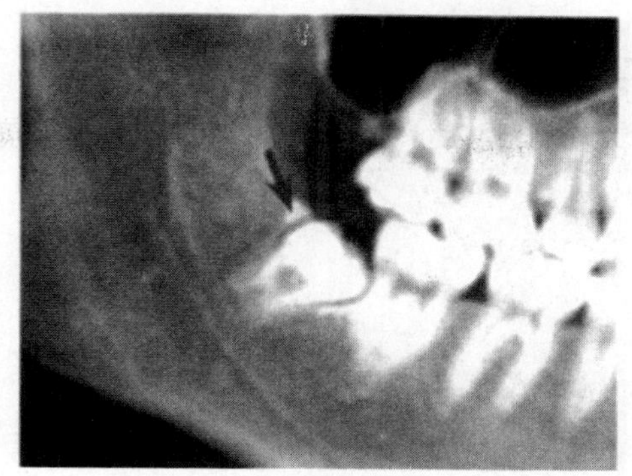

图 10－7　下颌智齿近中阻生

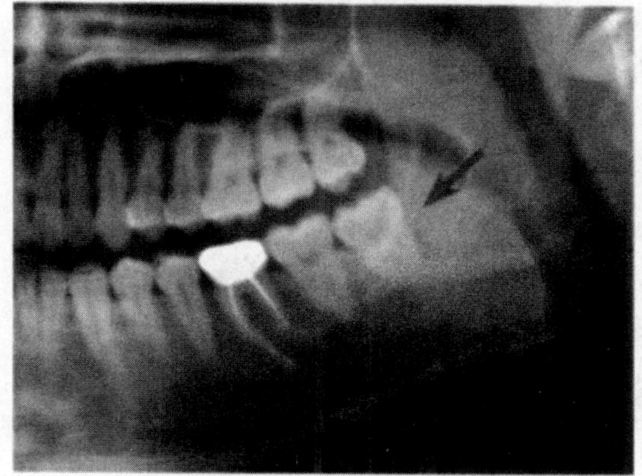

图 10－8　下颌智齿垂直阻生

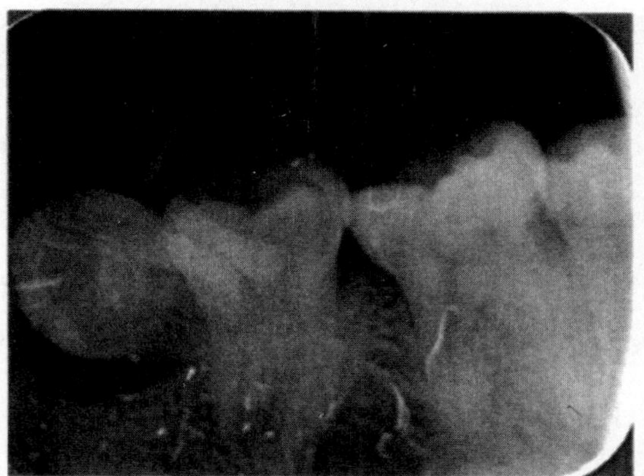

图 10－9　下颌智齿远中阻生

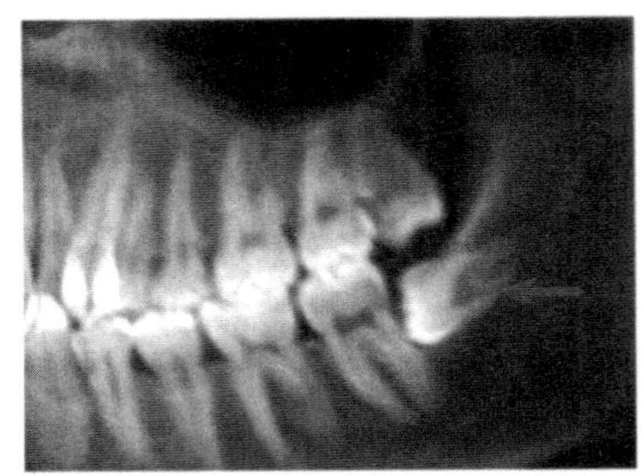

图 10—10　下颌智齿水平阻生

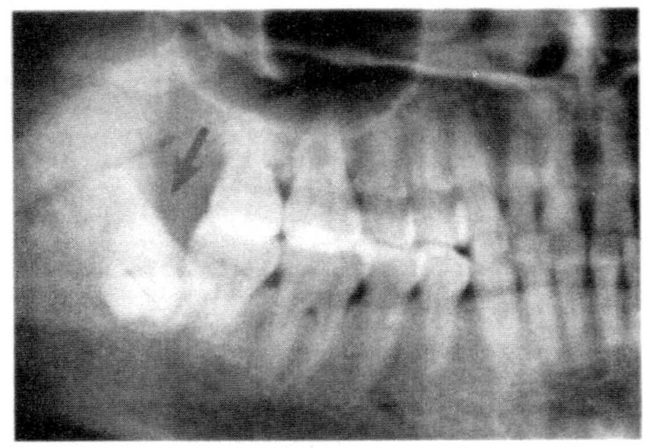

图 11—11　下颌智齿倒置阻生

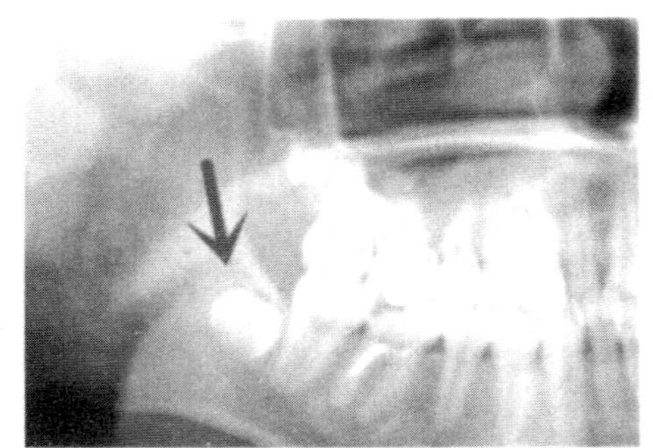

图 11—12　下颌智齿颊舌向阻生

将这三种分类结合，可以较为清晰地描述阻生齿的三维位置，便于做出诊断性描述。智齿阻力主要与萌出水平、下颌骨位置关系、与邻牙位置关系、牙根数目及形态相关。

4. 器械准备　手术刀、骨膜剥离器、拉钩、涡轮机、Ⅱ号或Ⅲ号牙铤、下颌磨牙钳或下颌通用钳、持针器、血管钳、缝针缝线、手术线剪、无菌孔巾等。

5. 血液常规检查。

6. 面部及口周备皮、剃须。

三、患者体位

患者大张口，下颌牙殆平面与地平面水平平行。

四、消毒范围

口腔黏膜、牙齿，口周及面部皮肤。

五、麻醉方式

颊神经、舌神经及下牙槽神经阻滞麻醉，根据情况可在局部追加浸润麻醉。

六、手术步骤

1. 切口设计　下颌阻生智齿拔除(图 11－13)，尤其是低位水平埋伏阻生智齿拔除术，一般设计角形切口。切口自冀下颌韧带前 0.5cm 处磨牙后垫向前至下颌第二磨牙远中，转至下颌第二磨牙颊侧沿龈缘至下颌第一磨牙远中，斜向前庭沟做侧切口，止于前庭沟上方。侧切口有时也可设计于下颌第二磨牙的远中。

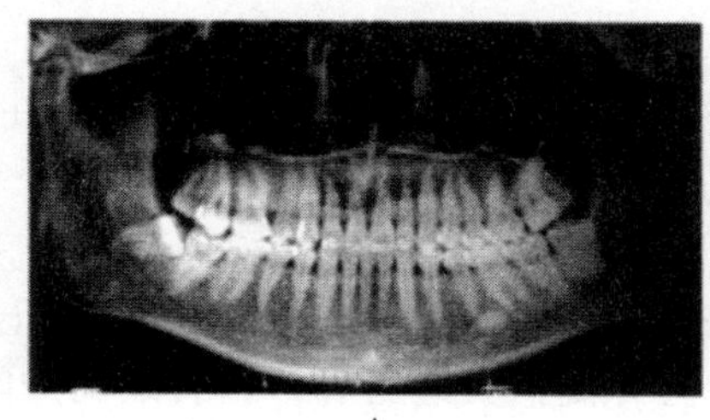

A

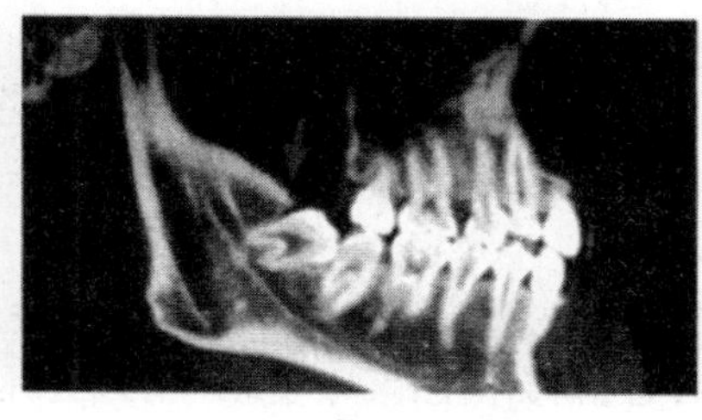

B

图 11－13　左侧下颌阻生智齿

A. 下颌阻生智齿全景片；B. 下颌阻生智齿 CT

2. 切开翻瓣　沿设计切口线切开黏膜、黏膜下及骨膜。用小骨膜剥离器翻开颊侧黏骨膜瓣，显露术区。

3. 根据临床检查及 X 线片(图 11－13)，分析拔除阻生智齿的阻力。除了软组织阻力外，还存在邻牙阻力、冠部骨阻力以及根部骨阻力。用涡轮机截去阻生智齿近中牙冠，以解除邻牙阻力。

4. 用涡轮机或超声骨刀等微动力装置去除阻生智齿牙冠颊侧和远中部骨组织，显露牙冠最高点及最大周径线，充分解除冠部骨组织阻力。

5. 从附生智齿近中或颊侧插入Ⅱ号牙铤，以牙槽骨为支点，向远中或舌侧将阻生智齿挺出，或挺松后用牙钳拔除。

6. 清理牙槽窝，去净牙槽窝内碎骨片或碎牙片，将舌侧牙槽骨壁复位，止血，将牙龈黏骨膜瓣复位，缝合伤口。

七、手术技巧

1. 术前拍摄牙片有利于对操作难度及风险做出预判，根尖片只能显示阻生牙在牙船平面的位置，不能显示其颊舌侧的偏向。如出现显示阻生牙根部与下牙槽神经管紧邻或重叠等特殊情况，可考虑行锥形束 CT 检查，明确牙根和周围要结构的毗邻关系，尤其是与下颌神经符的关系，以及舌侧骨板的情况。

2. 短三角瓣切口设计(侧切口设计在下颌第二磨牙远中而非第一磨牙远中)，基本可以满足绝大多数下颌阻生智齿拔除的显露需求。下颌磨牙区前庭沟底可有面动脉和面前静脉的分支,所以侧切口一般不要超过前庭沟底部,否则有可能损伤这些血管,增加术中、术后出血。有时为了避免侧切口损伤上述血管引起出血,也可以不做侧切口,而是将龈缘切口延伸至下颌第一磨牙近中,在阻生智齿颊侧做“袋形”翻瓣,也可很好地显露术野。

3. 如果将磨牙后垫组织从颊侧向舌侧分为三等分,远中切口设计在磨牙后垫舌侧三分之一与中间三分之一交界处较好。因为下颌智齿拔除一般是向颊侧翻瓣,所以远中切口如果过于偏向颊侧,则手术野显露不佳,又由于磨牙后垫的后方偏舌侧有下牙槽动、静脉的分支穿出,所以远中切口如果过于偏向舌侧,则有可能损伤该血管,增加术中、术后出血。

4. 阻生智齿能否顺利拔除的关键,在于是否有效去除各种阻力。所以术前、术中对阻力正确分析、合理有效去除阻力至关重要。智齿的拔除过程可以总结为“化整为零、顺势而为(顺着智齿的萌出方向挺出)”。随着微动力系统的普及,分牙变得相对容易,因此,操作过程中应尽量保存牙槽骨,对阻生牙进行分割,去除邻牙阻力和骨阻力,减少硬组织创伤。

5. 患牙拔除后应注意牙槽骨壁复位,检查舌侧骨板是否有折裂,形成锐利边缘,不易复位的牙槽骨壁可考虑去除。

6. 对于需要进行切开翻瓣的阻生智齿拔除术,在进行神经阻滞麻醉的同时,在阻生智齿颊侧及磨牙后垫区用含有肾上腺素的麻药进行局部浸润,可以增强麻醉效果、减少术中渗血,保证术野清晰,便于手术操作。

7. 在用牙铤挺松想牙时,应以左手示指按压于智齿及下颌第二磨牙𬌗面,防止损伤邻牙和避免挺松后智齿移位至组织间隙。可以先用Ⅱ号牙铤扩大牙齿和牙槽骨之间的间隙后,再改用刃较宽大的Ⅲ号牙铤将牙挺出。

八、并发症及处理

1. 牙龈撕裂或软组织损伤　拔牙过程中如果方法不当,可导致牙龈或周围软组织损伤。轻度损伤可不作处理,有明显伤口者应将软组织对位缝合。

2. 颊部淤血　可能由于术中翻瓣较大,或手术创伤大,或止血不彻底,或术后护理不佳所致。可以局部加压包扎,24h 内可以冰敷,全身应用止血药物,72h 后可热敷促进血肿吸收。

3. 局部肿胀　局部肿胀的原因有软组织水肿、局部血肿、伤口感染等,应根据肿胀出现时间、患者全身情况等综合分析判断,对症处理。

(沈全明)

第十节　埋伏多生牙拔除术

埋伏多生牙可发生于上下颌任何部位,临床以上颌前牙区最多见,依次为上颌尖牙、双尖牙区,下颌尖牙、双尖牙区,其余部位相对少见。本节以上颌前牙区埋伏多生牙为例加以叙述。

一、适应证

1. 埋伏多生牙压迫正常牙列的牙根并导致牙根吸收者。

2. 埋伏多生牙导致正常牙列间隙增大者。

3. 埋伏多生牙导致正常牙列牙移位、阻生者。

4. 正畸或其他治疗需要拔除的埋伏多生牙。

5. 伴有囊肿形成的埋伏多生牙。

6. 可能为某些疾病诱因的埋伏多生牙。

二、术前准备

1. 清洁口腔，含漱剂漱口，必要时牙周洁治。

2. 拍摄 X 线或 CT 片，了解牙根情况、与邻牙的关系、与周围组织结构的关系、阻生方向等。

3. 器械准备　手术刀、骨膜剥离器、拉钩、涡轮机、Ⅰ号或Ⅱ号牙铤、上颌通用钳或根钳、持针器、血管钳、缝针缝线、手术线剪、无菌孔巾等。

4. 血液常规检查。

5. 面部及口周备皮、剃须。

三、患者体位

患者半卧位，大张口，上颌牙𬌗平面与地平面呈大约 60°。

四、消毒范围

口腔黏膜、牙齿，口周及面部皮肤。

五、麻醉方式

局部神经阻滞麻醉，或局部浸润麻醉。

六、手术步骤

1. 选择手术径路　根据 CT 片或其他检查，分析确定埋伏多生牙阻生的位置，是位于上前牙根尖上方？牙根之间？上前牙牙根唇侧？还是在上前牙牙根的腭侧？如果位于上前牙牙根唇侧、牙根之间或根尖上方，可选择唇侧手术径路；如果位于腭侧，则选择腭侧手术径路。

2. 切口设计　唇侧径路一般采取龈缘梯形切口或角形切口，切口近远中应分别超过一个牙位。

3. 切开牙龈黏膜及骨膜，直达骨面。用小骨膜剥离器翻开黏骨膜瓣，显露手术区骨质。

4. 用涡轮机或超声骨刀去除多生牙表面的骨质，显露多生牙。

5. Ⅰ号或Ⅱ号牙铤挺松多生牙，或用涡轮机等微动力装置将埋伏多生牙切割分成若干小块，分别拔除。

6. 清理创口，去净碎骨片或碎牙片，彻底止血。将牙龈黏骨膜瓣复位，缝合。

七、手术技巧

1. 上颌前牙区埋伏多生牙拔除术，术前 CT 定位十分重要，有利于手术入路的选择。如果没有 CT，可拍摄上颌前牙区纵断片。上颌前牙区埋伏多生牙位于腭侧者居多，有时可在黏膜下触及牙槽骨隆起。如采确实不能拍摄 CT 等定位，可根据临床经验选择唇侧或腭侧入路。

2. 去骨显露埋伏牙时，宜从远离正常牙根或鼻底、上颌窦的地方小区域去骨，先显露部分埋伏牙，根据显露的埋伏牙的部位和方向，确定进一步去骨的部位和去骨量，可有效避免损伤正常牙的牙根、鼻底、上颌窦等。

3. 选择腭侧径路手术时，可设计类"M"形切口，在切牙乳突处避免损伤鼻腭神经。唇侧梯形或角形切口的侧切口，不应超过前庭沟，以免术中出血过多。

4. 术中使用涡轮机或其他微动力装置时，应注意保护好邻近软组织，尤其是腭侧径路手术，术野空间小、不易直视、操作困难，可用骨膜剥离器、口镜等将腭黏骨膜瓣隔离开，找好支点，谨慎操作，并注意保护鼻腭神经。

八、术后治疗及护理

1. 嘱患者咬压止血纱球 40～60min 后取出。如果拔牙创渗血明显，可在拔牙窝内置放明胶海绵，有利于止血。

2. 可在埋伏阻生多生牙拔除术区相应的唇颊部冰敷 2h。

3. 3d 后如果局部水肿明显，可局部热敷。

4. 术后 24h 内禁止漱口。24h 后可用含漱剂漱口。

5. 进食稀软食物 3～5d。避免碰触损害拔牙创。

6. 拔牙创损伤较大，或拔牙手术时间较长者，可适当使用抗生素防止感染。

7. 伤口缝合者 5～7d 拆线。

九、并发症及处理

1. 牙龈撕裂或软组织损伤　拔牙过程中如果方法不当，可导致牙龈或周围软组织损伤。轻度损伤可不作处理，有明显伤口者应将软组织对位缝合。

2. 局部肿胀　局部肿胀的原因有软组织水肿、局部血肿、伤口感染等，应根据肿胀出现时间、患者全身情况等综合分析判断，对症处理。

3. 鼻底黏膜损伤　某些高位埋伏阻生牙邻近鼻底，或术者术中操作不当，可损伤鼻底黏膜，小于 0.3cm 的伤口可不作处理，否则应将鼻底黏膜缝合，拔牙创应彻底止血，术后应用抗生素防止感染。

（沈全明）

第十一节　牙槽窝内断根取出术

死髓牙、弯根牙、多根牙、根分叉角度大、根端肥大、牙根与骨质粘连或拔牙方法不当等，均可导致拔牙术中牙根折断。如果牙体、牙周、根尖没有病变，存留在牙槽窝内的断根小于 0.3cm，可以不取出，除此之外的断根原则上均应取出。

一、适应证

1. 断根大于 0.3cm。

2. 死髓牙断根。

3. 术前存在牙周及冠周感染的牙齿断根。

4. 根尖病变牙断根。

5. 怀疑为某些病灶诱因的牙齿断根。

二、术前准备

1. 术中断根及时取根者，一般不需特殊准备；少数术野不清，或断根后延期取出者，需拍摄X线片。

2. 良好的灯光照明。

3. 器械准备　Ⅰ号铤、根尖铤、三角铤、涡轮机等。

三、患者体位

常规拔牙体位。

四、消毒范围

牙齿及口腔黏膜。

五、麻醉方式

神经阻滞麻醉或局部浸润麻醉。如果为及时取根，当原有麻醉尚有效时，无须再麻醉。

六、手术步骤

1. 有效止血，清理牙槽窝，必要时可以冲洗牙槽窝，仔细辨别牙根折断的位置、斜面高低、牙根与牙槽骨的分界处。

2. 选择刃小而薄的根铤，前牙可用直铤，后牙可用弯铤，自断根斜面高的一侧插入牙根与牙槽骨之间的间隙，插入时可适当小弧度旋转根铤，待小而薄的根铤拓展出一定的间隙后，可更换稍大一点的铤，继续楔入并适旋转，待铤插入一定深度时，再以相应牙槽骨为支点，将牙根挺出。铤插入确有困难者，可使用超声拔牙刀增加间隙；无超声拔牙刀者，可适当敲击铤柄帮助楔入，但切忌使用暴力。

3. 某些牙根尖肥大、弯曲、与牙槽骨粘连等，无法用根铤取出者，可考虑翻瓣去骨法取根。需要指出的是由于拔牙器械的改进及拔牙技术的提高，除阻生牙拔除外，普通牙拔除术已很少采用翻瓣去骨法。

(1)切口：一般在术区唇(颊)侧采用龈缘角形切口，龈缘切口可向拔牙术区近中或远中延续一个邻牙牙位。前牙区的侧切口应在拔牙术区的远中，后牙区的侧切口应在拔牙术区的近中。根据视野显露情况，有时也可做龈缘梯形切口。切开牙龈及骨膜，直达骨面。侧切口的远端不能超过前庭沟底，否则易出血。

(2)翻瓣：用小骨膜剥离器自角形切口或梯形切口的转角处开始翻瓣，显露拔牙区颊侧骨壁。

(3)去骨：用涡轮机或电钻去除牙根颊侧部分骨质，去骨量以显露牙根的近远中，以及断根长度二分之一为宜。去骨时要掌握好支点，保护好周围软组织，不能暴漏邻牙牙根。下颌翻瓣去骨取根时，要注意避免损伤颏神经及下牙槽神经；上颌翻瓣去骨时要注意勿伤及鼻底和上颌窦。

(4)用根铤插入断根的近中、远中或舌(腭)侧,挺松断根,将其挺出。

(5)修整锐利的骨尖,清理、冲洗牙槽窝,将牙龈瓣复位,对位缝合。

七、手术技巧

1.唇颊侧以及下颌牙的舌侧牙槽骨壁较薄,以此作为支点时用力应轻柔,避免造成牙槽骨骨折。

2.多根牙拔牙术中断根,想将多个牙根一起挺出比较困难,应将多个牙根相互分开,逐一拔除。分根时宜用涡轮机或电钻,避免骨凿敲击分根。

3.某一牙根取出后,其余牙根取出困难者,可用三角铤取根。方法是将三角铤凹面朝向牙槽纵隔,铤刃尖端伸向已取出牙根的牙槽窝底部,以牙槽骨为支点,将牙槽纵隔及牙根一起挖出。三角铤主要用于下颌磨牙牙根拔除术,上颌磨牙牙根拔除时应谨慎使用,使用时勿将三角铤刃尖端伸入到牙槽窝底部,避免损伤上颌窦底骨质而穿通上颌窦。

4.断根位于牙槽窝内或根下三分之一、部位较深者,可先尝试用Ⅰ号铤或根尖铤挺出,或去除部分根周骨壁形成空隙后再作尝试;肥厚的单个残根,如上颌尖牙残根,也可行分根术有效解除根周阻力后再将其挺出。

5.谨慎使用翻瓣去骨法取根,并应尽量少去除牙槽骨组织,避免以后义齿修复尤其是种植义齿植入时骨量不足。翻瓣去骨手术后,可将切下的骨组织与人工骨粉混合后植回牙槽窝,以维持牙槽骨的丰满度和功能。

八、术后治疗

1.保存口腔卫生,24h后可含漱剂漱口。

2.进食流质或半流质饮食。

3.适当使用抗生素防止伤口感染。

4.术后1周拆线。

(沈全明)

第十二节　微创拔牙

微创拔牙是微创技术在口腔颌面外科的应用之一。传统的拔牙技术较多地依赖锤凿,在患者心目中形成了不良的印象,也是产生牙外科焦虑症的主要原因之一。微创拔牙是一种技术,更是一种理念,就是要求在拔牙过程中,尽量减少对牙槽骨和牙龈的损伤,减轻术后不良反应,促进拔牙创的愈合。微创拔牙的"微"应该体现在两方面:①微小,通过器械的改良、技术的提高,减小拔牙造成的创伤。②微笑,通过医护人员主动的人文关怀,缓解患者的紧张情绪。将拔牙对患者生理和心理的创伤降低到最低程度,朝人性化、舒适化等方向发展。

一、常用微创器械

(一)微创拔牙刀

微创拔牙刀是利用薄且锐利的刀头切割牙周膜并压缩牙槽骨,将牙根中上2/3的牙周膜切割后,使用微创拔牙钳拔除。不需要杠杆的"撬动",对牙槽骨的损伤最小。适用于单根牙。

多根牙需要在分根的基础上进行操作。应当注意,切割牙周膜需要较大的力量,应注意力量的控制,由于刀头锋利,滑脱容易造成软组织损伤。后牙区由于张口度和器械角度的限制,不易用力,使用受到限制。另外,操作时间相对较长。近来,使用微创拔牙后即刻种植有较多的报道。

(二)45°仰角冲击式气动快机机头

这种快机机头与手柄呈45°,适宜口腔后部狭小空间内操作;头部体积较常规手机小,减少对视线的阻挡;冷却水呈柱状直接喷在车针头部,避免将空气直接喷入伤口,减小发生皮下气肿的可能。该机头切割速度快,去骨、分牙效率高。

(三)超声骨刀

超声骨刀的优点在于:①工作模式能够有效地保护周围神经、血管及组织,对于在神经周围,如颏孔区埋伏牙周围去骨,其造成神经损伤的概率明显小于快机操作。②避免产生气肿,非气动模式,不会产生气肿。③避免了一般涡轮机气道、水道不能消毒的弊端。④如果去骨量不是很大,可以不翻瓣,采用"闭合式"方式去骨。其缺点也十分突出,即切割效率低,对于去除少量质,或者松质骨还可接受,对于钙化程度极高的牙齿或者皮质骨,效率极低,且价格昂贵。如能在这两点,尤其切割效率方面有明显提高,应是一种较为理想的去骨分牙的器械。

(四)残根拔除牵拉器

目前已开发出多种残根拔除专用器械,基本原理相近:将螺丝拧入预备后的根管,以邻牙为支抗,将牙根缓慢牵出。这种拔除残根或各单根牙的方法从理论上讲对于牙槽骨的损伤最小,但①这种操作复杂。②对于根管治疗过的牙根容易因牙根开裂而导致失败。③可能造成邻牙损伤,尤其是牙周病患者。④受口腔开口度限制,后牙不宜使用。这些缺点造成其难以在临床广泛应用。

二、微创器械的临床应用

(一)微创拔牙刀

从牙体解剖角度来看,微创拔牙刀适用于中根牙及残根、分根后的多根牙。从患者角度度来看,微创拔牙适用于耐受性差的老年人、牙科恐惧明显的患者。

在前牙拔除术中,使用微创拔牙刀分别从牙齿的近中、远中、颊侧、舌侧各个方向,将牙周膜切开,切割的深度越深越好,临床一般可以达到牙根长度的2/3左右。然后用微创拔牙钳旋转牙根,可以适当辅助以摇动的力量,使牙齿脱离牙槽窝。

使用微创拔牙刀拔除后牙时,应先用高速涡轮机按牙齿的解剖及牙根情况,将各牙根相互分开,然后使用微创拔牙刀分别切割每个牙根的牙周膜,分别拔除。

微创拔牙刀的工作原理是切割牙周膜,压缩牙槽骨,而不是传统牙铤的杠杆作用。因此,使用时要有耐心,选择拔牙刀时可逐级更换刀头,同时应注意:①选择适应证,牙周膜骨化消失的病例操作较困难。②避免使用撬动的力量,撬动不符合微创原则,而易损坏微创拔牙刀。③注意防止滑脱和保护口周软组织,尤其后牙使用时应以手指保护舌侧,以防滑脱伤及口底。

(二)残根拔除牵拉器

残根拔除牵拉器适用于前牙和根分叉不大的双尖牙。

应用牵拉器拔除残根时,先要用高速涡轮机打开根管,然后使用慢机和专用裂钻进行根管预备,深达根下1/3,清理根管后,将螺纹钉拧入根管,专用扳手将螺纹钉上紧。接着安置牵引器，将牵引绳套入螺纹钉，并将牵引绳绕过滑轮，引入拔牙器的牵引杆。最后慢慢拧紧手柄，缓慢将牙根牵出。

使用牵拉器时，①注意选择适应证。术前应拍摄X线片了解牙根的大小和形状。牙根过于细小，预备根管时，尤其拧入螺纹钉时易导致根裂；根过短，则螺纹钉接触面积不足，不能产生足够的牵引力，故不宜使用；多根牙由于各根脱位方向不一致，加之口腔后部操作空间较小，牵引器难以放置，亦不宜使用。②旋转牵引器手柄时应缓慢加力，旋转幅度不宜过大，阻力较大时可配合使用微创拔牙刀。③邻牙牙周较健康，方能作为支抗，否则不宜采用牵拉拔除法。

（沈全明）

第十一章　口腔颌面部感染

第一节　概述

口腔颌面部感染是指病原微生物在宿主体内繁殖及侵袭，在微生物与宿主相互作用下，导致机体产生以防御为主的一系列全身及局部组织反应的疾病。

随着我国医药卫生事业的发展和人民健康水平的提高，口腔颌面部感染也相应减少，且由此引起的死亡病例也极为少见。但就口腔疾病的总体而言，口腔颌面部感染仍是口腔科常见病、多发病。口腔颌面部感染，除具有红、肿、热、痛、功能障碍等全身各部位感染的共性外，因其解剖生理特点，又有其自身的特殊性。

一、口腔颌面解剖生理特点与感染的关系

1. 口腔颌面部中的口腔、鼻腔、鼻窦与外界相通并驻有细菌，其特殊的解剖结构和适宜的温度、湿度均有利于细菌的生长繁殖。当机体抵抗力下降时，易发生感染。今年来微生态学的研究和发展证实：感染除由外环境中致病性微生物引起外，多数是由于宿主各部位正常存在的大量微生物生态平衡失调所致。

2. 牙和牙周组织直接和颌骨相连，而龋病、牙髓炎及牙周炎、智齿冠周炎的发病率较高，若这些病变继续发展，则可通过根尖和牙周组织使感染扩散至颌骨及颌周组织而引起颌骨骨髓炎及颌面间隙感染。

3. 口腔颌面部存在着许多潜在的、相互通联的筋膜间隙，其间含疏松的蜂窝结缔组织，这种组织抗感染能力较弱，感染可经这些间隙迅速扩散和蔓延。

4. 面部毛囊、汗腺、皮脂腺丰富，且有细菌寄居，一旦机体抵抗力下降或局部损伤，可引起感染，加之颜面部血液循环丰富，静脉缺少瓣膜，两侧口角到鼻根连线所形成的“危险三角区”内的感染可逆行进入颅内海绵窦，引起严重的颅脑并发症。

5. 面颈部具有丰富的淋巴组织，口腔、颜面及上呼吸道等感染，可沿相应淋巴途径引起扩散，发生区域性淋巴结炎。特别是儿童由于淋巴结尚未发育完善被膜不完整，若发生淋巴结感染，极易穿破被膜向周围扩散，而形成结外蜂窝织炎。

6. 口腔颌面部为消化道、呼吸道的起始端，且组织疏松，特别是口底及咽旁一旦发生感染，组织水肿反应快而明显，轻者影响进食、吞咽，重者影响呼吸，甚至引起窒息。

口腔颌面部的解剖生理特点，除这些容易发生感染的不利因素外，由于口腔颌面部血液循环丰富，抗感染能力强，这为控制感染提供了有利条件。同时由于口腔颌面部器官位置表浅，感染易被早期发现，可以得到及时有效的治疗。

二、口腔颌面部感染的致病微生物与感染途径

（一）致病微生物

口腔颌面部的感染，可由单一致病菌引起，但临床上以多种致病菌引起的混合感染更为多见。根据致病菌的不同，可将口腔颌面部感染分为化脓性感染和特异性感染两类。其中化

脓性感染常见的致病菌为金黄色葡萄球菌、溶血性链球菌，其次为大肠杆菌、铜绿假单胞菌等，其中金黄色葡萄球菌致病力最强。近年来由于应用了厌氧培养技术，证实了口腔颌面部感染存在厌氧菌属，如类杆菌属、梭杆菌属、消化链球菌属等，其检出率极高，有时可达100%，它表明口腔颌面部感染多为需氧菌和厌氧菌的混合感染。在这种混合性感染的环境中，由于需氧菌对氧的消耗，使感染后期厌氧菌数量增加，在以腐败坏死为主的感染中，厌氧菌更为多见。

特异性感染是由某些特殊病原菌引起的特定类型的感染性疾病，如结核、放线菌病、破伤风、梅毒等。其病理变化、临床过程和治疗需采用相应的特殊方法。

（二）感染途径

1. 牙源性　致病菌通过病变牙或牙周组织进入机体引起的感染称牙源性感染。由于牙与颌骨直接相连，牙髓、牙周感染可向根尖、牙槽骨、颌骨以及颌面部蜂窝组织间隙扩散。由于龋齿、牙周炎、智齿冠周炎等疾病为临床上最常见的疾病，所以，牙源性感染是临床上发生最多的感染。

2. 腺源性　口腔颜面部及上呼吸道感染时，细菌可经淋巴途径，引起相应区域淋巴结的化脓性感染。淋巴结感染可穿过淋巴结被膜向周围扩散引起颌面部蜂窝织炎。临床上因上呼吸道感染引起的腺源性感染，为儿童最常见的感染途径。

3. 损伤性　为继发于损伤后的感染，病原体通过损伤的皮肤、黏膜或拔牙创进入组织，如颌骨的开放性损伤、深部异物滞留等，更易带入细菌而致感染。

4. 血源性　指机体其他部位的感染灶通过血液循环引起的口腔颌面部化脓性感染。这类感染病情较重，但临床上不多见。

5. 医源性　指医务人员进行麻醉、手术、穿刺等操作未严格遵守无菌要求，而将细菌带入机体，造成的继发性感染称为医源性感染。临床上不多见。

三、口腔颌面部感染的临床表现

（一）局部症状

化脓性感染的急性期，病情发展迅速，局部表现为红、肿、热、痛和功能障碍明显，相应区域的淋巴结肿痛等典型症状。病变炎症累及咀嚼肌深面或升支内侧时，可致不同程度的开口受限；病变若位于口底、舌根、咽旁，可引起进食、吞咽、语言甚至呼吸困难。当组织坏死、液化形成脓腔时，表浅脓肿，皮肤隆起，颜色暗红，有压痛及波动感。深部脓肿时，在皮肤表面不能触及波动感，但指压病变皮肤可出现凹陷性水肿，局部可无明显的红、肿、热、痛。腐败坏死性蜂窝织炎的皮肤弥散性水肿，呈紫红色或灰白色，有明显的凹陷性水肿。因厌氧菌、产气菌的存在，组织间隙有气体产生，可触及捻发音。由于感染菌的不同，化脓感染的脓液性状也有差异。如金黄色葡萄球菌为黄色黏稠脓液；链球菌为淡黄色稀薄脓液，或因溶血而呈褐色；绿脓杆菌的典型脓液呈翠绿色，稍黏稠，有酸臭味；大肠埃希菌感染的脓液为粪臭味黏稠脓液，呈黄褐色；混合菌感染为灰白色或灰褐色脓液，有明显的腐败坏死臭味。

慢性炎症期，由于病变组织内大量的炎症细胞浸润，正常组织破坏后可被增生的纤维组织代替，而形成较硬的炎症浸润块，有时脓肿形成未及时治疗而自行溃破，形成经久不愈的瘘管。

（二）全身症状

感染后全身症状表现的轻重，因机体抵抗力的强弱和致病菌的种类、数量、毒力及感染部位而有所差异。较轻者，如面部疖可无明显的全身症状。较重者，常有畏寒、发热、头痛、全身不适、乏力、食欲减退、尿量减少脉搏细弱等症状。化验检查白细胞总数升高，中性粒细胞比例上升、核左移。病情重且时间长者，可出现水电解质紊乱、酸碱平衡失调、肝肾功能障碍等全身症状。发生在面部危险三角区内的疖痈可导致海绵窦静脉炎或血栓形成。严重感染者，可伴发败血症、脓毒血症、脑膜炎、脑脓肿、感染性休克等全身严重并发症。此时患者反应低下、脉快而弱、血压下降、体温或白细胞计数不高或低于正常，最后发生昏迷而危及生命。

慢性炎症的患者因局部炎症久治不愈，长期排脓或反复发作，可表现为全身营养不良和不同程度的贫血等全身症状。

四、口腔颌面部感染的诊断

根据仔细询问病史、发病因素及临床症状，并配合穿刺、超声波及 X 线、CT 片等辅助检查方法，一般可做出正确诊断。

感染区的红、肿、热、痛等为炎症早期的表现。当炎症形成局限性脓肿时，确定脓肿的形成和部位对感染的及时治疗以及防止感染扩散具有重要的临床意义。表浅者局部有波动感，临床不难诊断。而深部脓肿，特别是筋膜下层的脓肿，则一般很难检查到波动感。但指压脓肿表面皮肤时，可出现凹陷性水肿并不能很快恢复。对于深部脓肿可借助穿刺协助诊断。必要时可借助 B 超、CT 等检查来确定脓肿部位、大小。如需确定细菌种类时，可做细菌培养和药敏试验，以明确诊断和选择合适抗生素。颌骨骨髓炎可通过 X 线片协助诊断。定时的外周血白细胞检查，可判断感染的程度和进展，但在重度感染或大剂量应用抗情况下，白细胞总数可无明显增加或低于正常，但有核左移及中毒颗粒出现。对于深部间隙的感染，以及皮肤、黏膜上经久不愈的溃疡或炎性硬结等，应同恶性肿瘤、囊肿及血管瘤等疾病的继发性感染鉴别。

五、口腔颌面部感染的治疗

口腔颌面部感染的治疗，要从全身和局部两个方面考虑，但对轻度感染，仅用局部治疗也多能治愈，而严重感染者，除局部治疗外，还应全身抗感染治疗和全身支持疗法。

（一）局部治疗

局部治疗适用于感染早期，注意保持局部清洁，减少局部活动度，避免不良刺激以防感染扩散。在急性期局部外敷中草药，散瘀消肿、止痛或促进炎症局限。常用药物有六合丹、金黄散等。也可用 0.1%的呋喃西林溶液等局部湿敷。注意：急性炎症期不宜热敷，以免引起炎症扩散。

（二）手术治疗

当脓肿已经形成或脓肿已破溃但引流不畅时，必须进行切开引流或扩大引流，手术治疗可达到脓肿切开排脓及清除病灶两个目的。

1. 脓肿切开引流术

（1）脓肿切开的目的

1）使脓液或腐败坏死物质迅速排出体外。

2）解除局部疼痛、肿胀，预防窒息发生。

3）引流颌周间隙脓液，避免发生颌骨骨髓炎。

4）预防向颅内扩散造成很严重的并发症。

（2）切开引流的指征

1）急性化脓性感染经药物治疗无效，肿痛不消、体温不降，有明显中毒症状者。

2）局部疼痛加重，并呈搏动性跳痛，皮肤表面肿胀、发红、光亮、压痛明显、有波动感，或呈凹陷性水肿，经穿刺抽出脓液者。

3）口底蜂窝织炎，特别是腐败坏死性感染或小儿颌周蜂窝织炎出现呼吸、吞咽困难，应及时切开减压，防止或缓解呼吸困难及炎症继续扩散。

4）脓肿已自行溃破，但引流不畅者。

5）结核性脓肿，经保守治疗无效或即将穿破时，可切开引流。

（3）切开引流的要求

1）切口应在脓肿最低处，以便引流通畅。

2）切口应尽量选择术后瘢痕隐蔽位置，一般首选经口内引流。口外引流应顺颜面皮纹方向切开以减少术后瘢痕畸形，并注意避开神经、有关血管、涎腺及其导管。

3）一般切开至黏膜或皮下，再用血管钳直达脓腔钝性分离，应避免在不同组织层次中形成多处通道，以减少扩散，保证引流通畅。

4）手术应准确轻柔，对颜面危险三角区的脓肿切开后，应严禁挤压，以防感染向颅内扩散。

脓肿切开引流的方法：常规消毒铺巾后，麻醉下切开皮肤、皮下组织或黏膜组织，然后用止血钳钝性分离至脓腔，并扩大创口，如有多个脓腔存在，必须贯通，以利彻底引流。用1%～3%的过氧化氢液、生理盐水或抗生素液冲洗脓腔后，建立引流。一般口内多用碘纱条、橡皮片作引流，口外可用橡皮片、盐水纱条、导尿管等作引流。适时更换引流物，直到脓液排净为止。

2.消除病灶　口腔颌面部感染多为牙源性感染，感染控制后，及时清理病灶牙。颌骨骨髓炎，应在急性期好转后，及早进行死骨及病灶清除术。

（三）全身治疗

1.全身支持治疗　口腔颌面部感染并发全身中毒症状，应给予全身支持治疗，以维持电解质平衡，减轻中毒症状，提高机体抵抗力。对高热及进食困难的患者，除给予高蛋白、高热量、富含维生素B和C、易消化的食物外，根据病情还应静脉输入适量葡萄糖液或糖盐水及维生素C，以补充营养。病情严重者可少量多次输给新鲜血液，增强机体抗病能力。对高热患者，可采用物理降温或慎用一些退热药物。当高热、局部严重水肿引起呼吸困难、中毒性休克及脑脓肿时，氢化可的松、地塞米松可作为应急药物与足量有效的抗感染药物配合使用，但对高血压、伴有溃疡性疾病或结核性感染者避免使用本药。

2.抗菌药物治疗　对于较重的深部感染或全身感染，抗菌感染药物的应用是炎症治疗的基本方法。为制订合理、有效的用药方案，必须熟悉各种抗菌药物的性能，掌握各种抗菌药物的适应证和联合用药原则，预防可能发生的不良反应。避免长期、无针对性的大剂量广谱抗生素的滥用，以免引起耐药菌株的增加，导致更加棘手的二重感染出现。因此，临床应用抗生素应遵循以下基本原则：

（1）确定病原菌诊断，用药前尽可能明确病原菌并进行细菌培养或药敏试验。

（2）掌握可选药物的适应证，抗菌活性，尽量避免使用无指征或指征不强的药物。

（3）依据患者生理、病理、免疫状态调整用药剂量或选用药物种类。

(4)能用单一抗生素控制的感染,不采用联合用药;可用窄谱抗菌药物者不用广谱药物。

(5)掌握适当的用药剂量:用药量过大造成药物浪费和毒副作用增加;用药量不足可造成病情迁延或细菌产生耐药性。

(6)严格联合用药的指征:对病原菌尚未明确的感染,单一药物不能控制的感染,可根据作用机制的不同选择两种以上药物联合应用。

临床治疗中,病原菌的种类并不是一开始就能确定的。因此,临床上一般可先根据诊断、感染来源、临床表现、脓液性状和脓液涂片检查等估计病原体种类,选择抗菌药物。以后按照治疗效果、病情演变、细菌培养及药敏试验结果,调整抗菌药物的种类。

(张永辉)

第二节　智齿冠周炎

智齿冠周炎是指智齿(一般指下颌第三磨牙)萌出不全或阻生时牙冠周围软组织发生的炎症。临床上以下颌智齿冠周炎最常见。上颌智齿发病率低,症状轻,并发症少,治疗简单。本节主要介绍下颌智齿冠周炎。

一、病因

颌骨长度与牙列所需长度不协调,即牙量骨量不调是智齿萌出不全或不能萌出主要原因。人类进化过程中,随着食物结构的改变,带来咀嚼器官的退化,打破了牙量、骨量的平衡,牙齿量相对增多,颌骨量相对变小,使下颌智齿萌出位置不够造成萌出困难或阻生。牙冠可部分或全部为龈瓣所覆盖,龈瓣与牙冠之间形成较深的盲袋(图 11—1),食物残屑及细菌进入盲袋后,很难被刷牙、漱口等方法清除,加之在咀嚼过程中,龈瓣不断承受咀嚼压力刺激,而造成损伤、溃疡,促进局部炎症发生。机体抵抗力强时,症状局限而轻微,机体抵抗力下降时,局部细菌毒力增强可引起炎症急性发作,并扩散到牙周围组织,形成智齿冠周炎。

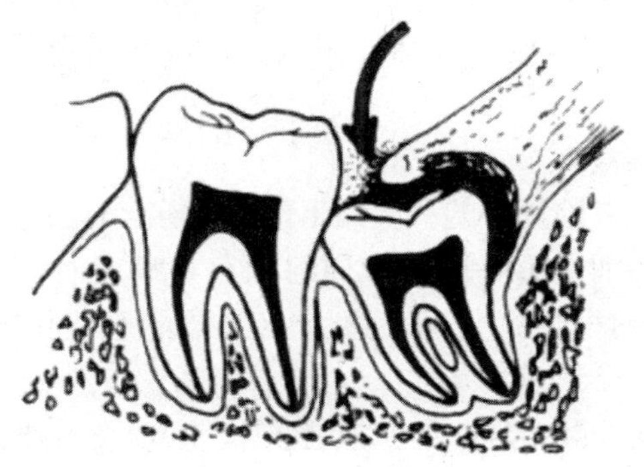

图 11—1　盲袋示意图

二、临床表现

智齿冠周炎主要发生在 18～30 岁智齿萌出期的青年人,常以急性炎症的形式出现。炎症早期,症状不明显,患者仅感患处牙龈肿痛不适,当咀嚼食物、吞咽、开口时加剧,全身症状不明显。病情继续发展,局部出现自发性跳痛,疼痛向耳颞部放射,重者可波及舌腭弓和咽旁软组织。炎症侵犯咀嚼肌时，可引起反射性痉挛而出现不同程度的张口受限，甚至牙关紧闭而影响进食。临床检查多数患者可见智齿萌出不全，冠周软组织及牙龈发红，患牙龈袋有脓性分泌物溢出，颌下可扪及肿大的下颌下淋巴结，并有压痛。

随着局部症状加剧，全身症状渐趋明显，可出现不同程度的畏寒、发热、全身不适、食欲不振等。化验检查可见白细胞总数升高，中性粒细胞比例上升。

冠周炎症可直接蔓延或经淋巴管扩散，而引起邻近组织器官或筋膜间隙的感染。其扩散途径如下(图 11—2)：

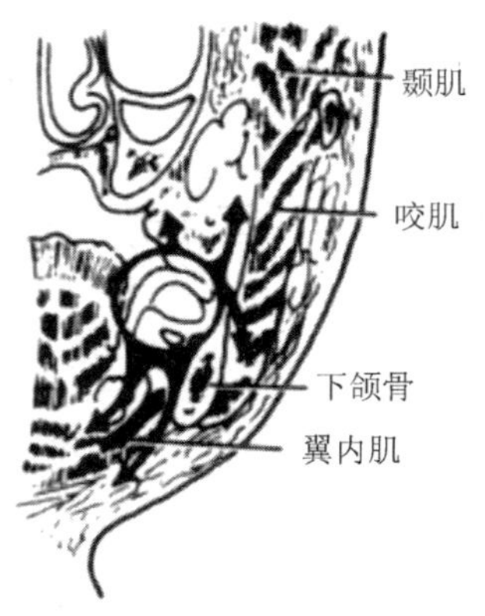

图 11—2　智齿冠周炎扩散途径

1. 向外　智齿冠周炎向磨牙后区扩散，形成骨膜下脓肿，向外穿破，在咬肌与颊肌后缘间的薄弱处发生皮下脓肿，穿破皮肤后形成经久不愈的面颊瘘。

2. 向前　炎症沿下颌骨外斜线向前，在下颌第一磨牙颊侧黏膜转折处形成脓肿或穿破黏膜后破溃在此形成龈瘘。

3. 向后　炎症沿下颌支外侧或内侧向后扩散，可分别引起咬肌间隙、翼下颌间隙感染或下颌支边缘性骨髓炎，还可导致颊间隙、下颌下间隙、口底间隙、咽旁间隙的感染或扁桃体周围脓肿的发生。

4. 炎症向下颌内下方扩散，则可在舌下间隙、下颌下间隙形成感染乃至形成口底蜂窝织炎。

(三)诊断及鉴别诊断

根据病史、临床表现及口腔局部检查，一般不难诊断。但当出现第一磨牙龈瘘时，易误诊为来自第一磨牙的感染，特别是第一磨牙牙周组织存在病变时，更容易误诊；此外，还应注意与第二磨牙远中深龋引起的根尖周炎、第三磨牙区牙龈的恶性肿瘤相鉴别。

(四)治疗

对智齿冠周炎，应早期诊断，及时治疗，初期易被忽视，急性期以抗感染、镇痛、切开引流、增强抵抗力为主；慢性期时，及早拔除阻生牙防止感染再发。

1. 盲袋冲洗　局部冲洗是冠周炎治疗的有效方法。常用 1%～3%过氧化氢溶液、生理盐水、1∶5000 高锰酸钾、0.1%氯己定液中之任何一种反复冲洗盲袋，至盲袋内的感染物全部清除为止。擦干局部，用探针蘸碘甘油、碘酚送入盲袋内，也可用小棉捻蘸取上述药物，置于盲袋内，每日一次，本法可使药物在盲袋内保留较长时间。

2. 全身治疗　根据局部炎症情况及全身反应程度和有无并发症，合理选择使用抗生素及全身支持治疗。

3. 切开引流术　如龈瓣附近形成脓肿，应及时切开并置引流条。

4. 龈瓣切除术　急性炎症消退后，对牙位正常并有足够位置的正常智齿，可在局麻下行龈瓣切除术，以消除盲袋，防止复发。

龈瓣切除术步骤：常规消毒、局麻后，将覆盖在牙冠部的龈瓣切除，要尽可能地暴露牙冠，使创缘与牙冠之间形成 2～3mm 的间隙。刮除炎性肉芽组织，创缘稍做潜行分离后，冲洗缝合创口（图 11－3）。

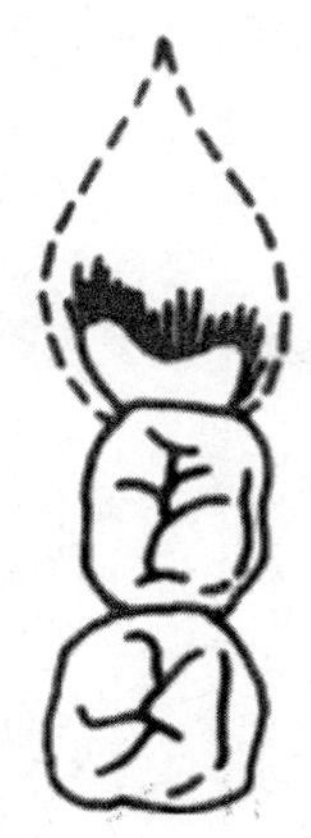
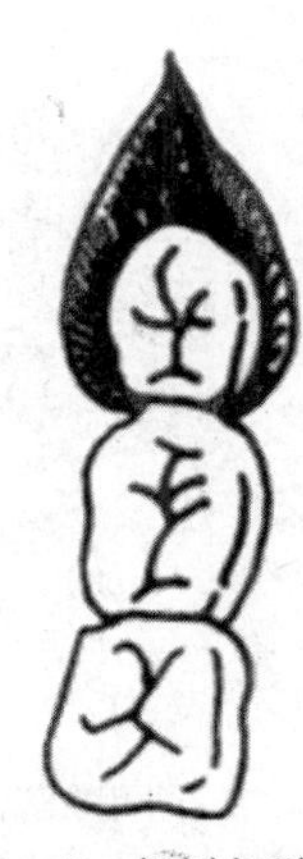
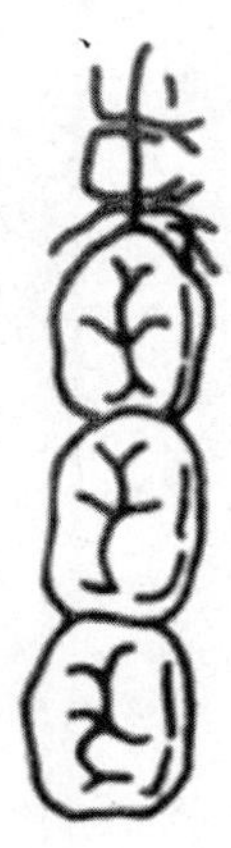

图 11－3　龈瓣切除手术

5. 下颌智齿拔除　急性炎症消退后，下颌智齿牙位不正、无足够位置萌出、无对应牙且冠周炎反复发作者，均应拔除。否则，冠周炎反复发作，周围组织纤维化，而失去应有的缓冲作用，脓液更易向邻近间隙及深部组织扩散。同时，龈颊沟处龈瘘及面颊部皮瘘不能彻底治愈。有的瘘管，长达数年、十几年之久，便是没有拔除患牙的缘故。

（张永辉）

第三节　口腔颌面部间隙感染

口腔、颜面、颈部深面的知名解剖结构，均有致密的筋膜包绕。在筋膜之间它们被脂肪、血管神经束、淋巴组织和疏松结缔组织所充实。一旦感染侵入，间隙内的结缔组织遭到破坏，充满炎症物时，则间隙方始存在。在这些间隙中发生的弥漫性化脓性感染，均统称为间隙感染。感染易向人体解剖结构阻力薄弱的方向扩散蔓延。因此，感染可以局限于一个间隙，也可波及相邻的几个间隙，从而形成弥散性蜂窝织炎或脓肿。若机体抵抗力降低，细菌毒力增强，感染还可向颅脑、纵隔等处发展，甚至导致全身化脓性感染等严重并发症。颌面部间隙感染均为继发性，常见为牙源性或腺源性感染扩散所致，损伤性、医源性、血源性少见，主要表现为急性炎症过程，病情发展迅速，全身和局部症状均很明显。通过认真询问病史，结合临床症状仔细检查，运用解剖知识，分析感染来源，再结合化验、穿刺、B 超等检查手段，对颌面部间隙感染进行判断和鉴别。感染的治疗原则与概论所述相同，如果经抗感染治疗及切开引流，症状不见好转，且肿胀继续增大时应注意排除恶性肿瘤继发感染的可能。以下根据感染所在解剖位置，分别就各间隙感染的特点及治疗要点分述如下。

一、眶下间隙感染

解剖标志位于眼眶下方、上颌骨前壁与面部表情肌之间。上界为眶下缘，下界为上颌骨牙槽突，内界为鼻侧缘，外界为颧骨。上颌骨前壁以尖牙窝为中心形成眶下间隙的底，其浅面有皮肤、表情肌等。此间隙中，有出自眶下孔的眶下血管神经束、血管、眶下淋巴结及面部表情肌之间的脂肪及结缔组织。此外，该间隙内还有面动脉、面静脉经过(图 11—4)。

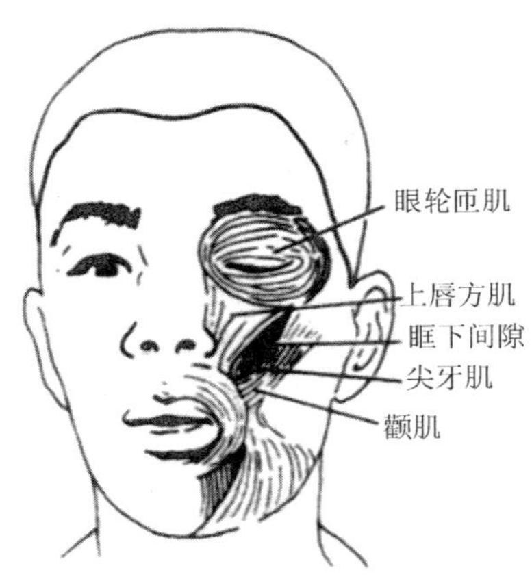

图 11—4　眶下间隙解剖位置

2. 感染来源　多来自上颌前牙至上颌第一前磨牙根尖周化脓性炎症的扩散。上唇底部及鼻侧部脓肿也可扩散至此间隙。

3. 临床特点　眶下区肿胀，上、下眼睑及颧部皮肤水肿。鼻侧、上唇及颊部也出现反应性水肿，鼻唇沟消失。在口内，可见上颌前庭沟肿胀，并有明显压痛。脓肿形成后可触及波动。由于眶下神经受压，可引起不同程度的疼痛。

感染可向眶内处扩散，严重者会沿面静脉、内眦静脉、眼静脉逆行扩散引起海绵窦血栓性静脉炎。

4. 治疗　一般在口内上颌尖牙或前磨牙区的口腔前庭黏膜皱襞处做切口，横行切开黏骨膜达骨面，然后用止血钳向尖牙窝方向分离至脓腔(图 11—5)。常规冲洗排脓后，放置引流条。

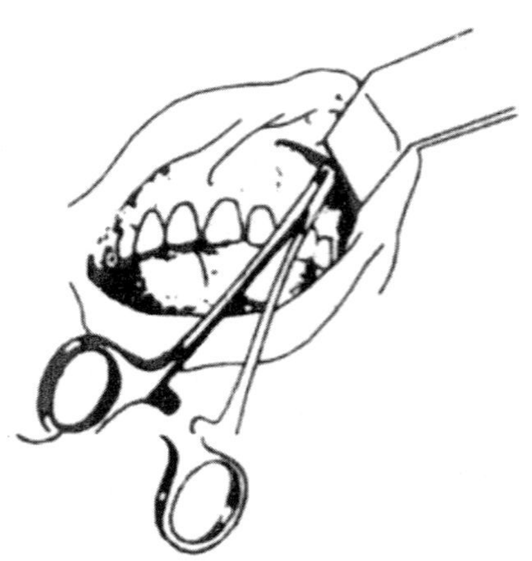

图 11—5　眶下间隙脓肿切开引流术

二、颊间隙感染

1.解剖标志　广义颊间隙位于颊部皮肤和黏膜之间颊肌周围的间隙。上界是颧弓下缘，下界是下颌骨下缘，前界从颧骨下缘至鼻唇沟经口角至下颌骨下缘的连线，后界浅面为咬肌前缘，深面为翼下颌韧带(图11－6)。间隙中有面动脉、面静脉、面神经颊支通过。腮腺导管通过颊脂垫开口于颊黏膜。同时还有颊部和颌上淋巴结分布于此。狭义颊间隙指咬肌和颊肌之间的狭小筋膜间隙。

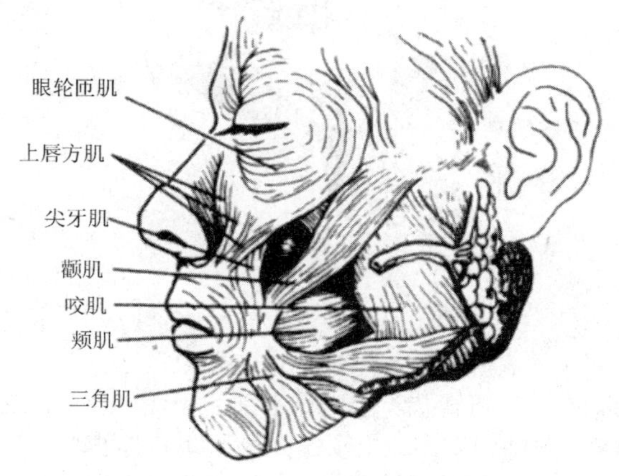

图11－6　颊间隙解剖位置

2.感染来源　感染常见源于上、下颌磨牙的根尖脓肿或牙槽脓肿穿破骨膜，尤其是下颌第三磨牙冠周炎可直接波及次间隙；其次是腺源性感染。此外，颊部皮肤的损伤、疖痈以及颊黏膜溃疡也可继发此间隙的感染。

3.临床特点　临床表现取决于脓肿所在的部位。如在颊部黏膜下形成的脓肿，面颊部肿胀较轻，口腔内颊侧前庭沟肿胀明显；如脓肿位于皮下，则面部肿胀明显。当感染侵入颊脂垫时，则炎症发展迅速而剧烈，肿胀范围上达颧部、颞部，下至下颌下及颈部，形成多间隙感染。

4.治疗　脓肿接近黏膜侧，在口腔前庭或龈颊沟之上切开，用弯止血钳插入黏膜的脓腔分离引流(图11－7)。颊部皮下脓肿，在脓肿下方顺皮纹作切口；广泛的颊部脓肿，在下颌骨下缘以下1～2cm处做平行于下颌下缘的皮肤切口，长3～5cm，钝分离至皮下组织，止血钳紧贴下颌骨潜行分离进入颊部脓腔，建立引流。注意勿损伤面神经下颌缘支、颌外动脉、面前静脉。

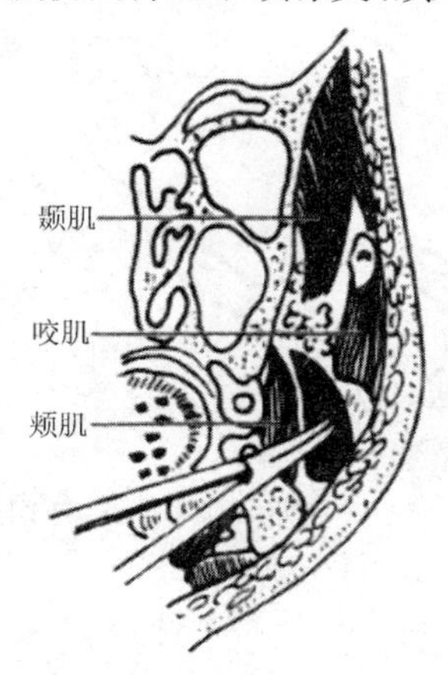

图11－7　颊间隙脓肿口内切开引流术(分离脓腔)

三、咬肌间隙感染

1. 解剖标志　咬肌间隙位于咬肌与下颌支外侧骨壁之间。上界是颧弓下缘，下界为下颌骨下缘；前界是咬肌前缘，后界为下颌支后缘；内界为下颌支外侧骨壁，外界为腮腺咬肌筋膜、腮腺与咬肌（图 11—8）。

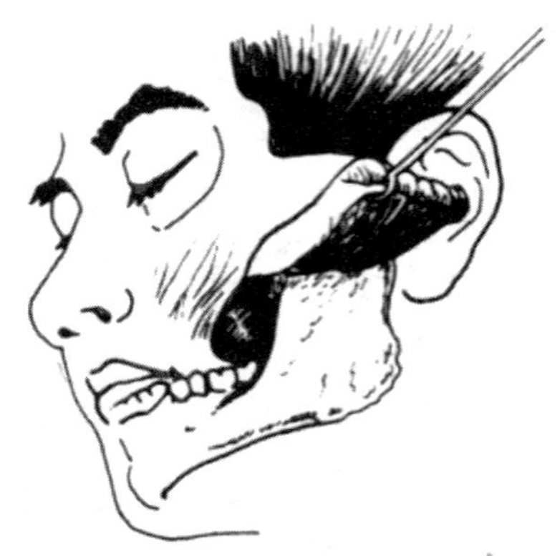

图 11—8　咬肌间隙解剖位置

2. 感染来源　感染多来自下颌智齿冠周炎、下颌磨牙根尖病变或下颌骨骨髓炎的扩散，以及邻近间隙（颞间隙、颞下间隙、翼颌间隙及颊间隙）的感染扩散。

3. 临床特点　咬肌区有明显的红肿和疼痛，有时波及下颌下部，红肿常以下颌角为中心，有严重的张口受限。此间隙脓肿因被强大的咬肌和筋膜所覆盖，所以不易触及波动，常需作穿刺确定有无脓肿形成。脓肿形成应及时切开引流，避免颌骨骨髓炎的发生。

4. 治疗　一旦脓肿形成，应及时引流，咬肌间隙脓肿切开引流多从口外进行。在下颌支后缘绕过下颌角，距下颌骨下缘 1～2cm 处，平行于下颌骨下缘做切口，长度为 3～5cm，逐层切开皮肤、皮下组织、颈阔肌及部分咬肌附着，然后钝性分离咬肌下端进入脓腔，放出脓液，冲洗脓腔放置引流物（图 11—9）。应注意避免损伤面动脉、面静脉和腮腺及面神经下颌缘支。如发现下颌支外侧骨面粗糙不平已并发骨髓炎者，应及时进行死骨清除。

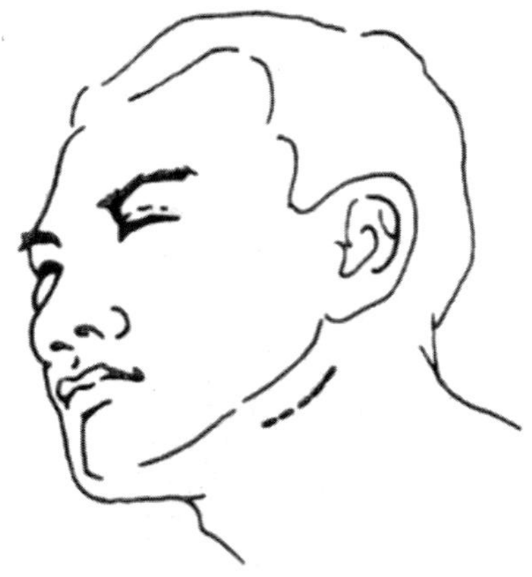

图 11—9　咬肌间隙脓肿口外切口

四、翼下颌间隙感染

1. 解剖标志　翼下颌间隙位于下颌支内侧骨壁与翼内肌外侧面之间。上界为翼外肌，下界为翼内肌所附着的下颌角内侧缘；前界为颞肌及颊肌，后界为腮腺鞘，内界为翼内肌，外界为下颌支内侧骨壁。此间隙中有下牙槽神经、舌神经及下牙槽动、静脉通过(图 11－10)。

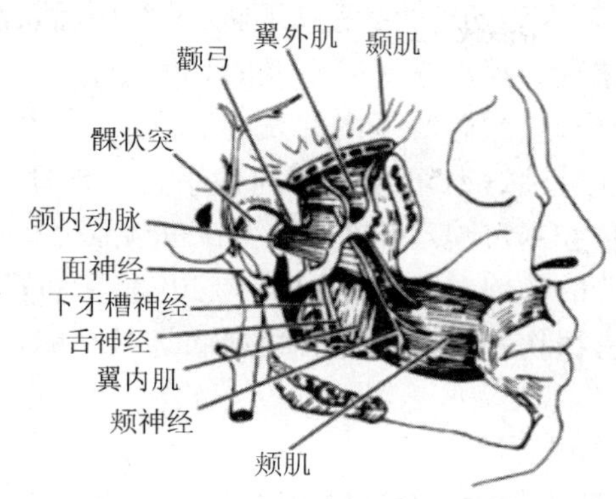

图 11－10　翼下颌间隙解剖位置

2. 感染来源　常为下颌第三磨牙冠周炎、下颌磨牙根尖周炎扩散所致。也有从邻近间隙的感染而波及者。下牙槽神经阻滞麻醉时消毒不严，下颌第三磨牙拔除时创伤过大等亦可引起该间隙感染。

3. 临床特点　疼痛向耳颞部放射，渐进性张口受限，咀嚼或吞咽食物时疼痛加剧。口腔检查可见翼下颌皱襞处黏膜水肿、深压痛。因该间隙位置深在，需穿刺检查方可确定有无脓肿形成。感染可向周围诸间隙扩散，导致多间隙感染。

4. 治疗　感染初期应全身应用足量抗生素控制炎症的发展和扩散。翼下颌间隙脓肿切开引流，可从口内或口外进行。因受开口度的限制及有利于姿势引流的要求，临床多采用口外切开引流。

口外切口部位与咬肌间隙的颌下皮肤切口相同，只是到达下颌角下缘后，要从下颌角内侧切开部分翼内肌附着，用止血钳向上钝分离至翼下颌间隙，排脓冲洗后放置引流物。

口内切口部位是在翼下颌皱襞稍外侧做纵行切口，长 2～2.5cm。切开黏膜，钝性分离黏膜下组织，分开颊肌后沿下颌支内侧进入翼下颌间隙，排脓后建立引流(图 11－11)。

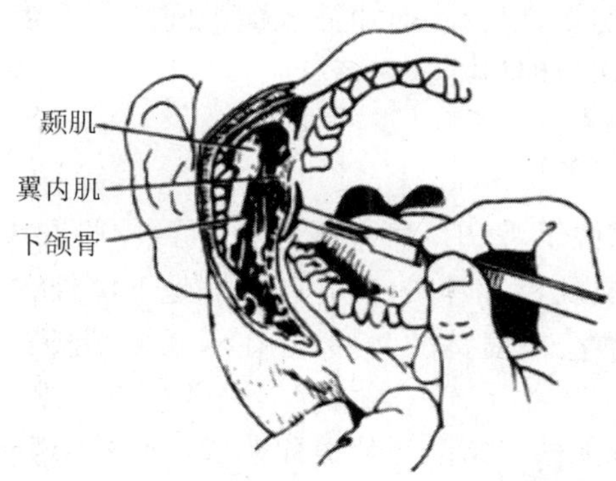

图 11－11　翼下颌间隙脓肿口内切开引流术

五、颞间隙感染

1. 解剖标志　颞间隙位于颧弓上方的颞区，以颞肌为界，分为颞浅及颞深两间隙。与颞下间隙、咬肌间隙、翼下颌间隙及颊间隙相通连，当颞间隙感染可导致相通间隙的感染。

2.感染来源　此间隙感染多由邻近间隙的感染扩散而来。化脓性中耳炎、颞乳突炎、外伤感染及颞部皮肤疖痈继发感染也可波及颞间隙。

3.临床特点　病变区域表现为凹陷性水肿、压痛、咀嚼痛、张口困难。浅部脓肿可扪及波动感，深部脓肿穿刺可抽出脓液。深部脓肿若不及时切开引流，可并发颞骨骨髓炎，甚至由颞骨鳞部向深部扩散引起脑膜炎、脑脓肿等颅内并发症。

4.治疗　颞浅间隙的局限性脓肿，可在发际内做平行于颞肌纤维的单个直切口，切开皮肤、皮下组织及颞浅筋膜至脓腔；较广泛的脓肿或颞深间隙脓肿，应做多个直切口，当怀疑有颞骨骨髓炎时，可在颞肌附着的边缘处做弧形切口，切开颞深筋膜直达骨面，进入脓腔，建立引流。切记勿做横行切口，易损伤颞肌的神经、血管，破坏其功能。

六、颞下间隙感染

1.解剖标志　颞下间隙位于颅中窝底。上界为蝶骨大翼的颞下面和颞下嵴，下界借助翼外肌下缘平面与翼下颌间隙分界，前界为上颌骨后壁，后界为茎突及其所附着的诸肌；内界为蝶骨翼突外板的外侧面，外界是下颌支上份及颧弓。颞下间隙内有上颌动、静脉，翼静脉丛及三叉神经的分支通过，并充满脂肪组织，与颞、翼下颌、咽旁、颊、翼腭等间隙相通。

2.感染来源　感染多由相邻间隙的感染扩散所致，上颌磨牙的炎症，尤以上颌第三磨牙冠周炎的直接侵犯，上颌结节、圆孔、卵圆孔阻滞麻醉，如消毒不严，也可能将感染带入此间隙。

3.临床特点　颞下间隙位置较深，早期症状常不明显。可出现上颌骨后区的面侧深部按压痛，张口受限，进食、咀嚼时疼痛。口腔检查可见上颌结节处的前庭沟红肿、压痛，口外可见颧弓上下及下颌支后方微肿。当出现同侧眼球突出、眼球运动障碍、眼睑水肿、头痛、恶心等症状时，要高度警惕海绵窦静脉炎的可能性。

4.治疗　大剂量抗生素治疗，当有脓肿时要及时切开引流，较多采用口内切口，切口部位从上颌结节循下颌支前缘，沿翼下颌皱襞稍外侧往下做纵行切开，用止血钳顺下颌支冠突内侧与颞肌腱往上后方钝分离进入脓腔。也可在上颌结节的前庭沟处，红肿和压痛最明显的部位，做平行于牙槽嵴的黏膜切口，以弯止血钳插入颞下间隙。重症病例，或合并翼下颌间隙感染时，最好采用颞部和颌下切口的贯通式引流。

七、舌下间隙感染

1.解剖标志　舌下间隙位于舌和口底黏膜与下颌舌骨肌和舌骨舌肌之间。上界为舌及口底黏膜，下界为下颌舌骨肌及舌骨舌肌；前界和两侧是下颌体内侧面，后界止于舌根。此间隙被颏舌肌与颏舌骨肌分为左、右对称的两部，并在舌系带黏膜下相通。此间隙与咽旁、翼下颌、下颌下间隙相通。

2.感染来源　感染主要来自下颌前牙的炎症扩散。此外，口底黏膜的损伤、溃疡，舌下腺及下颌腺导管的炎症等均有可能引起舌下间隙感染。

3.临床特点　主要表现为舌下肉阜、颌舌沟黏膜充血水肿。感染限于一侧时，舌被推向健侧；若两侧同时感染，则舌体整体被抬高。同时会出现舌运动受限、吞咽疼痛、进食困难及语言障碍。若舌根处肿胀，还可出现呼吸困难。若感染来自舌下腺、下颌下腺导管者，可见有脓液自下颌下腺导管口溢出。

4. 治疗　脓肿形成后，一般多从口内切开引流。在下颌体内侧面做与下颌体平行的口底黏膜切口(图 11—12)，钝分离至脓腔。注意勿损伤下颌下腺导管及其开口，勿伤及舌神经、舌动脉。

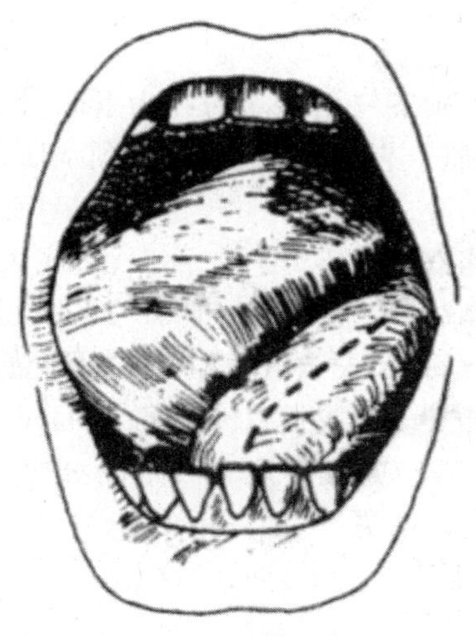

图 11—12　舌下间隙脓肿口内切口

八、下颌下间隙感染

1. 解剖标志　下颌下间隙位于颌下三角内，周界与下颌下三角相同。上界为下颌骨下缘，下界为二腹肌前后腹及茎突舌骨肌，表面是皮肤、浅筋膜、颈阔肌和深筋膜，深面是下颌舌骨肌和舌骨舌肌，并以此与舌下间隙分隔(图 11—13)。内含下颌下腺、下颌下淋巴结，并有面动脉、面静脉、舌神经及舌下神经通过。

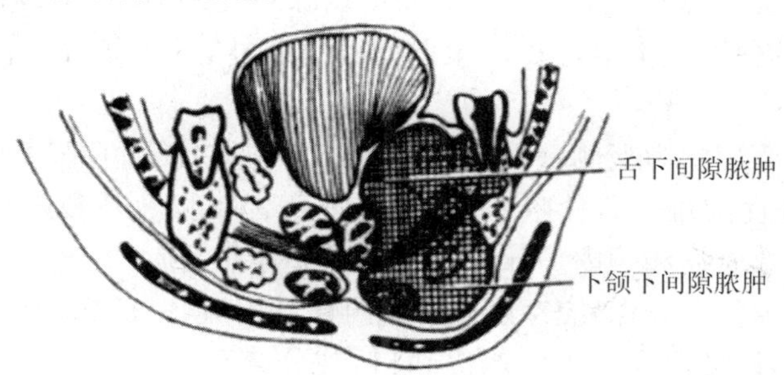

图 11—13　下颌下间隙脓肿引起舌下间隙脓肿的解剖关系

2. 感染来源　多见于下颌智齿冠周炎、下颌磨牙化脓性根尖周炎的感染扩散。儿童则多由于下颌下淋巴结炎扩散引起。此外，化脓性下颌下腺炎，下颌骨骨髓炎以及邻近间隙的感染也可波及此间隙。

3. 临床特点　早期表现为颌下淋巴结肿大，临床主要表现为下颌下区皮肤红肿、压痛，下颌骨下缘轮廓消失并可出现凹陷性水肿。后期皮肤变软发红，可扪及波动。患侧舌下区亦常有水肿。患者可有轻度张口受限及吞咽疼痛，若治疗不及时，感染可扩散至舌下、颏下及咽旁间隙及颈动脉三角区。

4. 治疗　一般下颌下间隙形成的脓肿范围较广，脓腔较大。脓肿形成后，应从口外切开引流。在下颌骨下缘以下 1.5～2cm 处，做平行于下颌骨体之切口，长 3～5cm，切开皮肤、皮下组织和颈阔肌，钝分离进入脓腔放置引流物，术中注意勿伤及面动、静脉与面神经下颌缘支。

九、颏下间隙感染

1.解剖标志　颏下间隙位于颏下三角内。前界为下颌骨颏部正中联合，后界舌骨；两侧是二腹肌前腹，底部为下颌舌骨肌。表面覆盖有皮肤、颈阔肌及颈筋膜。间隙内有颏下淋巴结及脂肪，与舌下、下颌下间隙相通。

2.感染来源　多为腺源性感染。下唇、颏部、舌尖、口底舌下肉阜、下颌前牙及牙周的淋巴回流至颏下淋巴结，故以上区域的炎症、溃疡、损伤等可引起颏下淋巴结炎，然后继发颏下间隙感染。由于额下间隙与舌下间隙、下颌下间隙毗邻，因此感染常互相传播。

3.临床特点　因颏下间隙感染多为淋巴结炎扩散引起，故一般病情进展缓慢，仅为淋巴结的肿大，肿胀较局限。重者呈双下颏状，压之有凹陷性水肿。形成脓肿后，可有波动感。如伴发下颌下、舌下多间隙感染，则病情更严重。

4.治疗　脓肿形成后，在颈下正中沿下颌骨下缘以下 1.5～2cm 处，做平行切口，钝分离至脓腔，排脓后建立引流。

十、咽旁间隙感染

1.解剖标志　咽旁间隙位于咽腔侧方的咽上缩肌、翼下颌皱襞内侧与腮腺深叶之间。上达颅底，下至舌骨平面；前界为翼下颌韧带及下颌下腺上缘，后界为椎前筋膜。间隙被茎突及附着其上诸肌将间隙分为咽旁前间隙及咽旁后间隙；前间隙内有咽升动脉及面动脉扁桃体支；后间隙内有颈内动、静脉，颈总动脉、舌咽、迷走、舌下神经、副神经及颈交感神经通过。

2.感染来源　感染多继发于下颌智齿冠周炎及腺源性感染。如邻近间隙的化脓性炎症、扁桃体、颈深淋巴结的化脓性炎症可扩散至此间隙。此外，感染亦可来自化脓性中耳炎及腮腺炎。

3.临床特点　主要症状为咽侧壁及周围组织红肿，重者腭垂(悬雍垂)可被推向健侧，张口受限，吞咽疼痛、进食困难。若伴喉水肿，可出现声音嘶哑及呼吸困难。若感染治疗不及时，可导致肺部感染、败血症和颈内静脉血栓性静脉炎等并发症。

4.治疗　咽旁间隙位置较深，应穿刺确诊后再切开引流，一般选用口内切口，在翼下颌皱襞稍内侧的黏膜上，做深度至黏膜下层的纵切口，钝分离至脓腔。切口不宜过深以防误伤大血管和神经。口外切口与翼下颌间隙感染口外手术切口相同。

十一、口底多间隙感染

口底多间隙感染，即口底蜂窝织炎，是指包括双侧舌下、颌下、颏下等口底多间隙的广泛急性感染。其常波及颈部的筋膜间隙。感染可能是金黄色葡萄球菌为主的化脓性口底蜂窝织炎，也可能是厌氧菌和腐败坏死菌引起的腐败坏死性口底蜂窝织炎。后者又称卢德维咽峡炎，是口腔颌面部最严重的感染之一，应引起临床的重视。

1.感染来源　感染多来自下颌牙的根尖周炎，冠周炎，牙周、骨膜下脓肿，口腔及颌骨的感染扩散，也可继发于颌下、颏下化脓性淋巴结炎及扁桃体炎，或是远处感染经血循环扩散。

化脓性感染的病原菌以金黄色葡萄球菌和链球菌为主；腐败坏死性感染则常是厌氧性、腐败坏死性细菌的混合感染。

2. 临床特点 化脓性病原菌引起的口底蜂窝织炎，早期常起于一侧舌下或颌下区，然后很快波及口底诸间隙，导致双侧颌下、颏下、舌下区以及咽喉部出现弥漫性肿胀。口底肿胀使舌体抬高，并前伸于上下前牙之间，呈半张口和"二重舌"状态，且伴流涎。常有吞咽及语言障碍，严重者可因舌根水肿压迫会厌而出现呼吸困难。全身中毒症状也十分明显。多伴有发热、寒战，体温可达 39～40℃以上。

腐败坏死性病原菌引起的口底蜂窝织炎，病情发展更为迅速、广泛。表现为软组织的广泛水肿，范围可上至面颊部，下及颈部锁骨水平，严重者甚至可达胸上部。病变部位皮肤青紫，炎症区组织僵硬呈板状亦可出现凹陷性水肿。若肌坏死，皮下组织软化溶解，液体积聚而有波动感。如伴有产气病原体感染时，可出现捻发音。口底黏膜水肿明显，可呈蓝紫色，上覆灰白色假膜。由于全身中毒反应明显，机体防御能力下降，体温反而不高，白细胞总数也不高，呼吸短促，脉快而弱，血压下降。如不及时处理，可发生窒息，或因并发败血症、感染性休克、心肌炎、纵隔炎等而危及生命。

3. 治疗 口底多间隙感染的主要危险是呼吸道梗阻和全身中毒反应，因此必须进行全面而及时的抢救。一方面要应用大剂量的广谱抗菌药物，并根据细菌培养及药物敏感试验及时调整用药，同时给予补液、输血等全身支持疗法；另一方面要及时做广泛的切开引流，以减轻组织的压力，排除毒素。若有呼吸困难症状，应尽早切开气管，防止发生窒息。

切开引流时，可沿下颌骨下缘下 2～3cm 处做与下颌骨下缘平行切口达两侧颌下区，再沿中线由颏下到舌骨做纵切口，使切口呈"丄"形(图 11－14)。切开皮肤、皮下组织及颈阔肌，钝分离至脓腔，广泛剥离每个间隙，有时可切断部分口底肌，以保持引流通畅。

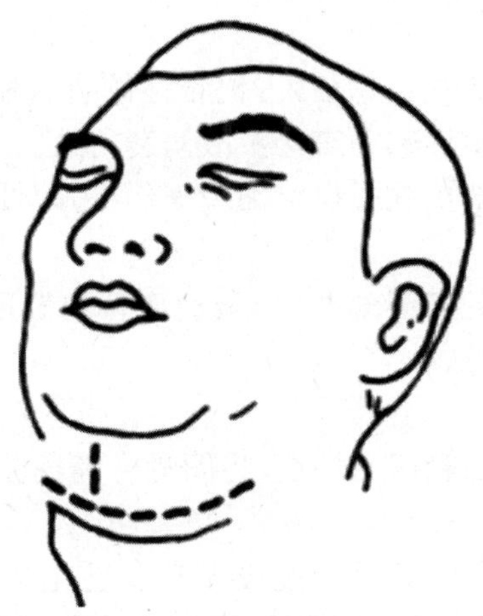

图 11－14 口底间隙蜂窝织炎口外切口

腐败坏死性感染，肌组织呈灰黑色，恶臭，脓液呈稀水状。对此，应用 3％过氧化氢液或 1∶5000 高锰酸钾溶液反复冲洗，每日 4～6 次，放入橡皮管引流或盐水纱条引流。

（张永辉）

第四节　颌骨骨髓炎

由细菌感染以及物理或化学因素，使颌骨产生的炎性病变，称为颌骨骨髓炎。包括骨膜、骨密质、骨髓以及骨髓腔中的血管、神经在内的颌骨组织炎症的总称。

根据颌骨骨髓炎的临床病理特点和致病因素的不同，颌骨骨髓炎可分为化脓性颌骨骨髓炎、特异性颌骨骨髓炎以及物理性(放射性)和化学因素引起的颌骨骨坏死而继发感染的骨髓炎几类。

临床上以化脓性颌骨骨髓炎最为常见，特异性骨髓炎较少见。随着恶性肿瘤放射治疗的广泛应用，放射性骨坏死引起的颌骨骨髓炎也相应增多。砷、磷等化学物质慢性中毒临床上已极为罕见。但在牙髓病治疗中，因使用砷剂不当可引起的化学性颌骨骨髓炎，应引起重视。本节重点介绍常见的化脓性颌骨骨髓炎。

一、化脓性颌骨骨髓炎

化脓性颌骨骨髓炎约占各类颌骨骨髓炎的 90%以上。临床上多见于青壮年，一般以 16～30 岁发病率最高。男性多于女性，约为 2∶1。由于上颌骨有窦腔，骨组织疏松，骨板薄，血运丰富，侧支循环多，有感染时易穿破骨壁向低位的口腔引流，骨营养障碍及骨坏死机会少发展成弥漫性骨髓炎，故下颌骨骨髓炎较上颌骨骨髓炎多见，但婴幼儿以上颌骨多见。

(一)病因

1.致病菌　主要为金黄色葡萄球菌，其次是溶血性链球菌，以及肺炎链球菌、大肠杆菌、变形杆菌等，临床以混合菌感染多见。

2.感染途径

(1)牙源性感染：为最常见的感染途径，占化脓性颌骨骨髓炎的 90%左右，可由急性根尖周炎、牙周炎、智齿冠周炎等牙源性感染直接扩散侵袭所致。

(2)损伤性感染：口腔颌面部皮肤或口腔黏膜损伤；粉碎性骨折或火器伤等开放性损伤引起的骨创感染。

(3)血源性感染：临床上多见于婴幼儿，感染经血行扩散所致，且多伴有颌面部或机体其他部位化脓性病变以及败血症等。

(二)临床表现

根据颌骨骨髓炎感染的病因和病变特点，将颌骨骨髓炎分为中央性颌骨骨髓炎和边缘性颌骨骨髓炎两种类型。

1.中央性颌骨骨髓炎　中央性颌骨骨髓炎多在急性化脓性根尖周炎及根尖脓肿的基础上发生。炎症先向骨髓腔内发展，再由颌骨中央向外扩散而累及骨密质及骨膜。

(1)急性期(急性颌骨骨髓炎)：起病急，多以病变区剧烈的疼痛为主诉，同时伴有明显的全身中毒症状，体温可达 39～40℃，白细胞总数高达 20×10^9/L 以上，并伴有头痛、食欲不振、便秘、嗜睡等症状。

发病初期，炎症局限于牙槽骨或颌骨体部的骨髓腔内，病变牙剧烈疼痛。疼痛可向半侧颌骨或三叉神经分布区域放射。受累区牙松动，有伸长感，不能咀嚼。同时患部软组织充血肿胀，剧烈跳痛。随着病变发展，感染沿下颌管扩散，病变波及一侧下颌骨甚至越过中线，累及对侧下颌骨，从而出现多个牙至全部牙松动叩痛明显，牙周溢脓。因炎症波及下牙槽神经，可出现下唇麻木。若波及下颌支、髁状突及喙突时，翼内肌、咬肌等受到炎症激惹而出现不同程度的张口受限。少数患者，炎症还可向颅底或中耳蔓延，导致颅内感染。

上颌骨中央性骨髓炎因其解剖学特点而较为罕见，很少形成广泛性骨质破坏。在炎症波及整个上颌骨体时，常伴有化脓性上颌窦炎，致鼻腔溢脓。炎症突破骨外板，可向眶下、颊、颧部、翼腭窝、颞下等部位扩散，或直接侵入眼眶，引起眶周及球后脓肿。

急性期持续 10～14 天，若炎症未被控制，可因颌骨内的小血管栓塞，导致骨组织营养障碍及坏死，死骨形成并进入慢性期。

(2)慢性期(慢性颌骨骨髓炎)：急性期阶段未得到及时、有效而彻底的治疗，常转入慢性期。毒力弱的细菌在感染初期也常表现为慢性颌骨骨髓炎。慢性期病程长，可达数月乃至数年之久。患者体温正常或有低热，并可伴有贫血、消瘦。口腔内及颌面部皮肤形成多数瘘道，长期排脓，并可有碎骨片从瘘道排出。如有大块死骨或多数死骨形成，下颌骨可发生病理性骨折，出现咬合紊乱及面部畸形。

2.边缘性颌骨骨髓炎　是继发于骨膜炎或骨膜下脓肿的密质骨外板的颌骨炎症，常在颌周感染的基础上发生，其感染来源多为牙源性，且又以下颌智齿冠周炎最为常见。炎症首先侵犯骨膜，发生骨膜炎，形成骨膜下脓肿，再损害骨密质，也偶见于中央性骨髓炎的感染扩散。下颌骨为好发部位，其中又以下颌角及下颌支多见。边缘性骨髓炎根据发病过程，也有急慢性之分。

边缘性骨髓炎急性期常被颌周间隙感染症状所掩盖。慢性期主要表现为腮腺咬肌区呈弥漫性肿胀，局部组织出现炎性浸润硬块，且轻微压痛，凹陷性水肿，病程迁延或反复发作等。由于炎症侵犯咬肌，可出现不同程度的张口受限，进食困难等症状，全身症状一般不严重。

根据骨质病理损害特点，边缘性骨髓炎又可分为骨质增生型与骨质溶解破坏型。

(1)增生型：多发生于抵抗力较强的年轻人。由于患者抵抗力较强或致病菌毒力较弱，局部病变发展缓慢，骨质破坏不明显，下颌骨 X 线后前位片呈增生性改变。

(2)溶解破坏型：在急性化脓性颌周间隙感染之后，X 线检查病变区可见骨密质破坏，骨质疏松脱钙，骨面粗糙，常在骨膜或黏膜下形成脓肿。一旦自行溃破或切开引流后，常留下久治不愈并长期溢脓的瘘道。若治疗不当未得到彻底控制，病变可逐渐向颌骨内蔓延而波及骨髓腔，形成广泛骨坏死。

(三)诊断

根据病史、病因、临床表现及 X 线片检查，一般不难做出诊断。

急性颌骨骨髓炎主要是全身及局部症状明显，病源牙及相邻的多数牙出现叩痛、松动，甚至牙周溢脓。患侧下唇麻木是诊断下颌骨骨髓炎的有力证据。上颌骨骨髓炎时，若波及上颌窦，可有上颌窦炎症状及腭部或患侧鼻腔溢脓。

慢性颌骨骨髓炎主要是瘘道形成和溢脓。死骨形成后，可从瘘道排出小块死骨，瘘道探诊，可感骨面粗糙不平。全身症状不明显。

X 线检查是骨髓炎诊断与鉴别诊断的重要辅助手段。急性期常看不到骨质破坏，一般发病 2～4 周转入慢性期，颌骨才有明显破坏，X 线检查才有诊断价值。依据病程发展，分为四个阶段：弥散破坏期，病变开始局限期，新骨形成期，愈合期。诊断颌骨骨髓炎时，还应注意增生型骨髓炎与骨纤维瘤及骨肉瘤的鉴别；下颌骨中央型骨髓炎与下颌骨中心型癌的鉴别，以及上颌骨骨髓炎与上颌窦癌的鉴别。

(四)治疗

颌骨骨髓炎总的治疗原则是:及时控制感染,增强机体抵抗力,并适时切开引流、清除死骨和拔除患牙。

1. 急性期　急性化脓性颌骨骨髓炎多起病急骤,来势迅猛,病情严重,并有引起血行感染的可能。因此,应以药物治疗及全身支持治疗为主,同时辅以相应的外科手术治疗。抗感染药物应足量有效,并尽早配合药敏试验,指导调整用药。脓肿形成时,及时切开引流和拔除病源牙及相邻的松动牙,炎症多可缓解或痊愈。若症状仍不缓解,则应考虑凿除部分骨外板,以达到敞开髓腔充分排脓,迅速解除症状的效果。

2. 慢性期　慢性期应以手术摘除死骨去除病灶为主。中央性及边缘性颌骨骨髓炎的损害特点不同,手术方法和侧重点亦有所不同。前者病灶清除以摘除死骨为主,后者则以刮除浅表死骨和病理性肉芽组织为主。边缘性颌骨骨髓炎可在急性炎症后 2～4 周手术。术时应充分暴露整个下颌支,彻底清除散在的小块片状死骨;中央性颌骨骨髓炎可在急性炎症后 5～6 周或更长一段时间手术,此时大块死骨形成,且与正骨组织有明显分界,游离死骨较易彻底清除。

二、新生儿颌骨骨髓炎

新生儿颌骨骨髓炎是指新生儿非牙源性的颌骨化脓性感染,一般发生在出生后 3 个月以内。主要见于上颌骨,下颌骨极为罕见。其病因、病程、治疗原则等均有别于一般化脓性颌骨骨髓炎。

(一)病因

1. 致病菌　致病菌多为金黄色葡萄球菌、链球菌,也可为肺炎球菌。

2. 感染途径　感染途径多为血源性,可因牙龈损伤或母亲患化脓性乳腺炎,哺乳时病源菌直接侵入引起。亦可在分娩时,母亲产道内的感染经患儿颜面皮肤或黏膜的微裂口直接侵入。此外,泪囊、鼻泪管及化脓性中耳炎均可引起新生儿上颌骨骨髓炎。

(二)临床表现

急性期患儿发病急,全身出现高热、寒战、啼哭、烦躁不安,甚至呕吐,重者常出现意识不清、昏睡及休克等症状。局部症状主要表现为面部、眶下及内眦部红肿,以后病变向眼睑扩散,引起眼睑水肿、睑裂狭窄甚至完全闭合、球结膜充血或眼球外突等症状。口内检查可见上腭及前庭沟处红肿。脓肿形成后,常由牙槽突、硬腭或鼻腔、内眦、眶下部等处穿破流脓,形成瘘管而转为慢性,此时全身症状可趋缓解。当感染自眼内眦或眶下区皮肤穿破流脓,易被误诊为眼科疾病。

由于上颌骨骨质松软,骨密质较薄而又富有营养孔,化脓性感染容易突破上颌骨骨壁向外发展,因此很少形成大块死骨。牙胚、眶下缘及颧骨等易受侵犯,小块死骨或坏死牙胚可自瘘管排出。恒牙和颌骨损害严重者,可影响颌面部发育而出现严重的牙颌畸形。

(三)诊断

根据患儿年龄、病史、症状特点,诊断多无困难。在发病 2～3 周 X 线拍片,可显示骨质疏松、骨纹理模糊及死骨形成。

(四)治疗

新生儿上颌骨骨髓炎发病急,病情重,全身症状变化快,在治疗上应采取积极有效措施,一经确诊应迅速及早选用有效抗生素控制感染的发展及扩散，并注意对症处理及全身支持治疗。一旦眶周、牙槽突或腭部脓肿形成，应及早切开引流，并注意患儿口腔的清洁和护理，避免脓液吞咽或误吸引起并发症。

对新生儿颌骨骨髓炎，若病变进入慢性期则不必急于施死骨清除术。因为新生儿上颌骨骨壁很薄，骨质疏松，小块死骨可随脓液排出。一般治疗偏向保守，若需手术，一般采用从口内或扩大瘘管后进行搔刮，注意尽可能保留未感染的牙胚，并避免过度刮除骨质，以防造成面颌畸形与咬合功能紊乱。对面部遗留塌陷畸形，一般待成年后再整复。

三、放射性颌骨坏死（骨髓炎）

因大剂量放射性物质治疗口腔颌面部恶性肿瘤而引起的放射性颌骨坏死，并继发感染形成骨髓炎者，称为放射性颌骨骨髓炎。随着放射治疗的日趋普及，由放射治疗引起的放射性颌骨坏死及其继发的放射性颌骨骨髓炎也日趋增多。此病已成为一种较常见的放疗并发症。

（一）病因

在利用放射性物质治疗恶性肿瘤的同时，机体的正常组织也受到了一定的损害。现代对放射性颌骨坏死的病因及发病机制认识，推崇低细胞活性、低血管密度和低氧含量的“三低”学说。放射性骨损害与血管损害应是互为因果，互有关联的。颌骨尤其是下颌骨主要为密质骨，含钙量高，吸收射线性大，因此在头颈部恶性肿瘤给予根治性照射时有发生无菌性坏死的可能。在此基础上，如口腔卫生不佳、牙源性感染以及损伤或施行拔牙手术等，均可导致继发感染，形成放射性颌骨骨髓炎。

放射线引起的颌骨坏死与局部血供、个体耐受性、照射方式、局部防护，特别是与放射剂量或多次疗程等有一定关系。放射性剂量越大，次数越多，对骨的损害越大。6～8 周内给予 60～80Gy，但超过 50Gy 就有可能引起骨坏死。

（二）临床表现

放射性颌骨骨坏死发病过程缓慢，往往在放射治疗后数月乃至十数年始出现症状。发病初期颌骨有持续性针刺样剧痛多数患者唾液分泌减少，牙齿发生猖獗性龋，在短期内引起多数牙的损坏，拔牙及其他损伤可造成伤口长期不能愈合，有瘘道形成，伴有恶臭。由于放疗引起黏膜或皮肤破溃，导致牙槽骨、颌骨骨面外露，呈黑褐色；若继发感染则创面长期溢脓，久治不愈。病变发生在下颌支部时，由于肌肉萎缩及纤维化可出现明显的牙关紧闭。口腔及颌面部软组织同样受到放射线损害，局部血运有不同程度障碍，故极易因感染而造成组织坏死，形成口腔和颌面部经久不愈的溃疡或形成洞穿缺损畸形。患者全身呈现衰弱、消瘦、贫血等慢性消耗性病态。

放射后颌骨的破骨细胞和造骨细胞再生能力低下，致死骨的分离速度非常缓慢，X 线射片显示骨质密度减低、骨小梁模糊、病变区与正常骨组织分界不清。

（三）诊断

根据头颈部有放射性治疗的病史、局部临床表现及 X 线摄片特点，本病不难诊断。

（四）治疗

1. 全身治疗　应用抗菌药物控制感染。剧烈疼痛时对症给予镇痛剂。同时积极增强营养，必要时给输血、高压氧等治疗，以待死骨分离。

2. 局部治疗　注意保持口腔卫生，每天使用低浓度过氧化氢液或抗生素冲洗伤口，外敷药物等。对已露出的死骨，可用骨钳分次逐步咬除，以减轻对局部软组织的刺激。如死骨形成并已分离，应及时施行死骨摘除术。一旦诊断确定，不必待死骨完全分离，应在健康骨质范围内切除死骨，以预防病变扩大蔓延；遗留的组织缺损，可待二期整复，也可采用带蒂或吻合血管的复合组织瓣行立即修复。

口腔黏膜与皮肤被放射线累及部分，在切除颌骨同时也可一并切除，以免术后创口不愈合。术后还应继续加强全身支持治疗。

（五）预防

根据本病发病因素，在放射治疗前、放射治疗中以及放射治疗后，应注意以下事项。

1. 放疗前　放射治疗 1～2 周前，要消除口腔内一切感染病灶，全口洁治，用非金属材料充填龋齿，拔除无法治愈的患牙，并拆除口内金属修复体。

2. 放疗中　选择合适的放射源和照射方式，正确掌握放射剂量，口腔组织的射线平均耐受量为 6～8 周内 60～80Gy，并加强非放射区的防护措施，使用含氟牙膏及其他氟化物防止龋的发生，治疗过程中注意营养，提高患者的抵抗力。

3. 放疗后　治疗结束后，注意保持口腔清洁，一年内勿配戴可摘义齿，一年内勿拔牙与治疗，定期复查，及早发现和治疗所出现的病变。尽可能避免拔牙或其他手术创伤。必须手术或拔牙时，应尽量减少手术创伤。术前术后给予有效抗生素，避免可能发生的继发感染。

（张永辉）

第五节　面部疖、痈

面部皮肤是人体毛囊及皮脂腺、汗腺最丰富的部位之一，也是人体暴露部位。固接触外界尘土、污物、细菌的机会多，引起感染的机会也多。疖和痈是皮肤毛囊及皮脂腺的急性化脓性感染。单个毛囊及其附件的急性化脓性感染称疖，相邻多个毛囊及其附件同时发生的急性化脓性感染称为痈。

一、病因

致病菌主要为金黄色葡萄球菌。正常的毛囊及其附件内常有细菌存在，当局部皮肤受到损伤或机体抵抗力降低时潜伏在毛囊及皮脂腺内的细菌乘虚侵入组织引起感染。皮肤不洁或剃须等原因引起的皮肤损伤均可成为局部诱因。全身衰竭、消耗性疾病或糖尿病的患者，也易发生疖、痈。

二、临床表现

疖初发时表现为皮肤上出现红肿、热痛的小硬结，呈锥形隆起。2～3 天左右硬结顶部出现黄白色脓头，周围红肿，搏动性剧痛。继而硬疖中央部组织坏死软化，脓栓自行破溃脱落，疼痛缓解，炎症渐退，创口自行愈合。疖除引流区域淋巴结可轻微肿痛外，一般无明显全身自觉症状。疖处理不当，如随意搔抓或挤压排脓，热敷、药物烧灼腐蚀以及不恰当的切开等，均可促进炎症扩散，出现弥漫性肿胀，中心部组织坏死，表面相继出现多数脓头，破溃后形成多数小脓腔呈蜂窝状，此则称为痈，甚至引起败血症。

痈好发于唇周，上唇多于下唇，男性多于女性。感染的范围和组织坏死的深度，疼痛的程度，均较疖严重，并伴有剧烈的疼痛。感染可波及皮下筋膜层及肌层组织，引起皮下组织，坏死，致使整个痈的病变组织呈酱紫色浸润块，痈周围和深部组织则呈弥散性水肿。

患痈的患者，常因局部极度肿胀，张口受限而影响进食与言语，区域淋巴结肿大和触痛，全身中毒症状明显，有高热、畏寒、头痛、食欲不振等症状，化验检查白细胞计数及中性粒细胞比例升高。

在口腔颌面部感染中，疖痈最易发生全身并发症。这是由于疖痈的致病菌毒力较强，上唇和鼻部"危险三角区"内的静脉无瓣膜，以及颜面表情肌与唇部生理性活动易使感染扩散等因素所致。痈的脓肿难于早期穿破引流，更易伴发颅内海绵窦血栓性静脉炎、败血症、脓毒血症以及中毒性休克和水电解质紊乱，从而导致更高的死亡率。

三、治疗

面部疖痈的治疗应局部与全身治疗相结合，积极控制感染，增强机体抵抗力，防止感染扩散。在炎症早期，无明显全身症状时应以局部治疗为主，同时选择必要的药物。

1. 局部治疗　局部治疗采用保守治疗。疖初起时，可用2%碘酊每日多次涂布，小疖肿多可得到控制。痈的治疗宜用高渗盐水或含抗生素的盐水纱布局部持续湿敷，可促进痈的局限、软化和穿破。过早停止湿敷，可因脓道阻塞而使病情反复加重。脓栓可用消毒镊轻轻取出，切勿热敷和挑刺、挤压等，以防感染扩散。只有在急性炎症得到控制、已明显形成皮下脓肿而又久不破溃时，才可审慎切开，以助引流。切忌分离脓腔。

2. 全身治疗　对小疖肿，可以口服抗生素。大的疖肿或痈，应给予足量有效抗生素，并以静脉给药为佳，对疑有败血症、脓毒血症及海绵窦静脉炎等全身化脓感染者，应反复做血细菌培养及药敏试验，以便正确选择用药。如果致病菌一时未能确定，可暂时选用对金黄色葡萄球菌有效的药物，以后根据治疗效果、病情演变及细菌培养结果调整用药。重症患者应加强全身支持治疗，增强自身抗病能力。应密切观察患者的生命体征，出现中毒性休克时，应积极采取综合措施，并尽快纠正循环衰竭所出现的低血压，有颅压增高症状者，应给予脱水治疗等。

（张永辉）

第六节　面颈部淋巴结炎

面颈部淋巴结炎是指各种感染性疾病引起的面颈部淋巴结的炎症性病理改变。面颈部淋巴组织丰富，它能将口腔颌面部的淋巴回流，汇集到所属的区域淋巴结内，最后经过颈深淋巴结及颈淋巴干进入颈内静脉。淋巴结不仅能过滤与吞噬进入淋巴液中的微生物（细菌、病毒等）、有害颗粒物质（如尘埃、异物、含铁血黄素等）与肿瘤细胞，而且还能破坏毒素，是机体防御感染和阻止肿瘤细胞扩散的重要屏障。因此，口腔颌面部许多疾病所并发的淋巴结炎和肿大，对相应的疾病诊断和治疗具有重要意义。

一、病因

1. 致病微生物　非特异性化脓感染的致病菌主要为金黄色葡萄球菌和溶血性链球菌特异性感染中以结核杆菌最多见。

2. 感染来源

(1)牙源性和口腔感染最常见：常继发于冠周炎、根尖周炎、颌面部间隙感染、颌骨骨髓炎、颌面外伤感染、疖痈等。

(2)上呼吸道感染：常继发于扁桃体炎、咽炎、鼻炎、上颌窦炎等，为婴幼儿急性淋巴结炎的主要感染途径。

(3)皮肤损伤与感染：皮肤化脓性创口、疖、痈等。

二、临床表现

1. 化脓性淋巴结炎　分为急性和慢性两类。

(1)急性淋巴结炎：临床以颌下淋巴结炎最为常见，由于幼儿淋巴结的屏障防御结构不完善、被膜薄、免疫力较低，所以急性化脓性淋巴结炎以婴幼儿较多见。

急性淋巴结炎发病急、进展快。早期浆液性炎症特征为淋巴结肿大变硬，自觉疼痛或压痛，病变主要在淋巴结内出血充血、血肿，淋巴结可移动，界线清楚，与周围组织无粘连。全身症状早期低热不适，幼儿哭闹不安。进入化脓期，皮肤局部有明显压痛点及凹陷性水肿；浅在的脓肿可查出明显的波动感。此时全身反应加重、高热、寒战、头痛、全身无力、食欲减退；白细胞总数可达(20～30)$\times10^9$/L 以上，如不及时治疗可并发脓毒血症、败血症及中毒性休克、支气管肺炎等而危及生命。临床上儿童病情较成人更为严重，必须引起高度重视。

(2)慢性淋巴结炎：多继发于慢性牙源性感染，也可继发于慢性扁桃体炎、慢性鼻炎、慢性中耳炎等，此外，急性淋巴结炎治疗不彻底亦可转为慢性。

慢性淋巴结炎，病程进展慢，病变常表现为慢性增殖性改变，多发生在患者抵抗力强而细菌毒力较弱的情况下。临床特征是淋巴结内结缔组织增生形成微痛硬结，淋巴结活动，有压痛。可反复急性发作，增生长大的淋巴结，即使原发感染病灶消除，也不可能完全消退。

2. 结核性淋巴结炎　常见于儿童及青年。轻者仅有淋巴结肿大而无全身症状，重者可伴体质虚弱、营养不良和贫血、低热、盗汗、疲倦等症状，并可同时有肺、肾、肠、骨等器官的结核病史。局部症状主要表现为：初起为单个或多个肿大而无压痛的淋巴结，孤立而无粘连。后因炎症浸润，逐渐融合并相互粘连，形成不能移动的结节性肿块。病变继续发展，淋巴结中心因有干酪样坏死，组织溶解液化变软，炎症波及周五组织时，淋巴结可彼此粘连成团或与皮肤粘连，但皮肤表面无红、热及明细牙痛，扪之有波动感，称为冷脓肿。脓肿自行溃破或切开后，排出类似豆渣样干酪物质或稀米粥样脓液，此时皮肤逐渐转变呈暗红色，形成经久不愈的瘘管。

三、诊断

根据病史、临床表现、发病部位及原发病灶的存在，可作出诊断。但应注意急性淋巴结炎与急性颌下腺炎的鉴别，以及化脓性颌下腺炎与结核性淋巴结炎的鉴别诊断。

结核性淋巴结炎可根据身体其他部位结核病史、脓液性状及涂片抗酸杆菌染色检查，或结核菌培养检查，与上述两种病症加以鉴别。必要时可做淋巴结病理切片检查及结核菌素试验，协助诊断。

四、治疗

1. 急性淋巴结炎　应用足量有效抗菌药物控制感染，防止扩散，注意休息。并给予全身支持治疗及对症治疗。局部可用中药六合丹外敷治疗，已化脓者应及时切开引流，同时进行原发灶的治疗。

2. 慢性淋巴结炎　对慢性淋巴结炎一般不需治疗，但有反复发作者，应寻找病灶，予以清除。如淋巴结肿大明显或需行级别诊断时，可采用手术摘除。

3. 结核性淋巴结炎　结核性淋巴结炎应注意全身治疗，加强营养，提高机体免疫力，并给予抗结核药系统治疗。

对尚未形成冷脓肿的结核病灶，可用异烟肼 50～100mg 加入 0.25%普鲁卡因 5～10ml 中，做病灶周围环形封闭，隔日或每周一次。

对已化脓的淋巴结结核或小的潜在性冷脓肿以及皮肤未破溃者，可以施行穿刺抽脓后，随即注入异烟肼 50～100mg，隔日一次或每周 2 次。穿刺时应从脓肿周围的正常皮肤进针，以防造成脓肿溃破或感染扩散。

对于局限性、可移动的结核性淋巴结，或经药物治疗效果不佳者，可予以手术摘除。

（张永辉）

第七节　口腔颌面部特异性感染

一、颌面骨结核

颌面骨结核多由血行播散所致。好发于儿童与青少年，因骨发育旺盛时期骨内血供丰富，感染机会较多。病变多发生于颧骨、眶下缘部位、下颌支及下颌角等部位。

（一）病因

可因体内其他脏器结核病沿血性播散所致；开放性肺结核患者可随痰或唾液经口腔黏膜的创口感染，或牙龈及口腔黏膜结核侵入颌骨。

（二）临床特点

颌面骨结核发病一般较缓慢，呈渐进性、破坏性发展，偶有自发痛和全身地热。牙龈结核性溃疡病变或口腔黏膜的结核可进而损害牙槽骨，发生干酪样变，被累及牙逐渐松动，甚至脱落。若病变继续向四周扩展，可使骨质膨隆或形成瘘管，经久不愈，并可继发化脓性感染。下颌角、颧骨及眶下缘等部位骨松质丰富，易发生血源性结核感染。初期患部呈无痛性弥漫性肿胀，质硬，稍有压痛。随着病情的发展，局部肿块增大，出现放射性疼痛。若病变向颌骨外周扩展，可波及相应部位的口腔黏膜及皮肤，形成冷脓肿，有波动感，穿破后留下经久不愈的瘘管，常有较稀薄的脓液或小死骨排出。全身症状一般只有低热，如并发化脓性细菌感染，可出现急性颌骨骨髓炎的临床症状，脓液也变成黄色黏稠状。

（三）诊断

根据病史、临床表现以及身体其他部位有无结核病灶存在，再结合必要的辅助检查，如摄 X 线片的表现、脓液涂片检查和结核菌培养，一般可做出诊断。必要时做活组织检查以确诊。

（四）治疗

1. 全身治疗　全身支持、营养疗法和抗结核药物是应用是主要手段。应用氨基水杨酸、异烟肼及利福平等抗结核药物，治疗过程一般需要 6～12 个月以上，为减少耐药菌株，一般采用两种药物的联合用药方案。

2. 局部治疗　在有效的全身抗结核治疗后，若 X 线片显示颌骨病变已局限，可做病灶清除术，包括切除死骨、刮除结核性肉芽肿及小死骨碎块等。术后应继续进行抗结核治疗 3 个月左右。

二、颌面部放线菌病

颌面部放线菌病主要是由放线菌引起的慢性感染性肉芽肿性疾病。此放线菌为革兰阳性的非抗酸性、无押宝的厌氧性丝状杆菌，是人口腔正常菌群中的腐败寄生菌，故本病绝大多数是内源性感染。

(一)病因

当人体抵抗力降低或被其他细菌分泌的酶所激活时，感染通过龋洞、牙周袋、阻生牙的龈袋、拔牙创、口腔溃疡、面部损伤等途径侵入颌面部。

(二)临床特点

放线菌病以 20～40 岁男性多见，病变多发生于颌面部软组织，尤以腮腺咬肌区为多，其次是下颌下、颈部及颊部。如侵犯颌骨，其常见部位是下颌角及下颌支。软组织跟颌骨同时受累者仅占 1/5。

发病初期无自觉症状，局部出现无痛性硬块，患区皮肤呈棕红色，与周围正常组织无明显界限。若感染侵入咬肌、翼内肌及口底肌时，则出现明显的张口受限及咀嚼、吞咽疼痛。感染继续发展，则皮肤变软，形成多数小脓肿，溃破或切开后，常见浅黄色黏稠脓液流出，可查见硫黄样颗粒。排脓后的创口经久不愈，形成多数互通的瘘管。若伴有化脓性感染，可出现急性化脓性感染的症状。

(三)诊断

根据临床表现及细菌学检查，一般可做出诊断。但需与结核病变鉴别，不能确诊时可做活体组织检查。中央型放线病 X 线片显示的多囊性改变，需与颌骨成釉细胞瘤及黏液瘤相鉴别。

(四)治疗

1. 药物治疗　首选药为青霉素 G，每日 200 万～500 万 U 肌内注射，持续 6～12 周。如合用磺胺等药物，有可能增强疗效。青霉素过敏者可选用红霉素、林可霉素、克林霉素等。此外，口服 5%～10%碘化钾，皮内注射放线菌溶素的免疫疗法也有一定疗效。

2. 高压氧疗法　高压氧治疗能增加组织内氧含量，具杀菌、抑菌、消除都到、防止骨组织感染与坏死，加速伤口的愈合。

3. 手术疗法　已形成脓肿或留有瘘管，可分别做脓肿的切开引流及肉芽组织刮除术；若已侵入颌骨或已形成死骨，则应做死骨刮除术。

经以上治疗无效，且反复发作化脓性感染者，可考虑病灶切除，但因局部血供丰富，术前应做血源准备。术前给予青霉素 G1000 万～2000 万 U，术后每日 200 万～300 万 U，持续应用 12 周以上，以防止复发。

三、颌面部梅毒

梅毒是由梅毒螺旋体引起的一种慢性感染性疾病。根据感染途径，梅毒可分先天性梅毒和后天性梅毒。先天性梅毒又可分为二期，在 4 岁以前发病者为早期，在 4 岁以后发病者为晚期。后天梅毒可分为三期及隐性梅毒。一、二期为早期梅毒，多在感染后4年出现症状，传染性强；三期梅毒又称晚期梅毒，系在感染后4年出现症状，一般无传染性；隐性梅毒指感染后，除血清反应阳性外，无任何临床症状者。

（一）病因

先天性梅毒为母体内梅毒螺旋体借母血侵犯胎盘绒毛后，沿脐带静脉周围淋巴间隙或血流侵入胎儿体内。后天梅毒绝大多数是通过性行为感染，极少数可通过接吻、共用饮食器皿、玩具、哺乳等途径传播。亦有因输血而感染者。

（二）临床表现

1.先天性梅毒　早期先天性梅毒多在出生后第三周或三个月，甚至一年后出现症状。婴儿常早产，表现为营养障碍，貌似老人。鼻腔狭窄、呼吸不畅，有带血的脓性黏液状分泌物。口腔黏膜可发生与后天性梅毒相似的黏膜斑。

2.后天性梅毒　口唇下疳（一期梅毒）、梅毒疹（二期梅毒）和树胶样肿（梅毒瘤即三期梅毒）。

（三）诊断

诊断需审慎，应根据详细而正确地询问病史、临床检查、病原微生物检查、X线检查，以及必要时组织病理学检查，进行综合分析判断后再做出诊断。

血清学检查是诊断的重要手段。包括梅毒下疳、二期黏膜斑分泌物涂片直接检查梅毒螺旋体。目前常用的有非特异性血清试验，如未灭活血清反应素玻片试验（USR）和快速血浆反应素环状卡片实验（RPR）可作为梅毒诊断的初筛试验。还可用梅毒螺旋体特异性抗原直接测定血清中的抗螺旋体抗体，为特异性梅毒血清试验方法。近年来免疫组化、聚合酶链式反应（PCR）等方法作为最后诊断梅毒的依据。

（四）治疗

颌面部梅毒损害无论胎传或后天受染，均为全身性疾病的口腔颌面部表现，因此应在专科医生指导下进行行全身性驱梅治疗。驱梅治疗药物首选青霉素G及砷铋剂联合治疗。对青霉素过敏者，可改用红霉素、头孢菌素类药物等。对缺损畸形的修复，必须在全身及局部的梅毒病变基本控制以后，才能进行。治愈的主要指标是病损及症状消退、血清试验等转为阴性。

（张永辉）

第十二章 口腔颌面部损伤

口腔颌面部是人体的暴露部位，口腔颌面部损伤平时多因工伤、运动损伤、交通事故和生活中的意外伤害所致，战争时期则以火器伤为主。随着汽车和交通事业的飞速发展，交通事故伤已成为平时颌面伤的主要损伤原因，数据调查结果显示，交通事故所占比例已经达到60%。

第一节 概述

口腔颌面部血循环丰富，结构复杂，上接颅脑，下连颈部，为呼吸道和消化道起端，包括牙、舌、面神经、表情肌、颞下颌关节、唾液腺等组织，行使着表情、咀嚼、语言、吞咽等功能。应充分认识这些特点，对正确处理口腔颌面部损伤非常重要。口腔颌面部损伤的特点如下：

1. 血液循环丰富对损伤的影响　由于口腔颌面部血循环丰富，营养面部的血管相对表浅，伤后出血较多，易形成血肿，组织水肿反应快而重，如口底、舌根或下颌下等部位损伤，可因水肿、血肿而影响呼吸道通畅，甚至引起窒息。但另一方面，由于血运丰富，组织抗感染与再生修复能力较强，创口易于愈合。因此，初期清创缝合的时间较身体其他部位可延长，面部损伤后48h甚至更长时间的创口，只要没出现明显的化脓感染迹象，清创后均可做初期缝合。

2. 牙齿对口腔颌面部损伤的影响　口腔中有牙齿，牙齿上附着的牙菌斑和牙结石。口腔颌面部的损伤时常累及牙齿，牙齿会因致伤物的打击而发生牙外伤如牙折、脱位等，同时这些损伤的牙齿或牙碎片可向邻近组织内飞散，造成“二次碎片伤”，引起深部组织的感染。颌骨骨折线上的牙齿如果龋坏，更容易引起骨创感染，形成骨髓炎，影响骨折愈合。另一方面，牙列的移位或咬合关系错乱是诊断颌骨骨折的最重要体征之一。

3. 易发生感染　由于口腔颌面部窦腔多，有口腔、鼻腔、鼻旁窦及眼眶等。在这些腔窦中存在着大量的细菌，当创面与腔、窦相通时，易引起感染。在清创时，应尽量关闭与腔窦相通的伤口，以减少感染的机会。

4. 易发生窒息　口腔颌面部在呼吸道上端，损伤后所造成的组织移位、肿胀、舌后坠、血凝块和分泌物的堵塞，均可影响呼吸，甚至造成窒息。抢救患者时应注意保持呼吸道通畅，防止窒息。

5. 易并发颅脑损伤　颌面部与颅脑联系紧密，面中1/3部损伤容易并发颅脑损伤，包括脑震荡、脑挫裂伤、颅内血肿和颅底骨折等。其主要临床表现是伤后有昏迷史，颅底骨折时伴有脑脊液鼻漏或耳漏，此点在急救时应特别注意。

6. 可伴有其他解剖结构的损伤　口腔颌面部有唾液腺、面神经及三叉神经分布，如腮腺受损，可并发涎瘘；如损伤面神经，可发生面瘫；三叉神经损伤时可在其分布区出现麻木感。

7. 面部畸形　口腔颌面部受损伤后，会造成不同程度的面部畸形，从而加重伤员思想上和心理上的负担。为了减少口腔颌面部组织缺损，在清创时应尽量保留组织恢复其外形，减少畸形的发生。

8. 影响进食及口腔卫生　口腔又是消化道的入口，损伤后常使口腔失去正常功能，发生进食、语言等功能障碍。因而选用适当的食物和进食方法，维持伤员的营养，对伤口的愈合和身体的康复非常重要，不可忽视。

（王志强）

第二节　口腔颌面部损伤伤员的急救

一、防治窒息

（一）窒息的原因

窒息可分为阻塞性窒息和吸入性窒息。口腔颌面部急性呼吸道损伤后可造成呼吸道阻塞发生窒息。

1. 阻塞性窒息

(1)异物阻塞咽喉部：损伤后血凝块、呕吐物、游离组织块及异物等，均可阻塞咽喉部造成窒息，尤其是昏迷的伤员更易发生。

(2)组织移位：上颌骨横断骨折时，骨块向下后方移位，压迫舌根，堵塞咽腔而引起窒息。下颌骨颏部粉碎性骨折或双发骨折时，由于口底降颌肌群的牵拉，可使下颌骨前部向下后移位及舌后坠而堵塞呼吸道（图 12－1）。

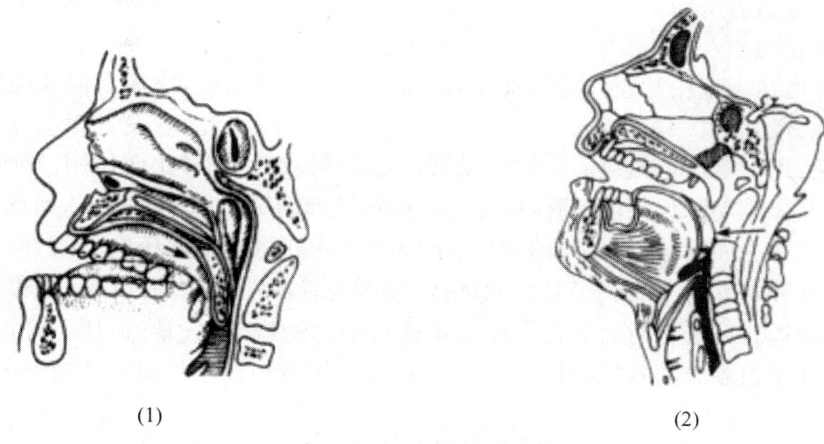

(1)　　(2)

图 12－1　组织移位引起窒息

(1)上颌骨骨折后软腭堵塞咽腔；(2)下颌骨骨折后舌后坠

(3)肿胀：口底、舌根、咽侧及颈部损伤后，可发生血肿或组织水肿，压迫呼吸道而引起窒息。

2. 吸入性窒息　主要见于昏迷的伤员，直接将血液、唾液、呕吐物或其他异物吸入气管、支气管或肺泡内而引起的窒息。

（二）窒息的诊断

1. 临床表现　窒息的前驱症状为患者烦躁不安、出汗、口唇发绀、鼻翼扇动和呼吸困难。严重者出现“三凹”征，即吸气时出现锁骨上窝、胸骨上窝及肋间隙明显凹陷。如此时仍未及时处理，则可出现脉弱、脉数、血压下降和瞳孔散大等危象，最后呼吸心跳停止。

2. 诊断　主要根据口腔颌面部外伤史、临床表现，本病不难诊断。

（三）窒息的急救

1. 阻塞性窒息的急救　根据阻塞的原因采取相应的急救措施。

（1）及早清除口、鼻腔及咽喉部异物：迅速用手指或器材掏出或用吸引器吸出堵塞物。

（2）将后坠的舌牵出：可在舌尖后约 2cm 处用大圆针和 7 号线或大别针穿过舌组织全层，将舌拉出口外，并使伤员的头偏向一侧或采取俯卧位，便于唾液或呕吐物外流。

（3）吊起下坠的上颌骨块：可临时采用筷子、压舌板或类似器材横放于双侧前磨牙部位，将上颌骨向上提吊，并将两端固定于头部绷带上。

（4）插入通气导管使呼吸道通畅：对因咽部肿胀压迫呼吸道的伤员，可经口或鼻插入通气导管，以解除窒息。如情况紧急，又无适当导管时，可用针头由环甲膜刺入气管内。如仍嫌通气不足，可再插入 1～2 根粗针头，随后行气管切开术。如呼吸已停止者，可行紧急环甲膜切开术进行抢救，随后再改行常规气管切开术。

2. 吸入性窒息的急救　应立即行气管切开术，通过气管导管，充分吸出血液、分泌物及其他异物，解除窒息。应注意防治肺部并发症。

二、止血

颌面部血运丰富，损伤后出血较多，如伤及较大血管时，会出现生命危险。因此应根据损伤部位、出血的性质（毛细血管渗血、静脉流血、动脉破裂喷血）和现场条件而采取相应的处置措施。常用的止血方法如下。

（一）压迫止血

1. 指压止血法　适用于较大动脉损伤，出血较多的紧急情况，作为暂时止血性方法。然后再改用其他方法做进一步止血。

操作方法：用手指压迫出血部位供应动脉的近心端，起到暂时止血作用。如出血部位在头颞额区域，其供应动脉为颞前动脉，可在耳屏前将颞前动脉压向颧弓根部；面颊部及唇部出血时，其供应动脉为面动脉，可在咬肌前缘、下颌骨下缘处将面动脉压向下颌骨；如面部出血范围较大，可在环状软骨平面胸锁乳突肌前缘，将颈总动脉压向深层的第六颈椎横突。颈总动脉旁有颈动脉窦，此法有时会引起颈动脉窦的反射，导致心律失常，血压下降，甚至心搏骤停等危险，因此压迫颈总动脉的时间每次不能超过 3～5min。除非在紧急情况下，一般不采用此法。

2. 包扎止血法　适用于毛细血管、小静脉及小动脉的出血。

操作方法：可先将软组织复位，然后在损伤部位覆盖多层纱布敷料，再用绷带行加压包扎。注意包扎的压力要合适，不可加重骨块移位和影响呼吸道通畅。

3. 填塞止血法　适用于开放性和洞穿性伤口。

操作方法：一般将纱布块填塞于创口内，再用绷带行加压包扎。在颈部或口底创口内填塞纱布时，应注意保持呼吸道通畅，防止发生窒息。如上颌骨 Le FortⅡ、Ⅲ型骨折时，鼻腔出血较多，经检查没有脑脊液漏的情况下，可用鼻道填塞止血。严重出血如一般填塞效果欠佳时，还可用后鼻孔填塞止血法进行止血。

（二）结扎止血

结扎止血是常用而可靠的止血方法。如条件许可，对于创口内出血的血管断端都应用止血钳夹住作结扎止血。在紧急情况下，也可先用止血钳夹住血管断端，连同止血钳一起妥善包扎。口腔颌面部较严重的出血如局部不能妥善止血时，可结扎颈外动脉。

（三）药物止血

药物止血适用于组织渗血、小静脉和小动脉出血。局部使用的止血药有各种中药，如止血粉、止血纱布及止血海绵等。使用时可将药物直接置于出血处，然后外加干纱布加压包扎，一般在5～10min内即可止血。全身使用的止血药物如卡巴克洛（安络血）、酚磺乙胺（止血敏）、6一氨基己酸等可作为辅助用药。

三、抗休克治疗

口腔颌面部损伤发生休克者比例不大，常因伴有身体其他部位严重损伤而引起。主要为创伤性休克和失血性休克，也有感染性休克和中毒性休克。其早期临床表现为轻度烦躁、口渴、呼吸浅快、心率加快、皮肤苍白，此时一般血容量丢失在15％以下，是机体的代偿表现。抗休克的治疗目的恢复组织的灌注量。创伤性休克的治疗原则是止血、输血、镇痛、补液、安静，可用药物协助恢复和维持血压。失血性休克治疗的重点是以补充有效血容量、彻底消除出血原因、制止血容量继续丢失为原则。一般休克较轻或为代偿期者可暂不输血，输分子右旋糖酐或乳酸钠等。如休克较重，则需以输血为主，适量补充其他液体。对损伤性休克，除补充血容量、止血外，还需镇静止痛，纠正酸碱平衡失调，应用抗生素预防感染和补充大量维生素B和维生素C等。

四、伴发颅脑损伤的急救

口腔颌面部与颅脑邻近，颌面部伤员易伴发颅脑损伤。一般颅脑损伤的伤员有昏迷史。颅脑损伤包括脑震荡、脑挫伤、颅骨骨折和脑脊液漏等。应及时与神经外科医生共同会诊诊治。伤员应卧床休息，严密观察其神志、脉搏、呼吸、血压及瞳孔的变化；暂不做不急需的检查和手术。注意鼻孔或外耳道有无脑脊液漏出，禁止做外耳道或鼻腔填塞与冲洗，以免引起颅内感染。对烦躁不安的伤员，可给予适量镇静剂，但禁用吗啡，以免抑制呼吸，影响瞳孔变化以及引起呕吐，增加颅内压。对于有脑水肿、颅内压升高的伤员应予脱水治疗。常用20％甘露醇，快速静脉滴注，每次剂量1～2g/kg体重，每6～12h一次。也可用25％山梨醇或50％葡萄糖液等。如长时间应用脱水药，应同时补钾，并适当补钠。每日补液量应控制在1500～2000mL以内，可加地塞米松5～10mg。如伤员昏迷一段时间后清醒，以后头痛加剧、不安；进而嗜睡，再次进入昏迷状态；伤侧瞳孔散大，对光反射消失，呼吸、脉搏变慢，血压上升等，是硬脑膜外血肿的典型表现，应即请神经外科医生会诊，或经B超、CT检查确诊后开颅减压。

五、防治感染

口腔颌面部损伤的创口常被细菌和尘土等污染，易致感染而增加损伤的复杂性和严重性。颌面战伤创口的感染率更高，约为20％。防治感染也是急救中的重要问题。在有条件时，应尽早进行清创缝合术，无清创条件时，应尽早包扎创口，防止外界细菌继续侵入。伤后应及早使用广谱抗生素。为了预防破伤风，伤后应及时注射破伤风抗毒素。动物咬伤者应及时注射狂犬病疫苗。

六、包扎和运送

(一)包扎

包扎有压迫止血、暂时性固定、保护并缩小创面、减少污染、减少唾液外流、止痛等作用。常用的包扎法有:"十"字绷带包扎法和四尾带包扎法(图 12—2)。

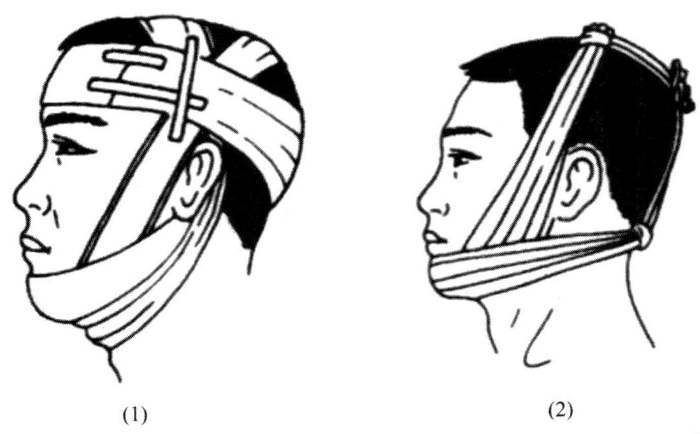

(1) (2)

图 12—2 包扎方法

(1)"十"字绷带包扎;(2)四尾带包扎法

(二)运送

运送伤员时应注意保持呼吸道通畅。昏迷伤员可采用俯卧位,额部垫高,使口鼻悬空,有利于唾液外流和防止舌后坠。一般伤员可采取侧卧位或头侧向位,避免血凝块及分泌物堆积在口咽部。运送途中,应随时观察伤情变化,防止窒息和休克发生。搬动疑有颈椎损伤的伤员,应有 2~4 人同时搬运,有一人稳定头部并加以牵引,其他人则以协调的力量将伤员平直"滚"抬到担架上,颈下应放置小枕,头部左右两侧用小枕固定,防止头的摆动(图 12—3)。

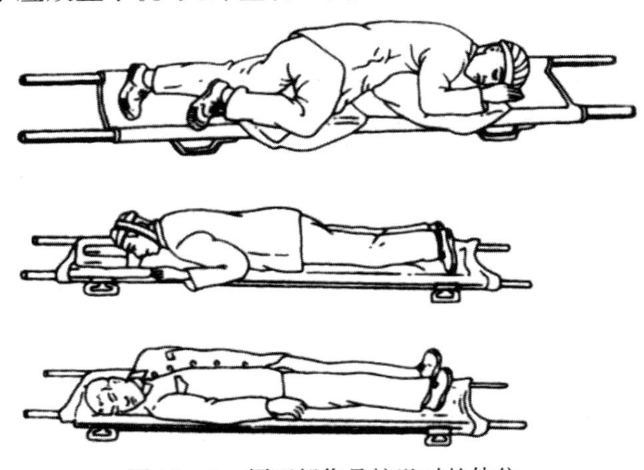

图 12—3 颌面部伤员护送时的体位

(王志强)

第三节　口腔颌面部软组织损伤

一、损伤类型

口腔颌面部软组织损伤可以单发，也可以与颌骨骨折并发，根据损伤的原因及受伤程度不同，临床上可分为以下几类：

（一）擦伤

擦伤是头面部皮肤或口腔黏膜与粗糙物体如地面等摩擦所致。擦伤的特点是表层皮肤受损，少量血液及组织液渗出，创面常有泥沙或其他异物附着。由于皮肤感觉神经末梢暴露，疼痛剧烈。

治疗要点：清洗创口，除去异物，预防感染。面积大者，表面可覆盖凡士林纱布，以保护创面，减少疼痛。面积小者，也可表面涂红汞药水或任其干燥结痂，自行愈合。愈合后可不留瘢痕，但可留有色素沉着。

（二）挫伤

挫伤是皮肤表面无开放创口的皮下及深部组织受伤。如用拳击打面部，皮下的小血管和淋巴管破裂，组织内瘀血，形成青紫瘀斑或血肿。

治疗要点：止血、止痛、防止感染、促进血肿吸收。早期冷敷或加压包扎以减少出血，晚期可用热敷、理疗、中药外敷等方法加快血肿吸收。血肿如有感染应切开引流，清除脓液及腐败的血凝块。

挫裂伤多为较大的钝器伤，在深部组织发生挫伤的同时，常伴有皮肤撕裂伤口。此类伤口边缘常不整齐，外形不规则，深浅不一，有出血，深层也可伴有颌骨骨折。

治疗要点：清创时充分清洗伤口，彻底止血，休整创缘，严密缝合伤口，对于较大创口，放置引流；并发骨折者，应先将骨折段复位、固定后，再缝合软组织伤口。

（三）刺、割伤

刺、割伤损伤时皮肤及软组织可见裂口，刺伤的创口小，但伤道深，易使异物及细菌带入深部组织。切割伤创缘整齐多呈线形，但伤及主要血管时可造成大量出血。损伤面神经时可造成面瘫。

治疗要点：主要以清创、缝合为主。

（四）撕裂伤或撕脱伤

此伤为较大的机械力量将组织撕裂或撕脱所造成的颌面部组织严重损伤。如长发辫被卷入机器中，可造成大块头皮撕脱。撕脱伤伤势严重，疼痛剧烈，出血多，易发生休克。

治疗要点：首先应止血、止痛抗休克等对症治疗。对于部分撕脱有组织蒂者，可直接对位缝合，完全撕脱可行血管吻合，不能吻合者，将撕脱的皮肤清创后制成全厚或中厚皮片，进行游离移植。

（五）咬伤

咬伤多为动物咬伤，人咬伤也时有发生，较大动物咬伤可造成面颊部和唇部组织撕裂、撕脱，面形及功能损坏严重、污染也较重，如熊咬伤。

治疗要点：严格清创，清创后将移位的组织复位、缝合。缺损较大者行游离皮片移植消灭创面，有感染者，用抗菌纱布湿敷创面，控制感染后再行游离植皮。狗咬伤的患者应注射狂犬疫苗。

二、口腔颌面部清创缝合术

口腔颌面部损伤伤员只要全身情况允许，或经过急救，情况好转，应尽早对局部伤口进行早期外科处理，即清创术。清创术是预防感染，促进创口愈合的基本方法。

（一）冲洗创口

首先用消毒纱布盖住创口，用肥皂水、外用盐水洗净创面四周的皮肤；如有油垢，可用汽油或洗洁剂擦净。然后在麻醉下用大量生理盐水或1%～3%过氧化氢液冲洗创口，同时用纱布团或毛刷反复擦洗，尽可能清除创口内的细菌、泥沙组织碎片或其他异物。

（二）清理创口

冲洗伤口后，再次消毒周围皮肤，铺无菌巾，进行清创处理。口腔颌面部血运丰富，原则上尽可能保留颌面部组织。确已坏死的组织外，即使颜色发暗的组织仍应尽可能保留、复位。尽可能地减少颌面部唇、鼻、眼睑等的畸形和功能障碍。在清理创口时应去除创口内的异物，可用刮匙、刀尖或止血钳去除嵌入组织的异物。组织内如有金属异物，表浅者可借助于磁铁吸出；深部者要通过 X 线摄片或插针 X 线定位后取出。

（三）缝合创口

口腔颌面部创口在伤后 24h 或 48h 之内，均可在清创后行严密缝合；甚至超过 48h，只要创口无明显化脓感染或组织坏死，在充分清创后，仍可行严密缝合。对估计有可能发生感染者，可在创口内放置引流物；已发生明显感染的创口不应做初期缝合，可采用湿敷，待感染控制后，再行处理。

首先要缝合、关闭与口、鼻腔和上腔窦等腔窦相通的创口。对裸露的骨面应争取用软组织覆盖。创面较深者要分层缝合，消灭死腔。对面部创口的缝合要用小针细线，创缘要对位平整，尤其在唇、鼻、眼睑等部位，更要细致地缝合。

三、口腔颌面部各类软组织损伤的处理特点

（一）舌损伤

舌损伤的处理应注意以下几点。

1. 舌组织有缺损时缝合创口应尽量保持舌的长度，将创口按前后纵行方向进行缝合。不要将舌向后折转缝合，以防止舌体缩短，影响舌功能（图 12－4）。

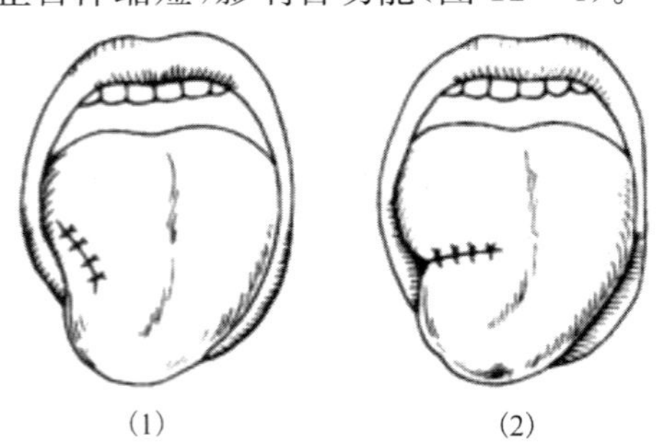

图 12－4　舌损伤的缝合方法

2. 舌组织较脆，活动性大，缝合处易于撕裂，故应采用较粗的丝线（如 1 号或 4 号线）进行

缝合。距创缘稍远些进针，缝得深一些，这样可多带一些组织，还可加用褥式缝合。

（二）颊部贯通伤

颊部贯通伤的治疗原则是尽可能关闭创口和消灭创面。

1. 无组织缺损或缺损较少者，可将口腔黏膜、肌和皮肤分层缝合。

2. 口腔黏膜无缺损或缺损较少而皮肤缺损较多者，应严密缝合口腔黏膜，关闭穿通创口。面颊部皮肤缺损应立即行皮瓣转移或游离植皮，或做定向拉缝缝合。如遗留缺损，以后再行整复治疗。

3. 较大的面颊部全层洞穿型缺损，可直接将创缘的口腔黏膜与皮肤相对缝合，消灭创面。遗留的洞形缺损，后期再行整复治疗。如伤情和条件允许，也可在清创时用带蒂皮瓣、游离皮瓣及植皮术行双层修复。

（三）腭损伤

腭损伤的处理也要根据不同的情况。

1. 硬腭软组织撕裂伤做黏骨膜缝合即可。软腭贯穿伤，应分别缝合鼻侧黏膜、肌及口侧黏膜。

2. 硬腭有组织缺损或与鼻腔、上颌窦相通者，可在邻近转移黏骨膜瓣，封闭瘘口与缺损；或在硬腭两侧作松弛切口，从骨面分离黏骨膜瓣后，将贯通口处拉拢缝合。硬腭骨面裸露处可自行愈合。

3. 腭部缺损太大，不能立即修复者，可暂时做腭护板，使口腔与鼻腔隔离，以后再行手术修复。

（四）唇、舌、耳、鼻及眼睑断裂伤

唇、舌、耳、鼻及眼睑断裂伤，如离体组织尚完好，伤后时间不超过 6h，应尽量设法缝回原处。缝合前，离体组织应充分清洗，并浸泡于抗生素溶液中。受伤部位应行清创术，并修剪成新鲜创面，用细针细线做细致的缝合。术后注意局部保温。全身应用抗生素。

（王志强）

第四节　牙和牙槽突损伤

一、牙损伤

牙损伤的好发部位是口腔前牙区。根据资料数据统计，牙外伤最易累及上颌前牙，上颌中切牙发生率最高，占 59.1%，其次是上颌侧切牙 17.6%；下颌中切牙的外伤仅占 10.4%，下颌侧切牙为 7.7%。牙损伤可分为牙挫伤、牙脱位及牙折三类。

（一）牙挫伤

牙挫伤为牙在外力作用下发生的钝性损伤，主要影响牙周膜和牙髓。可因牙受到碰撞、打击或进食时无意间咬到砂石、碎骨片等硬物引起。伤后出现不同程度创伤性牙周膜炎的症状，如自觉伤牙伸长、松动，有咬合痛及叩痛等，但没有异常松动和移位。

轻度牙挫伤可不作特殊治疗，暂不用患牙咀嚼食物，两周左右可以恢复。如果牙周膜损伤较重，牙松动者，可对患牙行简单结扎固定或用黏结法固定，并适当磨改对合牙以减少其与患牙的接触。如牙髓已坏死，患牙应进一步做根管治疗。

（二）牙脱位

较大的外力撞击，可使牙脱出或脱离牙槽窝。根据损伤程度又分为部分性牙脱位和完全性牙脱位两类。

1. 部分性牙脱位　临床可见牙在牙槽窝中的位置有明显改变或脱出。但没有完全脱离牙槽窝，造成牙周膜附着破坏，使根尖血管神经束断裂，牙髓组织损伤。部分脱位的牙常有松动、伸长、移位和疼痛，并妨碍咬合；向深部嵌入者，牙冠外露部分变短，其位置低于咬合平面。根据其牙脱位形态，部分性脱位又分脱出性牙脱位、侧方脱位及嵌入性牙脱位三种类型。常伴有牙龈淤血或撕裂出血，严重者可伴有牙折或牙槽骨骨折。

2. 完全性牙脱位　患牙已脱离了牙槽窝，牙槽窝空虚，牙周膜牙髓同时损伤，或仅有软组织相连，甚或完全离体；牙脱位时局部牙龈可有撕裂和红肿及并发牙槽突骨折。

3. 牙脱位的治疗　以保存牙为原则。

（1）部分性脱位（脱出性牙脱位、侧方脱位及嵌入性牙脱位）者，均应先在局部麻醉下，将牙充分复位，恢复正常咬合关系，进行牙弓夹板固定术，固定 2～3 周。调低咬合，嘱咐患者进软食 2 周，减轻患牙负担，定期随访，注意患牙的牙髓活力情况。

（2）完全性牙脱位：牙脱离牙槽窝，但离体时间不长，可将脱位的牙行再植术。再植后牙齿是否能够成活，与牙脱落后的离体时间和脱落牙的储存方法以及污染程度等有重要关系。离体时间越短，储存方法越接近生理条件，污染程度轻，再植后愈合效果越好。脱落牙在口外干燥的时间应小于 60min，预后效果较好；牙脱落后一直处于干燥状态，预后效果较差。脱落牙根面的污染程度也决定了牙周愈合的效果。根面污染的患牙，易造成牙周感染，影响愈合效果。

牙脱位的固定方法常用牙弓夹板固定法，金属丝结扎法及尼龙丝结扎黏结法、牙周夹板固定术等。如牙髓已坏死，患牙应进一步做根管治疗。

二、牙槽突骨折

牙槽突骨折是外力直接作用于牙槽突所致，多见于上颌前部，可以单独发生，也可与颌面部其他损伤同时发生。

临床上，牙槽突骨折常伴有唇和牙龈的肿胀和撕裂伤。其特点为摇动损伤区某一牙时，可见邻近数牙及骨折片随之移动。骨折片可移位，引起咬合错乱。牙槽突骨折时常有牙折或牙脱位。

治疗：应在局麻下将牙槽突及牙复位到正常解剖位置，然后选用两侧邻牙作固位体，用金属丝牙弓夹板将骨折片上的牙结扎固定 2～3 周，或采用正畸科用的托槽法固定，固定时应注意要跨过骨折线至少 3 个牙位，才能稳固。

（王志强）

第五节　颌骨骨折

颌骨骨折有一般骨折的共性，如肿、痛、出血、移位、感觉异常及功能障碍等。但由于颌骨解剖结构和生理特点的特殊性，其临床表现和诊疗方法与其他部位骨折又有不同。现分述如下。

一、上颌骨骨折

上颌骨上方与颅骨中的额骨、颞骨、筛骨及蝶骨相连；在面部与颧骨、鼻骨、泪骨和腭骨相连，故骨折时常并发颅脑损伤和邻近颅面骨骨折。上颌骨体的内部是上颌窦腔，四周与眼眶、鼻腔、口腔、筛窦及眶下裂相邻。与各颅面骨相连处有许多骨缝。这些腔窦、裂隙和骨缝都是较薄弱的部位，易在外力作用下发生骨折。但因位置居中，四周有颅面骨包围，对其有一定保护作用，因此上颌骨骨折发生率比下颌骨少。

(一)临床分类

上颌骨骨折常形成高、中、低位的横断型骨折。LeFort 按骨折线的高低位置，将其分为三型(图 12—5)。

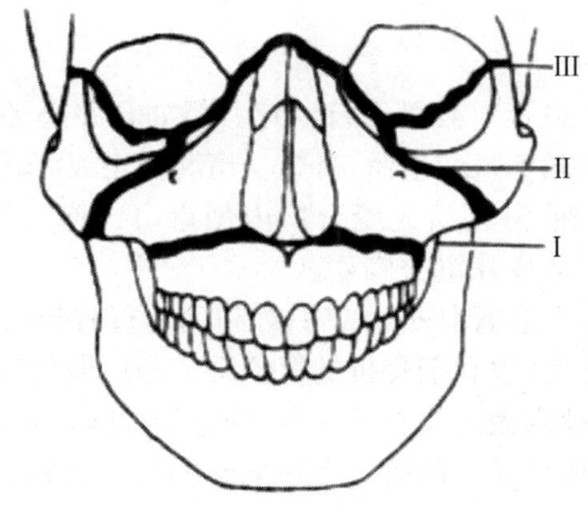

图 12—5　上颌骨骨折线示意图

1. LeFort Ⅰ型骨折　又称上颌骨低位骨折或水平骨折。骨折线从梨状孔下方、牙槽突上方向两侧水平延伸至上颌翼突缝。上颌骨下部包括牙槽骨及牙齿整块活动，移位。

2. LeFort Ⅱ型骨折　又称上颌骨中位骨折或椎形骨折。骨折线自鼻额缝向两侧横过鼻梁、眶内侧壁、眶底、颧上颌缝，再沿上颌骨侧壁至翼突。有时可波及筛窦达颅前窝，出现脑脊液鼻漏。

3. LeFort Ⅲ型骨折　又称上颌骨高位骨折或颧弓上骨折，骨折线自鼻额缝向两侧横过鼻梁、眶部，经颧额缝向后达翼突，形成颅面分离，使面中部凹陷、变长。此型骨折多伴有颅底骨折或颅脑损伤，出现耳、鼻出血或脑脊液漏。

由于暴力的种类及方向不同，临床上所遇到的上颌骨骨折的骨折线不一定都是如上所述的两侧对称型骨折。可发生单侧上颌骨骨折或两侧骨折线不在同一平面。此外，还可发生上颌骨纵形骨折，即腭中缝裂开。

(二)临床表现

1. 咬合紊乱　骨折块多随外力的作用方向而发生移位，或因重力而下垂。一般出现下后方移位，可造成咬合紊乱，严重者可因咽腔阻塞发生呼吸困难甚至窒息等并发症。骨折块向下移位者，前牙开骀，后牙早接触。一侧上颌骨骨折时，伤侧牙早接触，健侧牙呈开骀状。

2. 面形改变　上颌骨骨折后，根据外力大小、方向以及颌骨本身的重力，骨折段常向下后移位，使得面中 1/3 变长，面中部凹陷，后缩。

3. 其他表现　上颌骨骨折时眶内及眶周常伴有组织内出血，形成眼镜状眶周瘀斑(又称熊猫眼)，睑、球结膜下出血，或眼球移位而出现复视等。上颌骨骨折常合并口、鼻腔黏膜撕裂或鼻窦黏膜撕裂伤，导致口、鼻腔出血。并常并发颅脑损伤或颅底骨折，出现脑脊液鼻漏或耳漏等。

(三)影像学检查

1. 平片　上颌骨骨折时，应拍鼻颏位和头颅侧位片。

2. CT　对面中部进行轴位和冠状位CT扫描，可以显示上颌窦各壁骨折情况，上颌窦是否积液，以及骨性眼眶和眶内容物损伤情况。对严重的面中部创伤或上颌骨移位，三维CT对于明确诊断和从整体把握骨折特点很有价值。

(四)诊断

通过询问外伤史，查清体征，结合X线摄片、CT检查等可作出明确诊断。

(五)治疗

1. 颌骨骨折的治疗原则

(1)处理时机：颌骨骨折患者应及早进行治疗。但如合并颅脑及重要脏器或肢体严重损伤，全身情况不佳，应首先抢救伤员的生命，待全身情况稳定或好转后，再行颌骨骨折的处理。

(2)合并软组织伤的处理：清创后先缝合口内创口，再行骨折固定，最后缝合外部创口。有裸露的创面时应采用皮瓣或皮片覆盖修复。

(3)骨折线上牙的处理：在颌骨骨折治疗中常利用牙行骨折段的固定，应尽量保存，即使在骨折线上的牙也可考虑保留，以利于骨折的复位固定和后期的咬合重建。但如骨折线上的牙已松动、折断、龋坏、牙根裸露太多或有炎症者，则应予拔除，以防骨创感染或并发颌骨骨髓炎。儿童期颌骨骨折后，如恒牙胚已暴露并有感染的可能者，也应去除。

(4)骨折段的正确复位和可靠的固定：为了避免发生错位愈合，应尽早进行骨折段的复位与固定，并以恢复患者原有的咬合关系为治愈标准。如伤后时间过长，骨折端发生纤维性错位愈合，则难以复位，需借助弹性牵引的力量使之逐渐复位。如已有骨性错位愈合，则只有通过手术，重新人工骨折复位。复位后选用适当的方法进行可靠的固定是治疗颌骨骨折的又一种重要原则。下颌骨骨折一般应固定4周左右，上颌骨骨折可固定3周左右。

(5)促进骨折愈合的局部与全身治疗：全身应使用抗生素以防治感染。骨折早期可内服、外敷中草药以消肿、止痛、活血、化淤，促进血肿消散，促进骨折愈合。

2. 早期处理　上颌骨骨折患者应特别注意有无颅脑、胸、腹等处合并伤。有严重合并伤的伤员应首先处理合并伤。对上颌骨的创伤可作简单应急处理，以减轻症状稳定骨折段。但应积极预防窒息的发生。

3. 上颌骨骨折的复位与固定方法　上颌骨骨折的治疗措施是复位与固定，使错位的骨折段复位并恢复上下颌牙的原有的咬合关系。

首先应选择坚实可靠的复位、固定基础，使移位的骨折块恢复到原来正常的位置。一般情况下，上颌骨骨折应以颅面骨为复位、固定的基础，称之为颅颌(牵引)固定。

(1)复位方法：颌骨骨折的复位标准是恢复患者原有的咬合关系。

1)手法复位：用于颌骨骨折的早期病例。此时骨折处尚未发生纤维性愈合，可能通过手法复位将移位的骨折块恢复至正常位置，一般在局麻下进行。

2)牵引复位：用于手法复位不满意或已有纤维性愈合的病例。常用的方法有口内颌间牵引法及口外颅颌牵引两种。①颌间牵引法：在上、下颌牙列上分别分段安置有挂钩的牙弓夹板，根据骨折段需要复位的方向，在上、下颌牙弓夹板的挂钩上套上小橡皮圈作牵引，使其逐渐恢复到正常咬合关系(图 12—6)。②颅颌牵引：主要用于上颌骨骨折。如上颌骨横断骨折后，骨折块向后移位，可在上颌骨牙列上安置牙弓夹板，并在头部制作石膏帽或带上固定帽，从帽前方伸出固定支架，然后在牙弓夹板与金属支架之间行弹性牵引，使上颌骨骨折块向前牵引复位(图 12—7)。

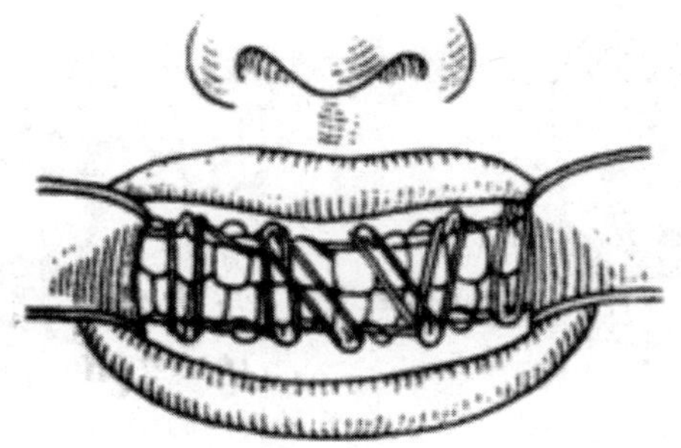

图 12—6　颌间牵引复位法

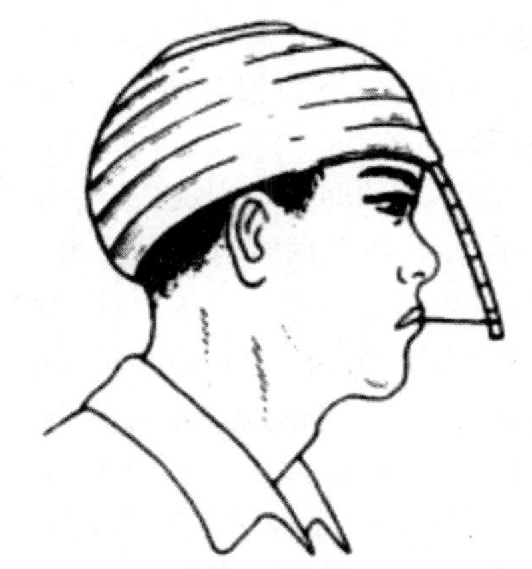

图 12—7　颅颌牵引复位法

3)手术切开复位：用于开放性骨折、不能手法复位的复杂性骨折或已发生错位愈合的骨折病例，特别是对开放性骨折患者，常可在行清创术的同时，行骨折复位与固定。

(2)固定方法：为了保证骨折块在复位后的正常位置，防止再移位，必须有坚实可靠的固定。上颌骨骨折的固定原则上可利用强大稳固颅骨来固定骨折段，同时作颌间固定，已恢复咬合关系。常用的方法有颅颌固定法、骨间固定法及颌间固定法。

1)颅颌固定法：在上颌牙列上安置牙弓夹板，在头部制作石膏帽或特制头套，石膏帽中埋置向外伸出的金属支架，在两侧相当于第一前磨牙的牙弓夹板上各穿过一根直径为 0.5mm 的不锈钢丝，将钢丝两端自前庭沟顶部向外上方穿出于颧部皮肤外，最后在上颌骨复位的情况下，拉近两侧的不锈钢丝，分别结扎固定于石膏帽中伸出的金属支架上。为了恢复良好的咬合关系，同时在下颌牙列安置牙弓夹板，与上颌牙列的牙弓夹板进行颌间结扎，作颌间固定。

2)骨间固定法：对于手术切开复位的患者直接在骨折断端处作骨间微钛板坚强内固定(图 12—8)。近年国内外已较多采用微型钛板做坚强内固定，它坚实可靠，生物相容性好，它可长期埋入组织内而不取出，并和其他钢板一样可提前解除颌间结扎，使患者能早日张口活动。

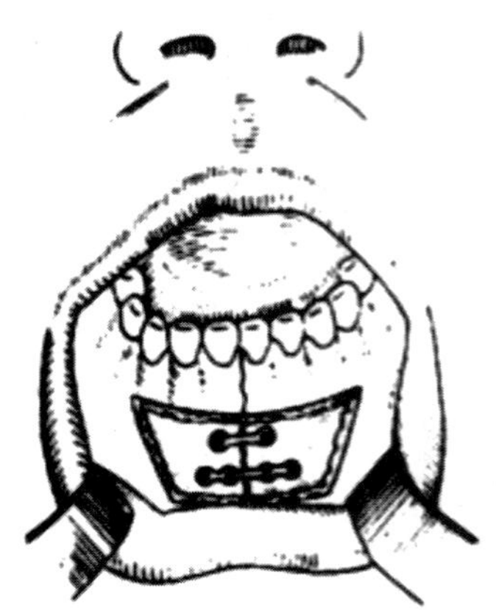

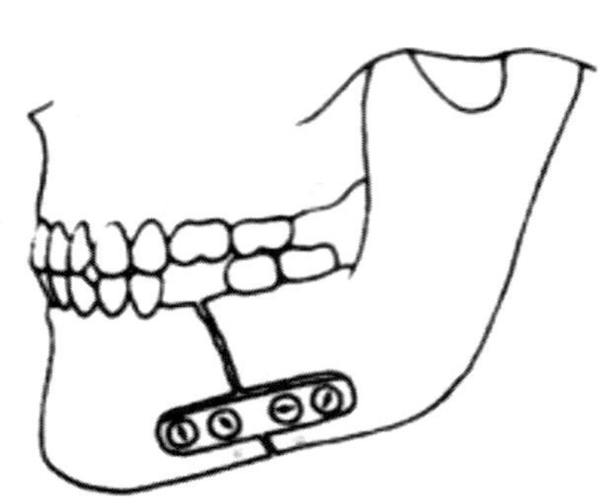

图 12－8　颌骨骨折内固定

3)颌间固定法：其优点是使骨折的颌骨能在正常咬合关系的位置上愈合。但是，由于上、下颌被固定在一起，伤员不能张口，只能进流质饮食，也不易保持口腔卫生。常用的方法有下列几种：①简单颌间结扎固定法：系在上、下颌相对的几组单个牙各用不锈钢丝结扎后，再将各牙的结扎丝上、下相对扭结拧紧，达到颌间固定的目的。此法简便，但可能使个别牙负荷过重，使用时应注意选择适应证。②小环颌间结扎固定法：选用直径 0.3～0.5mm 的不锈钢丝，每根长约 12cm，对折后扭成一小环，将钢丝两端自颊侧穿出牙间隙，至舌侧将两根钢丝分开，分别绕过相邻两牙的牙颈部后，从牙间隙中穿出至颊侧，将远中端钢丝穿过小环，然后与近中端钢丝结扎扭紧。同法在上、下颌需要结扎的相对部位安置小环。最后用另外的结扎丝穿过上、下相对的小环，逐个结扎扭紧，使上、下颌固定在一起。每个伤员应结扎几对小环，要根据骨折的情况而定。一般左右侧应各安置两对以上。③带钩牙弓夹板颌间固定：用有挂钩的成品牙弓夹板，分别用结扎丝一一固定在上、下颌牙的唇颊侧牙面上，然后将输液用乳胶管剪成小圈，套在上、下颌牙弓夹板的挂钩上，行牵引复位固定。这种带钩夹板也可用铝丝自制：取直径 2mm、长 20cm 铝丝一根，弯制出一些挂钩，钩长 4～5mm，两钩间距离为 1.2～1.5cm。结扎固定于牙弓上时，应注意上颌者挂钩朝上，下颌者挂钩朝下，钩端均应向外倾斜，与牙龈要有间隙，这样既便于套橡皮圈，又不致损伤牙龈。④粘片颌间固定法：是用釉质黏合材料粘贴圆形带金属钩的塑料片于牙面上，行颌间牵引固定。方法是先清洁牙面，用 50％磷酸处理，清水冲洗，吹干，涂釉质黏结剂，粘贴塑料粘片。半小时后，即可悬挂小橡皮圈或结扎金属丝行颌间固定。本法特别适合于牙冠短小的儿童和缺牙较多的伤员。缺点是粘片脱落率较高。

二、下颌骨骨折

下颌骨占据面下 1/3 部，是颌面部骨中唯一以关节与脑颅骨连接活动的骨骼，位置突出，体积最大，其解剖形态特殊，生理功能复杂，结构上存在薄弱区。损伤的发生几率较高，据国内外有关资料统计，下颌骨骨折的发生率占颌面损伤总数的 25％～28％，而占颌面骨骨折的 55％～72％，居颌面部骨折的第一位。下颌骨有升颌肌群及降颌肌群附着，骨折时，由于附着在骨折块上的咀嚼肌牵引力方向不同，常使骨折块发生移位，导致咬合错乱。

下颌骨髁状突是下颌骨主要的生长中心，如果在儿童期受到损伤或破坏，可导致下颌骨的发育障碍。下牙槽神经血管束经下颌孔进入下颌骨内，沿下颌管向下延伸。由于下颌骨骨质致密，血运较上颌骨差，损伤后并发骨髓炎的可能性比上颌骨大且严重，骨折愈合也慢。

（一）临床分类

下颌骨发生骨折的部位与解剖结构的薄弱区域有关，如正中联合部、颏孔区、下颌角区及髁突颈部等为骨折好发部位，受到直接或间接撞击后均易发生骨折。

（二）临床表现

下颌骨骨折后，骨折部位出现疼痛、肿胀、皮下瘀斑。

1. 咬合紊乱　下颌骨骨折后，牙齿随着骨折段的移位而移位，出现咬合紊乱。

2. 面部畸形　骨折发生移位后，可造成面部畸形，其中以下颌偏斜畸形较为常见。

3. 功能障碍　主要表现为张口受限，影响正常的进食和语言功能，张口受限程度取决于骨折部位及损伤严重程度。骨折损伤下牙槽神经时，还可引起下唇和颏部麻木。

4. 骨折段移位　下颌骨骨折后多种因素可以导致骨折段发生移位，影响下颌骨骨折后骨折段移位的因素有：骨折的部位、外力的大小和方向、骨折线方向和倾斜度、骨折段是否有牙以及附着肌肉的牵拉作用等，其中各咀嚼肌的牵拉作用又是主要因素。常因不同部位骨折、不同方向的肌牵引而出现不同情况的骨折段移位。当骨折发生移位时，骨折部位两端的骨折段异常动度，检查时，骨折部位可出现骨擦音。

（1）正中联合部骨折：单发时，由于骨折线两侧肌群牵拉力量相等，常无明显移位；有时仅可见骨折线两侧的牙高低不一致。两侧双发骨折时，正中骨折段可因降颌肌群的作用而向下后方退缩；如为粉碎性骨折或有骨质缺损，两侧骨折段受下颌舌骨肌的牵拉可向中线移位，使下颌牙弓变窄，后两种骨折都可使舌后坠，可引起呼吸困难，甚至窒息的危险。

（2）颏孔区骨折：一侧颏孔区骨折时，相当于将下颌骨分成大小不等的前后两段。前骨折段因所附降颌肌群的牵拉而向下方移位，并稍偏向外侧；后骨折段则因升颌肌群的牵引，向上前方移位，且稍偏向内侧。但是，骨折段的移位有时还与骨折线的方向和倾斜度有关，如骨折线方向与肌牵拉方向相抵触，则骨折段移位受阻，而不发生移位。双侧颏孔区骨折时，两侧后骨折段因升颌肌群牵拉而向上前方移位，前骨折段则因降颌肌群的作用而向下后方移位，致颏部后缩及舌后坠。

（3）下颌角部骨折：骨折线正位于下颌角时，且两个骨折段上都有咬肌与翼内肌附着，骨折段可不发生移位；如骨折线位于这些肌肉附着处之前，前骨折段因降颌肌群的牵拉而向下内移位，而后骨折段则因升颌肌群的牵引而向上前移位。

（4）髁状突骨折：多数发生在翼外肌附着下方的髁突颈部。折断的髁突由于受翼外肌牵拉而向前、内移位，但仍可位于关节囊内；但如打击力过大，关节囊撕裂，髁突可从关节窝内脱位而向内、向前、向后或向外移位，移位的方向和程度，与外力撞击的方向及大小有关。个别情况下，髁突可被击入颅中窝。

单侧髁突颈部骨折，患侧下颌向外侧及后方移位，不能向对侧作侧方运动。由于下颌支变短以及升颌肌群的牵拉而使后牙早接触，前牙及对侧牙可出现开合。

双侧髁突颈部骨折者，下颌不能作前伸运动，下颌升支向后上移位，后牙早接触，前牙开合更明显，侧方运动受限。局部肿、痛及功能障碍程度较单侧髁突颈骨折为重，还可能合并不同程度的脑震荡。

髁突骨折的骨折线一般有三种：如髁突骨折发生在翼外肌附着的上方，仅在关节面上发生骨折或损伤，则不受翼外肌牵拉的影响，而不发生移位，又称为囊内骨折或脱帽骨折。极少数情况可出现髁突内髁的纵劈型(矢状)骨折。骨折位于关节囊以外、翼外肌附着的以下称为髁突颈部骨折。位于乙状切迹水平的骨折称为髁突基部骨折。

(三)影像学检查

1.平片　一般选择下颌曲面体层片和下颌骨正位片及侧位片，怀疑有髁突骨折时，选择下颌开口后前位片及颞下颌关节开闭口位片。另外，下颌横断咬合片可以很好显示下颌正中骨折，该片位还可以协助评价颏部舌侧骨板骨折的情况，特别是对于斜形骨折。

2.CT　轴位、冠状位结合三维重建CT影像可以更为准确显示下颌骨骨折，尤其是下颌骨髁突骨折。

(四)诊断

首先应了解受伤的原因、部位及伤后临床表现。通过望诊可以观察到在颌骨骨折处可能有创口、肿胀或瘀斑。在开闭口运动时可出现张口受限、牙列及咬合错乱及颌骨异常活动等。X线摄片检查可了解骨折的部位、数目、方向、类型、骨折段移位情况以及牙与骨折线的关系等。要想进一步了解骨折情况还需其他手段如全口牙位曲面体层X线片、CT等辅助诊断。

(五)治疗

下颌骨骨折的治疗原则是早期复位与固定，使之在正常的解剖位置上愈合，恢复并保持正常的咬合。治疗时间越早越好，一般在伤后3～5d内进行，此时周围软组织已消肿。如伴有开放性伤口，可以手术复位固定。一般情况下，下颌骨骨折应以上颌骨作为复位、固定的基础，此种形式称之为颌间(牵引)固定。

1.复位方法

(1)手法复位：对于早期简单的线形骨折，骨折段比较松动，局麻下手法即可恢复到正常位置。手法复位在骨折后进行越早，效果越好。

(2)牵引复位：长见颌间牵引复位，即在上下颌牙列上结扎牙弓夹板，然后用橡皮圈进行牵引，以咬合为依据，使移位的骨折段回复正常位置。如髁突骨折伴有下颌后缩前牙开合的患者，可用此方法进行复位。

(3)切开复位：适用于新鲜开放性骨折、不能手法复位的复杂性骨折，以及骨折移位时间长，骨折处已有致密的纤维性或骨性错位愈合者。

2.固定方法　下颌骨骨折可采用单颌固定、颌间固定、骨间固定。

(1)单颌固定：单颌固定是指在发生骨折的颌骨上进行固定，而不将上、下颌骨同时固定在一起。这种固定的优点是伤员仍可有开闭口活动，对进食和语言功能影响较小，也便于保持口腔卫生；同时因具有一定的功能活动，有利于改善局部血液循环和骨折愈合。但做单颌固定之前，必须使骨折块准确复位，恢复正常咬合关系，防止错位愈合。再者，有些单颌固定法的固定力不足，故应注意适应证的选择。

1)单颌牙弓夹板固定法：即将一牙弓夹板横越折断部及其两侧健牙，用金属结扎丝将夹板与牙逐个结扎，依靠健牙固定折断的颌骨。这种固定法最适用于牙折或牙槽突骨折。利用它固定下颌骨骨折，有时嫌力量不足，但可用于移位少的线型骨折。

2)克氏针骨内固定法：用于下颌骨髁突颈部骨折及颏部骨折。应先通过手法或手术使骨折块复位，然后在下颌骨适当位置做皮肤小切口，显露骨面，用手钻、气钻或电钻在下颌内、外骨板之间沿下颌骨长轴(与骨折线垂直)钻入克氏针。颏部骨折时，用单根克氏针做内固定，骨折段尚可左右活动，如用两根克氏针行交叉固定，则可限制两个骨折段的移位。

(2)颌间固定：是颌骨骨折常用方法。尤其是下颌骨骨折可利用上颌骨来固定下颌骨，并使上下颌骨的牙固定在正常的咬合关系位置上，待颌骨愈合后，恢复咀嚼功能。但是，由于上、下颌被固定在一起，伤员只能进流质饮食，口腔卫生不易保持，需加强口腔护理。

(3)骨间固定：多用于开放性、陈旧性或儿童的下颌骨骨折。通过创口或手术切口，显露骨折线两端的骨面，然后选用合适的固定器材及方法进行固定。可供作骨间固定的器材和方法有：医用不锈钢丝结扎固定、趴钉式固定或记忆合金骑缝钉固定、小型钢板螺丝钉固定或加压钢板螺丝钉固定等。近年来，临床上多选用合适的微型钛板，采用口内切口或口外进入，显露骨折端，使之复位后，分别将螺丝钉旋入骨折线两侧的骨中，使钛板固定在骨折线两侧的骨面上，同时也就固定了骨折断端。这种微型钛板由于体积小而薄，术后无不适，骨折愈合后可不必拆除。操作中注意勿损伤牙根、下牙槽神经、血管束及儿童的恒牙胚。

3. 髁状突骨折的治疗　多主张保守治疗。尤其是儿童的髁状突骨折，采用闭合复位后行颌间固定。如髁状突移位明显，伴有功能障碍时，应考虑手术复位钛板内固定。

4. 几种特殊情况下的下颌骨骨折的处理

(1)无牙下颌骨骨折的处理：由于长期缺牙可致牙槽骨萎缩，下颌体部变得细小，骨折时受肌肉的牵拉，骨折段更易于移位。因此，无牙的下颌骨骨折的处理较为困难，无牙可供作简便的颌间固定。对于年龄较大有全身系统性疾病的患者，可以利用原有的上下颌全口义齿或塑料牙托夹板作暂时的颌周栓丝结扎固定，但稳定制动不可靠，甚至可以引起软组织的压迫性坏死。在全身情况容许的情况下，对于移位明显的无牙下颌骨骨折，一般均应作开放复位内固定，应选择固位力较强的板钉系统进行固定。

(2)儿童下颌骨骨折的处理：儿童的下颌骨骨折首先应考虑保守治疗。由于儿童下颌骨的皮质骨较薄，常见为不完全骨折或青枝骨折，最好采用手法复位和简便的制动方法。儿童的牙列及咬合关系尚未稳定，因此对咬合关系恢复的要求不像成人那样严格，咬合关系在后期的建殆过程中自行调节而恢复。儿童的下颌骨正处于生长发育过程中，对骨折进行的任何形式的手术干预都可能影响颌骨的发育。但是，对于移位明显的下颌骨骨折还应考虑手术，切开复位内固定，可考虑选择使用可吸收板钉进行固定。

(3)陈旧性下颌骨骨折的处理：适用于简单的、复位后不会形成骨与软组织缺损的陈旧性骨折"再骨折"复位。手术尽量沿原骨折线凿开，以便骨折正确对位。骨折后骨缺损还应考虑植骨。

（王志强）

第六节　颧骨及颧弓骨折

颧骨左右各一，近似菱形，为外凸内凹的骨体。位于颜面的外上部，为上颌骨与脑颅骨间的主要支架，对构成面部外形起重要作用。颧骨与上颌骨、额骨、蝶骨和颞骨相连接，额蝶突向上，接额骨颧突形成颧额缝，后连蝶骨大翼的颧骨缘；上颌突向内下方，与上颌骨的颧突相接形成颧上颌缝；颞突向后，与颞骨颧突相接构成颧弓。颧骨和颧弓是面部比较突出的部分，易受撞击而发生骨折。颧骨与上颌骨的连接面最大，故颧骨骨折常伴发上颌骨骨折。

一、临床表现

一般可分为颧骨骨折、颧弓骨折、颧骨颧弓联合骨折及颧、上颌骨复杂骨折等，而颧弓骨折又可分为双线型及三线型骨折。

1. 颧面部塌陷　颧骨、颧弓骨折后骨折块移位方向主要取决于外力作用的方向，多发生内陷移位。在伤后早期，可见颧面部塌陷；随后，由于局部肿胀，塌陷畸形并不明显，易被误认为单纯软组织损伤。待数日后肿胀消退，又出现局部塌陷。

2. 张口受限　由于骨折块发生内陷移位，压迫颞肌和咬肌，阻碍喙突运动导致张口疼痛和张口受限。

3. 复视　颧骨构成眶外侧壁和眶下缘的大部分。颧骨骨折移位后，可因眼球移位、外展肌渗血和局部水肿及撕裂的眼下斜肌嵌入骨折线中，限制眼球运动等原因而发生复视。

4. 瘀斑　颧骨眶壁有闭合性骨折时，眶周皮下、眼睑和结膜下可有出血性瘀斑。

5. 神经症状　颧骨上颌突部骨折可能损伤眶下神经，致使该神经支配区有麻木感。骨折时同时损伤面神经颧支，则发生眼睑闭合不全。

二、诊断

根据外伤史、临床特点和X线摄片检查可明确诊断。

触诊骨折局部可有压痛、塌陷移位，颧额缝、颧上颌缝连接处以及眶下缘均可能有台阶形成。如自口内沿前庭沟向后上方触诊，可检查颧骨与上颌骨、喙突之间的空隙是否变小。这些均有助于颧骨骨折的诊断。

X线摄片检查常取鼻额位和颧弓位。在鼻颏位X线片中不仅可见到颧骨和颧弓的骨折情况，而且还可观察眼眶、上颌窦及眶下孔等结构有无异常。颧弓位则可清楚显示颧弓骨折移位情况。

三、治疗

颧骨、颧弓骨折后如仅有轻度移位，畸形不明显，无张口受限及复视等功能障碍者，可不行手术治疗。凡有张口受限者均应做复位手术。虽无功能障碍而有显著畸形者也可考虑进行手术复位。

1. 巾钳牵拉复位法　用于单纯颧弓骨折。此法不用做皮肤切口。在局部消毒及麻醉后，利用巾钳的锐利钳尖刺入皮肤，深入到塌陷的骨折片深面或钳住移位的骨折片，紧握钳柄向外提拉、牵引复位。颧弓骨折复位的标准是伤员不再有张口受限。

2. 颧弓部单齿钩切开复位法　在颧弓骨折处表面做一小横切口，切开皮肤、皮下组织，直达颧弓表面，探明骨折片移位情况，用单齿钩插入骨折片深部，将移位的骨折片拉回原位（图12—9）。

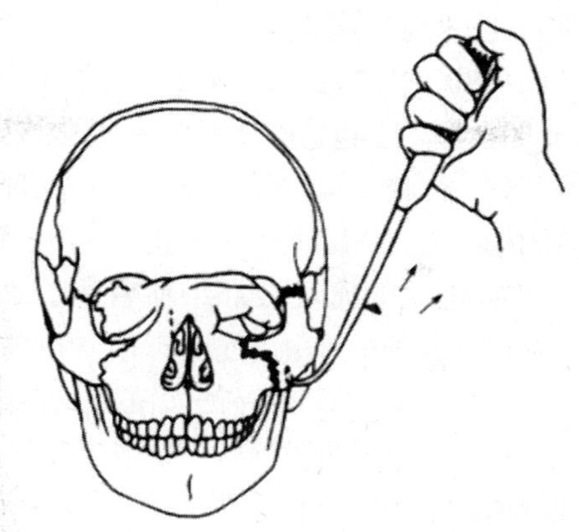

图 12—9　颧弓部单齿钩切开复位法

3. 口内切开复位法

(1)前庭沟切口法：自上颌第一磨牙远中沿前庭沟向后做 1cm 长切口，切开黏膜及黏膜下组织，然后用长而扁平的骨膜分离器从手指感觉复位的情况。复位后缝合口内创口。

(2)下颌支前缘切口法：在口内下颌支前缘部做约 1cm 长纵切口，将扁平骨膜分离器插入切口，在喙突外侧经喙突颞肌腱和颞肌浅面达骨折的颧弓下方，向外侧抬起骨折片，然后将钝器前后移动，以恢复颧弓完整的外形。

4. 颞部切开复位法　在伤侧颞部发际内做长约 2cm 的切口，切开皮肤、皮下组织和颞筋膜，显露颞肌，在颞筋膜与颞肌之间插入细长的骨膜分离器，进至颧弓或颧骨的深面，用力将骨折片向前外方复位。

5. 上颌窦填塞法　适用于粉碎性颧骨及上颌骨骨折。可在上颌口腔前庭尖牙窝处做切口，显露上颌窦，将骨膜分离器置于窦内，另一手置于面颊部，通过内外联合推压作用，将骨折片复位。在下鼻道开窗后用碘仿纱条行上颌窦填塞，一端经下鼻道开窗处穿入鼻腔，严密缝合口内切口。2 周后可自鼻腔逐步抽除碘仿纱条。

6. 头皮冠状切口复位固定法　取头皮冠状切口，切开帽状腱膜后，在帽状腱膜下层将额顶皮瓣向下翻转，至眶上缘上方 1cm 处，切开骨膜，在骨膜下继续向下剥离，可显露眶缘、眶壁、颧骨、颧弓、额骨、鼻骨及上颌骨前壁。在骨折片复位后，可采用小型钢板做坚强内固定。

（王志强）

第七节　骨折的愈合

骨折愈合不同于其他组织的修复，最终不是形成瘢痕，而是十分类似于原有骨结构。随着骨折固定形式的变化，骨折愈合的组织学结构也有了不同于传统的骨折愈合（二期骨愈合）方式的类型。

一、二期愈合

即传统的骨愈合形式，一般出现在骨折采用非稳定性固定时如颌间固定。其愈合模式大致可经历 4 个阶段：

1. 血肿形成　骨折时，由于骨折部骨髓、骨膜及周围软组织中的血管断裂出血形成血肿。

血肿通常在伤后 4～5h 即可在两断端间形成血凝块。

2.血肿机化　骨折后的 24～48h 内,骨折周围软组织的急性炎性反应不断加重,血管扩张,血浆渗出,炎细胞浸润,出现中性粒细胞、组织细胞和肥大细胞,开始吞噬和清除坏死组织;同时,骨折断端的骨外膜出现增生、肥厚,成纤维细胞增殖,骨外膜内层即生发层,增殖成骨细胞,与毛细血管一起向血肿内生长,使血肿逐渐机化。

3.骨痂形成　骨折后 1～2 周,机化的血块被纤维血管组织所替代,再沉积胶原纤维和钙盐,通过成骨细胞和多种内源性生长因子的作用,逐渐产生骨样组织和新骨,形成骨痂。

4.骨痂改建　骨折 2 周后,骨样组织内不断有钙盐沉积,并逐渐钙化为坚实的骨组织,与骨折断端的骨组织连接、融合在一起。新形成的骨小梁排列很不规则,以后通过较长时间对应力作用的功能适应和骨质的吸收与重建,逐渐调整、改建,恢复到和原来骨组织一样的结构。在骨内、外骨痂和桥梁骨痂完全骨化、愈合后,其强度已能承受因肌收缩或外力引起的应变力量时,即达到骨折的临床愈合,下颌骨骨折的临床愈合所需时间通常为 6～8 周。这时由于骨痂的密度较密质骨低,骨折断端坏死骨被吸收,故在 X 线片上仍可见到清晰的骨折线。一般需 5～6 个月后,在 X 线片上骨痂与密质骨的界限消失,看不到骨折线,此时已达到组织学上的骨性愈合。

在骨折愈合过程中,骨膜中成骨细胞增殖起着重要的作用,因此在处理骨折时应注意保护骨膜,不使其再受损伤,以利骨折愈合。骨折愈合还与患者的年龄、损伤程度、是否及时准确复位、牢靠固定及是否合并感染等因素有关。

二、一期愈合

随着引入坚强内固定尤其是加压内固定形式后,在组织学上观察到了骨折一期愈合或称直接愈合。其原理为:骨折后首先达到解剖复位,然后给予稳定的固定,或者骨折间施加了一定的轴向压力,骨折线对合紧密,使得骨折修复仅限于骨内,而不需要外骨痂参与,在骨折间隙很小时,迅速形成编织骨充填间隙,又称之为间隙愈合。

骨折的一期愈合速度比传统的骨折愈合要快,其原因是骨折的间隙变小,缩短了愈合时间;此外没有血肿形成和机化以及骨痂形成期。其临床特点是 X 线没有外骨痂形成,6 周时骨折线基本消失;临床愈合时间比传统固定方法提前 2 周左右,患者可早期行使咀嚼功能。

（王志强）

第八节　颌面部战伤

战伤是在战争条件下所致的损伤。在现代战争中,战伤种类较多,有火器伤、烧伤、化学毒剂伤及核武器伤等,下面简单介绍火器伤和核武器伤。

一、口腔颌面部火器伤

火器伤是指由火药做动力发射或引擎的投射物(如弹丸、弹片等)所致的损伤,在战伤中最多见。

(一)投射物的致伤原理

投射物穿入组织时,产生的前冲力直接造成弹道组织损伤;产生的侧冲力则使弹道形成瞬时空腔，并使弹道周围组织受到损伤。

1.原发伤道　投射物击中组织后，沿其运动轴线前进，在和组织接触过程中，直接穿透、离断或撕裂组织，形成原发伤道。动能大者，产生贯通伤；动能小者，由于能量耗尽，投射物存留于体内而形成非贯通伤(盲管伤)。

2.瞬时空腔效应　高速投射物穿入体内时，强大的侧冲力迫使原发伤道的周围组织迅速向四周压缩与移位，形成瞬时空腔，其最大直径比原发伤道或投射物直径大数倍至数十倍。由于组织的弹性回缩，此空腔迅速消失，并在数十毫秒钟内反复扩张、萎陷，脉动6～7次，从而使伤道周围组织遭受反复挤压、牵拉和震荡，造成损伤。同时空腔内相对负压可使伤道入口与出口处的异物与细菌吸入伤道深部，造成污染，这是伤道感染的重要原因。实验证明，高速投射物所致的颌面部火器伤，同样存在瞬时空腔效应。

3.继发性投射物效应　投射物击中牙或骨骼等硬组织时，可将它们击成碎片，这些碎片接受了动能，向各个方向扩散，进一步损伤周围的组织。

(二)临床特点

1.伤情较重　造成枪弹或爆炸伤的弹头或弹片，尤其是高速投射物，有较大的冲击力量。其前冲力形成的瞬时空腔，使伤道及其周围组织产生严重损伤。在击中颌面骨骼后即行爆炸，被炸碎的骨片或牙片又相当于继发弹片，进一步损伤周围组织，常造成严重的、多发性软组织和骨组织的破坏和缺损。

2.贯通伤较多　多数情况下，贯通伤的入口较小，出口较大。如颌骨火器伤贯通伤时，入口处多为小的洞型骨折，而出口处常为粉碎性骨折，伴有骨折片移位和广泛的软组织破坏。如为只穿过软组织的贯通伤，出、入口的大小差别不明显。近距离火器伤时，则呈现入口大，出口小。

3.组织内多有异物存留　多发生于盲管伤。如上颌骨火器伤时，子弹或弹片常因骨的阻挡，速度减慢，或改变方向，可滞留于上颌窦、颞下窝或颅底等部位。下颌骨火器伤时，金属异物可嵌入骨内或颌周及颈部软组织中。火器伤组织内的异物除金属异物外，还可有碎石块、碎骨片及其他由外界带入的异物。

4.创口内都有细菌污染　污染的细菌可由致伤物带入，尤其是在地面爆炸的弹片，可将泥土内的细菌带进创口；当伤道穿通鼻腔、口腔或上颌窦时，可由腔窦内的细菌污染创口。如有牙碎片进入组织内，也可将细菌带入。瞬时空腔产生的负压可将出、入口外的污物吸入伤道内。

(三)治疗

首先应注意保持呼吸道通畅，止血和抗休克等。如出现呼吸道梗阻时，应先行气管切开术。全面检查时主要通过视诊和触诊查清损伤的部位、范围和特点，检查有无其他部位的损伤。为查明骨折和异物的情况，应摄正、侧位X线片，必要时摄定位片。对火器性软组织伤，按一般清创原则处理。

二、核武器伤

核武器伤为原子弹、氢弹等核武器爆炸所致的损伤。核武器爆炸产生的几种杀伤因素对人体造成不同的损伤：光辐射引起烧伤，冲击波引起冲击伤，早期核辐射及放射性污染引起放射性损伤。有单一伤，也有复合伤。

（一）光辐射烧伤

颌面部是光辐射烧伤的好发部位，可同时伴有口、鼻、眼、耳等部烧伤。颌面部烧伤主要是在室外直接烧伤，间接烧伤较少。由于光辐射是直接传播的，在核爆炸当时，如面向爆心，即发生颌面烧伤。光辐射的温度虽然很高，但作用时间很短，因此，所发生烧伤的深度比火焰烧伤浅，主要是Ⅱ度烧伤。在核爆炸时，可引起眼角膜、晶体和视网膜烧伤。距爆心较近的人员，可引起呼吸道烧伤。光辐射烧伤的急救和治疗原则与一般颌面部烧伤相同。

（二）冲击伤

核爆炸时，由冲击波直接作用或间接作用的损伤都叫冲击伤。冲击波不仅可使暴露的颌面部损伤，也可使内脏破裂、出血，甚至引起骨折，全身情况较严重，应积极抢救。颌面部冲击伤的治疗原则与一般颌面部损伤相同。

（三）急性放射病

急性放射病是大剂量核辐射引起的一种全身性疾病。病变主要是造血系统的损害。急性放射病的治疗原则是：①初期：镇静、止吐和其他对症处理。②假愈期：预防感染、出血和保护造血功能。③极期：抗感染、抗出血、减轻造血系统损伤和纠正水电解质紊乱。④恢复期：促使造血系统损伤的恢复和机体的恢复。

（王志强）

第十三章 唾液腺疾病

唾液腺包括腮腺、下颌下腺、舌下腺三对大唾液腺及位于口腔黏膜下层的许多小唾液腺。小唾液腺按其所在部位分别称为腭腺、唇腺、舌腺、磨牙后腺及颊腺等。

唾液腺疾病主要包括发育异常、唾液分泌异常、结石、炎症、创伤、瘤样病变及肿瘤等。

第一节 唾液腺发育异常

唾液腺发育异常是一种少见疾病，根据文献报道及作者经验，可归纳为5类。

一、唾液腺先天缺失或发育不全

大唾液腺先天缺失少见，任一唾液腺均可缺失，可双侧或单侧，病因不甚清楚，与其他外胚叶发育不全不无联系，与家族发病或遗传因素是否有关尚不清楚。唾液腺缺失可伴有头颈部其他异常，如鳃弓综合征。

腮腺或下颌下腺缺失或发育不全时，可出现口干症状。导管口未发育，探针不能进入。有的作者报告，外科探查腮腺区，可见腮腺缺失或极度发育不全。病理报告为腮腺碎块，其中有少量淋巴组织呈串状。

治疗为对症性治疗。

二、导管口闭锁

一个或更多的大唾液腺导管闭锁或缺失，临床极为少见。如果发生，可致唾液滞留，形成囊肿。

三、唾液腺异位

临床上可见两种表现。

①迷走唾液腺：指唾液腺内的部分始基异位于正常情况下不含唾液腺组织的部位，而正常唾液腺可存在。常见于颈侧、咽及中耳，其他也可见于颌骨体内、牙龈、扁桃体窝、脑垂体及小脑脑桥等处。唾液腺组织迷走到下颌骨体内者，通常穿过舌侧骨皮质，以蒂与正常下颌下腺或舌下腺相连，称为发育性唾液腺舌侧下颌骨陷窝，又称静止骨腔。

②异位唾液腺：指腺体的位置异常，腮腺和下颌下腺均可单侧或双侧发生异位。腮腺常沿咬肌前缘或其下缘异位。下颌下腺可异位至扁桃体窝、颌舌骨肌之上的舌下间隙，有的与舌下腺融合。

(一)临床表现

异位唾液腺可为单侧，也有双侧者。一般无症状，但可发生涎瘘，继发炎症、囊肿或肿瘤。腮腺异位，常移位至颞部，表现为颞部凸起如肿块。有的是在刮脸时偶然发现，疑为肿瘤就诊，有的在体检时发现。患者主诉进食时颞部发胀。

（二）X 线表现

唾液腺造影时，患处明显凸起，X 线片上显示为发育不全的腮腺或下颌下腺（图 13－1）。

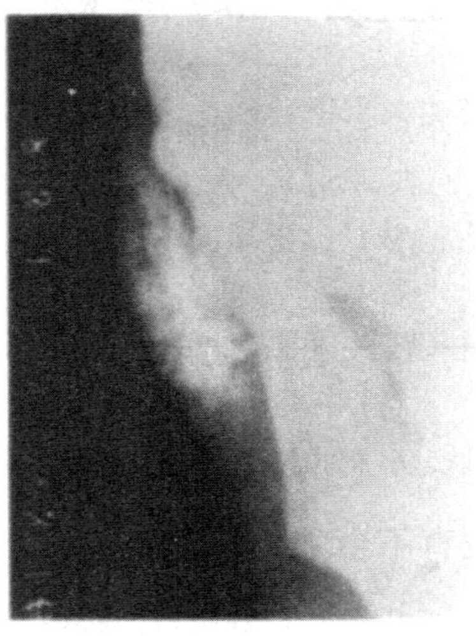

图 13－1　腮腺异位（腮腺造影后前位）

（三）治疗

异位唾液腺无症状者不需治疗。继发感染、炎症、囊肿、肿瘤或有明显胀感者，可手术摘除异位唾液腺或与其相伴的囊肿或肿瘤。

四、导管异常

导管异常可有导管缺失、扩张及开口位置异常，导管扩张包括主导管扩张及末梢导管扩张。

（一）临床表现

导管开口位置异常，可开口于面颊部、下颌下缘、上颌窦等部位，常发生先天涎瘘。可伴有同侧大口畸形和副耳，为第一鳃弓综合征的表现之一。

导管扩张多数为主导管扩张，也可以是末梢导管扩张。大多发生于腮腺，少数为下颌下腺。常因继发感染就诊。腮腺导管扩张表现为颊部沿导管走行的类圆形肿块。既往无继发感染史者，肿块界限清楚，质地较软。有继发感染史者，肿块质地变硬。严重感染者，肿块与周围组织粘连，界限不清。挤压腺体时导管口可有大量唾液流出，呈喷射状。继发急性感染时可伴有脓液。

（二）影像学表现

唾液腺造影显示腮腺或下颌下腺主导管囊状扩张，可以延及某些叶间导管。无继发感染史者，导管壁光滑（图 13－2、13－3）。有继发感染史者，导管壁变得不光整。B 超显示导管所在处无回声团块，呈管状结构（图 13－4）。CT 表现为沿导管走行方向呈管状的软组织病变（图 13－5）。

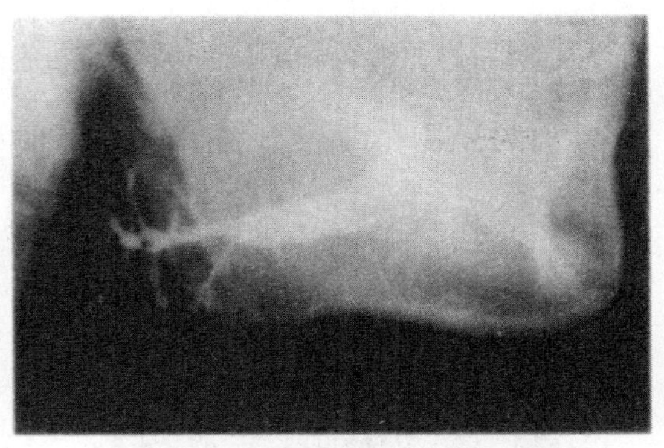

图 13－2　先天性腮腺导管扩张(腮腺造影侧位)

左腮腺主导管高度扩张,某些叶间导管扩张不整

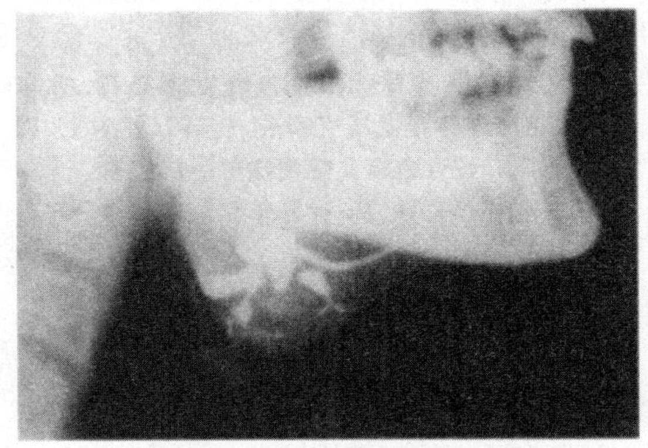

图 13－3　先天性下颌下腺导管扩张(下颌下腺造影)

左下颌下腺主导管腺内段高度扩张呈囊状,伸展到小叶间导管,边缘光整

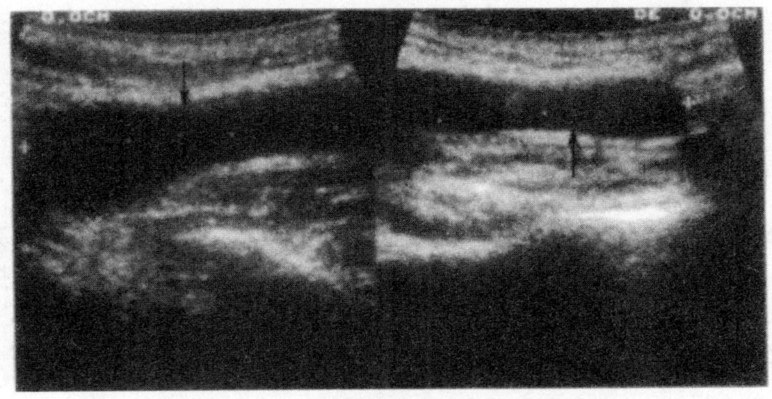

图 13－4　先天性腮腺导管扩张(声像图)

腮腺主导管呈囊状扩张的无回声结构

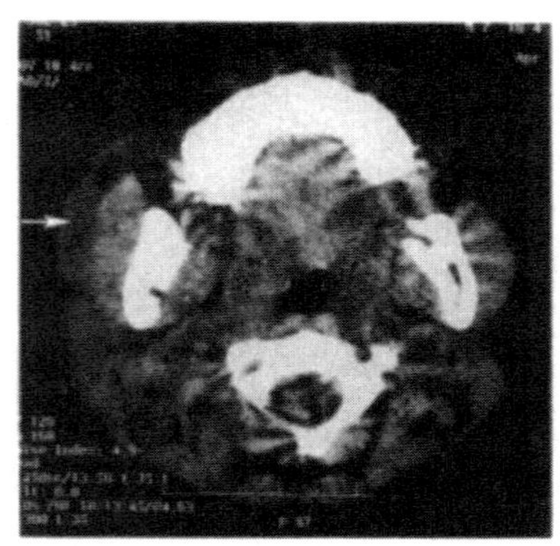

图 13－5　先天性腮腺导管扩张(CT)

显示为沿腮腺导管走行方向呈管状的软组织病变

唾液腺在出生时，即可有单个或多个末梢导管扩张，唾液腺造影显示腮腺轮廓正常。但末梢导管呈点状扩张影像，与复发性腮腺炎相似，有的学者注意到末梢导管先天性扩张与支气管扩张同时存在。

(三)治疗

先天性唾液腺导管扩张无继发感染者，宜多饮水，每天按摩腺体帮助排空唾液，保持口腔卫生，以预防继发感染。若有急性炎症表现可用抗生素。主导管呈囊状扩张者多需手术，行腺体摘除术，术中注意将导管全长与腺体一并切除。

五、唾液腺肥大

唾液腺先天性肥大罕见，腮腺及下颌下腺均可发生，在唾液腺造影片、CT 片及 B 超声像图上不易与病理状态所致唾液腺良性肥大区别。

唾液腺先天性肥大常无症状，可不处理。

(刘荣光)

第二节　唾液腺结石病及下颌下腺炎

唾液腺结石病是唾液腺结石发生于唾液腺导管中或腺体内，而引起的系列病变。Levy 等(1962)统计 180 例唾液腺结石病患者，下颌下腺占 80%，腮腺占 19%，舌下腺占 1%；崔跃庭(1989)统计 55 例，下颌下腺占 89%，腮腺占 11%，无 1 例发生在舌下腺。

唾液腺结石发生于小唾液腺导管中或口内唾液腺者甚少，这些唾液腺结石大多位于颊黏膜，少数位于唇部。

一、病因、病理

唾液腺结石常发生于下颌下腺导管的原因，是下颌下腺分泌液较黏稠，且导管长，行程不规则。唾液腺结石形成的原因目前还不很清楚，但多数认为是由脱落的上皮细胞、细菌、异物或细菌分解产物为核心，钙盐沉着于核心周围而形成的。唾液腺结石病患者，若身体其他器官也同时发生结石，可能与全身代谢有关。

肉眼见唾液腺结石为淡黄色，圆形、卵圆形或长柱形，单个或多个，一般大小为 0.1～

2cm，有的坚硬，有的如泥沙状。剖面呈层状，中央有一个或数个核心。

光镜下见唾液腺结石所在部位的导管有不同程度的扩张，上皮可形成糜烂或溃疡，或出现鳞状化生，导管周围有淋巴细胞及浆细胞浸润。下颌下腺炎时，镜下见腺泡减少以至消失，腺导管增生，腺管扩张，腺管内充满炎症细胞。腺导管周围可有玻璃样变的胶原纤维环绕增生，腺组织内亦可有纤维组织增生。

唾液腺结石的化学成分为无机物，其中以磷酸钙含量最多，碳酸钙次之，并有少量钾、钠、氯、镁等盐类。有机物约占5%，为黏多糖及胆固醇等。

二、临床表现

唾液腺结石病可见于任何年龄，但以中年为多见。一般唾液腺结石为一个，多个者较少见，但亦有报告一唾液腺中多至十多个者。唾液腺结石发病多见于单侧，但也偶见双侧发病者。

小的唾液腺结石不会造成唾液腺导管的阻塞，无任何临床症状。导管阻塞时，则可发生如下症状：①进食时，腺体肿大，患者自觉胀感及疼痛，有时疼痛剧烈，发生"涎绞痛"：停止进食后不久，腺体可自行复原，疼痛亦随之消失。②导管口处黏膜红肿，挤压腺体可见有脓性分泌物自导管口溢出。③导管内的唾液腺结石以双手触诊时，常可触及硬块，并有压痛。④唾液腺结石阻塞导管可引起腺体继发感染，并反复发作。下颌下腺因腺体包膜不完整且疏松，炎症可扩散至邻近组织中，引起下颌下间隙感染，甚至口底蜂窝织炎。炎症消退后，在下颌下三角区可扪及肿大的下颌下腺，有压痛。长期反复发作后，下颌下腺变小，质地变硬。

三、影像学表现

阳性唾液腺结石用平片检查。下颌下腺导管前部者用下颌横断殆片，以能显示舌的影像为条件；导管后部者用下颌下腺侧位片；下颌下腺下、上斜位片适用于绕过颌舌骨肌后缘导管内的唾液腺结石(图13－6)。腮腺唾液腺结石可用腮腺后前位检查，嘱患者口内鼓气，使颊部外鼓影像对比更好，结石密度低于软组织者，则易为颊部软组织后前影像所遮盖，故临床多用口内置片检查，将胶片剪成略呈三角形，置于口内颊部，胶片尖端处于颊垫尖处，X线自口外颊部以软组织条件垂直投照。

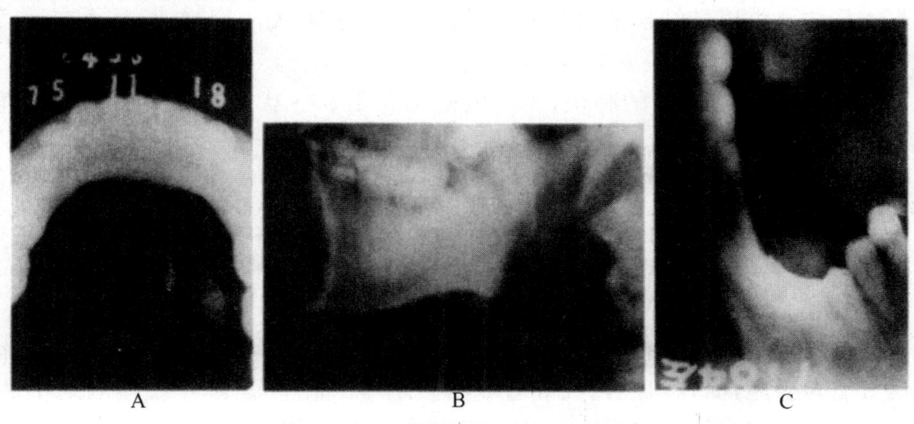

A　　B　　C

图13－6　下颌下腺导管阳性结石

A. 下颌横断片显示结石为卵圆形，可见呈层状钙化；B. 下颌下腺侧位片显示结石位于下颌下缘的下方；C. 下颌下腺下、上斜位片显示下颌下腺绕过颌舌骨肌后缘导管内结石(↑)

X线检查对唾液腺结石的诊断具有重要价值，因其不仅可以显示结石的有无及其存在部位，同时亦可显示结石的数目及大小。

钙化程度高的结石（阳性结石）可显示为圆形、卵圆形或梭形密度高、大小不等的影像，有的可见其中有密度低的核心或高钙化点，其周围钙化呈层状。

钙化程度差的唾液腺结石（阴性结石）在平片上难以显示，可用唾液腺造影检查。在造影影像中，因结石占据位置，可见该处充盈缺损，呈圆形、卵圆形或梭形，其近腺体端导管可见扩张不整，为继发感染所致（图13—7）。

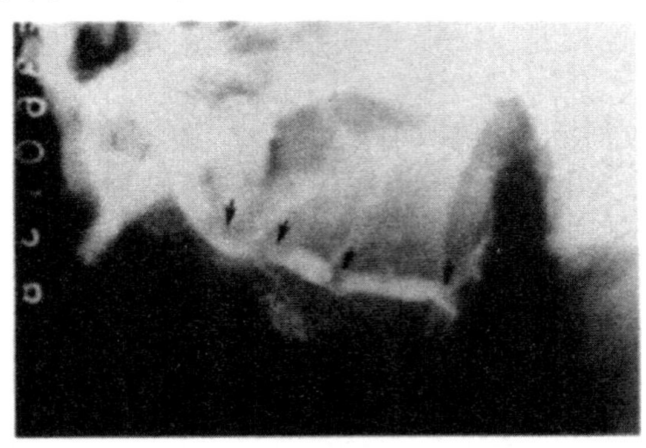

图13—7 腮腺导管内阴性唾液腺结石（↑）（腮腺造影侧位片）

阳性结石亦可用B超诊断，声像图上表现为强回声光团。

锥形束CT可以清楚地显示阳性结石。

采用唾液腺内镜，可在直视下观察到阳性结石或黏液栓子。

四、诊断与鉴别诊断

临床上，进食时有腺体肿胀、肿大历史，双手触诊可触及硬结，继发感染，腺体可反复肿胀，导管口挤压可有脓性、胶冻样分泌物，结合影像学检查结果诊断不难。但须与以下疾病鉴别：

1.下颌下淋巴结结核 肿块位置较下颌下腺靠外并较表浅，可有反复肿胀史，但无进食肿胀及结石绞痛史。淋巴结结核钙化多呈点状，形态不规则，无一定规律，且不在唾液腺导管走行部位。

2.唾液腺肿瘤 缓慢生长的肿块，无唾液腺结石阻塞症状。用CT或B超检查可加以区别。

五、治疗

唾液腺结石一经确诊，除少数较小者用保守办法，如催唾剂及按摩促排外，大多需行手术摘除。

1.唾液腺导管取石术 适用于下颌下腺导管，能扪及相当于下第二磨牙以前部位的结石。越向后导管位置越深，从口腔内经导管取石较困难。近些年来，一些学者对下颌下腺导管后部的结石亦采取口内切开取石术，可以保存下颌下腺功能。

腮腺导管取石术适用于口内能扪及唾液腺结石者。

2.唾液腺内镜取石 目前已经较普遍地采用唾液腺内镜取石，可以取出主导管及部分腺内导管结石，多发性结石尤为适用。创伤小，同时可进行导管冲洗。但是，结石体积较大时采用唾液腺内镜取石有一定困难。

导管结石摘除后，大部分患者导管阻塞症状解除，腺体功能可得到不同程度恢复。但有少数患者仍可有阻塞症状，腺体功能进一步下降，其原因是导致导管阻塞的病理因素没有消除，唾液少而黏稠，甚至形成黏液栓子，导致导管程度不等的阻塞，有的在此基础上形成新的阳性结石。为了防止唾液腺结石的复发，取石术后应按摩腺体，采用催唾剂刺激唾液分泌，或采用唾液腺内镜定期冲洗。

3. 下颌下腺摘除术　适用于以上方法无法取出的唾液腺结石，以及下颌下腺反复感染或继发慢性硬化性下颌下腺炎、腺体萎缩，已失去摄取及分泌功能者。

（刘荣光）

第三节　唾液腺创伤与涎瘘

唾液腺创伤最常发生于腮腺，下颌下腺及舌下腺由于下颌体的保护罕见受到创伤。

涎瘘为唾液自唾液腺异常开口溢出。腺体及其导管均可发生瘘，前者为唾液直接自腺体外溢，称为腺瘘；后者为唾液自导管口溢出，称为管瘘。

一、病因

管瘘可为先天发生。因为腮腺及其主导管位于皮下，咬肌浅面，极易为不熟悉局部解剖者所误伤。故腺瘘及绝大多数管瘘为颜面腮腺咬肌区的裂伤或不正确手术切口，纵向切口过深或感染造成。腮腺外科手术后也可继发涎瘘，但都为腺体部位的腺瘘。

二、临床表现

腮腺涎瘘较多见，而下颌下腺则少见。

腮腺管瘘瘘孔或靠前在颊肌部，或靠后位于咬肌部。腮腺腺瘘瘘口多靠后，位于腮腺区皮肤上。瘘孔有清亮或浑浊的唾液外流至面颊部，进食时增多，皮肤因唾液刺激，可出现轻度炎症或湿疹样皮损。下颌下腺涎瘘可为炎症感染引起，瘘口位于下颌下部。

颜面腮腺咬肌区软组织裂伤，需按摩腮腺视有无唾液流出，有时看不清，可用一细塑料管自口内腮腺导管口插入，如导管完全断裂，可见塑料管从损伤部位穿出。如为不完全的导管断裂，可用亚甲蓝自塑料管注入少许，如有导管损伤则可自伤口观察到亚甲蓝溢出。一经发现，应立即停止注射，以免蓝染区域过大，影响瘘口的确定。

三、X 线表现

唾液腺造影是检查涎瘘有价值的方法，不仅可以决定涎瘘的性质、部位，并可检查腺体是否有继发感染及感染的程度。

如罹患腺体导管口未萎缩，造影剂可自导管注入。在瘘口处自外稍加压，以免造影剂外溢，使之进入后部导管系统中。如涎瘘形成日久，口内自然导管口常萎缩，造影时针头不能进入，则只能自瘘口注入造影剂；在自然导管口置一阻射 X 线的标记，判定自然导管口至瘘口的距离。

造影片上导管系统完好，只是腺体某处有造影剂外溢，则可诊断为腺瘘（图 13－8）。如为管瘘则可见主导管上瘘口处有造影剂外溢，在其后方可见导管扩张不整，为瘘口处狭窄及继发感染所致(图 13－9)。检查时尚须注意瘘口离腺门的远近，以便决定手术治疗方案。

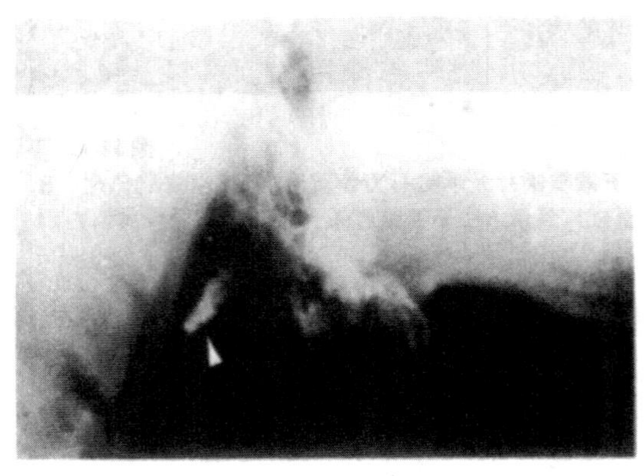

图 13－8　腮腺腺瘘(腮腺造影侧位片)
造影剂自腺体外溢(↑)

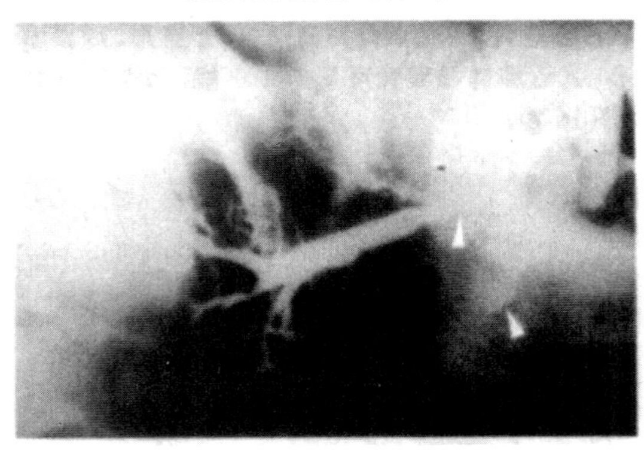

图 13－9　腮腺管瘘(腮腺造影侧位片)
上部"↑"所示导管狭窄中断；下部"↑"所示造影剂外溢

四、治疗

新鲜创伤的处理：应找出唾液腺导管两断端予以吻合，在缝合导管壁前可从口内导管口插入塑料管而后缝合导管壁，并将其留置导管内 10～14d。留置导管的目的是防止术后水肿所致的导管阻塞，也有助于防止吻合部的瘢痕狭窄。吻合术后可服用阿托品数天，腮腺局部加压以减少分泌，利于吻合处愈合。塑料管移除后，宜反复按摩腺体，刺激唾液分泌，理疗等，以维持导管通畅。若导管创伤缺损较多，只能将导管结扎，腺体加压包扎令腺体萎缩。

涎瘘的处理：腮腺管瘘如接近口腔，可行手术变外瘘为内瘘，即将近腺端的管口移植于口腔黏膜使唾液引流入口腔。如导管有缺损，可利用口腔黏膜行导管再造术。吻合有困难，则将腮腺导管结扎，压迫包扎腮腺令其萎缩。陈旧性腺体瘘者可用电凝固器烧灼瘘道及瘘口，破坏上皮，加压包扎，同时用副交感神经抑制剂阿托品，限制唾液分泌，避免进食酸性或刺激性食物，大多可以愈合。如果失败，则需行瘘道封闭术。若腺体有慢性炎症，其他手术方法失败，则可考虑作腮腺切除术。

（刘荣光）

第四节　舍格伦综合征

舍格伦综合征是一种自身免疫性疾病，其特征表现为外分泌腺的进行性破坏，导致黏膜及结膜干燥，并伴有各种自身免疫性病征。病变限于外分泌腺本身者，称为原发性舍格伦综合征；伴发于其他自身免疫性疾病，如类风湿性关节炎等，则称为继发性舍格伦综合征。

一、病因、病理

舍格伦综合征的确切病因及发病机制尚不十分明确，根据一些研究结果表明，以下三种情况可能与发病有关：

1. 免疫调节缺陷　一种是细胞免疫系统异常活跃，表现为以激活的T细胞为主的单核细胞浸润。另一种是多源性的B细胞激活，引起γ—球蛋白血症，循环免疫复合物升高和产生自身抗体。

2. 病毒性疾病　改变细胞表面的抗原性，成为获得性抗原刺激，刺激B细胞活化，产生抗体，引起炎症反应。

3. 前两种情况共同作用的结果　既有获得性外源刺激的外因，又有易于感染的特异性遗传因子的内在因素。

肉眼见腺体弥漫性肿大或呈结节状包块，剖面呈灰白色，弥漫性者腺小叶界限清楚；结节状包块者腺小叶界限不清，但仔细观察仍可辨认。

光镜见各腺小叶病变程度不一，有些小叶可被广泛侵犯，而邻近小叶可不被侵犯。病变从小叶中心开始，早期在腺泡之间有淋巴细胞浸润，使腺泡分开。病变严重时，小叶内腺泡破坏，而为淋巴细胞、组织细胞所取代，有时可形成淋巴滤泡，但小叶仍保留外形。小叶内导管增生，形成“上皮岛”，约有半数出现小叶内导管增生扩张，有时形成囊腔。有时见大导管扩张，管腔外形不整，有的大导管部分上皮脱落，周围结缔组织水肿（图13—10）。

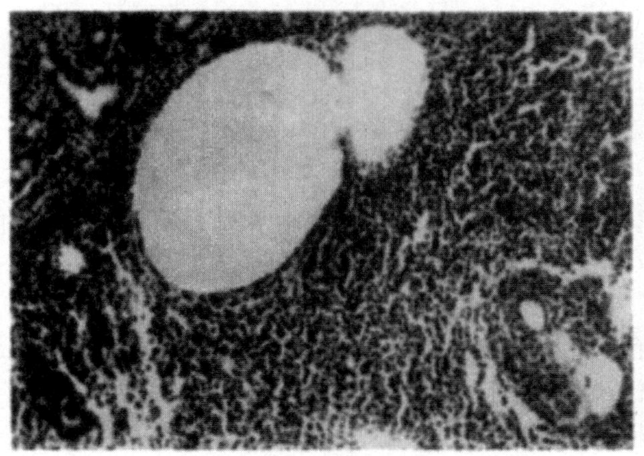

图13—10　Sjogren综合征

腺小叶内腺泡大多消失，腺管扩张呈囊腔，管壁上皮变薄及一部分消失，一部分腺管上皮增生，有大量淋巴细胞浸润

少数患者可有恶变。淋巴细胞异常增生，可发展成恶性淋巴瘤；上皮异常增生可发展

成癌。

二、临床表现

此综合征以中老年女性多见，但也偶见于青年儿童，男女之比 1∶10，根据北京大学口腔医学院 115 例统计，男 10 例，女 105 例，男女之比 1∶10.5，平均就诊年龄 48.7 岁。

有口干、干燥性角膜结膜炎及结缔组织病 3 种症状中的 2 种存在，即足以诊断舍格伦综合征。

口腔症状：部分患者有口干，不能进干食，特别是饼干、凉馒头，需用水、汤送，才能咽下；说话久时，舌运动不灵活；唇、舌黏膜潮红；舌背丝状乳头萎缩，舌面光滑、裂口(图 13－11)，此时患者出现疼痛，不能进有刺激性食物；味蕾数目也减少，进食无味；口腔黏膜疼痛、潮红常为白色念珠菌感染的结果，70%患者有此现象；龋齿增加。

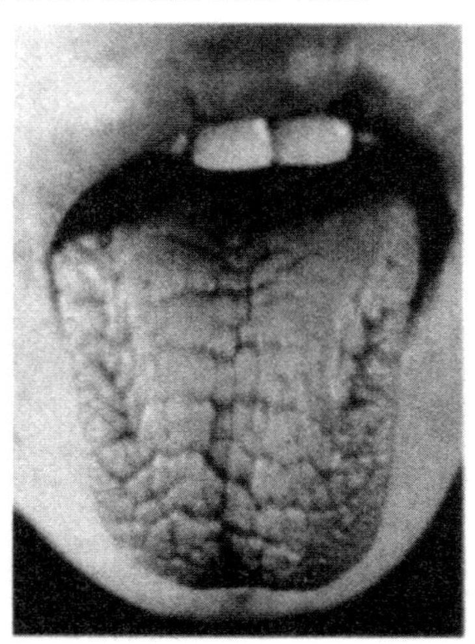

图 13－11　Sjogren 综合征

口干，舌干；舌背丝状乳头萎缩，舌面光滑、潮红、裂口

唾液腺的局部表现有 3 种：

1. 单侧或双侧腮腺反复肿胀　有轻微压痛，挤压腺体时有混浊的雪花样唾液，有时有脓溢出，为腮腺唾液分泌减少引起继发性上行感染所致，个别病例有脓肿形成。文献报告近 1/3 患者有腺体肿胀。北京大学口腔医学院统计的 115 例中，有 52 例腮腺反复肿胀，约占 1/2。

2. 单侧或双侧唾液腺弥漫性柔软肿大　患者可无任何不适。肿大的腺体常发生在腮腺或下颌下腺，舌下腺及小唾液腺也可发生。文献报告原发性 Sjogren 综合征唾液腺肿大可占 3/4 多。

3. 腮腺、下颌下腺局部有包块有时可误诊为肿瘤，此即所谓结节型或瘤样型。

偶可见颈部淋巴结肿大。

唾液腺病变在病程演变过程中可发生恶变。

眼症状：患者自觉眼部痒、疼痛、异物感及干燥、摩擦感，外观正常。可有轻度结膜炎，眼眦部有软痂。

结缔组织病：在继发性 Sjogren 综合征中，最常见合并发生的结缔组织病是类风湿性关节炎，发生率在 30%～60%；此外尚可发生全身性红斑狼疮、硬皮病、多发性肌炎、结节性动脉炎等。

其他全身表现：在病变的不同时期几乎累及全身的每个系统，干燥现象不局限于口和眼，亦可发生于鼻、咽喉、气管、消化道、女阴及皮肤。呼吸道黏膜干燥导致黏稠的黏液分泌栓塞肺部气管分支而产生继发感染。慢性间质性肺纤维病亦可发生，终至肺功能不足。消化道食管黏膜萎缩，胃容积及胃液分泌减少，可发生萎缩性胃炎。亦可见到慢性肝脏疾病、原发性肝硬化。泌尿生殖系统可发生肾小管功能异常，约 20％患者发生肾小管酸性中毒，肾活检呈慢性间质性肾炎改变。女阴及阴道黏膜萎缩，局部有瘙痒及烧灼样痛。皮肤由于汗腺及皮脂腺萎缩可致汗液分泌减少，皮肤干燥，头发脆弱并稀少，可脱发秃顶。并可伴发颅脑及周围神经病变，一般见于感觉神经，表现为麻木、麻刺感及感觉过敏等。

三、诊断

1. 诊断标准　2002 年，Sjogren 综合征国际诊断标准如下：

(1)口干：以下三项中超过一项。①口干＞3 个月。②成年后反复或持续腮腺肿大。③咽干食需水帮助。

(2)眼干：以下三项中超过一项。①眼干持续 3 个月以上。②眼睛经常发涩。③每天至少用 3 次人工泪液。

(3)眼干体征：以下检查超过一项阳性。①Schirmer 试验阳性。②孟加拉红角膜染色阳性。

(4)唇腺活检：＞1 个淋巴细胞浸润灶。

(5)唾液腺检查：以下检查超过一项阳性。①唾液流率(＋)。②腮腺造影(＋)。③唾液腺核素显像(＋)。

(6)自身抗体：抗 SSA、SSB 抗体及抗 α一胞衬蛋白多肽抗体阳性。

2. 诊断分类

(1)原发性 Sjogren 综合征：有下列两项中任一项。①Ⅰ～Ⅵ项中 4 项以上阳性(其中Ⅳ或Ⅵ为必备项目)。②Ⅲ～Ⅵ项中 3 项阳性。

(2)继发性 Sjogren 综合征：结缔组织疾病＋Ⅰ～Ⅱ项中任 1 项＋1Ⅲ～Ⅴ项中任 2 项。

注意：诊断时要除外头面部放疗、丙肝感染、艾滋病、恶性淋巴瘤、结节病、移植物抗宿主病、抗乙酰胆碱药的应用(如阿托品、莨菪碱、颠茄等)引起的口干或唾液腺损害。

3. 诊断方法

(1)Schirmer 试验：用长 35mm、宽 5mm 滤纸置于睑裂内 1/3 与中 1/3 交界处，嘱患者闭眼夹持住，5min 后检查滤纸湿润长度，≥10mm 为正常，低于此值则认为泪液分泌减少。

(2)玫瑰红或荧光素染色：滴入结膜囊内，因为泪腺和结膜腺失去正常分泌功能而泪液减少，角膜和结膜被黏稠的黏液物所覆盖，角膜上皮较正常薄，并可产生表浅溃疡，因而在裂隙灯下可见角膜着色。

(3)唾液流量测定：唾液分泌受诸多因素的影响，方法及标准不一样。可用收集器专门收集腮腺唾液，或收集全唾液。刺激性唾液流量测定方法为，取 5g 白蜡请患者咀嚼 3min，全唾液量低于 3mL 为分泌减少。静态全唾液流量收集方法要求患者采取坐姿，弯腰低头，使得唾液沿下唇逐渐滴入容器中，并在结束时将口内剩余唾液全部吐入容器，一般收集 10min，＜1mL/min 为分泌减少。

(4)唾液腺造影:唾液腺末梢导管扩张是 Sjogren 综合征较典型的造影表现,主导管扩张,或边缘毛糙呈花边状、羽毛状和葱皮状,腺内分支稀少或不显影。唾液腺末梢导管扩张,可将其分为 4 期:①点状期:末梢导管呈点状扩张,直径小于 1mm(图 13－12)。②球状期:末梢导管扩张呈球状,直径 1～2mm。③腔状期:末梢导管扩张影像呈大小不等、分布不均的腔状。④破坏期:在病变晚期,腺体周围的导管及腺泡不能显示,腺体萎缩。

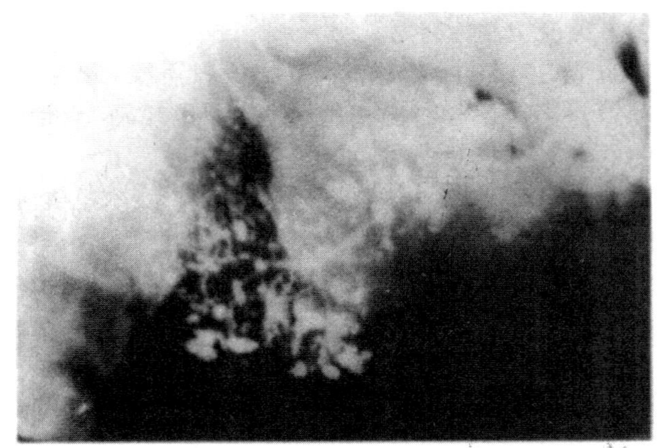

图 13－12 Sjogren 综合征(腮腺造影侧位)
末梢唾液腺导管扩张呈点状、球状、腔状

(5)核素功能测定:用 ^{99m} 锝动态功能测定。Sjogren 综合征常见摄取功能低下,排空功能也低下甚至没有排空。

(6)小唾液腺活体组织学检查:小唾液腺活检能反映大唾液腺变化,并且提供一个方便取材而不致损伤重要血管、神经的部位,且无不良反应及并发症。可在下唇或颊部取活检,包括黏膜取 5～10 个(至少 4 个)腺体。镜下可见腺小叶内淋巴、浆细胞浸润、腺实质萎缩、导管扩张、导管细胞化生,但肌上皮岛少见。其他自身免疫性疾病如类风湿性关节炎、系统性红斑狼疮时,亦可出现类似表现,诊断时应紧密结合临床。

(7)实验室检查:可有血沉加快,血浆球蛋白主要是 γ－球蛋白增高,血清 IgG 明显增高,IgM 和 IgA 可能增高。自身抗体,如类风湿因子、抗核抗体、抗 SS－A、SS－B 抗体、抗 α－胞衬蛋白多肽抗体等可能阳性。

四、鉴别诊断

1. 唾液腺肿瘤　Sjogren 综合征有的局部有包块,又无任何其他症状,术前不易与唾液腺肿瘤区别。如临床上伴有某些症状,如眼干、口干及其他结缔组织病;且侵犯不止一个腺体,其他唾液腺也有肿大现象:或造影时同时伴有末梢导管扩张、排空功能迟缓等,均有助于鉴别。

2. 成人复发性腮腺炎　临床上也表现为反复发作的腺体肿大,挤压腺体导管口也有脓液外溢,造影也可见末梢导管扩张,排空功能也稍迟缓,这些与 Sjogren 综合征有许多相似之处。但成人复发性腮腺炎有自儿童发病历史;临床无眼干、口干等症状;化验检查,包括免疫学检查,成人复发性腮腺炎多无异常,这些都有助于鉴别。

五、治疗

现尚无特效疗法，局部治疗可减轻患者症状及防止对牙齿和眼睛不可逆的损伤；治疗全身存在的结缔组织病。预后取决于全身疾病的发展。

1. 局部治疗

(1)口干：可用催涎剂，如舒雅乐，口服，该药具有兴奋胆碱能受体，刺激唾液分泌的作用，每天三次，每次一片(25mg)。

(2)白色念珠菌病：是 Sjogren 综合征常见的口腔并发症，黏膜红肿、不适，尤其是舌背。局部可用制霉菌素，后者是强力抗念珠菌药物，使用混悬剂 50 万 U/5mL，片剂 50 万 U 口含，一天 3 次，方便易行，无不良副作用。

(3)防龋：用 10%氟化钠胶在控制口干伴发的龋齿方面证明有效。

(4)唾液腺炎症：可用消炎类药物，保持口腔卫生，温盐水含漱。

(5)眼干：用 1%甲基纤维素点眼，每天 4～6 次，可缓解干燥性角结膜炎症状。由于泪液减少，结膜囊内细菌增多，可配用其他抗生素滴眼液。

2. 全身治疗

(1)免疫调节剂：舍格伦综合征患者免疫功能紊乱，可用免疫调节剂。常用胸腺肽 10mg 肌注，隔天 1 次，3 个月为 1 个疗程，每年 2 个疗程。其作用机制是通过胸腺激素参与机体的细胞免疫反应，并使淋巴干细胞及未成熟的淋巴细胞分化成熟为具有免疫活性的 T 淋巴细胞，而发挥作用。

(2)中医治疗：本症在祖国医学中属燥证范畴。其特点是津枯内燥、阴血不足，中药治疗无副作用，又有综合调理等优点，可缓解症状，附止病变进展。应经过辨证论治，制订治疗方案。通常的治则为“养阴生津，清热润燥”。药物可用柴胡、山栀、麦冬、生地、沙参、桑叶、菊花及甘草等。

3. 手术治疗　对于结节型 Sjogren 综合征可采用手术治疗，切除受累腺体，以防止恶变。单发性病变、腺体破坏严重或继发感染明显者，也可考虑手术切除患侧腮腺。

（刘荣光）

第五节　唾液腺良性肥大

唾液腺良性肥大又称变性型唾液腺肿大症、唾液腺肿大症及无症状性唾液腺肿大。以非肿瘤性、非炎症性、慢性、再发性、无痛性肿大为特点。

一、病因、病理

其真正病因并不完全了解，报告的大部分病例与内分泌失衡有关，主要是卵巢、甲状腺及胰腺功能障碍。卵巢者，见于青春期、停经期、怀孕期、哺乳期及卵巢切除术后；甲状腺者，见于甲状腺功能减退；胰腺者，最多见于糖尿病，甚至血糖、尿糖正常，仅糖耐量曲线异常者，均可表现为腮腺肿大。营养不良是病因之一，除腮腺肿大外，下颌下腺也可肿大。服用某些药物，如保泰松、含碘化合物、硫尿嘧啶及儿茶酚胺等，可致腮腺及下颌下腺肿大。长期饥饿、肥胖、高脂蛋白血症、高血压等，也可致腮腺及下颌下腺肿大。自主神经功能失调也可能是重要的发病原因。

主要病变见于浆液性腺泡，光镜下见浆液性腺泡增大，约为正常腺泡的2～3倍，腺泡细胞之间界限不清，融成一片，腺泡细胞的胞质内有许多小空泡形成，腺泡细胞顶端的酶原颗粒消失；胞核比正常小，位于细胞基部。闰管及分泌管一般均正常。间质结缔组织可出现玻璃样变和水样变性，有的腺泡消失而被脂肪组织所取代(图13－13)。

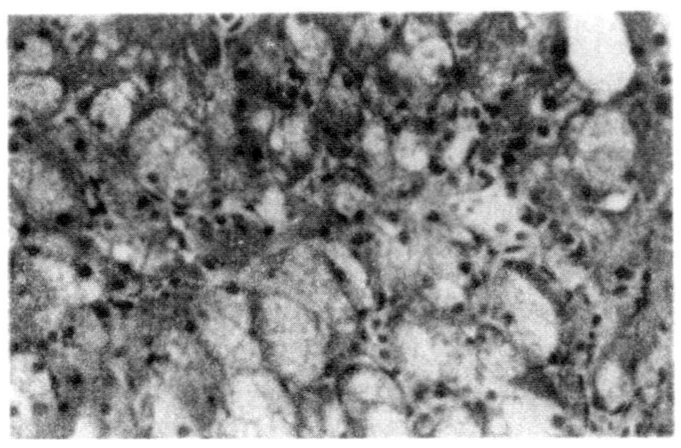

图13－13　唾液腺良性肥大

腮腺腺泡增大，腺泡内有许多小空泡形成，胞核小，位于基部

二、临床表现

绝大多数罹患腮腺，少数罹患下颌下腺。可单侧或双侧发病，偶见仅下颌下腺肿大者。男女发病差异不大，多见于中老年人。

唾液腺逐渐肿大，为弥漫性、较柔软、无压痛，导管口无红肿，挤压被罹患腺体仍有清亮分泌物，有的分泌减少，局部可有胀感，有时大时小历史，但不会完全消除。在病因被确认并得到及时治疗时，如糖尿病、营养不良，肿大唾液腺可逐渐变小，甚至在短期内(2～10d)可恢复至正常。如腺体组织为脂肪所代替，则不能逆转变小。

三、影像学诊断

唾液腺造影显示外形正常，但体积明显增大，分支导管较正常者分离较远，这与腺泡本身增大及间质水肿有关。可伴有导管轻度扩张、不整，个别可伴分支导管少数点状扩张。主导管扩张不整与逆行感染有关，分支导管少数点状扩张。排空功能稍迟缓。

超声声像图表现唾液腺弥漫性增大，因腺体伴有脂肪性变，故回声增强，但无局限性回声异常。

CT见唾液腺特别是腮腺弥漫性增大，脂肪性变明显时密度降低，无占位性病变。

四、鉴别诊断

1. 唾液腺肿瘤　单侧唾液腺良性肥大者，有时临床触诊不确切，不易与肿瘤鉴别。双侧腮腺肥大也要与腺淋巴瘤鉴别，因腺淋巴瘤可以双侧发病，触诊柔软。鉴别时，超声检查作为首选，可以确定有无占位性病变。

2. Sjogren综合征　也可有唾液腺肿大，轻度者，口干不明显，导管口无红肿，挤压腺体也可有少量清亮液体溢出。鉴别时,可用唾液腺造影检查,Sjogren 综合征多有末梢导管扩张,排空功能迟缓;血清学检查多有免疫学指标异常。

3. IgG_4 相关唾液腺炎可有下颌下腺、腮腺、舌下腺以及泪腺多个外分泌腺肿大,质地较硬,血清学检测 IgG_4 平明显增高。

五、治疗

唾液腺良性肥大无特殊治疗,常随原发病的好转或恶化而消长。有腮腺肿胀症状者,可采用自身保护疗法,包括按摩腮腺、多喝水、咀嚼无糖口香糖刺激唾液分泌、保持口腔卫生、淡盐水漱口等。

(刘荣光)

第六节 唾液腺炎症

唾液腺炎症主要发生于腮腺、下颌下腺,而舌下腺及小唾液腺的炎症少见。就其性质可分为化脓性、特异性(如结核、放线菌、梅毒等)、病毒性(如流行性腮腺炎、唾液腺包涵体病),以及免疫原性,以化脓性唾液腺炎多见。慢性唾液腺炎比急性唾液腺炎多见。

一、急性化脓性腮腺炎

急性化脓性腮腺炎的病原菌常为金黄色葡萄球菌、链球菌及肺炎双球菌较少。

(一)病因、病理

本病常发生于腹部较大外科手术后,原因主要是由于脱水(高热、进食困难等)致唾液分泌减少,缺乏机械冲洗,抗菌能力降低,在患者全身抵抗力低下的情况下,细菌经腮腺导管上行感染引起。

血源性化脓性腮腺炎极少见,常与脓毒血症或败血症有关。

下颌下腺除非有结石等阻塞,一般不发生急性化脓性炎症,因为下颌下腺分泌的黏蛋白成分及溶菌酶含量较高,抗菌能力较强。

感染的唾液腺导管上皮细胞及周围组织充血、肿胀,管腔狭窄,分泌物内的细菌、脓细胞及脱落的上皮细胞可以形成栓子阻塞导管,促成逆行感染过程。炎症渗出物常形成小脓灶或几个小脓灶合成一个大脓灶。腮腺腺叶之间有结缔组织间隔,故其内脓灶常为多发。

(二)临床表现

多见于腹部外科大手术后,长期禁食及体质虚弱、长期卧床的老年人,常单侧发病。患侧耳前剧烈疼痛,几小时后出现肿胀,局部皮肤热、潮红,并呈硬结性浸润,触痛明显。腮腺导管口显著红肿,早期无分泌物,当腮腺内有脓肿形成时则导管口可见黏稠脓液。患者高热,白细胞数上升并有核左移及全身中毒症状,预示患者情况严重,需积极治疗。现代外科注意到水电平衡调节以来,此种疾病已大大减少。

(三)鉴别诊断

1. 流行性腮腺炎　多见于少年儿童,流行性,人群有类似患者。常为双侧腮腺同时肿胀,下颌下腺及舌下腺亦可肿胀;少数病例仅表现下颌下腺肿胀。皮肤紧张、水肿样,唾液腺导管口无分泌。白细胞数偏低或正常,白细胞分类中淋巴细胞数上升。血或尿中淀粉酶升高。

2.腮腺区急性淋巴结炎　发病缓慢，病情较轻，导管口一般无脓。

(四)治疗

首先纠正患者脱水状态，维持体液平衡；给予抗生素治疗。局部可作超短波理疗或外敷中药如意金黄散。保持口腔清洁，抗菌性含漱剂含漱，酸性饮料有助于唾液分泌。

经以上保守治疗症状仍不见好转，应及时切开引流，不应等待波动出现，因腮腺筋膜致密，脓肿形成后不易穿破，亦不易扪及波动感。局部肿胀迅速发展，出现可凹性水肿、高热、全身症状加重等表明深部有脓，即应考虑切开引流。

二、儿童复发性腮腺炎

儿童复发性腮腺炎发生在青春期以前，以腮腺反复肿胀为其特点。

(一)病因

至今对其病因仍不十分清楚，可能是多方面因素综合作用的结果，一般认为与以下因素有关：①腮腺发育不全：不少研究报告显示，该病有遗传倾向，有的患者有典型家族史，祖孙三代家族发病或同胞姐妹兄弟发病。北京大学口腔医学院的病例中，9 例有家族史，其中 2 例为同胞姐弟，均有腮腺反复肿胀史，造影亦有相似末梢导管扩张(图 13－14)。有的患者临床表现为单侧腮腺肿胀，但腮腺造影显示双侧腮腺均有末梢导管扩张。这些现象提示可能有腺体的先天性发育异常，成为潜在的发病因素。②免疫功能低下：儿童期免疫系统发育不成熟，免疫功能低下，容易发生逆行性感染。患儿免疫系统发育成熟后可以痊愈。③细菌逆行感染：许多患儿腮腺肿胀发作与上呼吸道感染及口腔内炎性病灶相关，细菌通过腮腺导管逆行感染。

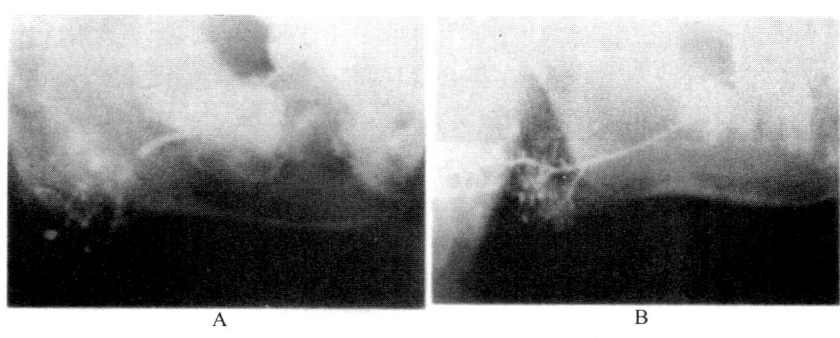

A　　B

图 13－14　家族性末梢导管点状扩张(腮腺造影侧位)

A. 患儿；B. 患儿之姐

(二)临床表现

发病年龄自婴幼儿至 15 岁均可发生，以 5 岁左右最为常见，男性稍多于女性。

发病可突然或逐渐发病。腮腺反复肿胀，伴不适，肿胀不如流行性腮腺炎明显，仅有中度水肿，皮肤可潮红。起病时体温可达 39℃。导管口挤压可有脓液、胶冻样分泌物外溢。少数患者以腮腺局限性包就诊，多为炎性浸润块，有的有脓肿形成。第一次发作持续一周左右，发病年龄越小，持续时间越长，间隙时间变短，易复发；随儿童年龄增大，发作次数减少，持续间隙期变长。无口干、眼干症状。

一般至青春期痊愈(图 13－15)。也有少数延至成人期后而痊愈的(图 13－16)。

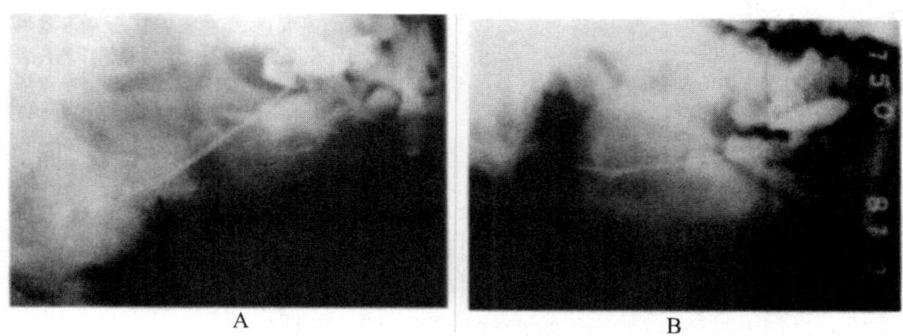

图 13－15　儿童复发性腮腺炎青春期后造影显示痊愈

A. 男，5 岁半，左腮腺大量点、球状扩张；B. 同一患者，19 岁，10 年来未肿胀，左腮腺未见“点扩”

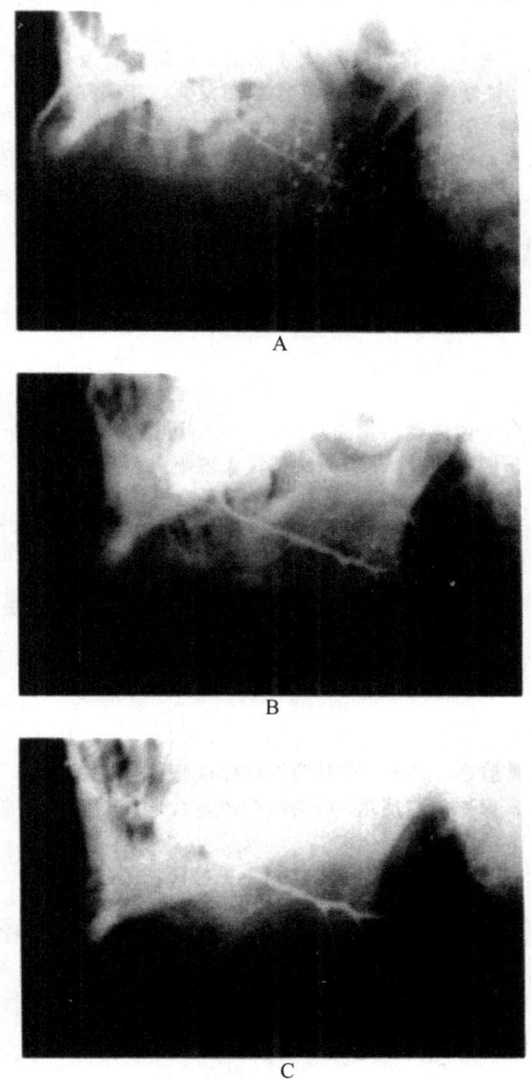

图 13－16　儿童复发性腮腺炎延至成人复发性腮腺炎后逐渐痊愈

A. 女，出生后 100d 开始双腮腺反复肿胀，15 岁时造影，有大量“点、球扩”；B. 同一患者 35 岁，右腮腺反复肿胀两次，右腮腺造影仍有散在“点、球扩”；C. 同一患者，38 岁，造影显示已痊愈

（三）实验室检查

末梢血象：就诊年龄越小，血红蛋白下降，血沉升高的频率越高，表示机体状态较差，随年龄增大，异常频率降低。

血清免疫学检查：10 岁以前有少数患儿蛋白电泳 γ—球蛋白升高，IgG 升高，大多数无异常。

唾液免疫球蛋白：sIgA、sIgG 在 1～5 岁组明显高于正常对照组，可能与患儿年幼时病情较重，炎症细胞浸润较多有关。11～15 岁患儿与对照组无显著性差异。

以上说明，随着患儿发育成熟，免疫功能逐渐完善，病情减轻，临床及化验检查趋于正常。

（四）影像学诊断

1. X 线表现　主导管少数扩张不整，呈慢性阻塞性腮腺炎相似改变，为逆行感染所致；分支导管如已成发育，无异常所见。末梢导管呈点状、球状扩张，也有少数呈腔状扩张（以下均简称点扩），分布与数量各有差异，但均呈典型的非阻塞性腮腺炎改变，排空功能迟缓。

根据北京大学口腔医学院的资料，临床上有双侧腮腺肿胀，作双侧腮腺造影表现有双侧点扩者占 75%；表现为单侧点扩者占 25%。临床上仅有单侧腮腺肿胀者，作双侧造影，表现有双侧点扩者占 44%；单侧点扩占 56%，对侧有排空功能迟缓。一般临床症状越重，造影改变越大，点扩数越多。因此，可以认为本病多为双侧发病，应行双侧腮腺造影，以免遗漏病变，同时也有利于治疗。

2. 核素唾液腺功能显像　王松灵等对 16 例患儿行^{99m}锝核素功能显像，双腮腺摄取指数与对照组无显著性差异。双腮腺排空指数较对照组低，差异有高度显著性，示排空功能迟缓。单侧腮腺有点扩者，双腮腺摄取功能不平行。双腮腺点扩者，摄取功能平行。

（五）诊断与鉴别诊断

根据上述临床、造影等表现诊断不难。如儿童期未完全痊愈，延续到成人期尚有腮腺反复肿胀，腮腺造影尚有末梢导管扩张，这时需与 Sjogren 综合征继发感染相鉴别。儿童复发性腮腺炎无口干、眼干症状，有自幼发病史，化验包括免疫学检测指标无明显异常，追踪检查，腮腺造影点扩越来越少，腮腺活检完全不同于 Sjogren 综合征。后者是以腺内淋巴细胞增生代替腺泡为特点。

（六）治疗与预后

本病有自愈趋向，以保守治疗为主，目的在于尽量减少发作次数，缩短发作持续时间，间隙期维持其正常流率，每天按摩腺体帮助排空唾液。用淡盐水漱口，保持口腔卫生。多饮水。咀嚼无糖口香糖刺激唾液分泌。避免疲劳、感冒。如有急性炎症表现，可用抗生素。

本病的预后较好，大部分患者到青春期后自愈。Konno（1979）对 35 例患儿临床追踪 8～11 年，21 例症状消失，13 例症状明显改善，但有 1 例造影后较初诊时病变加重，呈囊状扩张伴主导管扩张。初诊时造影病变轻者复查时预后较好，造影病变消失比率高。但没有 1 例发展成 Sjogren 综合征。

三、成人复发性腮腺炎

成人复发性腮腺炎为儿童复发性腮腺炎延期痊愈而来。

（一）病理

光镜下见腮腺有退行性改变，腺泡变大，腺泡细胞内有空泡性变，顶端酶原颗粒消失，小叶内及小叶间导管扩张，个别小叶内导管周围有少量淋巴细胞浸润(图 13－17)。

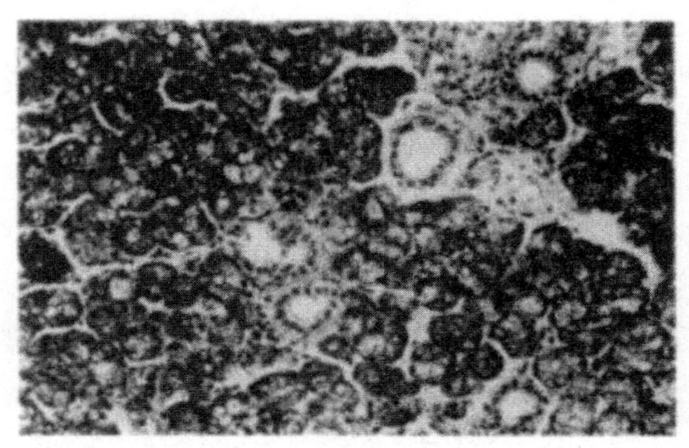

图 13－17　成人复发性腮腺炎

小叶内腺管扩张，腺泡细胞有退行性变，形成空泡，腺管周围有少量淋巴细胞浸润

电镜见腺泡细胞的胞质内有大小不一、形态不规则的空泡；细胞器减少，可见线粒体扩张，部分胞核固缩，小叶内导管扩张，突向腔内的微绒毛减少。

(二)临床表现

患者均自 2～3 岁发病，单侧腮腺或双侧腮腺反复肿胀或交替肿胀，导管口有脓或胶冻样分泌物。至成人后，发病次数减少，间隙期延长，最长者可至 10 年；而持续时间较短。

化验检查，包括末梢血象、血沉、蛋白电泳、抗核抗体、类风湿因子等均无异常；仅有个别病例抗核抗体阳性。

(三)X 线表现

腮腺造影的表现类似于儿童复发性腮腺炎，但有部分患者可痊愈，X 线片上点扩完全消失。部分患者明显好转，X 线片上点扩数减少 50％以上。

(四)诊断及鉴别诊断

诊断要点如下：①有自幼发病史。②无口干、眼干症状。③化验血常规、白细胞分类、血沉、血清蛋白电泳、抗核抗体、类风湿因子均无异常。④成年后，每次发作间隔变长，病程短，病变轻，后逐渐痊愈。⑤腮腺造影显示，导管系统除主导管因逆行感染呈慢性阻塞性腮腺炎改变外，多无异常，只是末梢导管呈点状、球状扩张。随患者年龄增长，点状、球状扩张数目逐渐减少，并与临床症状消失有关系，但不一定成正比。明显好转的病例中，就有临床症状消失 12 年，造影仍有少量末梢导管点状、球状扩张者。

本病应注意与处于早期的 Sjogren 综合征相鉴别。本病非自身免疫性疾病，无口干、眼干症状，相关自身抗体检测多为阴性，仍有自愈倾向，这些均不同于 Sjogren 综合征。

(五)治疗

同儿童复发性腮腺炎，促其加速自愈。

四、慢性阻塞性腮腺炎

慢性阻塞性腮腺炎以前称为腮腺管炎，是一类独立的疾病。

(一)病因、病理

大多数患者由局部原因引起，如导管口狭窄，年轻的患者多见于智牙萌出时，导管口黏膜咬伤，瘢痕愈合后，引起导管口狭窄；年老患者多见于不良义齿致导管口处颊黏膜损伤，形成瘢痕而狭窄。也可由外伤、异物及导管弥漫性炎症引起。北京大学口腔医学院117例病变腺体，能找到病因者62例，阴性唾液腺结石最多，主导管前段狭窄次之，其他病因依顺序为导管口狭窄、肿瘤压迫、阳性唾液腺结石、腺外瘢痕、先天性导管扩张、腮腺内脓肿、主导管内异物。由此可见，半数以上(62/117)可找到各种原因。

病变较轻时见腺小叶内及小叶间导管周围有淋巴细胞及浆细胞浸润，导管内可有嗜伊红唾液沉积物，腺泡无明显变化，小叶间结缔组织可轻度增生，血管扩张充血。病变较重时，腺泡可大部被破坏、消失，腺小叶内及小叶间导管扩张明显，有的导管周围纤维增生且玻璃样变，周围有大量淋巴细胞及浆细胞浸润，并有纤维组织修复。大导管扩张，管形可不整，管壁上皮有部分脱落，管壁结缔组织可发生水肿，管周可有轻度炎症(图13－18)。

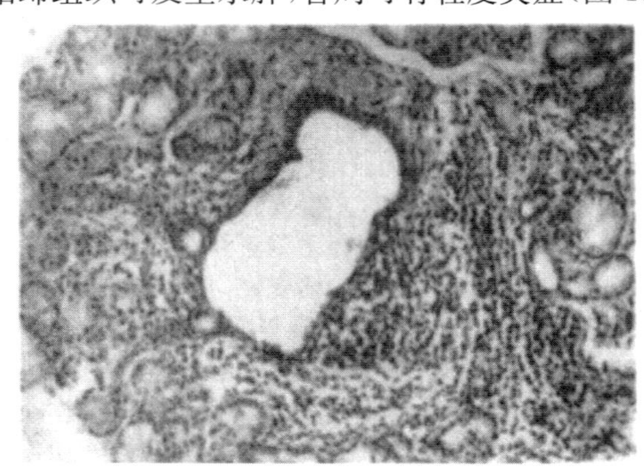

图13－18　慢性阻塞性腮腺炎

腺小叶内腺泡消失，腺管扩张，周围有大量淋巴细胞浸润

(二)临床表现

肿胀多与进食有关，短时间达高峰，伴有轻微疼痛，称为“进食综合征”。持续时间一般不超过2d，约1/3患者肿胀在1h内消退。发作次数变异较大，多者每次进食都肿胀，少者一年内很少发作，大多平均每月发作一次以上。有的患者腮腺肿胀与进食无明确关系，晨起感腮腺区发胀，自己稍加按摩后即有“咸味”液体自导管口流出，随之局部感到松快。部分唾液腺结石病患者似急性化脓性炎症发作，局部红肿伴导管口有脓性分泌，少数从导管口自行排出结石。

挤压腮腺可有大量浑浊的黏液流出。有的患者在发作时，可在主导管走行区触及明显条索状。唾液总流量检查多在正常范围内。

(三)化验检查

除个别有全身其他病外，绝大多数患者末梢血象、血清免疫学及唾液sIgA均正常。

(四)影像学诊断

1.X线表现　根据北京大学口腔医学院的资料，其病变形态可以分为四类：

Ⅰ类：自主导管口开始扩张不整或仅累及叶间导管(图13－19)。

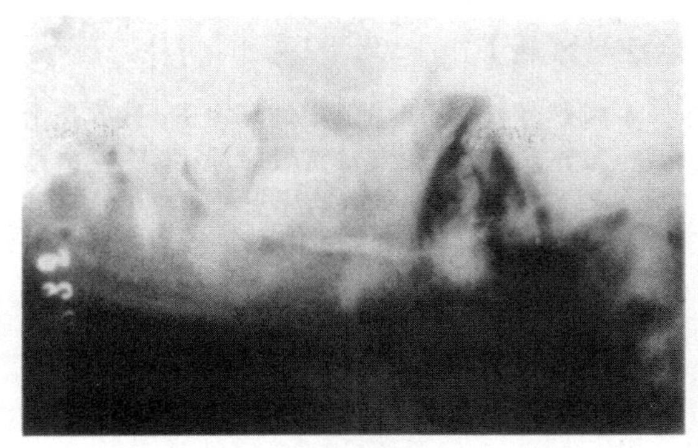

图 13－19　慢性阻塞性腮腺炎Ⅰ类造影表现

自主导管口开始轻度扩张不整，未累及叶间、小叶间导管及腺体

Ⅱ类：主导管前部正常，近腺门前一段开始扩张不整，累及叶间、小叶间导管，或伴“点扩”（图 13－20）。

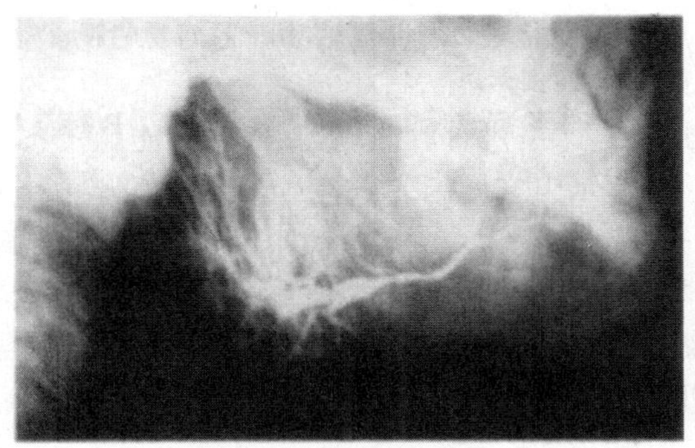

图 13－20　慢性阻塞性腮腺炎Ⅱ类造影表现

主导管前段正常，自腺门前开始扩张不整，累及叶间、小叶间导管

Ⅲ类：自主导管口开始扩张不整，累及叶间、小叶间导管，或伴“点扩”（图 13－21）。

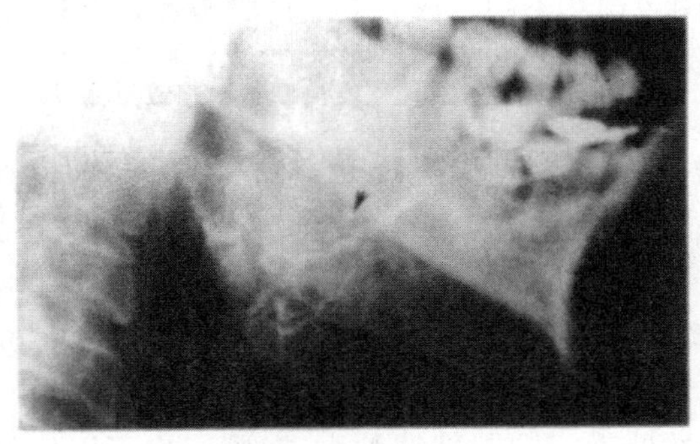

图 13－21　慢性阻塞性腮腺炎Ⅲ类造影表现

自主导管口开始扩张不整，延及叶间、小叶间导管伴少量“点扩”（↑）

Ⅳ类：自主导管口开始扩张不整，累及叶间、小叶间导管，末梢导管呈点球状，部分腺体不显像，呈萎缩状（图 13－22）。

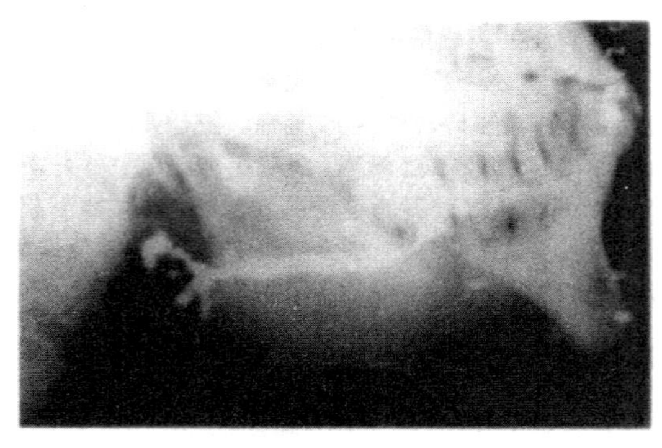

图 13－22 慢性阻塞性腮腺炎Ⅳ类造影表现

自主导管口开始高度扩张不整，累及叶间、小叶间导管，部分分支导管呈球状，腺体呈萎缩状

2. 核素唾液腺功能显像 唾液腺炎性疾病变化不同，在核素唾液腺功能显像时表现亦不同。急性炎症期由于充血，血流量增多，水肿压迫导管系统，表现为显像早、摄取功能增加、排空功能迟缓。慢性唾液腺炎早期急性发作时，显像观察与急性唾液腺炎相似。

（五）诊断与鉴别诊断

依据以下几点，诊断不难：①有进食肿胀史，颊部有时能触及条索状肿胀导管，多单侧发病。②平片或造影检查，能显示阻塞原因为阳性或阴性结石等。③无口干、眼干症状。④化验多无异常。⑤造影检查主要表现为主导管、叶间、小叶间导管扩张不整的病变。⑥核素显像：轻度者摄取功能增高，排泄功能正常；中度者摄取功能正常，排泄功能受阻或迟缓；重度者摄取功能低下，排泄功能受阻或不排。⑦随访检查，可见扩张的主导管更加扩张，并延及叶间、小叶间导管，主导管内阴性唾液腺结石可见加大；已有“点扩”的腺体进一步纤维化、萎缩，“点扩”明显减少。

在鉴别诊断上，需与以下疾病鉴别：

1. 成人复发性腮腺炎 成人复发性腮腺炎有自儿童期发病史，无口干、眼干症状，化验多无异常。腮腺造影表现两者迥然不同。成人复发性腮腺炎除有逆行感染、主导管稍扩张不整外，叶间、小叶间导管均无变化，而只是末梢导管呈散在点、球状扩张。而阻塞性腮腺炎以导管系统，即主导管，叶间、小叶间导管扩张不整为特征。

2. Sjogren 综合征继发感染 有腮腺反复肿胀流脓史，易与慢性阻塞性腮腺炎混淆。鉴别点在于，Sjogren 综合征：①发病多为中年女性。②有口干、眼干或其他结缔组织病。③为自身免疫病，化验多有异常。④造影显示以末梢导管点、球状扩张为特征；追踪检查点、球状扩张数目增多或融合呈球、腔状扩张，并出现主导管特征性改变。⑤病理组织上也有其特征所见。

3. 腮腺良性肥大继发感染 腮腺持续肿大，双腮腺也可以反复肿胀，甚至导管口有脓。但良性肥大的腮腺为持续肿胀，质地柔软、呈弥漫性的；多有糖尿病、肝炎、嗜酒或长期营养不良的历史；造影可见极少量末梢导管“点扩”表现，腺体外形明显变大，这与慢性阻塞性腮腺炎迥然不同。

（六）治疗

慢性阻塞性腮腺炎多由局部原因引起，故以去除病因为主。治疗分保守治疗、唾液腺内镜介入治疗以及手术治疗。

保守治疗：自后向前按摩腮腺，促进分泌物排出；咀嚼无糖口香糖或口含果味维生素 C，促进唾液分泌排出；用温盐水漱口，有抑菌作用，减少腺体逆行感染机会；从导管口注入抗生素，既机械冲洗导管，又有制菌作用。用碘化油注入导管内亦可达到同样目的。

唾液腺内镜介入治疗：采用唾液腺内镜，经腮腺导管冲洗，去除黏稠的絮状分泌物，使导管通畅。也可在此基础上灌注抗炎药物，效果良好。

手术治疗：①腮腺导管结扎术：通过结扎导管，使腮腺萎缩，从而控制炎症。该术式效果不佳，且有可能因炎症未得到控制而导致残留导管的潴留脓肿或黏液脓性分泌物自发破溃，故目前很少采用这一术式。②在各种保守治疗无效，患者有手术要求的情况下，可考虑作保留面神经的腮腺浅叶切除术。由于反复感染及炎症关系，局部渗血及粘连较重，面神经所受的创伤较大，但只要仔细、轻柔操作，可将并发症减少到最低程度，但应注意切除副腺体及腮腺导管全长，以防术后在残存导管段形成潴留脓肿。

对双侧病变较重的治疗，最好先治症状重的一侧，待 6 个月或一年后，其他腺体功能代偿性增强，再处理另一侧。

五、IgG_4 相关唾液腺炎

IgG_4 相关唾液腺炎属于 IgG_4 相关系统病的一种，该系统病包括自身免疫性胰腺炎、硬化性胆管炎、腹膜后纤维化、硬化性唾液腺炎、假性肿瘤等，是最近一些年才被认识的一类疾病。

（一）病因、病理

IgG_4 相关唾液腺炎系自身免疫性疾病，其确切的发病机制尚不完全清楚。

组织病理学表现为腺体结构存在，腺泡萎缩，间质明显纤维化，致密的淋巴、浆细胞浸润，常形成淋巴滤泡，可见胶原鞘、闭塞性静脉炎及嗜酸性细胞浸润。免疫组化显示 IgG_4 阳性的淋巴、浆细胞浸润，IgG_4/IgG 阳性细胞数比例增高。

（二）临床表现

IgG_4 相关唾液腺炎多见于中老年，女性多见。病期长短不一。主要表现为双侧大唾液腺肿大，初起可为下颌下腺或腮腺肿大，但以下颌下腺肿大为常见。可双侧同时肿大，或先为单侧，进而累及双侧。常为多个大唾液腺受累，包括下颌下腺、腮腺、副腮腺及舌下腺，泪腺亦常被累及。常伴有下颌下或颈部淋巴结肿大。

除腺体肿大外，患者无明显自觉症状。多个腺体受累时可有程度不等的口干。触诊腺体明显增大，质地较硬，界限清楚，表面光滑或呈结节状。

可有身体其他部位的同类病变，包括胰腺、胆管及腹膜后肿块等。

（三）诊断及鉴别诊断

主要根据临床表现、血清学检测、组织学及免疫病理学检查结果诊断，组织学和免疫病理学特点为最重要的诊断依据。

血清学检测显示 IgG_4 水平明显增高。B 超及 CT 显示腺体弥漫性增大，无占位性病变。

IgG_4 相关唾液腺炎需与以下疾病相鉴别：

1. 舍格伦综合征　多见于中年女性，口干症状及体征明显。腮腺造影有其特征性表现。血清学检测相关自身抗体阳性，而 IgG_4 水平在正常范围。组织学检查一般无纤维结缔组织增生，免疫组化无 IgG_4 阳性的淋巴、浆细胞浸润。

2. 慢性阻塞性下颌下腺炎　多为单侧下颌下腺受累。有明显进食肿胀史，可查及下颌下腺导管或腺体结石。血清学检测 IgG_4 水平正常。

（四）治疗

确诊后采用激素和免疫抑制剂治疗效果良好。

六、腮腺内非特异性淋巴结炎

腮腺内非特异性淋巴结炎，又称假性腮腺炎。因腮腺内有多个淋巴结，淋巴结炎也可引起腮腺肿胀，如波及腺体及导管，也可引起导管口溢脓。

（一）病因、病理

腮腺淋巴结群接受来自鼻根、眼睑、颞、额、外耳道、中耳、腭后部、鼻后及鼻咽区的淋巴，如果这些部位有炎症，可引起腮腺区淋巴结炎，腮腺区呈现炎性变化。

显微镜下，淋巴结的正常结构清晰可见，被膜常增厚且有慢性炎症细胞浸润。有的血管扩张充血。淋巴滤泡可增生。生发中心可见核分裂，但无病理核分裂，并见吞噬核碎片的组织细胞。淋巴窦扩张，其中有大量浆细胞及淋巴细胞；血管扩张，其中可充满白细胞。淋巴结内残存的腺管的管壁可增厚，并引起附近腮腺的亚急性炎症，部分中性多形核白细胞聚集，液化形成脓肿。

（二）临床表现

腮腺内淋巴结炎，可引起腮腺区红肿、疼痛。但导管口正常，发病缓慢，病情较轻，开始为局限性肿块，以后逐渐肿大。唾液分泌无障碍，一般挤压腮腺，无脓液自导管口溢出。如果炎症破坏淋巴结包膜，侵及周围腺体及导管，则可由导管流出混浊唾液，甚至脓液。

（三）影像学诊断

超声检查时声像图上表现为界限清楚的低回声病变，与良性肿瘤不易区分。脓肿形成时，可见腮腺腺体内有厚壁的脓腔。

（四）治疗

病变较轻微者，抗感染治疗多能奏效。如反复发作，甚至导管口流脓，则可作保留面神经的腮腺浅叶切除。

（刘荣光）

第七节　唾液腺肿瘤和瘤样病变

一、唾液腺肿瘤

肿瘤是唾液腺组织中最常见的疾病，其病理类型十分复杂。不同类型的肿瘤其病理特点及生物学行为均不相同，故其治疗和预后也不相同。

（一）临床病理

1. 病理分类　唾液腺肿瘤在临床上大多有其共同特点，但在组织病理学上却不相同，唾液腺肿瘤可来自唾液腺上皮和间叶成分，来自间叶成分者较为少见，且与身体他处间叶来源的肿瘤病理学表现基本相似。唾液腺上皮性肿瘤的组织相较复杂，分类意见也不一致。

2005 年，WHO 经过第二次修订，提出了第 3 版唾液腺肿瘤组织学分类：

(1)腺瘤
1)多形性腺瘤
2)肌上皮瘤
3)基底细胞腺瘤
4)Warthin 瘤(腺淋巴瘤)
5)嗜酸性腺瘤
6)管状腺瘤
7)皮脂腺瘤
8)淋巴腺瘤
9)导管乳头状瘤
—内翻性导管乳头状瘤
—导管内乳头状瘤
—乳头状唾液腺瘤
10)囊腺瘤
(2)癌
1)腺泡细胞癌
2)黏液表皮样癌
—高分化
—低分化
3)腺样囊性癌
—腺样
—管样
—实性
4)多形性低度恶性腺癌(终末导管腺癌)
5)上皮一肌上皮癌
6)非特异性透明细胞癌
7)基底细胞腺癌
8)皮脂腺癌
9)囊腺癌
10)低度恶性筛孔状囊腺癌
11)黏液性腺癌
12)嗜酸性腺癌
13)唾液腺导管癌
14)腺癌
15)肌上皮癌(恶性肌上皮瘤)
16)多形性腺瘤癌变
17)癌肉瘤
18)转移性多形性腺瘤
19)鳞状细胞癌

20）小细胞性未分化癌

21）大细胞性未分化癌

22）淋巴上皮癌

23）涎母细胞瘤

24）其他癌

2.各种肿瘤病理特点及生物学行为　因间叶肿瘤较少见，在此只叙述较常见的上皮性肿瘤。

（2）良性肿瘤

1）多形性腺瘤（混合瘤）：肉眼见多形性腺瘤为圆形或椭圆形，表面大多为结节状，肿瘤大小不一，一般直径为3～5cm，包膜较完整，剖面呈灰白色，其中可见浅蓝色的软骨样组织、半透明的黏液样组织及小米粒般大的黄色角化物。有的发生囊性变，囊内可含无色透明或褐色液体。复发肿瘤常为多个瘤结节，即多发中心，每个瘤结节有包膜环绕。当多形性腺瘤癌变时，剖面有不同表现，一部分呈良性多形性腺瘤结构，周围有包膜；癌变部分组织松软易碎，包膜消失，与周围组织界限不清。

镜下见组织相复杂，常呈腺管样结构，腺管内层为立方形上皮，外层为梭形或星形的肌上皮细胞，腺管内有红染同形质物。肌上皮细胞可呈片状或条索状排列。也可见鳞状化生，中央形成角化珠。此外常见黏液样组织和软骨样组织。肿瘤的包膜大多完整，有时包膜内有瘤细胞侵入或一部分包膜消失（图13－23）。

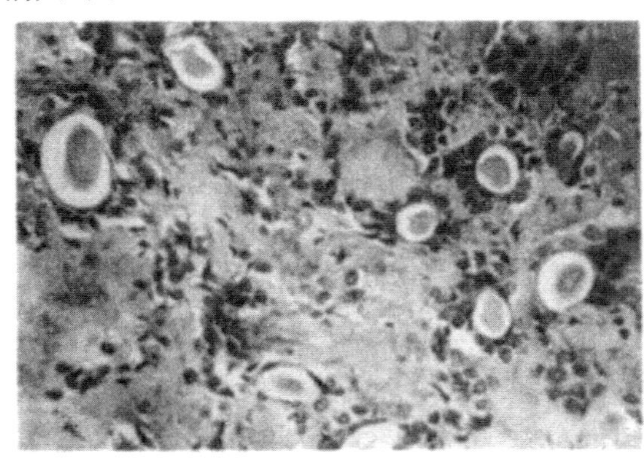

图13－23　多形性腺瘤

上皮细胞呈腺管样排列，肌上皮细胞形成条索状

多形性腺瘤癌变时见一部分为良性多形性腺瘤表现，另一部分为腺癌或鳞状细胞癌结构，在两者之间有移行部分，为大片变性、坏死无结构物，其中有散在的瘤细胞团块，细胞大小不一，有核浓染及核分裂象。

多形性腺瘤的生物学特点为生长缓慢，无明显症状，有包膜，但有时不完整，术后可复发，可与手术未彻底切净有关，也可由于手术中切破瘤体种植而复发。

2）肌上皮瘤：是完全或几乎完全由肌上皮细胞组成的唾液腺肿瘤。

肉眼见肿瘤呈类圆形，与周围组织界限清楚，剖面灰白色，实质性。浆细胞样型或发生于腭部的肌上皮瘤常无明显包膜，而梭形细胞型或发生于腮腺的肌上皮瘤可有菲薄的包膜。

光镜下，肌上皮瘤可分为三种组织类型。梭形细胞型占大多数，肿瘤由紧密聚集的梭形细胞组成，细胞间纤维组织及基质稀少。梭形细胞呈片状或束状排列，或互相交错成漩涡状。

浆细胞样型细胞较少，成簇排列，被大量疏松的黏液样基质所分隔。有的胞质内含大量嗜伊红的玻璃样变物质，胞核被挤向细胞一侧。浆细胞样及梭形细胞两者混合存在者为混合型。肌上皮瘤中可有透明细胞存在，有时以透明细胞为主。

肌上皮瘤的生物学行为与多形性腺瘤基本相似，治疗原则也相同。

3)Warthin瘤：又称腺淋巴瘤或淋巴乳头状囊腺瘤。

肉眼见肿物呈圆形或椭圆形，肿瘤一般直径在3～4cm左右。肿物有较薄的包膜，有时包膜不完整，质较软。剖面见肿物为实性，也可为囊性，囊腔内有黏液，有的囊内有干酪样坏死物质。肿瘤可有多发中心。

镜下见此瘤有上皮及淋巴样组织两种成分，其间有基底膜相隔。假复层上皮细胞形成腺管或囊腔。柱状细胞自基底膜达腺腔表面，锥形细胞与基底膜相连，但不达腺腔表面。其间可散布着黏液细胞，也可有鳞状化生。有时肿瘤的淋巴样成分极为丰富，伴有淋巴滤泡形成(图13－24)。在Warthin瘤周围的淋巴结中，可以见到最早期的Warthin瘤的改变。

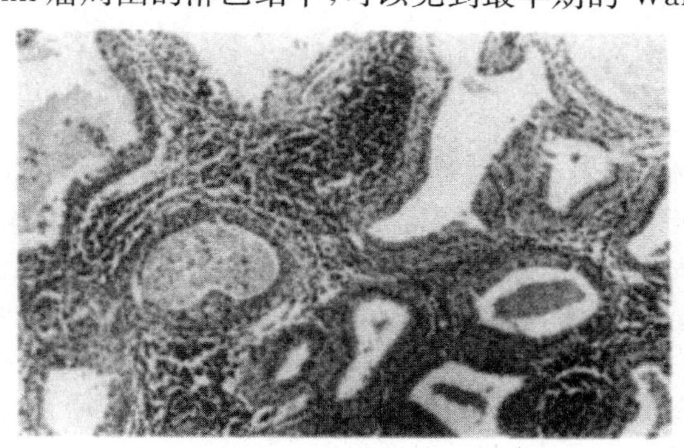

图13－24　Warthin瘤

双层上皮细胞呈腺管样排列，间质为淋巴样组织

此瘤是良性病变，但由于常为多发性肿瘤，且肿瘤的发生常与腮腺淋巴结有关，因此，手术时应将淋巴结较集中的腮腺后下部和腮腺后缘的淋巴结一并切除，以免出现新的肿瘤。

4)囊腺瘤：肉眼见肿瘤大小不一，以1～3cm直径者多见。剖面呈灰白色或白色，可见大小不一的囊腔，腔内含黏液，较大的囊腔内可见细小乳头突入。大约占半数的肿瘤包膜不完整，有的呈多中心生长。

镜下见肿瘤由黏液细胞和立方细胞构成，形成腺管样、乳头状囊性及团块样结构。囊腔及乳头表面大多被覆一层黏液细胞，深面为数层立方细胞。大多乳头中心为纤维性轴心。

此瘤虽为良性肿瘤，但由于肿瘤包膜不完整，有的还侵犯周围腺体，还有少数为多发中心，因此，若手术未切净，易造成复发。

5)基底细胞腺瘤：约占唾液腺肿瘤的2%。肉眼观为圆形或卵圆形，表面光滑，直径大多为2～3cm。肿瘤大多包膜完整，少数包膜不完整，剖面为实性或实性和囊性并存，呈灰白色。

镜下见瘤细胞形态一致，为柱状或立方形，似基底细胞。瘤细胞排列多样化，有的呈网状排列，有的呈腺管状，有的为团块状，在每个肿瘤内往往会出现一种以上的形态。以网状型或管状型结构为主者，均有包膜。以团块型结构为主者，包膜可不完整，术后可复发，且可癌变。

(2)恶性肿瘤

1)腺泡细胞癌：肿物直径多为3cm，一般包膜不完整，剖面呈灰白色实性，有时有坏死区和囊性变。

镜下见腺泡细胞为圆形或多边形，胞质内有嗜碱性小颗粒；核小、偏位、染色深。此外可见空泡细胞和透明细胞。瘤细胞排成片状或腺泡状，有时可形成囊腔并有乳头突入，有时呈滤泡样与甲状腺滤泡相似。肿物包膜内可有瘤细胞侵入，在包膜外也可见肿瘤灶（图 13—25）。

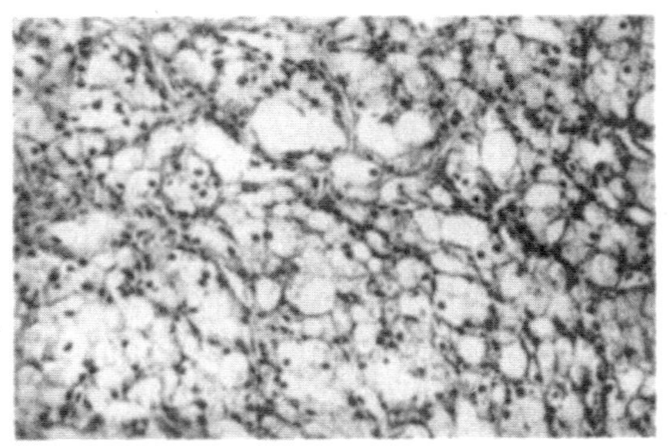

图 13—25　腺泡细胞癌

瘤细胞呈片状排列，有的瘤细胞的胞质透明，胞核小，偏位

腺泡细胞癌属低度恶性肿瘤，生长缓慢，病程长，但有局部浸润，术后易复发，偶见转移。

2）腺样囊性癌：为唾液腺较常见的恶性肿瘤，其特点是侵袭性强且易发生血行转移。

肉眼见此瘤为圆形或结节状，较硬，剖面为灰白色，多为实性。肿物无包膜，常侵犯邻近组织。

镜下见肿瘤由基底样细胞和肌上皮细胞构成多种结构，可呈筛孔状排列，也可呈小条索、小团块和小导管样结构，还可呈实质性上皮团块。此瘤侵袭性强，与血管关系密切，常沿血管扩散，甚至侵入血管内。易侵犯神经，且沿神经束衣蔓延，因此，临床出现疼痛、麻木等症状（图 13—26）。

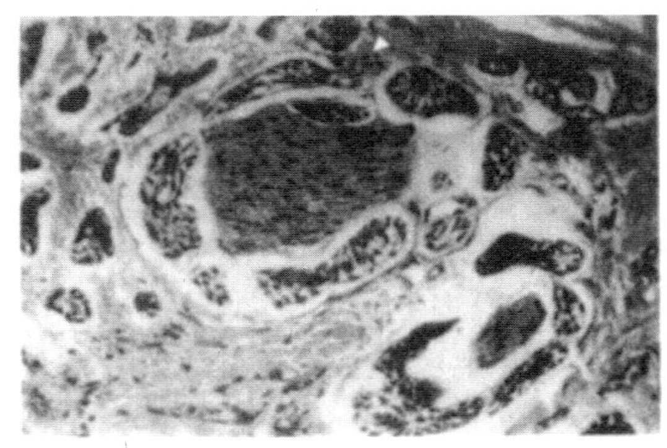

图 13—26　腺样囊性癌

瘤细胞呈小条索状，环绕及侵犯神经

此瘤侵袭性强，故浸润的范围往往超出手术时肉眼看到的肿瘤范围，常可见骨髓腔内充满了肿瘤细胞而骨小梁未破坏。此瘤易经血行转移至肺、肝、骨等处，淋巴结转移较少，术后易复发。其早期表现常为疼痛，虽临床检查无复发征象，亦应高度怀疑复发。此瘤发展慢，病程长，部分患者复发后亦可带瘤生存多年。

3）黏液表皮样癌：肉眼见大多数肿瘤呈结节状，直径以 2～3cm 者多见，大多数肿瘤无包膜，与周围组织界限不清。剖面为灰白色，可见大小不一的囊腔，腔内含黏液，少数为实性。

镜下见由黏液细胞、表皮样细胞和中间细胞组成。高分化者黏液细胞及表皮样细胞较多，中间细胞较少，瘤细胞形成团块，但常形成大小不一的囊腔，较大的囊腔有乳头突入腔中，腔内有红染黏液，当囊腔破裂时，黏液溢入间质中，形成黏液湖(图 13－27)低分化者表皮样细胞及中间型细胞较多、黏液细胞少，实质性上皮团块多，囊腔少，常见肿瘤侵入周围组织，瘤细胞间变明显，可见核分裂，核浓染(图 13－28)。

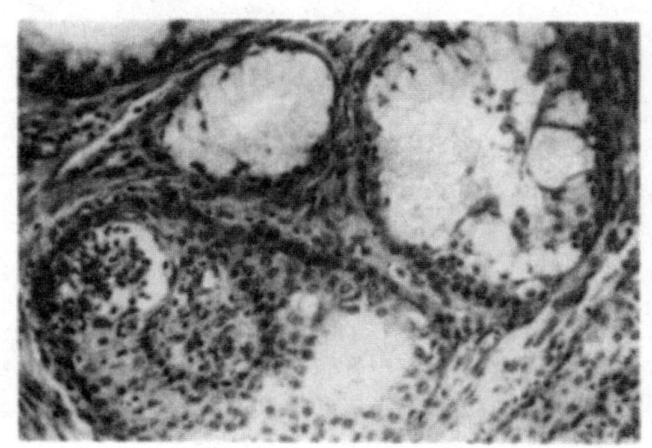

图 13－27　黏液表皮样癌

高分化型

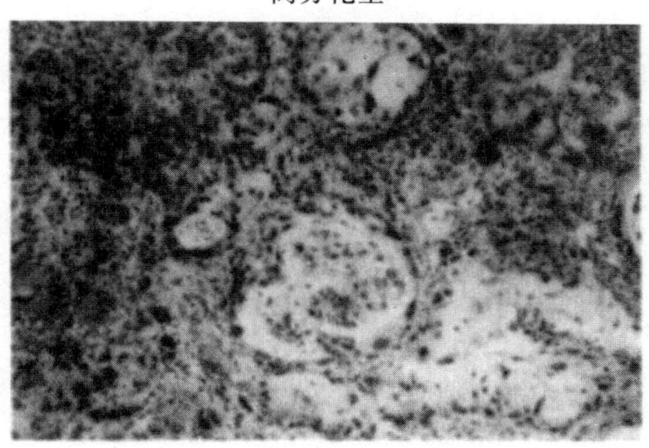

图 13－28　黏液表皮样癌

低分化型，细胞大小不一，有核浓染及瘤原细胞

高分化者恶性度低。低分化者恶性度高，易复发，可发生转移。高分化者术后五年生存率可达 90％左右，低分化者五年生存率仅为 50％左右。北京大学口腔医学院 408 例黏液表皮样癌的颈淋巴结转移率为 9.3％，远处转移率为 2.9％，术后复发率为 27％，5 年、10 年及 15 年生存率分别为 89.4％、88.4％及 84.2％。

4)囊腺癌：也称为乳头状囊腺癌。肉眼见肿瘤为圆形或结节状，大小不一，一般直径为 2～4cm。肿瘤大多无包膜，剖面为灰白色或粉红色，见有大小不等的囊腔，腔内有黏液，在较大囊腔中，可见细小乳头自囊壁突入。

镜下见瘤细胞呈立方形或圆形，瘤细胞体积大。胞核为圆形或卵圆形，大小不等，可见核异型和核分裂。瘤细胞呈腺管样及囊腔样排列，腔内含乳头，乳头表面和囊腔上皮被覆多层瘤细胞，排列紊乱。有些瘤细胞排成大小不一的团块，其中有小囊腔形成，有小乳头突入腔中。根据瘤组织中团块和囊腔的比例将此瘤分成高分化型和低分化型。高分化型腺管及囊腔多,团块少;低分化型以团块及小囊腔成分多,而大腔及乳头少,团块中坏死灶较多,癌细胞异型性明显,核分裂多见(图 13—29)。

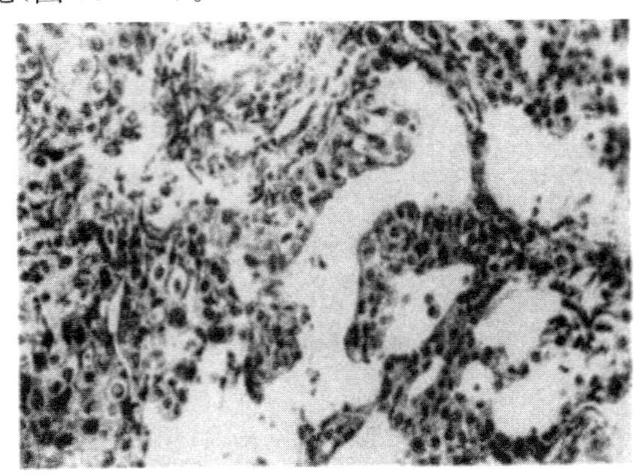

图 13—29 乳头状囊腺癌

上皮细胞大小不一,有核浓染及核分裂,瘤细胞形成囊腔,有乳头突入腔内

生物学行为根据国内报告,5 年生存率高分化型为 65%,低分化型为 47.1%。有人认为此瘤淋巴结转移率较高,预后较差。其生物学行为属于中度恶性肿瘤。

5)腺癌:肉眼见不规则硬块,和周围组织界限不清,发生于口腔内小唾液腺的腺癌,表面常有溃疡,肿瘤无包膜。

镜下见瘤细胞异型性明显,核分裂象多,结构不一,有的呈实性团块或小条索状排列,有时见少量腺管样排列。肿瘤纤维间质多少不一,间质多者肿瘤较硬称为硬癌。

肿瘤一般生长较快,易复发,可发生局部淋巴结和远处转移。

6)未分化癌:唾液腺的未分化癌较少见,肿瘤生长迅速,分化度低,镜下见瘤细胞为圆形或梭形,异型性明显,核分裂多。瘤细胞呈片状或条索状排列,常有坏死和出血。

此瘤易侵入邻近组织,有局部和远处转移,预后不良。

7)鳞状细胞癌:唾液腺的原发性鳞状细胞癌很少见,往往将黏液细胞极少的黏液表皮样癌误诊为鳞状细胞癌。

镜下所见与黏膜上皮发生的鳞状细胞癌一样,有上皮团块及角化珠形成。

此瘤呈浸润性生长,术后易复发,常有局部淋巴结转移。

(二)临床表现

1.腮腺肿瘤　大唾液腺肿瘤 80%发生于腮腺。腮腺肿瘤中,良性肿瘤约占 75%。而良性肿瘤中,多形性腺瘤约占 70%。最常见于 30～50 岁的青壮年,女性较多于男性。病程较长,缓慢生长,可达数年直至十几年之久,常在无意或体检时发现。除临床有肿块外,可无任何症状。腮腺组织任何部位均可发生肿瘤,但以耳垂为中心及耳屏前方的腮腺组织最为常见。触诊肿物表面光滑或呈结节状,界限清楚,活动,无压痛,质地中等硬。

腮腺肿瘤中,20%以上为 Warthin 瘤。在临床上,Warthin 瘤具有下列特点:①男性明显多于女性,男女比例为 6∶1。②50 岁以上老年人多见,50～60 岁为发病高峰。③绝大多数位于腮腺后下极。④可表现为双侧腮腺肿瘤或同侧腮腺多灶性肿瘤,其比例约占 20%。⑤肿瘤表面光滑,质地柔软,可有弹性感。⑥常有消长史,患者可有程度不等的胀痛感。

腮腺肿瘤绝大多数发生于腮腺浅叶,但约有 12%发生于深叶。根据肿瘤所在位置,临床可分为三种类型：①颌后肿块型：最为常见，瘤体在下颌升支后缘与乳突间，或耳垂稍下的颌后凹内，当肿瘤主要位于升支后缘与乳突之间时，由于受到骨性结构的限制，触诊肿物活动度差，界限不甚清楚。肿瘤主要位于耳垂下区时则多活动，其表现类似腮腺浅叶肿物。②哑铃型：瘤体一端突向咽侧、软腭，另一端突向耳下区，呈哑铃状，在耳垂下和咽侧均可见肿物，其特点是双手扪诊时，可感到瘤体活动。③咽侧突出型：肿瘤位于咽旁间隙，向咽侧及软腭突出。此型早期诊断有困难，只有当肿瘤长到相当大，向咽侧和软腭突出使咽腔缩小时，患者感到呼吸或吞咽困难，并有异物感才被发现。肿瘤常在扁桃体上方，并向内上伸入软腭，使腭垂偏向对侧。尽管肿物较大，但黏膜表面光滑，不出现溃疡。这类肿瘤极易与原发于咽旁或软腭的肿物相混淆。其鉴别诊断常依赖于CT检查。

极少量肿瘤发生于副腺体，在颧下出现包块，易误诊为颊部肿瘤。

腮腺恶性肿瘤约占腮腺肿瘤的25%。肿瘤生长较快，局部有疼痛、麻木感，肿物质地较硬，常与深层组织发生粘连，与周围组织界限不清，活动受限；累及咀嚼肌群则产生开口困难；也可累及皮肤，甚至向外破溃；累及面神经时，可发生部分或全部面神经瘫痪。部分恶性肿瘤可发生颈淋巴结转移；少数病例，特别是腺样囊性癌，可发生远处转移。低度恶性肿瘤的临床表现与良性肿瘤相似，有时在临床上难与良性肿瘤相区别。

腮腺肿瘤绝大多数是原发的，但因腮腺内含有较丰富的淋巴结和淋巴管，恶性肿瘤可以转移到此区，称为腮腺转移癌。原发部位以同侧眼睑、前额、颞部、后颊及耳廓前区为常见。鼻咽部也是最常见的原发部位之一。病理类型以腺癌、鳞癌和恶性黑色素瘤为最常见。

2.下颌下腺肿瘤　下颌下腺肿瘤中，良、恶性肿瘤比例大致相当，或良性肿瘤略多于恶性肿瘤。良性肿瘤绝大多数为多形性腺瘤。恶性肿瘤以腺样囊性癌、恶性多形性腺瘤和腺癌居多，好发年龄和性别与腮腺肿瘤相似。

下颌下腺肿瘤表现为下颌下三角区肿块。良性肿瘤生长缓慢，界限清楚，可活动，无任何自觉症状。恶性肿瘤生长较快，局部常有疼痛、麻木感；肿物较硬，常与深层组织及下颌骨骨膜粘连，固定而不活动。开口肌群如下颌舌骨肌、二腹肌受累可产生轻度开口受限。如面神经下颌缘支受累则出现下唇运动障碍：舌神经受累则患侧舌麻木，并可有耳部放射性疼痛；舌下神经受累则出现患侧舌肌瘫痪，伸舌歪向患侧。也可出现皮肤受侵破溃。有时可出现颈淋巴结转移或远处转移。

3.舌下腺肿瘤　舌下腺肿瘤比较少见，如发生肿瘤，90%以上为恶性。恶性者腺样囊性癌居首位，其次为黏液表皮样癌及腺癌。

舌下腺恶性肿瘤不易为患者早期察觉，有时作口腔检查时才发现。当患者诉一侧舌痛或舌麻木时，除仔细检查舌体外，应双手口内外触诊舌下区，如有硬结存在而非下颌下腺导管结石，应考虑肿瘤。累及舌神经者有舌麻木及舌痛，累及舌下神经者有患侧舌肌瘫痪。

4.小唾液腺肿瘤　小唾液腺肿瘤最常发生于腭部，其余部位依次为颊、舌及舌根、上唇、磨牙后腺及下唇。病理组织类型与大唾液腺者相同。

腭部者一般发生于一侧硬聘后部及软硬聘交界处，恶性者占1/2，以腺样囊性癌居首位，其次为恶性多形性腺瘤及黏液表皮样癌，腺样囊性癌亦好发于上颌窦。

唇部唾液腺肿瘤好发于上唇。

磨牙后腺好发黏液表皮样癌。

舌部及舌根部肿瘤不易察觉，有时患者有异物感、吞咽障碍或痰中带血等症状。

（三）诊断

1. 影像学诊断　为了防止唾液腺肿瘤，特别是腮腺和下颌下腺肿瘤的包膜破裂而造成种植性扩散，一般情况下，禁忌作组织活检。影像学检查是术前诊断的重要手段，其中包括超声显像、CT 扫描、磁共振显像及核素显像等。

（1）CT 扫描：CT 检查对肿瘤的定位十分有益，可确定肿瘤的部位及其与周围组织，包括重要血管之间的关系，特别适用于腮腺深叶肿瘤，尤其是与咽旁肿瘤难以区分者，以及范围非常广泛的肿瘤。

根据肿瘤形态，可将大唾液腺肿瘤分为三类：①界限清楚的圆形肿瘤：多为良性肿瘤（图 13－30）。②界限清楚的分叶状肿瘤：多为具有侵袭性的良性肿瘤，如多形性腺瘤或低度恶性肿瘤（图 13－31）。③弥漫性的浸润性肿瘤：为恶性肿瘤（图 13－32）。脂肪瘤的密度很低，CT 值常为－100Hu 左右（图 13－33）。囊肿或实性肿瘤囊变时，密度与水接近，CT 值为 0～10Hu。部分血管瘤可见静脉石，这些肿瘤可根据 CT 作出明确诊断。

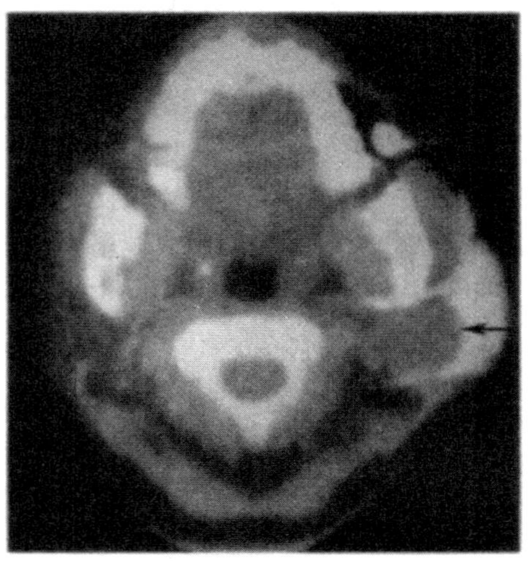

图 13－30　腮腺基底细胞腺瘤（CTS）

腮腺造影后 CT，肿瘤表现为清楚光滑的密度减低区（↑）

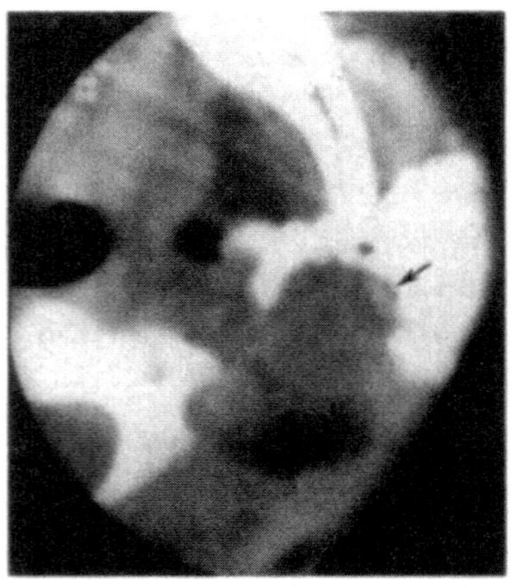

图 13－31　腮腺多形性腺瘤（CTS）

腮腺造影后 CT 显示颌后区充盈缺损，肿瘤表现为界限清楚的完整缺损，边缘呈分叶状（↑）

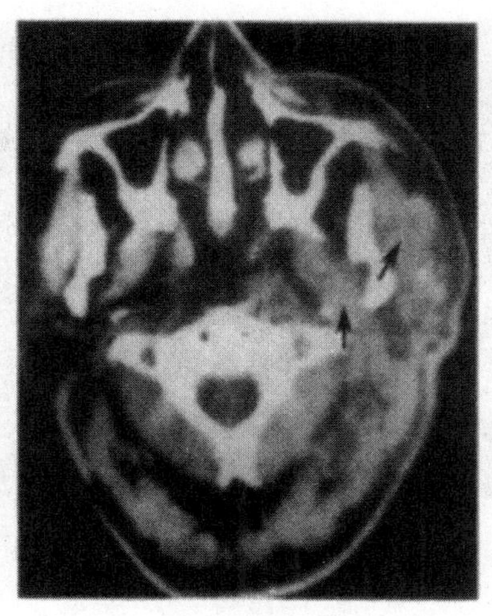

图 13－32　腮腺鳞癌(静脉增强)

肿瘤界限不清,密度不均,咬肌及翼内肌模糊不清(↑)

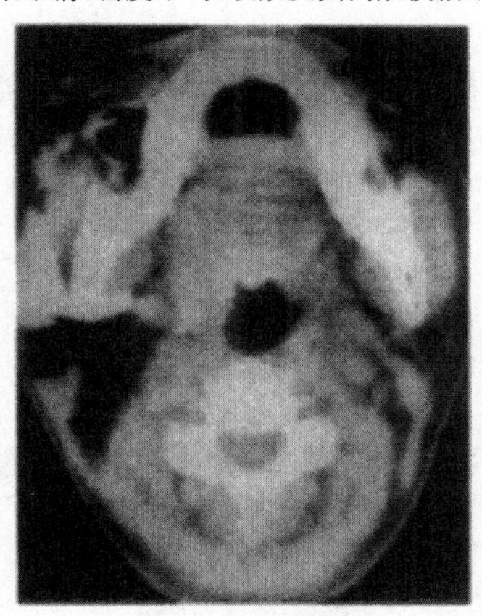

图 13－33　腮腺脂肪瘤

肿瘤呈不规则低密度区,CT 值为－104.5HU

(2)超声显像:超声显像的优点是无创伤,可重复进行。其作用为:①确定有无占位性病变:临床表现为腮腺肿大或颌后区丰满,难以将腮腺良性肥大、腮腺炎性肿块等与腮腺肿瘤相鉴别时,可首选超声显像。②确定囊实性病变:典型囊肿在声像图上具有特征性表现,即内部为无回声区,后壁及后方回声明显增强(图 13－34)。但当囊肿继发感染、囊腔内含黏稠脓液或较多胆固醇结晶时,与实性肿瘤不易区分。③为确定肿瘤的良、恶性提供信息:根据声像图上肿瘤的周界是否清楚完整,内部回声是否均匀,后壁及后方回声是否存在或有无增强等表现,可初步判断肿瘤的可能性质。

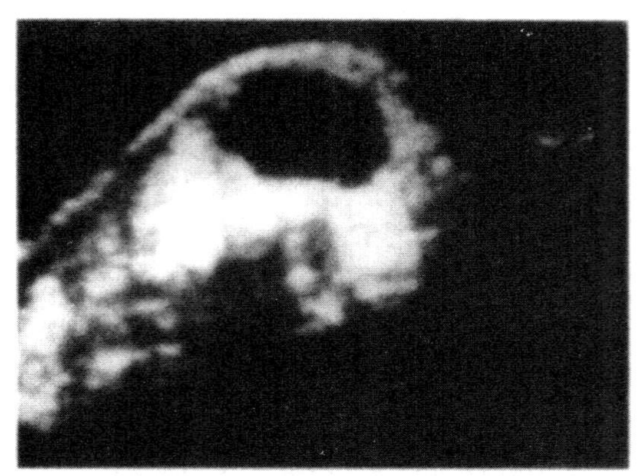

图 13－34　腮腺囊肿声像图

内部为无回声区，后壁及后方回声明显增强

(3)^{99m}锝显像：根据肿块所在区核素摄取量的多少，分为“冷”结节、“温”结节和“热”结节三类。“冷”结节指肿瘤所在区核素摄取低于周围正常腺体组织；“温”结节指肿瘤所在区核素摄取与周围正常组织相似；“热”结节指肿瘤所在区核素摄取高于周围腺体组织。仅对 Warthin 瘤有诊断意义，即表现为“热”结节(图 13－35)。其他肿瘤表现为“冷”结节或“温”结节，无诊断意义。临床怀疑为 Warthin 瘤时，可考虑作^{99m}锝显像，并建议作动态显像。

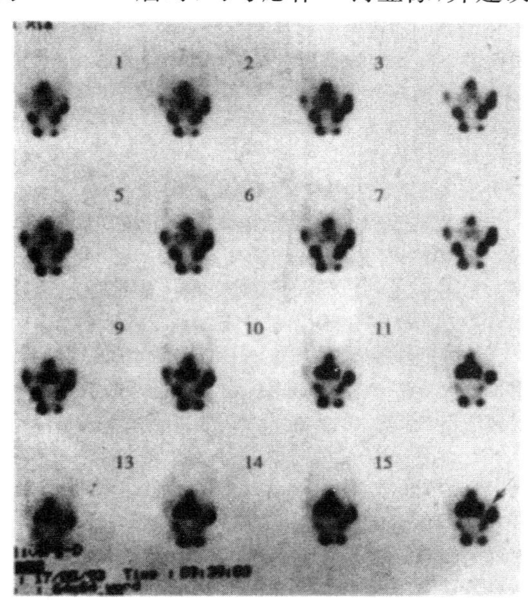

图 13－35　腮腺 Warthin 瘤^{99m}锝核素显像

左腮腺下极核素浓聚，为“热结节”(↑)

(4)磁共振显像：与 CT 相比，磁共振显像具有下列优点：①不注射增强剂，即可获得清晰的大血管影像。②不改变体位，即可获得横断面、矢状及冠状图像(图 13－36)。③不接受放射线。④对软组织的分辨率高于 CT。磁共振显像可用于肿瘤范围广泛者。

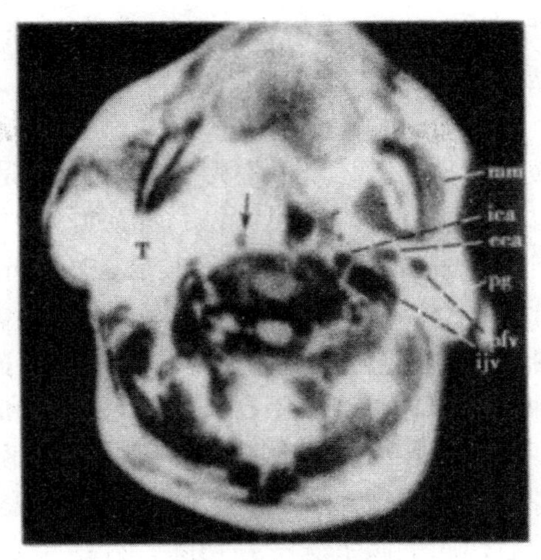

图 13—36　腮腺腺样囊性癌磁共振显像(横断面图像)

右腮腺及咽旁间隙高信号的占位性病变(T),形态不规则,咽旁间隙消失,颈内动脉(↑)被肿瘤包裹。pg:腮腺 mm:咬肌 ica:颈内动脉 ijv:颈内静脉 eca:颈外动脉 pfv:下颌后静脉

2.细针吸活检　唾液腺肿块性病变绝大多数需行手术治疗,若在术前能确定肿块性质,则对选择良好的治疗方案更加有利。细针吸细胞学活检是采用外径为 0.6mm 的针头,吸取少量组织,涂片作细胞学检查,这种方法简便无害且准确率高。

据马大权等 122 例细针吸细胞学检查结果,和组织病理学诊断完全一致的诊断符合率为 83.3%,细胞学定性诊断的准确率为 97.6%。

唾液腺肿瘤的种植性复发是众所周知的,Eng—Zell 等报告 157 例唾液腺多形性腺瘤,细针吸细胞学检查后随诊 10 年,无 1 例因针吸后产生种植性复发。其他学者也有类似的报告。

细针吸细胞学检查虽然安全、简便,能较迅速地作出诊断,但仍有其局限性:①针吸组织是肿物某一点,获取组织很少,不能根据少量组织的涂片概括肿瘤的全貌,更不能因针吸涂片未见瘤细胞而否定肿瘤的存在。②位置深在的小肿瘤可能漏诊,此时,如在超声引导下作细针吸活检,明确针头进入肿瘤组织,则可避免漏诊。③根据细针吸的细胞学检查虽然能做到定性检查,但明确组织病理分类还有一定困难。尽管如此,在区别唾液腺炎性肿块与肿瘤、肿瘤良性与恶性方面,细针吸细胞学检查仍是一项很有价值的诊断方法。

3.冷冻切片活检　冷冻切片为一种最省时、快速的制片方法,常用于临床手术时的病理诊断。

文献报告冷冻切片检查诊断唾液腺肿瘤的准确率,各家报告不一,与病理医师的阅片经验密切相关。因冷冻切片相对较厚,有时可以作出良性和恶性的判断,但不能确定肿瘤的组织学类型。值得注意的是,当多形性腺瘤部分癌变时,由于取材部位的限制,可能作出良性肿瘤的诊断。故一方面需要牺牲面神经、颌骨等重要组织时,应紧密结合病史和临床检查综合判断。另一方面,最终的病理诊断依赖于石蜡切片诊断。

4.肿瘤恶性程度分类　根据肿瘤的生物学行为,大致上可将唾液腺恶性肿瘤分为三类:①高度恶性肿瘤:包括低分化黏液表皮样癌、腺样囊性癌、唾液腺导管癌、腺癌、鳞状细胞癌、肌上皮癌、嗜酸性腺癌及未分化癌。这类肿瘤颈淋巴结或远处转移率较高,术后易于复发,患者预后较差。②低度恶性肿瘤:包括腺泡细胞癌、高分化黏液表皮样癌、多形性低度恶性腺癌、上皮—肌上皮癌等。这类肿瘤颈淋巴结及远处转移率较低,虽可出现术后复发,但患者的预后相对较佳。③中度恶性肿瘤:包括基底细胞腺癌、囊腺癌、多形性腺瘤癌变等。其生物学行为及患者预后介于上述两者之间。

(四)治疗

1. 手术基本原则　唾液腺肿瘤的治疗以手术为主,手术原则是从肿瘤包膜外正常组织切除,同时切除部分或整个腺体。腮腺浅叶的良性肿瘤,如果肿瘤位于腮腺后下部或虽然位于耳前区但体积较小(直径小于 1.5cm),可以作肿瘤及其周围 0.5cm 以上正常腮腺的部分腮腺切除术;腮腺浅叶体积较大的良性肿瘤,一般选择肿瘤及腮腺浅叶切除、解剖面神经术。位于腮腺深叶的肿瘤,常需同时摘除腮腺深叶。但对于完全位于咽旁间隙的深叶良性肿瘤,亦可采取下颌骨截骨入路切除肿瘤和腮腺深叶而不行腮腺浅叶切除和面神经解剖术。对于部位表浅、达到一定体积、活动度好的腮腺浅叶良性肿瘤,有丰富唾液腺外科经验的医师可行肿瘤包膜外切除术。腮腺恶性肿瘤根据肿瘤大小选择腮腺浅叶切除或全腮腺切除。

下颌下腺肿瘤一般行肿瘤连同下颌下腺一并切除。近些年来,对于位于下颌下腺后部、外侧或者内侧的良性肿瘤,作者采用部分下颌下腺切除术,不增加肿瘤复发率,尚能保留部分下颌下腺的功能。

小唾液腺肿瘤根据肿瘤性质,在具有足够正常周界的范围内切除。对于腺样囊性癌,因其具有沿神经扩散、肿瘤周界不易确定的特点,因而应适当扩大手术范围。

2. 面神经的处理　腮腺肿瘤除高度恶性肿瘤以外,如果肿瘤与面神经无粘连,应尽可能保留面神经,并尽量减少机械性损伤。如果与面神经有轻度粘连,但尚可分离,也应尽量保留,术后加用放射性粒子植入或外照射放射治疗。如果术前已有面瘫,或手术中发现面神经穿过瘤体,或为高度恶性肿瘤,原则上应牺牲面神经,然后作面神经缺损修复。

3. 颈淋巴结的处理　一般来说,唾液腺恶性肿瘤的颈淋巴结转移率不高,约在 15%左右。因此,当临床上出现肿大淋巴结,并怀疑有淋巴结转移者,作治疗性颈淋巴清扫术。当颈部未触及肿大淋巴结或不怀疑有转移者,原则上不作选择性颈淋巴清扫术。但对唾液腺导管癌、鳞状细胞癌、未分化癌、嗜酸性腺癌、腺癌及低分化黏液表皮样癌,其颈淋巴转移率超过 30%,可考虑作选择性颈淋巴清扫术。此外,原发癌的部位也是考虑因素之一,舌根部癌转移率较高,也可考虑选择性颈淋巴清扫术。

4. 放射治疗　唾液腺恶性肿瘤对放射线不敏感,单纯放射很难达到根治效果,但对某些病例,放射治疗有可能降低术后复发率,这些病例包括腺样囊性癌、其他高度恶性肿瘤、手术切除不彻底有肿瘤残留者,肿瘤与面神经紧贴且分离后保留面神经者。放射治疗的方式分两种,一种是传统的外照射,另一种是放射性粒子组织间植入,后者副作用小,对于腺源性恶性肿瘤的控制效果较好,目前应用逐渐增多。

5. 化疗药物治疗　唾液腺恶性肿瘤有可能发生远处转移,特别是腺样囊性癌及唾液腺导管癌,远处转移率在 40%左右。因此,术后还需配合化学药物治疗加以预防,但目前尚未发现非常有效的化疗药物。

(五)预后

唾液腺癌患者治疗后的近期生存率较高,但远期生存率持续下降,5 年、10 年及 15 年生存率呈明显递减。根据北京大学口腔医学院 1436 例唾液腺癌的临床分析资料 5 年、10 年及 15 年生存率分别为 81.2%、69.9%及 59.3%。唾液腺癌患者的预后观察,5 年是不够的,宜在 10 年以上。

二、唾液腺囊肿

唾液腺囊肿包括腮腺囊肿、下颌下腺囊肿、舌下腺囊肿及黏液囊肿，后两者多见。

（一）舌下腺囊肿

广义的黏液囊肿包括舌下腺囊肿和狭义的黏液囊肿。

1.病因、病理　舌下腺囊肿形成的原因有两种可能：①导管远端部分堵塞，尔后扩张形成有上皮衬里的囊肿，这种是极少数。②导管破裂，黏液外漏入周围组织间隙而形成囊肿，这是主要的成因。舌下腺囊肿的囊壁并无上皮衬里，而是纤维结缔组织或肉芽组织所形成。北京大学口腔医学院口腔颌面外科及口腔病理研究室对144例舌下腺囊肿分析，无上皮衬里者141例，占97.7%，而有上皮衬里者仅3例。

2.临床表现　好发于儿童及青少年，有反复破裂、流出蛋清样黏液的病史，但不久后又肿大。囊肿多位于口底一侧的黏膜下，长大时可越过中线，呈淡蓝色，形似蛤蟆的咽囊，故又称“蛤蟆肿”。囊壁较薄，触之柔软。大的囊肿可通过口底肌肉扩展到下颌下、颏下区，也可波及对侧口底。囊肿伴有继发感染时，可出现肿胀、疼痛，可将舌推向对侧或后上方抬起，形似“重舌”，影响进食和说话，严重时可引起呼吸困难。

3.诊断与鉴别诊断　根据上述临床症状，诊断不难，但需与以下疾病鉴别：①局限于下颌下区或舌下区的血管瘤：血管瘤无反复肿胀史，不会自行消失，穿刺可见血液。②口底皮样囊肿：扪诊有面团样感觉，穿刺有黄白色皮脂样物。③下颌下区囊性水瘤：常见于婴幼儿，穿刺检查见囊腔内容物稀薄，无黏液，淡黄清亮，涂片镜检可见淋巴细胞。

4.治疗　本病主要治疗方法为行舌下腺摘除术。已扩展至下颌下、颏下者经口内作舌下腺摘除术后，应将残余液体抽空，加压包扎1～2周。对全身情况不能耐受舌下腺切除的患者及婴儿，可作简单的成形性囊肿切开术，即袋形缝合术，切除覆盖囊肿的部分黏膜和囊壁，放尽液体，填入碘仿纱条。待全身情况好转或婴儿长至4～5岁后再行舌下腺切除。

（二）黏液囊肿

指狭义的黏液囊肿，常发生于下唇黏膜，其次为颊黏膜及舌部。

1.病因、病理 黏液囊肿通常由轻微的外伤使黏液腺导管破裂，黏液溢入组织内所致；也可能是黏液腺导管被阻塞，黏液滞留，使腺导管扩张而成。组织结构有两型：一是黏液囊肿无上皮衬里，绝大多数属此型，显示为小的或大的囊腔间隙，周围为肉芽组织及纤维组织围绕；另一型囊肿内衬扁平上皮。

2.临床表现　有损伤病史，常反复发作，破裂后流出透明无色黏液。好发于下唇内侧、舌尖舌腹。呈淡蓝色半透明状柔软的肿物，边界清楚，有时突出表面呈鱼泡状。一般直径在0.5cm～1cm。多次复发后，囊肿周围有瘢痕，也可与黏膜粘连，囊肿呈白色小硬结。

3.治疗

（1）囊肿摘除术：适用于囊肿与黏膜无粘连者，在切口周围暴露的黏液腺最好一并切除，以减少复发的机会。

（2）囊肿切除术：适用于多次复发或局部瘢痕多，囊肿与黏膜有粘连者。可作梭形切口，将黏膜与囊肿一并切除。

（3）保守治疗：为抽尽囊液后向囊腔内注入纤维硬化药物如2.5%～5%碘酊0.2～0.5mL，保留2～3min，再将碘酊抽出。亦可采用液氮冷冻法。

（刘荣光）

第八节 其他唾液腺疾病

一、唾液腺结核

唾液腺结核不常见。腮腺相对较多见，下颌下腺次之，舌下腺较少见。约1/3发生于10～30岁。

（一）病因、病理

为结核分枝杆菌感染所致，有报告75%患者无家庭、个人结核病史，故可能原发于唾液腺。有的作者强调结核分枝杆菌由扁桃体经淋巴管道至腮腺，这种传播方式可以解释腮腺结核较多见的临床现象。其传播途径可以是血源、淋巴源及管源（沿导管传播），大部分病例可能是后两者传播，血源性传播应有更广泛的粟粒样病变。

常为淋巴结的结核，以后侵及腺体。在初期腺泡间有孤立的结核结节，以上皮样细胞为主，朗汉斯巨细胞较少，周围有淋巴细胞。中期小叶中多数腺泡消失，而为结核病变所取代，残存腺管。后期小叶外形消失，腺泡消失，偶存导管。结核病变内可形成干酪样坏死，有的液化形成脓肿。

（二）临床表现

唾液腺结核在临床上有两种表现：一是慢性或包膜型，多年无症状，只是在被侵犯唾液腺内有一局限包块；另一是急性炎症性，病程数天或数周，常伴有弥散性腺体肿大，挤压腺体及导管，可见脓液或脓性分泌物从导管口流出。肿块可坚硬或较软，或有波动，常被描述为一小肿瘤，大小可如杏、小核桃，肿块有时大时小的表现，可有疼痛及压少数可伴有部分面瘫。一般肿块是活动的，但亦奇有皮肤粘连。

（三）影像学表现

当病灶限于淋巴结之内时，使淋巴结增生肿大，在CT片上表现为界限清楚的较高密度团块，与良性肿瘤不易区分。当炎症突破淋巴结包膜侵入腺体组织时，团块界限不清，需与恶性肿瘤相鉴别。形成脓腔时，B超可见无回声腔隙，随着脓液减少，腔隙变小以至消失。

（四）诊断及鉴别诊断

临床上有包块，有时大时小历史，导管口可有脓，很易误诊为肿瘤继发感染。如果结核菌素试验阳性，对诊断有一定帮助。细针吸活检可以鉴别病变是肿瘤还是炎症，对于鉴别诊断很有帮助。

（五）治疗

以全身抗结核治疗为主。需要时可手术切除病变，明确诊断，再辅以抗结核治疗。

二、唾液腺放线菌病

唾液腺放线菌病少见。

（一）病因、病理

放线菌病是由放线菌感染引起，这种真菌可隐藏在龋齿内或扁桃体上。唾液腺放线菌病可以是原发的，也可以是继发的。很多健康人的口腔内有此菌存在，炎症可引起组织缺氧和抵抗力降低，有利于放线菌生长蔓延。原发性唾液腺放线菌病是自口腔沿导管上行感染，可以侵犯整个唾液腺，也可局限于腺体某一部分。继发性唾液腺放线菌病是来自其周围软组织放线菌病感染（如腮腺咬肌区、面颈部）侵及唾液腺的，常侵犯腺体的一部分。

镜下见唾液腺组织有肉芽性病变并形成脓肿，其中有硫磺颗粒，为菌体及菌丝所组成。切片见放线菌团中央部呈均一性嗜碱、周围有辐射状分支细丝、顶端形成玻璃样的杆状体。菌团四周有大量中性多核白细胞环绕，外方有上皮样细胞、巨细胞、浆细胞及淋巴细胞。

（二）临床表现

继发性唾液腺放线菌病，如放线菌病面颈型者，腮腺咬肌区呈板结状坚硬，反复肿胀，可有多数窦道，此起彼伏，无一定界限。原发性者，起初多仅有被罹患唾液腺肿大，可有反复肿痛。如唾液腺包膜尚未被破坏，则病变局限于唾液腺内，与周围组织无粘连，无瘘管形成。

（三）影像学表现

唾液腺造影显示腺体充盈不规则，有些部分导管充盈缺损，这是由于间质硬结压迫所致。在充盈缺损处常可见多个大小不等的、不规则的腔洞，是放线菌炎性增生的硬性浸润块逐渐向周围扩展，炎性灶软化后形成的脓肿。被充盈的腺体部分则没有被侵犯。

（四）诊断和鉴别诊断

继发性唾液腺放线菌病有颌面颈部软组织症状，多数窦道形成，脓液中可找到放线菌团，诊断不难。原发性者无论临床上或造影上都似恶性肿瘤继发感染所见，不易区分，只有依赖术中冷冻组织检查或在脓液中硫磺颗粒内找到放线菌。

（五）治疗

多采用综合疗法，包括大剂量抗生素的应用，以选用青霉素及红霉素为主；口服5%～10%碘化钾10mL，每天3次，使病灶硬结吸收、瘢痕软化，以利于药物渗透；手术切开和切除病灶，切开的目的除引流外，还因放线菌是一种厌氧的真菌，病灶切开使之成一开放性伤口，则放线菌不易滋生。在早期病灶局限时，在解剖生理条件许可下，应尽量争取作切除术，以期根治。

三、结节病

结节病又称类肉瘤病，病因不明，现认为是一种免疫不全疾病。

（一）病理

镜下表现为上皮样细胞肉芽肿，有较大量上皮样细胞，巨细胞不多或全无，周围无或很少淋巴细胞浸润。结节内有小血管，故少有坏死。早期病变可自行消散，但很多病例进展缓慢，发生纤维化和玻璃样变，同时可累及多系统的器官，如淋巴结、眼、皮肤、脾、肝、指骨、唾液腺等。

（二）临床表现

本病发病缓慢，全身常侵犯部位是肺，双侧肺门淋巴结肿大，并可有广泛肺实质纤维化。颌面部唇、唾液腺（主要为腮腺）及淋巴结均可发病。腮腺的病变多为双侧性，表现为腮腺肿大，触诊无痛但较硬。

（三）影像学表现

在早期及中期呈进行性病变，病变局限于淋巴结，其造影所见如同良性肿瘤影像。晚期病变侵入腺实质，显示分支导管减少及该腺小叶不显像，似抹去一块一样。

（四）诊断与鉴别诊断

结节病的诊断比较困难，如单独发生于唾液腺并呈肿块状，则有的似良性肿瘤，有的似恶性肿瘤，所以易与唾液腺肿瘤混淆。诊断要点在于多器官的病变和病理检查。淋巴结的活检对诊断很重要，约 40%患者早期仅有肺门和纵隔淋巴结肿大，两侧对称，有助于诊断。

（五）治疗

肾上腺皮质激素类药物可使结节病肉芽肿发生退行性变化，达到控制症状的目的，如泼尼松 30～60mg/d，分 3～4 次口服。但激素不能改变严重的纤维化，局限性者可用放疗。

四、HIV 相关唾液腺疾病

HIV 相关唾液腺疾病是指 HIV 感染引起的弥漫性唾液腺肿大，可发生在 HIV 感染的每一个阶段，也可作为 HIV 感染的首发临床表现。

（一）病因、病理

HIV 相关唾液腺疾病的病因尚未完全明了，可能是在自身免疫功能低下的情况下，感染了某些与唾液腺组织具有特殊亲和力的病毒，如包涵体病毒、EB 病毒等。

组织病理学表现为腮腺腺体内和腺周淋巴结的弥漫性淋巴细胞浸润，形成淋巴滤泡，与 HIV 感染患者的全身淋巴结的变化相类似。常见囊腔形成，其大小不等，大者为肉眼可见的上皮样囊肿，小者为仅显微镜下可见的微囊，囊腔内含黏液或胶冻状物质。

（二）临床表现

临床表现为一个或多个唾液腺的渐进性增大，腮腺最常受累，常为双侧性。腺体弥漫性肿大，质地柔软。部分患者伴有口干症状。

（三）影像学表现

CT 检查表现为低密度、薄壁的多发囊肿，弥漫性淋巴结病变。MRI 检查表现为 T_2 和质子密度加权的中等信号的均质性多发肿块。

（四）诊断和鉴别诊断

首先应通过 HIV 检测，确定是否罹患 HIV 感染，如为阳性，应考虑到本病。

应与普通的腮腺良性肥大、Sjogren 综合征和腮腺囊肿相鉴别。Sjogren 综合征时口干更为严重，腮腺造影具有其特征性表现，抗 SS－A、SS－B 抗体，抗核抗体、抗 α－胞衬蛋白多肽抗体阳性。而 HIV 相关唾液腺疾病常为阴性。普通腮腺囊肿常为单发性病变，无颈部淋巴结肿大。而 HIV 相关唾液腺疾病常为多发性病变，常伴颈淋巴结肿大。

（五）治疗

HIV 相关唾液腺疾病的治疗主要是全身治疗 HIV 感染，保持口腔卫生，使用催唾剂和人工唾液缓解口干，预防龋齿发生。对于腺体肿大明显且可以耐受手术的患者，必要时行腺体切除术。

五、坏死性唾液腺化生

坏死性唾液腺化生，Abrams 等于 1973 年首先报告 7 例，均发生在硬腭。本病为主要发生于小唾液腺的良性、自限性病变，但其临床及组织学表现都类似恶性肿瘤。

（一）病因、病理

本病原因不明，多数学者认为梗死是由于唾液腺的血液供应受阻所致，物理性、化学性或生物性损害腭部血管，由于局部缺血而发生坏死炎症。

溃疡周围的黏膜上皮可呈假上皮瘤样增生。腺小叶有的坏死，腺泡消失，有黏液池形成，有多核白细胞及组织细胞浸润。邻近坏死区的唾液腺导管和腺泡有广泛的鳞状化生。一些导管壁增厚，但仍有管腔；另一些导管完全转变为实质性团块或条索，但仍保持小叶的外形。

本病在镜下易误诊为黏液表皮样癌或分化较好的鳞状细胞癌，但细胞形态较一致，无核异型性及间变的表现。

（二）临床表现

本病好发于硬腭，但亦可发生于软腭、鼻咽部、腮腺、磨牙后腺等处。本病好发于男性，男女之比为 2.8∶1；发病年龄 12～77 岁，平均为 46.3 岁。

本病特征为硬腭黏膜的一侧接近软腭处，有火山口样溃疡，与周围分界清楚，偶尔有狭窄的充血边缘，溃疡面有肉芽组织，边缘隆起。溃疡直径为 1～3cm，溃疡常在 4～10 周内愈合。中心坏死处仔细检查可以触及骨面。X 线片见骨质无破坏。发生于大唾液腺者为局部肿块，并不形成溃疡。

（三）诊断与鉴别诊断

本病不能单独依靠临床作出诊断。在诊断时必须

和黏液表皮样癌和鳞状细胞癌鉴别。本病病理的主要特点是：①一个或多个小叶坏死。②导管和黏液腺泡同时发生鳞状化生。③鳞状细胞的大小和形态与正常相似，细胞无异型性。④明显的肉芽组织及炎症成分。⑤仍保持腺小叶的结构形态，此点为诊断本病的主要依据。

（四）治疗

一旦病理确诊，则本病不需要进一步治疗，均能自行愈合。一般愈合过程较慢，需数周至数月，迄今未见复发的报道。

（刘荣光）

临床口腔医学新进展

（下）

王　莉等◎主编

吉林科学技术出版社

第十四章　口腔颌面部神经疾病

第十四章　口腔颌面部神经疾病

口腔颌面部组织、器官的感觉及运动功能主要由三叉神经及面神经支配。因此口腔颌面部的主要神经疾患大多与此两对脑神经有着密切关系。三叉神经为第Ⅴ对脑神经，也是最粗大的脑神经，是头面部的主要感觉神经和咀嚼肌的运动神经，因此与之相关的疾病最常见的是三叉神经痛（trigeminal neuralgia）和咀嚼肌群的一些相关疾患。面神经为第Ⅶ对脑神经，是一支集运动神经纤维、内脏感觉纤维及内脏运动纤维为一体的混合神经，与之相关的疾患则以面神经麻痹（facial paralysis）和面肌痉挛（facial spasm）最为常见。本章将介绍该两对脑神经相关疾患，重点将对原发性三叉神经痛（primary trigeminal neuralgia）、创伤性面神经损伤（traumatic facial nerve injury）及贝尔面瘫（Bell's palsy）进行详细讲述，并对与之相关的一些其他神经疾患，如舌咽神经痛（glossopharyngeal neuralgia）和面肌痉挛进行简要介绍和鉴别诊断。

第一节　三叉神经痛

此前，经典性三叉神经痛一直被称为原发性（primary）三叉神经痛，或者特发性（idiopathic）三叉神经痛，是因为在较长的时期内未能明确该病的发病原因。近些年来，在病因的研究中较为集中的观点认为：CTN 中的大多数是由于血管襻（vascular loop）压迫三叉神经的神经根而发病。国际头痛学会分类委员会（Headache Classification Subcommittee of the International Headache Society）于 2004 年颁布了第二版《头痛的国际分类》，其中提出：在颅内手术中被发现存在血管压迫三叉神经根、经相应的手术治疗后疼痛症状消失的病例，严格地说应该被视为症状性三叉神经痛。但是鉴于许多患者没有进行手术，存在着原发性或者症状性三叉神经痛的不确定性。因此认为对于有典型的病史和表现的病例，诊断时采用术语“经典的（classical）”比“原发的（primary）”更为适合，即使是在后续的诊治过程中被发现存在血管对于神经根压迫的现象。并且在分类中将原发性三叉神经痛更名为经典性三叉神经痛。另外还认为术语“secondary”可以被保留，用于因神经瘤等致病或已证实有相似损害的患者。

一、经典性三叉神经痛

经典性三叉神经痛临床上简称为“三叉神经痛”，曾用名“痛性痉挛（tic douloureux）”。是一种常见的脑神经疾患，在慢性疼痛性疾病中具有一定的代表性。由于疼痛迁延不愈、并且程度令人难以忍受，对患者的心理健康和生活质量常造成非常显著的影响。

三叉神经痛的发病率国内外的报告为 4.3～30/10 万不等，虽然任何年龄段（甚至有 10 岁以下的罕见病例）均有可能发病，但多见于中老年人，50%以上患者的发病年龄在 50～70 岁。较多的观察认为女性多于男性，比例为 1∶0.7 左右。单侧患病者占患病人群中的绝大多数，有报告认为有侧的患病率高于左侧。双侧患病者约占 3%～5%，面部两侧的疼痛表现非常相似，甚至罹患的神经分支也可以完全相同，但是其发病的时间不相关，疼痛的程度常不一样，疼痛的发作也不同步。

（一）病因和发病机制

三叉神经痛的病因及发病机制到目前为止尚未明确，该病的病因和发病机制比较复杂，研究涉及多个学科，近年来在微循环、免疫和神经生化方面的研究也取得进展，虽然现有的研究都未能对该病的临床表现做出完满的解释，但是已认识到三叉神经痛是多种因素相互影响、共同作用的结果。各种病因学说可大致归结为周围病因学说和中枢病因学说两方面，免疫因素和生化因素也对于疾病的发生和发展有着重要作用。

1. 中枢病因学说　主要基于三叉神经痛的疼痛发作有类似于癫痫发作的特征，可以记录到中脑处有癫痫发作样的放电，以及抗癫痫药物治疗有效。有人认为病变在三叉神经脊束核，周围神经的病变可以产生病理性刺激，这种刺激的逆行活动改变了三叉神经脊束核的电生理活动方式，脊束核的抑制作用衰退，神经的兴奋性增高，轻微刺激作用在扳机区即可形成一次疼痛发作。有研究将马钱子碱（strychnine）分别注入大鼠的三叉神经脊束核和三叉神经节内，刺激其面部时前者出现发作性疼痛反应，后者则无明显变化。另有学者认为三叉神经痛的疼痛总合、后放电现象与延髓神经核内多突触神经元的功能有关。还有研究发现，刺激皮质运动区可以明显地缓解疼痛而未出现癫痫，说明皮质也起着重要的作用。闸门控制学说的观点认为三叉神经脊束核的病变或损伤，使得一级神经元对传入刺激的调控失常而产生疼痛发作。

中枢病变学说虽然能够解释疼痛的发作性和放射性，但也不能解释所有的临床表现，例如，疼痛只是累及某一神经分支并且长期不侵犯相邻分支，患者无明显神经系统阳性体征，脑干的病变并不一定引发三叉神经区域的疼痛症状等。

2. 周围病因学说　在周围病因学说中，血管压迫三叉神经根的观点得到较为普遍的认同，同时也有观点认为血管压迫不是唯一的因素，造成压迫的其他因素还有：神经根周围的蛛网膜增厚粘连；先天或后天所致的颅底解剖结构的异常等。另有观点认为病因也可能与牙及颌骨的慢性感染性疾病、手术及外伤的激惹、全身或局部血管的病变造成神经微循环障碍，或者三叉神经本身发生了不明原因的脱髓鞘（demyelination）改变有关。

关于血管压迫学说 Dandy（1934 年）首先在三叉神经痛的颅内手术中观察到异位血管对神经根压迫的现象。Jannetta 等（1967 年）进一步提出微血管压迫（microvascular compression）的学说，认为三叉神经根周围的微血管对其“进入区”的压迫，特别是骑跨式和动脉搏动性的压迫是发病的原因。由于血管压迫造成神经根的髓鞘脱失，进而出现神经功能的异常而发病。磁共振血管成像技术能够显示血管压迫神经根的表现，根据这一研究开展的微血管减压术（microvascular decompression MVD）取得了较好的疗效，也为其提供了支持的依据。

三叉神经根进入区（root entry zone）是指神经根进入脑桥前的终末部分，长度约 4mm 左右，是组织结构从周围神经向中枢神经转变的过渡区，构成神经髓鞘的细胞从施万细胞转变为少突胶质细胞，对神经纤维的包裹也不完全、甚至有缺如，其组织结构的特点影响到神经耐受损伤的能力，可能是三叉神经痛的发病基础。压迫神经根的责任血管多为小脑动脉、小脑前下动脉和基底动脉，压迫部位的不同造成不同分支的疼痛。血管形态的变化可能与高血压，动脉粥样硬化等疾病或者与先天畸形有关，这一点能够解释三叉神经痛在中，老年人群中多发的现象。

神经受到压迫后，压迹处的轴突出现异常聚拢和相互挤压的变化，继而发生局灶性脱髓鞘的改变。这种改变可以造成相邻的神经纤维之间直接接触，形成伪突触（ephaptic transmission)关系,使神经传导的路径产生"短路"(short－circuited),在该部位产生异位电活动。可能使外周的传入冲动发生传导扩散、双向传导,或者中枢的传出冲动经短路处又转变为传入冲动,经反复叠加积累在很短的时间超过神经兴奋的阈值。每一种异常的传导形式都有可能造成神经处于高反应状态,使相关联的神经纤维发生串联反应。还有观点认为疼痛的发作与半月神经节存在着"点燃中心"(ignition focus)有关,点燃中心由三叉神经节内处于激发状态的小神经丛形成,并且支配着扳机区。当某一分支受到轻微刺激时,即可激活小神经丛继而迅速激发整群的神经元,形成一次疼痛发作。

有研究认为,疼痛的发作与神经节细胞内离子的含量发生异常有关。神经根的脱髓鞘变引起三叉神经节神经元的机能障碍,细胞内钾离子的浓度增高。钾离子的浓度异常增高时,感觉的识别功能出现紊乱,致使无伤害的刺激引起了剧痛的错误反应。当疼痛发作时,细胞内的钾离子被迅速释放,细胞外的钠、钙离子置换到细胞内。之后需要经过一定的时间,细胞内的钾离子才能重新恢复到原来的水平,具备了再次疼痛发作的条件。而细胞内钾离子浓度再积聚的时间和引起神经细胞激动水平的差异,则与疼痛发作的频度和发病有关。认为能够解释疼痛行发作和间歇的循环,及疼痛存在"不应期(refractory period)"的现象。

但是血管压迫的发病机制还不能完全解释所有的临床表现,例如,脱髓鞘变的表现不仅发生在三叉神经节和感觉根,并且在神经的周围分支也广泛存在,血管对神经的压迫持续存在,但是疼痛却可能行较长时间的缓解期,神经脱髓鞘的修复需要 3 周左右的时间,而微血管减压术后神经痛可以马上停止等现象。另外,在磁共振血管成像技术检查或手术中,并不是所有的病例都能够发现三叉神经根和血管的压迫关系,而有压迫表现的人也不是都发病等。

病毒感染病因的研究显示,单纯疱疹病毒 1 型(herpes simplex virus type 1 HSV－1)感染导致的局部蛛网膜增厚粘连可能是三叉神经痛的病因之一。HSV－1 具有嗜神经性,侵入人体后可潜伏于三叉神经节,每当机体免疫力下降时,潜伏的病毒都可能被激活、增殖,进而致使头面部屡屡出现疱疹,而神经节区反复的炎性不仅造成局部蛛网膜的增厚、粘连,还可以侵及神经组织,引起神经纤维脱髓鞘变。在微血管减压和半月节射频热凝术后面部出现疱疹的现象,能够表明三叉神经节存在病毒的潜伏和增殖。

3. 发病机制中免疫及生化因素　许多中枢神经系统的脱髓鞘病变已确认与免疫因素有关,在无血管压迫三叉神经根的病例中,也能观察到神经脱髓鞘的病现改变,提示存在其他导致其脱髓鞘的因素。研究认为,免疫炎性反应致使三叉神经的周围神经发生或加重脱髓鞘的病变。

近年来的研究发现,P 物质、谷氨酸,神经激肽 A、生长抑素和降钙素基因相关肽等与三叉神经痛的关系密切。通过增加兴奋性氨基酸的释放,激活二级神经元上的相应受体,改变了二级神经元的敏感性。当敏感性达到一定程度时,非伤害性神经冲动可被误识为疼痛冲动,出现轻触面部产生剧痛的表现。

(二)病理

已公认三叉神经痛的主要病理改变为局灶性节段性脱髓鞘病变。在三叉神经根受到压迫的标本中观察到,这种改变局限在压痕周围,有研究认为,这种改变也广泛地存在于周围神经系统。具体表现为神经髓鞘受压变薄及异常折叠,有程度不同的板层分解和退化,也可发生髓鞘的崩解碎裂。施万细胞破裂,卵圆体形成,炎性细胞及巨噬细胞少见。继而出现轴突的变化,轴突变细并偏离中心位置、扭曲变形,有的发生退行性变、节段性断裂、甚至消失。受压迫处脱髓鞘的轴突因无间隔的胶质突而彼此紧密排列，认为这种现象可导致伪突触传递的形成。此外，有研究认为，三叉神经内的微循环受到相应的破坏，无髓神经纤维也有肿胀变性、数量减少甚至消失的变化。

（三）临床表现

颌面部的阵发性疼痛是患者能够感受到的唯一症状，病史及临床观察能够反映出疼痛具有以下的特征：疼痛突然发生并骤然中止，常被形容为电击样、针刺样的剧痛，持续时间短暂但反复发作；限于一侧三叉神经的支配区域内，从不越过中线；无伤害的刺激可诱发疼痛的发作，神经系统无功能异常的体征。具体表现为：

1.疼痛的性质　为短暂，剧烈、浅表的锐痛，多被形容似针刺、电刀割或撕裂样。疼痛的程度令人难以忍受，常沿着神经分支放射。

2.疼痛发作的特点

(1)阵发性(paroxysmal)：疼痛从面部某处突然发生，持续 1 秒(表现为一闪即过)至几分钟后迅速消失，疼痛持续的时间随着病程而相对地延长。发作可为自发性，也可因某些因素被诱发。发作的频率差异明显，从每天几次至无数次不等，有随着病程的延长而逐渐频繁的发展规律。每个患者的疼痛症状有其固定的发作形式，有些在疼痛发作前局部有短时的跳动或麻、烧灼感等前兆；

(2)间歇期(intermission)无症状：间歇期是在两次疼痛发作之间的时间段，短则几秒，长则数小时，患者在此期间无任何症状。但在患病时间较长的患者中，可能有持续存在的轻微疼痛或牵扯感。间歇期随着病程的延长而逐渐缩短，甚至近于消失，患者常将其忽略不计，描述为持续性疼痛；

(3)存在疼痛发作后的不应期(refractory period)：在疼痛发作后的一个时段内，即使故意激惹也不会引起疼痛的发作。不成期的长度可因人、因病程而异；

(4)缓解期(remission stage)：缓解期存在于两个发作期之间，时间短可几天，长达数月其至几年，患者的感觉完全正常。患病的早期缓解期较长，随后逐渐缩短直至消失。疼痛复发的诱因常不清楚，并且没有明显的规律，但部分患者认为，与秋、冬季和情绪激动的关系相对密切。

3.扳机区(trigger area or trigger zone)　亦称为扳机点。扳机区是该病的特有表现，共至可能是临床能够检查出的唯一体征。虽然疼痛可以自发产生，但因触摸扳机区诱发疼痛发作是临床十分常见的症状。在头面部软、硬组织的某个或几个部位，虽然局部组织未能见到任何异常，但是对轻微刺激的反应却异常敏感，即使是日常生活中的动作，也可引起剧痛的发作。这些刺激和动作也被称为扳机因素(trigger factions)，包括说话，洗脸、刷牙(与冷热温度无关)，说话、大张口、剃须、舌尖舔及牙齿或牙龈，甚至风吹、较响亮的声音、突然的光亮等。绝大部分的扳机区位于罹患神经分支的支配区内，数目与患病分支的多寡有关。常见的扳机区分布在：第一支区的上眼睑、眉毛、额及头顶部某处的皮肤或毛发；第二支区在上唇、鼻翼旁的皮肤，下眼睑下方、内眦，上颌的牙齿和牙龈等处；第三支区则在下唇、口角、耳屏前的皮肤、舌缘、下颌的牙齿和牙龈等处。有的扳机区在相邻神经分支的支配区内，极少数的患者中甚至分布在远离神经的部位，如手指、臂等。

4.疼痛的部位　疼痛发生在三叉神经某分支区域内，并按神经分支的分布向一定的部位放射，严格地局限在一侧三叉神经的支配区，不超越中线。神经的各个分支可单独或同时受累,以二、三支同时罹患最多见(40%±),其后依次是第三支痛、第二支痛,三者之和占患者群的大多数(>70%);单纯第一支疼痛的发生率最少(占3%～5%)。

5.伴随症状　有些病例特别是在发作剧烈时伴有流泪、流涕、流涎、结膜充血、患区皮肤潮红以及面肌抽搐等表现。为了避免疼痛发作,患者放弃对疼痛区域的清洁及用患侧咀嚼,久之局部皮肤和牙列可有界限明显的积垢区。为了减轻疼痛,在疼痛发作时有些患者不停地揉搓疼痛区域,可造成患侧眉毛缺失,局部皮肤粗糙和(或)色素沉着等现象;有些患者会保持某种刻板的动作状态而不敢改变,如张口流涎、不断地咀嚼等,期盼能够减轻疼痛的程度或者缩短发作的时间。另外,所有患者均伴有程度不同的情绪焦虑或恐惧,甚至厌世心理。

据统计,三叉神经痛的患者中50%以上有“牙痛”的症状,可能反复地要求或接受过牙体治疗和拔牙治疗,因此口腔内行连续多个根管治疗后的牙,或者有连续多个缺失牙的现象比较常见。

(四)检查

缺少特异性的检查手段,通过对头面部和口腔等相关方面的检查排除其他疾病,需要时进行某些特殊检查。

对于发病年龄低于35岁的患者、双侧罹患,或者疼痛持续时间较长,没有不应期等症状不典型者,即使临床神经系统的体检结果均无异常,也不能放松对症状性三叉神经痛的警惕,必须进行头部磁共振成像(MRI)、至少是计算机体层扫描(CT)的检查。

1.一般情况　能够观察到患者身体的一般情况和营养状况都比较差,尤其是在症状重、病程长的患者中,有明显的情绪焦虑和恐惧心理,甚至悲观厌世。由于害怕引起疼痛发作而不敢言笑、表情呆滞,由他人代述病史,疼痛发作时表情痛苦,伴有自认为能够减轻疼痛的特有动作。

2.口腔颌面部的常规检查　检查口腔颌面部的基本状况,包括毛发、皮肤性状等。应除外牙体、牙周组织的相关疾病,特别是可能引起牙髓炎等神经痛的病变。有的患者因惧怕疼痛发作而不能配合,必要时在明确没有面部感觉功能异常后,可以在局部麻醉下完成检查。

3.确认扳机区　确认是否存在扳机区和扳机因素,以及扳机区的部位。用触摸的手法在头面部进行检查,用触,叩的方式验明口腔内的状况。患者大多都能明确地指出扳机区的位置及激惹疼痛的因素,有些可以见到面部扳机区的皮肤或牙列行明显的积垢;有些则在常规检查的过程中,因为某个动作激发了疼痛发作而显现。大多数患者的扳机区对轻微触摸更为敏感,如不敢说话,不让触及某处的皮肤、胡须、毛发等。每个患者扳机区的数目有差异,即使患病的神经分支相同,其部位和数目也不尽相同。

在药物有效控制的时间内,扳机区可以没有敏感的表现或者不能引起典型的疼痛发作,但是患者能够明确地告之诱发因素、指出扳机区的位置。

4.三叉神经功能的检查　按各神经分支的功能和支配区顺序进行,避免遗漏,以健侧的感觉和运动功能作为对照。目前临床进行的常规检查基本上都是功能定性的测试,而定量的检查并不普及。

(1)感觉功能:首先进行痛觉的检查,因为在神经受到损害时,最先丧失的是痛觉,随着损害程度的加重,温度觉和触觉相继消失。痛觉检查时用探针尖、按区域顺序轻刺额唇颊部的皮肤和口内黏膜,力度以不造成损伤为度;温度觉是以0～10℃和40～50℃的温度作为测试的对比标准,最简便易行的是用试管装有不同温度的水触及颜面部的方法;触觉检查是用棉絮丝以轻扫局部皮肤的方式进行。检测时必须注意对额面部两侧同名部位的感觉进行比较，请患者述说两侧的感觉是否相同。发现有异常时，需从多个方向以从正常到异常的移动方式，测试出感觉异常的范围。在确认存在痛觉异常后，在同一区域依次进行温度觉、触觉的检查，久病者患区皮肤的痛觉可能较对侧稍微敏感，也可因反复揉搓使局部的皮肤粗糙，变厚或污迹严重而感觉稍迟钝。曾经接受过神经损毁治疗的患者可出现局部感觉功能的低下，感觉异常的区域与被损毁神经分支的支配区相吻合，结合病史能够做出判断。

(2)运动功能：即咀嚼肌的功能，在神经功能受到损伤时咀嚼肌的收缩功能减弱或丧失。检查时将双手的手指分别置于患者两侧颞肌、咬肌区皮肤的表面，请患者反复进行咬紧磨牙、解除咬合的动作，感觉及对比两侧咬肌、颞肌的收缩是否有力和对称。通过观察开口型判断翼外肌的功能，在开口不受限的情况下如果一侧翼外肌的肌力减弱，开口型偏向患侧。

(3)角膜反射：请患者的眼睛注视前上方，避开其视线，从颞侧方向用棉絮丝迅速接触其角膜，观察瞬目动作的灵敏程度。刺激患侧的角膜引起的反应称为直接反射，刺激健侧角膜发生的反应称为间接反射。

(4)腭反射：用刺激软腭后缘的方法，观察软腭提升运动的功能。

5. 其他脑神经的功能　观察表情肌运动的对称性，例如：抬眉、闭眼、鼓腮、吹哨和示齿等，有无复视、眼球运动、瞳孔的形态、对称性和对光反射的状况等，有无耳鸣及听力的改变等，伸舌运动的功能状况等。

6. 影像检查　牙颌面部的X线检查，除外牙、颌骨及面深部组织的病变，CT或MRI排除颅内相关病变。

7. 患支定位　目的是辨明三叉神经痛的罹患分支。对罹患神经分支的神经干进行阻滞麻醉，能够暂时抑制疼痛的发作。这点不仅有助于确定受累及的神经分支，也可为诊断提供依据，特别是在鉴别舌神经痛与舌咽神经痛时起着关键性的作用，属于诊断性封闭。

诊断性封闭要遵循从神经干的远中枢段到近中枢部分的原则，注射方法与神经阻滞麻醉的操作相同。具体是第一支阻滞眶上神经，第二支阻滞眶下神经、经翼腭管或乙状切迹阻滞上颌神经。第三支阻滞下牙槽神经，舌神经，或经乙状切迹阻滞下颌神经。在麻醉效果完全的时间内，即使激惹扳机区也不会引起疼痛发作才被视为有意义。其结果如有重复性则更有意义。

总之，在三叉神经痛病例的临床检查中，除扳机因素和扳机区外，可能没有其他的异常体征，头面部影像学的检查也不存在器质性病变。但是有些病例在磁共振成像的检查中，可以观察到三叉神经根受到血管压迫、发生变形或者轴向移位的现象。

(五)诊断

三叉神经痛的诊断，特别是典型病例的诊断并不困难，可依据病史、临床表现和检查的特点(尤其是扳机因素和扳机区的存在)，影像学的检查结果即可确立，并根据疼痛的部位和诊断性封闭的结果确定受累的神经分支。

到目前为止，对于三叉神经痛的诊断采用的是排除法，对病史的依赖性比较强，必须详尽地进行采集，在病史中不仅可获取支持诊断的依据，也可获得对某些易混淆疾病的鉴别信息。

国际头痛学会分类委员会2004年《头痛的国际分类(第二版)》(International Classification of Headache Disorder 2nd Edition)中关于经典性三叉神经痛的诊断标准为：

A. 疼痛突然发作，持续1秒～2分钟，侵犯一条或多条神经分支支配区，并符合B和C的标准；

B. 疼痛至少具备下列特征之一；

1. 剧烈的、尖锐的、表浅的或者刺戳样；

2. 从扳机区或因扳机因素而突然发作；

C. 每个患者疼痛的发作方式固定不变；

D. 临床无神经系统异常的体征；

E. 不能归于其他疾病和机能紊乱。

注：磁共振检查可有血管压迫三叉神经根的表现。

（六）鉴别诊断

头而部有疼痛表现的疾病多达几十种，与三叉神经痛易于混淆的疾病也有十几种，在鉴别中要认真对待病史，把握疼痛的性质、发作特点和扳机区的存在，关注伴随症状和有无异常体征，常可得出初步的印象。另外，神经阻滞麻醉能否暂时遏止疼痛的发作也是鉴别的要点之一。卡马西平的治疗效果（特别是患病初期的治疗效果）可用于参考。

1. 牙源性疾患　约有 50％以上的三叉神经痛的患者有牙痛的表现，最容易与三叉神经痛相混淆的牙痛是急性牙髓炎、慢性牙髓炎急性发作和髓石症。牙源性疼痛的病史一般比较短，牙髓炎的疼痛虽然也是阵发性，但是其疼痛在发作的起、消时段和持续时间都相对较长，夜间发作更剧烈，患牙对冷、热温度刺激非常敏感，没有扳机区。可检查出能够引起牙髓感染的龋病、非龋疾患或牙周炎的病源牙。牙髓石引起的疼痛与患者的体位有较密切的关系，卧位时疼痛发作或加剧，身体直立后能够缓解；可伴有隐痛，没有扳机区。有些下颌的埋伏阻生牙压迫神经时也可引发疼痛，但比较少见。X 线影像学检查有助于上述疾病的诊断。

2. 症状性三叉神经痛　因桥小脑角区及其周围的器质性病变压迫或侵袭到三叉神经而致病，在其他神经损害的症状未出现或不明显时，易与三叉神经痛相混淆。发病年龄较为年轻，病史相对较短，其疼痛的性质和程度与经典性三叉神经痛相似，以自发痛为主，有的面痛的持续时间较长，或者呈持续性钝痛、隐痛伴有阵发性剧痛。有些存在扳机区和扳机因素，有些则表现得不典型。除三叉神经的功能有损害外，还可见到第Ⅲ，Ⅵ、Ⅷ脑神经受损的异常表现。CT 或 MRI 能够发现致痛的病变。

3. 鼻咽及颌面部恶性肿瘤　面深部的恶性肿瘤侵及到周围神经时也可出现面部疼痛的症状，在未出现口腔颌面部形态的改变时易发生混淆。多见于鼻咽癌、上颌窦癌、腺样囊性癌，翼腭凹和颞下凹的恶性肿瘤，疼痛多为持续性、程度常较三叉神经痛轻，可伴有阵发性加重，没有扳机区。有些有面部感觉异常和（或）其他神经损害的表现，可伴有鼻阻、血性鼻涕、开口受限。X 片显示相应部位的破坏性病变。

4. 鼻窦炎　以急性上颌窦炎、额窦炎为鉴别的重点。其病史短，疼痛呈持续性钝、胀痛，部位深在，如果伴有阵发性加剧时，疼痛持续的时间较长。上颌窦前壁或两眉间的额部有压痛，上颌窦炎时患侧上颌后部的多个牙齿可有叩痛，没有扳机区。其他症状有鼻塞、流脓涕，体温和白细胞计数升高。X 线片表现为窦腔内均质性的密度增高，有的可见液平面。

5. 舌咽神经痛　疼痛的性质，发作的特点等与三叉神经痛相似，扳机区及疼痛的部位均在舌根、咽部和扁桃体周围，可向外耳道放射。引发疼痛的动作常为吞咽、咳嗽等。特别是有舌部疼痛的症状时，必须与三叉神经痛的舌神经痛相鉴别，可靠而简便的鉴别方法是用 2％丁卡因喷涂于患侧的舌根、扁桃体及咽侧壁，在麻醉有效时段内疼痛停止发作。也可用舌神经及舌咽神经阻滞麻醉的方法进行鉴别。

6. 灼口综合征(burning mouth syndrome BMS)　为中枢介导的神经病理性疼痛，表现在舌、颊部等处的口腔黏膜有持续性烧灼样疼痛，对辛辣及热食物敏感，每天或大部分时间均疼痛，晨起时症状消失或轻微，此后逐渐加重至傍晚时症状最重，但入睡后无痛醒的现象。有的伴有口干、味觉障碍、睡眠障碍，40～60 岁女性人群中较多见，临床检查口颌面部无异常，要除外其他可能有相似症状的系统性疾病，如糖尿病、营养缺乏、巨细胞性贫血等。

7. 颞下颌关节病　疼痛是颞下颌关节多种疾病的症状之一，多为钝痛，在关节运动时出现或疼痛加重，疼痛的程度一般达不到剧痛，无扳机区。有些在颞下颌关节周围或咀嚼肌有压痛点，有些可伴有关节弹响、开口型及开口度的异常。X 线检查可能有髁突形态或关节间隙的改变。

8. 疱疹后神经痛(post－herpetic neuralgia)　为三叉神经带状疱疹的后遗症。有三叉神经某一分支的皮肤发生疱疹的病史，神经痛的区域与疱疹的出疹范围相同；疱疹痊愈后仍留有面部的疼痛、延续的时间至少 1 个月，疼痛为持续性针刺、烧灼样，程度常比较严重；罹患区的皮肤有瘢痕及色素沉着，范围与神经分支支配区吻合，界限清晰，常伴有感觉障碍。老年人多发，部位以第一支区最多见，根据病史及局部表现易于诊断。

9. 持续性特发性面痛(persistent idiopathic facial pain)　原名“非典型性面痛”(atypical facial pain)，表现为一侧头面部痛，疼痛的部位深在而且不易定位，疼痛的范围广泛，可超过三叉神经的分布区、越过中线，甚至涉及肩颈部。疼痛的性质为较剧烈的灼痛、钻痛、酸痛等，呈持续性或者占据每天的大部分时间。临床，实验室和影像学检查不能发现异常。疼痛的发作和加重与情绪激动的关系密切。

需鉴别的主要疾病见表 14－1。

表 14－1　三叉神经痛与常见易混淆疾病的鉴别

鉴别要点	三叉神经痛	急性牙髓炎	颅内相关部位病变	急性鼻窦炎
发病年龄	中老年多见	任何年龄	青年多见	任何年龄
疼痛部位	三叉神经分布区	牙并向耳颞部放射	三叉神经分布区	额及上颌
发作特点	突然、反复、阵发性	自发、阵发性，夜间更剧烈	突然、反复、阵发性	持续性或伴有阵发性加剧
疼痛的性质	针刺、电击样	锐疼、放射痛	针刺、电击样或深在的钝疼	钝胀痛可能程度严重
持续时间	短暂 1 秒～几分钟	较长	短或较长	长
扳机区	有	无	可有	无
诱发疼痛因素	洗脸、说话、刷牙等	牙齿遇冷、热温度敏感	洗脸、说话、刷牙等	无局部压痛、发烧、流脓涕等，X 线片显示患侧
其他表现	无阳性体征、MRI 可能显示有血管压迫三叉神经根	有病源牙	面部感觉异常或其他脑神经损害表现，头部 CT 或 MRI 检查有异常	上颌窦密度增高
卡马西平治疗	至少患病初期有效	无效	多无效	无效

(七)治疗

关于三叉神经痛的治疗，虽然有些新的药物已用于临床，在外科治疗方面也进入到内镜、微创介入治疗的阶段，而且一部分患者已经能够从病因上解决问题，但是目前的治疗方法尚存在不尽理想的方面。因此，国内外的学者都主张应首先采用保守治疗，并首选药物治疗，当保守治疗无效或者不能耐受药物的副作用时再选择外科治疗。

1.保守治疗

(1)药物治疗：常用的药物多为抗癫痫药，具有长期用药的特点，必须注意药物用量个体化及规范用药。用药应从小剂量开始，逐渐增至止痛量。以其最小的止痛剂量为治疗用量。达到止痛的效果后，必须继续用药少于2周，再以逐渐减量的方式达到维持量或停药。增加剂量可缓慢地递增(递增一次/1～2天)，能够避免或减轻头晕、嗜睡等不良反应。

经典性三叉神经痛至少在患病的初期对药物治疗有反应。

1)卡马西平(carbamazepine)：为抗癫痫药和特异性三叉神经痛镇痛药，用药初期疼痛的缓解率可达80%～90%，但效果随着用药时间的延长而逐渐减弱。其治疗三叉神经痛的作用机制尚不明确，可能是通过阻滞可兴奋细胞膜的 Na^+ 通道，降低了丘脑电位、延髓和多突触反射，故能明显抑制异常高频放电的发生和扩散。

初始剂量从每次100mg，每日1～2次开始，不能完全止痛时以1～2天100mg的速度递增至能够控制疼痛的剂量，该剂量一般为600mg～800mg/d，分3～4次服用。保持止痛效果2周后，再以每2～3天减少50mg～100mg的速度直至最小止痛量，甚至至停药。最小止痛量应作为维持量继续用药。

不良反应为头晕、嗜睡、共济失调、消化道反应、皮疹、白细胞减少、肝功能损害等，一般停药后可以自行恢复。用药前及用药期间应定期进行肝功能和血细胞分析等相关的检查，当白细胞计数低于 30.0×10^9/L，血小板低于 100×10^9/L 或肝功能指标出现异常时应考虑停药。再生障碍性贫血的发生率很低，常发生在用药后的1～2周内，为机体的特异性反应，与剂量无明显的相关性，要予以足够的重视。可能发生严重的皮肤过敏，需警惕。有抑制心脏房室传导功能的作用，应注意用药前心电图的检查。另外，卡马西平有较强的肝药酶诱导作用，长期用药剂量会不断增加，最大剂量1200mg/d。

2)加巴贲丁(gabapentin，neurontin)：是一种抗痉挛药(anticonvulsant drug)，可能是抑制性神经递质γ一氨基丁酸(GABA)的激动剂，用于癫痫的治疗，进而用于治疗疱疹后神经痛，三叉神经痛。药物间的相互作用少见，与其他抗癫痫药合用时互不影响其血药浓度。

初始剂量为300mg/d，以后逐渐增加直至能够缓解疼痛的剂量，一般能够达到止痛的常用量为1200mg～1800mg/d，分3次服药。治疗中不得突然停药，减量的时间不得短于1周。不反应有头晕、嗜睡、共济失调和疲乏等，严重的不良反应较少见。

3)苯妥英钠(phenytoin)：也称为大伦丁(dilantin)，用于三叉神经痛的治疗历史长于卡马西平，效果不及后者。作用与稳定细胞膜，增加γ一氨基丁酸(GABA)的含量，减少高频放电有关。有效率为50%～60%。用法从每次100mg、每日2次开始，常用剂量为100mg，每日3次。最大剂量600mg/d。不良反应有头晕、嗜睡、共济失调，牙龈纤维性增生等。

4)氯硝西泮(clonazpam)：系苯二氮䓬类药物，适用于不能耐受卡马西平的副作用的患者。初始剂量为0.5mg，每日3次，以后每3天增加0.5～1mg，直至疼痛缓解。最大剂量为20mg/d。不良反应主要有嗜睡、共济失调，必须注意其药物依赖的问题，不得突然停药。

5)巴氯芬(Baclofen)：为抗痉挛药，可与卡马西平、苯妥英钠联合使用，也可单独使用。最初剂量为5mg，每日3次，3天后增加至每次10mg，直至疼痛缓解。最大剂量单独使用时为

80mg/d，联合用药时为40mg/d。服药期间不可随意停药，不良反位有头晕、嗜睡、疲乏等。

6)野木瓜片、七叶莲：有效率50%～60%，起效较慢，大约1周左右。与卡马西平或苯妥英钠合用时可提高疗效，症状较严重时先用针剂，每次2～4ml，每日2次肌肉注射，有好转时改用片剂，每次1.6g(4片)每日3次。无特殊不良反应。

7)B族维生素：B族维生素具有促进神经修复的作用，常用的有B_1及B_{12}，B_{12}在大剂量时(0.5～1mg/d)有一定的镇痛作用，作用机制不详。

另外，还有其他抗癫痫药、抗抑郁药、抗痉挛药、多巴胺受体阻滞剂等药品的应用或药物的联合应用。如丙戊酸(Valproic acid)，非尔氨酯(Felbamate)，拉莫三嗪(Lamotrigine)，奥卡西平(Oxcarbazepine)，托吡酯(Topiramate)，阿米替林(Amitriptyline)、丙米嗪(lmipramine)，黛力新(Deanxit)、匹莫奇特(Pimozida)。国内已有奥卡西平、丙戊酸、托吡酯、黛力新的应用。

(2)封闭(block)：最常用的药是1%～2%的普鲁卡因或利多卡因1.5～2ml与维生素B_{12} 0.5mg配伍后进行神经干的封闭治疗。根据疼痛的区域每次选择2～3个注射点，每周注射1～2次。注射部位应选择在罹患的神经干的近中枢端。第三支痛的注射点有下颌神经、下牙槽神经、舌神经、颊神经和颏神经；第二支痛选择上颌神经、眶下神经、腭神经、鼻腭神经和上牙槽前、中、后神经；第一支痛选择眶上神经及滑车上神经。同时还可以配合穴位封闭，扳机区可视为阿是穴(即中医所说的痛点)进行封闭。

(3)激光疗法：激光缓解神经痛的机制不十分清楚，可能与改善血液循环，促进致痛物质的代谢，抑制神经的兴奋性有关。用低频率激光在穴位上照射，可出现与针灸同样的镇痛作用。方法为根据疼痛的部位选择若干个穴位，逐个进行照射，每次治疗的累计时间为10～15分钟。每日一次，20次一个疗程。

2.外科治疗　根据手术实施和作用部位的不同，可将外科治疗分为3个层面，首先是三叉神经干(peripheral nerve)水平，包括神经干的毁损性封闭、切断或撕脱，射频热凝；其次是半月神经节(gasserian ganglion)水平，包括半月神经节的射频热凝、球囊压迫、甘油注射；第三为三叉神经根及脑干(trigeminal root and brain stem)水平，包括微血管减压术、神经根切断术、立体定向放射外科等。

随着医学影像技术的发展，神经电生理的介入、内镜和计算机导航技术的临床应用，对于外科治疗的水平提高起到显著的促进作用。在国内半月神经节、神经根水平的手术治疗已成为三叉神经痛外科治疗的主流。

除微血管减压术外，其他的外科治疗方法均为通过毁损神经或改变神经功能的方式达到止痛的效果，术后在面部相应的区域可出现程度不同的感觉障碍。也有人主张由于大多数患者的病因可能与血管压迫三叉神经根有关，因此对于65岁以下的患者、身体条件允许的情况下，外科治疗应有选微血管减压术。主要的外科治疗方法有：

(1)三叉神经干水平的外科治疗：是用物理或化学的方法，通过破坏神经干的组织结构，阻断神经冲动的传导通路，达到止痛的效果。具有方法简便、安全、短期疗效确切，没有严重并发症等优点，但其较高的复发率也制约了临床的应用。对于受医疗条件限制、某些全身性疾病，高龄等原因不适宜或者不愿意接受其他外科治疗方法的患者依然可以选择。

1)毁损性封闭治疗：将致伤性药物直接注射至神经干的部位，使该处的神经干发生变性。要求穿刺操作应有较高的准确性，保障注射准确位于骨孔处。注射药物前应先注射同等液量的局麻药物，即能验证穿刺的准确与否，也可防止注射治疗药物时的疼痛。

常用的药物有无水乙醇，纯甘油、酚甘油等。常用的注射部位有眶上神经、眶下神经、颏神经、下牙槽神经，上颌神经和下颌神经。具体的操作方法与神经阻滞麻醉的方法相同。眶下神经、颏神经治疗时的进针深度应进入孔内 3mm±，注射药量为 0.3～0.5ml。下牙槽神经、上颌神经和下颌神经的注射量为 0.5～1ml。

2）神经干撕脱术：用于临床已有 250 多年的历史，复发率比较高，复发的原因与神经干的近中枢断端形成神经瘤有关。现在应用的范围很有限，但是在三叉神经第一支痛时仍有应用价值。

①眶上神经撕脱术：沿着眉弓上缘水平切开皮肤，切口的长度 2.5cm±，深度达额肌，切口的中点应在眶上缘中点的内侧，因为眶上孔位于眶上缘中 1/3 与内 1/3 的交界处。切开额肌后钝性分离至骨膜，在骨膜上找出从眶上孔中穿出、向头顶方向走行的神经干，分离出神经，用一把血管钳在紧贴眶上孔处钳紧神经，相隔 5mm 用另一把血管钳再次钳紧神经，在两钳之间将神经切断。然后用第二把血管钳以牵拉、卷缠的方式撕除该神经的远中枢段，方法得当时可将神经皮下撕脱，取下近眶上孔处的血管钳，去除孔外的神经段，检查没有遗漏的神经及活动出血后，冲洗、分层缝合并加压包扎。

除了撕脱眶上神经外，如果能够在眶上神经的内侧、同一深度，找到并撕脱同属于三叉神经第一支的额支和滑车上神经，治疗效果会更好。

②眶下神经撕脱术：应选择口内入路，口外入路术后留有皮肤瘢痕，已少采用。切口位于上颌的前庭沟，走向与之平行，长度从患侧的侧切牙至第一磨牙的近中，深至骨面。沿骨面向上剥离，在尖牙窝的外上方暴露出眶下孔，并可见到由孔内穿出的眶下血管神经束。钝分离出神经，用两把血管钳夹持神经，在两钳之间将其切断。撕除神经的远中枢段，在眶下孔处切断近中枢段。检查无活动出血后，冲洗、缝合、加压包扎。

还可采取经眶底去除眶下管顶壁的骨组织（眶下缘下皮肤入路），或者经上颌窦顶去除眶下管、眶下沟下壁骨组织的方法，切除神经的内段，使神经离断的部位尽可能地提高，期望能够提高疗效。

③颏神经撕脱术：选择口内入路。在下颌前磨牙区颊侧的游离龈处设计弧形切口，弧形的凸度朝向牙槽嵴，长 3cm±，深至骨膜。向移行沟方向翻开黏膜瓣，显露出颏孔，颏神经。钝分离出神经后，在颏孔处用两把血管钳相距 5mm 分别夹持住颏神经，在两钳之间切断神经。用中号血管钳，以持续柔和力牵拉、卷缠远中枢段，直至神经分支被全部撕脱。在颏孔处切断近中枢段，冲洗、缝合、加压包扎。

④第三支的多分支撕脱术：在下颌支与翼内肌之间的翼下颌间隙内，自后向前顺序排列着下牙槽神经，舌神经和颊神经。因此，在该部位能够一次性完成上述 3 条神经的撕脱手术。

先行颏神经撕脱，以便能够撕脱下颌管内的神经，颏神经处现的步骤与颏神经撕脱术的方法基本相同，只是在神经近中枢断端的处理上有区别。具体是在颏孔处充分游离神经的断端，沿着颏孔边缘切开骨膜，并且充分暴露出颏孔。然后用生理盐水纱布覆盖创面，待抽出下颌管内的下牙槽神经后再行缝合。

下牙槽神经撕脱时要求患者大张口。切口的位置在后颊部，形态近似于“⌡”形（以左侧为例），垂直切口在翼下颌皱襞外侧 0.5cm 处（下颌支前缘的内侧），长度 3cm±，深度需切开颊肌。上端附加切口为撕脱颊神经而设置，位于大张口时上颌磨牙殆面的水平，并且方向与牙殆面平行，长度 1cm，深达颊肌。下端附加切口的方向为内下方，切开磨牙后垫，长 1cm，深达黏膜下。两附加切口与翼下颌皱襞外侧的垂直切口均呈钝角相交。用血管钳向后外方钝性分离至下颌支内侧的骨面。用食指扩大腔隙，在下磨牙殆面上1cm的水平，触及并显露下颌小舌，推开附丽于下颌小舌的骨膜和蝶下颌韧带，暴露下牙槽血管神经束。分离下牙槽神经，用大弯血管钳的钳尖夹持住神经干，握紧钳柄向后上方推动，即可将神经内下颌管内部分抽出，再用另一把血管钳在该钳的下方夹住神经干，继续上提至下颌管内的神经被完全抽出、并切断取出。

在下颌孔前方的内侧，翼内肌的表面找出从后上向前下走行的舌神经，并进行分离，然后将神经在下磨牙的水平切断，在断端的上方，尽可能达到的高度再次切断神经，并取出离断的神经干。离断部分的长度可达3～4cm。

在切口上端的附加切口处、颞肌肌腱前方的颊肌内，用神经钩勾出颊神经，以相同的方法撕除神经的远中枢段及尽可能长的近中枢段。

生理盐水冲洗后，分别严密缝合后颊部及颏孔处的切口。

3)神经干射频温控热凝术：周围神经干的射频热凝术是从三叉神经节射频热凝术衍生出来的治疗方法，由于穿刺的深度不需要达到颅内，降低了操作的难度和治疗风险，使之更易于掌握和推广。治疗中的安全性高，并发症少，但复发率也比较高。热凝的部位在眶上孔内、眶下孔内、颏孔内以及圆孔和卵圆孔外的神经干处。穿刺方法与相应神经的阻滞麻醉相同，完成穿刺、电刺激定位后，最高温度一般控制在75～80℃左右，持续时间2～3分钟。

(2)半月神经节水平的外科治疗：治疗的性质大多为损毁治疗方式，靶位在三叉神经半月节，由于神经节的节细胞受到物理或化学性损伤，因此治疗的效果确切，复发率相对低，且与毁损的程度有关。

这类治疗大多属于微创治疗技术，操作中卵圆孔穿刺有一定的难度，X线影像，神经电生理以及数字外科导航技术的介入为准确的定位及毁损提供了有效的保障。在相关技术(CT图像观察、C形臂X线投射或实时导航监控)的支持下，穿刺操作能够得到具体的指导或引导，可以直观地判定穿刺的结果，了解穿刺针在卵圆孔内的深度，避免了因误穿刺所造成的并发症。在穿刺困难时还能够提供修正的依据，也有利于穿刺技术的掌握和普及，但是对医疗的软、硬件条件有一定的要求。

1)阿霉素神经干注射：阿霉素神经干注射的治疗有其独到之处，手术的操作是在三叉神经的神经干，但损毁作用则发生在三叉神经节的节细胞。作用原理是利用神经轴浆逆流具有的逆行转运机能，将注射在周围神经干内的阿霉素运送至三叉神经节，再通过阿霉素的细胞毒性破坏相应的节细胞，以化学切断的方式阻断神经的传导功能。

通过手术，显露出病变神经分支的血管神经束，继而切开包裹的纤维膜，分离出神经干，方法与神经干的撕脱术相同。然后将0.5%～1%的阿霉素0.3～0.5ml注射在神经干内，剂量因神经的直径不同而不同，完成注射后局部冲洗、关闭手术创。注射阿霉素时应注意不得有渗漏，以免造成周围组织的坏死。适用于易于显露的神经干，如眶上神经、眶下神经、颏神经、下牙槽神经和舌神经。

2)三叉神经节及感觉根射频热凝术：全称为“经皮三叉神经节及感觉根射频温控热凝术”(percutaneous radiofrequency controller thermal coagulation of the trigeminal ganglion and rootlets)，由Sweet在1974年提出，作用机理是利用三叉神经传导痛觉的Aδ和C类纤维与传导触觉的Aα，Aβ纤维对温度耐受性不同的特性，通过控制热凝时的温度，使痛觉传导纤维在一定的温度下被选择性破坏，部分地保留触觉传导纤维，达到止痛又可相对保存触觉及运动功能的效果。对于三叉神经痛而言，射频温控热凝术已被认为是一种有效，安全并为患者乐于接受的治疗手段。

操作一般在X线室或手术室完成。首先设置负极，负极有电极贴片及电极板两类，设置的部位为手臂的内侧或肩胛处，距离热凝部位越近越好，设置应可靠、稳定。

然后进行半月神经节的穿刺，穿刺的方法首选 Hartel 法，穿刺时的重要指标有3个标志点，两条参照线。①标志点，A点：位于患侧的口角旁开2.5～3cm处，也是穿刺的进针点；B点：外耳孔前3cm处，相当于颧弓根关节结节的表面；C点：在眶下缘中点的稍内侧，即眼睛平视时瞳孔的垂线与眶下缘的相交点。从颅底面观察，卵圆孔位于两侧B点之间的连线上，自一侧卵圆孔的中点向前引伸一条与两侧B点间连线相垂直的线，可经过位于同侧眶下缘的C点。②参照线，两条参照线皆起自A点：分别通过B点和C点。穿刺时从A点刺入皮下组织后，比对两条参照线调整针尖的方向，以后、上、内的方向向卵圆孔继续进针，进针约6～7cm左右即可抵达卵圆孔。再经过卵圆孔到达半月神经节，穿刺针在半月神经节由浅入深依次通过第三支、第二支和第一支的区域。因此治疗要根据患病的部位决定刺入孔内的深度，一般为8～15mm左右。完成穿刺后从患者的前面观察：穿刺针的方向与A点～C点的参照线重合，从侧面观察穿刺针的方向与A点～B点的参照线一致。

影像技术支持的力度则根据设备条件的不同，可以是跟踪穿刺的全过程，起到引导的作用；也可以在穿刺的前、后进行投照予以指导，确认穿刺针是否进入卵圆孔和明确进入卵圆孔的深度。在后续的步骤中如果需要时可以再次应用。

采用导航辅助时，需要术前在导航工作站利用CT或MRI图像信息完成穿刺路径的计划，具体包括穿刺起点的选择、穿刺针的走向、进入卵圆孔的深度以及终点的确认等。然后将计划导入导航仪，按照流程，遵循图像提示逐步完成操作。

回吸：确认穿刺成功并达到要求的深度后，抽出针芯并连接注射器，轻拉针栓进行回吸。结果可以是无任何物质被吸出，如果有脑脊液流出则表明针尖已刺入三叉神经池，治疗的效果一般会比较好，若回吸为血液时，必须调整针尖的位置。

电刺激：更换、连接工作电极，以0.1～0.3V的低压电流进行电刺激，患者在面部的相应部位能够感觉到麻、窜的电击感，或者是类似疼痛发作样的感觉。感觉的范围应与神经痛的部位相重合，否则要对穿刺针进行调整。若在电刺激时咀嚼肌出现同步收缩的现象，应调整针的位置至收缩现象消失。

热凝：固定好工作电极，开始的热凝温度大多选择60℃，持续时间1分钟；以后以每5～10℃，时间1分钟为一个梯度，逐步升温至75～80℃，并在最终的度持续热凝3分钟。

每次热凝后必须在患者意识清醒的状态下认真检查面部的痛觉及触觉，寻求达到痛觉消失、触觉被部分保留的效果。在一定的范围内，热凝时的温度及持续时间与术后局部麻木感的程度呈正比。

3)三叉神经池甘油注射：Hakanson 等在1981年提出三叉神经池甘油注射(injection of glycerol into trigeminal cistern)的方法治疗三叉神经痛。但是还不清楚甘油的止痛效果是来自化学性破坏，还是其高渗性的作用。穿刺的方法与射频热凝术相同，但要求穿刺针必须刺入三叉神经池，脑脊液流出顺畅，以确保甘油被注入麦克腔(meckel's cave)内。如果没有脑脊液流出，应改用其他方法。通过注入造影剂、摄片确定穿刺针位置及了解麦克腔的容量后，用1ml的注射器抽取与测得的容量相等的纯甘油(99.5%),注入三叉神经池内,剂量一般为0.2～0.4ml。治疗的过程中和术后的2小时内,通过改变及限制患者的体位,维持甘油在三叉神经池内的滞留时间、控制对神经的作用平面。

4)经皮三叉神经节微加压术:也称为球囊压迫(balloon compression),Mullan和Lichtor改进并报告了采用经皮三叉神经节微加压术(percutaneous microcompression of trigeminal ganglion)治疗三叉神经痛的方法,是一种利用球囊的压力挤压损害三叉神经节及神经纤维的技术。采用食管针穿刺,穿刺的方法与射频热凝术相同,通过套管针将前端带有气囊的导管送入三叉神经节处,注入造影剂投照证实后,充盈气囊向后颅窝压迫神经组织,压迫的时间一般持续5～8分钟。

Taha通过对多篇文献报告的总结,比较了半月神经节射频热凝术、甘油注射、球囊压迫和微血管减压术的治疗效果,前三种方法之间的比较结果显示射频热凝术和球囊压迫疼痛的缓解率较高,长期缓解率分别达到75%和76%,三叉神经池甘油注射的复发率最高(45%)。咀嚼肌麻痹的发生率射频热凝为19%,均为暂时性,球囊压迫的发生率为5%,但是为持久性的。角膜麻痹的发生率射频热凝术最高(6%),甘油注射最低。围术期严重并发症的发生率球囊压迫方法相对较高。术后感觉障碍的发生率三者相似,甘油注射造成的程度最轻,射频热凝术则取决于热凝的温度。综合评价射频温控热凝术具有相对的优势。

3.三叉神经根及脑干水平的外科治疗　包括微血管减压术、感觉根部分切断术、经延髓三叉神经脊髓束切断术及立体定向放射外科等。对于某些患者来说,微血管减压术可能是针对病因的治疗,随着技术水平的不断完善,接受的程度也在逐步提高。

(1)微血管减压术:微血管减压术(MVD)是根据血管压迫学说而设计的手术,术中不切断三叉神经,保持了神经的完整性和生理功能。多采用乳突后枕骨下入路,骨窗的直径约3cm左右,经过颅后窝抵达三叉神经根,在松解、移开压迫神经根的责任血管后,用特富龙棉(teflon)等不可吸收材料将两者分隔,或者对血管进行悬吊、固定,希望达到长久解除压迫的目的。手术的效果与能否完全解除神经根的压迫关系密切。近些年来应用于临床的内镜技术,能够从各个方位观察神经根及周围一定的区域,可最大限度地避免视觉盲区,对充分解除血管对神经的压迫、减少损伤有积极的作用,使手术的成功率得到提高,也降低了并发症的发生。

(2)感觉根部分切断术:有经颅后窝入路和经迷路后入路的不同术式,对于未发现血管压迫神经及其他异常的病例,以及因为年龄、身体等原因不能够耐受较长手术时间的患者可实施感觉根的部分切断。

(3)经延髓三叉神经脊髓束切断术:尤其适用于双侧三叉神经痛的病例,一次手术即可达到止痛的目的。

(4)立体定向放射外科:该技术包括伽玛刀、质子束和X刀等,通过精确的立体定向系统制订出靶点,将单次剂量的射线聚焦照射在靶点内,局部组织受到照射后可产生特殊的生物学效应,这种效能够达到类似手术的效果。治疗三叉神经痛主要采用伽玛刀(Gamma knife γ一刀),为近些年发展起来的治疗三叉神经痛的方法。影响其治疗效果的因素有靶点的选择、靶点定位的精确性和治疗剂量。

Leksell于1951年首先提出立体定向放射外科(stereotactic radiosurgery)的概念,并在1967年与他人合作研制出第一台伽玛刀。他本人及其他学者相继报告了三叉神经痛的临床治疗病例，但是直到1995年，治疗三叉神经痛的照射靶点一直选择在三叉神经节或三叉神经池，放射剂量为35～45Gy，疗效不满意。1996年，Kondziolka提出将照射的靶点改在三叉神经根的近中枢段，放射剂量提高至60～90Gy，近期有效率提高到86%。这是因为神经根的髓鞘在近中枢段主要由少突胶质细胞构成，少突胶质细胞对放射线更敏感。与CT相比，MRI能够清楚地显示三叉神经根，也为更改照射靶点提供了有利条件，此后治疗得到进一步的开展。国内在三叉神经痛的治疗方面已有较多的报告，有效率达80%～90%，认为治疗三叉神经痛的最佳中心剂量是70～90Gy。γ一刀治疗三叉神经痛存在不能即时止痛的缺陷，其远期疗效的研究仍在继续。

二、症状性三叉神经痛

也称为继发性三叉神经痛。因颅内或脑内的某些器质性病变压迫、侵袭到三叉神经根、半月神经节或脑干的相应部位而致病，神经痛只是疾病的临床表现之一。

在三叉神经痛的患者中症状性三叉神经痛的检出率为2%～4%，常见的病变有相应部位的占位性病变，主要是桥小脑角区及邻近组织的肿瘤、囊肿，如听神经瘤、表皮样囊肿或蛛网膜囊肿，三叉神经鞘瘤、脑膜瘤，以及多发性硬化等。多发性硬化的患者中约有2%有面部疼痛的表现，在双侧疼痛者中更多见，存在神经系统受损的其他表现，MRI检查可以证实相关的病变。

症状性三叉神经痛在其他脑神经损害的症状不明显时容易与经典性三叉神经痛混淆。与后者相比，前者的发病年龄一般较年轻，20～40岁者占50%左右，此与疾病的性质有关；在口腔专业就诊时其病史相对较短；疼痛的性质和程度与经典性三叉神经痛很相似，疼痛的发作以自发痛为主，持续的时间可有较大的差异，长者可达十几分钟甚至几十分钟，一次疼痛发作后可以没有明显的不应期。有些病例在疼痛发作的间歇期，局部始终有轻钝痛或隐痛。存在扳机区及扳机因素，但有的为不典型的表现，如触摸面部不会引起疼痛发作，而在疼痛发作时不能触摸面部。

由于病变部位与第Ⅲ、Ⅴ、Ⅵ、Ⅶ、Ⅷ脑神经的关系较密切，当损害波及不同的脑神经时，可以出现相关的临床症状，如患侧面部皮肤的痛觉迟钝、角膜反射迟钝或消失，面部表情肌麻痹，耳鸣、听力下降。另外也可能发生眼球运动障碍，瞳孔直径改变的异常表现。CT、MRI或者颅后窝探查能够发现致痛的病变。

(一)诊断

症状性三叉神经痛诊断率的提高得益于CT和MRI的问世，揭示了一些过去难于发现的器质性病变。

国际头痛学会分类委员会2004年第二版《头痛的国际分类》中关于症状性三叉神经痛的诊断标准为：

描述：疼痛与经典性三叉神经痛不易区别，但是病因为可证实的不同于血管压迫的器质性病变。

诊断标准：

A. 疼痛突然发作，持续的时间从1秒～2分，两次发作之间有或没有疼痛的持续，涉及一个或多个分支区，包括B和C的标准。

B. 疼痛至少有以下一个标准：①剧烈、尖锐、表浅和刺戳样。②从扳机区或因扳机因素而突然引发。

C. 每个患者的发作形式是固定不变的。

D. 有一个不同于血管压迫原因的损害，而损害已被特殊检查和(或)后颅窝探查所证明。

(二)治疗

诊断一经确立，即成由神经外科针对具体的病因进行相应的治疗。

(张永辉)

第二节　舌咽神经痛

一、经典性舌咽神经痛

舌咽神经痛是指在舌咽神经感觉功能分布区发生的剧烈疼痛，以突然发作的针刺样疼痛、持续时间短暂、可伴有咽喉部异物感、咳嗽、心率缓慢等副交感神经兴奋症状为特征。疼痛的性质、发作特点和复发、缓解方式与三叉神经痛非常相似。发病率较低，约为三叉神经痛的 0.2%～1.3%。偶见舌神经及舌咽神经均受累及的并发者。

(一)病因和病理

近些年来，在部分舌咽神经痛患者中也被证实存在着血管对神经根的压迫，特别是动脉的搏动性压迫的现象。确切的发病机理目前同样不十分明确。致病的主要原因有：

1. 血管压迫　扭曲、蛇行的血管压迫在舌咽神经根进入脑桥前的“敏感区”，压迫使神经发生髓鞘和轴突结构的改变，神经冲动在舌咽神经的纤维之间、与迷走神经的纤维之间发生“短路”，或者发生其他方式的传导异常，造成神经兴奋性的异常增高，对日常生活中某些寻常刺激发生错误的反应，出现疼痛的发作。造成压迫的责任血管主要是小脑下后动脉、椎动脉，微血管减压术解除压迫后能够缓解疼痛。

2. 蛛网膜增厚粘连　手术中发现舌咽神经根区、颈静脉孔周围的蛛网膜有异常改变。由于炎症、出血等原因造成局部蛛网膜增厚，使神经根与周围的血管发生接触，颈静脉孔区的蛛网膜增厚粘连将神经根间定，当周围有挤压力时神经根不能够缓冲而受到压迫。

由于发病率低，病理学研究的资料比较少，认为也存在神经根受到压迫，最终导致神经纤维发生脱髓鞘、局部轴突结构紊乱和变性等与三叉神经痛类似的病理改变。

(二)临床表现

好发于 40 岁以上者，性别差异不明显。双侧发病者极为罕见。有反复发作史，复发无规律，疼痛的缓解期随着病程延长逐渐缩短甚至消失。

疼痛的性质为剧烈的锐痛，呈刺戳、刀割或闪电样。疼痛的部位分布在舌根、扁桃体区及咽部，累及耳内及下颌角的内侧者，为侵及到迷走神经的耳支和咽支所致，有些患者仅表现为耳内深部、下颌角内侧及颌后区的疼痛。发作特点为突然地发生和中止，持续时间几秒～几分钟，间歇期无不适。扳机区位于舌根、扁桃体窝等处，吞咽、咳嗽、打呵欠和咀嚼等动作可以诱发疼痛发作。由于吞咽可以引起疼痛发作，严重影响患者的进食及饮水，常有体重明显下降和营养不良，并且有情绪焦虑、恐惧，自杀倾向明显。

部分患者在疼痛发作时伴有咽部异物感、咳嗽或心率减慢、心源性晕厥，甚至心脏停搏等因迷走神经亢奋而引发的症状。

(三)检查

能够观察到扳机区,口腔颌面部的器官与神经系统的各项检查(包括特殊检查)无阳性体征。将表面麻醉剂如丁卡因喷涂于舌根及扁桃体区,可以暂时遏制疼痛的发作。

(四)诊断

依据病史,临床表现,有关检查的刚性结果、咽部表面麻醉或舌咽神经阻滞麻醉后疼痛暂时停止发作即可确立诊断。

国际头痛学会分类委员会2004年第二版《头痛的国际分类》中关于经典性舌咽神经痛的诊断标准为:

A.疼痛突然发作,持续1秒～2分钟,并符合B和C的标准;

B.疼痛具备下列各项特征:①单侧。②分布在舌根,扁桃体窝、咽部,或者下颌角下方和(或)在耳内。③尖锐、刺戳样和剧烈的。④诱发因素为吞咽、咀嚼,咳嗽和(或)打呵欠;

C.每个患者的疼痛有其不变的发作方式;

D.临床无神经系统异常的体征;

E.不能归于其他机能紊乱。

病史、躯体检查和特殊检查除外疼痛的其他原因。

(五)鉴别诊断

1.三叉神经痛　主要与三叉神经的第三支痛、特别是舌神经痛易混淆。单纯的舌神经痛很少见,一般三叉神经第三支其他分支也存在疼痛。偶见三叉神经和舌咽神经同时罹患,注意鉴别(表14—2)。

表14—2　舌咽神经痛与三叉神经痛(舌神经)的鉴别

鉴别要点	舌咽神经痛	三叉神经痛(舌神经)
发病率	少	常见
疼痛部位	舌后1/3、咽侧壁、扁桃体周围、耳内	舌前2/3、面颊、牙龈
扳机区	有	有
扳机区部位	咽侧壁及舌后部	面部、舌缘、牙及口腔其他部位
扳机因素	吞咽、咳嗽、大张口	洗脸、说话、刷牙、进食水
定位诊断	咽侧壁喷涂丁卡因可止痛	舌神经阻滞麻醉可止痛

2.茎突综合征(styloid process syndrome)　因茎突过长或者方向,形态异常刺激周围的神经血管等组织所致,表现为咽部有异物感,咽侧壁持续性疼痛,可放射至耳、头颈部,吞咽及头部转动时疼痛加剧。相应的部位有压痛,局部封闭可止痛,无扳机区。X线检查可见过长茎突的影像。

3.翼腭神经痛　病因不确切,可能与鼻窦的感染有关。神经痛样的疼痛,常起自鼻根、内眦及眼眶,向腭部放射,可累及同侧的颅面部。持续时间几分钟至数小时,常伴有流泪、畏光、鼻塞、流涕等症状。无扳机区,无明显阳性体征。经翼腭管行翼腭神经节阻滞麻醉,或蘸有表面麻醉剂的棉片敷于中鼻甲后上方可暂时止痛。

4.鼻咽部恶性肿瘤　疼痛多为持续性钝疼、部位深在,无扳机区。可伴有鼻塞、血性鼻涕、面部感觉异常和其他脑神经损害等表现。X片显示相应部位骨组织破坏性病变。

5.症状性舌咽神经痛　因肿瘤压迫等原因而致病,多为阵发性的神经痛表现,或者持续十几分钟,甚至几十分钟的阵发性疼痛。以自发痛为主,可有触发痛,伴有舌咽神经区域的感觉损害，或其他脑神经受损的异常表现。CT 或 MRI 能够显现颅内的病变。

（六）治疗

应遵守循序渐进的原则，首先采用药物治疗。当药物治疗无效或者不能耐受其副作用时选择外科治疗。

1. 保守治疗　治疗三叉神经痛的药物均可用于舌咽神经痛的治疗，首选卡马西平，其他药物可以根据需要进行选择。药物的用量、方法及注意事项与三叉神经痛相同。

保守治疗的其他方法有：封闭、激光等。

2. 外科治疗　舌咽神经与迷走神经的关系密切，在外科治疗的过程中可引起心搏骤停等紧急情况，如果能够安装心脏临时起搏器，可以保证安全。

（1）射频温控热凝术：1981 年 Isamat 报告在 X 线引导下进行颈静脉孔的穿刺，进行舌咽神经的射频热凝治疗，热凝的温度为 65～70℃，时间 1 分钟。如果损伤到迷走神经，术后可有吞咽困难、声音嘶哑、干咳的并发症。

（2）微血管减压术：根据血管压迫学说设计的手术方法，目的是解除血管对神经根的压迫。术中对压边神经的责任血管进行减压、隔离，能否充分解除压迫，直接影响术后的效果。

（3）经后颅窝舌咽神经根切断术：对于没有血管压迫或其他异常的患者，通过切断神经根达到止痛的目的，但是由于神经根与迷走神经有交通，必须同时切断后者上部的 1～2 个根丝，可以减少复发。

二、症状性舌咽神经痛

因肿瘤压迫或者病变侵袭等明确的原因而致病的舌咽神经痛，主要表现在舌根、扁桃体窝、咽部，或者下颌角下方、在耳内有阵发性尖锐、刺戳样疼痛，程度剧烈令人十分痛苦。多为持续性的神经痛表现，或者持续十几分钟，其至几十分钟的阵发性疼痛。以自发痛为主，可有扳机区及触发痛，伴有舌咽神经区域的感觉损害，或其他脑神经受损的异常表现。CT 或 MRI 能够显现颅内相关部位的病变。

（一）诊断

国际头痛学会分类委员会 2004 年第二版《头痛的国际分类》中关于症状性舌咽神经痛的诊断标准为：

A. 疼痛突然发作，持续 1 秒～2 分钟，并符合 B 和 C 的标准；

B. 疼痛符合下列所有特征：①单侧。②分布于舌根、扁桃体窝、咽部，或者下颌角下方和（或）在耳内。③尖锐，刺戳样和剧烈的。④诱发因素为吞咽、咀嚼、说话、咳嗽和（或）打呵欠；

C. 每个患者有间定不变的发作形式；

D. 致病的原因已被特殊检查和（或）外科证明。

（二）治疗

应由神经外科针对病因进行相应的治疗。

（王志强）

第三节 面神经疾患

一、概述

面神经为第Ⅶ对脑神经，是支配颌面部表情肌的主要运动神经。它是由第二鳃弓的原始神经嵴细胞分化、发育而来的一支混合神经，其中大部分为起自脑桥的纯运动神经，主要支配面部表情肌。小部分为内脏感觉纤维及内脏运动纤维，内脏感觉纤维分布于舌前2/3的味蕾，传导味觉；内脏运动纤维为副交感纤维，控制泪腺、舌下腺、颌下腺及腭和鼻腔黏膜腺体的分泌。它的发育模式、分支情况以及与周围邻近神经的交互支配关系大都是在人类胚胎发育的前3个月建立起来的，但直到婴儿出生后4岁面神经的发育才被认为接近完成。

面神经周围支较表浅，易遭受各种损害，导致面神经麻痹，肌肉变性萎缩，妨碍面部表情运动和引起其他功能障碍。面神经麻痹（facial paralysis）是以颜面表情肌群的运动功能障碍为主要特征的常见病。根据引起面神经麻痹的损害部位不同，分为中枢性和周围性面神经麻痹两种。中枢性面神经麻痹病损位于面神经核以上至大脑皮层中枢之间，即当一侧皮质脑干束受损时，称为中枢性或核上性面神经麻痹，而周围性面神经麻痹的面神经运动纤维发生病变所造成的面瘫，其病变可位于脑桥下部、中耳或腮腺等。

在口腔颌面外科就诊的患者则多以周围性面瘫为主，最常见的原因为各类创伤引起的创伤性面神经损伤（traumatic facial nerve injury）和贝尔面瘫（Bell's palsy）。面肌痉挛（facial spasm）则是阵发性不规则半侧面神经支配面部表情肌的部分或全部的不自主抽搐或痉挛。本节将对这三种在口腔颌面外科较常见的面神经疾患从病因、临床表现、治疗和预后进行介绍。

二、创伤性面神经损伤

创伤在面瘫发病因素中居第二位，近年来其发生率不断增高。主要是颌面部创伤、耳外科、医源性后遗症、肿瘤以及其他疾病所致的面瘫正处于上升趋势。在诸多创伤因素中，颌面部外伤及医源性创伤是主要致病因素。

（一）病因、病理及发病机制

面神经周围支是周围神经的一部分，造成其损伤的原因很多，不同原因造成神经损伤的严重程度和波及范围也不同。Seddon早在1943年即已提出周围神经损伤的三度划分法，即神经失用（neuropraxia）、轴突中断（axonotmesis）及神经断裂（neurotmesis）。目前临床常用的则是Sunderland提出的五度分类法，该法将Seddon分类中的神经断裂又细分为三度。

Ⅰ度损伤：为神经失用性损伤。主要表现为神经损伤部出现暂时性功能障碍，但神经轴突与神经元及终末效应器之间仍保持其连续性，其远端不出现沃勒变性（Wallerial degeneration），对电刺激的反应常或略减弱。也有学者提出该种损伤后的大振幅动作电位学说，即神经受损后最初对电刺激反应过度增强。此类损伤的神经功能多于3～4周内完全恢复。

Ⅱ度损伤：即轴突中断。主要表现为轴突在损伤部位发生区域性溃变，其远端可发生程度不同的沃勒变性，但神经内膜管保持完整。虽可出现神经暂时性传导功能障碍，但其功能可行恢复，预后尚好，多于1～2个月完全恢复。

Ⅲ度损伤:不仅有轴突中断,损伤远端的沃勒变性,而且神经内膜管的连续性遭到破坏,因此又称神经中断。但神经束膜常不受损,仍保持神经束的连续性,其损伤范围可为局限性,也可沿神经束波及较长一段神经,尤其在近中往往伴有神经轴突的缺失。由于神经内膜管连续性的破坏,神经束支的轴突出芽性再生,可能与终未效应器发生错位支配,故此类损伤可有连带运动。受损神经虽可自发恢复,但常不完全。

Ⅳ度损伤:指神经束遭到破坏而广泛断裂,神经外膜亦遭到破坏,但尚未完全断裂,神经干仍借此保持其连续性。由于神经束膜及神经内膜管的破坏,易发生创伤性神经瘤及再生轴突的错位愈合,受损的神经功能极少能完全恢复。

Ⅴ度损伤:为最严重损伤,指整个神经干完全断裂,两断端分离或产生间隙,增生的纤维结缔组织可以出现瘢痕条索相连,神经功能完全丧失,如不做神经修复,其功能将完全丧失。

造成面神经损伤的原因甚多,归纳起来有以下几方面:

1. 机械性损伤(mechanical injury)　创伤引起的面神经损伤多属机械性损伤。其损伤形式有急、慢性挤压伤,挫伤,牵拉性损伤、压榨性损伤、撕裂伤、锐器切割伤及钝器摩擦伤等。

2. 物理性损伤(physical injury)　包括冷冻损伤、热损伤、电灼损伤、放射线损伤以及超声损伤和激光损伤等。

3. 化学性损伤(chemical injury)　指有毒物质对神经的损伤,包括长期接触有毒物,以及面神经分布区神经毒性药物的注射,如酒精、青霉素及溴化钙等药物。

4. 医源性损伤(iatrogenic injury)　是一种复合性损伤,几乎包括了以上各种损伤形式。在口腔颌面外科手术或治疗中,主要与茎乳孔外面神经末梢支损伤相关,几种常见造成面神经周围支损伤的医源性因素为:

(1)术中误将神经切断的切割性损伤;

(2)创面缝扎时缝针误穿神经干所造成的穿通和撕裂伤;

(3)止血时误将面神经干夹闭或结扎的钳夹、压榨性损伤;

(4)切除腺体深叶肿物时必要的牵拉损伤;

(5)电刀使用不当引起的电灼伤;

(6)需冷冻治疗时对面神经造成的冷冻损伤;

(7)注射时针头误穿神经干所致穿通及撕裂伤,及针头所带酒精对神经干化学性损伤;

(8)术中寻找面神经所用电刺激器电流过大时所引起的电击伤等。

缺血在创伤性面瘫中是多种致病因素所致的一种结果,也是创伤性面瘫的发生机理。

(二)诊断

1. 临床表现

(1)有明显的创伤因素存在。

(2)损伤多发生在面神经周围支,一般不伴有泪液分泌异常及舌前 2/3 味觉丧失。

(3)面瘫的典型症状:静态时患侧额纹消失或减少,鼻唇沟变浅或消失,口角歪斜,偏向健侧。严重者整个颜面部歪斜,患眼睑裂变大,流泪,睑、球角膜充血、炎症甚至导致失明。

动态时患侧抬额头无力或不能抬额头,皱眉无力或不能皱眉;眼睑不能完全闭合;不能耸鼻;鼓腮漏气或不能鼓腮;噘嘴、微笑及大张口时口角歪斜。恢复期还可出现患侧的连带运动或患侧的过度运动等后遗症。

2. 特殊检查　根据以上所述创伤性面神经损伤的临床表现及病史询问,临床不难作出面瘫的诊断。但在创伤性面瘫的诊断中，判断面神经损伤的程度和预后则显得更加重要。以往主要以患者皱眉、闭眼、耸鼻、鼓腮、讲话及微笑时对面部运动情况的主观判断作为指标。自Galvani 发明静电计以来，肌肉及神经电活动的测定在面神经功能评价方面有了较快发展。

(1)面神经功能评价分级系统(grading system of facial function)：许多学者在面神经功能评价方面做了研究，先后提出 5 点总体评价系统、分区分级系统及双重评价系统等，第五届国际面神经外科专题研讨会及美国耳鼻喉头颈外科学会推荐了 House－Brack(H－B)系统。客观评价有 Burres 的线性测量指数系统(B－FLMI)及 Fields 的面神经功能指数(FNH)测定等。蔡志刚等结合以上两个相对量化的评价系统，创建了临床量化的面神经功能评价系统(quantitative facial nerve functional estimating system，QFES)。

1)House－Brack(H－B)系统：是迄今为止在面神经功能主观评价方面较完善、应用较广的一个系统，也是国际上面神经研究领域认可的系统。该系统以 6 级代转 5 级，所增一级为中重度麻痹，该级的插入降低了判断的主观性，同时也减少了因观察者不同所带来的误差(表 14－3)。

表 14－3　House－Brack*m*an(H－B)评价系统

分度	诊断	临床特征
Ⅰ	正常	面部所有区域正常
Ⅱ	轻度功能障碍	总体：仔细观察方可看出轻微的连带运动 静止：正常、对称、张力正常 运动：上额运动中等，眼轻使劲可完全闭合，口轻度不对称
Ⅲ	中度功能障碍	总体：明显的功能减弱但双侧无损害性不对称，可观察到并不严重的连带运动，挛缩和(或)半侧面部痉挛 静止：正常对称，张力正常 运动：上额运动微弱，眼使劲可完全闭合，口使劲可移动口角，明显不对称
Ⅳ	中重度功能障碍	总体：明显的功能减弱和(或)损害性不对称 静止：正常对称有张力 运动：上额不动，眼不能完全闭合，使劲时口不对称
Ⅴ	重度功能障碍	总体：很少见有运动 静止：不对称 运动：上额不动，眼不能完全闭合，口仅有轻微运动
Ⅵ	完全麻痹	无运动

2)临床量化的面神经功能评价系统(QFES)：为了避免主观评价的局限性，Burres 等通过对大量正常人面部定点间距离的测量研究，提出了一个客观的评价系统即线性测量指数(B－FLMI)，通过测量面部一些相对稳定点间的位移百分比(PD)，经过 7 步复杂计算得出神经功能恢复状况，增加了评价的客观性，但在测量和计算上过于费时(图 14－1)。

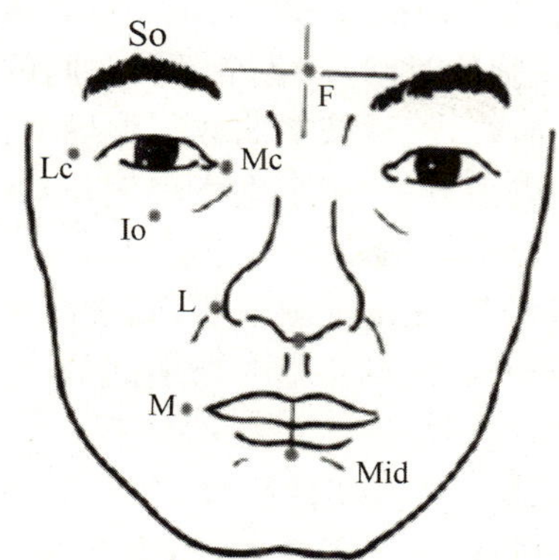

图 14－1　临床量化面神经功能评价系统(QFES)

定点：So：瞳孔正对眉弓最高点；Io：眶下点；Lc：外眦点；Me：内眦点；M：口角点；L：鼻翼最低点；F：正中线与双侧 So 连线的交点；Mid：正中线与上唇或下唇唇红缘交点

说明

测定指标：

抬上额：测 SoIo(①)；闭眼：测 SoIo(②)；皱眉：测 SoF(③)；耸鼻：测 McL(④)；微笑：LcM(⑤)、MMid(⑥)；噘嘴：测 LcM(⑦)、MMid(⑧)；大张口：MMid(⑨)；正常及用力闭眼：测上下睑缘距(⑩)。测定指标排序为①～⑩。

面神经功能评价指数：

1)D1：健侧静止距离；D2：健侧运动时距离；d1：患侧静止距离；d2：患侧运动时距离；

2)位移百分比 PD＝|d2－d1 | / | D2－D1|

3)FNI1－FNI10 表示测定指标①～⑩的 PD 值，为各指标功能评价指数。

4)整体面神经功能评价指数：

TFNI＝(各指标 FNI 之和)/(指标总数)

5)面神经运动功能百分比：

TPr＝(伤后 TFNI)/(伤前或正常 TFNI)

6)面神经功能指数(FNI)分布按各指标均占 10%计，则分区面神经功能指数：

RFNI＝(面神经各支支配区 FNI 之和)/(面神经各支支配区测定指标总项次)

(2)神经电诊断技术(neuroelectronic diagnosis)：神经肌肉电兴奋测定是较早应用于面神经领域的一项技术，先后出现了神经兴奋性测定(neural electric testing，NET)、最大刺激试验(maximal stimulation test，MST)，强度－时值曲线及时值测定(intensity/time curve and chronaxic test)，神经电图(electroneurography ENoG)或诱发肌电图(evoked electromyography，EEMG)，肌电图(electromyography，EMG)以及运动传导潜伏时(motor conduction latency time，MCLT)和运动传导潜速率(motor conduction latency velocity，MCLV)测定等方法，为评价面神经损伤及恢复提供了客观指标。

1)神经兴奋性测定(NET)：是指用一定波宽(0.1～1.0ms)的方波脉冲电流刺激面神经干，引起各神经支配肌肉的肉眼可见的最小收缩时的电流强度作为神经兴奋性的指标，并与健侧对比来判断外周神经病变。

2)强度－时值曲线检查及时值测定：是根据电流刺激强度与刺激时间的相互依从关系绘

成曲线，判断神经肌肉机能状态的一种检查方法，曲线纵坐标为输出强度，横坐标为脉冲时间。多数学者采用 8～10 个不同脉冲时间，以各个不同时间的脉冲电刺激肌肉，刚好引起收缩反应时所需的电量，绘成一条曲线，然后按照曲线图形确定神经功能情况。时值测定一般情况下与曲线形状、位置的改变成函数关系（个别表现例外），从中可看出神经恢复过程的量的变化。

3）最大刺激试验（MST）：是指用 Hilger 刺激器，刺激面神经干和各分支，当电流逐渐增强，一般超过 5mA 或上升到患者开始感到不适时所引起的面肌反应，以健、患侧反应是否相似作为判断神经是否变性的指标。

4）肌电图（EMG）：是面神经发生严重变性而对 MST、EEMG 反应消失后，用于检测其功能的一种可靠方法。包括静息电位（rest potential，RP），纤颤电位（fibrillation potential，FP），自发运动单位电位（spontaneous motor unit potential）、正锐波（positive sharp wave，PSW）以及多相神经再生电位（poly－phase neural regeneration potential，PP）。

5）神经电图（ENoG）：是对出自茎乳孔的面神经干施以电刺激，从其各周围支支配之表情肌记录整块肌肉的复合动作电位（compound muscle action potential，CAP）来判断周围性面神经损伤程度的电生理学诊断方法，最早由 Esslen 命名并首先用于面神经临床，May 认为称其为诱发肌电图（EEMG）更恰当，因为动作电位仍从肌肉获得，其原理与 MST 原理相似，其测定结果基于肌纤维对电刺激神经的收缩反应。Silverstein 及 Gordon 等支持这一观点，而一些日本学者及国内则多用 ENoG，其本质无明显差别。

近年来面神经功能电测试中，ENoG 在国内外学者中最受青睐，其原因是它较 NET 及 MST 对面神经损伤程度的判定及预后估计更精确，诸多学者的研究证明了这一点。May 通过其一系列研究得出 EEMG 是一种客观可靠，可重复并能迅速测定面神经功能的方法，在面瘫早期，能确定面神经功能的百分比。

如测定值在 0～20％，常提示功能不能完全恢复；如为 60％或更高，多可恢复正常，这一点对神经损伤后功能恢复判定同样适用。EEMG 如在损伤后 6～12 个月无改善，且临床检查面神经功能亦无恢复，则预示着解剖上的功能废用及面神经功能恢复的不良预后。EEMG 测定在面瘫发生后 3～14 天最适用，因此也有一定局限性。有些病例在发病 14 天后，EEMG 测定持续下降至 25％以下，其神经功能也有恢复。另一方面，有些病例发病后 14 天内电测试反应完全消失，也有发生期神经功能恢复者，原因尚不明确。菊池章的研究结果表明，CAP 值＞40％，一月内完全恢复不留后遗症，为 20％～39％时两个月内可恢复，约有 10％患者留有后遗症，在 5％～19％者多在 6 个月内恢复，其中＞10％者 20％患者留有后遗症，＜10％则 50％患者留有后遗症，在 0～4％者功能几乎无恢复。中村克彦则认为 18.7％为其下限。总之，一般认为在发病后 14 天内 EEMG 值下降至 10％或更低，则预后较差。

6）面神经运动潜伏时（MCLT）及潜速率（MCLV）测定：一般是用 0.1～1.0ms 脉冲方波电流刺激面神经干，在面神经支配的相应肌肉处诱发出电位，自刺激开始至记录到诱发电位时神经传导所需时间称为神经传导潜伏时（MCLT），而 MCLV 则为刺激点与接触点间神经长度与传导时间的比值，实际测定中误差大于 MCLV，意义基本相同。MCLT 的延迟或消失是面神经损伤的客观指标。由于 MCLT 延长，意味着神经纤维传导速度减慢，神经纤维传导速度与神经轴索病变程度有关，所以潜伏期测定可以提示面瘫预后。MCLT 上限值国内外学者研究结果较一致，为 4.0ms，朱进才等认为 3～10 岁年龄组的水平已接近成年组，51 岁以上各年龄组 MCLT 渐延长，MCLV 渐减慢。除年龄因素外，MCLT 和 MCLV 值还受体温变化的影响，体温每变化 1℃，MCLV 相应变化 5%。Henriksen 发现在 29～38℃间肢体温度每降 1℃，MCLV 降 2.4m/s。Redford 发现温度变化 1℃，MCLT 相位变化 0.3ms。由于这些因素的影响和难以控制，难免造成测定的误差。Taverner 曾报道有个别患者神经兴奋性完全消失后 MCLT 仍保持正常，有的甚至在面瘫发生后 10 天 MST、EEMG 已消失，MCLT 仍保持正常，故在诊断中应注意排除此现象干扰。

（三）治疗

关于面神经损伤后的治疗，主要有手术及非手术治疗两大系统，其中非手术治疗以药物及物理治疗为主，药物治疗除以前传统的神经营养药物及皮质类固醇类药物的应用外，近十年来迅速发展的神经生长因子（neural growth factor，NGF）已广泛应用于临床，物理疗法中功能训练显得更为有效，我国则更多应用中草药制剂及针灸治疗。这些非手术治疗手段在暂时性面瘫及创伤性面瘫的急性期应用较多，但对其疗效评价及适应证选择尚缺乏更深入系统的研究。

1. 神经功能的自然恢复　关于创伤性面瘫的治疗及功能恢复问题，早在 20 世纪 50 年代末 Martin 与 Helsper 就报道过腮腺切除术中面神经牺牲病例，术后面神经功能有一定程度自发恢复。James 等又通过动物实验证明了对侧向神经交叉支配的面瘫自发恢复学说，Norris 也曾报告 4 例切除一段面神经未经任何治疗自然恢复的患者，并认为与其面部肌肉强迫性运动有关。Conley 等提出面神经自然恢复的可能机理有：术区面神经再生，对侧神经交叉支配，三叉神经支配，咀嚼动作，以及舌咽神经与面神经的交互作用，不明的神经通路或上述诸种可能性的联合作用。Parry 和 King 认为多数外伤所致外周性面瘫可自然恢复，面瘫的恢复程度分 6 级：0 级为面神经支配的所有肌肉皆无运动，1 级为一区或数区肌肉略有颤动；2 级为有较明显的肌肉收缩；3 级则全部肌肉有运动，但肯定有对侧神经的交叉支配；4 级为表情肌运动几乎完全恢复正常，但一区或数区肌群中尚有运动减弱或有神经交叉支配痕迹；5 级则完全恢复正常。他们共观察 31 例，恢复时间为 1～3 年。面神经损伤后自然恢复的机理学说较多，经过近 40 年的研究和探讨，尚无为大家共同接受的学说，尤其对于与面神经有联系而起作用的中枢神经核通路问题还有待于进一步探讨。

2. 非手术治疗

（1）药物治疗

1）激素类药物：在伤后或手术后 3 天内应使用激素类药物，以减少渗出及水肿，有利神经恢复。一般常规给予地塞米松 10mg 静滴。

2）神经营养药：可给予维生素 B_{12} 及维生素 B_1 等神经营养药物，常规用药量，一般采用肌注，10 天一个疗程，共用 3 个疗程。也可采用离子导入的方法局部给药。

3）神经生长因子（NGF）：目前疗效尚不肯定，但已有临床应用的报道，可以全身用药，也可神经损伤局部用药。

（2）物理疗法

1）表情肌功能训练：适用于神经损伤后各期，损伤后 2 周至 3 月内尤为重要。

2）离子导入：常在神经损伤后早期（1～3 个月）应用，能促进神经功能的恢复。

A. 维生素导入：维生素 B_{12} 500mg、维生素 B_1 100mg 直流电阳极导入，采用双极表面电极，电流 0.1mA，时间 20 分钟。每日 1 次，每疗程 10 次，两疗程间隔 1 周。

B. 碘离子(I^-)导入：与上不同在于 I^- 从阴极导入，余条件均同维生素导入。

以上离子导入均可配合以超短波、微波或红外线等治疗，每次 10 分钟，每日 1 次。

3)神经电刺激：一般在神经损伤后中晚期(6 个月以后)应用，主要用多功能电刺激及失神经理疗处方，每次 30 分钟，每日 1 次，10 次一疗程，共两个疗程，每疗程间隔 1 周。

对于肿瘤或肿瘤术后面神经损伤患者理疗慎用，以防止促进瘤细胞生长或扩散。

3. 手术治疗　自 1932 年 Ballance 及 Duel 使周围神经修复术规范化以来，近二十余年许多新技术应用于面神经外科领域，面神经与其他邻近部位的运动神经吻合术(面一副神经吻合术、面一舌咽神经吻合术、面一舌神经吻合术及面一舌下神经吻合术等)，神经移植术、血管化神经移植术、跨面神经移植术，血管化游离肌肉移植术及血管神经化游离肌肉移植术已广泛应用于面神经外科领域，并获得良好效果。但对其疗效及功能评价的研究资料却很有限，至今尚无统一的标准。

(四)影响预后的因素

周围神经受损后，无论其自然恢复过程还是治疗后恢复过程均受诸多因素影响，归纳起来有以下几方面：

1. 损伤的性质及程度　据 May 等的研究，Ⅲ度以内的损伤其临床开始恢复时间及所能恢复到的程度都远较Ⅳ、Ⅴ度损伤要早且彻底，一般认为神经内膜管是否连续是判断神经功能能否完全恢复的一项指标。复合性损伤，如神经严重摩擦伤、过度的牵拉伤对神经损害程度均较单一损伤为重，临床多难以恢复或恢复时间延长。山口良二认为，如面神经神经纤维一半以上无变性，行神经修复后短期内可望完全恢复。神经切断吻合后，虽其再生良好，但神经肌肉却达不到完全正常的功能。神经受牵拉时，如半数以上神经纤维未变性，则其功能可于短期内恢复。

2. 损伤的部位　有研究认为损伤越近中枢端，其功能越难以恢复，原因是越近中枢，神经成分越复杂，越易发生错位愈合。

3. 年龄　日本学者研究认为，除儿童外，面神经受损后其功能很难完全恢复正常，50 岁以上患者尤为困难。

其他影响神经功能恢复的因素还包括损伤与修复相隔时间长短、损伤神经修复的准确性以及神经受损长度及是否伴有其他全身性疾患等。

三、贝尔麻痹 Bell's palsy

贝尔麻痹系指临床上不能肯定病因的不伴有其他特征或症状的单纯性周围性面神经麻痹。最早由 Charles Bell 于 1821 年描述，稍后神经学家 William Gowers 以 Bell 的名字命名了该病，从而使其成为面神经疾患领域最常见、最受关注的疾患之一。文献报道美国的发病率为平均 25 例/10 万人口，欧洲为 20 例/10 万人口，日本为 30 例/10 万人门。我国 1986 年有统计表明为 10.28 例/10 万人口，较新的统计资料为 49.77 例/10 万人口。地现分布上，长江以北偏高，中老年多见，女性多见，农村患者多于城市。一般发病多在春末夏初和夏末秋初，病因尚不明朗。虽然本病 71%～90%可以自然或通过积极、有效的治疗完全恢复，但还有 10%～25%的患者会遗留不同程度的面神经功能障碍。

(一)病因及病理

贝尔面瘫传统的病因和发病学观点主要是由于外界因素，如寒冷，病毒感染及机体的应激状态引起而神经不同部位供血小动脉痉挛，从而造成面神经因缺血而水肿，进一步又使血管受压导致缺血加重，因而产生面神经麻痹或瘫痪。也有学者提出中枢病变学说及遗传因素可能是其致病因素。

在口腔颌面外科就诊的患者则多以外界因素为主，其可能的主要致病因素有：

1. 较传统的观点认为外环境因素如寒冷刺激等可导致面神经血运障碍，进一步引发面瘫。

2. 自从 McCormick 于 1972 年提出人类单纯疱疹病毒感染可能与该病有关以来，病毒感染在贝尔面瘫致病因素中成为最受关注的因素之一，截至目前认为可能相关的病毒感染包括Ⅰ型单纯疱疹病毒、巨细胞病毒，带状疱疹病毒、EB 病毒、柯萨奇病毒、人类免疫缺陷病毒等，其中以单纯疱疹病毒最多见。

3. 解剖因素　首先面神经在内耳一直走行于曲折而狭窄的骨管内，并且在内耳道及膝状神经节之间的迷路段缺乏神经外膜和神经外周组织，神经内膜和蛛网膜组织也很少，因此神经在此段最易损伤而导致水肿，其次，近来对血管内血液内皮素(内皮素－1，endothelin－1，ET－1)的研究表明在贝尔面瘫患者血液中 ET－1 的水平也明显高于正常人。

4. 机体的应激因素　长期以来有学者认为贝尔面瘫患者中，机体处于疲劳及应激状态的居多，因此认为机体的应激状态可能是其发病因素之一。

贝尔麻痹的病理变化主要为面神经水肿，髓鞘或轴突有不同程度的变性，以在茎乳孔和面神经管内的部分尤为显著。有时乳突和面神经管的骨细胞也有变性。

(二)临床表现

发病突然，发病前一般无先觉症状，常在晨起时发现有面瘫症状，多单侧发生，仅个别为双侧发生。多见于青壮年，男性多于女性。发病后进展迅速，可于数小时内或 1～2 日内达到面瘫最大程度。临床均表现为完全性面瘫症状：患侧口角下垂，上下唇因口轮匝肌瘫痪而不能紧密闭合，故发生饮水漏水、不能鼓腮、吹气等功能障碍。上下眼睑不能闭合的原因是眼轮匝肌瘫痪后，失去了受动眼神经支配的上睑提肌保持平衡协调的随意动作，致睑裂扩大、闭合不全、露出结膜；用力紧闭时，则眼球转向外上方，此称为贝尔征(Bell sign)；由于不能闭眼，故易患结膜炎。在下结膜囊内，常有泪液积滞或溢出，这种泪液运行障碍，一般是由于泪囊肌瘫痪与结膜炎等原因所引起。前额皱纹消失与不能皱眉是贝尔面瘫或周围性面瘫的重要临床表现，也是与中枢性面瘫鉴别的主要依据。

表情肌的瘫痪症状，特别在功能状态时更为突出，因此，评价效果或恢复程度的标准，也必须在功能状态下进行。

临床表现取决于病变的部位：首先如果病变在茎乳孔附近，则表现为完全性面瘫；其次如果病变部位更高，在鼓索及镫骨肌之间，除完全面瘫表现外还可有味觉异常或丧失及涎腺分泌障碍；如波及支配镫骨肌的神经分支，可能会出现听觉过敏；病变波及膝状神经节，可能会出现外耳道疱疹，并有耳廓及外耳道感觉迟钝及剧痛；如果病变波及经过膝状神经节的岩浅大神经，还可能出现泪液分泌障碍；病变在脑桥与膝状神经节之间，感觉与分泌功能障碍一般较轻；如波及听神经可有耳鸣眩晕。

(三)诊断及鉴别诊断

贝尔面瘫的诊断并不困难，但为了确定神经损伤的部位、程度、预后和手术疗法的适应证等，各种新技术、新方法层出不穷。

对贝尔面瘫的外周神经功能检查类似一般的周围性面瘫的方法，无外乎面神经功能的评价分级及神经电诊断技术的应用。目前认为对面神经的神经兴奋性试验（NET）、最大刺激试验（MST）和面神经电图（ENoG）或诱发肌电图（EEMG）等几项检查手段有较大的实用价值，有利于预测其预后。特别是近年来 ENoG 在贝尔面瘫患者的损伤程度判断和预后评价方面备受重视。其次还有用于损伤定位辅助诊断的味觉试验、听觉试验以及泪液试验（Schirmer test）等方法也为临床常用的检查手段。

味觉检查：伸舌用纱布固定，擦干唾液后，以棉签蘸糖水或盐水涂于患侧的舌前 2/3，嘱病员对有无味觉以手示意，但不要用语言回答，以免糖（盐）水沾至健侧而影响检查结果。

听觉检查：主要是检查镫骨肌的功能状态。以听音叉（256Hz）、马表音等方法，分别对患侧与健侧进行由远至近的比较，以了解患侧听觉有无改变。听觉的改变是由于镫骨肌神经麻痹后，失去了与鼓膜张肌神经（由三叉神经支配）的协调平衡，于是使镫骨对前庭窗的振幅减小，造成低音性过敏或听觉增强。

泪液检查：亦称 Schirmer 试验。目的在于观察膝状神经节是否受损。用滤纸两条（每条为 0.5cm×5cm），一端在 2mm 处弯折。将两纸条分别安置在两侧下眼睑结膜囊内做泪量测定。正常时，在 5 分钟末的滤纸沾泪长度（湿长度）在 10mm 以上。由于个体差异湿长度可以变动，但左右眼基本相等。为防止出现可能的湿长度增加的偏差，故必须在放置滤纸条的同时，迅速将两眼所积滞的泪液吸干。

根据味觉、听觉及泪液检查结果，还可以明确面神经损害部位，从而作出相应的损害定位诊断：

1. 茎乳孔以外　面瘫。

2. 鼓索及镫骨肌神经节之间　面瘫＋味觉丧失＋涎腺分泌障碍。

3. 镫骨肌与膝状神经节之间　面瘫＋味觉丧失＋涎腺分泌障碍＋听觉改变。

4. 膝状神经节　面瘫＋味觉丧失＋涎腺、泪腺分泌障碍＋听觉改变。

5. 脑桥与膝状神经节之间　除面瘫外，感觉与分泌功能障碍一般均较轻，如损害影响听神经，尚可发生耳鸣、眩晕。

6. 核性损害　面瘫＋轻度感觉与分泌障碍，但往往影响展神经核而发生该神经的麻痹，若损害累及皮质延髓束可发生对侧偏瘫。

近年来影像学诊断技术也被用于对内耳道的迷路病变的诊断，面神经在高分辨率磁共振（HRMR）中，特别是在位用辅助对比剂 Gd、碳水化合物后面神经颇易显示，病变神经显示影像明显增强。

根据上述症状及相应的检查手段，贝尔面瘫的诊断并不困难，但还应注意与核上性面神经麻痹、核性面神经麻痹、小脑脑桥角病变，以及一些影响面神经功能的综合征象亨特（Hunt）综合征、麦克森（Melkersson）综合征等相鉴别，当然还应注意与听神经瘤、中耳炎以及创伤性面神经损伤相鉴别。

（四）治疗

根据贝尔面瘫的自然发展过程，可将其分为 3 个阶段即急性期、缓解期及后遗症状期进行不同的治疗。

发病急性期（1～2 周）的治疗原则应是改善面部血液循环，促使面部水肿、炎症消退，以免面神经进一步受损，使其功能早日恢复。具体治疗方法：

1. 大剂量激素冲击疗法 发病前 3 天，可每天给予地塞米松 10mg 静脉滴注，再继续给予泼尼松口服，每天 3 次，每次 10mg，2～3 天后逐渐减量至 10 天停药。

2. 配合以扩血管药物 水杨酸钠 0.3～0.6g，每日 3 次口服。

3. 配合以神经营养药物 维生素 B_1 100mg，维生素 B_{12} 2500mg 肌肉注射，每日 1 次。或在 1 周后用维生素 B 组行相关穴位注射。

4. 辅助以抗病毒治疗 对于明显有病毒感染因素存在病例应使用利巴韦林及金刚烷胺等抗病毒药物，对于可疑有病毒感染病例应给予中药抗病毒制剂，如板蓝根冲剂等。

5. 理疗 可用红外线、超短波治疗。注意在发病初期禁用热敷及强的刺激理疗。

发病后即应注意保护患眼，给予眼药。并应注意该期不宜给予过强的针刺或电针疗法，以免导致继发性面肌痉挛。另外对贝尔面瘫的早期手术治疗位取慎重态度，据中外文献报道，迄今都还是与自然恢复的比率不相上下。

缓解期(3 周～2 年)的治疗原则应是尽快使神经传导功能恢复和加强面部表情肌功能的训练。具体治疗方法可参照创伤性周围性面瘫的治疗方法。可配合应用一些肌肉兴奋剂，如新斯的明、呋喃硫胺及加兰他敏等。

后遗症状期即面瘫症状不再有好转或出现连带运动、面肌抽搐或痉挛等并发症，该期的治疗原则主要是对症治疗，即对后遗面部畸形的康复性矫治。方法参见永久性面瘫的治疗。

(五)预后

贝尔面瘫大多数预后良好，其预后与其病情的严重程度，治疗是否及时、恰当，以及患者的年龄等因素有关。多数患者可在 2～3 个月内完全恢复。症状轻者可无神经变性，2～3 周即开始恢复，1～2 个月即可恢复正常，有神经变性者，常需 3～6 个月才能恢复，这类患者面肌功能训练对预后影响很大，严重者恢复时间很长甚至不能完全恢复。因此发病急性期的治疗措施及缓解期的肌肉功能训练对预后影响较大。目前判断面瘫预后优劣的较好方法是采用神经电图(ENoG)检查，大量研究认为神经电图检查对预后的判定常在发病后 3 周进行最为准确。如该检查在发病后 24 小时内进行，患侧波幅如在发病后检查不低于 90%常预示面瘫预后良好。

四、面肌痉挛

面肌痉挛亦称半面痉挛(hemifacial spasm，HFS)为阵发性不规则半侧面神经支配面部表情肌的部分或全部的不自主抽搐或痉挛。可分为原发性和继发性面肌痉挛，前者又称特发性半面痉挛(idiopathic hemifacial spasm，IHFS)，后者又称为症状性面肌痉挛。

(一)病因

原发性面肌痉挛的病因目前尚不十分清楚，可能是在面神经传导通路上的某些部位存在病理性刺激所引起，有中枢学说和周围学说两种假说。中枢学说也叫核团学说，主要指有人认为是面神经核或核上部受刺激或失控引起，而更多的人则支持周围病变学说，认为是颅内周围面神经干受压迫致使面神经脱髓鞘变引起。其他可能的病因包括动脉硬化和高血压病变。少数病例属于各种原因所致面神经麻痹的后遗症。

(二)临床表现

该病多发于中、老年患者，女性多于男性。起病缓慢，无自愈性。痉挛为突发、阵发，有节律，不能控制，可持续几秒至十几分钟，多发于一侧，双侧发病者极少见。当精神紧张或疲倦时加重，睡眠时停止发作。疾病早期抽搐多从下睑开始，呈间歇性，以后逐渐扩展至同侧其他表情肌。少数可伴有疼痛，个别有头痛、患侧耳鸣、同侧舌前味觉改变等症状。神经系统检查一般无阳性体征，晚期可有表情肌轻度瘫痪。该病无缓解期，疾病呈缓慢进展，额肌少受累，颈阔肌可受累。

（三）诊断及鉴别诊断

根据病史及临床表现，诊断面肌痉挛一般无困难，面肌痉挛者可有肌纤维震颤，肌电图可有纤颤电位，而无脑电图异常。面肌痉挛应注意与癔症性眼睑痉挛、习惯性眼睑痉挛、三叉神经痛的痛性抽搐及小脑脑桥角部位的肿瘤、炎症或面神经瘤、颅脑损伤等相鉴别。有时还应与舞蹈病及手足徐动症相鉴别。癔症性痉挛多见于女性，常有癔症的其他症状，并且其肌电图无改变，而习惯性面肌痉挛则多见于儿童或青壮年，与舞蹈病相似，他们均为双侧发病，后者还伴有四肢及躯干的不自主动作，较易于鉴别。

（五）治疗

由于原发性面肌痉挛病因不明，目前仍缺少理想的治疗方法。目前临床常用的治疗方法类似于三叉神经痛的治疗方法，包括镇静药及抗癫痫药物的应用；神经营养药物的应用；超声波及钙离子导入等物理疗法；中医、中药及针灸治疗等也有报道，效果均不理想。对以上效果不好的可用局部或面神经主干封闭的疗法，如还不能解决问题则考虑采用射频温控热凝术使面神经变性，该法同三叉神经痛治疗，使神经失活后会出现面瘫等并发症，应注意把握适应证和术后护理。目前对手术治疗面肌痉挛的争议较大，早期采用的面神经绞榨术、切断术及与其他神经吻合术等已弃用，较新的颅内微血管减压术则因手术太大，一般患者很难接受，且远期疗效尚待进一步证实。

近年来肉毒素在治疗半面痉挛及眼睑痉挛中获得良好效果。肉毒素是由肉毒梭菌在生长繁殖过程中所分泌的一种神经外毒素。血清学特性具有 7 种亚型，向从 1989 年 A 型肉毒杆菌在美国正式用于临床以来，它越来越受到重视。目前，国内外已将 A 型肉毒素局部注射作为治疗半面痉挛的最佳治疗方案。肉毒素的作用机理是能够抑制周围运动神经末梢突触前膜乙酰胆碱释放导致所支配肌肉松弛性麻痹，近年来被广泛应用于眼睑痉挛、面肌痉挛等病例的治疗，以及一些 12 岁以上的斜视患者。在面肌痉挛治疗中主要的后遗症状为类似早期面瘫的表现，其次是应向患者交代肉毒素治疗有效期常在 3～6 个月，有复发倾向。

（王莉）

第十五章　先天性唇腭裂与颅面裂

第一节　唇腭裂的多学科综合序列治疗

一、多学科综合序列治疗的概念

唇腭裂多学科综合序列治疗（the cleft lip and palate team approach）就是在患者从出生到长大成人的每一生长发育阶段，治疗其相应的形态、功能和心理缺陷。有计划的在治疗的最佳时期，采用最合适的方法，最终得到最好的结果。具体的讲，就是由多学科医师参与，在患者适当的年龄，按照约定的程序对唇腭裂患者进行系统治疗的过程。

序列治疗涉及的学科包括口腔颌面外科、口腔正畸科、口腔内科、口腔修复科、耳鼻喉科、语言病理学、儿科、护理学、遗传学、心理学以及社会工作者等。序列治疗组是唇腭序列治疗的主要实施者，序列治疗组的主要工作是针对每位唇腭裂患者的病情，组织序列治疗组成员集体会诊讨论，制定出适合该患者的治疗计划及具体的实施时间表，各序列治疗组成员按时担负本专业内容的治疗工作，相互配合、协作，直到整个序列治疗程序完成。

二、序列治疗的内容

1. 尽早地建立与患儿一家长的联系，最好是当患儿一出生便建立这种联系。

2. 最初接诊的医师应对患儿的营养、发育、健康状况等进行全面评估。

3. 组织全体序列治疗组成员对每例患儿进行集体会诊，并与患儿家长一起根据患儿畸形情况、全身健状况以及患儿家庭的经济条件、文化水平、生活环境、卫生保健条件和患儿家长的具体要求，制定具体的序列治疗内容、程序和时间表。

4. 各序列治疗组成员按每个患者的治疗时间表准时完成本专业内容的治疗工作。

5. 治疗内容可在整个序列治疗过程中根据具体情况进行调整，当患者懂事后，也应参与有关治疗的讨论，协助修正治疗方案。

6. 制定治疗效果的评定标准，按时进行各专科评定、专项评定、阶段性评定和最终评定。

7. 序列治疗组应对患者的全部唇腭裂序列治疗文件包括病历、治疗计划、相片、模型、医学影像资料、录像带等进行管理。

（高小波）

第二节　唇裂

一、唇裂的患病率与分类

唇裂（cleft lip）是口腔颌面部最常见的先天性畸形，常与腭裂伴发。根据流行病学调查，新生儿唇腭裂的患病率大约为 1∶1000，但各地的资料并不完全一样。根据我国出生缺陷检测中心1996—2000年所获得的结果显示，在全国31个省市的2218616多万围产儿中，检出唇腭裂患者2265例，其患病率为1.624：1000。上述资料表明，我国唇腭裂的患病率有上升趋势，与近期国外的报道相近似。据统计，唇腭裂患者男女性别之比为1.5：1，男性多于女性。

临床上，根据裂隙部位可将唇裂分为以下几类：

（一）国际上常用的分类法

1.单侧唇裂

（1）单侧不完全性唇裂（裂隙未裂至鼻底）；

（2）单侧完全性唇裂（整个上唇至鼻底完全裂开）。

2.双侧唇裂

（1）双侧不完全性唇裂（双侧裂隙均未裂至鼻底）；

（2）双侧完全性唇裂（双侧上唇至鼻底完全裂开）；

（3）双侧混合性唇裂（一侧完全裂，另一侧不完全裂）。

（二）国内常用的分类法

1.单侧唇裂（图15—1）

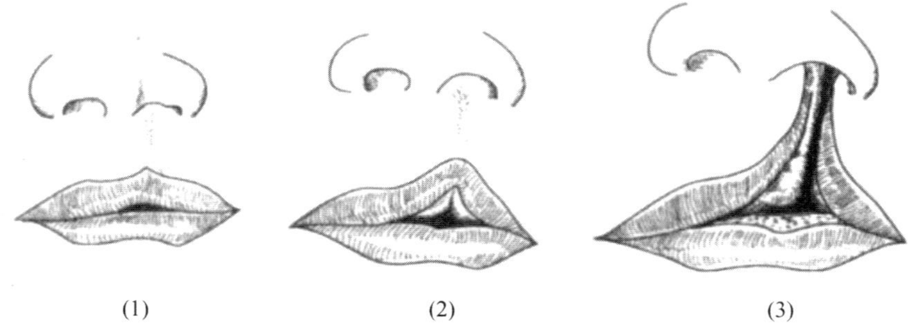

图15—1　单侧唇裂的类型

（1）不完全性（Ⅰ度）唇裂；（2）不完全性（Ⅱ度）唇裂；（3）完全性（Ⅲ度）唇裂

Ⅰ度唇裂：仅限于红唇部分的裂开。

Ⅱ度唇裂：上唇部分裂开，但鼻底尚完整。

Ⅲ度唇裂：整个上唇至鼻底完全裂开。

2.双侧唇裂（图15—2）　按单侧唇裂分类的方法对两侧分别进行分类，如双侧Ⅲ度唇裂，双侧Ⅱ度唇裂，左侧Ⅲ度右侧Ⅱ度混合唇裂等。

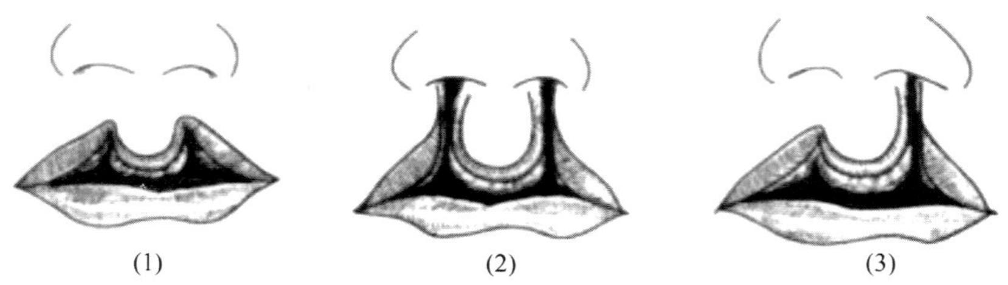

图15—2　双侧唇裂的类型

（1）双侧不完全性（双侧Ⅱ度）唇裂；（2）双侧完全性（双侧Ⅲ度）唇裂；（3）双侧混合性（左侧Ⅲ度，右侧Ⅱ度）唇裂

此外，临床上还可见到隐性唇裂，即皮肤和黏膜无裂开，但其下方的肌层未能联合或错位

联合，致裂侧出现浅沟状凹陷及唇峰分离等畸形。

二、唇裂的手术治疗

外科手术是修复唇裂的最有效手段。手术效果的优劣受多种因素的影响，故需对唇及唇裂的解剖学特点有充分的认识，并根据其畸形特点，采用多学科综合序列治疗的原则，制订出周密的治疗计划并妥善实施，方可取得满意的治疗效果。

（一）唇与唇裂的解剖学特点

正常上唇有完整的口轮匝肌结构，且与邻近的面部表情肌有着固有的联接，从而有吸吮及唇部各种细腻的活动和表情等功能。正常上唇的形态特点是：红唇缘明显，两侧对称性地构成唇弓；上唇下 1/3 部微向前翘；红唇中部稍厚呈珠状微向前下突起；上下唇厚度、宽度比例协调；鼻小柱及鼻尖居中，鼻底宽度适中，两侧鼻翼和鼻孔呈拱状，鼻孔大小位置对称（图 15—3）。当上唇一侧的连续性发生中断时，两侧口轮匝肌不再围绕口周形成环状结构，而是分别沿裂隙附着于鼻小柱基部和裂侧鼻翼基部。当肌肉收缩时，分别牵拉鼻小柱向非裂侧偏斜和牵拉裂侧鼻翼基部向下、向后和外的方向扩展，致鼻中隔软骨呈扭曲状，裂侧鼻孔大而扁平。非裂侧唇的唇峰和人中切迹因不能随，上颌突与内侧鼻突的融合正常下降而停留在较高的位置上［图 15—4(1)］。当上唇两侧的连续性均发生中断时，两侧口轮匝肌因不能在中线连接而附着在两侧鼻翼基部，牵拉两侧鼻孔外展。前唇因缺乏口轮匝肌的作用，往往发育的较为短小，鼻小柱过短。在伴有两侧腭裂时，还会因鼻中隔软骨与前颌骨的过度生长，而使前唇翻转上翘，状似与鼻尖相连［图 15—4(2)］。

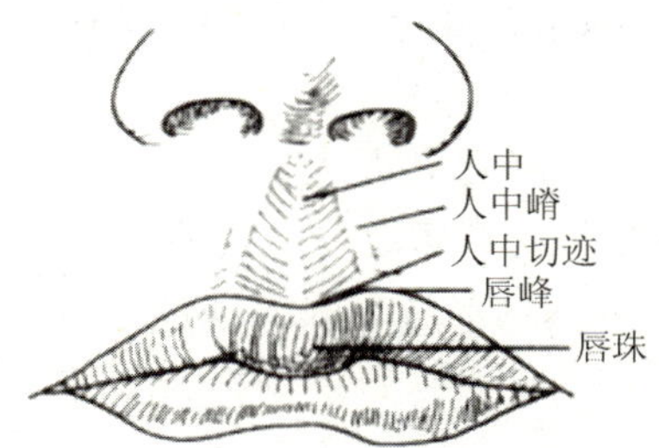

图 15—3　正常上唇的表面解剖标志

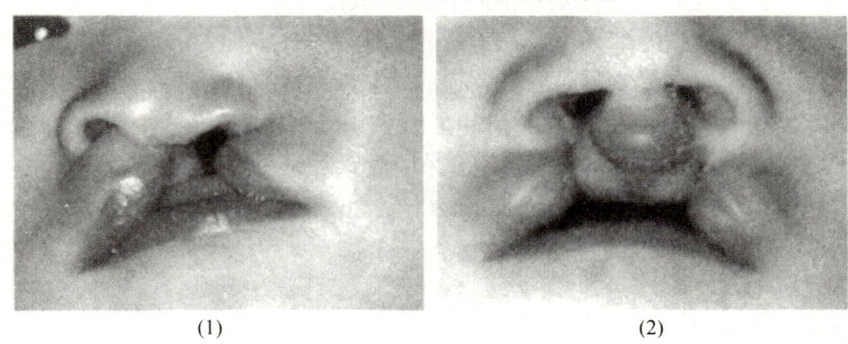

图 15—4　唇裂的解剖特点

(1)单侧唇裂；(2)双侧唇裂

（二）唇裂的治疗计划

唇裂修复是一种要求极高的手术，手术效果的优劣直接会影响患者的身心健康与生存质量，故需精心准备，制定周密的手术计划，方可获得手术成功。为达此目标，国际上已普遍认同应采取综合序列治疗的方案，即在唇裂修复手术之前，特别是针对严重的完全性唇裂伴有腭裂及鼻畸形的患者，术前应先行正畸治疗，利用矫治器的方法，恢复伴有腭裂患者的牙弓形态，改善或减轻裂侧鼻小柱过短和鼻翼塌陷，为唇裂修复手术尽可能创造有利的硬组织条件。对某些裂隙较宽的完全性唇裂，还有人主张，可以在正畸治疗后或单独在唇裂修复前采取唇粘连的手术方法，将完全性唇裂变为不完全性唇裂。这些治疗方法的应用均有助于达到提高唇裂修复效果的目的。

初次唇裂修复手术后，遗留的鼻、唇部继发畸形，还应根据继发畸形的轻重，选择相宜的时机予以二期整复。

（三）手术年龄

一般认为，进行唇裂整复术最合适的年龄为 3～6 月，体重达 5～6kg 以上。早期进行手术，可以尽早地恢复上唇的正常功能和外形，并可使瘢痕组织减少到最小程度。对伴有牙槽突裂或腭裂的患儿，唇裂整复后，由于唇肌生理运动，可以产生压迫作用，促使牙槽突裂隙逐渐靠拢，为以后的腭裂整复创造条件。此外，但手术年龄更应该依据患儿全身健康状况及生长发育情况而定，例如，患儿血红蛋白过低，发育欠佳或尚有胸腺肥大者均应推迟手术。

（四）术前准备

术前必须进行全面体检。包括体重、营养状况、心肺情况；有无上呼吸道感染以及消化不良；面部有无湿疹、疖疮、皮肤病等，此外，还应常规行 X 线胸部摄片，特别注意有无先天性心脏病，胸腺有无肥大。还应作血、尿常规检查，以判定血红蛋白、白细胞、出血时间及凝血时间是否正常。对全身或局部出现的不正常情况，均应查明原因，并给予适当治疗，待恢复正常后才可安排手术。

术前 1d 作局部皮肤的准备。可用肥皂水清洗上、下唇及鼻部，并用生理盐水擦洗口腔；如系成人，应剪除鼻毛及剃须、洁牙、清除病灶，并用含漱剂漱口。

婴幼儿应在术前 4h 给予 10%葡萄糖液口服或进食糖水 100～150mL。手术尽量安排在上午进行。

术前 0.5～2h 预防性使用抗生素。

术前 30min 按 0.1/3～4kg 体重注射阿托品或东莨菪碱，成人可按 3～4mg/kg 体重注射苯巴比妥钠或其他镇痛、镇静剂。

手术当日，患儿往往进食饮较差或进食饮时间较晚，故应予以补液支持。

（五）麻醉选择

唇裂整复术麻醉方法的选择应以安全和保证呼吸道通畅为原则。除成人可在局部麻醉（眶下孔阻滞麻醉）下进行外，唇裂整复术都应在气管内插管后施行。

（六）手术方法

1. 单侧唇裂整复术

(1)旋转推进法(图 15—5)：本法为 Millard 首先提出，其特点是手术原理简单易懂，建立了以矫正组织移位为目标的手术原则，术中切除组织少，术后裂侧唇部中下份的瘢痕线模拟了裂侧人中嵴形态，唇弓形态恢复自然。

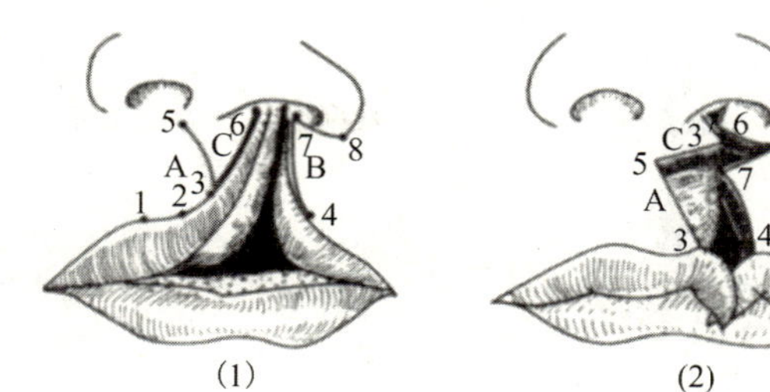

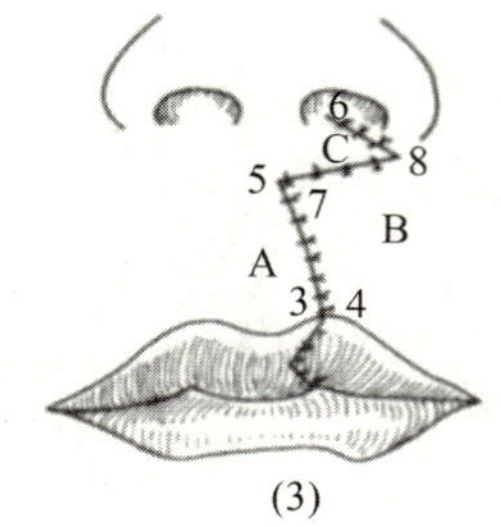

图 15—5　单侧唇裂旋转推进修复法示意图

(1)定点 1～2＝2～3;3～5＝4～7;(2)切开 3～3'＝4～8;5～3'＝7～8;(3)缝合

1)定点:在红唇缘定四个点,即非裂侧唇峰定点 1,人中切迹定点 2,非裂侧裂隙唇缘上定点 3,应使点 2～1 等于点 2～3 的距离。在裂侧裂隙唇缘红唇最厚处即相当于唇峰处定点 4。

在鼻底处也定四个点,即鼻小柱非裂侧基部定点 5,如需向外侧延伸时也不宜超过非裂侧人中嵴。裂侧鼻底裂隙两旁的红唇与皮肤交界处定点 6 和点 7。点 6 至鼻小柱基部的距离与点 7 至裂侧鼻翼基部的距离相加等于非裂侧鼻底的宽度。在相当于鼻底水平线之外下方定点 8。

定点完成后,从点 5 横过鼻小柱基部下方向点 3 画一弧线,此线下段约与非裂侧人中嵴平行。再从点 3 沿皮肤黏膜交界线向上至点 6 连线,如此在沿上述连线切开后,非裂侧唇部可形成 A、C 两个唇瓣。从点 7 向点 4、点 8 各画一线,待切开后可在裂侧形成一个单独的唇瓣 B。

2)切开:选用 11 号尖刀片先在非裂侧沿点 3～6 线和点 3～5 线分别或全层切开上唇。此时非裂侧裂隙唇峰点即可随非裂侧上唇 A 瓣被旋转下降至非裂侧唇峰水平,如仍嫌下降不足时,可以在鼻小柱基部向非裂侧越过点 5 予以延长切开,但不宜越过非裂侧人中嵴,这样非裂侧裂隙唇峰一般可下降至正常位置。再于裂侧沿点 8～7～4 连线分别或全层切开,此时如裂隙两侧的红唇组织得以下降,B 瓣亦可向下旋转并向非裂侧推进。如裂侧唇瓣推进时张力较大,可作裂侧唇前庭沟的松弛切口与剥离以减少缝合张力。

3)缝合:将 C 瓣向上旋转并推进插入点 7～8 连线切开后所形成的三角形间隙内,将 B 瓣向下旋转并推进至点 5～3 切开后所形成的三角形间隙内。

先缝合鼻底后,再缝合黏膜层、肌层;皮肤层缝合应从裂隙两侧唇峰点开始,由下而上逆行缝合,最后修整红唇。

红唇的修复形态是术后外形效果的重要部分,因患者红唇畸形的类型、程度不同,其手术灵活性亦较大,是初学者难以熟练掌握的步骤。红唇的整复不仅要达到对称、丰满、唇的弓形协调,而且需恢复或再造唇珠。常用的方法是用裂侧红唇末端组织形成一含肌组织的三角形红唇肌瓣,插入非裂侧红唇沿红唇干湿黏膜交界线切开的切口中,用裂侧红唇组织重建唇珠的形态;如此缝合后,皮肤和红唇的切口不在同一方向的直线上,避免了切口瘢痕组织收缩的影响。

(2)改良式旋转推进法(图 15—6):在应用旋转推进法的过程中,许多学者发现对于过宽的单侧唇裂修复时,存在裂侧上唇下降不足和裂侧鼻小柱、鼻翼基地的畸形矫正不足,为此,Millard 改良了旋转推进法,称之为延伸旋转推进法(extension of rotation—advancement),并希望以此取代先前的旋转推进法。

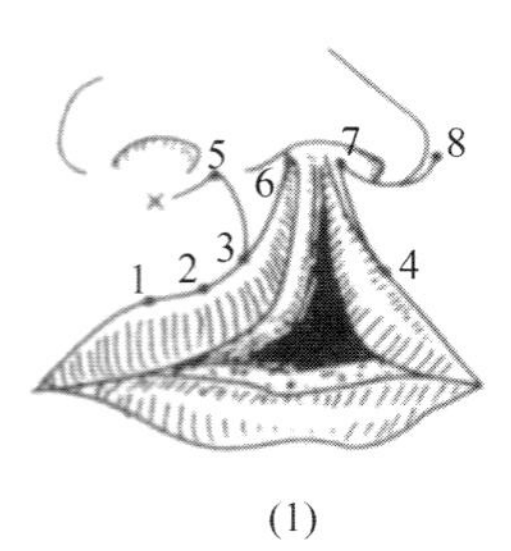

(1)

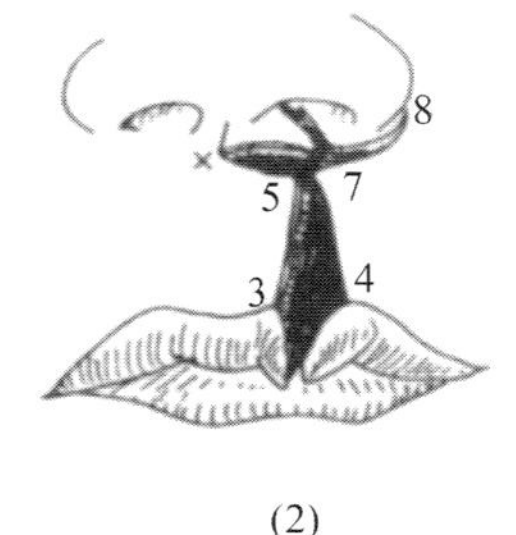

(2)

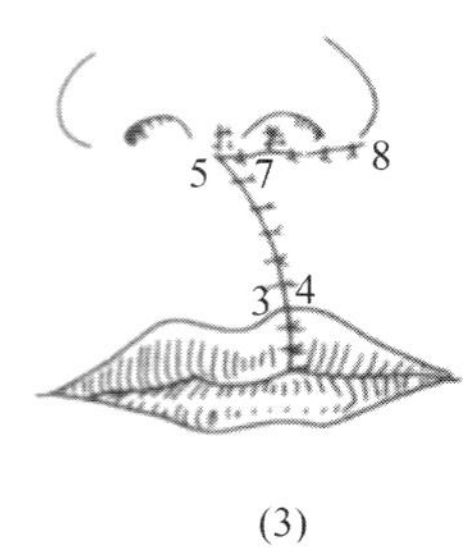

(3)

图 15－6　改良式旋转推进法示意图

(1)定点 3～5～x=4～7;(2)切开;(3)缝合

1)定点:在两侧红唇缘定点 1,2,3,4,6,7,8 的方法与旋转推进法相同。旋转切口从点 3 开始,沿红白唇交界处向上,再弯向裂侧鼻小柱基底中点(点 5)后倒转向非裂侧人中嵴延长切口定点 x,使点 3～5～x 等于点 4～7。

2)切开:连接点 3～5～x,点 3～6,点 4～7,点 7～8 用亚甲蓝画切口线并切开。如果鼻翼基脚附丽太外后,可将鼻翼基脚从梨状孔边缘、上颌骨前份的骨膜上充分游离,直到将错位的鼻翼基脚松解到与非裂侧对称的位置。

3)缝合:沿画线切开各组织瓣后,为了延长裂侧的鼻小柱,需沿膜状中隔充分游离 C 瓣,用单钩提起塌陷的鼻孔,将 C 瓣向鼻尖推进,使裂侧鼻小柱等于非裂侧鼻小柱,在 C 瓣膜状中隔近基底处固定一针,并将 C 瓣缝合在点 5。上唇切口缝合同旋转推进法。

(3)长庚式旋转推进法(图 15－7):中国台湾长庚纪念医院的 Noordhoff 等在应用旋转推进法的过程中,发现在裂侧鼻底的设计切口,切开缝合后的瘢痕常很明显,且对增加患者上唇高度的辅助作用并不是必须的。在术前设计中,人们常忽略了对两侧唇组织干性黏膜形态连续性的恢复,致使术后红唇干性黏膜颜色错位等情况,为此,他借鉴 Molher 的切口设计,对旋转推进法做了如下设计:

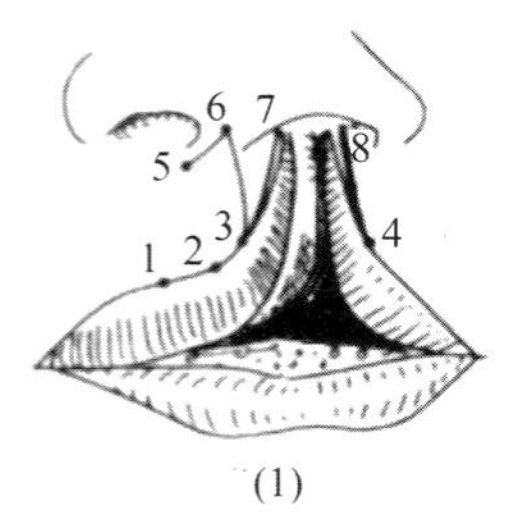

(1)

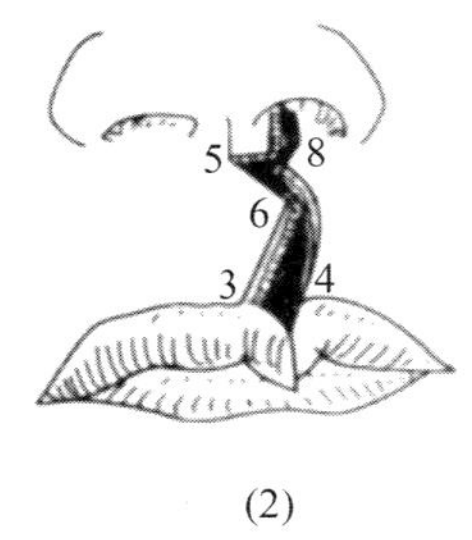

(2)

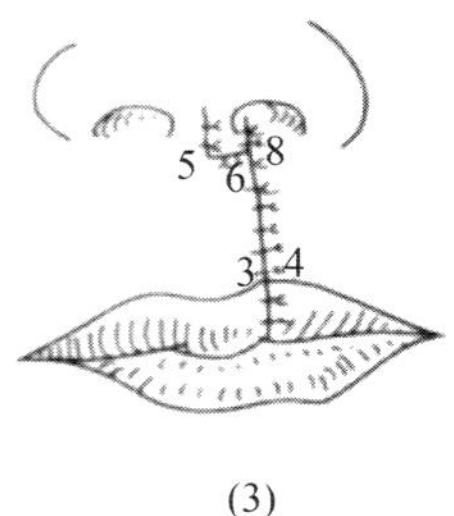

(3)

图 15－7　长庚式旋转推进法示意图

(1)定点;(2)切开;(3)缝合

1)定点:同上法在两侧红唇缘定点 1,2,3,4。在鼻小柱下半部做一类似回返切口的标线,从非裂侧人中嵴与鼻小柱交接处开始定点 5,在鼻小柱基部往上约 3～4mm 定点 6 后转向下方,弯曲的延伸至点 3。非裂侧唇鼻小柱裂隙缘之红白唇交界处定点 7,在裂侧裂隙缘与鼻翼水平的红唇与皮肤交界处定点 8。

2)切开:分别用亚甲蓝作点 5 至点 6 再至点 3,点 3 至点 7 和点 4 至点 8 的切口连线。选用 15 号圆刀片或 11 号尖刀片切开皮肤、口轮匝肌和黏膜层,并作口轮匝肌与皮肤和黏膜层的锐性分离,一般肌肉与皮肤间剥离开 2～3mm。同时从裂侧鼻翼外侧脚用小剪刀潜行分离鼻翼软骨与鼻翼皮肤的附着。

3)缝合:在裂侧鼻翼软骨被潜行分离后,用5个0的可吸收缝线分别在鼻翼穹隆,鼻翼沟和鼻翼基角作缝线由内而外自镊子的尖端附近穿出,再由同一个针孔穿回鼻前庭的内侧后再打结。这些鼻翼穿透性缝合使软骨与皮肤重新固定,并消除因分离所致的皮下无效腔。两侧口轮匝肌采用重叠褥式缝合的方法,以便为形成裂侧人中嵴。同样先缝合两侧唇峰点,再由下而上逆行缝合至鼻小柱基部。用裂侧红唇瓣插入非裂侧红唇干湿黏膜(红线)切开处,保持两侧红唇红线的连续性。

(4)华西式旋转推进法(图15—8):又称梯式旋转下降法。是针对旋转推进法对裂隙缘唇峰下降不易调控及定点不精确等问题改进而来。建立了以非裂侧唇人中切迹角角平分线作为确定旋转切口鼻小柱基部末端点定点的方法,始终保证旋转切口末端点至非裂侧唇上裂侧和非裂侧唇峰点的距离相等。通过口轮匝肌脱套式解剖技术的应用,达到使非裂侧上唇唇峰点的皮肤、肌肉和黏膜层组织分离后按共同几何学条件梯式旋转下降的效果。具体设计如下:

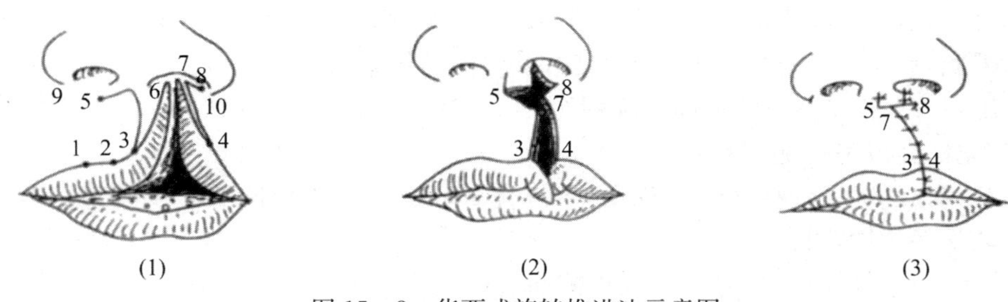

图15—8　华西式旋转推进法示意图

(1)定点1～5=3～5;1～9=4～10;(2)切开;(3)缝合

1)定点:在两侧红唇缘定点1,2,3,4。在非裂侧人中嵴与人中切迹角角平分交点的内侧定点5,即始终保持点2～5长度等于点3～5的长度,在非裂侧唇鼻小柱裂隙缘之红白唇交界处定点6,在裂侧裂隙缘与鼻翼水平的红唇与皮肤交界处定点7。

2)切开:沿点3至偏鼻小柱裂侧三分之一或鼻小柱中点到点5,点3至点6,点4至点7分别用亚甲蓝脚出切口线。用15号圆刀片沿两线切开皮肤层后,分别行两侧口轮匝肌与皮肤和黏膜层间的锐性分离,非裂侧至人中切迹角角平分线,并沿鼻小柱基部水平剪断非裂侧口轮匝肌的附着。裂侧则分离至鼻翼沟且能使裂侧口轮匝肌最上端点与鼻中隔下端缝合为止。将口轮匝肌从包括红唇黏膜在内的皮肤和黏膜封套层中完整剥离。

3)缝合:用小单钩牵引非裂侧口轮匝肌旋转并下降后,先将裂侧口轮匝肌最上端与鼻中隔下端相缝合,然后再使两侧口轮匝肌相对缝合至红唇缘。再缝合皮肤层时仍应线缝合点3和点4后,逆行由下至上进行缝合至鼻小柱基部。如此实现了非裂侧上唇皮肤、口轮匝肌和黏膜层的按相同幅度梯式旋转下降的效果,有利各层组织的伤口愈合及形态重建自然的效果。

2.双侧唇裂整复术　双侧唇裂的整复通常是围绕前唇的形态进行设计和手术。在手术中对于前唇长度的设计一般可分为保留前唇长度的原长原则和利用侧唇增加前唇长度的加长原则。多数学者建议应尽可能在初期手术中维持前唇原有长度,而不要随意加长。但患者情况各异,对于那些前唇明显短小的患者,也不排除有限度的使用加长原则。特别是如何在设计中吸取各自优点,设计出有针对性的个体化方法,是提高双侧唇裂整复效果的关键。

(1)直线缝合法(图15—9):以双侧完全性唇裂为例。

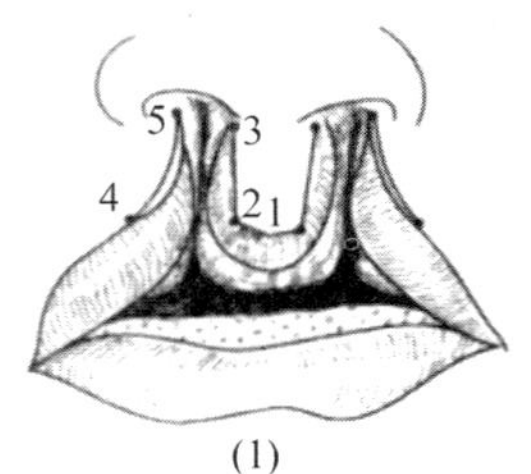

(1)

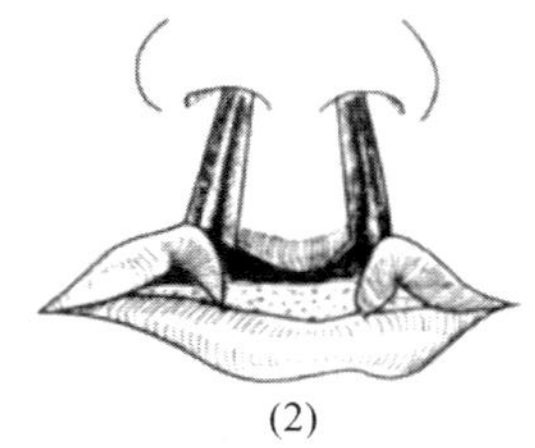
(2)

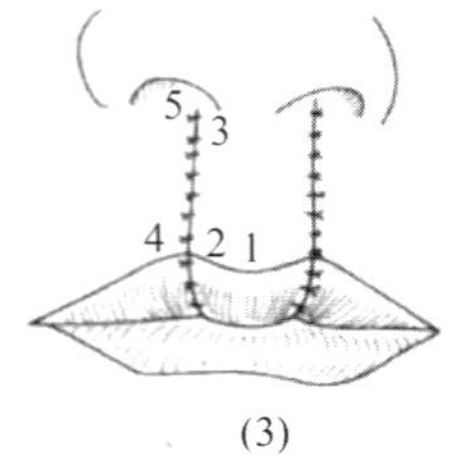

(3)

图 15－9　直线缝合修复法整复双侧唇裂示意图

(1)定点;(2)切开;(3)缝合

1)定点:两侧基本相同。以一侧为例:点 3 定在鼻小柱基部稍外;点 2 定于前唇缘,相当于术后唇峰的位置;点 1 定于前唇红唇缘中点,即术后人中切迹处;点 2～3 连线即为修复后的人中嵴,故两侧点 2～3 连线的位置应参照正常人中形态来调整;切不可以前唇原有的形态作为修复后的人中,以免术后上唇形成三等分的不良外观。

在侧唇上先定点 4,定此点时应考虑修复后上下唇宽度的协调性,即正常人上唇宽度略大于下唇。因此,点 4 不应仅定于侧唇的红唇最厚处,可用下唇 1/2 宽度或接近此宽度,由口角测量而定出点 4。沿红唇皮肤嵴向上连线至点 5,再由点 2 至点 3 连线,对上述连线可用亚甲蓝标定,按同法完成另一侧定点。

2)切开:沿点 2～3 连线切开至皮下,剥离并翻起前唇外侧份的皮肤黏膜瓣向口腔侧,作修复口腔黏膜层之用。再于侧唇部点 4～5 连线全层切开,刀片尖端可向外侧倾斜,以保留足够多的红唇组织。如需修复鼻底者,同单侧唇裂鼻底修复法。按同法施行另一侧切口。

3)缝合:为了使鼻翼基部获得良好的复位,宜采用自点 2 及点 4 两唇峰点开始的由下而上的分层逆行缝合法。保证两侧上唇高度的对称性。

按同法进行另一侧的缝合。

双侧唇裂的红唇整复后常因前唇下端的红唇组织菲薄而显得不够丰满,其解决的方法主要有两种:一种是用去上皮的两侧唇唇红末端组织瓣做衬里,用前唇唇红黏膜组织瓣覆盖其表面形成唇珠,另一方法是利用前唇唇红黏膜瓣做前庭衬里,用两侧唇唇红组织瓣在中线对位缝合修复唇珠。

(2)叉形瓣储备法(Millard 法):整个手术分两阶段完成。

第一阶段手术方法(图 15－10):

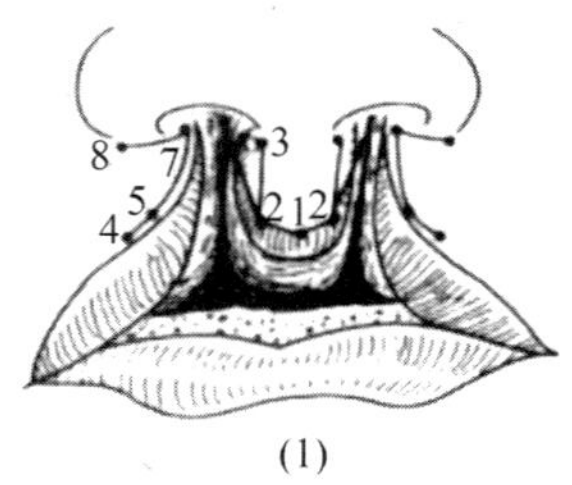

(1)

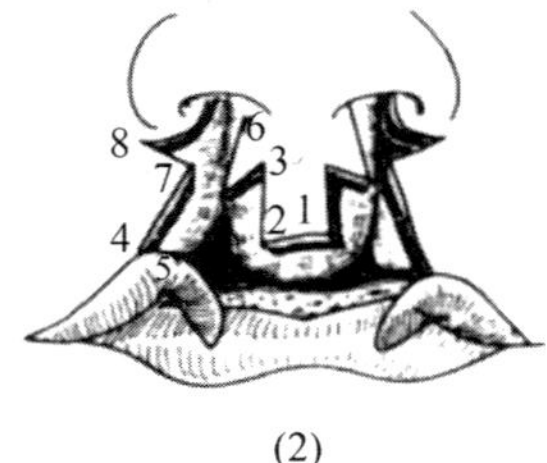

(2)

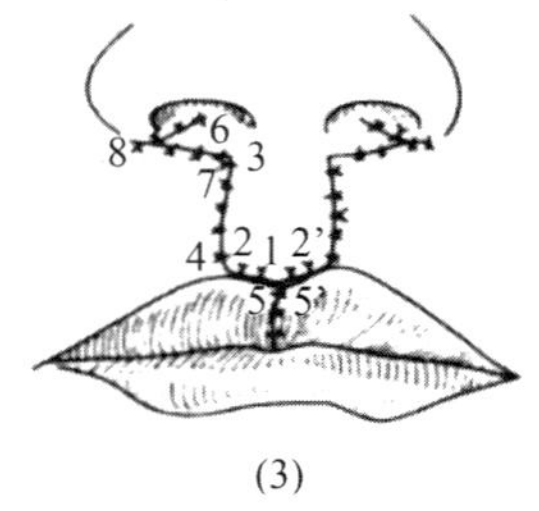

(3)

图 15－10　叉形瓣储备法整复双侧唇裂,第一阶段手术示意图

(1)定点;(2)切开;(3)缝合

1)定点:在前唇中线与唇红缘的交点即人中切迹处定点 1,在其外侧唇红缘,相当于术后唇峰处定点 2,一般应使点 1～2 的距离限定在 2～3mm。在鼻小柱基部外侧定点 3。在侧唇红最厚处定点 4,并使点 4 至同侧口角的距离与对侧相等。在点 4 上方约 2～3mm 处定点

5,使 4～5 相当于 1～2 的距离。在鼻底裂隙分别定点 6 和点 7,点 6 至鼻小柱基部点 3 的距离与点 7 至鼻翼基部的距离之和即为修复后鼻底的宽度。并在鼻翼基部下方定点 8。同法完成对侧定点。

2)切开:连接点 2～3,2～6,并切开皮肤和皮下组织,潜行分离后形成由点 3～2～6 连线形成的三角形皮瓣。沿点 2～1～2'切开唇红黏膜至前颌骨的附着,由下向鼻尖方向分离,形成前唇皮瓣。最后连接点 4～5～7,并全层切开,同法全层切开点 7～8 连线,形成侧唇组织瓣,并行皮肤与口轮匝肌,黏膜层与口轮匝肌间的分离。

3)缝合:用残留在前颌骨表面的口腔前庭黏膜组织瓣交叉缝合覆盖裸露的前颌骨表面。分别将两侧侧唇口腔前庭黏膜和口轮匝肌牵引至中线对位缝合。同时将以鼻小柱侧缘为蒂的三角形皮瓣插入鼻翼基部下方的侧唇切口,储备起来为二期延长鼻小柱用。将修整后的两侧唇唇红组织瓣在点 2～1～2'切开皮肤的创面上相对缝合,前唇唇红组织瓣则被翻转至口腔内侧作为唇珠衬里。

第二阶段手术方法(图 15－11):

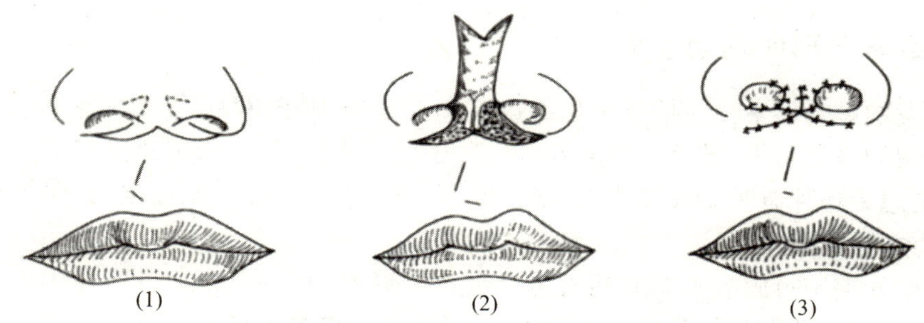

图 15－11　叉形瓣储备法整复双侧唇裂,第二阶段手术示意图

(1)切口设计;(2)切开;(3)缝合

术后 1～2 年,再次沿原手术切口切开鼻小柱基部侧方的三角形皮瓣,并适当沿膜状中隔延伸,将两侧三角形皮瓣相对缝合,达到延长鼻小柱长度的目的。上唇创口对位缝合。

(3)华西改良法(图 15－12)

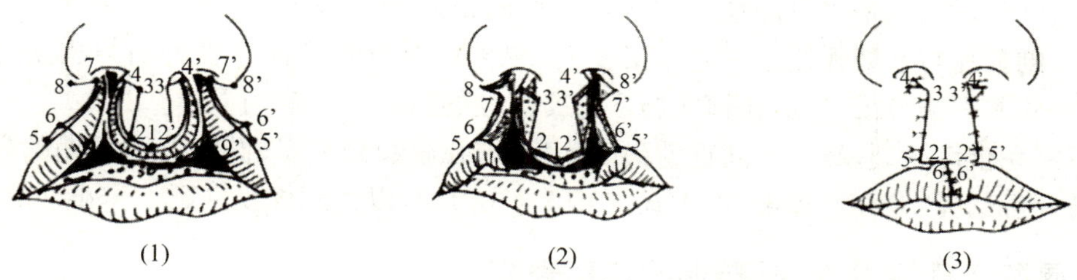

图 15－12　华西改良法整复双侧唇裂示意图

(1)定点;(2)切开;(3)缝合

A. 前唇的手术设计:点 1～2＋1～2,＝4mm,点 2～3＝2'～3',点 3～3'的宽度略小于点 2～2'的距离,并在点 3 和 3'的外侧,前唇皮肤与红唇的交界处分别定点 4 和 4',沿点 2～1～2',点 3～2,点 3'～2',点 3～4,点 3'～4'连线。

B. 侧唇的手术设计:确定重建的唇峰点选择在侧唇的红唇较厚处,再在此点上方约 1～2mm 处确定人中切迹点,即点 5 与 5'和点 6 与 6',但需使点 5 与 5'分别至同侧口角的距离和两侧鼻翼其脚的距离相等。点 5～6＝5'～6'＝2～3mm,点 7 与 7'始终定在裂隙缘的红白唇交界处，点 8 与 8'暂限定在鼻翼基脚的外侧。连接点 7～8，点 7～6～5，点 6～9 和点 7'～8'，点 7'～6'～5'，点 6'～9'形成侧唇的手术切口线。

A. 前唇瓣的形成：切除点 2～3～4 和点 2'～3'～4'连线之表皮，保留皮下组织与前唇相连。沿前颌骨骨膜的浅面分离前唇直至鼻小柱基部，使整个前唇形成以鼻小柱为蒂的前唇皮瓣。

B. 侧唇瓣的解剖：沿点 7～6～5 和点 7'～6'～5'和点 7～8 和点 7'～8'作皮肤切口，沿点 6～9 和 6'～9'作唇红黏膜的切口，并行口轮匝肌与皮肤和黏膜间的脱套式解剖。

3)缝合：将两侧口轮匝肌瓣在前颌骨表面，由上至下相对缝合，恢复口轮匝肌的连续性，口轮匝肌最上端应同时与鼻中隔软骨下端相逢合。在点 5 和 5'的上方，用 11 号尖刀片由点 5 和 5'皮肤侧刺入，穿透口腔侧黏膜，逆行沿点 5～6 和 5'～6'连续向上，切开侧唇组织并于点 6～9 和 6，～9'处切断侧唇唇红末端。完成点 6 与点 6'相对缝合，点 5 与点 2，点 5'与点 2'，点 1 与点 6 和点 6'点相对缝合。最后在两侧唇红组织瓣上，各作一三角形红唇瓣，相互交叉缝合形成唇珠。

三、唇裂鼻畸形的初期整复

唇裂伴发的鼻畸形主要包括鼻小柱的偏移和缩短（在某些双侧完全性唇裂，鼻小柱结构几乎消失），裂侧鼻翼扁平，鼻翼基部向外、下、后移位且明显塌陷，失去正常的拱形，鼻尖扁平而圆钝；有的患者还伴有鼻梁和鼻中隔偏曲等。临床所见，上唇裂隙愈宽，鼻畸形也愈严重，整复效果也愈差。

对在婴幼儿期施行唇裂整复的同时是否进行鼻畸形的矫治问题，目前尚无一致的意见。多数学者认为：婴幼儿期施行鼻畸形矫治术，因过多地剥离鼻翼软骨而损伤其软骨膜，从而影响鼻翼软骨的生长发育，导致成年后出现难以矫正的鼻翼不对称畸形，因而主张推迟到 13 岁以后进行根治性鼻畸形矫正术。但也有学者认为：在唇裂整复术中，广泛暴露鼻翼软骨并进行重建手术，并不会影响到后期鼻翼软骨的生长发育。综合上述两种学术观点，在初期单侧唇裂鼻畸形的整复中，有几项重要而基础性的下作必须解决好：一是应采用双层修复法妥善修复裂侧鼻底裂隙；二是尽可能地对裂侧鼻小柱软组织予以松解和延长；三是内收裂侧鼻翼基脚，使裂侧鼻孔与非裂侧接近一致。必要时，也可以对裂侧鼻翼软骨表面与皮肤之间做潜行分离，并向非裂侧悬吊，但应谨慎实施广泛暴露性的鼻翼软骨解剖重建。

对双侧完全性唇裂，鼻小柱几近消失的病例，应在唇裂修复术的同时，为后期的鼻小柱延长作准备。可选择“储存叉形瓣”的术式（图 15－10、11），以达到修复并延长鼻小柱的目的。

四、唇裂术后继发鼻、唇畸形的二期整复

唇裂术后继发畸形是指经唇裂修复术后，仍遗留或继发于手术操作和生长发育变化而表现出来的一类畸形，较原发性唇裂的畸形特点更加复杂化；由此而设计的修复方法也较唇裂修复更加灵活多变。在治疗中，有时还需与口腔正畸科、口腔修复科等多科医生配合，才有可能获得好的疗效。对唇裂继发畸形的整复可安排在初次手术半年后的任何时间内完成，对伴有鼻畸形的唇裂继发畸形的二期整复最好与鼻畸形整复同步完成。

（一）形成继发畸形的一般原因

1. 客观原因　包括原发畸形较严重，上唇组织生长发育不足，如两侧上唇面积差异较大；

上唇组织厚度，特别是红唇组织的形态和厚度两侧差异较大；上唇解剖标志不甚清晰；两侧上颌骨错位明显，以及手术方法本身尚存在的缺点等。

2. 与操作者有关的原因　术前检查分析不够仔细，缺乏对各解剖标志的移位和对称情况、裂隙宽度、上唇厚度、两侧上颌骨的落差和旋转情况、红唇的形态和特点、唇峰和人中嵴的解剖标志等的仔细观察和分析。术前测量定点不够准确，如未注意受气管插管的压迫，仰卧的程度和张口度的改变，以及上唇在受到牵拉的状态上测量定点等。基本操作技术不熟练，如未能做到准确切开与组织间分离，术中丢弃组织过多或未作妥善的松弛切口，术后张力过大；缝合时，未能保证皮肤、肌、黏膜层均按设计切口准确对位等。

（二）单侧唇裂术后继发唇畸形的整复

1. 唇红部的畸形与整复

（1）唇红切迹：为最常见的单侧唇裂术后继发畸形，系术后黏膜层瘢痕直线收缩或术中未能调整好两侧红唇末端组织厚度缝合所致。

可用“Z”成形术或“V－Y”成形术的办法矫正（图 15－13），应注意的是“Z”的两个三角瓣，一般不设计成等大，大三角瓣多设计在红唇组织较厚的一侧，而不论是在非裂侧或裂侧，用以矫正两侧组织间的凹陷。无论“Z”或“V－Y”形成术的三角瓣必须含黏膜和足够厚度的肌层。

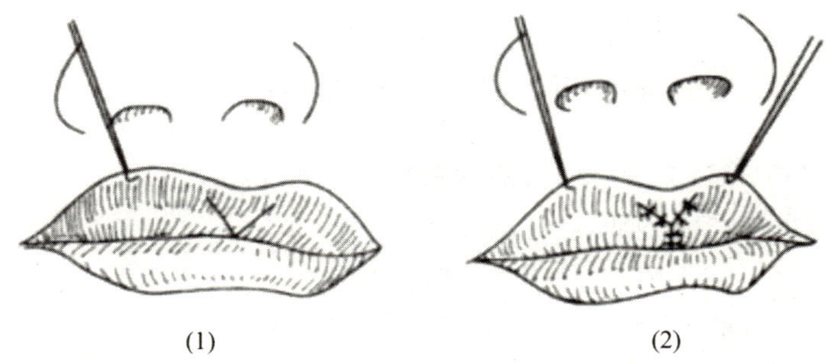

图 15－13　整复红唇缘切迹“V－Y"成形术示意图

（1）切口设计；（2）缝合

（2）红唇过厚：裂侧唇红发育不好，短而肥厚；口轮匝肌挛缩；或术中裂侧红唇组织瓣未能充分向非裂侧红唇黏膜切口内侧交叉均可造成。

在裂侧红唇缘皮肤黏膜交界缘内侧梭形切除黏膜或部分肌组织即可纠正（图 15－14）。

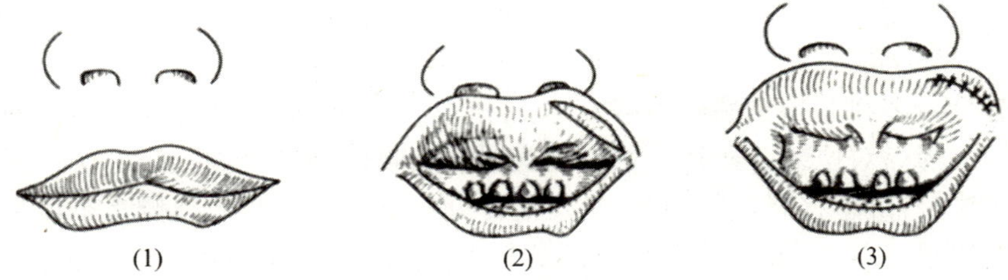

图 15－14　红唇过厚整复术示意图

（1）一侧红唇过厚；（2）切口设计；（3）缝合

（3）裂侧红唇缘内卷：可由裂侧上颌骨塌陷移位明显，裂侧唇高不足，以及术中缝合黏膜层时，过于上提黏膜层用于封闭鼻底和松弛切口所致。

在非裂侧唇内侧设计一水平或垂直的黏膜肌瓣旋转 180°或 90°，与裂侧唇红缘的水平切口相缝合(图 15—15)即可矫正。

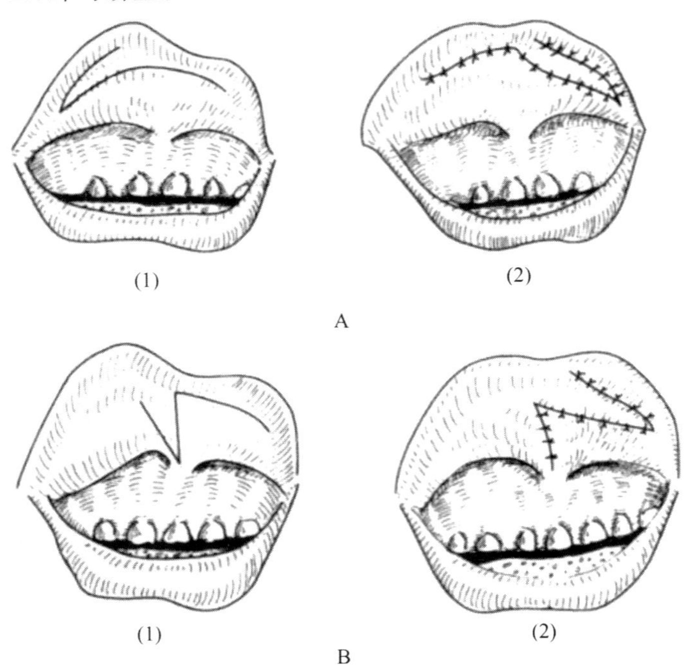

图 15—15　裂侧红唇内卷整复术示意图

(1)切口设计;(2)缝合

(4)唇峰不齐:术中缝合裂隙缘唇峰点时对位不准确所致。

用“Z”成形术(图 15—16)矫正。

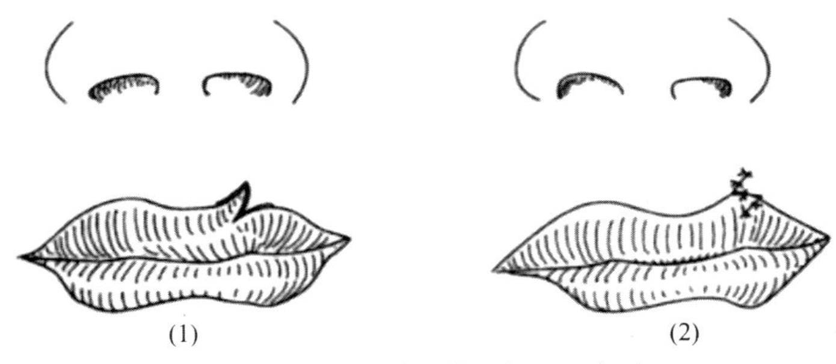

图 15—16　唇峰不齐整复法示意图

(1)切口设计;(2)缝合

(5)唇峰上移:多因非裂侧裂隙唇峰点未充分旋转下降,或在裂侧唇高不足的情况下,勉强将裂隙两侧唇峰点对位缝合所致。切口的直线瘢痕收缩(如旋转推进法)等也是病因之一。

矫正的方法是:沿上移唇峰的两侧切口,潜行分离下降唇峰至非裂侧水平,再于切口上端作一斜向裂侧的斜切口,形成一蒂在裂侧的旋转瓣,旋转至唇峰下降后的缺损区。所余创面可直接拉拢缝合(图 15—17)。

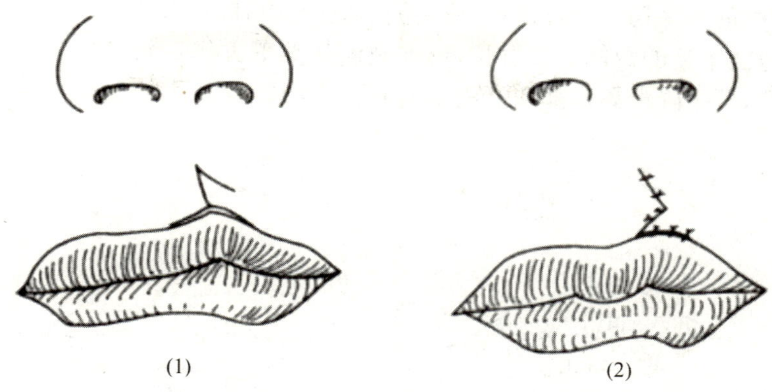

图 15－17　裂侧唇峰上移斜行瓣整复术示意图

(1)切口设计；(2)缝合

2.唇部的畸形与整复

(1)唇高过短：应用旋转推进法时，鼻小柱基部点定的过高或太偏向裂侧；或在下三角形瓣法，术中形成的裂侧唇高线未能直线通过裂侧三角瓣的底边均可形成。

对旋转推进法所致的裂侧唇高不足，可按原切口切开并适当增加“C”瓣和推进瓣(“B”瓣)的大小，重新定位后缝合；或用“Z”成形术延长切除瘢痕后垂直切口的长度(图 15－18)。

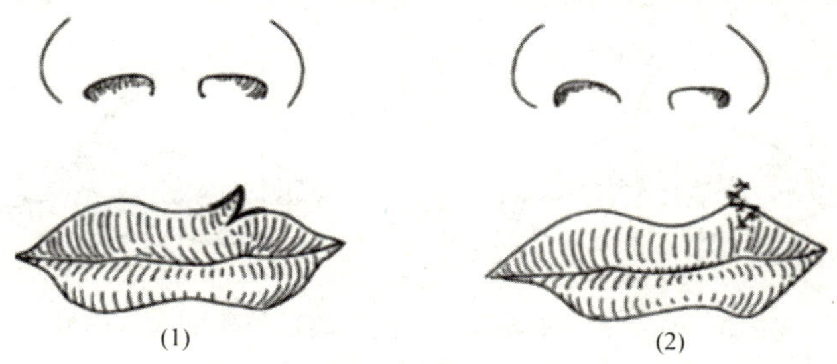

图 15－18　旋转推进法术后裂侧唇高不足整复术示意图

(1)切口设计；(2)缝合

对下三角瓣法所致的裂侧唇高不足，可酌情按原切口重新切开并延长原三角瓣上方的切口，使裂侧三角瓣的底边与裂侧唇高线相重合后缝合；或只延长原三角瓣上方的切口以增加三角瓣向中线的移动距离来矫正(图 15－19)。

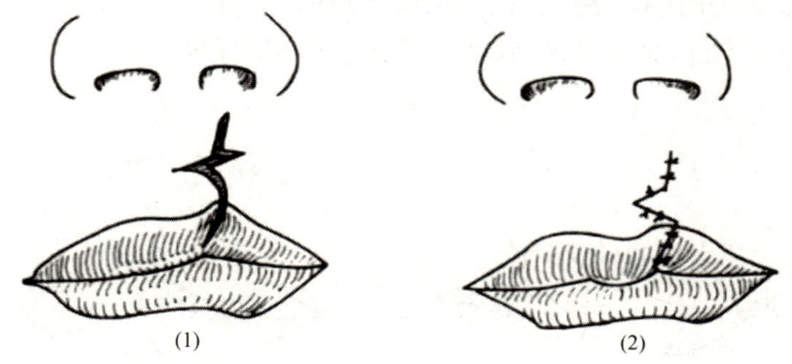

图 15－19　下三角辨法术后裂侧唇离不足整复术示意图

(1)切口设计；(2)缝合

(2)唇高过长：应用旋转推进法时，特别是对不完全性唇裂，设计的“C”瓣过大；或使用下三角瓣时，非裂侧的水平切口设计过长，或裂侧形成的三角瓣过大所致。

对旋转推进法术后的裂侧唇高过长，可在裂侧鼻翼下方作一新月形皮肤切除，上下稍作潜行分离后缝合，可下降鼻翼基部和上提裂侧上唇(图 15—20)。

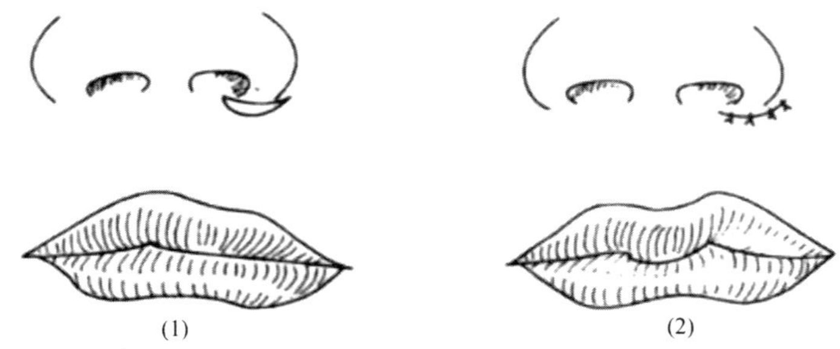

图 15—20　旋转推进法术后裂侧唇高过长整复术示意图

(1)切口设计；(2)缝合

对下三角瓣术后裂侧唇高过长时，可按三角瓣原切口切开，并切除三角瓣上方部分皮肤后以上提裂侧唇弓(图 15—21)。

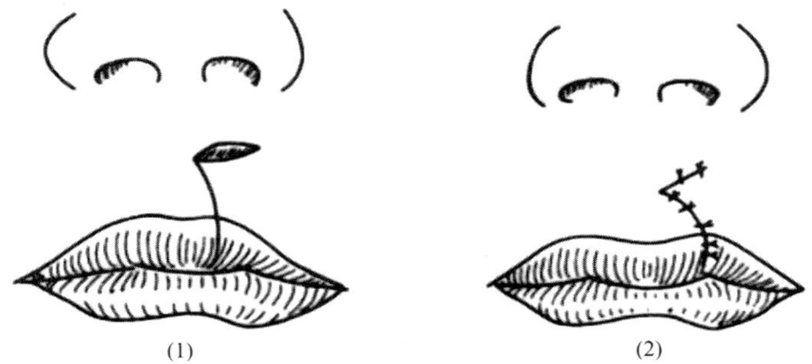

图 15—21　下三角瓣术后裂侧唇离过长整复术示意图

(1)切口设计；(2)缝合

(三)双侧唇裂术后继发唇畸形的二期整复

1. 红唇部的畸形

(1)红唇缘的口哨畸形：两侧红唇末端组织较细薄，组织量不足；前唇人中部分设计过宽；前唇高度不足等均可造成。

沿红唇中央缺损的两端水平设计两个轴向一致的"Y"形切口，切开、分离，将两个方向相反的"V"形瓣向中央推进，交叉缝合，以增加红唇中央部的厚度(图 15—22)。

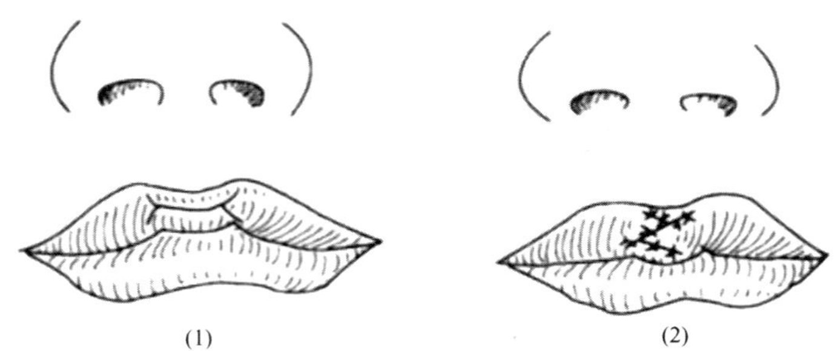

图 15—22　唇红缘口哨畸形"V—Y"成形术示意图

(1)切口设计；(2)缝合

（2）唇弓形态不明显：由于前唇本身无明显的唇弓形态，两侧侧唇唇弓又难以形成自然的唇峰和唇弓凹所致。

仅保留上唇的人中切迹不作切开，沿两侧唇弓上方作半月形的皮肤切除，并在预计的两侧唇峰角处，切除少许肌组织，以增加术后唇珠的立体感。最后沿切口两侧向上、下潜行分离皮肤与黏膜层后拉拢缝合（图 15－23）。

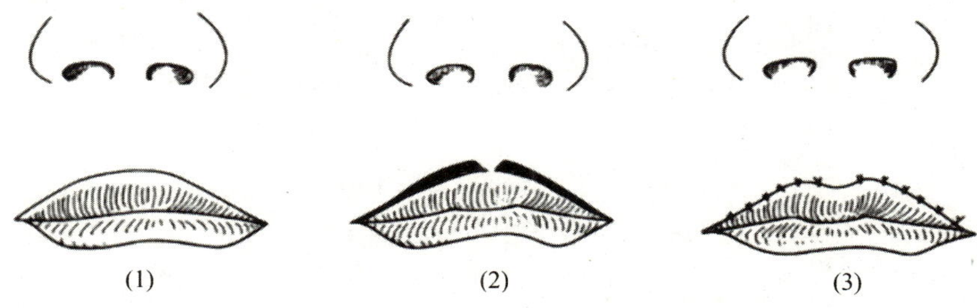

图 15－23　唇弓缘不明显整复术示意图

（1）唇弓缘不明显；（2）切开；（3）缝合

2. 唇上部的畸形

（1）前唇过短的畸形：由于前唇发育不良，过于短小，或设计侧唇唇高时又将就了前唇的长度引起。

用两侧唇的推进瓣向中线推进，将前唇设计成倒“V”形皮瓣，充分分离后向下推至正常位置。两侧唇瓣向中线推进，一部分在鼻小柱基部下方相对缝合，另一部分与前唇的侧缘相缝合（图 15－24）即可矫正。

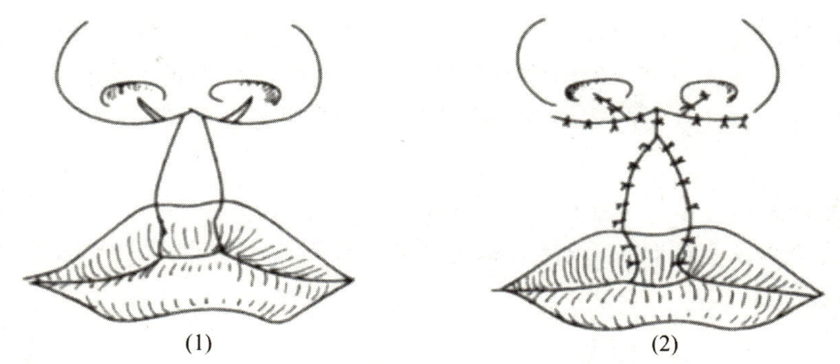

图 15－24　唇离过短整复术示意图

（1）切口设计；（2）缝合

（2）前唇过宽的畸形：多因保留了全部前唇做人中部分；两侧唇组织对前唇的牵拉也可在一定程度上增加前唇宽度。

整复这类畸形并不困难，因留有足够的人中部分组织，恰好用前唇两侧切口旁的人中组织，以鼻小柱为蒂，缩窄前唇，延长鼻小柱。或同时利用前唇两侧的前唇组织（含瘢痕组织），以红唇部为蒂，去上皮后，填塞于前唇唇红皮肤的下方，以增加唇珠的外翘形态（图 15－25）。

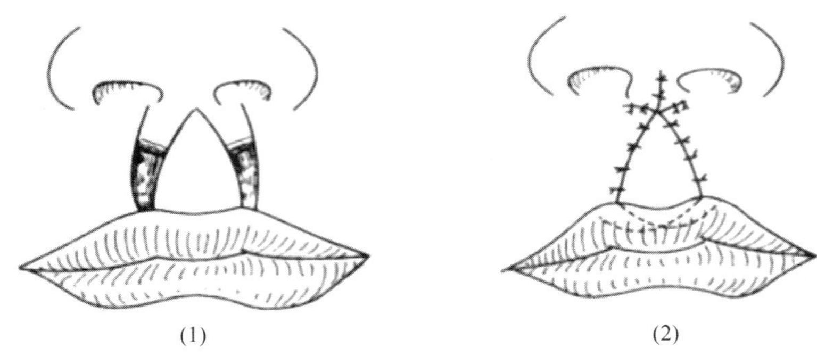

(1)　　　　(2)

图 15－25　前唇过宽整复术示意图

(1)切口设计;(2)缝合

(3)上唇过紧的畸形:初次手术中切除前唇两侧组织过多,或两侧唇峰点的设计太偏外侧均可造成。

沿上唇中央全层纵行切开,将两侧组织松解复位后,量取上唇缺损形状和大小,设计下唇的 Abbe 瓣并转移,2 周后行断蒂手术。但现常将此手术与双侧唇裂鼻畸形整复同期完成,术中用前唇皮瓣延长鼻小柱。

(四)唇裂鼻畸形的二期整复

对整复手术操作不涉及广泛剥离鼻翼软骨的手术可安排在生长发育的各个年龄阶段进行;而对涉及广泛解剖暴露鼻翼软骨的手术则宜安排在青少年期以后完成。

1. 单侧唇裂鼻畸形的二期整复　包括复位错位的裂侧鼻翼软骨,延长鼻小柱,调整鼻孔的形态和鼻底的宽度。有鼻翼基部外展时,还需重新使其内移,修整鼻翼皮肤蹼和前庭黏膜皱褶等。若有口鼻瘘也应同期修复,伴有裂侧上颌骨生长发育不足和牙槽突裂的患者应先完成牙槽突裂的植骨手术,以使两侧鼻翼基脚位于同一骨性支架平面上,达到与非裂侧对称。

常用的整复方法有:

(1)以矫正鼻翼软骨错位为主的手术(图 15－26):该法最为常用和有效,可同时矫正鼻尖分离、偏斜,鼻翼塌陷,鼻孔形态不对称,鼻翼背部皮肤凹陷和鼻前庭黏膜皱褶,以及裂侧鼻小柱过短的畸形。

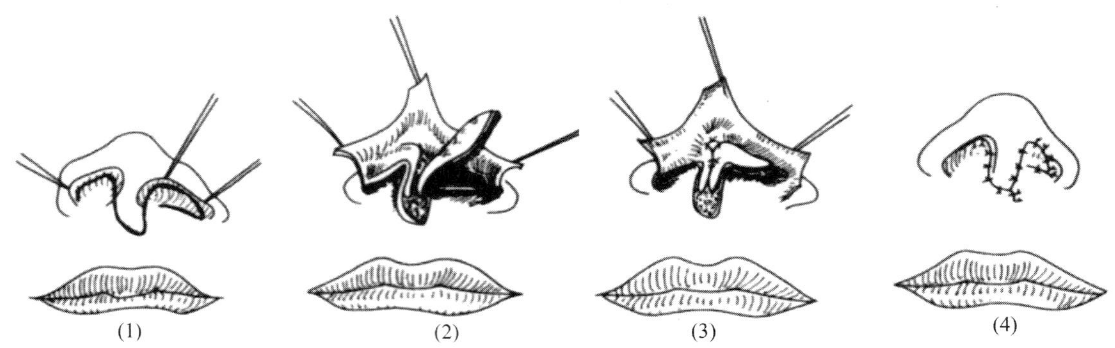

(1)　　(2)　　(3)　　(4)

图 15－26　以矫正鼻翼软骨错位为主手术示意图

(1)切口设计;(2)切开与分离;(3)缝合两侧鼻翼软骨;(4)缝合

1)切口设计:根据两侧鼻小柱高度差,在鼻小柱基部偏裂侧的唇部,以差值作标准,确定切口的最低点。有时为了预防瘢痕组织的收缩,还可再向外延伸 1～2mm。从最低点斜向两侧鼻小柱基部，并沿鼻小柱皮肤侧缘后方约 1mm，直至两侧鼻穹隆顶，继而再向外侧，沿鼻孔缘内侧直至鼻翼基部，达鼻翼软骨游离端。在裂侧还需从前向后，在鼻前庭衬里表面，绕过鼻翼软骨末端，形成一个含鼻翼软骨和前庭衬里的复合组织瓣。

2）切开与分离：切开皮肤、皮下组织，在鼻翼软骨及内外侧脚表面作广泛的潜行分离；在裂侧鼻前庭内形成以鼻中隔黏膜和软骨为蒂的鼻翼软骨与衬里组织的复合瓣。翻起鼻小柱皮瓣，直视下将两侧鼻翼软骨放在对称的位置上，一般需将裂侧鼻翼软骨与衬里组织复合瓣向后上方向牵拉，与非裂侧鼻翼软骨穹隆顶紧密缝合 2～3 针；同时，可修整裂侧鼻翼软骨穹隆角表面的蹼形皮肤和调整两侧鼻孔缘的皮肤形态。复位鼻小柱皮瓣后，可见鼻小柱随鼻尖的上抬而得到自行延长。

3）缝合：从两侧鼻穹隆部开始对称性地缝合切口。在裂侧鼻前庭面上遗留的创面，可行全层皮肤游离移植或稍向两侧作分离后拉拢缝合。唇上部的"V"形创面，则直接拉拢缝合即可。

（2）以矫正鼻翼基部位置为主的手术：裂侧鼻底与非裂侧不对称是一常见的唇裂鼻畸形特征。一般来讲，裂侧鼻底过宽较过窄易于矫正，且效果好。

1）裂侧鼻底过宽时，利用"V－Y"成形术即可。在裂侧鼻翼基部设计一"Y"形切口，再将水平方向的"V"形皮瓣尖部向鼻小柱基部延伸缝合（图 15－27）。也可在切除裂侧鼻底瘢痕组织的基础上，将裂侧鼻翼基部在骨膜上设计成一个有较大移动度的复合瓣，向中线推进缝合，缩窄鼻底宽度。

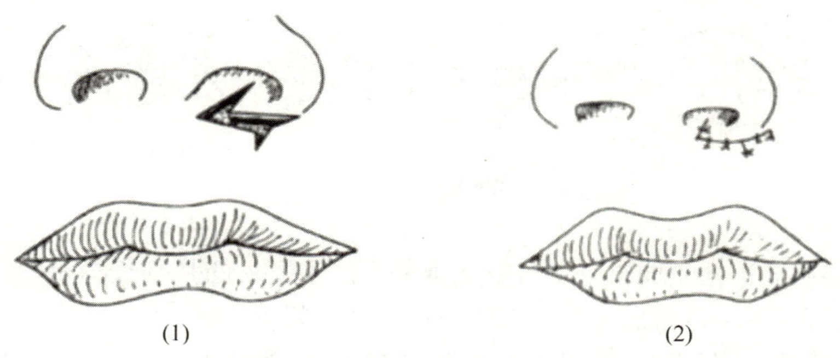

图 15－27　鼻底过宽整复术示意图

（1）切口设计；（2）缝合

2）鼻底过窄时，可用鼻翼基脚与鼻唇沟的皮肤按"Z"成形法，交互换位来矫正（图 15－28）。

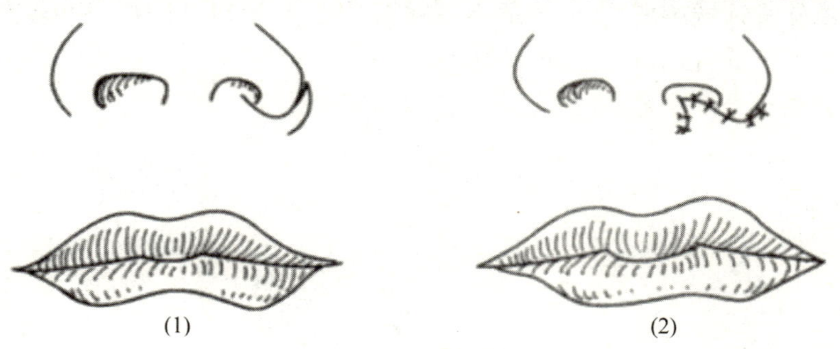

图 15－28　鼻底过窄整复术示意图

（1）切口设计；（2）缝合

(3)以矫正鼻孔过小为主的手术：裂侧鼻孔过大较多见，也较易矫正，通过上提鼻翼软骨，缩窄鼻底和内旋鼻翼基脚。但裂侧鼻孔过小，则难于矫正，且效果不佳。

利用鼻翼表面的皮肤，设计一个鼻翼缘上的斜行三角形皮瓣，宽约 3～5mm，将三角形皮瓣向鼻孔内旋转，转移至鼻前庭所做的切口内，利用其蒂部形成鼻孔缘，增加鼻孔周径，扩大裂侧鼻孔(图 15－29)。

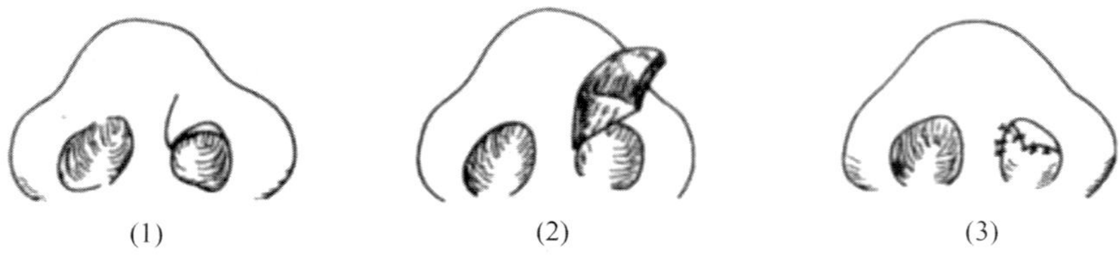

图 15－29　裂侧鼻孔过小畸形整复术示意图

(1)切口设计；(2)切开；(3)缝合

(4)以矫正鼻小柱方向和长短为主的手术：鼻小柱偏向非裂侧时，在鼻小柱基部，利用"Z"成形术矫正(图 15－30)。

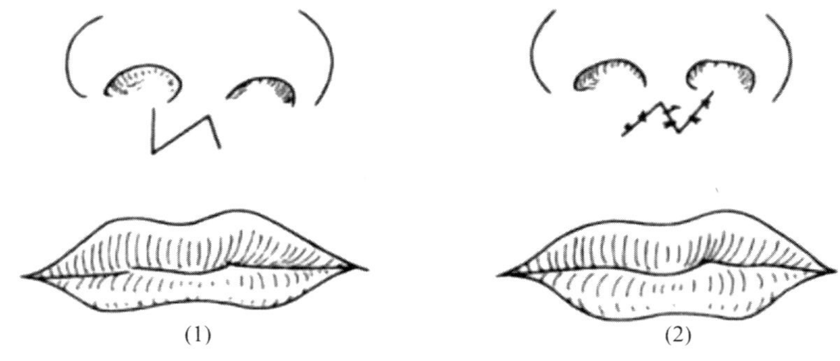

图 15－30　鼻小柱偏斜整复术示意图

(1)设计；(2)缝合

2. 双侧唇裂鼻畸形的二期整复　整复此类畸形的主要目的是延长鼻小柱，重塑鼻尖和两侧鼻翼软骨的形态，矫正遗留的鼻翼基部错位和鼻底凹陷等。

(1)前唇皮瓣"V－Y"成形术：以鼻尖皮肤组织为蒂，视鼻尖上抬的位置和需延长的鼻小柱的长短，在鼻小柱基部及前唇中央，设计"V"形皮瓣，皮瓣两侧沿鼻小柱侧缘至鼻翼穹隆，再沿两侧鼻翼软骨前缘切开至鼻翼基部，广泛解剖分离两侧鼻翼软骨与皮肤和衬里组织，最好能使两侧鼻翼软骨远端游离，在中线适当高度相对缝合，形成新的鼻尖和鼻翼形态，延长鼻小柱。从下而上严密缝合创口(图 15－31)。

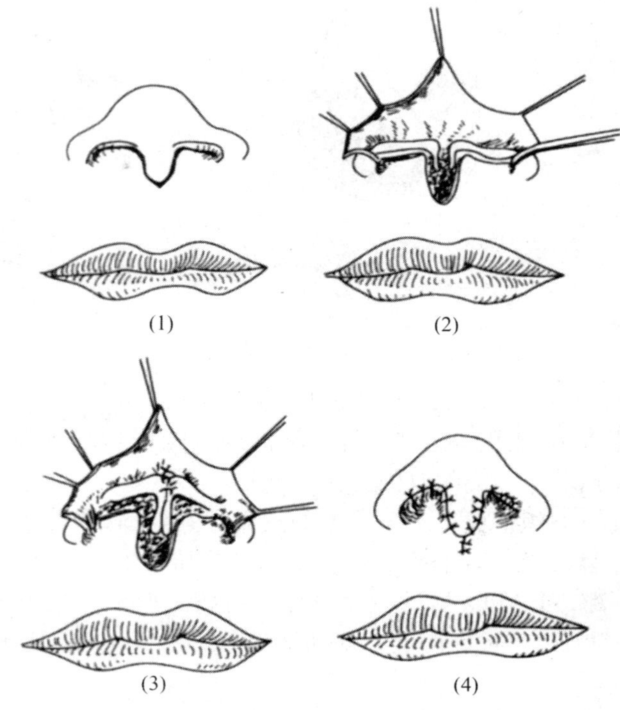

图 15－31　前唇皮瓣“V－Y”成形术示意图

(1)设计；(2)分离；(3)缝合两侧鼻翼软骨；(4)缝合

(2)上唇叉形皮瓣成形术：该法与前唇皮瓣“V－Y”成形术在设计上不同的是：将延长鼻小柱的皮肤组织按原双侧唇裂的手术切口，设计在人中两侧，相当于两个小的“V”形皮瓣，同时向上推进，并在鼻小柱中线相对缝合。其余操作同前唇皮瓣“V－Y”成形术。在设计中为了保证两侧叉形皮瓣尖端能顺利愈合，可适当将两侧叉形皮瓣的内侧切口交点，在鼻小柱基部向下调整，达到增加叉形皮瓣尖部的蒂宽和减少其末端长度，保证愈合的目的(图 15－32)。

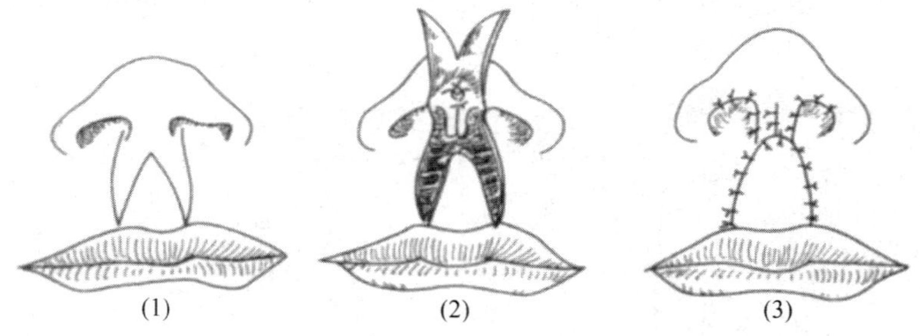

图 15－32　上唇叉形皮瓣成形术示意图

(1)设计；(2)切开；(3)缝合

(3)双侧鼻底旋转推进术：对双侧唇裂术后上唇较紧的患者，沿鼻小柱中央至两侧鼻翼基部切开，从鼻尖和鼻翼基部分别解剖分离鼻翼软骨；使其游离后，在中线对位缝合，形成新的鼻尖、鼻翼形态和鼻小柱内侧脚。最后将两侧鼻翼基部皮肤组织向中线旋转推进缝合(图 15－33)。

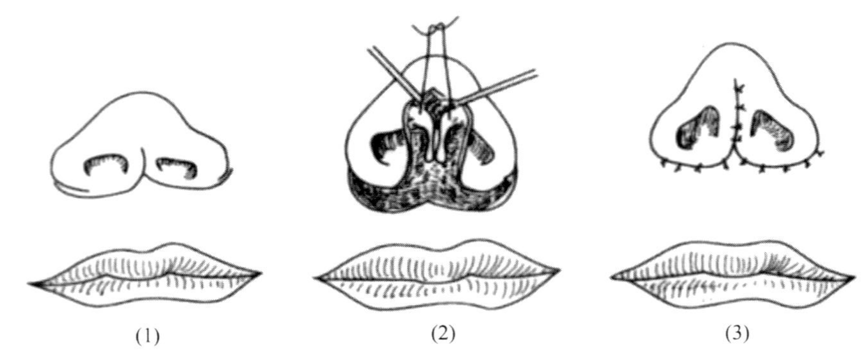

图 15－33　双侧鼻底旋转推进整复法示意图

(1)设计;(2)切开与分离;(3)缝合

(4)前唇瓣与下唇 Abbe 瓣的联合整复术:适用于鼻小柱过短,鼻尖塌陷,同时伴上唇过紧,人中部组织缺少,下唇相对前突的双侧唇裂鼻畸形。

用前唇的皮肤和皮下组织形成以鼻尖为蒂的皮瓣,随鼻翼软骨的重新定位后,皮瓣两侧相对缝合形成新的鼻小柱。视上唇全层组织缺损的范围和大小,并参照正常人中长宽形态,在下唇中部设计 Abbe 瓣,对 Abbe 瓣的宽度设计也可按上唇缺损宽度的一半的原则设计。将其旋转 180°至上唇缺损区,形成新的人中,两周后断蒂(图 15－34),需慎防新形成的上唇过长。

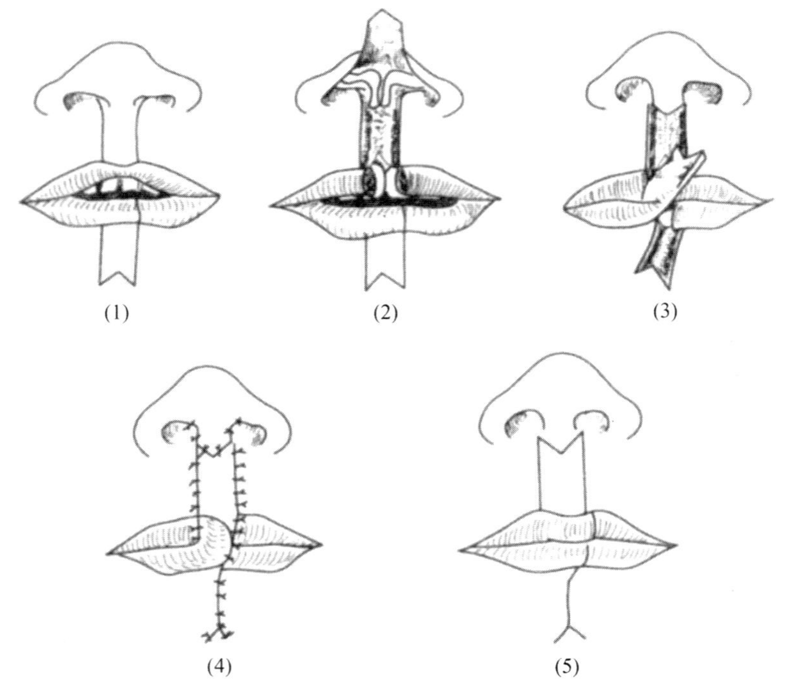

图 15－34　前唇瓣与下唇 Abbe 瓣的联合整复术示意图

(1)设计;(2)切开;(3)延长鼻小柱,转移 Abbe 瓣;(4)缝合;(5)2 周后断蒂

(王志强)

第三节　面横裂、正中裂与面斜裂

一、颅面裂的分类

面裂属颅面裂中的一种临床类型。对颅面裂的分类是一项困难而又复杂的工作，曾有不少学者都根据不同的解剖或胚胎学基础进行了系统的分类；但目前较为流行且为大多数学者所认可的分类，当属法国学者 Tisser 以眼眶和颅骨为基础的系列分类法。该分类法的优点主要是将对畸形的命名与临床的检查有机地结合起来，从而使其分类具有引导临床医师认识畸形特征和指导手术设计的价值。其分类方法是以睑裂作为划分颅面畸形的基准，将睑裂水平以上的颅部看作北界，睑裂以下的面部看作南界，然后借用对时间划分的方法，将发生于北界和南界的颅面裂类型分别归为七个类别后，进一步将有可能同时发生在南界与北界的颅面裂的类别代码之和，始终设计等于常数 14（图 15－35）。如代码 0 与代码 14，代码 1 与代码 13，代码 2 与代码 12 等，就有对应关系。这样有意识地提示临床医师在检查面裂畸形时，应相应的检查是否有同一分类中涉及颅骨部分的畸形。当然颅面裂中面部软组织畸形与颅骨的畸形表现是多种多样的，二者并不总是同时并存或有相同的畸形程度，软组织畸形也并不一定总是伴有相应的硬组织结构异常等。

本节重点介绍与鼻唇部发生有关的面裂的解剖病理学特点及治疗原则。

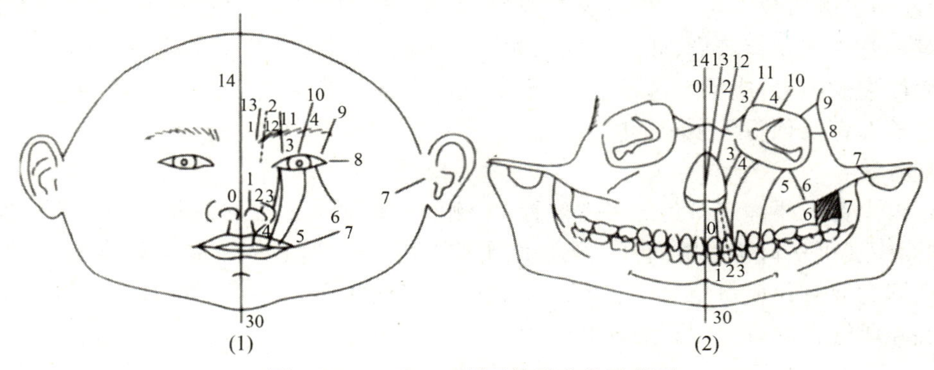

图 15－35　Tisser 颅面畸形分类示意图

（1）面部软组织裂；（2）面部骨组织裂

二、面裂的治疗原则

（一）一般原则

对有面裂的患儿，都应对其颜面部做详细的检查，特别是参照 Tisser 分类法中的颅骨畸形与颜面畸形类型中的对应关系一一检查，如此才不至于遗漏重要的畸形部位，并在全面考虑畸形部位软、硬组织特点和严重程度后制定其治疗计划。

治疗时间安排的原则是先治疗对患儿生命和功能有严重影响的畸形，如面裂伴有下眼睑缺失时，眼球失去保护，易并发角膜炎，甚至有失明的危险，故首先应恢复重建眼睑的形态。对生命和功能影响不大的畸形可待患儿生长发育一段时间，使可利用修复的组织增加后再实施。同时有软硬组织缺损时，应首先进行恢复软组织形态的手术，硬组织手术延迟进行。

（二）软组织畸形的整复原则

尽早松解和延长对组织和器官有牵拉的纤维组织带，如延伸至上中切牙间的系带，上唇系带的折叠、舌系带过短等。切除沿裂隙分布的瘢痕组织，使裂隙两侧的肌组织能对位缝合。封闭裂隙的软组织瓣的方法，多采用系列“Z”形设计，要求既不影响正常的解剖结构，又能复位移位组织形态。组织瓣的缝合尽量避免有较大的张力。对软组织畸形的最终整复，需待在对硬组织整复的基础上通过二期整复的方法而获得，故初期对软组织的修复术应考虑到二期整复术创造条件，如尽量保存而不随意牺牲组织等。

（三）硬组织畸形的整复原则

畸形程度轻者，其上颌骨一般具有正常的生长发育潜力，故对骨修复重建的手术可延迟至尖牙牙根形成到1/3～1/2时进行，以免影响颌面部的正常生长发育。相反，畸形程度较重者，由于其上颌骨已无正常生长的潜力，故手术可提早进行。对牙槽突、上颌骨、眶缘、眶底和梨状孔边缘的骨缺损的修复必须用骨移植，并加以稳妥的固定方法方能完成。方法可分为将移植骨块充填于裂隙区或贴附于发育不全的上颌骨表面等。

三、面裂的修复方法

（一）面横裂的修复方法

面横裂（horizontal cleft）是一种较唇腭裂为少见的先天性面裂畸形。其发生的原因是由于胚胎时上颌突与下颌突未能完全融合所致。临床表现为口角至颊部呈水平裂开。可为单侧裂，表现为二侧口角不对称；也可为双侧裂，表现为巨口症。面横裂患者，除口颊畸形外，还可伴有第一鳃弓的发育畸形，如颜面部一侧发育不良、耳前瘘管以及附耳等畸形。

对面横裂的患者，应尽早进行治疗，不仅可使吸吮功能恢复正常，避免流涎，而且有助于裂侧的生长发育及预防牙颌畸形的发生。

整复方法：

1. 定点　首先要确定口角的正常位置，单侧面横裂的口角位置以非裂侧口角作为标准即可；双侧面横裂可从口角裂隙向外侧画一水平线“A”，再由瞳孔向下画一垂直线“B”，“AB”二线的交点即为双侧预成口角处，线“B”与上唇缘处定点“C”，下唇缘定点“D”，将“C”、“D”二点以外的裂隙相缝合即可关闭裂隙（图15－36）。

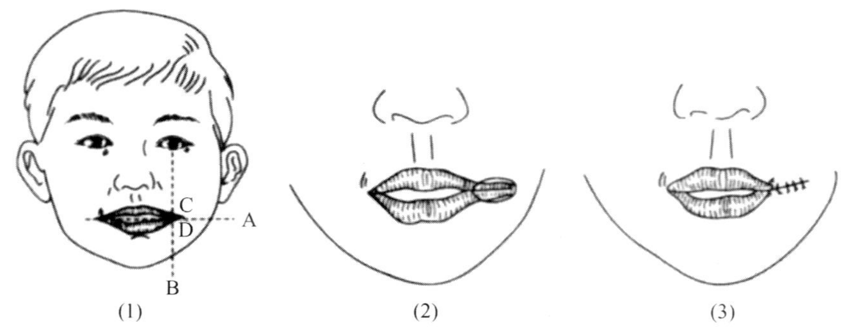

图15－36　面横裂整复术Ⅰ示意图

（1）确定口角部位及定点；（2）切口设计；（3）缝合后

2. 切开及缝合　由口角裂的外侧端，沿裂隙的上下缘皮肤与红唇交界处各作一切口，切口穿过皮肤和肌层，但不要切透黏膜，以便缝合时将其翻转作为口腔黏膜。对于裂隙较短的患者切开后将黏膜、肌、皮肤直接相缝合即可；对于裂隙较长的患者，则沿裂隙作二个附加切口行对偶三角瓣移位交叉缝合（图 15－37），这样可以避免愈合后直线瘢痕挛缩造成张口不便。

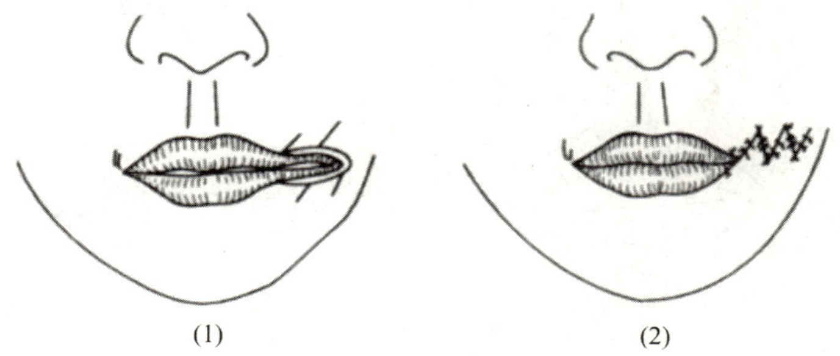

图 15－37　面横裂整复术Ⅱ示意图

（1）切口设计；（2）缝合后

（二）正中唇裂的修复方法

1. 上唇不完全正中裂成形术

（1）倒“V”成形术：在裂隙两侧，从鼻小柱基部至红唇对称性设计成倒“V”形，切开对缝后，延长上唇的高度，如图 15－38。

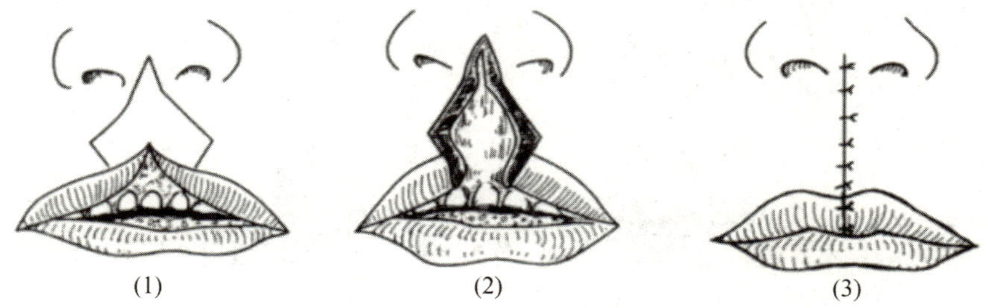

图 15－38　上唇不完全正中裂的倒“V”成形术示意图

（1）切口设计；（2）切开；（3）缝合

（2）延长鼻小柱正中裂成形术：遇鼻小柱较短的患者，在正中唇裂两侧设计成叉形皮瓣，待按图 15－39 所示设计切开后，矫正鼻翼软骨的分离畸形，延长鼻小柱，修复上唇裂隙。

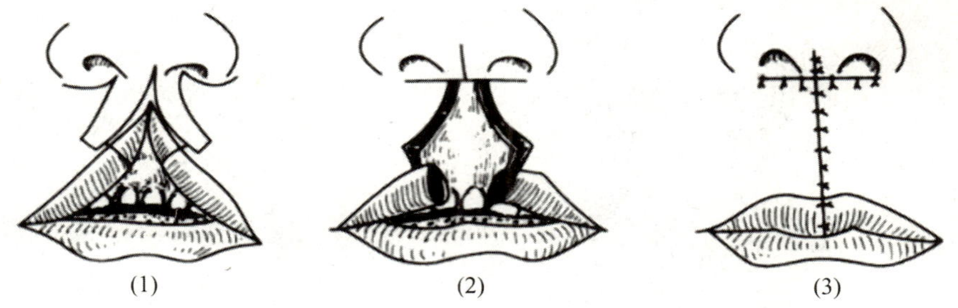

图 15－39　延长鼻小柱的上唇正中裂成形术示意图

（1）切口设计；（2）切开；（3）缝合

2. 上唇正中裂伴鼻裂成形术

（1）鼻背“V－Y”成形术：适用于鼻背有轻度隐裂或变短的上唇不完全性正中裂。在鼻背上设计一尖向上的倒“V”形皮瓣，矫正鼻翼软骨分离畸形后，利用“V－Y”成形原理，将“V”形皮瓣向鼻尖方向推进，延长鼻背的长度，同时沿裂隙作切口修复上唇正中裂（图 15－40）。

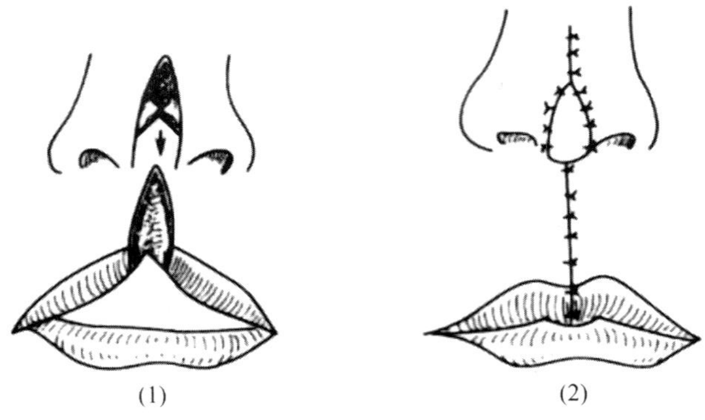

图 15—40 鼻背"V—Y"成形术示意图

(1)切口设计;(2)缝合

(2)Francesconi 成形术:适用于鼻尖分离,鼻尖沟状裂隙明显的病例。在棱形切除鼻尖、鼻背皮肤后,施以鼻翼软骨畸形矫正复位术,同时在上唇,按类似于 Le Mesurier 矩形瓣的设计修复正中唇(图 15—41)。

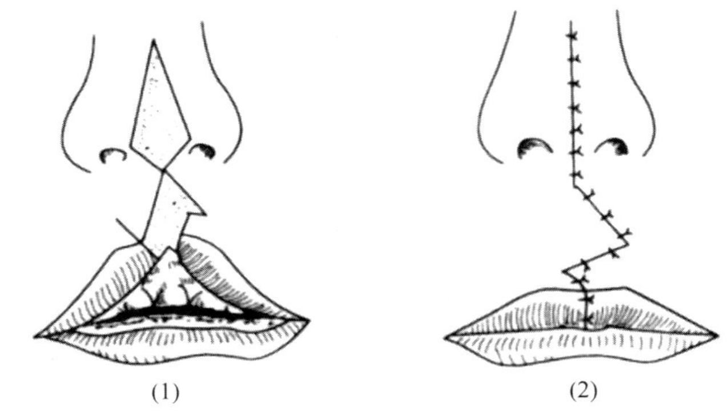

图 15—41 Francesconi 成形术示意图

(1)切口设计;(2)缝合

3. 伴人中缺损的上唇正中裂的修复　Lindemann 和 Gillies 曾分别设计了两种方法(图 15—42,15—43),修复伴人中缺失的正中裂。

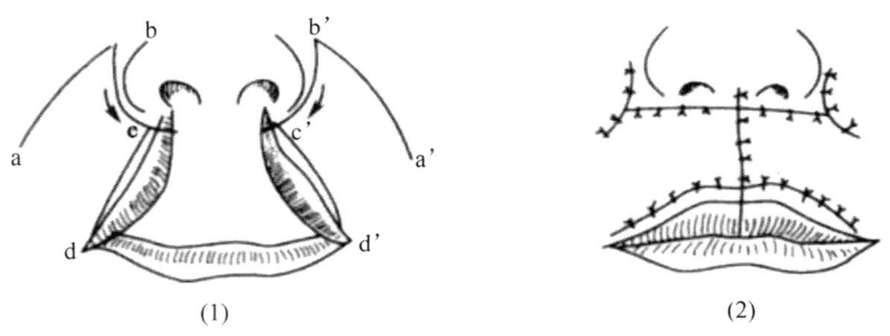

图 15—42 Lindemann 成形术示意图

(1)切口设计;(2)缝合

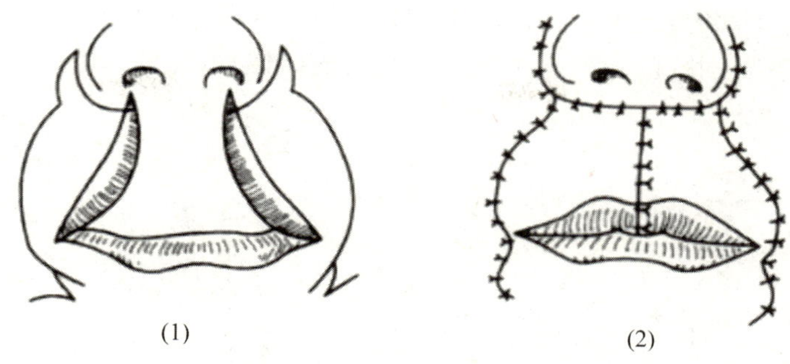

图 15－43　Gillies 成形术示意图

（1）切口设计；（2）缝合

在图 15－42 中，沿 a～b，a'～b'画线，弧形切口皮肤及肌层，沿 b～c，b'～c'切口在骨膜上向两侧进行潜行剥离、旋转，修复上唇裂隙。

4. 下唇正中裂的修复　伴有下颌骨正中缺损时，应先行骨移植修复重建下颌骨的连续性。有舌系带过短症时，也应前期或同期延长矫正。下唇切口一般设计成小的三角瓣，同时应修复下唇肌的完整性，见图 15－44。

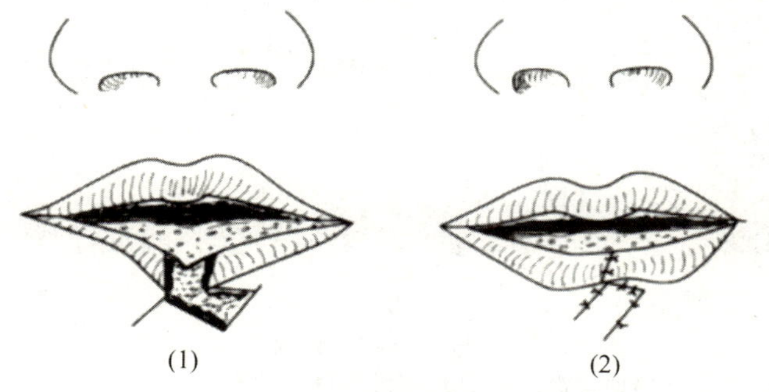

图 15－44　下唇正中裂成形术示意图

（1）切口设计；（2）缝合

（三）面斜裂的修复方法

1.“Z”成形术　适用于不完全性面斜裂。如图 15－45，沿内眦至鼻外侧缘设计“Z”成形切口，同时切除上唇至鼻翼外侧缘的裂隙组织，用颊部皮瓣修复缺损。伴有下眼睑缺损时，沿外翻的结膜缘作“V”形切开，创缘相对缝合。

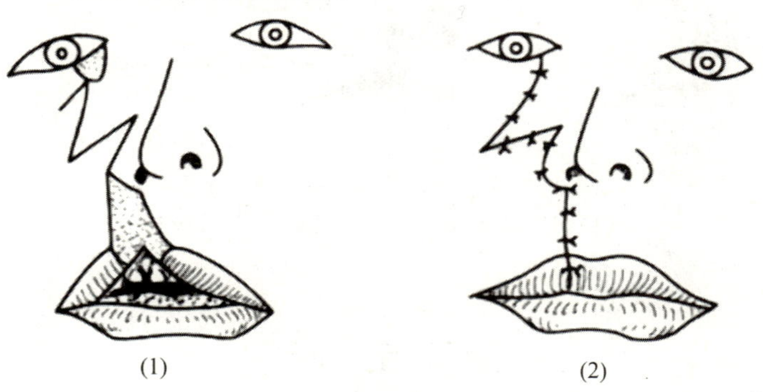

图 15－45　面斜裂的 Z 成形术之一示意图

（1）切口设计；（2）缝合

伴有内眦明显下移时，还可以用内眦上方转一小的皮瓣予以矫正，同时在实际应用中，还需根据具体患者的裂隙状况，设计一个或多个旋转皮瓣修复，如图 15—46。

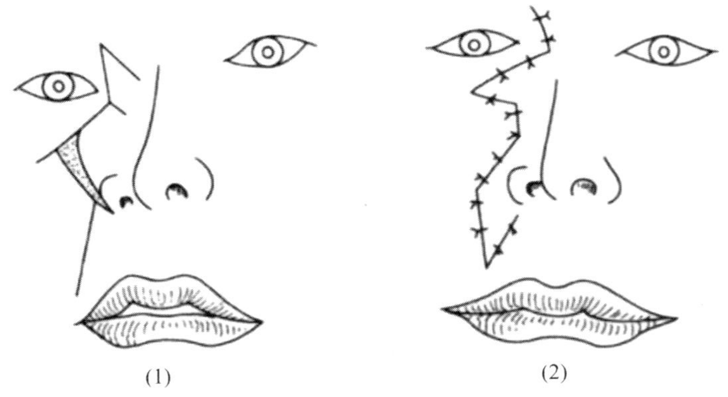

图 15—46　面斜裂的 Z 成形术之二示意图

(1)切口设计；(2)缝合

2. 颊部皮瓣旋转成形术　沿裂隙两侧作切口，并将裂缘皮肤翻转向口腔侧相对缝合作衬里。在裂隙外侧再设计一大的颊部皮肤肌瓣，旋转覆盖裂隙区创面(图 15—47)。

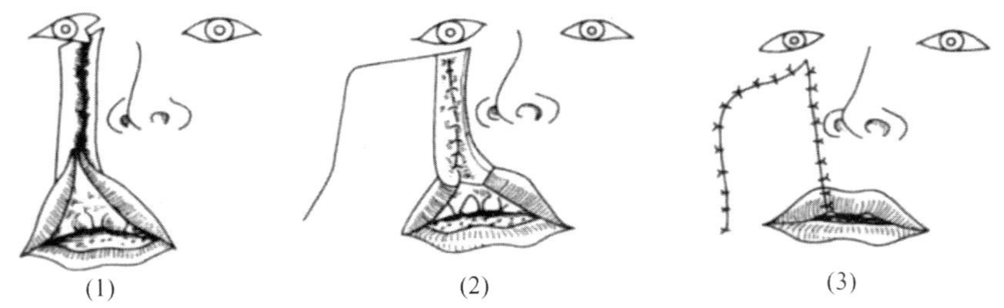

图 15—47　颊部皮瓣旋转成形术示意图

(1)切口设计；(2)裂隙衬进里层的修复；(3)缝合

3. 面斜裂的植骨成形术　当裂隙范围较大，眶底骨壁缺损较多，骨缺损涉及眶下孔，上颌骨前壁，眼球向裂隙移位坠入时，应实行骨移植修复术。植骨范围包括牙槽突裂至眶下板区，同时配以唇颊部软组织瓣的设计(图 15—48)。

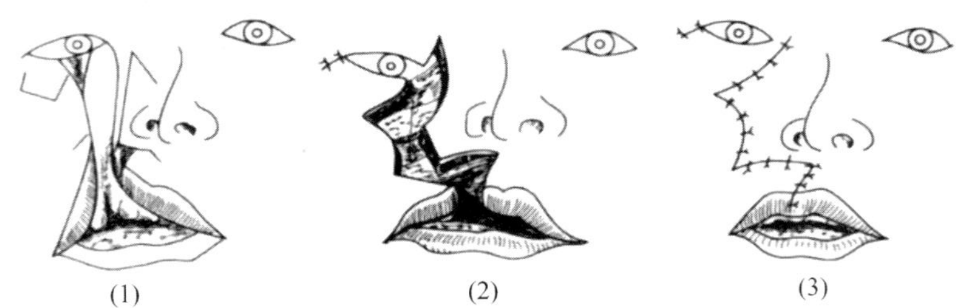

图 15—48　面斜裂骨移植修复术示意图

(1)切口设计；(2)植骨与皮瓣形成；(3)缝合

（张永辉）

第四节　腭裂

腭裂(cleft palate)和唇裂是口腔颌面部常见的先天性畸形，它可单独发生也可与唇裂同时伴发。近年来,随着孕期常规检查的普及和超声影像技术性能的提高,唇裂患儿有所减少的趋势。腭裂的患儿在孕期目前还难以明确诊断,故在临床上还是非常多见。由于腭裂患者不仅有软组织畸形,部分腭裂患者还可伴有不同程度的骨组织缺损和畸形。他们在吮吸,进食及言语等生理功能障碍方面远比唇裂严重,在有些综合征腭裂患儿常常还可伴有其他全身畸形,临床上最常见的是先天性心脏病;综合征腭裂患儿在喂养方面应特别注意,不然由于喂养不当特别容易引起肺部感染,严重时可以危及患儿生命。另一方面,由于腭裂患儿局部骨缺损从而引起颌骨生长发育障碍,导致患者面中部塌陷畸形,严重者呈碟形脸,咬合错乱(常呈反或开合),裂隙侧侧切牙缺失或畸形牙等。因此,腭裂畸形常常引起患者多种生理功能障碍或影响在临床上不应被忽视,特别是语言功能障碍和牙错乱对患者的日常生活、学习、工作等均可带来不利影响;随着患者的年龄增大也容易造成她们的心理障碍,由此可见,对腭裂患者的治疗仅仅注重外科治疗是远远不够的,建议各学科交叉、合作,把腭裂前产生的影响降至最低,是目前腭裂治疗的主要目标,也是每一个腭裂患者和家人的期望。

据上海交通大学医学院唇腭裂治疗研究中心 2010 年度住院手术患者 1036 人,男性 632 人(61%),女性 404 人(39%),本地患者 132 人(13%),非本地 904 人(87%);1036 手术患者中不完全腭裂 199 人,单侧和双侧完全性腭裂 136 人,综合征性腭裂(如 Robin's 序列征等) 50 人。这一临床数据告诉我们:随着孕期检测方法的改进和可信度的提高,唇裂患儿会不断减少,同时由于腭裂手术风险较大等因素,复杂或合并综合征的腭裂患儿在专科医院会日渐增多,应引起从事该专业人士的注意。

综上所述,腭裂患者和唇裂患者一样,对腭裂的治疗原则也应是综合序列治疗,需要多学科的相互合作。腭裂在治疗上的要求和风险比唇裂更高,方法也更为复杂,所需治疗的周期也远较唇裂更长,所涉及的科室和专业也比较多,并非是简简单单的关闭腭部裂隙。

一、腭裂的解剖与生理特点

腭部在解剖学上分为硬腭和软腭两部分:硬腭的主要结构为骨骼,位于前部,介于鼻腔和口腔之间。其主要功能是将鼻腔与口腔分隔,避免食物进入鼻腔和鼻腔分泌物流入口腔,有利于里往口,鼻腔的清洁卫生。软腭是发音和言语、吞咽等功能的重要解剖结构,主要由腭咽肌、腭舌肌、腭帆张肌、腭帆提肌和腭垂(悬雍垂)肌五对肌组成,并且与分布于咽侧壁及咽后壁的咽上缩肌的肌纤维相连,形成一个完整的肌环。

在发音时,由于这些肌群的收缩,使软腭处于抬高(向上后延伸)状态一软腭的中,后 1/3 部分向咽后壁、咽侧壁靠拢;再由咽上缩肌活动配合,使口腔与鼻腔的通道部分或全部暂时隔绝,形成“腭咽闭合”。当正常发音时,随着软腭和咽上缩肌有节奏的运动、收缩,使气流有地进入口腔,再通过舌、唇、牙等器官的配合,能发出各种清晰的声音和言语。

腭裂患者的硬腭在骨骼组成上与正常人的硬腭完全相同,但在形态结构上有明显差异:主要表现为腭穹隆部裂开,存在有程度不等的裂隙,前可达切牙孔,甚者从切牙孔到达牙槽突;裂开部位的硬腭与鼻中隔不相连,造成口、鼻腔相通;在体积上患侧较健侧小。软腭的肌群组成虽与正常人的软腭相同,但由于软腭有不同程度的裂开,改变了软腭五对肌的肌纤维在软腭中线相交织呈拱形的结构,使之呈束状沿裂隙边缘由后向前附着在硬腭后缘和后鼻嵴,从而中断了腭咽部完整的肌环,使腭裂患者无法形成腭咽闭合,造成口、鼻腔相通,同时也影响咽鼓管功能,导致吸吮、语音、听力等多种功能障碍。

二、腭裂的临床分类

至今在国内外尚未见统一的腭裂分类方法，但根据硬腭和软腭部的骨质、黏膜、肌层的裂开程度和部位，多采用下列的临床分类方法（图 15—49）。

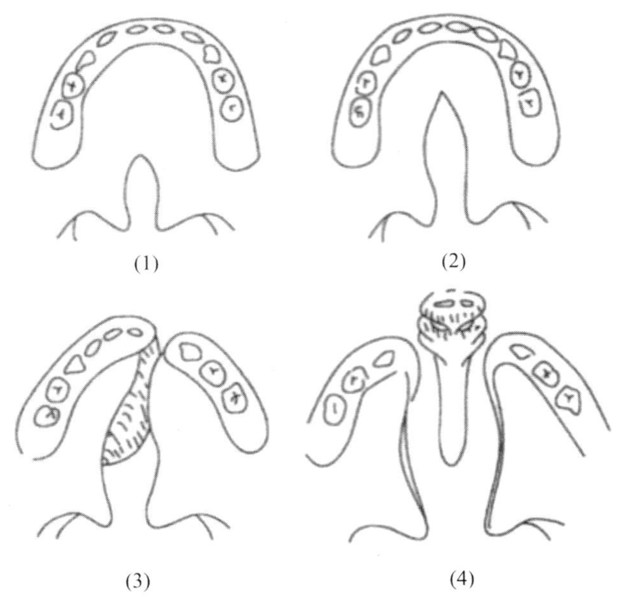

图 15—49　腭裂的临床分类

（1）软腭裂；（2）不完全腭裂；（3）单侧完全性腭裂；（4）双侧完全性腭裂

1. 软腭裂（cleft of the soft palate）　为软腭裂开，但有时只限于腭垂。不分左右，一般不伴唇裂，临床上以女性比较多见。这类患者腭部解剖畸形虽然不严重，但临床上较常见以综合征出现者较多，如下颌偏小，软腭肌肉发育不全或缺损等，因此在询问病史时应全面和仔细，在治疗上要特别慎重，治疗后不应忽视。

2. 不完全性防裂（cleft of the soft and hard palate）　亦称部分腭裂。软腭完全裂开伴有部分硬腭裂；有时伴发单侧不完全唇裂，但牙槽突常完整。本型也无左右之分。出现综合征者也较常见，尤其裂隙呈 U 形者在治疗时应特别小心，术后出现腭咽闭合功能不全者在临床上较多见。

3. 单侧完全性腭裂（unilateral cleft of the palate）的裂隙自腭垂至切牙孔完全裂开，并斜向外侧直抵牙槽突，与牙槽裂相连；健侧裂隙缘与鼻中隔相连；牙槽突裂有时裂隙消失仅存裂缝，有时裂隙很宽；常伴发同侧唇裂。

4. 双侧完全性腭裂（bilateral cleft of the palate associated with bilateral cleft lip and alveolus）　在临床上常与双侧唇裂同时发生，裂隙在前颌骨部分，各向两侧斜裂，直达牙槽突；鼻中隔、前颌突及前唇部分孤立于中央。

除上述各类型外，还可以见到少数非典型的情况：如一侧完全、一侧不完全；腭垂缺失；黏膜下裂（隐裂）（submucous cleft of the palate）；硬腭部分裂孔等。

除此之外，国内有些单位还有一种常用的腭裂分类法，即将其分为三度：

Ⅰ度：限于腭垂裂。

Ⅱ度：部分腭裂，裂开未到切牙孔；根据裂开部位又分为浅Ⅱ度裂，仅限于软腭；深Ⅱ度裂，包括一部分硬腭裂开（不完全性腭裂）。

Ⅲ度：全腭裂开，由腭垂到切牙区，包括牙槽突裂，常与唇裂伴发。

三、腭裂的临床表现和特点

1.腭部解剖形态的异常　软硬腭完全或部分由后向前裂开，使腭垂一分为二。完全性腭裂患者可见牙槽突有不同程度的断裂和畸形或错位。在临床上偶尔可见一些腭部黏膜看似完整，但菲薄，骨组织可有或没有缺损，这类患者的软腭肌肉常常发育很差，腭咽腔深而大，软腭和咽侧壁活动度微弱或几乎没有，她们常常在临床上以综合征形式表现较多见，如同时可伴听力障碍，或伴先天性心脏病等先天性疾患，并有比较特定的面容，如腭一心一面综合HE（velo一cardiofacial syndrome），罗宾序列征（Robins）等。

2.吸吮功能障碍　由于患儿腭部裂开，使口、鼻相通，口腔内不能或难以产生负压，因此患儿无力吸母乳，或在进食时乳汁容易从鼻孔溢出，从而影响患儿的正常母乳喂养，常常迫使有些家长改为人工喂养。这不但增加了喂养难度，同时也在一定程度上影响患儿的健康生长。应该特别指出的是：对一位吸吮困难的新生儿，虽然腭部没有显而易见的形态异常，应仔细检查有无腭隐裂和腭部运动神经麻痹的存在，临床上有些先天性颌面部畸形患者，腭部形态可以完全正常，但功能却十分低弱，如腭一心一面综合征（velo一cardiofacial syndrome）。

3.腭裂语音　这是腭裂患者所具有的另一个临床特点。这种语音的特点是：发元音时气流进入鼻腔，产生鼻腔共鸣，在发出的元音中带有浓重的鼻音（过度鼻音）；发辅音时，气流从鼻腔漏出，口腔内无法或难以形成一定强度的气压，使发出的辅音很不清晰而且软弱（鼻漏气）。这样的语音当然听不清楚，不同程度地影响着他与他人的交流，从而可加重改变患者的性格，重者可出现身心障碍。年龄较大的患者，因共鸣腔的异常而难以进行正常的发音和讲话，反而形成各种异常的发音习惯来替代正常发音，并造成更难以听懂的腭裂语音，也增加了语音治疗的难度。

4.口鼻腔自洁环境的改变　由于患儿腭裂使口、鼻腔直接相通，鼻腔内的分泌物可很自然地流入口腔，容易造成或加重口腔卫生不良；同时在进食时，食物往往容易逆流到鼻腔和鼻咽腔，既不卫生，又易引起局部感染，严重者可造成误吸，临床上为何特别注重腭裂患儿喂养指导，这是其重要因素之一。

5.牙列错乱　完全性腭裂患儿常常可伴发完全性或不完全性唇裂，牙槽突裂隙的宽窄不一，有的患者牙槽突裂端口可不在同一平面上。唇裂修复后，部分患侧牙槽突向内塌陷，牙弓异常；同时，由于裂隙两侧牙弓前部缺乏应有的骨架支持而致牙错位萌出，由此导致牙列紊乱和错位，在临床上常常发现裂隙侧的侧切牙可缺失或出现牙体的畸形。

6.听力功能的影响　腭裂造成的肌性损害，特别是腭帆张肌和腭帆提肌附着异常，其活动量降低，使咽鼓管开放能力改变，影响中耳气流平衡，易患分泌性中耳炎。同时由于不能有效地形成腭咽闭合，吞咽进食时常有食物反流，易引起咽鼓管及中耳的感染。因此腭裂患儿中耳炎的发生率较高；部分患儿常有不同程度的听力障碍。

7.颌骨发育障碍　有相当数量的腭裂患者常有上颌骨发育不足，随年龄增长而越来越明显，导致反合或开合，以及面中部凹陷畸形。其原因有：①唇腭裂本身伴有先天性上颌骨发育不足，在双侧唇腭裂患儿更明显，随患儿生长发育局部畸形常常可有不同程度的加重。②腭裂手术对上颌骨发育的影响，手术年龄越小，手术损伤对上颌骨发育影响越大。研究结果示年龄小行腭成形术对上颌骨发育的影响主要表现为牙弓的宽度方面；对上颌骨的前后向和高度影响不明显。另外，还观察到有部分唇腭裂患者的下颌发育过度，这些患者的下颌角过大，颏点超前，呈现错，有时呈开，对比之下，可更加重面中部的凹陷畸形，但需经头影测量加以确认。

值得特别指出的是：在临床上对腭裂的诊断并不困难，但对一些罕见的非典型性病例应予注意。如黏膜下裂（隐裂），软腭未见到裂开，仔细观察可见到软腭正中线黏膜呈浅蓝色，扪诊时可触及软腭中线肌层有中断的凹陷区。嘱患者发“啊”音时，由于软腭肌群发育不良或断裂，软腭虽有运动，但呈倒 V 形；这些患者且多伴过度鼻音，部分辅音脱落或弱化，尤其发/z/、/c/、/s/、/j/、/q/、/x/、/g/、/k/等音时非常明显，语音清晰度也差。

临床上，腭隐裂还应与舌系带过短造成的卷舌音发音不清，先天性腭咽闭合功能不全和弱智儿童的讲话不清相鉴别。

四、腭裂的治疗原则

腭裂的治疗既需分阶段，又需要较长的周期；要获得满意的治疗结果，并非一个科室和一位医师能独立完成，既需要多学科的专业人士密切合作，也应该取得患者及其家属的良好配合，才能获得较为理想的治疗效果。因此，早在 20 世纪 50 年代，就有学者主张，腭裂的治疗应采取综合序列治疗的原则来恢复腭部的解剖形态和生理功能，重建良好腭咽闭合和获得正常语音；对面中部有塌陷畸形、牙列不齐和咬合紊乱者也应予以纠正，以改善他们的面容和恢复正常的咀嚼功能；对有鼻、耳疾患的患者也应及时治疗，以预防和改善听力障碍。有心理障碍的患者更不应忽视对他们进行精神心理治疗，从而使腭裂患者达到身心健康。为此，治疗方法除外科手术以外，还需采用一些非手术治疗，如正畸治疗、缺牙修复、语音治疗以及心理治疗等等。由相关学科的专业人员组成治疗组，共同会诊、讨论，对患者制定切合实际的整体治疗模式，在公认序列治疗原则基础上，可根据各自所积累的经验，制定出自己行之有效的序列治疗程序。

五、腭裂的手术治疗

（一）手术目的和要求

腭裂整复手术是综合序列治疗中的关键部分，其主要目的是：恢复腭部的解剖形态；改善腭部的生理功能，重建良好的腭咽闭合功能，为患儿正常吸吮、吞咽、语音、听力等生理功能恢复和创造必要条件。

（二）手术年龄

腭裂整复术合适的手术年龄，至今在国内外仍有争议，其焦点主要是：腭裂患儿手术后的语音效果和手术本身对上颌骨生长发育的影响等。归纳起来大致有两种意见：一种意见主张早期进行手术，约在 8～18 个月左右手术为宜；另一种意见则认为在学龄前，即 5～6 岁左右施行为好。主张早期手术的学者认为，2 岁左右是腭裂患儿开始说话时期，在此以前如能完成腭裂整复术，有助于患儿可以比较自然地学习说话，也有利于养成正常的发音习惯。主张 5～6 岁左右施行腭裂整复术者的观点依据是待上颌骨发育基本完成后再施行手术为宜，同时也减少麻醉和手术的困难和风险。

上海交通大学医学院口腔颌面外科经 40 多年临床观察后的结果示，在 1 岁左右行腭裂整复术者，无论是腭咽闭合功能或是语音效果均优于大年龄手术者。至于对上颌骨发育的影响，主要表现在患者牙弓宽度的影响，对上颌骨前后向发育的影响并不明显。国内外同行专家几乎一致认同：幼儿早期手术操作方便，腭黏骨膜瓣非常容易剥离，而且出血量很少，手术野清晰，同时，硬软腭组织小，缝合针数相应减少，因此，完成手术的时间反比年龄大者快，术后反应也比年龄大者小，一般不需要术后补液，术后当天患儿就可以进流质饮食，术后 2～3d 可出院。经过多年的临床实践，其临床结果也不断得到国内外同行的证实。幼儿麻醉的危险性也是相对的，随着麻醉方法和监测仪器以及麻醉药物的不断创新和更新，也为确保小年龄者施行腭裂整复术的安全性提供了重要的先决条件，整个围手术期的安全性都有了实质性的提高。因此，只要所在医院或科室具备一定的条件，并由有经验的麻醉师承担，和细致地做好术前和术后各项工作，手术医师与麻醉师密切配合，幼儿麻醉仍然可以获得相对地安全性。上海交通大学医学院唇腭裂治疗研究中心的万例以上资料示：术中无一例因麻醉意外而死亡的病例。目前在实际工作中，各单位仍应根据自己的实际情况来决定手术年龄。除考虑患儿的全身情况、手术方法、语音效果和上颌骨发育等因素外，更要视单位的设备条件，麻醉和手术人员的技术水平，以及术后护理人员的专业知识也不应忽视，总而言之，应确保手术的安全与质量。

（三）术前准备

腭裂整复术较唇裂修复术复杂，操作较难，创伤较大，失血量也较多；术后一旦出现并发症也较严重，所以术前的周密准备等不应被忽视。首先要对患儿进行全面的健康检查；其内容主要包括患儿的生长发育、体重、营养状况、心、肺、有无其他先天性畸形以及上呼吸道感染等全身器质性疾患；实验室检查主要是胸片，血常规，出血、凝血时间，活化部分凝血活酶时间(APTT)或凝血酶原时间(PT)。值得一提的是：部分腭裂患者可同时伴有全身其他部位脏器或肢体畸形，不应忽略这方面的检查。因此，手术应在腭裂患儿健康状况良好时进行，否则应推迟手术。目前对胸腺的关注远不如以前，即使胸腺增大，常常仅在术前用地塞米松，一般不停或推迟手术。口腔颌面部也应进行细致检查，如面部、口周及耳鼻咽喉部有炎症疾患存在时，需先予以治疗，扁桃体过大可能影响手术后呼吸者，应请耳鼻咽喉科医师先摘除；要保持口腔和鼻腔清洁，术前先清除口腔病灶。

对畸形程度严重，大年龄的腭裂手术事先要做好输血准备和术后应用抗生素的药物过敏试验，如需要，预先还可制备腭护板。同时，在大年龄腭裂患者应该全面，仔细询问病史，不应忽略或遗漏，尤其不要忽略询问血液方面的病史；对下颌比较偏小的患儿应仔细观察他们的睡觉姿势，对有趴着睡的患儿建议术前行睡眠监测(PSG)，综合评价后可行腭裂整复术，但手术时年龄不应过小，术后可入重症病房严密观察后，再回病房。术后应严密观察患儿的呼吸等。

（四）麻醉选择

腭裂整复手术均采用全身麻醉，以气管内插管为妥，以保证血液和口内的分泌物不流入气管，保持呼吸道通畅和氧气吸入。腭裂手术的气管内插管可以经口腔插管，也可经鼻插管，但临床上以前者为多。经鼻插管可借鼻孔固定，又可不干扰口内的手术操作；但是对于行咽后壁组织瓣转移手术，则应采用经口腔插管，用胶布将其固定于左侧口角或下唇的一侧，最好用缝线在口角处缝合一针加强插管的固定，以防插管移动或滑脱。幼儿的喉黏膜脆弱，气管内插管可能损伤喉或气管而引起喉水肿，造成严重并发症，故操作时应细致、轻柔、正确。

（五）手术方法

大致可分为两大类手术：一类手术方法是以封闭裂隙、保持和延伸软腭长度、恢复软腭生理功能为主的腭成形术（palatoplasty）；另一类手术是缩小咽腔、增进腭咽闭合为主的咽成形术（pharyngoplasty）。后者的适应证是腭咽闭合功能不全者或在部分大年龄的患者，如有必要可两类手术同时进行。但在选择适应证时应慎重，不宜所有的成年人均进行这两类手术，应加以判断腭咽部的情况，对那些腭咽腔不大，软腭后退足够的病例，不宜同时行咽成形术。另外，由于成年人腭成形术远较幼儿复杂，术中出血较多，若手术者操作技能不够熟练者，不宜腭咽同期手术。手术过程中应注意压舌板持续 40min 以上者，应将松解压舌板 0.5～1min，若手术医师只管手术，麻醉医师也忽略压舌时间过长，拔管后患者容易发生因局部肿胀而引起呼吸困难，一旦患者发生上述症状轻者可给地塞米松 5～10mg 静脉推注后，严密观察呼吸，必要时应再次气管插管，当天建议留管，重者应及时行气管切开，以免因咽喉水肿而致严重并发症或死亡，故术者在行腭裂手术时应特别注意，尤其在手术时间过长时更要特别小心，严加观察，以防万一。幼儿患者一般只需行腭成形术，待以后有必要时再二期行咽成形术。成年腭裂患者如果手术难度较大者，不建议腭咽成形术一期完成，分次手术效果更为理想。

1. 腭成形术

（1）基本手术操作不管何种腭裂整复手术方法，除切口有所不同外，其基本操作和步骤大致相同（图 15—50）。

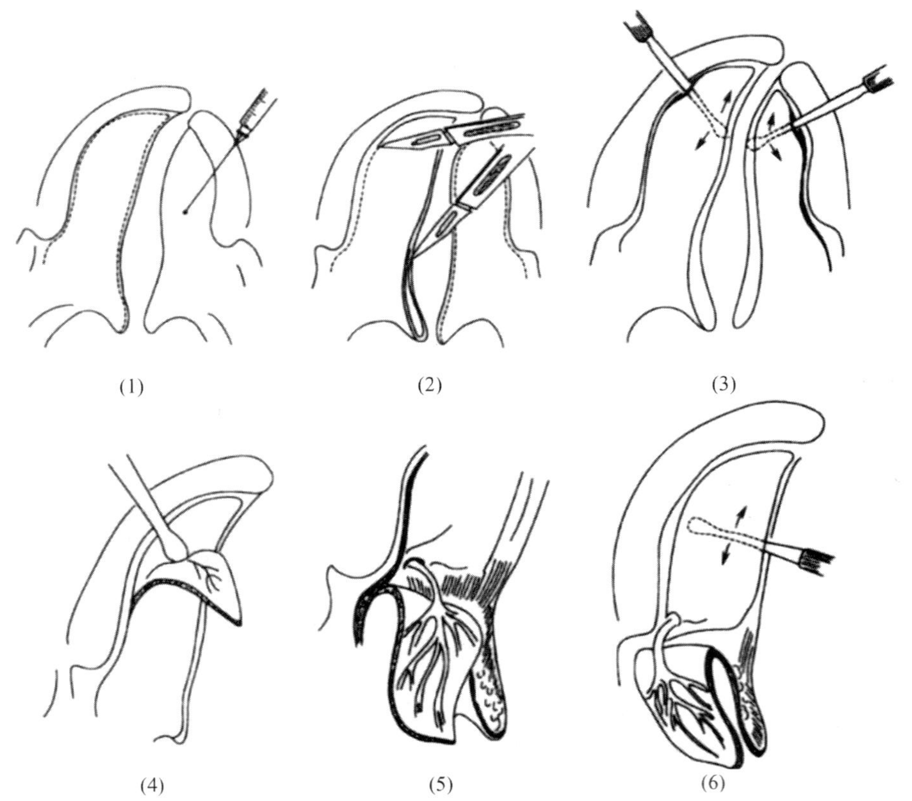

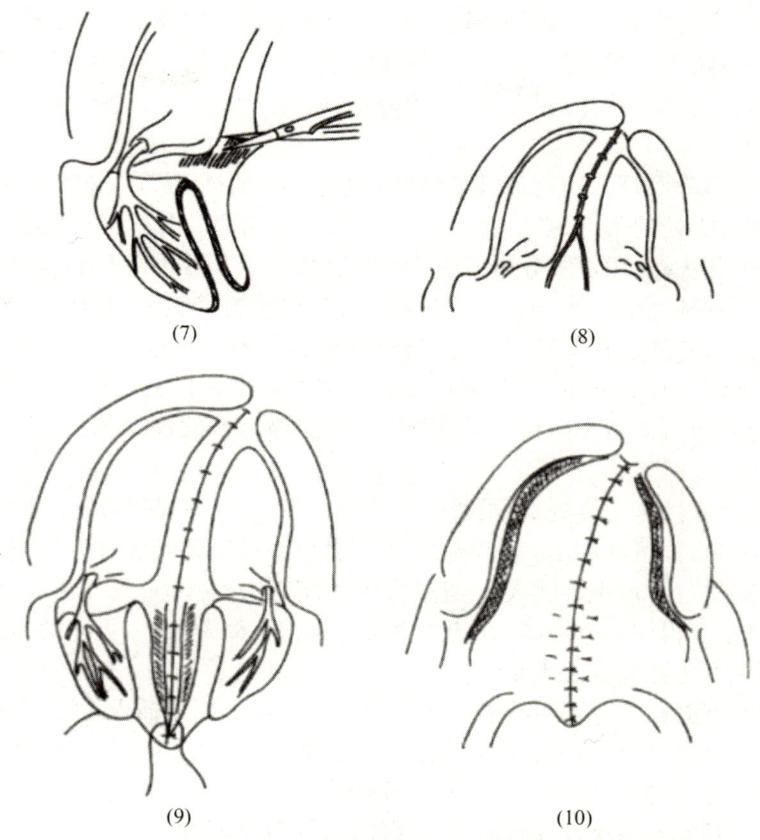

图 15－50 腭裂两大瓣的基本术式

(1)局部浸润麻醉;(2)切开裂隙边缘;(3)逐渐完整翻开所切开的黏骨膜瓣;(4)翻开组织瓣;(5)游离血管神经束;(6)分离鼻腔黏膜;(7)剪断腭腱膜;(8)缝合鼻腔黏膜;(9)缝合肌层;(10)缝合口腔黏膜,手术完毕

1)体位:患儿平卧,头后仰垫肩。手术者的位置应根据手术操作方便及术者的习惯而定,一般在手术台前端,患儿的头顶或头侧进行手术。

2)切口:在做切口前先在腭部用加适量肾上腺素 0.25%～0.5%利多卡因或生理盐水作局部浸润注射,以减少术中出血和剥离黏骨膜方便。切口用 11 号尖头刀片或 15 号小圆刀从腭舌弓外侧翼下颌韧带稍内侧开始绕过上颌结节的后内方至硬腭,沿牙龈缘 1～2mm 处向前切开黏骨膜到侧切牙;应注意,切口在硬腭应深达腭骨骨面;勿伤及腭大血管和伴行的神经束;也勿超越翼下颌韧带外侧,以免颊脂垫露出。

3)剖开裂隙边缘:沿裂隙边缘,由前向后直抵腭垂末端,小心地将边缘组织剖开。软腭边缘特别是腭垂部分的剖开应小心进行,用力适中,刀刃必须锋利,因这部分组织十分脆弱,极易造成撕裂。

4)剥离黏骨膜瓣:以剥离器插入松弛切口,向内侧剥离直抵裂隙边缘,将硬腭的黏骨膜组织与骨面分离。剥离黏骨膜瓣时,一般出血较多(尤其在大年龄患者),可用盐水纱布(或加入适量肾上腺素液)填塞创口,紧压片刻即可,对瓣末端有搏动性出血点,应结扎或缝扎止血。剥离黏骨膜组织瓣时,要求迅速准确,助手及时吸去血液,使手术野清晰,方便手术;并应随时用压迫法止血,以减少手术中的出血量。

5)拨断翼钩:在松弛切口的后端,上颌结节的后上方,扪及翼钩位置,用剥离器拨断翼钩。

此时,腭帆张肌便失去原有张力,两侧腭瓣组织可松弛被推向中央部,以便减少软腭在中线缝合时的张力。应该特别说明的是:近来,包括作者在内,有较多的学者已不主张拨断翼钩,仅仅解剖绕在冀钩上的肌附着,同样可使腭肌失去原有的张力,而且出血量也可明显减少,在大年龄患者中更加明显。

6)腭前神经、腭降血管束助处理:欲得到腭瓣的向后推移,尽量延伸软腭的长度,以及进一步消除软硬腭交界处的张力,必须妥善处理该神经、血管束。处理的方法是:黏骨膜瓣分离后掀起,显露两侧腭大孔,用血管分离器或牙槽刮匙从腭大孔后缘细心插入,提起血管神经束根部,小心游离血管神经束 0.8～1.5cm,以消除其对腭瓣的牵制,称为神经、血管束游离。在成年人行腭前神经,腭降血管束处理时应该格外小心,因若有失误极易将腭大血管神经束推断,从而导致同侧组织瓣部分坏死,严重者可发生腭部洞穿缺损。也有人将腭大孔后缘骨质凿除,使神经、血管束可向后部推移。但这种方法使腭瓣后推的程度非常有限,临床上已很少有人开展。

7)切断或剪在软硬腭交界处,将黏骨膜瓣拉向外后侧,显露腭腱膜,用细长弯头组织剪刀或 11 号锋利尖刀片,亦可选用 15 号小圆刀,沿腭骨后缘剪断腭腱膜,同时也有利于异位的腭肌向后,向正中向复位。可视裂隙大小、需要松弛的程度决定切断或不切断鼻腔黏膜。这样可使两侧软腭鼻黏膜得到充分游离,并能在中央无张力下缝合,这一点至关重要,切勿在张力过大时缝合,以免发生腭裂或手术复裂。

8)分离鼻腔侧黏膜:用弯剥离器沿硬腭裂隙边缘切口鼻侧面插入,并充分分离,使两侧鼻腔黏膜松弛,能在中央缝合,以消灭鼻腔创面。分离时,应注意剥离器刃应紧贴骨面,否则易穿破鼻腔侧黏膜。另一侧按照以上步骤作同样操作。

9)缝合:两侧腭黏骨膜瓣及软腭向中央靠拢,后推与对侧组织瓣相接触后,用 0 号或 3－0 细丝线组织瓣分层缝合。缝合应自前向后,先缝合鼻腔侧黏膜,再缝合软腭肌层,最后由后向前缝合口腔侧黏膜。在硬腭区,可采用纵行褥式与鼻腔侧黏膜兜底缝合加间断缝合,使两侧黏骨膜瓣内侧缘与鼻腔侧紧密贴合,防止黏骨膜瓣脱离骨面,保持腭穹隆的高度。

10)填塞创口:用内包裹碘仿纱条的油纱布条填塞于两侧松弛切口处。填塞可以防止术后出血食物嵌塞:并减少组织张力,以利创口愈合。除翼钩拨(凿)断处外,应勿过度填塞,否则可造成松弛切口创缘外翻。值得一提的是:由于目前行年龄小的腭成形术者较多,因此,有学者主张在松弛切口处仅置止血纱布或不作任何处理也可;但对大年龄者或有渗血者必须缝扎或电灼活跃渗血点,以防术后出血。

(2)单瓣术:亦称后推手术(pash－back operation)或半后推术,适用于软腭裂。该方法由 Dorrance(1925 年)首先提出,后经张涤生改进,由二次手术一次完成。其手术方法:先在一侧翼下颌韧带稍内侧起,绕过上颌结节的内后方,距牙龈缘约 2～5mm 处沿牙弓弧度作一弧形切口,至对侧翼下颌韧带稍内侧为止。然后剥离整个黏骨膜瓣。此种切口,腭前神经、腭大血管束不能切断,只宜游离之。如前端的弧形切口在乳尖牙部位(成人在前磨牙部位)即弯向对侧,称为半后推切口(图 15－51),这类切口,由于腭瓣较小,故可将神经、血管束切断,并结扎之,也可保留血管神经束,并作充分游离。

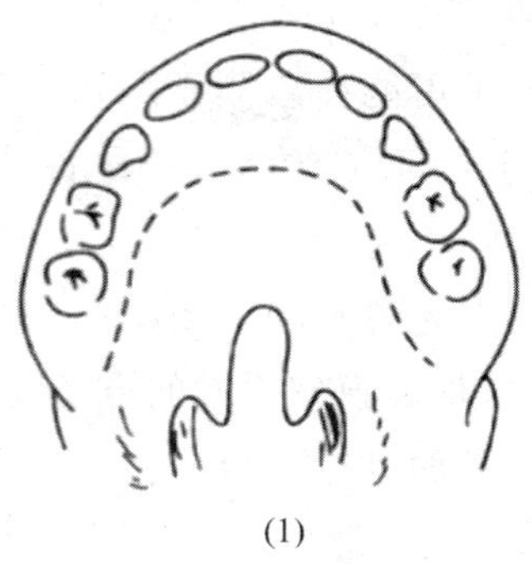

(1)

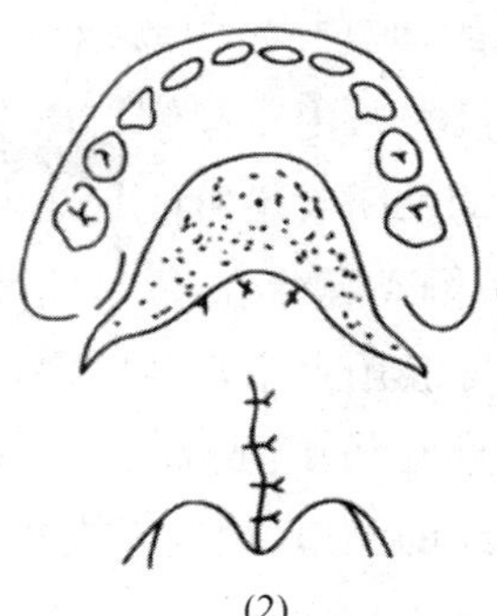

(2)

图 15－51　半后推术

(1)切口(2)后推缝合

依上法拨断翼钩(在小年龄患儿一般无需拨断翼钩，仅分离附着在翼钩上的腱膜就可)，并将腭腱膜或连同鼻侧黏膜剪断，这时整个腭黏骨瓣就可以向后方推移，从而达到了延长软腭之目的。然后将腭裂边缘剖开形成创面，分层缝合软腭。如果硬腭后缘鼻侧黏膜不剪断，可在软腭裂隙两侧鼻侧黏膜作 Z 形黏膜瓣交叉，以达到延长鼻侧黏膜。最后将黏骨膜瓣前端与腭骨后缘的膜性组织缝合数针，以固定黏骨膜组织瓣。用碘仿纱条油纱布填塞两侧切口及腭骨组织暴露创面，敷料可用缝线(或用护板)固定之。

(3)两瓣术又称两瓣后推术(图 15－52)：该方法是在 Veau－Wardill 法的基础上加以改良发展而来，是多瓣法中最常用的手术方法；能达到关闭裂隙、软腭长度的目的。适用于各种类型的腭裂，特别适用于完全性腭裂及严重的不完全性腭裂。其手术方法为修复完全性腭裂时，切口从翼下颌韧带内侧绕过结节后方，向内侧处向前直达裂隙边缘并与其剖开创面相连。

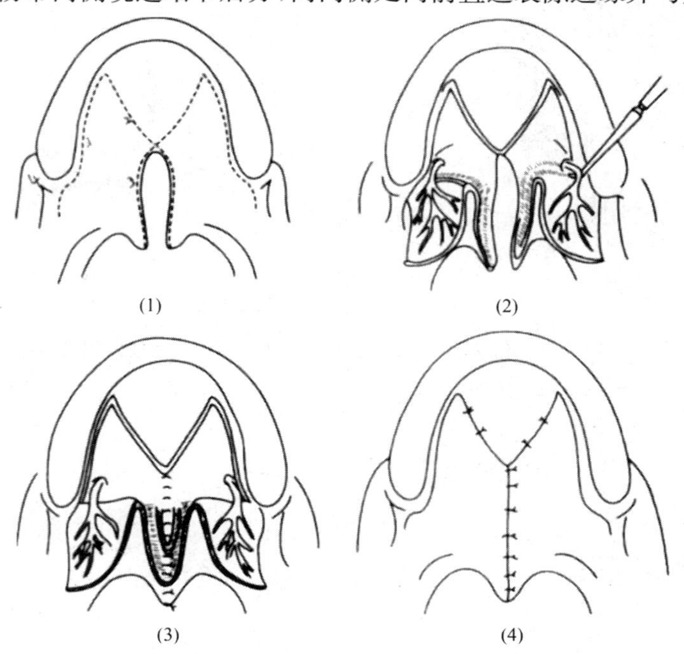

图 15－52　两小瓣腭裂修复术

(1)切开；(2)分离和游离血管神经束；(3)缝合鼻腔黏膜；(4)术毕

修复不完全腭裂时可根据腭裂畸形的程度，切口到尖牙或侧切牙处即斜向裂隙顶端使呈

M形切口，然后剥离黏膜组织瓣，剖开裂隙边缘，拨断翼钩，分离鼻腔黏膜剪断腭腱膜，最后缝合。单侧完全性腭裂，由于健侧与鼻中隔犁骨紧连，不可能在该侧显露和分离鼻腔黏膜。此时，硬腭鼻侧面的关闭就不可能是两侧鼻黏膜相对缝合，而必须将健侧犁骨黏膜瓣向上翻转，使创缘与患侧鼻侧黏膜缝合，以封闭鼻腔侧创面，称犁骨黏膜瓣手术。

以前，犁骨黏膜瓣手术常与唇裂修补同时进行，以先整复硬腭的缺损。目前则常作为腭裂手术关闭鼻腔创面的组成部分，很少单独施行。犁骨黏膜瓣手术的方法是：在健侧腭瓣形成后，沿裂隙边缘的切口，用扁平剥离器直插入犁骨骨面，应先以点突破，即可容易地将犁骨黏膜分开；然后在犁骨后缘向颅底方向做斜形切口，形成梯形瓣，则犁骨黏膜瓣即可翻转向对侧接近，与对侧鼻侧黏膜缝合，关闭鼻腔创面(图 15—53)；修复双侧完全性腭裂时，在犁骨作双Y形切口，剥离后形成双侧犁骨黏膜瓣与两侧裂隙之鼻腔侧黏膜相对缝合，关闭鼻腔侧创面(图 15—54)。

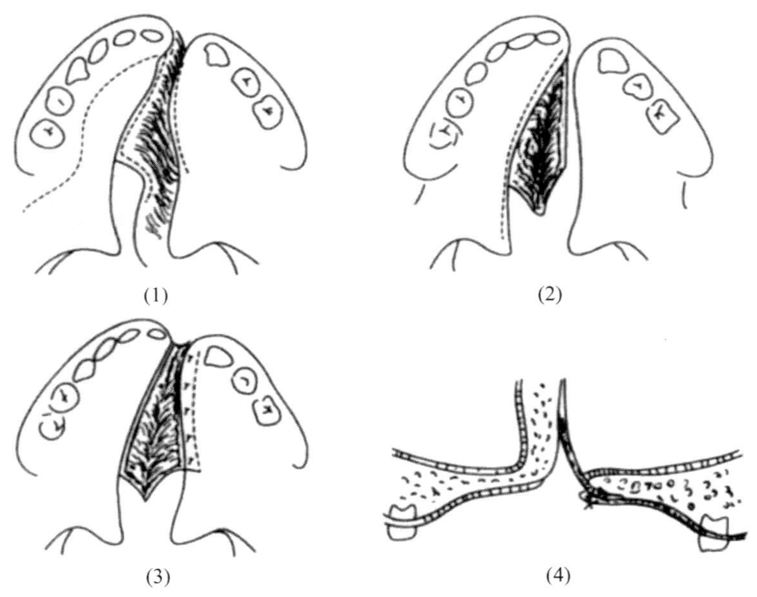

图 15—53　单侧犁骨瓣手术

(1)切口；(2)剥离犁骨黏膜瓣；(3)腭面观；(4)冠状面观

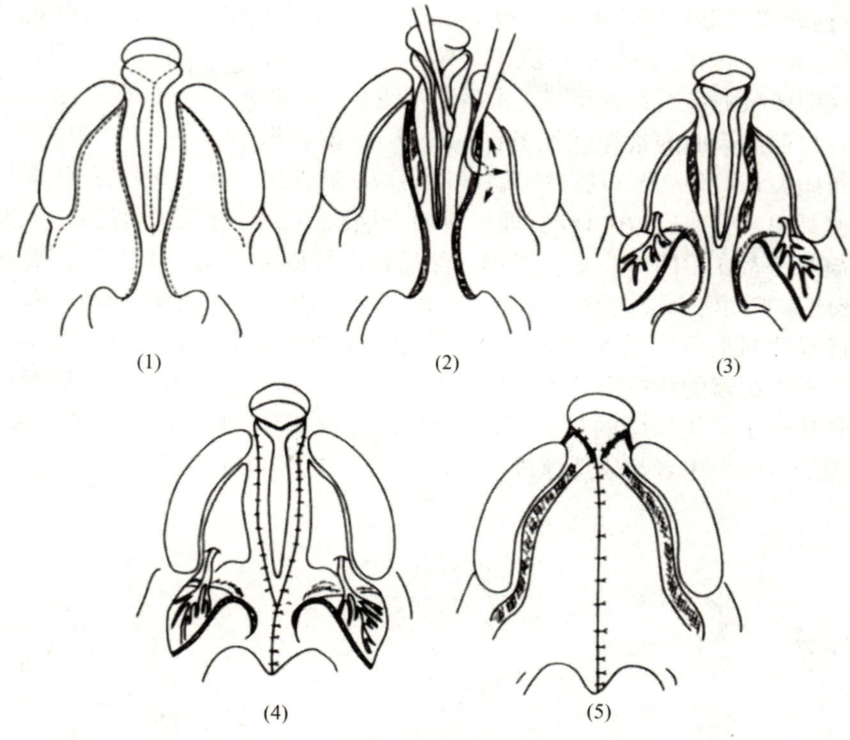

图 15—54 双侧腭裂和犁骨黏膜鳟修复术

(1)如图虚线行切开术;(2)分离黏骨膜和犁骨黏膜瓣;(3)游离血管神经束;(4)如图分犁骨黏膜瓣,肌层口腔黏骨膜组织瓣缝合术;(5)术毕

如为单独施行犁骨瓣手术,则需先在健侧腭部与犁骨交界处切开;缝合时,患侧裂隙边缘亦需剖开并稍加分离,然后将犁骨黏膜瓣插入此间隙中与患侧瓣边缘相对应处缝合几针即可。

(4)提肌重建手术:由 Braithwaite(1968 年)等提出修复腭裂应恢复腭帆提肌的正常位置。手术时不仅应将软腭肌群从硬腭后缘、鼻后嵴等不正常的附着处游离,同时应将游离的肌纤维与口、鼻腔侧黏膜分离,形成两束蒂在后方的肌纤维束;然后将两侧肌纤维束向中央旋转并对端、交织缝合在一起使呈拱形(呈正常的悬吊姿态)。通过手术将移位的腭帆提肌纤维方向重新复位在正常位置(图 15—55),从而进一步发挥腭帆提肌对腭咽闭合的作用。其他操作步骤与两瓣法腭成形术基本相同。

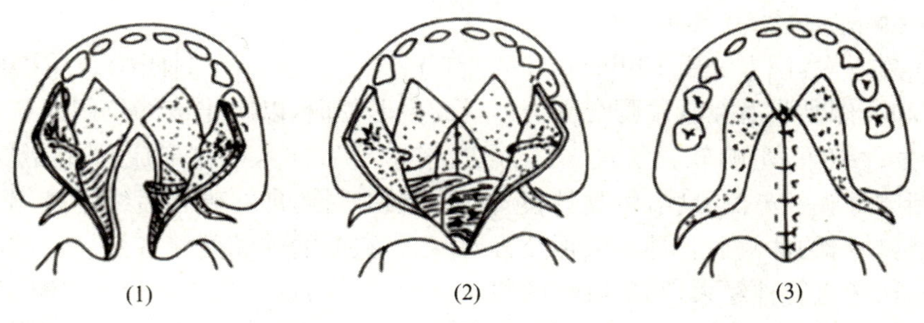

图 15—55 提肌重建术

(1)游离肌束;(2)肌束对位缝合;(3)黏骨膜瓣缝合

(5)软腭逆向双Z形辦移位术(double oppsing Z—plasty palate repair):由Furlow(1978)报道。通过口,鼻腔面的两个逆向、层次不一的Z形黏膜肌瓣交叉移位,以达到延长软腭之目的。适用于裂隙较狭的各类腭裂和腭裂术后腭咽闭合不全者。其操作方法(图15—56):剖开裂隙边缘后在口腔黏膜面的裂隙两侧各作一个呈60°的斜形切口,形成Z组织瓣,蒂在前面(近硬腭)的组织瓣切口仅切开口腔黏膜层;蒂在后方(近软腭游离末端)的组织瓣切口应切断肌层达鼻腔侧黏膜。分离后,在口腔侧即形成两个层次不一的对偶三角组织瓣,即一蒂在前的口腔黏膜瓣与一蒂在后的口腔黏膜肌瓣。然后再在鼻腔面作两个方向与口腔面相反的斜形切口,以形成鼻腔侧两个层次不一的对偶三角组织瓣,即一蒂在前面的鼻腔黏膜瓣与一蒂在后面的鼻腔黏膜肌最后分别将鼻腔面和口腔面的对偶组织瓣交叉移位缝合,裂隙两侧的肌纤维方向也将随组织瓣的移位交叉而恢复到水平位,并相对重叠近似正常。同时由于Z形组织瓣的交叉还达到了延长软腭的目的。这一术式目前在国内外还是比较流行的,但Furlow本人认为并非所有腭裂患者都应选择该术式,腭一心一面综合征,软腭肌层发育差,术者操作不熟练者等。

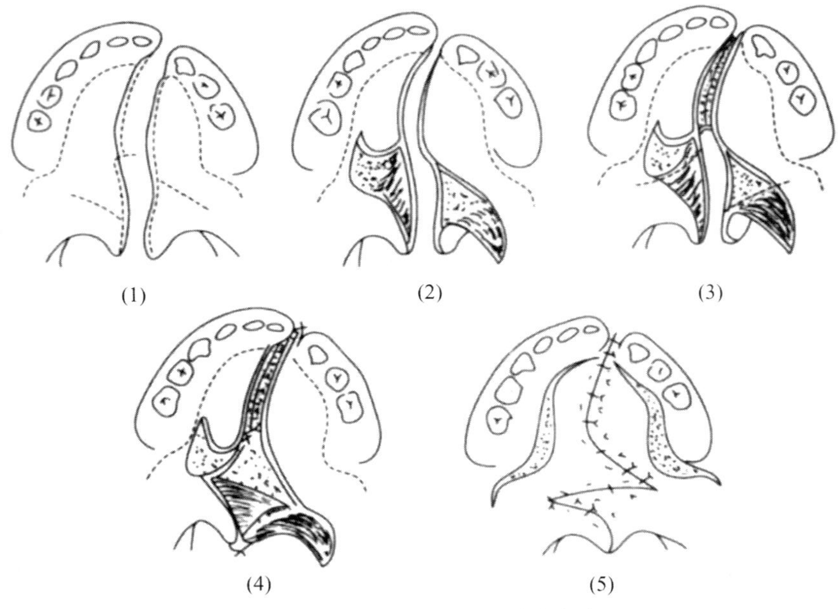

图15—56 逆向双Z形瓣移位术

(1)口腔面切口;(2)分离口腔面黏膜肌瓣(左)和黏膜瓣(右);(3)鼻腔面Z形切口;(4)鼻腔侧两对偶三角瓣置换;(5)口腔侧两对偶三角瓣置换

(6)岛状瓣手术:该方法由Millard(1962)首先报道,主要用于封闭腭裂后推修复术时因剪断腭腱膜和鼻侧黏膜后在软硬腭交界处形成的菱形创面,以防止该部位创面愈合后瘢痕挛缩致软腭继发性缩短,影响软腭长度。其方法:按单瓣后推术操作形成腭部舌形黏骨膜瓣。剥离后,剪断腭腱膜及鼻侧黏膜,将黏骨膜瓣连同软腭后推,即在硬腭后缘的鼻侧形成一菱形创面。此时将单瓣的两侧血管神经束再充分游离后,在瓣的前端两侧各作一由前向后的斜行切口,小心勿切断血管神经束,则形成带两侧血管神经束的双蒂菱形岛状组织瓣(图15—57)。将岛状瓣向后翻转,使其黏膜面在鼻腔侧,创面在口腔侧,缝合于硬腭后缘黏膜缺损区,以达到消灭鼻腔创面之目的。该方法应与腭裂修复术同时进行,修复软腭裂或不完全腭裂时,硬腭部位的舌形切口应前移到切牙孔，即可利用硬腭前区的黏骨膜作岛状组织瓣，后区的黏骨膜瓣组织可后推。应注意，该方法不适宜在1～2岁幼儿期进行，以免手术创伤和硬腭区裸露创面影响患儿的颌骨发育。该术式目前已很少在临床被应用。

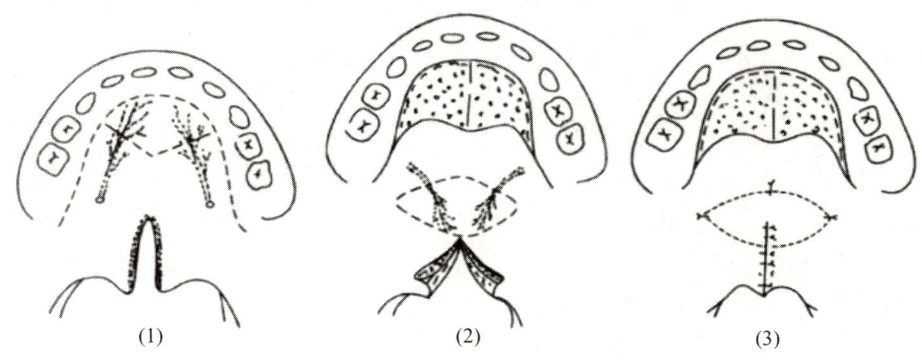

图15—57 软腭裂的岛状瓣手术

(1)岛状瓣设计；(2)岛状瓣就位；(3)缝合后

(7)Brian Sommerlad法：该腭裂手术方法与两瓣法有所不同，除了应用显微(放大)镜手术外，很少行传统的松弛切口；另外，他特别强调腭部肌肉的重建。Sommerlad报道了他的临床病例，其腭裂整复术后腭咽闭合功能不全明显减少的趋势，国内目前已有一些单位应用该术式。由于该术式在国内开展时间有限，真正评价其结果如何，还需要临床随访结果给予客观评价。

2.咽成形术(pharyngoplasty) 腭裂整复术问世以来，无论对手术方法，还是在手术年龄上都已有了很大的进步，但仍然可有5%～40%腭裂术后存在着腭咽闭合不全。因此，有人认为咽成形术是腭裂整复术的辅助术式。咽成形术是指对腭咽闭合不全进行缩小腭咽腔、增进腭咽闭合之目的而施行的各类手术的总称，其方法很多，本节仅介绍国内外近来最常用的术式。腭咽闭合不全患者主要是腭裂术后由于软腭长度或动度不足，咽侧及咽后壁收缩力差，不能形成良好的腭咽闭合，术后患者发音时仍有明显的过度鼻音或鼻漏气，语音含糊不清；临床上也有少数是由于软腭隐裂或先天性腭咽闭合功能不全所致。

对腭咽闭合功能不全的治疗有多种手段，但归纳为：手术和非手术两大类。非手术方法近年来在国内也已有开展，如戴可摘式软腭上抬器使软腭抬高，应用发音辅助器(speechaid，S—A)以人工方法改善患者的腭咽闭合功能。手术方法是目前国内外最为常用的改善腭咽闭合不全的手段，通过外科手术，缩小咽腔，增进腭咽闭合等。最常用的手术方法有以下几种：

(1)咽后壁组织辦转移术(posterior pharyngeal flap pharyngoplasty)：由Passavant(1862)最早报道用于治疗腭咽闭合功能不全的患者，后经Bardenheus(1892)和Savenero Rosselli(1934)的改良术式后，同样用于治疗腭咽闭合功能不全的患者。此法是利用咽后壁黏膜肌瓣翻转移置在软腭部，达到延长软腭长度，缩小腭咽腔，从而有效地增进腭咽闭合功能，改善发音条件的目的。该方法适用于软腭过短或软腭肌层发育不良者，软腭与咽后壁距长，软腭活动度差，咽侧壁移动度好的腭咽闭合不全者。该方法由Rosenthal(1924年)首先提出，现已成为最常用的咽成形术之一。其手术主要步骤(图15—58)：

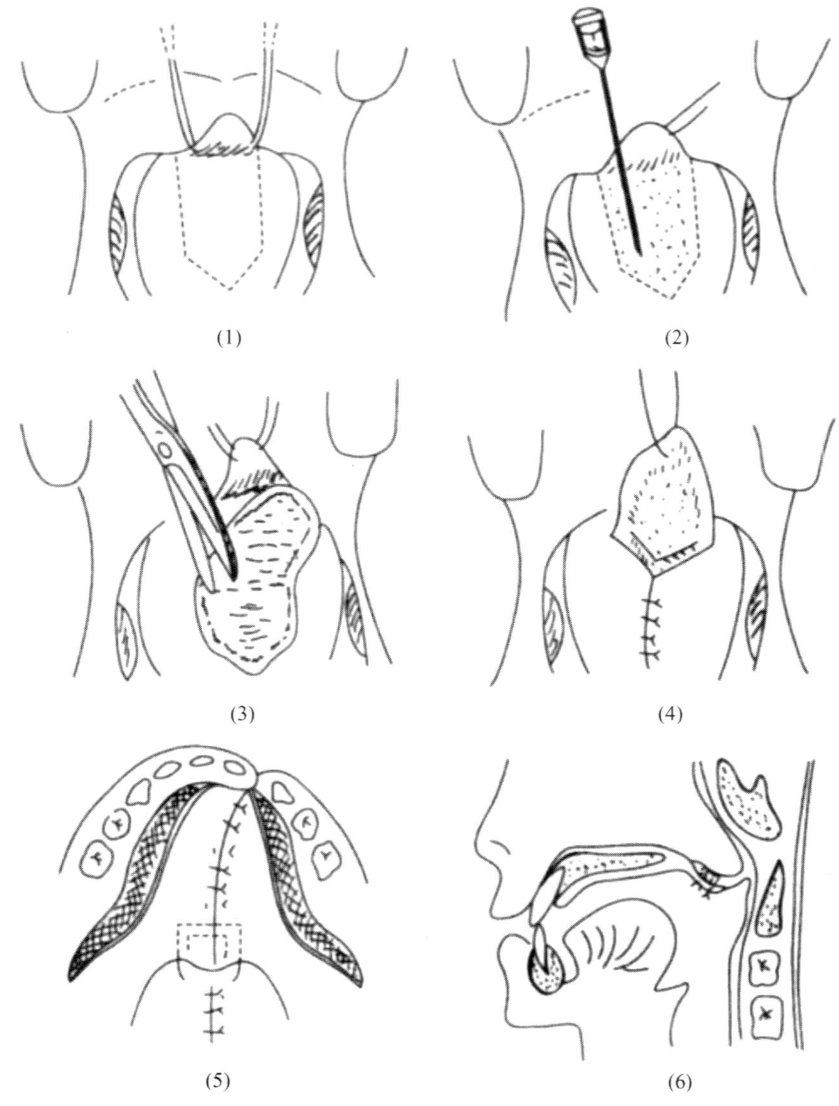

图 15－58　咽后壁组织瓣转移术

(1)切口设计;(2)局部浸润麻醉;(3)分离咽后壁瓣;(4)处理咽后壁创面;(5)缝合后口腔面观;(6)缝合后矢状面观

1)咽后壁组织瓣设计:在软腭从腭垂正中切开至软腭中部,或用缝线或单钩将软腭向前牵拉,充分显露咽后壁。用亚甲蓝液在咽后壁上画出一舌形瓣边界,蒂在上方,相当于第一颈椎平面上方。瓣的宽度和长度必须根据每位患者腭咽闭合不全程度、腭咽腔的深度(发"啊"音时腭垂与咽后壁间的距离),咽侧壁向中央移动大小以及咽后壁的宽度进行设计。一般瓣的宽度不应过狭,约为咽后壁宽度的 2/3 以上。其长度以瓣的游离端与软腭中部或前部的鼻侧面在无张力下缝合为妥。

局部浸润麻醉:用含有 1/10 万或 1/20 万肾上腺素 0.5%～0.25%的利多卡因液在设计范围于椎前筋膜浅面作浸润注射,以便于剥离和减少出血。

2)切开:先在咽后壁设计瓣的下端缝合一针作为牵引线,按设计的舌形画线作切口,深达椎前筋膜浅面，即切透咽后壁黏膜、咽筋膜及咽上缩肌。用弯头细长组织剪剥离，形成咽后黏膜肌瓣，然后以适当长度剪断瓣的下端，使瓣下端游离并向上翻转可达软腭中后部鼻侧面。咽后壁两侧创缘稍加分离后，将两侧组织向中央拉拢缝合于椎前筋膜上，以缩小咽后壁创面。瓣的宽度与长度：应根据每一位患者具体临床检查所得结果而定，两侧咽侧壁有活动者不宜强调组织瓣过宽，反之瓣的宽度尽可能宽，尤其在腭一心一面综合征的患者；长度以咽后壁组织瓣能良好固位就可，临床上很难把组织瓣取的很长。

3)形成软腭创面及缝合：在软腭中后交界部位的鼻侧黏膜面相应形成一蒂在腭垂方向的黏膜瓣，将鼻侧黏膜向后翻转，使形成的创面可以接纳咽后壁组织瓣的缝合。将咽后壁组织瓣创面与软腭创面紧密相结合，瓣的前端作贯穿全层褥式缝合，其余部位作间断缝合。

若要使咽后壁瓣手术获得理想效果，手术时应注意以下几方面：第一，手术指征的选择，咽后壁手术的主要指征是腭咽闭合不全。第二，术中应注意咽后壁组织瓣的宽度，长度以及蒂的位置。第三，应用软腭鼻侧黏膜形成蒂在软腭后端的黏膜瓣，翻转与咽后壁创面缝合，可达到消灭咽后壁裸露创面，避免瘢痕收缩，使咽后壁组织瓣继发狭窄之目的。在有语音治疗师的单位，行咽成形术前，可与语音治疗师针对被手术病例作病例讨论，有利于术后语音治疗的工作能较顺利的进行。

(2)改良咽后壁组织瓣转移术(鱼口术式)：对传统咽后壁组织瓣转移术后患者的随访中，国内、外同行均发现，仍有存在腭咽闭合不全者。针对这一在临床上难以用传统手术方法治疗的患者，近年来，笔者等在原有咽后壁组织瓣转移术式的基础上进行了较大的改良。有传统的在软腭部位的竖切口，改变成在软腭部位的横切口(似鱼口形态，又称鱼口术式)。对 466 例行改良术后的患者进行了随访，其术后出现轻度腭咽闭合功能不全者仅 7 例，有效地提高了咽成形术后的成功率。值得指出的是：该术式虽然能有效地降低传统咽后壁组织瓣转移术后的腭咽闭合不全率，但他仅仅限用于腭裂修复术后和腭一心一面综合征(先天性腭咽闭合功能不全)者，不能和腭裂修复术同时进行。手术方法如下述(图 5－59)。

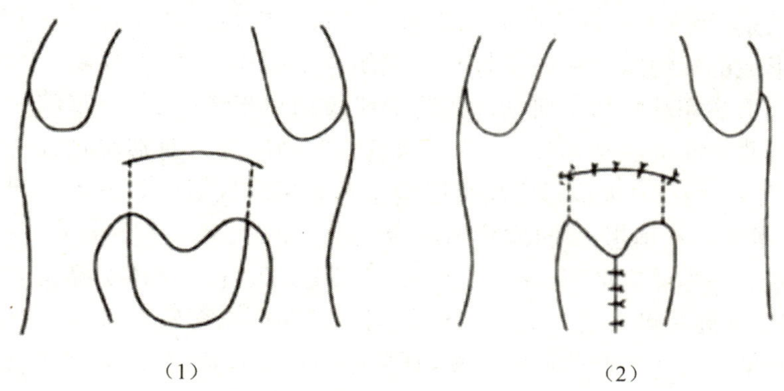

图 15－59　改良咽后瓣组织瓣转移术(鱼口术式)

(1)切口设计；(2)缝合

1)局部麻醉方法，咽后壁组织转移瓣的设计，制备与传统的咽后壁组织转移瓣相同。

2)在距腭垂 0.5～0.7cm 的软腭口腔面处作一约 1.3～1.8cm 的横行切口，贯穿切开至鼻腔黏膜；然后，去除咽后壁组织瓣末端处 0.3～0.5cm 的附着黏膜，将其组织瓣插入切口间。将组织瓣分左、右、中固定三针(可用 3－0 可吸收线)于肌层，最后用 1－0 丝线缝合软腭切口。

3.腭咽肌瓣转移术　虽然咽后壁组织瓣成形术有缩小咽腔，增进腭咽闭合功能之效果，已成为改善腭咽闭合的一种常用方法。但由于形成咽后壁的两侧纵形切口均切断了进入咽上缩肌的运动神经，因此，咽后瓣是静态的延长软腭将腭咽腔一分为二来达到缩小腭咽腔之目的，讲话时不能进行协调运动。Orticochea（1959 年）提出动力性鼻口咽括约肌手术，即利用两侧腭咽肌瓣转移，可以不损伤肌瓣的运动神经，从而建立一个有收缩功能的新咽腔。手术方法如下：

1）麻醉：全麻，经口腔气管内插管。

2）腭咽肌瓣制备：先在一侧腭咽弓下端附着处缝合一针以作牵引。沿腭咽弓前外侧和后内侧黏膜分别作一纵形平行切口，从扁桃体窝上端至腭咽弓附着端；切口深度应达咽上缩肌浅面。用弯头组织剪在平舌根水平横行剪断黏膜及腭咽肌下端，沿咽上缩肌平面将腭咽肌黏膜瓣整体向上分离到扁桃体窝上方，形成蒂在上方的腭咽肌黏膜复合组织瓣。注意不能分离过高，以免损伤自软腭水平进入腭咽肌的运动神经－咽丛。同时分离时操作应轻巧细心，在接近扁桃体端常有一根动脉从外侧横向内侧，应结扎止血，防止术后出血。腭咽肌瓣掀起后，用 0 号丝线或 4－0 肠线将腭咽弓处创缘对位拉拢缝合，关闭创面。

3）咽后壁创面制备：在相当腭平面的咽后壁部位中央做一蒂在上方宽约 1.5～2.0cm、长约 1.0～1.5cm 的咽后壁组织瓣；或在咽后壁中央与腭咽弓后缘切口相连作一横切口，深度达椎前筋膜浅面。

4）腭咽肌瓣转移及缝合：将两腭咽肌瓣向中线旋转 90°。缝合时，先将两瓣游离端转呈水平方向，相对褥式缝合呈黏膜肌环；然后将其向上翻转，使其创面与咽后壁组织瓣创面相对褥式缝合固定，并将黏膜肌瓣边缘与咽后壁创缘紧贴缝合，形成咽后壁突起呈横嵴状的括约肌环。如在咽后壁中央作横切口，则将横切口缘向上下稍加分离，翻转，然后，将腭咽肌环创面与咽后壁创面相贴合，肌环两边缘与咽后壁创缘相缝合，形成咽后壁带状突起呈横嵴的括约肌环。

应该指出的是：手术时应注意咽后壁瓣基底的位置应在腭咽闭合平面上方（相当于第一颈椎上方），使形成的括约肌环平面正好与腭咽闭合平面相一致；如果咽后壁瓣位置低，在腭咽闭合时则不能形成完整的括约肌功能。腭咽肌瓣切口不宜过高，以不超过咽柱穹隆平面，否则易损伤进入腭咽肌的咽丛神经，两侧腭咽肌瓣向中线旋转对端褥式缝合后，形成的新咽腔口以 1.5cm 大小为妥，过大或过小均会影响手术效果。该方法具有手术操作容易；环状瘢痕收缩小；如手术效果不理想，可再次手术矫治。

5）腭咽肌瓣的手术适应证应选择：①4～5 岁以上。②无扁桃体炎症反复发作史，双侧咽侧窝无粘连，易于显露腭咽弓者。③咽腔横径宽而腭咽弓发育较好者，可借腭咽肌瓣转位而有效地缩小咽腔横径。④咽腔前后距离短，软腭运动良好者，可有效地重建良好的腭咽闭合。

（六）术后处理

1.腭裂手术后，拔管后患儿往往有一嗜睡阶段，因此回到病室或复苏室后，应仍按未清醒前护理严密观察患儿的呼吸、脉搏、体温；体位宜平卧，头侧位或头低位，以便口内血液、唾液流出，并可防止呕吐物逆行性吸入，病房应配有功能良好的吸引设施，以便及时吸除口、鼻腔内过多的分泌物。在嗜睡时可能发生舌后坠，妨碍呼吸，可放置口腔通气道；必要时给氧气，在对有条件的科室，应对患者配置血氧监测仪以防止因缺氧而引起其他并发症的发生，并可有效地预防危及生命险情的发生，对小下颌或手术时间过长的患者应严密注意观察气道的变化。如发现患儿哭声嘶哑，说明有咽喉水肿，应及时用激素治疗并严密观察呼吸。可立即用地塞米松 5mg 肌注或静注。发现呼吸困难时应及时尽早行气管切开术，防止窒息。术后高热，应及时处理，预防高热抽搐，大脑缺氧导致意外发生。同时要注意患儿的保暖，如室温过低也可影响患儿的复苏。

2. 注意术后出血。手术当天唾液内带有少量血水而未见有明显渗血或出血点时，局部无需特殊处理，全身可给止血药。如口内有血凝块则应注意检查出血点，少量渗血无明显出血点者，局部用纱布压迫止血。如见有明显的出血点应缝扎止血；量多者应及时送回手术室探查，彻底止血。不应盲目等待、观察。

3. 患儿完全清醒 2～4h 后，可喂少量糖水；观察 0.5h，没有呕吐时可进流质饮食，但每次进食量不宜过多。流质饮食应维持至术后 1～2 周，半流质 1 周，2～3 周后可进普食。目前，在国内外，一些学者对咽成形术后不主张行过长的流质饮食，他们主张 3～5d 后便可进半流食，8～10d 可进普食。

4. 保持术后口腔清洁，鼓励患儿食后多饮水，有利于保持口腔卫生和创口清洁。避免患儿大声哭叫和将手指、玩具等物纳入口中，以防创口裂开。术后 8～10d 可抽除两侧松弛切口内填塞的碘仿油纱条；创面会很快由肉芽和上皮组织所覆盖。腭部创口缝线于术后 2 周拆除；如有线头感染，可提前拆除；但目前临床上腭部缝线几乎不拆，任其自行脱落。对松弛切口置止血纱布者，术后 2～4d 便可出院。

5. 口腔为污染环境，腭裂术后应常规应用抗生素 2～3d，预防创口感染；如发热不退或已发现创口感染，抗生素的应用时间可适当延长。对术后出现其他全身症状时，如：上呼吸道感染等，可及时请相关科室会诊、处理。

6. 为了术后有利保持口腔清洁，可用呋麻滴鼻液滴鼻，2～3 次/d。

（七）术后并发症

1. 咽喉部水肿，由于气管内插管的创伤或插管的压迫，以及手术对咽部的损伤，都可能导致咽喉部水肿，造成呼吸和吞咽困难，甚或发生窒息。主要防治方法：根据患儿年龄选择适宜大小的插管，防止导管对气管壁持续性压迫；插管动作要熟练轻巧，尽量减少创伤；操作应微创、止血彻底，减少对组织过度损伤和避免血肿形成。在关闭创面时，术者必须确认两侧缝合层次正确无误。术后给予适量激素，可以减轻或防止发生喉水肿，必要时应作气管切开。

2. 出血，腭裂术后大出血并不多见，但在幼儿患者，虽有少量出血，也能引起严重后果，故术后应严密观察是否有出血现象。术后的早期出血（原发性出血）多由于术中止血不全。出血部位可来自断裂的腭降血管、鼻腭动脉、黏骨膜瓣的创缘，以及鼻腔侧暴露的创面。尤其在成年腭裂整复术者，一旦腭瓣末端缝扎线头松动或推脱落，可见明显的出血点，应予及时缝孔或电凝止血，不宜盲目等待观察。对经常规处理后仍顽固渗血者，应考虑有无血友病或凝血功能障碍等疾病，故应进一步检查，并请相关科室会诊，协助处理。术后较晚期的出血（继发性出血）常由于创口感染所引起。发现有明显的出血点时，应及时缝扎止血。如查明为由于凝血因素障碍而引起的出血，应输鲜血，并给予相应的止血剂，如维生素 K_1、K_3 或酚磺乙胺（止血敏）等，必要时应请相关科室会诊，协助进一步明确诊断和处理。

3. 窒息，腭裂术后发生窒息极为罕见，一旦发生窒息将严重威胁患者的生命，应该加以足够的重视，积极预防窒息的发生。腭裂术后患儿应平卧，头偏向一侧，以免分泌物及渗血或胃内容物误人气道。腭裂术后患儿的腭咽腔明显缩小，加上局部的肿胀，使患儿的吞咽功能较术前明显下降。尤其对那些手术时间长，或伴小下颌(Pierre－Robin 综合征)患者，更应加以注意。防治措施：①同咽喉部水肿。②完全清醒后进流质，速度不宜过快，一次进食量不宜过多。③患儿在咳嗽和大声哭闹时暂时不宜进食。一旦发生窒息，应迅速吸清口内，咽喉部液体，速请麻醉科医师行气管插管，并请相关科室人员共同抢救。

4. 感染，腭裂术后患者严重感染者极少见，偶有局部感染。严重感染可见于患儿抵抗力差，手术操作技能不熟练，对组织损伤太大，以及手术时间过长等原因，为此，术前必须对患儿行全面检查，在健康状况良好下方可手术。术中对组织损伤要小，提倡微创，创缘缝合不宜过密，缝线以 0 号或 3－0 号线为宜。术后注意口腔卫生，鼓励患儿饮食后多喝水，防止食物残留创缘，常规用抗生素 2～4d。

5. 打鼾及睡眠时暂时性呼吸困难这类现象多发生在咽后壁组织瓣转移术或腭咽肌瓣成形术后，由于局部组织肿胀引起，可随组织肿胀消退而呼吸逐渐恢复正常。如发生永久性鼻通气障碍，需再次手术矫治。

6. 创口裂开或穿孔(腭瘘)，腭裂术后创口可能发生裂开或穿孔，常位于硬软腭交界或腭垂处，也可能发生在硬腭部位；也有极少数情况是创口全部裂开或腭部的远心端部分坏死。应该指出的是：完全性腭裂术后近牙槽突裂区的裂隙，一般不属于腭瘘。这一区域的裂隙可在行牙槽突裂植骨术时一并处理。

有些较小的术后穿孔，常可随创口愈合而自行缩小闭合。一旦发生腭裂术后穿孔或复裂，不论范围大小，都不应急于立即再次手术缝合，因局部组织脆弱和血供不良，缝合后常会再次裂开，因此，建议术后 6～12 个月，嘱患者复诊后再行二期手术为好。

硬腭中部穿孔的修补方法是先切除瘘孔周围的瘢痕组织，形成新鲜创面；然后在瘘孔两侧靠近牙槽突内侧，各作一松弛切口，将所形成的黏骨膜瓣向中线推移拉拢缝合。两侧松弛切口处所遗留的创面，用碘仿纱条填塞(图 15－60)。腭裂术后穿孔的再次手术并非容易，由于往往局部组织较坚硬，局部处理实有难度，术前应有全面的了解，仔细分析，从而制订行之有效的修复方法。

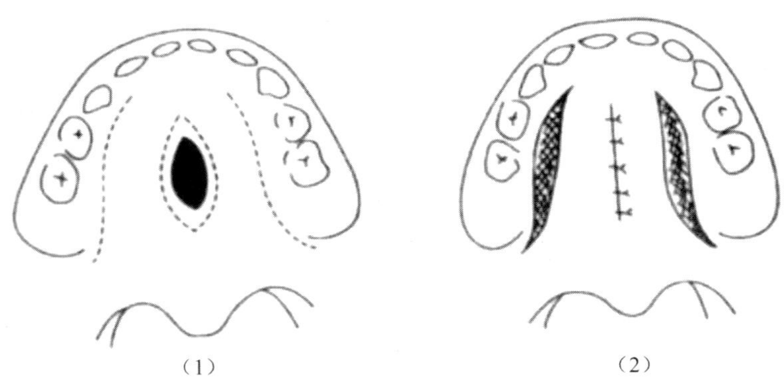

图 15－60　硬腭穿孔修补法之一

(1)切口；(2)缝合

位于一侧较小的穿孔，可用局部黏骨膜瓣转移法修复之。建议尽可能行双层修复，可利用瘘孔边缘为蒂的向鼻侧翻转的黏膜瓣作为鼻腔面衬里(图 15－61)。

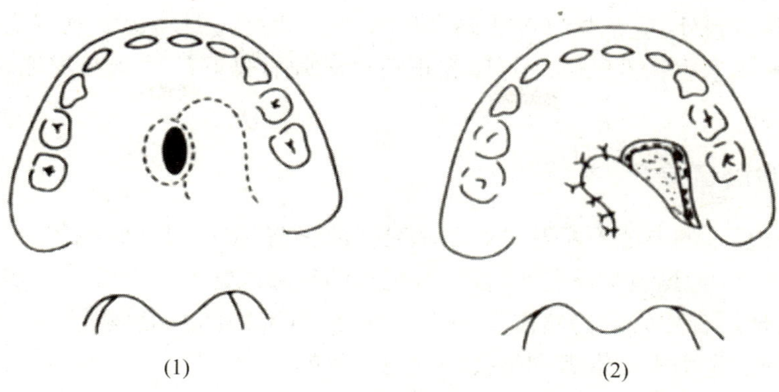

图 15－61　硬腭穿孔修补法之二

(1)切口;(2)缝合

位于硬软腭交界处的穿孔,可按不完全腭裂修复法作 M 形切口,形成两个黏骨膜瓣,再将瘘孔周围近边缘处的瘢痕组织切除,将两侧黏骨膜瓣向中线处移动缝合,并用碘仿纱条填塞所遗留的创面。

对于有较大的穿孔或几乎全部裂开的病例,常需要按腭成形术方法重新整复,但手术的难度远远大于第一次,其术后失败的可能性也很大,因此,必须认真对待第一次腭裂手术。

六、腭裂的正畸治疗

腭裂患者的治疗除手术外,对其牙列畸形的治疗,应由口腔正畸科医师承担。手术医师应耐心主动向患儿及其家属说明正畸治疗在腭裂整个治疗过程中的必要性和重要性。对腭裂患儿的正畸治疗应从新生儿开始到成年贯穿整个生长发育期。治疗可分新生儿无牙期、乳恒牙交替期以及恒牙期三个阶段。

(一)新生儿无牙期

虽然目前对完全性单侧或双侧腭裂患儿在手术前是否进行早期正畸治疗仍持有不同意见。但临床实践证明,早期接受正畸治疗,不但可恢复吸吮功能便于喂养,而且牙槽突的裂隙明显缩小,可为手术修复创造有利条件;同时,牙弓排列较有规则,有利于改善咬合关系。双侧唇腭裂患儿,前颌骨往往失去阻力而呈过于前突,两侧颌骨则向中线逐渐靠拢,常常致手术时无法或难以使前颌骨后退,造成手术困难。如在患儿出生后到 3 个月内戴上腭托矫正器,用正畸办法迫使中央的前颌突不过度生长前突,并使之后移将保持两侧颌骨间的间隙,可使其有一个正常牙弓;如患儿 4 个月后再用腭托矫治则往往效果较差,可改用固定矫治器进行矫治。

(二)手术后到乳恒牙交替期

上下颌第一磨牙萌出后应定期随访,根据患者个体发育情况,可行上牙弓扩大和(或)前牵引治疗预防错形成或改善错的严重程度,及时请正畸医师共同参与讨论,双方提出各自的意见或观点,为手术医师进行牙槽突裂植骨创造良好的条件。

(三)恒牙期矫正

根据患者的错类型和严重程度进行设计,选用固定矫正器。矫正时间比较长,待牙列排齐咬合关系恢复正常后,如牙槽突裂尚未植骨者,最好进行植骨,以保持牙弓的稳定性。缺牙区应行义齿修复。如成年患者上颌骨发育不良,又伴牙列错位,有条件者可行正颌手术,术前除行常规准备和检查外，应该与口腔正畸科医师共同针对病例进行术前讨论，从而制定理想的治疗计划。术前术后手术医师应与口腔正畸科医师有良好的接触和沟通，扬长避短，各尽其责。

七、腭裂的语音治疗

随着腭裂整复术的方法不断改进和手术时间的提前，术后出现腭咽闭合功能不全的患者正在不断减少。然而，我国幅员辽阔，各地区现有的实际医疗水平和经济发展还很不均衡，因此，腭裂术后出现语音障碍者仍然占有相当大的比例，国内同行应该重视和关注。腭裂术后出现语音障碍的发生率因报道者和年代以及地区等的不同，其发生率难以一致。但至今还未见有腭裂术后患者无异常语音发生的报道。因此，国内外长期从事该临床工作和学术领域的人员认为语音治疗在腭裂序列治疗中是一项既重要，又不可缺少的重要措施之。

（一）腭裂语音的临床分类

国内外至今未见一种统一的分类方法。上海交通大学医学院唇腭裂治疗研究中心根据腭裂术后患者语音障碍的原因和治疗方法，音声特点，将腭裂语音分为腭咽闭合功能不全型和非腭咽闭合功能不全型两大类。

1. 腭咽闭合功能不全型　又根据其音声特点和构音方式细分为以下三个亚类。

（1）声门爆破音（glottal stops）：声门爆破音被国外学者认为是腭裂语音的代表音。腭咽闭合功能不全者几乎都存在不同程度的声门爆破音，并至少伴有两种以上的异常语音。辅音起声时间（voice onset time，VOT）消失或过短，这与临床症状完全相吻合。他的异常语音主要发生在/z/、/c/、/s/、/j/、/q/、/x/、/g/、/k/等辅音，部分患者在发元音/i/时也可出现异常。严重者在发这些音时，面部表情肌常常也可参与。患者在发上述音时咽喉部有“挤卡压”似的音，发音时降颌肌群部分用力过度。

（2）咽喉爆破音（pharyngeal stops）：腭咽闭合功能差，软腭活动度小，患者在发音过程中通过舌根和咽后壁间的接触来完成整个发音过程。以/k/、/g/等音中最容易检查。正常构音者在发/ka/、/ga/时，可见舌背上抬的运动，但在咽喉爆破音时，舌背呈水平向后移，/z/、/c/、/s/、/j/音异常。

（3）咽喉摩擦音（pharyngeal fricatives）：是腭咽闭合功能不全患者特有的一种异常语音。他们的语音清晰度很低，目前在汉语中远较声门爆破音者多见。他的发音特点是在发塞、擦音时舌根和咽喉摩擦而形成的异常语音。临床上以/z/、/c/、/s/、/j/、/q/、/x/等音中最易检测。在发音时很难看到患者的舌尖运动。

2. 非腭咽闭合功能不全型同样也有三个亚类。

（1）腭化构音（palatalised misarticulaticm）：是目前临床上巖常见的异常语音。国外的文献报道在年龄小者接受腭成形术后此异常语音的发生率高达40%～82%。检查患者时应注意咬合关系和腭弓的形态、高度。临床上大部分患者有反合，腭弓高而狭窄。其发音特点是在发擦音或弹音时舌背呈卷曲状。/z/、/c/、/s/、/n/、/l/等音中最容易检测。他的临床特点是：发生率高，语音清晰度也较高，腭咽闭合功能正常。因此在国内尚未引起人们的广泛注意和重视，腭化构音在正常人群中也占一定的比例。

（2）侧化构音（lateral misarticulation）：在临床上较为常见，可与腭化构音伴发，部分患者的腭穹隆较高，在发/j/、/q/、/x/、/sa/等音时极易检测。在发这些异常语音时患侧口角有明显收缩运动，气流也从一侧或两侧牙间溢出。用雾镜置于口角水平面，可见有雾气溢出。侧化构音也是异常语音中唯一有单侧和双侧之分的异常语音。近来，临床上侧化构音的患者比较多见。

(3)鼻腔构音(nasal cavity misarticulation)：应该特别指出的是鼻腔构音与过度典音完全不同，后者是腭咽闭合功能不全所致，而前者的腭咽闭合功能属正常。临床上最常见的音是把/n/发成/kun/，另外在检查和/i/、/u/相关的音时容易出现鼻腔构音。鼻腔构音是在临床上最容易被检测的一种异常语音。具体方法是嘱患者发上述敏感音时，捏住患者的鼻孔就难以发出声音。

其他异常语音：如：置换音，常见的是把/k/、/g/发成/t/、/d/。学龄前，正常人群中也较常见的一种异常语音。还偶尔可见一些如咽成形术后，由于咽后壁组织转移瓣设计过宽时，可闻及闭鼻音。

进行腭裂语音临床分类的主要目的在于有利于腭裂语音患者的治疗。以前曾错误地认为：腭裂术后讲话不清即可进行语音治疗。事实证明，异常语音的类型不同，治疗方法也完全不同。其治疗流程如图 15－62 所示：

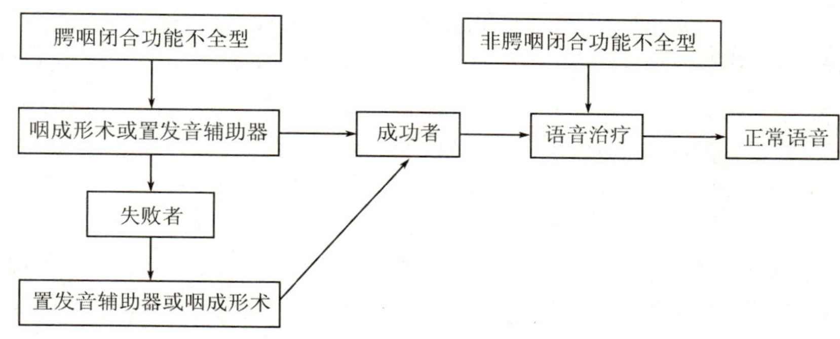

图 15－62　腭裂患者术后语音治疗流程图

(二)腭裂语音治疗的适应证

1. 手术后已获得良好的腭咽闭合功能者，否则，语音治疗一般是无效的。

2. 即使咽成形术获得成功，但由于患者不良发音习惯已经养成，各种代偿发音造成异常语音者均应该通过语音治疗给予纠正，因此，术前要与患者和家属有良好的沟通，语音治疗的效果与患者和家属的良好配合有着密切的关系，不应被忽视。

3. 患儿能与语音治疗医师配合，年龄一般在 4 周岁以上，不合作者不宜接受语音训练，可嘱家属先在家进行一些行为疗法，如吹水泡(blowing)，吹口琴等训练。

4. 治疗前要排除中等听力障碍(听觉不能低于 50dB)，舌系带过短等影响训练的因素。

5. 患儿智商要基本正常(智商 IQ 不应低于 70 分)，严重弱智或难以配合治疗者，疗效也差。

6. 符合以上条件者，手术后 1 个月可开始语音训练。

7. 手术后仍存在腭咽闭合不全，再次手术有困难者，或由于全身其他原因不宜行咽成形术者，发音时鼻漏气或过度鼻音，则可采用暂时性或永久性发音辅助器(speech aid)人为地缩小腭咽腔，使发音时最大限度达到腭咽闭合，然后进行语音训练，纠正不良发音习惯及各种代偿音。约 25%～45%患儿在矫治异常语音期间，由于腭咽括约肌群作训练能更有力地协同收缩，腭咽闭合逐渐改善，即使摘除发音辅助器后还可达到腭咽闭合，从而不再需要手术。

（三）治疗前的准备工作

1. 有助于增强腭咽闭合功能的训练（也称行为疗法）

（1）按摩软腭：按摩软腭可以加快软化瘢痕组织和有助于增加软腭的长度；但也有人不主张按摩，即使进行也不宜早，以免造成复裂等不良后果，而且，在年龄小的患者中也难以有效地进行。具体方法是嘱患者自己用拇指，由硬腭后缘向腭垂方向轻轻按摩。目前这一方法真正在临床上很少开展。

（2）练习发"啊"音，或高声唱歌练习：此法可以抬高软腭，使腭垂与咽后壁接触。

（3）增加口腔内压力的练习：嘱患者深吸气后，紧闭口唇，将空气吸入口腔，使口腔内的压力增加到最大时，再开启口唇，用力将气流慢慢溢出。在腭咽闭合尚未完全建立时，口腔内的气流常有部分逸入鼻腔，经鼻孔溢出。有时可行用手指捏住鼻孔，然后练习此动作；待练习生效后，再逐渐放开手指独立练习。如患者能将空气保持在口腔中，而且出气有力，则表示腭咽闭合功能已逐渐恢复正常。在有条件的单位可行鼻咽纤维内镜检查，以了解腭咽闭合程度。存在腭咽闭合不全者，应再行咽成形术，待腭咽闭合功能得到改善后才能进行语音训练，否则语音训练效果往往不理想。

（4）吹水泡（blowing）训练：这是一种既简单，又实用的训练方法。由于无损伤性，故在年龄较小的患者也能进行。其方法是：用一小杯子，内盛约 1/3 的水，用一细吸管吹水泡，并记录时间。若一口气能吹出 20s 以上，一般即可进行语音训练。患者在训练时不能堵住鼻孔，同时要嘱患者，水泡尽可能要吹得小，时间要越长越好。

2. 增强呼气功能锻炼让患儿自行练习吹口琴、笛子等吹气的乐器，训练患儿持续而有节制地呼气。

3. 常用语音障碍的检测方法训练前必须根据每位患者语音障碍特点及其程度制定治疗计划，按由简而难，循序渐进的原则进行治疗，既有针对性，又便于可操作性。目前国内外在语音治疗前常用的检测方法有：

（1）辨听法：由语音治疗师直接让患儿在自然状态下反复发某些被检查的敏感音素，来进行判断存在语音障碍的音。该方法直接方便，但需要有专业人员进行。另一方面，语音治疗师发两个相似的音或词组让患儿辨听，临床上常用的音有，如：自、吃、怕、爬；电灯、点灯；电梯、田地；写字，鞋子，茄子等等。

（2）汉语语音清晰度检测：在安静的室内让患者按常规行汉语语音清晰度测试字表，并同步录音后，由两人以上专业人员进行审听和评价。这在语音治疗中是重要的内容，不应忽视，也应作为常规检测手段之一。

（3）语图仪：它是一种可视语音检测仪器，并能检测瞬息万变的辅音，使语音图像化，为临床医师客观评价异常语音成为可能。但对可检音声难以保存，必须存入磁带内。目前，语图仪几乎已被计算机语音工作站所替代。

（4）电腭图：在硬腭部贴敷含有多个电极的软质人工腭，发音时记录腭、舌接触范围和程度，并转化为电信号产生腭图显示在视屏上，从而能观察到发音过程中的舌和腭的动态接触关系；识别异常构音方式和位置。该仪器局限在腭化构音和侧化构音的患者中，对腭咽闭合功能不全型患者的检测意义不大，同时，由于软质人工腭在国内制作困难，目前在国内使用此仪器十分罕见。

（5）计算机语音工作站（computer speech lab，CSL）：为集语图仪，电腭图等功能，使这些专业仪器得以计算机化后，分析测试语音信号声学数据的一种检测仪器。所有检查资料能保存，反复使用；能较好地为临床诊断和治疗语音障碍提供客观依据。它也是目前国内外专业语音治疗最常用的语音检查仪器之一。

根据检测结果，使临床医师和语音治疗师对患者的语音功能有比较全面和客观的认识，然后制定出具针对性有个性化的语音治疗计划。

（四）语音治疗方法

1. 发音器官的练习　因唇腭裂患者的唇腭局部解剖结构的异常，致使患者在发音时唇、舌等发音器官出现代偿性运动，不同于正常人。由此可见，首先是有效地纠正患者发音时的代偿运动（也称不良发音习惯），然后才达到正常语音。

2. 语音训练在能控制气流方向的基础上才可进行发音练习。从音素（元、辅音），音节及词组训练是逐步进行的。一般从前到后（指构音点，如/pa/，/ta/，/ka/），从易到难，由简单到复杂，循序渐进地展开，如按：/p/、/b/→/t/、/d/→/x/、/q/→/c/、/s/→/j/、/z/→/k/、/g/进行，以后可以加入/a/，一般不宜加/i/。因为/i/非常容易鼻音化，而且患者往往不易掌握，容易增加患者在治疗中的难度。

除根据上述语音训练方法外，一般先练送气音。先由单音，而后进入词组，最后可练习短句，会话，也可作些造句练习，注意仔细观察患者在自然发音时有无异常语音，和不良发音习惯的出现。腭裂语音主要是以发辅音障碍为主，患者要发清每一个辅音取决于以下三个过程，即：（口腔内）形成阻力→保持阻力→突破阻力。腭裂术后语音障碍患者主要原因是在发一些辅音时口腔内“保持阻力”这个过程受到影响。因此，这也是针对每个语音障碍患者治疗的重点。

3. 训练时间，应根据患者语音障碍的特点，主张一对一地训练。最初一般每周训练 1 次，每次 20～30min，家长配合时间每天不少于 60～160min，以正确掌握和巩固训练内容，这一点非常重要。根据患儿的年龄，接受能力等不同情况也可作适当调整。以后可以每 2～4 周为一次。

（五）语音治疗中需注意的若干问题

1. 整个治疗过程中，应培养患者及其家长对语音治疗效果的信心，及时对患者的进步予以表扬、鼓励；避免患者产生畏惧或厌烦情绪，从而影响治疗进程和效果；在整个治疗过程中应主动和患者或其家属保持良好的沟通，语音治疗和传统医学治疗过程有其特点，患者或家属的配合程度非常重要，不应被忽视。

2. 在语音治疗过程中，始终要让每一位患者记住：“看，听，学”三个要点。患者通过自己看到的和听到的，然后努力认真“模仿”。尽快努力自我纠正发音习惯，但也可能会因此而出现新的异常语音构音方式，也称语音治疗过程中的并发症。语音治疗师须针对具体情况及时调整治疗方法。

3. 发音时，肉眼只能观察到以唇、舌尖的运动，而某些声母的舌等发音器官的位置关系只能根据音声的变化来判断。虽然目前电腭图等先进仪器可辅助观测舌腭的位置关系，但从事语音治疗的医务人员必须具备随时辨听患者发音状况的能力，并适时地予以行之有效的指导。

4. 临床上大多数患儿离开医院，马上会自然地习惯使用本土方言，因此，嘱家属督促患儿除回家认真复习在医院治疗的内容外，鼓励患者在家，和学校尽量使用普通话，这一点不应忽略。

(六)影响语音治疗效果的主要因素很多,包括:①年龄的大小和手术的次数,手术的质量。②不良发音习惯的程度。③腭咽闭合功能不全的程度。④牙列缺损、错䪼程度。⑤患儿接受能力。⑥家属合作和配合的程度。⑦语音治疗师的专业技能或经验。以及⑧其他。

八、腭裂的赝复治疗

采用腭部修复体治疗腭裂已有150多年的历史,该类修复体也被称为阻塞器。修复体戴入口内后可覆盖腭部裂隙,分隔口鼻腔;如将义齿与腭阻塞器结合起来,在形状、固位等方面加于改进和完善,有助于改善语音的清晰度以及患者的容貌。随着手术治疗技术的进步和成熟,目前已不应首先用阻塞器来治疗腭裂。但在以下几种情况仍需要行赝复治疗。

(一)义齿修复

1.完全性唇腭裂患者牙槽突裂部位常有牙缺失或牙畸形,在正畸治疗后,缺失牙或畸形牙应用义齿修复缺失牙或改善牙体形态。儿童期宜作暂时性义齿修复(活动修复体),成年后作永久性修复,固定修复或活动修复体。

2.双侧完全性唇腭裂患者,前颌骨过小或裂隙过宽,或前端大穿孔无法手术关闭者,可考虑义齿修复时配修复体以阻塞口鼻腔穿孔,并恢复前牙、鼻底上唇突度,改善外形和语音清晰度。

(二)语音辅助器(speech aid)腭成形术后,因腭咽腔过大而造成的腭咽闭合不全,暂不宜或不能行咽成形术者,可考虑采用暂时性或永久性语音辅助器。该辅助器由覆盖硬腭部的基托和跨越软腭的连接杆以及封闭腭咽部的球状体三部分组成(图15－63)。当发音或讲话时其球状物可封闭腭咽部以人为地改善腭咽闭合,减少在发音时鼻漏气和过度鼻音,提高语音清晰度。

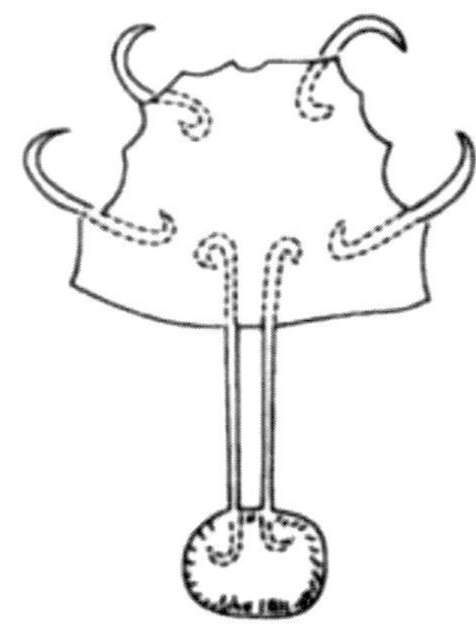

图15－63 语音辅助器模式图

(三)软腭抬高器(lift palate)根据正常软腭上抬的高度及患者软腭的长度及形状,制作以硬腭为基托延伸到软腭部,将软腭抬高。适用于软腭咽部神经麻痹,或有外科手术禁忌证的部分患者。部分失语症患者也可选用软腭抬高器,然后配合语音治疗往往比单一的语音治疗效果佳。

(高小波)

第五节　牙槽突裂

与腭裂相同，牙槽突裂的发生是在胚胎发育期由于球状突与上颌突融合障碍所致，故牙槽突裂亦可称前腭裂。临床上可与唇裂伴发，而更多的是与完全性唇腭裂相伴发。

一、牙槽突裂的临床分类

最常发生的部位在侧切牙与尖牙之间，其次在中切牙与侧切牙之间，少数也可发生在中切牙之间或伴发腭裂。可单侧发生，也可双侧同时发生。

根据裂的程度可分为：

1. 完全性裂　从鼻腔到前腭骨的牙槽突完全裂开。有宽度不一的间隙，口、鼻腔贯通，常见于单侧或双侧完全性唇腭裂患者。

2. 不完全性裂　牙槽突有程度不一的部分裂开，鼻底及前庭部位牙槽突有缺损凹陷，但保持连续性，黏膜完整，口、鼻腔不相通，多见于不完全性唇腭裂患者。

3. 隐裂　牙槽突线状缺损或呈轻度凹陷，未见有裂隙，黏膜完整，口鼻腔不相通，也见于不完全性唇裂患者；但临床上少见。

由于牙槽突裂影响到牙胚，可导致受累牙的数目、形态以及位置发生改变。常见为侧切牙缺失，牙过小、牙冠畸形、错位以及牙釉质发育不良等。

根据临床表现诊断很容易。对隐裂患者还可借助X线检查：X线牙片、咬合片、上颌骨全景片以及上颌骨断层CT或华特位片可见到牙槽突部有骨质缺损，阴影降低区。近年有锥状束CT(CBCT)可用于牙槽突裂的检查，弥补了传统X线片、咬合片的不足之处。

二、牙槽突裂的手术治疗

通过手术植骨后，结合正畸治疗和义齿修复以达到完美的外形和功能之目的。应该提倡，对每一例牙槽突裂患者在施行植骨前，应与正畸科医师有一次面对面的病例讨论，尤其在那些双侧牙槽突裂患者，尤显重要，不应简单地根据患儿的年龄决定手术时间，患儿的年龄必须考虑，但局部的临床表现不应被视而不见。

(一)手术治疗

1. 目的与要求　牙槽突裂手术包括软组织裂隙或瘘口关闭和骨组织移植两部分。以往常分二期手术，先关闭软组织裂隙而后再进行植骨术。目前，虽然在选择最适合的手术年龄上尚有争议，但软组织修复和植骨同期手术已被大家所赞同。其目的是通过植骨使牙槽突恢复骨的连续性和关闭软组织裂隙。应达到以下几方面要求：

(1)为裂隙邻近和未萌出的牙提供骨的支持：在恒牙萌出以前植骨，可望建立一个骨基质；裂隙缘的牙通过该基质萌出，使该牙有较好的牙周支持，以防止牙的过早脱落；即使是错位牙，有了牙周支持也可提高正畸效果。

(2)封闭口鼻瘘和牙槽突裂：由于口鼻瘘和牙槽突裂的存在，口鼻腔交通，口腔内食物或液体经常进入鼻腔，给患者带来麻烦，而鼻腔分泌物易流入口腔，也影响口腔卫生；同时由于口鼻交通，口鼻腔漏气，也影响患者语音的清晰度。通过手术关闭口鼻瘘和前腭裂后可以消除以上的不良现象。

(3)提供稳固的上颌牙弓：牙槽突裂植骨后能形成牙弓的连续性和整体牙槽突，防止裂隙侧骨段的塌陷。尤其在双侧唇腭裂患者，植骨后使前颌骨的稳固性增加，可为将来上颌骨前移创造条件，因为整块上颌骨前移比三块骨段分开前移要容易得多，而且还保证了前颌骨的充分血供。

(4)为支撑唇和鼻底提供一个稳固的支架：由于牙槽突缺损，裂隙存在，鼻底、鼻翼基底部以及上唇部也可因缺乏支持而塌陷，造成鼻部不对称；同时也可不同程度影响唇裂修复的手术难度和术后的效果。理想的牙槽突裂植骨后，可提高或支撑鼻翼基底、建立一个梨状孔边缘，使鼻两侧接近对称；同时，由于提供了上唇的支持，局部的畸形面貌可得到比较满意的改善。

(5)不妨碍上颌骨发育：手术应尽量避免和减少导致或加重手术后继发性畸形的发生。

2. 手术年龄　牙槽突裂植骨和软组织修复是一种选择性手术，在手术年龄上目前在国内外仍有争议。但多数唇腭裂治疗中心和专科医师赞同牙槽突裂植骨手术应延迟到混合牙列期，在尖牙萌出以前较为恰当(9～11 岁)。在此期尖牙牙根已形成 1/2 到 2/3，同时，10 岁左右上颌骨发育即已基本完成，可避免手术对上颌骨生长发育的不利影响。在尖牙未萌出前植骨，可使尖牙能通过移植骨区萌出，刺激新骨的形成，增加发育不良的牙槽突裂区域的高度；如果一旦牙已萌出再植骨，则移植骨难以改善牙的牙周支持，同时常因植骨块吸收使牙槽突的高度回复到术前的水平。

3. 骨源　多数采用髂骨，因为髂骨具有丰富的松质骨。松质骨移植后，通常在 1 周内可看到再血管化；3 周内完全血管化。因此可在骨缺损区迅速愈合，并进入到牙槽突，迅速与其结合。移植的松质骨对移动的牙能作出反应，同时抗感染能力强，优于密质骨移植。况且取骨方法也较简单，创口也隐蔽。

近年随着生物材料和组织工程技术的迅速发展，再生医学已成为国内外研究的热点，并且已经获得了不少研究成骨。因此，组织工程化骨替代自体骨移植修复牙槽突裂将成为一种可能。

4. 手术方法

(1)切口设计：为关闭牙槽突裂隙和前庭的口鼻瘘口，根据裂隙或瘘口的大小和软组织缺损多少，组织瓣的设计有三种类型(图 15－64)：①裂隙或瘘口小，软组织基本没有缺损的病例，可在裂隙区的牙列沿牙冠周围(如恒牙列在龈缘以上 3～4mm)作一基底在侧上方的三角形龈黏膜瓣。②裂隙较宽，单利用裂隙唇侧软组织不够时，则可设计基底在侧上方的龈唇黏膜瓣，组织瓣滑行到裂隙区，覆盖在移植骨表面。③裂隙宽，口鼻瘘大，软组织缺损多者，则可在颊沟设计蒂在上方的唇颊黏膜组织瓣，将组织瓣旋转 90°，覆盖在移植骨表面，关闭裂隙或瘘口，植骨床的制作非常关键和重要，临床医师要有足够的重视。

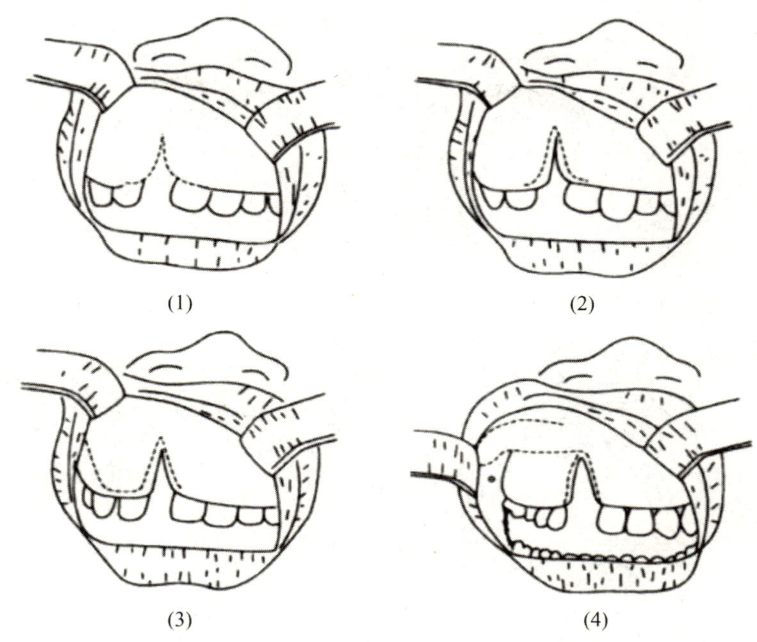

图 15－64　牙槽裂植骨术的切口设计

(1)乳牙列切口;(2)恒牙列切口;(3)龈唇黏膜瓣切口;(4)龈颊黏膜瓣切口

(2)植骨与缝合(图 15－65,图 15－66):按前述设计,先沿裂隙边缘纵行切开两侧黏膜。剥离黏骨膜,尽可能延伸到牙槽突裂深面,显露整个裂隙区。拔除牙槽突裂边缘的乳牙和无作用的多生牙,适当去除牙槽突裂间的结缔组织,但必须充分显露植骨床的骨面,利用裂隙两侧黏膜衬里软组织瓣来形成鼻底,完整封闭口鼻瘘的鼻腔侧面。缝合后,将松质骨填入整个裂隙范围内并同时建成梨状孔下方的边缘;如有多余松质骨,则放在犁状孔缘上面的上方似一高嵌体来增加上颌骨的厚度和支撑鼻翼基底。尽可能将松质骨填入压紧;然后将前面已翻起的三角形龈黏膜瓣覆盖,以关闭前面牙槽突部。应在无张力下缝合;如需要,可将瓣的切口延伸到唇部或向颊沟延长,后面切断,形成龈唇颊黏膜瓣,滑行推进覆盖在移植面,关闭牙槽突裂的口腔侧裂隙。牙槽突裂隙宽,口鼻瘘口大者,可将唇颊黏膜瓣,旋转 90°,覆盖在移植骨表面。组织瓣的游离端应与腭侧黏骨膜缝合;瓣的两侧与裂隙两侧边缘的牙龈黏膜缝合。

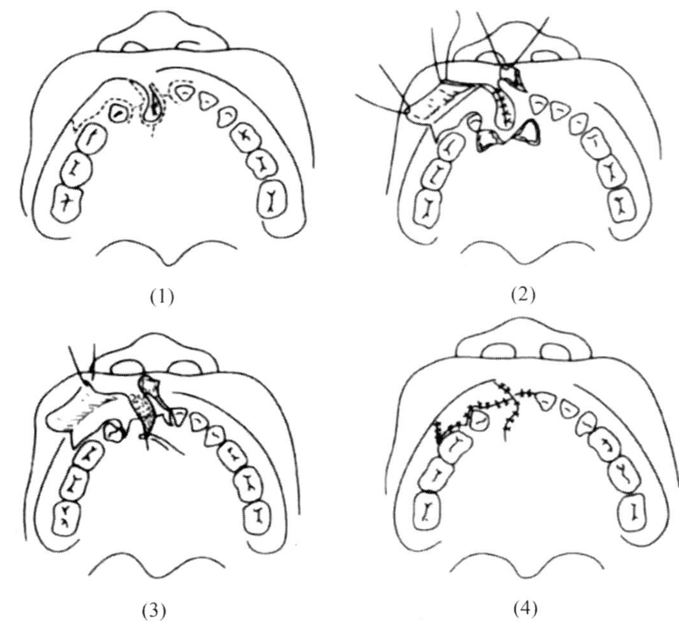

图 15－65　单侧牙槽突裂植骨术

(1)切口设计;(2)翻瓣;(3)植骨;(4)缝合

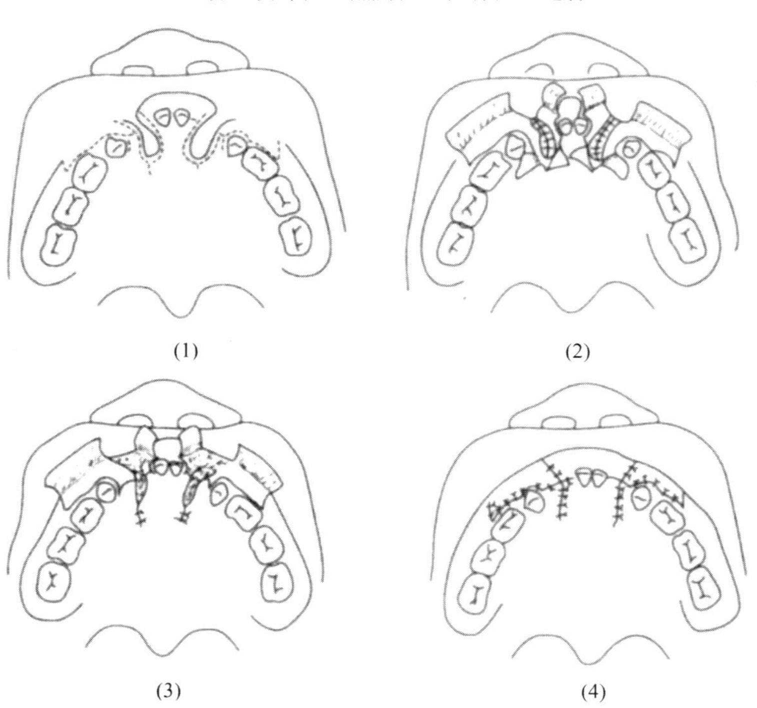

图 15－66　双侧牙槽突裂植骨术

(1)切口设计;(2)翻瓣;(3)植骨;(4)缝合

为了有效地提高牙槽突裂植骨手术成功率，不应忽略以下几点：①不但术后要保持口腔卫生，更重要的是手术前要有良好的口腔卫生，这是进行手术的基本条件；如果口腔卫生差，术前应积极处理，如行牙周洁治，积极治疗牙周炎症等。②口鼻瘘或牙槽突裂的鼻侧和口腔侧软组织关闭必须可靠，一定要在无张力下严密缝合。尤其是双侧牙槽突裂，前颌骨腭侧制作适合的组织瓣较困难，也更容易出问题，因此者临床上可分次手术。③颗粒状松质骨比大块状松质骨移植更迅速血管化，因此取骨时应采用刮匙获取松质骨，呈颗粒状移植，但颗粒不宜过小，因易被吸收。④为保持细胞活力，要消除由于外科技术的损伤，在获取移植骨时，要避免器械产生的热能伤，已取的骨颗粒应储存在盐水容器中或用盐水浸泡的纱布内，以免脱水。⑤植骨区在术后 3d 应适当地加压，但用力要适中，而且要以面加压，避免点加压。⑥术前应检查裂隙周围牙体，牙周的情况，如：对患牙体、牙髓病的牙或有牙龈炎者应在牙槽突裂植骨前进行治疗。⑦对有慢性或有过敏性鼻炎者应请相关科室配合治疗，以防术后植骨区由于鼻腔的炎症而发生感染等。

5. 术后处理

(1)预防继发感染：术后应用漱口水漱口，以保持口腔卫生，给予抗生素 3～5d。

(2)减少局部活动，术后软食 1～2 周。

(3)10～14d 拆线。

(4)术后如发生创口裂开，有小部分移植骨暴露时，应继续保守治疗，局部可用过氧化氢溶液＋复合抗生素液＋生理盐水交替冲洗，若有无效腔可局部加压，并保持口腔清洁，同时可加大剂量抗生素，去除小块已露出的移植骨，待创口肉芽生长愈合；局部处理效果远较全身用药疗效更明显，但一般不主张早期在植骨区进行刮爬术。

(5)牙槽突植骨成功后，仍有一定比例的患者其尖牙不能在牙槽突裂植骨区自行萌出。其原因目前尚不明了。临床观察到采用颊黏膜组织瓣覆盖移植骨区者，可能妨碍尖牙萌出。对这类尖牙不能自行萌出的病例应再次进行手术助萌，使其长出到裂隙部位。

三、牙槽突裂植骨术后的辅助治疗

1. 正畸治疗　在混合牙列期植骨，为了尽可能达到理想的功能和外形要求，目前国内外学者主张也提倡牙槽突裂植骨术后成功的患者应该在口腔正畸医师配合下进行。牙槽突裂植骨术后 3～6 个月，即可进行正畸治疗(指植骨成功的病例)。

手术前发现患儿的牙弓宽度不一致，呈反者，在术前需要先进行扩弓矫正治疗，以改善关系。虽然扩弓后会导致牙槽突裂隙或口鼻瘘扩大，但大多数情况下，反而为手术提供了较好的进路。对这些病例，植骨后建议继续使用矫正器固位，以保持已恢复的关系。

手术后上颌尖牙通过植骨区萌出，也需要在正畸治疗下，使有足够的牙间隙，可引导尖牙的正常位置萌出，并建立良好的功能关系。对侧切牙缺失的病例，应尽可能引导尖牙萌出在切牙位，关闭牙间隙，可免于义齿修复。对那些萌出的畸形牙，应听取正畸科或修复科医师的建议，而不应随意地加以拔除。

2. 义齿修复　由于牙槽突裂不仅严重影响牙胚发育，还可不同程度地引起牙列紊乱，影响患者的咀嚼功能和外形美观。有些病例还存在切牙严重畸形或缺失的情况，虽经植骨、正畸治疗，但仍可存在牙间隙。在这种情况下，建议采用义齿修复来恢复缺失牙，关闭牙间隙。

在第一前磨牙已缺失的病例，可任尖牙萌出推到第一前磨牙位置；在这种情况下，植骨对尖牙萌出的意义就大为减小。如患者单为恢复牙列，则牙槽突裂隙和牙间隙可以考虑直接用义齿修复治疗而无需手术。

对植骨手术失败或成人病例，牙槽突部的塌陷和牙缺失一般常用修复体来支撑上唇和鼻底部，并修复牙列缺失，也可一定程度上达到改善面部外形和前牙区功能的目的。也可再次行植骨术，但成年人的再次植骨术效果远较10岁左右儿童差。

（张永辉）

第十六章　口腔颌面部肿瘤

第一节　口腔颌面部囊肿

囊肿是一种非脓肿性病理性囊腔，内含囊液或半流体物质，通常由纤维结缔组织囊壁包绕，绝大多数囊壁有上皮衬里，少数无上皮衬里者又称假性囊肿。由于特殊的解剖学结构和复杂的胚胎发育特点，口腔颌面部好发囊肿，其中颌骨为人类骨骼中最好发囊肿的部位。根据发生部位不同，口腔颌面部囊肿一般可分为颌骨囊肿和软组织囊肿两大类，其中颌骨囊肿又根据其组织来源不同而分为牙源性和非牙源性囊肿。

一、颌骨囊肿

囊肿发生于颌骨内者称颌骨囊肿。

（一）病因和病理

1. 牙源性角化囊肿（OKC）　由 Philipsen 在 1956 年最先报道，是一种好发于下颌磨牙升支部的颌骨囊肿。与其他类型的牙源性囊肿不同，OKC 缺乏自限性，具有某些肿瘤的特征，术后有较高的复发倾向，且其内衬上皮可发生瘤变甚至癌变，因此一直广受关注。在 2005 年 WHO 对头颈部肿瘤的新分类中，已将其归属为牙源性良性肿瘤，并命名为牙源性角化囊性瘤。然而，目前国际上对这一新的命名存在诸多争议，支持方与反对方各执一词，很难达成共识。OKC 的组织病理发生和原因尚未确定，大多认为发生自牙源上皮发育异常的早期阶段一牙板及其剩余，因此不少学者认为 OKC 就是始基囊肿。

根据其组织病理表现及生物学行为，OKC 曾被分为两个亚型：不全角化型和正角化型。

典型的 OKC 为不全角化型，囊壁由薄层、均匀一致的复层鳞状上皮组成。不全角化的上皮呈波纹状，极少或没有钉突形成。基底层界限很清楚，由立方状或柱状细胞排列成栅栏状。不全角化型角化囊肿有潜在的侵袭生长特性，可以侵入邻近的骨和软组织，摘除以后易于复发，合并发生痣样基底细胞癌综合征的比例较高。也有合并发生鳞状细胞癌者，但极少见。不少报告此型有成釉细胞转化者。

正角化型上皮表层正角化，粒细胞明显，基底细胞扁平，不表现典型 OKC 上皮基底细胞层的栅栏状排列。正角化型很少具侵袭性，摘除术后的复发率很低，无伴发痣样基底细胞癌综合征的病例。正角化型在生物学行为上的差异可能是由于其衬里上皮的细胞增殖和分化特点有别于典型 OKC 所致，因此，在笼统归类为 OKC 的病例中，区分这种组织学类型的颌骨囊肿具有临床意义。李铁军等建议使用“正角化牙源性囊肿”这一名称来描述该类颌骨囊肿。在 2005 年 WHO 新分类中，典型 OKC 被归类为牙源性良性上皮性肿瘤，该分类同时指出：有正角化上皮衬里的颌骨囊肿不属于同一类病变。

痣样基底细胞癌综合征是指颌骨角化囊肿伴其他异常的一组症状，包括：①多发性痣样基底细胞癌和手掌、脚底凹痕。②多发性颌骨角化囊肿，约 80％是不全角化型。③颅面骨、脊椎和肋骨异常。④颅内钙化等。此组综合征是常染色体显性遗传性疾病。

2. 含牙囊肿　发生于牙冠完全形成之后，缩余釉上皮和牙冠面间出现液体积聚，不断增长发展而成。因牙冠包含于囊腔内，故称含牙囊肿。组织病理表现为纤维囊壁内衬复层鳞状上皮，有的衬里上皮可含黏液细胞或纤维柱状细胞。囊液呈琥珀色，含胆固醇结晶及脱落上皮细胞。萌出囊肿的发生与病理表现和含牙囊肿相似，所不同者是萌出囊肿发生在软组织内而使牙齿萌出受阻。

3.根尖周囊肿　是根尖肉芽肿中央坏死液化形成囊腔，上皮组织覆盖腔壁而成；或是含上皮的肉芽肿，上皮团中央变性坏死而形成。上皮来自牙周膜中的上皮剩余。镜检囊壁衬里为复层鳞状上皮，外周为纤维组织。炎症细胞浸润显著，可使衬里上皮发生中断。囊腔内含棕黄色透明囊液，常含胆固醇晶体。根尖周囊肿在病源牙拔除后若搔刮不彻底，残留组织可继续发展，此时称之为残余囊肿。

4.面裂囊肿　是由面突融合线的上皮残余衍化而来，根据囊肿所在部位及相关面突而命名。鼻腭(切牙管)囊肿发生自切牙管内上皮，如发生在切牙孔而不涉及管内者称腭乳头囊肿。球状上颌囊肿发生自球状突和上颌突的融合处，正位于侧切牙和单尖牙间的骨质内。鼻唇囊肿发生自球状突、侧鼻突、上颌突三者融合处，位于上颌单尖牙和前磨牙的唇侧，前庭穹隆的软组织内。腭正中囊肿发生自双侧上颌腭突融合处(图 16－1)。下颌正中囊肿极其少见，位于下颌中线骨组织内。这些囊肿的囊壁衬里为复层鳞状上皮，有些尚含有纤毛柱状上皮，囊液也常呈棕黄色并含胆固醇结晶。

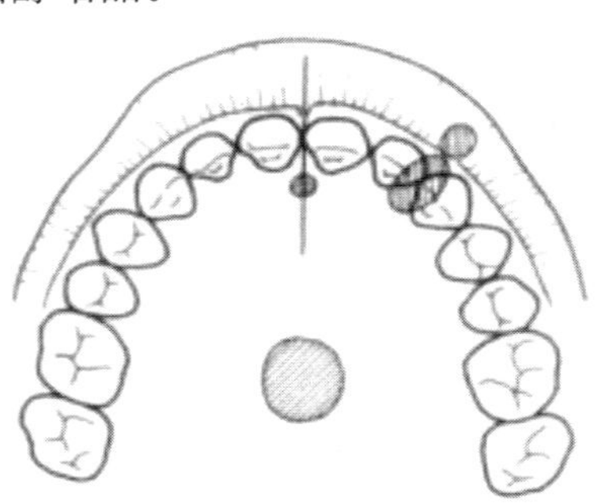

图 16－1　面裂囊肿部位发生示意图

(二)临床表现

囊肿在骨内呈膨胀性、缓慢生长。早期无任何症状，不少病例是在常规 X 线检查时发现的。囊肿逐渐发展而压迫周围骨质使之膨隆并吸收变薄，触诊有乒乓球样感；骨质完全吸收，囊肿突入软组织，软而有弹性并有波动感。囊肿多向口腔前庭膨出致颌骨及面颊部变形，此时常被他人发现面颊不对称而成为患者就诊时的主诉。囊肿较大时常波及邻近器官，如上颌囊肿可突入鼻腔或上颌窦，甚至占据整个上颌窦(图 16－2)；下颌囊肿可压迫下颌管移位。邻近囊肿的牙齿因牙槽骨受压吸收而松动、移位。囊肿继发感染后呈急性炎症过程，自发破溃或切开引流后形成瘘管。

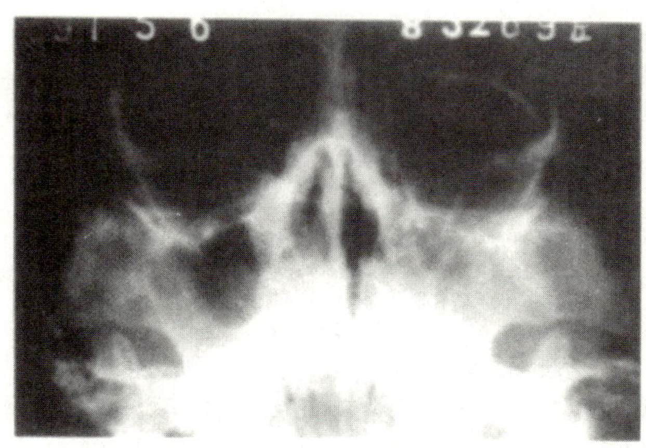

图 16－2　上颌囊肿，囊肿占据上颌窦

OKC 在颌骨囊肿中所占的比例各家报告不同，为 5%～20%。患者年龄多在 20 岁左右，男女无大差别。下颌较上颌多，为(2～3)：1。10%～15%的病例系多发。下颌以下颌支或下颌支与下颌体交界部，上颌则以上颌后部为最常见的发生部位，可以多发。临床上一般无症状，偶诉有疼痛或颌骨膨隆，不少病例是在作 X 线检查时发现的，也有很多是在拔牙时被发现。正如前面提到，不全角化型的复发率在 12%～60%，而正角化型及其他各型囊肿的复发率不及 1%。不全角化型角化囊肿复发率高的原因是由于囊壁薄而易碎、侵袭性生长穿入骨内或穿破骨质而累及软组织以及有卫星囊肿或多发表现而不能彻底刮除。上皮性囊壁较其他囊肿囊壁增生活跃也是因素之一。

(三)X 线表现

颌骨囊肿普通 X 线片的典型表现是呈圆形或椭圆形的密度减低区，边缘围绕一细而致密的白线，此系骨组织反应性增生变化。若继发感染日久则此白线消失或呈间断性而不连续。含牙囊肿为单囊型密度降低区，内含 1～2 个牙齿，所含牙齿常为埋伏阻生牙或额外牙。根尖周囊肿则显示为围绕该病源牙根尖的圆或椭圆形密度降低区，包绕牙根尖的硬骨板消失。面裂囊肿则呈典型囊肿的 X 线表现而与牙齿无关，但常致牙齿移位，如常见的球上颌囊肿位于侧切牙和单尖牙间，牙根向两侧偏移，临床上牙齿不一定松动。

OKC 可以是单囊型透影区，也可呈现为多囊性。上下颌多发并非少见，因此，常规全口牙位曲面体层片检查是必要的(图 16－3)。多发性角化囊肿囊形透影区大小相差不大，常沿颌骨长轴发展而较少出现颌骨膨胀。有时透影区密度极低，表明囊肿穿破骨皮质而侵入软组织。牙齿移位不常见，偶见根尖吸收。有时囊形阴影区内可见有牙齿，但手术证实牙齿并非在囊腔内，而是在其生长发育过程中受压移位阻生所致。文献报道，正角化型 80%为单囊型密度降低区，非常类似含牙囊肿的 X 线表现。

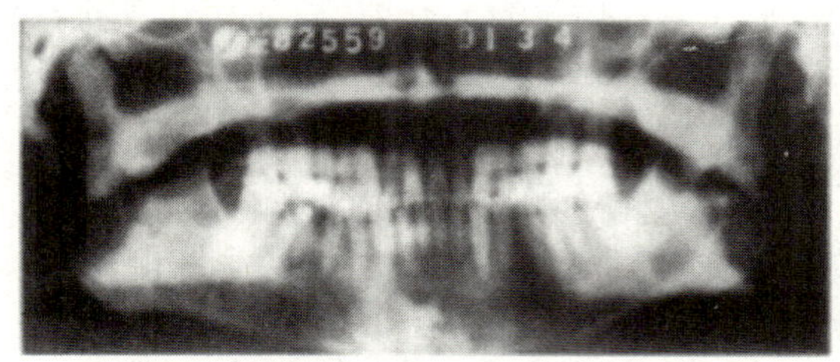

图 16－3　牙源性角化囊肿(多发)

(四)诊断

90%以上的颌骨囊肿为牙源性,最常见者为根尖及含牙囊肿。囊肿的部位对发育性囊肿最具诊断意义。根尖周囊肿最常见于上颌前牙区;含牙囊肿常见于上颌尖牙、前磨牙区以及阻生牙区。无牙颌患者骨内的囊肿可能系残余囊肿(根尖周囊肿拔牙时未予刮除完全),但也不除外 OKC 的可能性。

多囊性透影区病变从临床及 X 线表现常难以确定病变性质,但骨质破坏范围对治疗设计有重要意义。

(五)治疗

颌骨囊肿的治疗主要是手术刮治。未感染的囊壁一般均很容易将其全部、完整刮除。感染的囊肿壁易碎,有时完整刮除不易。除去解剖因素(如下牙槽血管、翼腭窝部血管等出血)外,哪里有出血灶,哪里就有囊壁残存,应仔细刮除。囊壁刮尽后除少量渗血外一般均无显著出血,此时应再探查骨面是否光滑及刮出囊壁组织的完整性。

涉及牙齿处理的原则:埋伏移位的牙齿或额外牙可予拔除。萌出囊肿内的牙齿可将冠部囊壁去除,切勿伤及牙胚,然后在釉质面粘接挂钩,引导其萌出至正常牙位。牙根尖位于囊腔内者,若牙槽骨存留量在 1/2 以上,牙齿虽有些许松动,也可在术前或术中作根管治疗保存并切除部分根尖。

上颌囊肿刮治时涉及上颌窦或鼻腔的处理原则:上颌窦无慢性炎症,囊肿也非感染性,刮治时和窦腔相通但穿孔孔径在 1cm 左右,无需处置上颌窦而可严密缝合:若穿通孔较大则宜在下鼻道作对孔引流。若上颌窦有慢性炎症或系感染性囊肿,不论穿通孔大小均宜作上颌窦根治术。

囊肿刮治术后的残余骨腔,直径在 5cm 左右时可直接缝合待血块机化。若继发感染可改成开放填塞,7～10d 换碘仿纱布一次,每次换药切忌过紧,以免妨碍肉芽组织生长。下颌巨大囊肿刮治术后骨腔过大者,一般采取将颊侧膨胀骨折裂并压向骨腔,可使之缩小。也可向腔内植入羟磷灰石或松质骨以促使其愈合,若囊肿有化脓感染者则不宜采取此法。

下颌囊肿单囊型者无疑应采取刮治术。多囊型者囊腔较大且大小类似、皮质完整者也可采取刮治术。临床常见喙突受病变累及而扩张变形,手术时宜将其截除而切忌刮治。手术时宜先离断附着于喙突的肌肉以期将其完整截除。我们曾看到一些病例,甚至是作下颌骨切除者,由于喙突受病变所累常变脆变薄,手术时强行撕裂残存部分,以后病变复发常累及颞下凹,处置时很棘手。囊肿突破骨组织、穿透入软组织者,宜将受累组织一并切除。多囊性病变囊腔相差悬殊或下颌骨皮质骨膨胀变薄以至消失者,不宜作刮治术而宜作颌骨截除,同期或二期植骨。

对于巨大颌骨囊肿也可行开窗减压术或袋形术治疗。开窗减压术或袋形术由美国医师 Wine 于 1971 年最早报道,是在囊性病变表面开窗,局部打开骨质及囊壁,引流出囊液并保持引流口通畅,使囊腔内外压力保持平衡,术后病灶区骨质再生,从而使囊腔逐渐减小,颌骨形态逐渐恢复。待囊腔明显缩小后再行刮除术或小范围方块切除术。开窗减压术或袋形术的优点是可以保留颌骨连续性,尽最大可能保留牙齿,术后病理性骨折的发生率降低,对美观、功能的影响较小。但其缺点是换药时间较长,给患者生活带来不便。

二、甲状舌管囊肿

（一）病因和病理

胚胎第4周时，甲状腺始基发生自奇结节和联合突间的上皮向深部凹陷形成的盲管，称甲状舌管。其盲端向下延伸，在达到甲状软骨下时迅速发育而形成甲状腺。甲状舌管和舌骨关系密切，舌骨始基在中线联合，甲状舌管可以被卷入舌骨骨膜内甚至在舌骨内。甲状舌管一般在胚胎期5～10周内萎缩。一般认为沿甲状舌管的淋巴样组织的炎症反应，刺激残余上皮增生而发展成囊肿。甲状舌管囊肿可继发感染，破溃后形成甲状舌管瘘，也可无炎症史而形成瘘称为原发瘘。

甲状舌管囊肿的囊液呈黏性胶样，色泽淡黄或棕褐。衬里上皮为鳞状和假复层纤毛柱状上皮。纤维性囊壁组织内有淋巴样组织，并可见到黏液腺或浆液黏液腺组织及甲状腺组织。瘘道时间短者衬里为肉芽样组织，长期慢性的瘘道则纤维化并有上皮衬里。

（二）临床表现

甲状舌管囊肿是一种先天发育畸形，常并发感染，因此常在儿童少年时期即可出现症状，为患者就诊的高峰年龄段。男女发病无明显差别。典型表现是在颈前正中部、舌骨和甲状软骨之间有柔软或稍韧、界限清楚的肿块，其基底部和底面组织粘连而可随吞咽上下活动（图16—4）。少数病例稍偏正中而居一侧，以偏左者居多。甲状舌管瘘是可扪及到的一条坚韧索条。当咀嚼或吞咽活动时可以从瘘道溢出大量黏液或脓性分泌物。

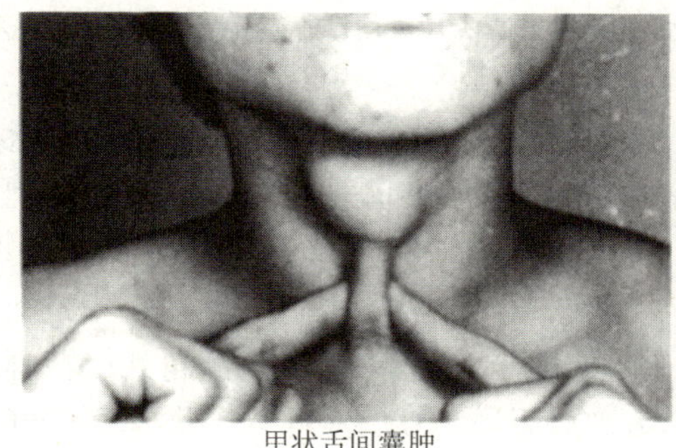
甲状舌间囊肿

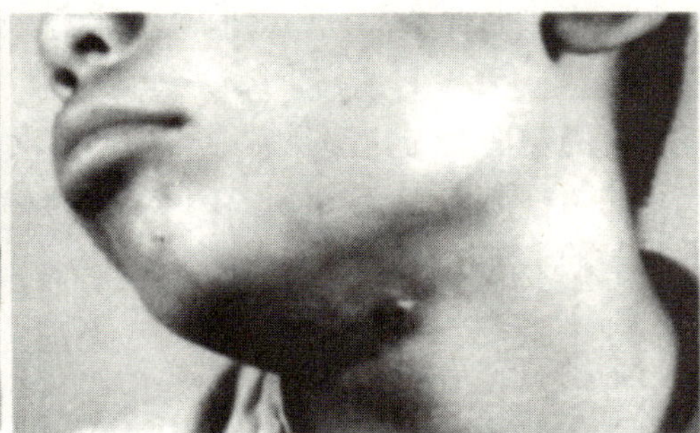
甲状舌骨瘘

图16—4　甲状舌管囊肿及瘘

（三）诊断

根据病史和临床表现诊断并不困难。有时需和口底皮样囊肿区别。口底皮样囊肿位于颏下区，肿块不随吞咽活动。如有瘘道存在，可用碘化油作瘘道造影，有助于确定病变范围。

（四）治疗

手术切除。由于甲状腺舌管囊肿和舌骨的密切关系，应切除囊肿、中段舌骨及甲状舌管直至舌盲孔区域。如有瘘道存在，可用1%亚甲蓝染色指示病变范围。文献报告甲状腺舌管囊肿术后的复发率在4%左右，如不切除部分舌骨则可高达25%。

三、鳃裂囊肿

（一）病因和病理

人胚约10d，鳃器中胚层细胞增殖较快，在头部两侧有五对背腹向生长的柱状突起，称鳃弓。各个鳃弓由鳃沟所分开。鳃弓及鳃沟外覆外胚层扁平上皮。和鳃沟相对应且向外的内胚层突起称咽囊，内覆内胚层柱状上皮。鳃沟与咽囊间仅隔以含有薄层中胚叶组织或仅由这两层上皮所形成的膜，称闭锁膜。鳃沟咽囊结构称为鳃裂。由于第二鳃弓发育迅速，尾向生长覆盖第Ⅲ、Ⅳ、Ⅴ鳃弓及鳃裂，形成封闭的外胚叶腔隙，称颈窦(图 16－5)。这些结构在胚胎45d 左右逐渐消失，在生长发育过程中衍化为面颈部各种组织。

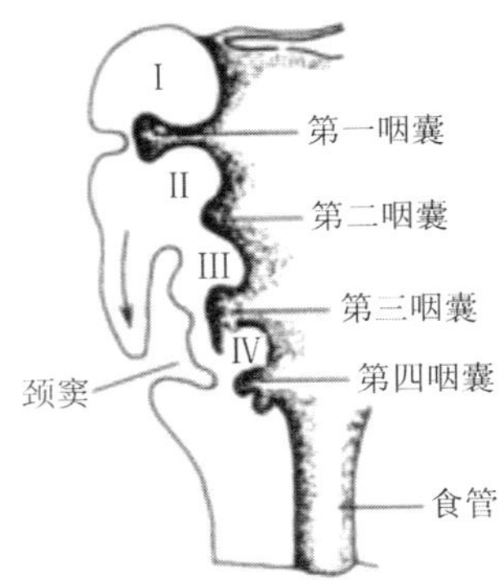

图 16－5　鳃弓(Ⅰ～Ⅳ)、咽囊与颈窦(胚胎 5～8 周)

对于鳃裂囊肿的组织发生有不同看法。Bhaskar 和 Bernier 认为是发生自包含有唾液腺组织的淋巴结，称之为淋巴上皮囊肿。但很多学者反对这一观点，Little 和 Rickie 从胚胎学及临床研究表明鳃器残余能够埋入发育中的淋巴结内，而后发生囊性变化。鳃裂囊肿的组织发生仍和胚胎鳃器发育异常有关。但侧颈部的窦道或瘘一般认为与胚胎鳃器发育异常有关，称之为鳃裂瘘。

鳃裂瘘的瘘道上皮和鳃裂囊肿的衬里上皮一般为复层鳞状上皮，少数为假复层纤毛柱状上皮或系此两种上皮成分混合存在。纤维性囊壁内有丰富的淋巴样组织并有淋巴滤泡。腔内可见脱落的上皮团。

(二)临床表现

1. 第一鳃裂异常　第一鳃裂瘘或窦道在婴儿时期即能发现，一般在下颌角处或在耳屏前或耳垂后下胸锁乳突肌前缘出现瘘口，或呈小结节破溃后溢出豆腐渣样分泌物(图 16－6)。

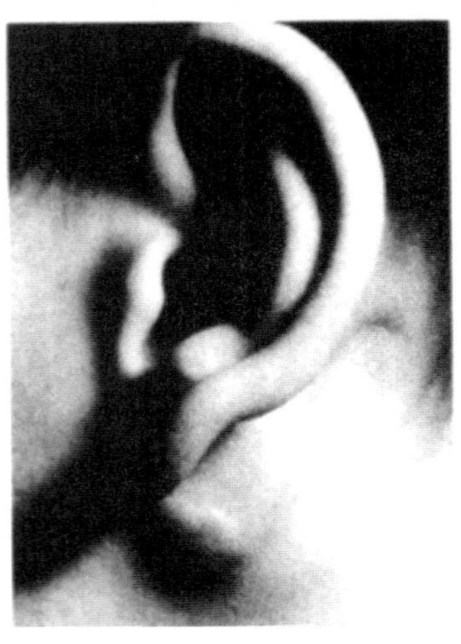

图 16－6　第一鳃裂囊肿，耳垂后下肿胀

反复发作炎症，但也有不少病例仅有瘘口而无任何症状。第一鳃裂瘘和外耳道软骨密切相关，因此在外耳道下部形成瘘口溢脓，但鼓膜及鼓室正常。鳃裂囊肿则多见于青壮年，临床表现为腮腺区肿块性病变。

2. 第二鳃裂异常　第二鳃裂异常发生的囊种远比瘘或窦道多见。典型囊肿的位置是在胸锁乳突肌前缘肩胛舌骨肌水平以上和下颌角下缘间(图 16－7)。扪诊囊肿较软、界限清楚，有轻微动度。肿块逐渐增大，有时随上呼吸道感染而大小有所变化。发病年龄多系青壮年，性别无大差别。

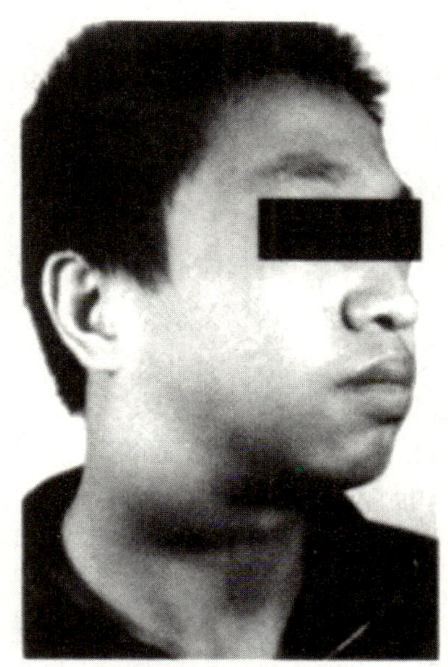

图 16－7　右侧鳃裂囊肿

第二鳃裂瘘或窦道在出生后或婴幼儿时期即可发现。典型瘘口位置是从胸骨切迹向上、沿胸锁乳头肌前缘存在，在中 1/3 及下 1/3 交界处，少数病例可双侧发生。第二鳃裂瘘或窦道可以有三种类型：①只有外口而无咽部内口：此型最常见。②只有内口而无皮肤外口：此种情况可在颈部出现肿胀，切开引流后遗留瘘口不愈。③既有外口，又有内口：瘘道走行的路径是在颈内、颈外动脉间，越过舌下神经，于二腹肌后腹下方，内侧开口于咽侧扁桃体区域。皮肤外口经常有黏液性分泌物外溢。有时内口很大，液体性食物可经此瘘道向外排出。

3. 第三鳃裂异常　如果发生囊肿，其部位常在喉室外侧。瘘或窦道的开口在胸锁乳突肌前缘下 1/3 处。内外开口的完全性瘘的路径和第二鳃裂瘘相似，和颈动脉鞘关系密切，不过其内开口位置偏下，接近梨状窝区。

4. 第四鳃裂异常　极少见，如发生囊肿常易和胸腺囊肿相混淆。

(三)诊断

主要根据临床症状。鳃裂囊肿位置较深者应注意和神经鞘瘤和颈动脉体瘤区别。细针吸细胞学检查有大量分化好的表皮样细胞时可以确诊。鳃裂瘘或窦道应例行造影检查，以了解瘘道走行方向、数目、分支情况，以及内开口的位置等。

(四)治疗

手术切除。鳃裂囊肿手术一般不困难，可沿囊壁仔细剥离，在无感染后粘连的情况下可完整摘除。鳃裂瘘的手术难易不一，有时很困难，特别是反复炎症发作而有粘连的病例。第一鳃裂瘘手术时要注意面神经的保护；第二、三鳃裂瘘手术时要注意保护好颈内动脉、舌下及迷走神经等。为保证手术一次成功，瘘道用亚甲蓝染色非常必要，除切除主瘘道外应将其各个分支完全彻底切除，否则会复发。复发后瘢痕粘连，会使再次手术更加困难。

四、皮样和表皮样囊肿

（一）病因、病理

多数人认为皮样囊肿和表皮样囊肿发生于胚胎发育性上皮剩余，或是外伤植入上皮所致，发生于口底的囊肿可能是由第1、2对鳃弓融合时残留的上皮所发生的。组织病理上囊肿壁衬以复层鳞状上皮，腔内充以角化物或皮脂腺物，结缔组织囊壁内没有皮肤附属器者称为表皮样囊肿；若囊壁内含有皮肤附属器，如毛发、皮脂腺、汗腺和毛囊等结构，则称为皮样囊肿。

（二）临床表现

皮样和表皮样囊肿多见于20岁左右的青年，口底及舌下区为最常见的部位（图16－8）。肿块生长缓慢、无痛，但在青春期可能生长稍快。扪诊肿块柔软，面团样感，无波动，和周围组织界限清楚。肿块一般位于中线，少数病例可偏向一侧。根据囊肿所在部位临床可分为三种类型：①舌下区、颏舌肌间：口底黏膜受压变薄，透过黏膜可见黄色囊肿壁。囊肿体积较大时可将舌抬起并推向后份。②在颌舌骨肌及颏舌肌下的颏下三角区内，舌下区无异常表现。③哑铃型：即在颏下区和舌下区均可触及肿块。舌体部偶见发生皮样囊肿。

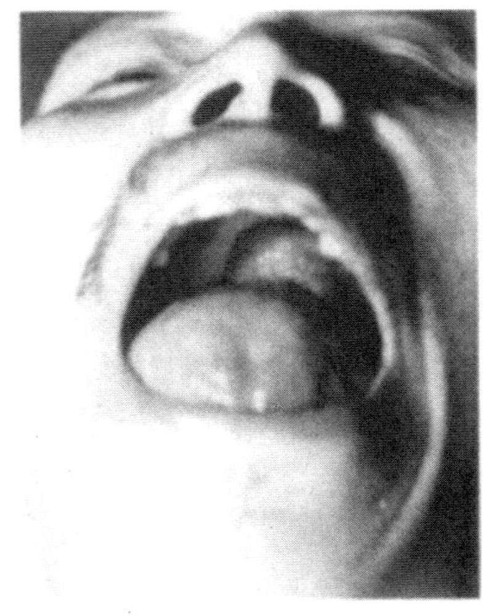

图16－8　口底皮样囊肿，主要位于舌下区，舌被推向后

（三）诊断

颏下区皮样及表皮样囊肿应注意和甲状舌管囊肿区别。明确囊肿所在的解剖部位是很重要的。颏下区囊肿不随吞咽上下活动，和舌骨并无明显附着关系。

（四）治疗

外科手术摘除。皮样和表皮样囊肿囊壁较厚，一般易于完整摘除。

五、单纯性骨囊肿

单纯性骨囊肿或称创伤性或出血性骨囊肿，是一种原因和组织病理发生尚不明了的骨囊肿性病变。提出的理论很多但均属推论性，广泛公认的发生理论是骨内创伤出血的结果。这一理论首先由 Pommer 提出，即囊肿的形成是由于轻微的创伤造成骨髓内出血，正常发展的血块机化愈合受碍而血块液化，邻近区域的骨由于酶的活性而被破坏，于是形成骨的腔隙。其增长发展则是由于囊腔内的压力增加致静脉回流障碍。尽管这一组织发生观点被很多学者接受，但也有很多难以解释的现象，如不少病例并无创伤史；也有人研究有无创伤史和单纯性骨囊肿发生率的比较，两者也无显著不同。又如一般下颌骨后部受创伤的机会较前部多，但单纯性骨囊肿在下颌后部的发生率并不多于下颌前部。

单纯性骨囊肿的组织病理特点是薄层纤维结缔组织构成囊壁但无上皮衬里，而是肉芽组织。从囊肿的定义说并非是真性囊肿。腔内可以是空的，或含有外渗的红细胞或血红蛋白，也可能含有淡黄血样液体。Kuroi 复习文献报告 255 例，发生于下颌的占 89%，前磨牙区是最常见的部位，占下颌的 75%。而上颌以前牙区常见。临床并无明显症状，可能出现轻微的颌骨膨胀或病变区牙齿不适感。一般是例行 X 线检查时发现。X 线片上所示范围可为直径 1cm 或更大范围，主要表现为界限清楚的密度减低区，但周界不如一般囊肿所见的那样明确。其特点是围绕根尖呈曲线伸展，牙齿可以移位或有根吸收，但活力正常。有报告单纯性骨囊肿有自愈倾向。由于其无特征性表现，外科手术显露刮除以明确诊断仍是必要的。

六、动脉瘤性骨囊肿

动脉瘤性骨囊肿既非动脉瘤，也不是真性囊肿，确切些说是一种良性、非肿瘤性的骨病变，是一种充满血性液体、无血管内皮细胞构成的腔。关于本病发生的原因不清楚，归纳起来有 2 种：一是认为骨内某些肿瘤，主要是良性肿瘤如巨细胞瘤、巨细胞肉芽肿、非骨化纤维瘤等发生变异或内出血，原有病变消失或不显著。这种表现在不少病例中确实存在，但不是所有良性病变都伴有动脉瘤性骨囊肿；因此另一种意见认为动脉瘤性骨囊肿是独立性病变。对其发生机制，Biesecker 等的看法得到较多支持。他们发现病变腔血液压力很高，几乎和动脉压相似。根据这一表现他们提出最初病变发生于骨内，因此发生动静脉循环异常，由于血流动力学的力量，骨内发生继发性反应改变，于是形成了动脉瘤性骨囊肿。

据 El Deeb 分析文献报告发生于颌骨的 38 例，平均年龄 18 岁（6～59 岁），以 20 岁左右的青年女性稍多。下颌骨是最常见的病变部位。病变生长缓慢，有时生长迅速，颌骨膨胀，牙齿疼痛但不松动。发展迅速者可能会被误诊为肉瘤。X 线片示颌骨呈膨胀性的单囊或多囊透影区（肥皂泡样或蜂窝状），边界并不十分清楚而呈薄壳状新骨。病变区牙齿移位、牙根吸收也是常见的。因此 X 线表现并非特异性的。组织病理表现的特点是大体切面呈红棕色，似海绵吸血样。镜下见大小不等充满血液或血清样液体的腔隙，衬里为纤维性组织，偶见平滑的内皮样细胞、多核巨细胞及肉芽组织。腔内血液无凝结。囊壁是纤维性的，包含有骨样细胞、巨细胞、外渗红细胞及血红蛋白和炎性细胞等。外科手术切除或刮治是最主要的治疗手段。术中出血现象可能很显著，但当病变刮除以后出血即明显减少并停止。文献报告，颌骨动脉瘤性骨囊肿刮治术后的复发率在 20%左右，如刮治术配合冷冻治疗可减少复发。

（刘丽梅）

第二节 颌骨良性肿瘤

颌骨良性肿瘤可分为两大类：牙源性和骨源性。牙源性良性肿瘤有成釉细胞瘤、牙源性腺样瘤、牙源性钙化上皮瘤、牙源性钙化囊肿、成釉细胞纤维瘤、牙瘤等；骨源性者有骨瘤、骨化纤维瘤及巨细胞瘤等。

一、成釉细胞瘤

(一)病因、病理

成釉细胞瘤是最常见的牙源性肿瘤，占 63%。其组织发生来源一般认为是牙源性上皮，即残余的牙板、成釉器及 Malassez 上皮剩余。自从 Chan(1933)报告成釉细胞瘤可从含牙囊肿转化发生以来，得到众多学者的注意并陆续有报告。Stanley 和 Diehl 分析 641 例成釉细胞瘤，发现 17%(108 例)合并发生含牙囊肿。虽然有不少学者认为，成釉细胞瘤可以从口腔黏膜基底层发生，连续组织病理切片表明肿瘤成分和覆盖的表面上皮完全融合，但近年很多学者认为是骨内病变向黏膜扩展的现象。周缘性成釉细胞瘤和骨组织无关，其组织发生来源仍是牙板残余。

成釉细胞瘤大体剖面呈囊腔或实性，腔内有黄或黄褐色液体，有时可见闪闪发光的胆固醇结晶。肿物有包膜，但常不完整。镜下所见有两个基本类型：滤泡型和丛状型。滤泡型是最常见的，上皮细胞巢类似成釉器，中心疏松排列细胞也很像星网状层。上皮巢周边排列的是单层柱状细胞，细胞核的极性远离基底膜。上皮细胞巢周围常见玻璃样变物质。丛状型的上皮成分构成长的、分枝状的、相互吻合的条索或团块，周边也是高柱状细胞。中心是网状层但不如滤泡型明显。这两型中的间质都是成熟的纤维结缔组织。值得注意的是，如果纤维组织成分占主要地位，则应当和成釉细胞纤维瘤区别。因为成釉细胞纤维瘤在临床表现上类似成釉细胞瘤，但它具有完整的包膜，不具侵袭性，复发也极其少见。

成釉细胞瘤的组织病理图像是多样的，除去上述两种基本类型外，尚可分为基底细胞、棘细胞、颗粒细胞等亚型。基底细胞型极其类似皮肤的基底细胞癌的组织相，肿瘤细胞较原始，周边细胞呈明显柱状而中心常为实性细胞团。棘细胞型主要是中心星网状细胞鳞状化生，甚至有角化珠形成。如果这种现象广泛而显著，有时可误诊为鳞状细胞癌。颗粒细胞型成釉细胞瘤的特点是在滤泡内有大而圆或多边形的细胞，细胞质内有密集的嗜伊红颗粒，细胞界限清楚，细胞核固缩呈偏心位。这种细胞常常部分或全部置换了星网状层。成釉细胞瘤的囊性变是很常见的，囊变部分不仅限于滤泡，间质中也可见囊样间隙。囊腔大小不等，有时可以大到整个瘤体几乎全部为囊腔。上面这些亚型在同一肿瘤中的不同部位均可见到，只是所占比例有所不同。

成釉细胞瘤虽然分成很多亚型，但很多研究表明组织病理类型和临床生物学行为并无直接联系。成釉细胞瘤组织病理呈良性表现，生长缓慢，但可以引起广泛破坏以至累及重要生命器官，如累及颅底甚至侵入颅内而使外科手术不能彻底切除。

(二)临床表现

成釉细胞瘤最多见于青壮年患者，男性稍多，约为 1.5∶1。由于本病起始于骨内，开始无任何症状，不少病例是在例行 X 线检查时才发现，因此病期短者仅 1d，长者可达 30 余年。从初发症状到就诊，平均病期5年。下颌好发，下颌与上颌发生比例为10∶1。下颌又以发生于下颌支与下颌体交界部位最多，其次为下颌体，两者约占下颌的80%。

病变逐渐生长发展而致颌骨膨大，出现颜面不对称畸形，常为患者就诊的主诉。颌骨多向唇颊侧膨胀，舌侧膨胀较少，可能系受舌制约的关系。大的病变可累及一侧下颌骨甚至整个下颌骨，包括喙突均为膨胀性病变。罕见侵入颞下颌关节者，故很少引起开口困难。上颌骨病变可以侵入上颌窦及鼻腔，导致呼吸不畅。少数病例可扩展入颞下窝、颅底。肿物持续增长压迫骨质变薄，变薄区如正是囊变部分则可扪及乒乓球样感甚至波动感。一旦骨皮质完全吸收而失去阻力，囊变部分液体可循阻力小的软组织处突入，给人以肿物生长加快的错觉。肿物巨大者可以压迫皮肤变薄；口腔内可在肿物表面有对牙的咬痕，牙齿可缺失或移位。继发感染破溃后可在口内或面部皮肤出现瘘口，罕见发生病理性骨折者。

（三）X线表现

颌骨成釉细胞瘤在普通X线平片上主要表现为边界清楚的密度减低区，周边为密度增高的白色线条，无骨膜反应。成釉细胞瘤的X线表现可分为三个类型：①单囊型：如含有牙齿则和含牙囊肿无法区分，稍大者边缘可出现切迹。②多囊型：最常见，约占60%。多囊型者囊形密度减低区大小相差悬殊，大如核桃，小如黄豆或绿豆。也有的大小相差不显著，颇似牙源性角化囊肿。③蜂窝型：为小如绿豆或黄豆粒大小的密度减低区所组成。邻近病变区的牙齿常移位或缺失，也可呈现牙根吸收。如果病变继发感染，周围边界常不清楚或囊腔间的分隔消失，不宜将其确认为恶性倾向。

（四）诊断

根据临床及X线表现确诊成釉细胞瘤是很困难的，因为不少颌骨良性肿瘤或瘤样病变均有类似征象。临床诊断中有两点必须要肯定，一是病变确属良性，如必要可在术前作活检或术中作冷冻切片；二是要确定病变所累及的范围，可根据X线片确认，据此决定手术术式和切除范围。正确的定性诊断依赖手术后的组织病理检查。

（五）治疗

颌骨成釉细胞瘤的治疗只有外科手术，其术式主要有肿物摘除或刮治术、矩形或部分骨切除术和颌骨切除术。

1.肿物摘除或刮治术　适用于局限性、X线表现呈单个囊形透影区的病变，特别是病变位于上颌骨的青少年患者。多个大的、界限明确的多囊性病变，患者拒绝颌骨切除者也可考虑刮治，术后需每1～2年进行X线复查。一旦确认复发，应据具体情况采取治疗措施。

2.矩形或部分骨切除术　下颌骨病变仅限于喙突及牙槽突而下颌支后缘及下颌体下缘皮质骨完好者，可在正常骨组织内将肿瘤及该区骨切除，保存下颌骨的连续性，可以获得良好的美容和功能效果。

3.颌骨切除术　巨大的颌骨良性肿瘤或体积不大、X线显示颌骨骨质全部被肿瘤所替换或多囊形透影区呈蜂窝状，都应作颌骨切除术。上颌骨切除后可用赝复体或血管化组织瓣修复。下颌骨缺损则应作骨移植或其他代用材料修复。修复时机可选择在同期，也可二期进行。

理想的下颌骨移植材料应当是：①材料易得。②促进血管重建和刺激受区细胞诱导成骨，加速骨成长。③有良好的生物物理性能，如能提供良好的支持和固定，组织相容性好而不引起宿主的排斥反应等。④能尽快完全地为宿主体所替代，质量要和宿主骨相似或优于宿主骨。根据这些条件，理想的移植材料仍然是自体骨。但自体骨要从身体其他部位取材(髂骨和腓骨)，患者要多受手术痛苦并有供骨区因手术而产生的并发症。有时所取骨达不到修复缺损所需要的量，塑形和功能修复也有一定困难。鉴于此，很多学者研究寻求各种植骨材料代用品。常用的有医用聚合物如塑料、尼龙、聚四氟乙烯等，金属和生物陶瓷、同种异体骨或异种骨等。目前以生物陶瓷为较有前途的骨代用品移植材料。

自体骨移植分游离骨和血管化骨移植，后者是指带有供血血管的移植骨块。游离骨移植的成活过程是移植骨坏死、吸收、产生孔隙，受区血管长入孔隙。沿血管长入的间充质细胞分化成成骨细胞附着在坏死骨架上，新生骨沉积于其表面，一年左右整个移植骨为新生骨所取代。坏死骨细胞壁释放一种糖蛋白，刺激周围由受区骨来的间充质细胞分化成成骨细胞形成新骨。这种由坏死骨细胞壁释放的糖蛋白称骨形成蛋白。自体松质骨较皮质骨有较多的成活细胞，包括造血细胞、网状细胞(原始的成骨细胞)和未分化血管周围细胞(间充质样细胞)。为了确保这些细胞的成活，取骨和植入之间的间隔时间越短越好，不宜超过 2h 并要保持骨块湿润度。但手术创伤使造血细胞变性，对成骨不起作用。网状细胞的成骨作用很小，只有未分化的血管周围结缔组织细胞分化成成骨细胞，对骨生长具有长时间的持续作用。

血管化骨移植常选用腓骨瓣或髂骨瓣。腓骨瓣的供血动脉是腓动脉；髂骨瓣的供血动脉为旋髂深动脉。血管化骨移植不发生坏死吸收而保持原来的形态结构，移植骨内的骨细胞和成骨细胞成活，加速了与受区骨的愈合。但血管化骨移植技术条件要求高，必须进行血管吻合。

最佳的生物陶瓷类的移植材料是羟磷灰石，多应用于下颌骨作矩形骨切除的病例，它可以恢复牙槽嵴高度以利于义齿修复。

对于下颌骨区段缺损的病例，若无植骨条件，可行重建钛板植入桥接修复，以维持下颌骨的正常连续性。但重建钛板植入为非永久性修复方法，常在远期出现排斥反应，因钛板折断、松脱、外露等导致修复失败。

二、牙源性腺样瘤

牙源性腺样瘤或称腺样成釉细胞瘤，以往将此瘤作为成釉细胞瘤的一个组织亚型，经多年观察发现其具有临床病理特点。牙源性腺样瘤有较厚而完整的包膜，镜下见不同大小的上皮团呈结节状，间质很少。实性上皮团中的瘤细胞呈梭形或多边形，排列呈玫瑰花样结构，其间杂以点滴状嗜伊红物质，或者由立方状或柱状上皮构成腺腔样结构，腔内含有不同量均质性的嗜伊红物质。细胞分裂象极其罕见。临床上牙源性腺样瘤主要见于 20 岁左右的年轻人，女性较男性多。最常发生的部位是前牙部，上颌多于下颌。临床表现为缓慢生长的无痛性肿胀，与颌骨囊肿表现相似。X 线片也和含牙囊肿表现一样，但腔内有时可见密度较高的钙化物。外科手术刮治是最佳的治疗方法，术后复发极罕见。

三、牙源性钙化上皮瘤

牙源性钙化上皮瘤是 Pindborg 于 1956 年首先描述，有的文献称之为 Pindborg 瘤。组织病理特点是肿瘤无完整包膜，瘤细胞呈梭形或多边形成片状排列，界限很清楚，细胞间可见细胞间桥。细胞质微嗜伊红，胞核较大，可见显著核仁，但分裂象极其罕见。另一特点是在淀粉样变性的细胞内或其周围有钙化物，钙化呈同心圆沉积排列。一般认为淀粉样物质是肿瘤上皮细胞变性产物。临床表现类似成釉细胞瘤，下颌多于上颌，并多发生在前磨牙区域。其X线表现特点是病变常呈多囊形密度减低区，虽有一定界限但常常并不十分明确。其原因是牙源性钙化上皮瘤无包膜或包膜不完整。最重要的特点是在密度减低区有钙化点，呈散在不规则团块。牙源性钙化上皮瘤也可发生于骨外软组织。治疗方式决定于病变大小，小的病变可以刮治，而大的病变有时需作部分骨切除。手术不彻底可以复发，但迄今未见有转移发生的报告。

四、牙源性钙化囊性瘤

牙源性钙化囊性瘤(calcifying cystic odontogenic tumor)是一种囊性的牙源性良性肿瘤，含类似成釉细胞瘤的上皮成分和影细胞，后者可以钙化。这型肿瘤以往称为“牙源性钙化囊肿”，最早有Gorlin等于1962年作为一种独立的颌骨囊肿进行描述，但大量的临床病理观察表明：所谓“牙源性钙化囊肿”除大多数以囊性改变为主外，部分病例表现为实性病变或伴发其他牙源性肿瘤，其中少部分病例还可表现恶性特征。因此，2005年WHO新分类中，将这几种变异型分别进行命名，将原先的囊肿型牙源性钙化囊肿命名为“牙源性钙化囊性瘤”；原先的肿瘤型牙源性钙化囊肿命名为“牙本质生成性影细胞瘤”；原先的恶性牙源性钙化囊肿命名为“牙源性影细胞癌”。本节所描述的牙源性钙化囊性瘤实际是指以往的囊肿型牙源性钙化囊肿。病变呈囊性，典型的组织病理表现囊壁上皮衬里为复层鳞状上皮，厚薄不一，由立方状或柱状细胞组成明确的基底细胞层，极其类似釉上皮。柱状细胞中细胞核的极性远离基底膜，基底层以上的上皮常类似星网状层。其主要特点是有成巢或成片的影细胞(ghost cells)。影细胞体积较大、细胞质显著嗜伊红，呈颗粒状，固缩的细胞核移位至细胞的边缘。这种细胞对钙质有亲和力，细胞内常有钙化。影细胞可以穿透基底膜，伸入到其下的结缔组织，并常引起异物性反应。影细胞形成的机制尚不清楚，有认为是上皮不完全或异常角化；亦有认为是变性的鳞状上皮。患者高峰年龄为10～19岁，男女性别差异不大。好发于上颌前磨牙区，病变多较为局限，有时也可发生于颌骨外的软组织内。X线片表现为界限清楚的放射透光区，单房或多房，有时可伴发牙瘤发生。牙源性钙化囊性瘤手术摘除术后较少复发。

五、牙骨质瘤

根据WHO的分类，牙骨质瘤有4种病变含有牙骨质成分，即牙骨质化纤维瘤、良性成牙骨质细胞瘤或真性牙骨质瘤、根周牙骨质结构不良、巨大型牙骨质瘤或称家族性多发性牙骨质瘤。

关于牙骨质瘤组织发生的理论很多，但现今一般认为本病发生自牙周韧带。这是一层附着于牙根和牙槽骨的纤维组织，具有形成牙骨质、骨及纤维组织的能力。在病理情况下，这些细胞可以产生骨或反应性增生性病变。根周牙骨质结构不良和巨大性牙骨质瘤属反应性增生改变，临床很少见并具自限性(self limiting)特点，不拟详细讨论。

(一)牙骨质化纤维瘤

牙骨质化纤维瘤、牙骨质骨化纤维瘤和骨化纤维瘤均属同一病变。病变特点是在富于细胞的结缔组织中散布着圆、椭圆或不规则形的牙骨质。结缔组织细胞呈长梭形，类似牙周膜的纤维组织。牙骨质大小不同，是一种周界明确、边缘染色深的无细胞结构物质，可以互相融合构成大的团块。可见到成牙骨质细胞。骨化纤维瘤结构基本与此相同，只是替代牙骨质的是成层状的骨小梁。如果有骨小梁结构，又有牙骨质小体，则称之为牙骨质骨化纤维瘤。临床上牙骨质化纤维瘤无明显症状，多是X线常规检查时发现，一般是硬性、无痛性肿块，上颌及下颌前牙部是最常见的发生部位。这三种病变在X线片的表现基本类似，即在周界清晰的密度减低区内有大小不一成团的钙化物。采取保守的刮治术效果良好，无复发。

（二）良性成牙骨质细胞瘤

不常见。前磨牙及磨牙区是常见的发生部位，主要表现为颌骨膨胀而有畸形。X线表现为界限清楚、密度增高不匀的团块，周围绕以一圈密度减低透影区。可见牙根吸收或牙齿移位。镜检病变为富含血管的纤维间质，其内包含不同量的成骨、成牙骨质细胞及成片的骨小梁和牙骨质。肿物均有一层纤维包膜，因此在X线片上其周边为密度减低区。保守性的刮除术可以根治。

六、牙瘤

牙瘤是造牙器官中上皮和间叶组织形成的肿瘤，含有釉质、牙本质、牙骨质和牙髓组织。一般将其分为两型：混合性及组合性。前者是由牙组织不规则的组织排列；后者是一些基本发育成牙齿的结构及一些牙齿硬组织组合在一起。严格区分两者是困难的。但在组合性牙瘤中可以有数枚至数十枚发育完好、形状各异、大小不同的牙齿。临床无任何症状，多数病例是因正常牙齿萌出障碍作X线检查时发现。手术摘除后罕见复发。

七、牙源性纤维瘤和牙源性黏液瘤

牙源性纤维瘤和牙源性黏液瘤不常见，其临床及X线表现在很多方面和前面提到的颌骨牙源性良性肿瘤相类似，诊断主要靠手术后的组织病理检查。因此只对这两型肿瘤的组织病理特点及其生物学行为作简略介绍。

（一）牙源性纤维瘤

肿瘤由成熟且密集交织的纤维结缔组织组成，包含大小和形态一致的梭形成纤维细胞。其中可含有牙源性上皮和钙化物。这种牙源性上皮呈小条索或团块，无星网状层结构。钙化物是牙骨质小体。可见呈星形的黏液细胞，因此不少学者认为牙源性纤维瘤和黏液瘤两者有密切关系。如组织病理不见牙源上皮或牙骨质小体，则和原发于骨内的纤维瘤或韧带性纤维瘤不易区别，后者具局部浸润性。牙源性纤维瘤是具有包膜、界限清楚的良性瘤，刮治术或简单摘除术效果良好。但组织病理诊断必须明确有无纤维肉瘤的可能，如是则应采取根治性的颌骨切除术。

（二）牙源性黏液瘤

黏液瘤最常见于软组织，颌骨可以发生。很多肿瘤，不论其属良性或恶性，均可发生黏液变性。Dahlin 明确提出，发生于颌骨以外骨组织的黏液样肿瘤可能是软骨肉瘤或纤维肉瘤变性。颌骨黏液瘤的组织发生来源是造牙器官原始间叶组织如牙滤泡、牙乳头和牙周膜，是稍具侵袭性的良性肿瘤。从肿瘤的大体表现即可初步诊断，切面呈灰白色，黏液胶冻样肿块，被膜不完整。瘤细胞呈星形或梭形并有长的、相互吻合的突起。肿瘤细胞核染色深，稍具多形性，但有丝分裂象极其罕见。瘤组织内可见少量散在的牙源上皮条索，但并非诊断牙源性黏液瘤必备的条件。根据牙源性黏液瘤的这些特点，刮治术是不适宜的，宜在正常组织内作部分或全部颌骨切除。定期随诊，以便在发现复发后及时手术。

（莘晓陶）

第三节　血管瘤与脉管畸形

脉管性疾病一血管瘤和脉管畸形是临床常见病，头颈部为好发部位，约60%的脉管疾病发生于头颈部。1982年，Mulliken和Glowachi按血管内皮生物学行为将传统分类中的血管瘤分为真性血管瘤和血管畸形，这一观点目前已被国内外广泛接受，两者在临床表现、病程和转归上截然不同。1995年，Waner和Suen又进一步根据细胞和组织病理学研究修改了Mulliken－Glowachi分类。表16－1将旧分类与新分类进行对照。

表16－1　新分类与旧分类对照

旧分类名称	新分类名称
毛细血管型血管瘤	浅表(皮肤)血管瘤
	微静脉畸形
海绵状血管瘤	深部血管瘤
	静脉畸形
蔓状血管瘤	动静脉畸形
毛细血管型淋巴管瘤	微囊型淋巴管畸形
海绵状淋巴管瘤	微囊型淋巴管畸形
囊肿型淋巴管瘤	大囊型淋巴管畸形
混合型淋巴管瘤	微囊型淋巴管畸形
淋巴血管瘤	混合型淋巴管畸形(包括静脉－淋巴管畸形和静脉－微静脉畸形)

一、血管瘤

婴幼儿血管瘤是婴儿最常见的良性肿瘤，女婴发病率较高，根据不同文献统计发病率约为男婴的2～5倍。有三个明显的发展阶段，快速增生期(8～12个月)、较长的退化期(1～12年)和伴有程度不同的纤维脂肪残留的末期。一般患儿在出生时病变不明显，或仅表现为皮肤或黏膜上的点状红斑和(或)白斑，进入增殖期后，以血管内皮细胞的快速增殖为特征，临床表现为两个快速生长期，出生后1月内和4～6个月时。此期若不加以干预，有可能发生一些并发症，如溃疡、感染、外耳道阻塞、呼吸道压迫、视力障碍、骨骼变形(约1%)甚至充血性心力衰竭。增殖期过后，血管瘤进入消退期，在儿童阶段逐渐消退，Bowers报道约50%的血管瘤在5岁时可消退，而血管畸形则无自发消退的病史，一生都在缓慢生长变大。

(一)组织学特点

1.增生期　光镜观察可见内皮细胞增生，聚集成团，血管腔很小，血管壁增厚、肥大，细胞明显增多。

2.退化期　内皮细胞数目减少，血管间有纤维组织增生和脂肪组织沉积，肥大细胞数逐渐下降到正常水平。

(二)发病机制

目前，关于血管瘤的病因学观点有：胎儿性血管母细胞性组织持续存在；血管发生原始阶段的阻断；也有提法称血管瘤的发生是局部异常的血管发生因子的反应的。

（三）临床表现与诊断

血管瘤可累及浅表皮肤或黏膜，也可为深部占位性病变，有时两者同时存在。浅表血管瘤表现与微静脉畸形临床表现有一部分重叠，早期可表现为浅红的斑痣，进入快速生长期则表现为典型的深红斑块，在过去被称为草莓状血管瘤。病变累及深在时，表现为团块伴有皮肤或黏膜表面浅蓝或紫色斑块状，类似静脉畸形。80％的患儿为单发病变，其他可有2个及以上的多发病变。

对于大多数血管瘤病例，通过临床表现及特征性可以进行诊断，病程在三四个月时经过反复评估，大多能建立准确的诊断，出生后发现红色丘疹样病变是血管瘤重要特征。出生时未看到病变，但有增生期，大多数情况是血管瘤。所以要首先仔细询问家长病变的发展变化，有无快速增长。彩色多普勒超声可观察内部血流，与其他一些不富含血流的包块性疾病相鉴别。因为血管瘤导致骨破坏较少，CT检查仅表现为软组织密度影像，对确定病变范围及周围组织的关系不如MRI显示清晰。在T_1加权像，病变信号与肌肉相似或低于肌肉信号，T_2加权像为高信号。对诊断不明确病例可在隐僻位置手术切取活检。

（四）治疗

血管瘤的治疗可分为保守观察、药物治疗、激光治疗和手术治疗。

对于婴幼儿血管瘤，因其自发消退的特性，任何治疗都基于早期的明确诊断。对于没有临床并发症、病变无过快生长时，可采取保守观察。此时需要做好对家长的教育及解释工作，消除家长恐惧。但是头颈部大范围的血管瘤病变会留下面部浅瘢痕，适当早期干预有利于改善外形，最后达到较理想的美容效果。

过去激素类药物一直作为血管瘤治疗的一线用药被使用。2008年以来，普萘洛尔被发现对血管瘤有较好的治疗作用，并且对消退期血管瘤有效，近年来逐渐取代激素成为一线用药。

抗肿瘤药物平阳霉素注射血管瘤在国内应用较为广泛，其机制是抑制血管内皮细胞过度增殖，使血管腔发生栓塞，诱导细胞退化、瘤体消失。对具有膨隆表现的血管瘤无论是增殖期或消退期均有治疗作用，用药量有一定的限制，一般总量不超过40mg。

其他治疗药物还有干扰素等，由于其临床并发症较重，只在其他药物控制不佳时使用。

激光主要用于皮肤或黏膜浅表血管瘤的治疗，适用的主要激光种类为脉冲燃料激光（595nm、585nm）和长脉冲1064nm Nd：YAG激光。

手术治疗适用于有严重梗阻、溃疡及巨大血管瘤药物控制无效的患儿，在消退期和消退末期病变消退遗留多余组织、瘢痕和产生的继发畸形可以通过手术进行矫正，以获得较好的美容效果。

二、微静脉畸形

微静脉畸形过去被称为毛细血管瘤或鲜红斑痣，在临床和组织学上都属于真性畸形，由乳头丛内毛细血管后微静脉组成，病因不清。微静脉畸形发病率在0.3％，男女比率1∶1。在出生时就存在，也可以不十分明显。临床表现为扁平粉红色，83％在头颈部。微静脉畸形可累及多个感觉神经支配区，如三叉神经支配区，以第Ⅱ支多见。病变的颜色随年龄的增长而逐渐加深，厚度增加，成年后病变可出现隆起或结节样改变，有时可发生巨大赘生物，易出血。常累及口腔黏膜、颌骨、牙龈、上下唇等，引起牙龈增生、颌骨肥大，但多不超越中线，严重者咬合关系紊乱。1989年，Waner根据静脉扩张程度将病变分为四级：Ⅰ型病变较早，血管直径 50～80μm，临床呈现浅或深粉红色斑，在强光 6 倍透镜下观察可看到血管；Ⅱ型血管直径 80～120μm，临床呈现浅红色斑；Ⅲ型血管直径 120～150μm，病变是深红色斑；Ⅳ型血管直径＞150μm，病变常呈紫红色，扩张血管融合形成鹅卵石样结节。

过去常用核素^{32}P、冷冻、磨皮术、切除加植皮术，效果均不理想。近年对微静脉畸形更多地采用激光治疗方法。目前治疗效果较理想的激光治疗机是脉冲染料激光(595nm,585nm)。

三、静脉畸形

静脉畸形过去又称海绵状血管瘤，是胚胎时期血管形成过程中的结构异常。由扩张的静脉组成，伴有静脉数目的增加，扩张的程度随年龄不断发展，大约 90%在出生时就存在。早期不易发现，要看临床症状，当头低位时，相应位置皮肤膨隆，穿刺可抽出可凝固的血液。在败血症、创伤、妊娠、激素水平改变时，可使已有血管结构进行性扩张，导致畸形血管膨大：大多数静脉畸形呈海绵状，柔软易压缩，可累及颊、颈、舌、唇，造成面部畸形。静脉畸形的窦腔内血流相对缓慢，可凝固而成血栓，久之可钙化为静脉石。

(一)临床表现

静脉畸形目前在临床上分为四型：Ⅰ型为孤立型，无明显回流静脉；Ⅱ型有正常回流静脉；Ⅲ型回流静脉发育异常，Ⅳ型回流静脉扩张。Ⅰ、Ⅱ型静脉畸形在临床占据大多数。在皮肤和黏膜表面，皮温不高，无波动感，可压缩，体位试验阳性，病变由大小不等的血窦组成，无完整被膜。深层组织内的静脉畸形，为了确定其部位、大小、范围及其吻合支的情况，可以应用静脉造影或磁共振血管成像(MRI 或 MRA)来协助诊断，并为治疗提供参考。

(二)治疗

静脉畸形的治疗方案选择取决于血管畸形的血管容积(体积)、解剖位置和深度。

1. 药物治疗　静脉畸形的药物治疗主要是硬化剂注射治疗，可作为单一的治疗方法，也可与手术、激光等联合治疗。主要适用于病变内子囊较密集的静脉畸形。平阳霉素是目前临床常用的硬化药物，与国外的博来霉素具有相似的化学结构。注射平阳霉素后的主要组织学变化是血管内皮细胞损伤，管壁不同程度增厚及管腔闭塞。注射平阳霉素的剂量一般是每次 4～8mg，总量不超过 70mg。2 周左右注射一次。对于Ⅲ、Ⅳ型静脉畸形，由于血液高回流，病变广泛，所累及解剖位置结构复杂，并且无明显边界，过去采用手术等综合治疗效果不佳。注射平阳霉素后药物进入静脉腔内立即流走，难以发挥作用，所以对于这类的静脉畸形可采用联合治疗方法。北京大学口腔医院使用无水乙醇注射＋动力泵平阳霉素灌注的方法应用于数十例患者后取得了较好的疗效。

2. 激光治疗　对于舌部及口腔黏膜部位的Ⅰ、Ⅱ型表浅的静脉畸形 Nd：YAG 激光治疗可取得较好的治疗效果。其主要机制是病变内血红蛋白吸收激光热能量后产生凝固效应，组织立即萎缩，伤口愈合时间 10～14d。治疗需要 2 次或 3 次治疗，每次间隔的时间需 6 周以上。

3. 手术治疗　对于手术治疗需要根据静脉畸形的局部范围、深浅及患者的全身情况等因素综合考虑。大、中型多解剖间隙静脉畸形是手术治疗的适应证，但术中持续出血或渗血是令手术医师很麻烦的事情，所以手术医师应熟练掌握使用电刀、激光等热凝固原理止血的手段。

四、动静脉畸形

动静脉畸形(AVM)属于先天性血管畸形。头颈部是AVM的好发部位,以颅内病变居多,颌面部发病率相对较低,可分为软组织AVM、颌骨中心性AVM及混合型AVM。AVM的病理实质是动脉与静脉之间缺乏正常毛细血管网的连接,而由含大量微小动静脉瘘的畸形血管团代替,动脉血流经畸形血管团直接汇入静脉。临床表现为病变区着色、皮温增高并伴有搏动及吹风样杂音,可发生溃疡、坏死或出血。目前AVM的治疗方法主要包括血管内栓塞和手术治疗。

(一)诊断

典型的AVM通过临床检查,诊断一般不难。从病史看,患者常自幼发病,随年龄增长病变逐渐增大。早期病变可见皮肤着色、皮温增高;病变增大可扪及动脉搏动及皮肤震颤感,听诊可闻吹风样杂音;病变进一步发展可于患区出现溃疡及出血。颌骨AVM除了上述表现外,常因为牙源性出血就诊。影像学诊断方法包括B超、X线片、CT及MRI检查。B超可见患区存在动脉血流信号。上颌骨AVM的普通X线片可见蜂窝状、囊腔状或蜂窝囊腔状透射改变。对于下颌病变,常可见下颌管明显增宽迂曲,颏孔增大。增强CT可观察到软硬组织内畸形血管形态及范围,通过三维重现技术可以直观地显示病变的主要血管结构。尽管由于CT及MRI技术的发展,对于AVM血管结构的显示更加精细准确,但数字减影血管造影技术仍然是AVM影像诊断的金标准(图16—9)。

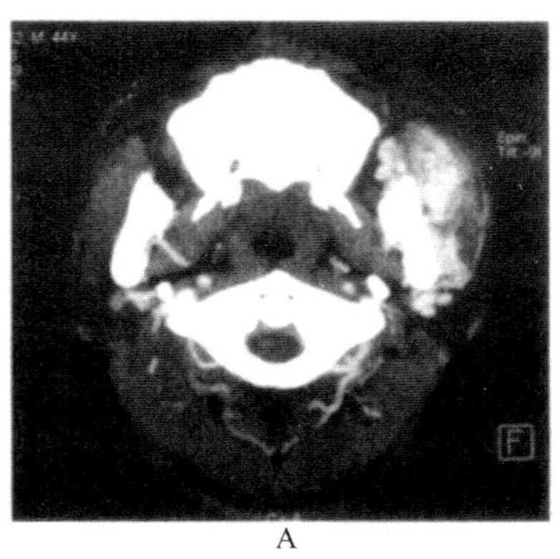

A

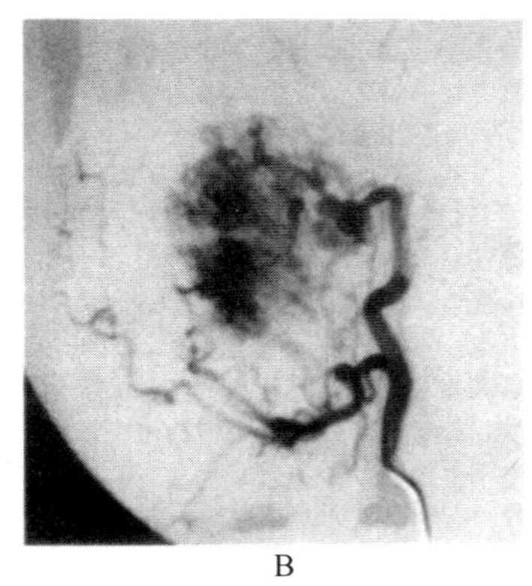

B

图16—9　左侧颧颊部AVM

A.增强CT显示左侧咬肌腮腺及颊部AVM;B.颈外动脉造影侧位片显示左侧颧颊部较大范围AVM

(二)动静脉畸形的栓塞治疗

栓塞治疗是高血流脉管畸形治疗的首选方法。AVM栓塞治疗的关键是将栓子栓堵在畸形中心的微小动静脉瘘中,而不是仅栓堵近心端供血动脉,同时要尽量避免栓子超流入肺,或经危险吻合支入颅。栓塞剂包括明胶海绵、聚乙烯醇、α—氰基丙烯酸正丁酯(N—butyl—2—cyanoacrylate,NBCA)、弹簧圈、可脱性球囊和无水乙醇等。明胶海绵为可吸收栓塞剂,可用于术前辅助性栓塞,也可用于疑有危险吻合存在时临时阻塞血管。聚乙烯醇为固体栓塞剂,NBCA为液体栓塞剂,常用于动静脉畸形的栓塞治疗。弹簧圈及可脱性球囊也是永久性栓塞剂,可用于栓堵动静脉瘘和动脉瘤。近年来有多位研究者采用无水乙醇进行动脉栓塞。无水乙醇可以直接破坏血管内皮,并使血红蛋白变性而形成血栓,故可永久性封闭动静脉畸形中的畸形血管网。

（三）软组织动静脉畸形的治疗

口腔颌面部软组织 AVM 可累及多个解剖区域，引起严重的面部畸形，并可发生大出血，甚至导致心力衰竭。治疗方法包括手术、硬化剂注射及血管内栓塞治疗等。部分病例经治疗达到了较好的效果，但有些病例治疗后多次复发，甚至呈进行性发展趋势，这与病变的部位、范围有关，也取决于病变的血管构筑特点。弥散型 AVM 畸形血管分布较稀疏，缺乏明确的畸形血管团，故栓塞宜采用动脉途径。这类病变有时栓塞短期疗效尚好，但长期疗效不满意，故重复栓塞后采取手术治疗仍是必要的。密集型 AVM 供养动脉及病变区静脉密集分布，呈团块状，这为瘤腔栓塞提供了条件。瘤腔栓塞可采用组织胶或无水乙醇，可达到根治病变或使病变得到长期控制的作用。对于存在明显面部畸形的 AVM 病变，单纯栓塞不能明显改善者，手术治疗仍然是重要的方法。

（四）颌骨 AVM 的栓塞与手术治疗

颌骨 AVM 发病率较低，下颌骨发生率高于上颌，多在 10～20 岁发病。临床表现为局部搏动、杂音、牙齿松动等，其危险性在于可引起致命的大出血。颌骨 AVM 的治疗既要考虑血管结构，也应考虑患区牙齿的情况。若有多个患牙明显松动，提示牙槽骨遭到广泛破坏，单纯栓塞难以使患牙重新获得固位，而栓塞后刮治疗效较确切。颌骨 AVM 的手术治疗一般采用颌骨刮治术，使患者的颌骨连续性得以保持并尽量保留其发育的潜力，避免行颌骨切除术。由于术中出血汹涌，即使对于栓塞治疗后的病例也应该作好充分的准备。病变区松动牙的处理不应过于保守，以避免术后感染或复发。术后定期拍片观察颌骨愈合情况。

五、淋巴管畸形

淋巴管畸形过去称为淋巴管瘤，是淋巴系统的畸形，由淋巴管发育缺陷造成的。常发生在人体含丰富淋巴管组织的部位，可以局限，也可以弥散，可以在面部浅层或深层。常见于儿童及青年。病变由淋巴管组成，管腔大小不等，多扩张成子囊。内含淋巴液，在黏膜表面呈现许多散在孤立白色圆形结节，常与毛细血管畸形并存。按其临床特征及组织结构可分为微囊型、大囊型及混合型三类。所有病变在出生后就可以存在，男女发生率无明显差别。头颈部淋巴管畸形占全身病变的 70%以上。淋巴管畸形为发育畸形，属良性病变，很少有自愈的报道。

（一）临床特点与诊断

按囊腔体积大小区分微囊型和大囊型淋巴管畸形。一般认为囊腔直径小于 1cm 为微囊型，直径大于 2cm 为大囊型。

1. 微囊型（microcystic）　多见于婴幼儿。好发在舌、颊、唇黏膜，皮肤少见。由衬有内皮细胞的淋巴管扩张而成。淋巴管内充满淋巴液，在皮肤或黏膜上呈现孤立的或多发性散在的小圆形囊性结节状或点状病损，无色、柔软，一般无压缩性，肿瘤边界不清楚。口腔黏膜的淋巴管畸形有时与血管畸形共存，出现黄、红色小疱状突起，称为血管淋巴管畸形。

2. 大囊型　又称为囊性水瘤。由数个大囊腔组成。是由于颈部胚胎发育时颈囊发育畸形。主要发生于颈侧区。一般为多房性囊腔，彼此间隔，内有透明、淡黄色水样液体，不能压缩，周围有较厚的囊壁，囊壁由较厚纤维组成，衬以单层扁平细胞。囊腔大小不一，表面皮肤色泽正常，呈充盈状态，扪诊柔软，有波动感。与深层血管畸形不同的是透光试验阳性，体位移动试验阴性。囊型淋巴管畸形可在头颈部潜在间隙中延伸，上可至颅底，下可达纵隔和胸腔，囊腔造影可帮助明确其真实波及范围。穿刺检查可抽出淡黄色透明淋巴液。

（二）治疗

淋巴管畸形的治疗，主要是采用外科手术切除，对范围较大的肿瘤可分期切除。囊性水瘤宜争取早期手术。颈部囊性水瘤由于胚胎发育关系（一般认为系来自胚胎期的原始颈淋巴囊）常包绕颈部重要血管和神经，术前应在思想上、技术上作好充分准备。

毛细管型淋巴管瘤对低温或激光治疗有一定的效果，但还不够理想。

发生在舌、颊、唇等部位的淋巴管畸形以及囊性水瘤。过去多以手术切除为主，近年来有对婴幼儿采用局部注射平阳霉素治疗的报道，取得较好的疗效。该疗法尤其适用于不易手术切除的儿童巨大型囊性水瘤，也可作为手术后残留瘤组织的补充治疗。

（莘晓陶）

第四节　口腔颌面部软组织良性肿瘤及瘤样病变

口腔颌面部良性肿瘤性病变除颌骨肿瘤、脉管畸形和唾液腺肿瘤（另章论述）外，尚存在各种其他组织发生的良性肿瘤性病变，其中尤以各种软组织良性肿瘤性病变为最常见。本节仅就口腔颌面部多发并具有一定特征的软组织良性肿瘤及瘤样病变叙述。瘤样病变是指具有肿瘤的某些特征，但其本质是炎症或增生性疾病。对口腔瘤样病变的认识，不仅需要组织学诊断，也须熟知其临床表现和生物学行为。许多瘤样病变与刺激因素有关，需深知消除刺激因素的重要，有助于防止切除后的复发。

一、乳头状瘤样病变

口腔常见的乳头状瘤样病变有 3 种，即乳头状瘤、炎症性乳头状增生和疣状增生。

乳头状瘤是口腔黏膜最常见的良性上皮性肿瘤，好发于唇、舌、腭及颊黏膜。肿瘤一般呈现为外突的带蒂肿块，表面呈白色菜花状。大小从直径几毫米到 2～3cm。肿块基底无浸润。大多呈孤立单个病变，少数病例可多发。组织病理上乳头状瘤有多个手指样突出体，每个突出体中心为纤维血管条索，表面覆盖过度角化的复层鳞状上皮，因此临床呈现为白色斑块性病变。手术切除是最佳治疗。手术时应将基底部彻底切除以防复发。

炎症性乳头状增生绝大多数是由于不良修复体的刺激所引起，最常发生于上腭和义齿边缘压迫的龈颊沟部。临床表现为多个疣样乳头生长，颜色暗红呈水肿样，一般无痛。组织病理呈现为多个乳头状突起，表面覆盖不全角化的复层鳞状上皮，其下的结缔组织显示水肿并有慢性炎症细胞浸润。腭部病变可以显示腺泡萎缩、间质纤维化及炎性细胞浸润，小唾液腺导管上皮鳞状细胞化生，可有黏液池样积聚。此种情况不要误诊为黏液表皮样癌。炎症性乳头状增生虽然在不戴义齿后情况有所改善，但完全恢复正常不容易，手术切除有时是必要的。

疣状增生的原因不明，近些年由 Shear 和 Pindborg 将其明确划分出来。临床上常和白斑并存而与疣状癌不易区分。临床病理有两个基本类型：一种是由长而狭窄、重度角化的疣状突起所组成，临床表现为白色；另一种是由较宽而平、非重度角化的疣状突起所组成。两种病变的周围可以有均质性白斑存在，病变的特点主要是表面上皮呈疣状突起，并不向深面的结缔组织伸展。后一点是与疣状癌区分的重要标志。深面结缔组织内有炎性细胞浸润表现。

二、纤维瘤及其他纤维组织病变

(一)纤维瘤

纤维瘤是由致密纤维结缔组织组成的肿块性病变。口腔常见,可发生于任何部位,但以颊、舌、下唇及牙龈较多。临床上纤维瘤的颜色可从淡红到白色,表面光滑并高出于黏膜面。扪诊较硬,有蒂或无蒂。大小从直径几毫米到1～2cm。由于本病常合并创伤刺激,因此不被认为是真性肿瘤。去除刺激因素并将肿块切除可以治愈。

(二)纤维瘤病

纤维瘤病是由具浸润性的成纤维细胞增殖构成的一组病变。光镜下显示的组织病理特点是由形态及大小一致、分化成熟的成纤维细胞组成,可以浸润肌肉或脂肪,罕见分裂象。病变中没有炎症反应或有轻度炎性细胞浸润。尽管纤维瘤病治疗后有复发倾向,但不发生转移。病变发展呈良性过程,但如累及重要器官也可致命。

纤维瘤病可发生于任何年龄的不同部位,但有些类型主要见于婴幼儿或青少年,有些则见于成年人。青少年或婴幼儿的纤维瘤病包括婴儿纤维错构瘤、儿童侵袭性婴儿纤维瘤病、先天性局部单发或全身性纤维瘤病、遗传性牙龈纤维瘤病等。从组织病理表现看,这些病变中有些细胞成分非常丰富,有些间质细胞很原始,加之其浸润性表现而常会被误诊为肉瘤。特别是儿童的侵袭性纤维瘤病和真正的纤维肉瘤难以区别,最后确诊要看临床发展过程。这一点给临床治疗带来一定的困难,特别是发生于颌骨者。以往我们曾经认为肉瘤中纤维肉瘤的预后较好,可能有些病例并非真性纤维肉瘤,而是肉瘤样的、侵袭性的纤维瘤病。因此,在处理这类病变时,不妨在不影响器官发育且不致严重畸形的情况下尽可能切除病变组织,严密观察。婴儿性纤维错构瘤几乎都发生于婴幼儿,多见于2岁以下男孩,男女之比约为2～3∶1。迄今尚未见本病有发生于成人的报告。纤维性错构瘤发生于皮下,呈圆形肿块,无包膜。镜下主要特点为由下列组织混合组成:密集条索状的胶原纤维组织,圆形、椭圆形或星形的原始间质细胞被黏液样基质所分开并有脂肪组织混杂其中。切除不彻底可复发,但无侵袭性的潜在恶性。先天的全身性纤维瘤病变极罕见,由于有重要脏器受累,故一旦发生常常是致命的。局部单发者预后较好,切除后不复发。

成年人中常见者除发生于掌、跖的纤维瘤病外就是硬纤维瘤病。头颈区域颈部常见,但舌、磨牙后区、唇颊及腮腺等都有发生本病的报道。硬纤维瘤病可以呈现为孤立活动的,也可以是弥散性但边界明确的肿块,无自发痛,表面皮肤或黏膜可以产生溃疡。生长速度不定,有时一段时间生长很快而后又停止。镜下见狭长的成纤维细胞被丰富的胶原纤维所分开。细胞核大小一致,分裂象极少。可浸润周围组织(如肌肉、骨等)而无明确边界,但不侵入血管及神经。手术彻底切除很困难。据Barnes等收集文献报道,发生于头颈部的113例,复发率在32%～70%,由于硬纤维瘤病涉及重要器官而致命者6例。

(三)结节性筋膜炎

结节性筋膜炎是一种良性、非肿瘤性、具自限性的纤维组织增殖性疾病。明确诊断本病的重要性在于一些生长迅速并包含有核分裂象的病例可能被误诊为肉瘤。据Werning分析发生于口腔颌面区域的41例表明,患者以青壮年居多,罕见发生于儿童。男性稍多于女性。病变好发部位是下颌角、下颌下缘及颧弓,位于皮下呈现为硬而界限清楚的无痛性肿块。生长可能很迅速,亦可以缓慢生长或生长到一定大小而长期无变化。组织病理为梭形成纤维细胞所组成，核深染并可见核仁，有分裂象，但细胞并无明显的异形性。间质呈多突起的黏液细胞样，并有粗短成束的胶原纤维。最重要的诊断依据是存在有较多的裂隙，很类似血管腔而无内皮细胞衬里；肿块周边的组织有淋巴细胞、浆细胞和组织细胞。病变可以浸润邻近的脂肪、肌肉组织。局部切除是最佳治疗方法。即使手术标本显示未切除干净，也不必进一步处理，因为结节性筋膜炎显示有自限性倾向。若有复发而明确诊断为本病，除非为矫正面容外观，也不必再次手术。

三、神经组织肿瘤及瘤样病变

（一）创伤性神经瘤

创伤性神经瘤是由于周缘神经被切断后远侧端神经纤维变性，而近心端产生增殖修复性反应而致。如果被切断的两断端间的间隙很小，两断端可愈合再接而无任何并发症。但如两断端间间隙较大，其间充满了血凝块、感染性的组织及瘢痕，两断端间不能相接，增殖的施万细胞和轴索呈不规则性的生长而形成创伤性神经瘤。这种病变显然是无包膜的，大小一般直径在 1～2cm，其症状主要是触痛。如症状较重可考虑切除。

（二）神经鞘瘤

神经鞘瘤是发生自施万细胞、缓慢生长、具有包膜的良性肿瘤。约 25%～45%发生于头颈部，最常见的部位为颈侧部。男性为女性的 2～4 倍。口腔常见发生于舌及唇颊部。颈部神经鞘瘤多发生自颈交感神经及迷走神经，少数发生自舌下神经，手术中可以辨认其神经来源。临床表现为缓慢生长的无痛性肿块，出现于颈前三角区上部。肿块多为单个椭圆形，表面光滑、境界清楚，活动，肿瘤可将颈动脉推向表浅移位而显示搏动，但搏动沿血管走行方向存在而并非在瘤体任何部位，听诊无杂音，可与颈动脉体瘤区别。肿瘤压迫颈交感神经可产生 Homer 综合征（患侧瞳孔缩小、上睑下垂、睑裂张开不全、同侧面颈部潮红、少汗或无汗征象）。压迫迷走神经可有刺激性干咳。镜下特点见瘤细胞特别细长，呈梭形，边界不清楚。瘤细胞密集呈栅栏状排列，也有部分呈小镟涡状。肿瘤有完整、较厚包膜。手术应避免切断神经，在充分显示神经干及肿块后，可沿肿块长轴剖开包膜，逐层分离将瘤体剥出。术后复发少见。

（三）神经纤维瘤

神经纤维瘤可以单发或多发，单发者常为局限性、界限不清的无包膜肿块。多发性神经纤维瘤是神经纤维瘤病的一个组成症状。口腔颌面部任何部位均可发生，肿块位于皮肤、皮下或黏膜下，扪诊较软。神经纤维瘤也发生自施万细胞，瘤细胞也由梭形细胞组成，和神经鞘瘤的区别在于神经纤维瘤无包膜，瘤细胞不呈栅栏状排列，混有胶原纤维束。和皮肤相连的病变中常包含有汗腺、脂肪组织等。手术难以彻底切除，也无法辨认发生自哪支周缘神经。

（四）神经纤维瘤病

神经纤维瘤病是一种遗传性、皮肤具咖啡色素斑、有多发性神经纤维瘤的非肿瘤性病变。由于本病由 VonRecklinghausen 于 1882 年首先作了详细描述，故本病常以他的名字命名，称之为 Recklinghausen 病。咖啡色素斑界限清楚，呈棕褐色，大小在 2cm 直径左右，最常见于躯干及臀部皮肤。如果一位患者有 6 个以上的咖啡色素斑，直径在 1.5cm 以上，即使没有家族史，也可以诊断为神经纤维瘤病。神经纤维瘤病没有良好的治疗方法，手术仅能从美容观点作有限的部分切除，达不到理想的效果。文献报道本病有少数发生恶性变，其临床表现为突然生长加快、出现疼痛等。

(五)颈动脉体瘤

颈动脉体瘤又称化学感受器瘤或颈动脉副神经节瘤,不常见,但在颈部肿块的鉴别诊断及其治疗中的特殊性占有重要地位。

颈动脉体瘤发生自颈内、颈外动脉分叉间化学感受器。肿瘤表面光滑或呈结节状,剖面紫红,有薄层包膜,有丰富的血管支。瘤细胞呈多边形或梭形,细胞质嗜伊红,细胞核核仁明显。瘤细胞巢有毛细血管围绕或瘤细胞包绕脉管。基质为纤维组织,富含血管。

颈动脉体瘤生长缓慢,一般无明显症状,就诊主诉为颈部肿块。临床检查肿块位于颈动脉三角区,下颌角下方与胸锁乳突肌前缘间。触诊肿物中等硬,不可压缩,边界清楚。瘤体有搏动,听诊有吹风样杂音。肿块可左右推动而上下移动甚微。肿块一般为单侧,双侧者极少。少数为恶性,可发生远位转移。

颈动脉体瘤的临床诊断有时是困难的。鉴别诊断中应当鉴别的疾患有:特异性或非特异性淋巴结炎、下颌下腺肿瘤、鳃裂囊肿、神经鞘瘤等。拟诊为颈动脉体瘤时宜行血管造影(经股动脉插管或颈总动脉穿刺)或CT检查。CT检查加血管增强则更为必要。

颈动脉体瘤的诊断一经确定,外科手术前必须作好充足的准备。其中最重要的准备工作之一是阻断患侧颈动脉的供血,以有效地促使脑血管建立足够有效的侧支循环。这种方法称Matas试验,即指压患侧颈总动脉阻断血运,指测颞浅动脉有无搏动以确认压迫有效性。从数分钟逐渐至30min以上,患者无脑缺血征象后方可手术。这并不是说只要阻断血运合乎要求标准就不会产生脑血管并发症,但训练和不训练,产生脑血管并发症的情况确有不同。

较小的肿瘤可以剥离切除。切除、结扎颈外动脉一般无问题,但必须保证颈内、颈总动脉完整性。不少病例需将动脉外膜连同肿瘤剥出,有时很难不损伤动脉内壁而破裂出血。此时需在阻断动脉血液循环的情况下予以缝合。如不能止住出血或肿瘤与颈内动脉或分支部粘连甚紧,可结扎颈总动脉或切除一段作血管移植(自体静脉或尼龙血管等)。

(六)婴儿黑色素性神经外胚瘤

黑色素性神经外胚瘤80%见于婴儿,90%在1岁以下。性别无差异。2/3的病例发生于上颌前部,在牙槽嵴呈现蓝黑或灰红色肿块,无蒂。少数病例增长速度较快。X线片常显示骨吸收破坏。光镜检查特点是由密集的纤维血管组织构成无包膜的肿块,其中包含有小巢状或受压成条索状的嗜碱性肿瘤细胞。一种颇似淋巴样细胞,瘤细胞小而圆,核深染,细胞质少;另一种为上皮样细胞,细胞体积较大,形状不规则,核染色浅,细胞质丰富,内含大量黑色素颗粒。核分裂象罕见。治疗方式为手术切除并将破坏骨质刮除。切除彻底者罕见复发,但不彻底可复发,文献报告复发率不超过15%。黑色素神经外胚瘤系良性,不应作放射治疗。

(七)颗粒细胞瘤

颗粒细胞瘤不常见,但在口腔常发生于舌体。颗粒细胞瘤的组织发生曾被认为来源于肌细胞、成纤维细胞或组织细胞等,虽然近年研究认为肿瘤来自施万细胞(Schwann cell),但可能是更原始的间叶细胞,这些细胞发生施万瘤及颗粒细胞瘤。颗粒细胞瘤最常发生于皮肤,口腔中舌的发生率占首位。唇颊、牙龈、口底等处均有报告发生。青年人常见。临床表现为硬的白色或黄色肿块,一般无疼痛且缓慢生长,但也有生长迅速者。扪诊肿块有清楚界限,但剖检肿块无包膜。镜检瘤细胞呈多边形,胞质嗜伊红,呈颗粒状,胞核呈圆形或椭圆形。细胞周界基本清楚,成团或成排排列,由纤维组织分隔成组。丝状分裂象及坏死罕见。可能会见到瘤细胞“侵犯”神经的现象，但这并非恶性象征。覆盖肿瘤的表面上皮常显示过度增生。颗粒细胞瘤也有恶性者，主要表现在核的变化上，即染色质加深、核仁增大或数目增加并可见核分裂象，亦可见坏死现象。颗粒细胞瘤的治疗为外科手术切除，要有足够的周界正常组织，不完全切除必然导致复发。

四、血管性肿瘤

血管外皮细胞瘤是不常见的血管性肿瘤。肿瘤发生自毛细血管网状纤维鞘膜外面呈梭形的血管外皮细胞。由于毛细血管无所不在，因此身体任何部位均可发生，约 15%～25%发生于头颈部。鼻腔最常见，腮腺、口底、舌等均有报告发生。血管外皮细胞瘤临床确诊困难。肿块生长缓慢，没有显著不适，可以多年无变化。在鼻腔者极似鼻息肉。确诊依靠病理。镜下特点是肿块包膜不完整，可为许多由正常内皮细胞构成的小血管腔，周围绕以不同厚度的纤维鞘。瘤细胞在鞘外，呈椭圆形或短梭形，大小较一致，围绕血管纤维鞘呈放射状排列。血管鞘外的网状纤维丰富，包绕瘤细胞团。血管外皮细胞瘤手术切除后复发率很高，且可以发生转移。据 Backwinkel 等分析 224 例，复发率达 52.2%。由于复发率高及发生转移，拟将其分为良性及恶性型，但从组织病理表现难以确定。发生于头颈区域的血管外皮细胞瘤较身体其他部位发生者其转移率低。据 Walike 报告，头颈部血管外皮细胞瘤只有 10%发生远位转移，而身体其他部位者高达 20%～45%。

局部广泛切除是唯一最佳治疗方法，但常由于病变所在位置受解剖条件限制不能彻底切除，复发也就必然。尽管血管外皮细胞瘤有丰富的毛细血管网，但对放射治疗不敏感。长期随诊是必要的，要注意有无转移发生。

五、骨化性肌炎

骨化性肌炎是非肿瘤性骨形成于肌组织内，临床表现有两种类型：局限型和弥散型。局限型者为某一肌组织受累；弥散型者为一组肌组织或全身多处肌组织发病。骨化性肌炎发生的原因一般认为和创伤有关。肌组织受创伤后发生进行性肿胀，在头几周内发展甚快，约在受创伤后 2～3 个月达高潮，之后趋向于稳定。一般在 1 个月左右即可见肌组织内有钙化物，4～5 个月后即可见有成熟性骨组织。口腔颌面部骨化性肌炎常见发生于咬肌、颞肌、翼内外肌，二腹肌也有报告发生。临床表现为在肌组织内可扪及界限不清的硬块，影响开口。X 线片可见受累的肌组织内有密度增高的钙化物。治疗与否决定于患者存在的症状，严重影响开口者可将其切除。手术时机应选择在病变稳定期。值得注意的是，如怀疑肌组织有发生骨化性肌炎可能时，绝对禁忌按摩，以免病变范围扩大。理疗有助于肌组织炎症消散。

六、嗜酸性淋巴肉芽肿

嗜酸性淋巴肉芽肿为我国金显宅、司徒展于 1937 年首先报道。日本在 1948 年由木村哲二报告类似疾病，后人称之为“木村病”。本病有明显的发病地域性，主要见于中国、日本及亚洲东部等国家。

嗜酸性淋巴肉芽肿最常见发生于青壮年男性，男女之比约为 10∶1。85%发生于颌面部，其中又以腮腺区最为常见。临床表现可分为结节型和弥散型。结节型者原发于淋巴结，单个或多个；弥散型病变发生于皮下组织，侵犯皮肤、肌肉和腺体，但不侵犯骨组织。病变区皮肤松软，扪诊可触及结节状硬韧块。病史久者可见皮肤粗糙增厚，呈橘子皮状。由于受累区皮肤瘙痒，常见抓痕。组织病理特点为大量淋巴细胞增生并形成滤泡，有不同程度的嗜酸性粒细胞浸润或呈灶性聚集。末梢血象检查白细胞分类嗜酸性粒细胞可增加。怀疑本病时应作嗜酸性粒细胞直接计数，可超过正常值数倍（正常值在 $0.05\times10^9\sim0.3\times10^9/L$），具诊断意义。放射治疗对嗜酸性淋巴肉芽肿有独特效果，一般给予 20～30Gy 即可治愈。如有复发尚可再作放射治疗。局限性的单个病变也可手术切除，视情况可辅以放射治疗，剂量在 15～20Gy。目前本病尚未见恶性变报道，但有个别患者末梢血象嗜酸性粒细胞持续居高不降。激素治疗虽有效，但停药后又回升，且不宜久用。化疗药物也尚无确切效果。

（莘晓陶）

第五节　口腔癌

一、概述

口腔癌是发生于口腔黏膜组织的恶性肿瘤。口腔的范围是从唇红缘内侧黏膜向后至硬腭后缘和舌轮廓乳头以前的组织，包括舌的游动部、口底、牙龈及颊，而软腭及舌根部属于口咽。发生于唇红缘黏膜的唇癌不属于口腔癌范畴，应称为唇红部癌。但很多研究报告并未将其严格区分而将其划属于口腔癌之内。

口腔癌在我国的发生率尚无确切的统计资料。据京、津、沪、穗四所肿瘤医院诊治的病例统计，口腔癌占全部恶性肿瘤的 2.7%；占头颈恶性肿瘤的 8.8%。美国和英国，口腔癌占所有恶性肿瘤的 2%～3%；而在印度和东南亚一些国家口腔癌占全部恶性肿瘤的比例高达 40%。

口腔癌约 2/3 的病例发生在 50～90 岁。男性较女性多 2～3 倍。Waterhouse 等分析报告五大洲不同地区每 10 万人口中男性口腔癌的发生率：欧洲马耳他 16.9；英国仅为 2.5。美洲加拿大的纽芬兰达 29.9：巴西为 18.9；美国 9.2。非洲的津巴布韦 4.5；尼日利亚为 2.2。大洋洲的新西兰中非毛利人为 5.9，毛利人仅为 1.1。亚洲的印度为 19.6。同样生活在新加坡的印度人和中国人，口腔癌的发生率也有所不同，前者为 12.7；后者仅为 4.0，可能和生活习惯有关。欧洲的马耳他、匈牙利、西班牙以及加拿大的纽芬兰等地口腔癌发生率高是因为唇癌占有很大比例。唇癌在白种高加索人特别是户外工作者中有较高的发生率，显然和日照中的紫外线有关，皮肤的色素在这方面具有预防作用。也可能这些地区的报告中未将唇红癌（显然与日照有关）与唇黏膜癌分别统计有关。

口腔癌发生的有关因素除上述者外，根据流行病学调查研究，有证据表明和下面三个因素有关，即吸烟的方式、酗酒和咀嚼槟榔烟块。重度吸烟者（每天 20 支以上）口腔癌的发生率高出非吸烟者 5～6 倍。吸鼻烟在南美颇为盛行，这一地区的口咽癌和下龈癌也就较多见。倒吸烟者（将燃烧着的烟头置于口腔内）和腭癌发生率高有显著关系。在印度和东南亚一些国家，咀嚼槟榔烟块极为盛行。这种烟块的成分有槟榔子、熟石灰、棕儿茶、烟叶等。槟榔烟块在不同地区成分有所不同，但烟草是必须具备的，因此无疑是最重要的致癌因子。不论以何种方式吸烟，其口腔癌发生的危险频率显然和用烟量及时间长短有关。酗酒者发生口腔癌的危险性增加，但酗酒者常有重度吸烟史，因此难以分析乙醇的致癌作用。此外尚有其他一些因素如营养不良，缺乏维生素及蛋白质、口腔卫生极差、尖锐的残根残冠刺激、不良修复体以及人乳头状瘤病毒等。但这些因素的作用是很微小的，只是在和主要致癌因素如吸烟方式、酗酒及咀嚼槟榔烟块相互作用中发挥其影响。

口腔癌就其发生部位而言，无论国内外，舌癌均占第一位。京、津、沪、穗四所肿瘤医院诊治口腔癌 4547 例，其中舌癌 1903 例，占 41.8%，其次为龈癌和颊癌。欧美一些国家中口底癌占相当大的比例，而我国则相对较少。印度和东南亚一些国家中颊癌则很常见。

从组织病理诊断分类看，鳞状细胞癌占口腔癌的 90%。因此，本节主要讨论其有关诊断及治疗，其他类型的恶性肿瘤将在有关章节论述。口腔黏膜癌前病变则在黏膜病中已作了论述。

（一）病理

分化好的鳞状细胞癌诊断不困难，癌细胞呈多边形、短梭形或不规则形，细胞质嗜伊红，胞核呈不同程度异形性及分裂象，组成不规则条索及团块状，颇似复层鳞状上皮的棘细胞层。

未分化或低分化鳞状细胞癌为散在较小的癌细胞，胞质很少，核染色质很丰富，癌细胞无一定排列方式。未分化癌和恶性淋巴瘤有时难以区分。此时应作免疫组织化学染色，如确认有角蛋白存在，则系上皮性肿瘤，如普通白细胞抗原染色强阳性，而角蛋白和 S－100 染色均阴性，则无疑是恶性淋巴瘤。S－100 还有助于确认恶性黑色素瘤。

疣状癌是鳞状细胞癌的一个类型，病理特点是上皮显著增殖变厚呈不规则乳头状或疣状增生。除向外生长外并向下伸入到结缔组织中。但这并非是真正的浸润性生长，因上皮和结缔组织间基底膜完整，伸入结缔组织的上皮网脚基本上在同一水平。结缔组织的乳头层有大量慢性炎症细胞，主要是淋巴细胞浸润。上皮分化甚好，极少见分裂象和细胞异形性。较大的病变其外突生长的上皮间存在裂隙，其内充满不全角化或角化物。疣状癌应和疣状增生区别，主要不同点在于疣状癌可伸入到其下的结缔组织中，而两者在临床上是无法区分的。

原位癌上皮也增厚，表面可无角化，个别细胞也可有角化或角化珠形成，但基底层常整齐，基底膜完整。上皮细胞有明显的异形性，核分裂象常见。原位癌在临床也是难以确认的，一般诊断为白斑或红白斑等。

（二）生长、扩展和转移

1. 原发癌的局部生长和扩展　口腔黏膜鳞状细胞癌开始为表面病变，不断增殖生长累及邻近的组织结构。口腔不同部位发生的癌由于其局部解剖关系而各有其特点。肌侵犯是最常见的。可以从肉眼所见及扪诊所触及的范围，沿肌或肌筋膜面扩展相当大的距离，特别是舌和口底癌。癌组织在软组织内扩展的确切范围很难确定，常导致切除不足而短期内复发。

鳞状细胞癌对神经的侵犯现象是很普遍的。Carter 等分析报告 61 例口腔癌，31 例（51%）组织病理证实有神经侵犯。癌细胞一旦进入神经周围间隙，就可顺延神经扩展一段相当长的距离。神经干直接受肿瘤侵犯不常见，但神经纤维变性很常见，甚至出现神经节段性坏死。癌细胞对神经的侵犯是临床出现感觉异常、麻木、疼痛以及运动神经受累出现功能障碍的原因。

癌组织可以侵袭脉管系统。小静脉腔内有时可以见到瘤细胞团，但并不预示必然发生转移。较常见到的是瘤组织压迫致远端淋巴管扩张，呈现为软组织肿胀，舌及唇颊部最为明显。肿瘤对动脉侵犯不常见。浸润性癌初期围绕动脉生长却并不侵犯动脉壁。但由于持续压迫致血流量下降，动脉壁结构逐渐受到癌组织的侵蚀破坏，如系较大者或知名血管受累，可以发生致命性出血。

骨膜及骨皮质，特别是皮质骨对癌组织的侵袭有一定抵抗力。癌肿对骨的侵犯主要从牙槽骨开始，由此侵入骨髓腔内。以往曾认为口腔癌可循骨膜淋巴管扩展，经 Marchetta 等细致的临床病理研究以及临床实践证明否认了这一观念。

2. 淋巴结和远部位转移　口腔癌患者中颈部淋巴结有无转移以及转移病变的情况是影响生存率的重要因素之一。颈淋巴结转移率和原发病变的部位有关，口腔癌中以口底癌转移率最高，其次为舌及牙龈，唇癌转移率最低。

颈部淋巴结按其所在部位分为以下七组：颏下及颌下、颈上深、颈中深、颈下深、颈后三角、颈前中央区和上纵隔组，或依次称之为Ⅰ～Ⅶ区（图 16－10）。仅有Ⅰ、Ⅱ区转移者预后较好。Ⅳ～Ⅴ区有转移者预后较差。锁骨上窝有淋巴结转移则不能排除有纵隔淋巴转移。

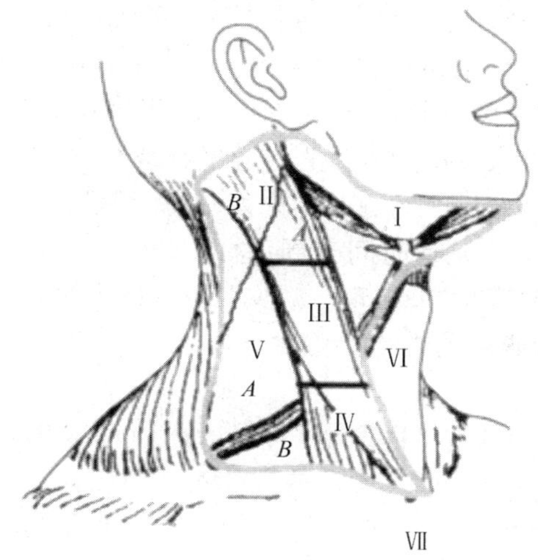

图 16－10　颈淋巴结的分区

虽然淋巴结转移的数目和预后的关系存在有不同意见，但较多研究报告认为淋巴结转移数目增加，生存率随之下降。Kalnins 等报告 340 例口腔鳞状细胞癌，颈淋巴结无转移者五年生存率为 75％。只有一个淋巴结转移者为 49％；2 个淋巴结转移者为 30％；3 个或更多淋巴结转移则五年生存率下降为 13％。双侧淋巴结转移，预后更差。

受累的淋巴结可以是局灶性的癌细胞浸润，也可以是整个淋巴结被癌组织所取代。癌组织侵犯至包膜外者预后差。Johnson 等报告，颈部淋巴结阴性者五年生存率 70％；阳性而无包膜外侵犯者为 62％：如有包膜外侵犯者则降至 37％。他还指出，转移淋巴结大于 3cm 则包膜外侵犯的可能性增加。包膜外侵袭导致淋巴结固定者预后很差。

口腔黏膜鳞状细胞癌远位转移（主要是肺）的转移率明显低于头颈部其他部位者。据 Merno 等分析报告随诊在 2 年以上的 5019 例头颈部癌的远位转移率，依次为鼻咽癌（28.1％）、下咽癌（23.6％）、口咽癌（75.3％）；而口腔癌的远位转移率仅为 7.5％。

（三）临床表现和诊断

口腔黏膜癌最初表现为上皮增殖性硬结，往往不为医患所重视。继而表层糜烂呈溃疡，表面呈红色间以少许白色小斑点，浅在而无坏死。自觉症状略感不适，偶有刺激性痛。此期也易被忽略而按一般黏膜溃疡对待。但仔细触诊会感到溃疡表面粗糙、边缘稍硬韧有棱缘感。进一步发展则溃疡中心坏死，边缘隆起呈堤状或似花瓣状外翻，或坏死现象不显著而呈结节菜花状增殖。患者此时自觉症状明显，常伴功能障碍，但此时已非肿瘤早期了。因此，口腔中一些好发部位如接近下颌磨牙的舌侧缘、颊黏膜的咬合线、上下牙龈的磨牙区等出现进展性溃疡、经一般治疗2周后无愈合倾向则应高度警惕癌的发生。

确诊的方法是作活体组织检查。辅助检查最简便的方法是用甲苯胺蓝溃疡染色。方法是先以清水漱口，继用1%冰醋酸清洁溃疡面及其周围组织，然后用1%甲苯胺蓝涂抹全部病变及周围黏膜约一分钟后，再以冰醋酸清洗涂抹部并漱口以除去余色。病变区不能除色，阳性呈深蓝色。此时宜取组织作病理检查，不能根据染色阳性作诊断。

颈部检查必不可少，特别是颈上深的二腹肌群淋巴结。如发现肿大淋巴结应注意其部位、大小、数目、活动度及硬度等。肥胖患者或触诊困难者可作CT或MRI检查，也可考虑做PET－CT检查。

口腔癌存在着明显的诊断延迟。诊断延迟是指自患者首次发现口腔症状至临床确诊的时间超出了一定的规定限度，针对的是时间概念，与误诊不同，分为患源性延迟和医源性延迟。前者是指患者自第一次注意到与疾病相关的口腔症状到第一次在医院就诊之间的时间超过一定限度；后者为患者首次就诊到确诊为口腔鳞状细胞癌的时间超过一定限度。我们曾经对102例原发口腔癌患者做过详细调查，结果发现：患源性延迟发生率81.37%，延长时间为7周；医源性延迟有71.57%，延迟时间7周；总的延迟发生率是98.04%。诊断延迟直接影响着口腔癌病程的长短和“三早”的实现。减少“延迟”的发生以及缩短延迟时间的长度，都对口腔癌的治疗和预后有着非常重要的意义。

（四）口腔癌的分期

恶性肿瘤的TNM分期是1943年法国学者Pierre Denoix倡导发展起来的。目前常用的临床分期方法是国际抗癌协会（UICC）设计的TNM分类法。T是指原发肿瘤，N是指区域性淋巴结，M是指有无远处转移。根据原发肿瘤的大小及波及范围可将T分为若干等级；根据淋巴结的大小、质地、是否粘连等也可将N分为若干等级；远处转移则是利用各种临床检查的结果，也可将M划分为若干等级，以上称为TNM分类。将不同的TNM分类再进行排列组合，即可以得出临床分期。这种分类便于准确和简明地记录癌瘤的临床情况，帮助制订治疗计划和确定预后，同时便于研究工作有一个统一标准，可在相同的基础上互相比较。TNM分类法每隔数年更新一次，目前最新版本是《恶性肿瘤TNM分期》第7版（2009年），读者可参考相应的参考书。

（五）口腔癌的治疗原则

外科手术和放射治疗仍是当前治疗口腔癌的最有效手段。其他治疗，包括化学药物治疗和生物治疗在内，仍处于探索研究之中。

早期口腔癌（T_1），无论采用放射治疗还是外科手术，都能取得较满意治疗效果。但对于一些晚期癌（T_3、T_4），根据原发癌所在的部位及其所涉及的解剖结构，治疗上存在不少棘手的问题。口腔癌总的治疗原则是以手术为主的综合治疗。

1.外科手术　决定作外科手术治疗的病例，必须对患者作详细的局部和全身检查。局部检查除对病变性质必须明确外，对病变所累及的范围应充分估计。全身检查应注意有无其他系统疾患，特别是心血管系统、肝、肾功能及有无糖尿病，并应排除转移灶存在的可能。

通过手术能够清楚了解病变对周围组织器官累及的情况，为进一步治疗提供依据。但外科手术又给患者机体造成创伤以及组织缺损和功能障碍。手术中除严格遵循无瘤原则外，尚应注意：①应该是全部切除肿瘤，如有残留肿瘤组织则使手术失去价值，患者所处的境况可能会比手术前更坏。②也不要盲目扩大手术范围而牺牲可保留的组织，尽可能维持近乎正常的生理功能。③手术前作过放射治疗或化学治疗而使肿瘤缩小，切除范围应根据在这些治疗前所显示的范围来定。④组织缺损整复的原则应是在尽可能恢复功能和外形情况下，尽量用简单方法解决而不要复杂化。

颈淋巴结转移灶的手术策略分为治疗性和选择性。前者是指对已有转移癌的颈部施行的手术；后者是指颈部未扪及肿大淋巴结，但根据原发癌大小、部位、分化度等认为有较高淋巴结转移倾向时而采取的手术。切除颈部淋巴结的术式称颈淋巴清扫术。口腔癌多采用以下三种颈淋巴清扫术式：①经典性颈淋巴清扫术（classical neck dissection，CND），是从锁骨到颅底全部切除一侧五区颈淋巴组织，包括切除胸锁乳突肌、颈内静脉、副神经（图 16－11A）。②改良性颈清扫术（modified neck dissection），清扫淋巴结区域同经典性颈清扫术，但保留以下组织：胸锁乳突肌、颈内静脉、脊副神经，或以上三者之一，或三者之二，主要保留脊副神经，也可保留颈横神经（图 16－11B）。③肩胛舌骨肌上颈淋巴清扫术（supraomohyoid neck dissection），切除一侧的Ⅰ、Ⅱ和Ⅲ区淋巴组织。口腔癌临床发现颈部转移，转移灶有粘连时应行传统颈淋巴清扫术；如转移灶无粘连且活动度较好则可行改良性颈淋巴清扫术。临床未及淋巴结转移，可行肩胛舌骨肌上颈淋巴清扫术。

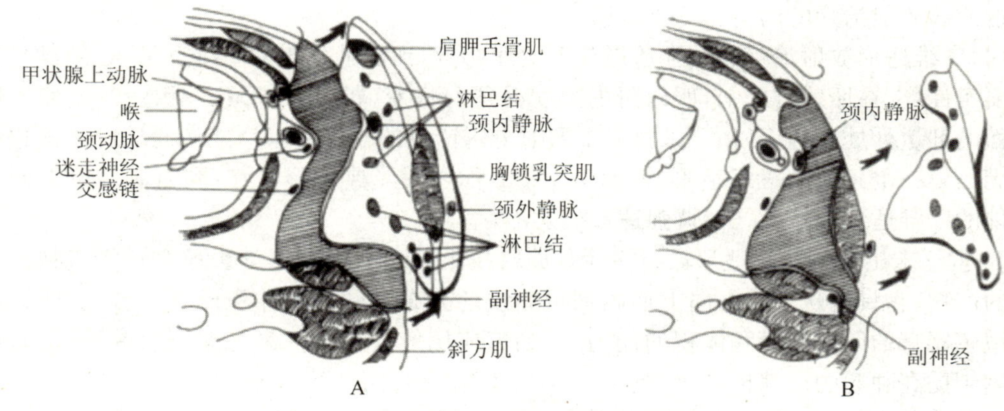

图 16－11　经典性颈淋巴清扫术

（A）和改良性颈淋巴清扫术；（B）的切除范围图示

2. 放射治疗　射线照射组织可引起一系列的细胞电离，使病理组织受到破坏，特别是分化较差的细胞，更容易受到放射线的影响。正常组织细胞虽也可受到一定的损害，但仍可恢复其生长和繁殖能力；而肿瘤细胞则被放射所破坏，不能复生。

（1）放射治疗量：要根除癌瘤并不需要以很高的剂量去直接杀死癌细胞，而只需以较之略低的剂量使癌细胞丧失再生能力即可最终杀死癌细胞。因此，放射治疗（以下简称放疗）设计的基本策略是投照的剂量既能使癌细胞丧失再生能力，又不至于使正常组织遭受不可逆的损害。

（2）影响放疗剂量因素：放疗敏感性是指在照射条件一致的情况下，机体器官、组织和细胞对辐射反应的强弱和快慢的差异。不同的组织和细胞或同一组织内的不同细胞的放射敏感性有明显差异，不同类型的细胞，甚至同一细胞的不同细胞周期有不同的敏感性。

临床上，对放射线敏感的肿瘤有恶性淋巴瘤、浆细胞肉瘤、未分化癌、淋巴上皮癌、尤文

(Ewing)肉瘤等。对放射线中度敏感的肿瘤主要是鳞状细胞癌及基底细胞癌。对放射线不敏感的肿瘤有：骨肉瘤、纤维肉瘤、肌肉瘤(胚胎性横纹肌肉瘤除外)、腺癌、脂肪肉瘤、恶性黑色素瘤等。在不同的细胞周期中，G_2 期和 M 期敏感性高，G_1 期和 S 早期放射敏感性稍差，而 S 后期和 G_1 早期有较强的放射抵抗性。一般而言，肿瘤越大需要的放疗量也越大。如肺内微小的骨源性肉瘤可为中等量的放射线根除，而同样部位的大体积淋巴瘤即使是使用大剂量也可能很难控制。

细胞所处的环境因素也影响其辐射效应。氧分子是强有力的放射敏感性修饰剂，氧的存在使损伤修复减少，在乏氧条件下，细胞对辐射的抵抗性增加。体积大的肿瘤乏氧灶较多，需要高剂量的放射线。

临床上可通过某些手段来提高放疗的敏感性，常用的方法有：高压氧、化学增敏剂和加温增敏。

(3)近距放射疗法：近距放射疗法是指将放射源植于瘤内或离瘤体极近的部位，以使瘤体接受的剂量远远大于周围组织，从而达到治疗肿瘤的目的。后装技术(after loading)的发展与应用极大改进了以往的近距放射疗法。后装技术是先将中空无放射性的针或塑料管植入，然后在空管内置入无放射性的虚拟放射源，并做 X 线检查定位以计算剂量分布，最后放入真正的放射源。近十年来，放射性核素粒子治疗也逐渐应用于口腔颌面肿瘤治疗，丰富了恶性肿瘤近距离放射治疗的内容。

(4)三维适形放射治疗和调强适形放射治疗：为达到剂量分布的三维适形，必须满足下述的必要条件：①在照射方向上，照射野的形状必须与病变(靶区)的形状一致。②要使靶区内及表面的剂量处处相等，必须要求每一个照射野内诸点的输出剂量率能按要求的方式进行调整。满足第一个条件的三维适形治疗(3DCRT)称之为经典适形治疗；同时满足以上两个必要条件的三维适形治疗称之为调强适形放射治疗。

20 世纪末出现的调强适形放射治疗是放射技术、放射物理、医学影像和计算机技术紧密结合的产物，它具有从三维方向上使高剂量曲线的分布与肿瘤靶体积形状一致，并明显减少周围敏感器官的照射剂量和体积的能力；其临床应用使安全地提高肿瘤照射剂量成为可能，从而达到提高肿瘤的局部控制率，改善患者生存质量的目的。

(5)X(γ)射线立体定向治疗：利用外照射技术，辅以精确的定位和集束手段，进行多角度的、单次大剂量照射颅内不能手术的良性疾病，诸如脑动静脉畸形(AVM)等。由于一次大剂量照射，照射野边缘放射剂量下降很陡，就像用刀切一样，达到与手术相同的效果，故称之为 γ 刀。X(γ)射线立体定向放射治疗也可用于治疗小体积的恶性肿瘤(如脑转移瘤、早期肝癌)。

近二十年来，计算机和诊断影像技术的发展，三维适形和调强放疗技术以及立体定向放疗技术应用于临床，大大提高了整体放射治疗水平。但其临床应用尚处于起步阶段，需要更多的临床实践以优化治疗方案。

(6)放疗前的局部准备：头颈部放射治疗前，应拔除口内病灶牙及肿瘤邻近的牙，拆除金属套冠及牙桥。这样，既可减少感染及颌骨坏死的可能性，又可使肿瘤受到放射线的直接照射。

(7)口腔颌面部上皮性癌的放疗原则：

1)原发灶肿瘤：多数 T_1、T_2 上呼吸消化道上皮性癌可单独用放疗治愈，对能同时进行近距放射疗法的肿瘤疗效更好。T_3、T_4 肿瘤如能手术切除，一般先手术后放疗。切缘阴性也应进行术后放疗。制定放疗范围应按术前的情况而定。对无法手术切除的晚期肿瘤，也应争取治疗。可以先给患者 40Gy 左右剂量，如反应良好，可考虑联用近距放射疗法，以延长缓解期。对晚期复发性肿瘤可采用与此相同的治疗方法。

2)颈淋巴结：如果原发肿瘤易发生淋巴道转移，颈部淋巴结即使检查阴性也应行选择性放疗。临床检查未发现转移淋巴结的颈部放疗量 50Gy(5 周内)可以起预防作用。颈淋巴结 N_1 可单独用放疗，全颈放疗 50Gy(5 周内)，然后对肿大淋巴结在 1～2 周内用电子束或近距放射疗法加 10～20Gy。N_2、N_3 如果手术可切除，最好先行颈淋巴清扫术，然后加放疗。晚期不能切除的淋巴结转移灶可给予姑息性放疗。

(8)术前放疗和术后放疗：早期鳞癌可以通过单纯手术或单纯放疗达到根治目的。晚期癌的手术边缘常有肿瘤残留或局部区域多有亚临床转移灶，需进行辅助性放疗。术前放疗的目的在于减少肿瘤细胞的数量，同时希望根治肿瘤周围的亚临床灶，使肿瘤易于切除并减少手术中淋巴道转移的危险。与术前放疗相比，术后放疗不影响手术创口的愈合，而且也不干扰肿瘤病理诊断的可靠性，因为术前放疗可能会改变肿瘤的病理特点；另外，对一些有肿瘤预后意义的因素如淋巴结的包膜是否受侵、淋巴管内的瘤栓等也不至于遗失。但手术后的瘢痕中血管很少，影响局部血运，使乏氧细胞的比例升高，影响放疗的敏感性。

(9)放射损伤：

1)皮肤反应：在照射过程中达到较高剂量时，皮肤会变红、变黑，然后脱屑，甚至发生脱毛、皮炎、溃疡等反应。在治疗过程中，皮肤应保持干燥，避免一切局部摩擦、日晒、热疗、敷贴橡皮膏及刺激性药物，灼痒忌搔抓，难忍时可用冷敷或乙醇涂拭，并用镇静剂。轻、中度反应无需治疗；发生皮炎时应保持干燥且严防感染；发生溃疡时可涂布 5%硼酸或可的松四环素软膏。

2)口腔黏膜反应：因不同放射剂量，可出现充血、水肿、溃疡、白色假膜、出血等。黏膜炎可用 1.5%过氧化氢含漱以保持口腔卫生，局部涂以 2%甲紫，并用抗生素控制感染。如发生剧痛可加用表面麻醉剂含漱。

3)唾液腺损伤：唾液腺被放射线破坏，可发生口干。口干可采用针灸及中西药物催唾。

4)全身反应：全身反应可有食欲减退、恶心、呕吐、头昏、乏力，白细胞及血小板减少等。恶心、呕吐者可针刺足三里、曲池、内关及中脘；给予大剂量维生素 B_4(腺嘌呤)、B_6 和止吐剂；重症者应暂停放射治疗。当白细胞低于 $4.0\times10^9/L$、血小板低于 $100\times10^9/L$ 时，应考虑减少放射剂量；此外，耳针、维生素 B_6、B_4、利血生、鲨肝醇、肌苷酸等有防治作用；白细胞低于 $3.0\times10^9/L$ 时，应暂停治疗，并用抗生素，加强营养，辅以输鲜血。

3. 化学药物治疗　头颈癌的主要治疗手段仍是手术与放疗，但化疗能起到辅助作用。

20 世纪 40 年代，化学治疗开始进入肿瘤治疗领域；五六十年代开始用于头颈部恶性肿瘤，但多用于晚期癌症病例作为姑息性治疗措施；到 70 年代，化疗开始作为辅助性治疗手段应用于头颈部恶性肿瘤的手术或放疗之后，使局部治疗的疗效得以改善；80 年代，头颈癌化疗进展较快，已作为综合治疗的手段之一。

当前，头颈癌化疗的趋势是把手术或放疗前后的辅助化疗作为综合治疗重要手段之一。化疗给药的种类已由单一用药向联合用药方向转变；给药方式从原始的姑息性化疗向手术或放疗前诱导性化疗、放疗前增敏、手术或放疗后辅助化疗等方面转变；给药途径已采用静脉注射、口服、肌注、颞动脉或颈外动脉其他分支推注或持续灌注、半身阻断血液循环静脉灌注、肿瘤内给药、外敷及新近发展起来的以微球作为载体，将化疗药物溶入微球，栓塞肿瘤供血动脉的定向治疗等。

必须明确的是，目前的化疗药物对大多数头颈部恶性肿瘤呈中度敏感，其疗效尚不能令人满意。除晚期癌或经局部治疗后复发和转移者外，把局部治疗和化疗相结合是应用化疗的基本原则。

(1)口腔癌常用的有效化疗药物：

1)单药化疗：原则上应用选择性比较强的药物，如鳞状细胞癌应用平阳霉素，腺癌类应用氟尿嘧啶治疗。较常用的药物有：甲氨蝶呤、氟尿嘧啶、博来霉素、平阳霉素、丝裂霉素－C(mitomycin－C)、羟基脲、顺铂、卡铂(carboplatin)、长春碱(vinblastine，VLB)、长春新碱、紫杉醇(paclitaxel)等。

2)联合化疗：对无明确敏感化学药物的患者也可选用不同细胞周期以及不同毒性的药物进行组合。在同类药物联合应用时，亦应选用在同一生物合成途径中阻断不同环节的各种药物，以便产生协同作用，提高疗效。联合用药的目的是增强疗效，但同时又要尽量减少各药毒性的叠加。在头颈癌常用的化疗药组合有：

①顺铂与5－FU：顺铂不引起黏膜炎，和5－FU合用不会明显改变两个药物的最大耐量，骨髓毒性会有所增加，但可用G－CSF对抗。复发或转移患者30%以上对这种联合用药有反应，60%～80%未经治疗的头颈癌患者对此有反应。和单独用甲氨蝶呤比较，反应率大3倍，但患者的中位生存期并未延长。

②顺铂、5－FU和甲酰四氢叶酸：甲酰四氢叶酸能改善5－FU治疗效果，两者有协同作用，同时可改善顺铂的药代动力学。这种联合用药毒性很大，约有2%～10%患者可能死于并发症。但该联合用药效果较好，80%～90%患者有反应，可以减少远处转移。

③顺铂、5－FU和紫杉醇：紫杉醇的单药反应率很高，和顺铂有协同作用。毒性有叠加，尤其是中性白细胞的减少。三者的联合治疗反应率为75%～100%，完全反应率为65%。

④顺铂与博莱霉素：博莱霉素无骨髓毒性，可以全剂量和顺铂合用。

⑤顺铂、5－FU和西妥昔单抗：西妥昔单抗是IgG_1的单克隆靶向抗体，针对表皮细胞生长因子受体(EGFR)并具有高度亲和性。其使用的依从性很好，不管是在联合化疗中还是在其后的单药维持中强度基本都在80%以上。

(2)口腔癌化疗原则：

1)手术前或放疗前的诱导化疗：晚期口腔颌面部恶性肿瘤，先用化学药物治疗，使肿瘤缩小后再手术，以期增加治愈的机会，称之为诱导化疗。20世纪80年代初期，术前诱导化疗开始用于治疗头颈鳞癌。手术或放疗后的患者一般都比较虚弱，肿瘤的血运也因先前的治疗遭到破坏，使药物不易进入肿瘤，而先进行化疗能起到更大的作用，有利于以后的手术或放疗。

2)联合放疗：同时应用放疗和化疗，可以利用有些化疗药的增敏作用，提高放疗效果，同时全身性的化疗还可能杀灭微小转移灶内的肿瘤细胞。有些化疗药物可能对那些对放疗不敏感的细胞有效。过去20年来，大量的临床随机试验表明，同步化放疗优于传统的放疗及序贯化放疗，能提高局部控制，延长无病生存期和改善生存。当然，同期化放疗也有较高的并发症发生率，为了提高疗效，减少并发症，同期化放疗的药物筛选、剂量、方案等仍需进一步探索。

3)晚期癌、局部复发及转移癌的姑息性化疗：对于局部治疗后失败、复发及合并有其他部位转移的原发灶不明头颈鳞癌，全身化疗是主要的治疗手段，但化疗对这些患者的姑息作用是有限的。其目的是控制肿瘤复发或远处转移灶的进展，延长生存期，改善生存质量。单药应用是年龄大、一般情况差的患者的选择；而在年轻、一般情况好的患者应选择多药联合化疗。

(3)化疗的不良反应：由于现有抗癌药物对肿瘤细胞的选择性尚不强，在治疗肿瘤的同时对正常增生旺盛的组织，如骨髓、肠胃和口腔黏膜细胞也有毒性。

主要的不良反应有骨髓抑制。对造血系统有抑制作用的药物有氮芥、丝裂霉素、甲氨蝶呤、氟尿嘧啶、长春碱、秋水仙碱等。对造血系统无抑制作用或作用较轻的抗癌药有激素、阿糖胞苷、平阳霉素、放线菌素、长春新碱等。当白细胞降到 $3.0\times10^9/L$、血小板降到 $8.0\times10^9/L$ 时，应予停药。防止白细胞下降或提高白细胞可用利血生、维生素 B_4、维生素 B_6、鲨肝醇、泼尼松、粒细胞集落刺激因子等药物。提高血小板的药物有酚磺乙胺等。白细胞严重减少时，应给予抗生素或丙种球蛋白以预防感染。必要时应输入新鲜血，或行成分输血，有条件者，患者应在消毒隔离室内生活与治疗。

其他的不良反应有消化道反应，表现为食欲减退、恶心、呕吐、腹泻或腹痛，严重时可出现血性腹泻、口腔炎或肝损伤，如甲氨蝶呤、氟尿嘧啶等均可引起。巯嘌呤、喜树碱、环磷酰胺有时可引起血尿。长春碱和长春新碱都有神经毒性，可引起麻木、疼痛，甚至麻痹性肠梗阻。轻度的消化道反应可于停药后逐渐恢复，重度的消化道反应须及时治疗，严重者需进行营养支持，并注意维持水电解质的平衡。对发生口腔炎患者，可用抗生素、激素、麻油混合液或甲紫局部涂布，并注意口腔卫生。发生血尿或神经毒性作用时，一般应停药，并给予对症治疗。

4. 其他治疗方法

(1)激光：激光辐射对软组织的作用完全是一种热效应。热损伤的程度决定于靶组织对电磁能的选择性吸收。其结果是使组织发生光致凝结和小血管发生栓塞止血。如果吸收的能量高，则组织破坏发生碳化甚至汽化。

激光光源主要有 CO_2 激光、Nd：YAG 激光、氩离子激光等。CO_2 激光的优点是能被所有的生活组织所吸收，因此是一种理想的毁坏组织或有计划地切除组织的光源。术后瘢痕轻微，疼痛反应轻。缺点是必须在明视下进行并保持术野干燥，组织周围有大于 0.5mm 直径的血管则不能被 CO_2 激光束所凝结。主要用于喉科及支气管的癌肿所致的梗阻性病变。Nd：YAG 激光和 CO_2 激光相比，组织吸收其能量有限，传送入深部组织的距离只有 1～1.5cm；热损伤的效应(坏死)需数天才显现出来。主要用于气管和食管因癌组织梗阻后的姑息性治疗，在头颈部癌中的治疗价值有限。氩离子激光的组织能量吸收量更低，更难产生组织的毁坏作用。

激光医疗是一门较新的学科，有很多问题值得研究。光辐射治疗对一些小而局限、表浅性的病变还是有一定治疗价值的。配合应用血卟啉衍生物静脉注射后再用激光照射的光动力治疗，对唇癌及其他部位的浅表癌可取得良好效果。

(2)冷冻：大部分生活组织当温度降到－2.2℃即发生冻结，细胞死亡必须降温到－20℃以下。现今用的液氮，其沸点为－196℃，经过传输到达组织的温度可以低达－50℃左右。这和使用探头的表面面积、冷冻的速度、周围血管情况等有关。要使瘤组织获得破坏必须是迅速而充分的冷冻，随之一个缓慢的融化过程。这种冻一融的循环过程至少需重复 2～3 次。

冷冻外科在 1970 年代前后曾时兴了一段时间，用于恶性肿瘤的治疗。经验表明冷冻外科仅适用于局限性、小而表浅的病变，其姑息性的治疗价值也是有限的。其缺点是冷冻后组织坏死可产生浓烈的臭味，由于坏死组织从生活组织分离时出血倾向增加，甚至较大的血管暴露在坏死或溃疡区域内，时时担心发生大出血。冷冻外科可以缓解疼痛，但不能延长患者生命。很多研究报告指出对原发于口腔的癌瘤不能用冷冻外科作为常规治疗。其用于癌前病变的治疗时，还有增加癌变机会的可能。

(3)癌的加热治疗：癌细胞对热的抵抗力微弱，当温度升至42.5℃以上时可对细胞产生显著的杀伤作用。加热方法可分为全身或局部加热法两种。全身加热如超过42℃，对肝、脑、消化道脏器影响很大。该法主要适用于有全身转移的病例，或与化学治疗和放射治疗并用。临床常用局部加热法，其方法有：①微波加热法：其加热深度为皮肤表面以下2～4cm处。②超声加热法：可进行深部加热，但超声波在软组织与空气以及软组织与骨的界面上均能发生反射作用，应用也有一定限制。③射频加热法：可对表皮以下5cm深部组织加热。

尽管热疗有上千年的历史，如我国的"烙术"实际上就属此疗法，但只是在近些年来才引起人们的重视和应用。除技术设备问题外，组织的热耐受是突出的生物效应问题之一。重复加热不如首次加热效果好。目前这一疗法处于试验研究阶段。

(六)口腔癌治疗后的随诊

口腔癌治疗结束后的前3个月，随诊检查非常重要。此时若肿瘤再现，与其说是复发，不如说是治疗不彻底。治疗后的前6个月必须每月复查，除原发灶部位外，颈部的仔细触诊检查也很重要，应特别注意颈上深二腹肌群淋巴结，以便发现隐匿性淋巴结转移。一般说6个月以后复发的机会减少，可以2个月左右复查一次，但治疗后的前两年内仍是复发和转移的高峰时期，不可放松警惕性。

二、唇癌

唇有两面，外面是皮肤，内面是黏膜，两者的连接部分是唇缘，称珠缘或红唇。这三个部分的上皮都可以发生肿瘤：皮肤部分发生的肿瘤类型和面部皮肤相似；黏膜结构和邻近的颊黏膜相似，发生的肿瘤也相似。唇部的肌肉和覆盖黏膜，包括小唾液腺的黏膜下组织间有一清晰分开的界面。但红唇和皮肤，其下的肌肉纤维直接附着于其下的真皮层。按照WHO的分类，唇黏膜癌属颊癌范畴，唇癌系指发生于红唇部分和口角部的癌。

(一)临床表现

绝大多数唇癌是鳞状细胞癌，常见的发生部位是下唇红唇外侧1/3处。偶见基底细胞癌，上唇常见，常系从唇的皮肤发生侵入肌层或黏膜。

唇部鳞状细胞癌主要有3种形态：外突型、溃疡型及疣状癌，后者唇部少见。外突型病变表浅，开始表现为上皮变厚区域向四周扩展，深部伸展形成一个盘样基底，其厚度在上皮下仅数毫米。初看起来似在唇红黏膜上堆积起来的。病变表面有许多小的凹陷和裂隙，常伴发感染，于是发生坏死，形成溃疡。病变继续发展，逐渐向深部浸润，较大范围病变则往往失去原有乳头状特点。溃疡型病变一开始类似外突型，但溃疡发生较早，也可能一开始就是溃疡，并迅速向其下及周围组织扩展，继发感染很常见。晚期病变不仅全层受累，尚可侵犯下颌骨。

口角或称上下唇联合部是一特殊部位，有些学者将此部位发生的癌划归颊黏膜癌。此处发生的鳞状细胞癌可以有两种表现：一种是和唇红部发生者完全一样：另一种是在颗粒性红白斑的基础上发生的。此部位病变局部扩张常累及颊黏膜。

唇癌约 85％为分化较好的鳞状细胞癌。分化较差者颈淋巴转移率较高，转移部位以下颌下或颏下淋巴结常见。转移发生率除与肿瘤分化程度有关外，另一重要因素是病变大小。病变愈大，颈淋巴结转移率愈高。一般来说，唇癌的颈淋巴结转移率低，大多发生于治疗后的随诊阶段。初诊时即证实有淋巴结转移者不到 10％，上唇癌转移率高于下唇。

（二）治疗

早期病变无论采用放射治疗或手术均可获得治愈的良好效果。病变在 1.5cm 直径而未累及口角者，手术切除简单，直接缝合也不至影响外观和功能。病变直径超过 2cm，切除后需作局部皮瓣修复一采用局部皮瓣推进、扇形瓣或 Abbe 瓣。放射治疗适用于 T_1 及 T_2 病变、病变累及口角或发生于上唇者，因为放射治疗可以避免复杂的修复手术。晚期病变累及颌骨、神经以及淋巴结，常需采取综合治疗办法。

外科手术切除时宜采取矩形切除术，以保证肿瘤周边有足够的正常组织。V 形切除除非对特别小的病变（0.5cm），否则不能确保肿瘤切除彻底。如果病变弥散而没有或轻度累及肌肉的表浅病损，切除后可以用唇内侧黏膜修复红唇缺损。

唇癌可以成功地应用外照射、组织间植入或两者联合的放射治疗。根治性的剂量需达到 60～70Gy，6～7 周完成。

早期病例颈部淋巴结不作选择性治疗。对于晚期、特别是复发病例，应作选择性颈部放射治疗或颈淋巴清扫术。临床诊断颈淋巴结有转移者应作治疗性颈淋巴清扫术。

（三）预后

唇癌治疗后的效果决定于开始检查时病变的范围，T_1 及 T_2 期病变而没有颈淋巴结转移者，无论采用手术或放射治疗，五年治愈率可达 90％以上。

三、舌癌

舌是肌性器官，以轮廓乳头为界分为两部分：舌前 2/3 游动部和后 1/3 的舌根部。舌根属口咽范畴。舌游动部或称口腔舌分为四个区域，即舌尖、舌背、侧缘和腹面。舌腹面和口底黏膜相连接。

（一）临床表现

舌癌最常见的发生部位是在口腔舌侧缘中 1/3 部以及此区的舌腹面。

早期无任何症状，偶有轻微刺激性痛，此种现象常被患者误认为咬伤而不被重视。溃疡发展并向深部肌肉浸润，疼痛逐渐加重。如肿瘤稍偏后，通过舌神经可向外耳道有放射痛（图 16－12）。舌肌广泛受侵则舌处于固缩状态，言语及吞咽功能受到严重障碍，唾液外溢。严重口臭系肿瘤坏死所致。病变范围大者除超越中线累及对侧舌外，并向口底扩展，破坏下颌骨。向后累及舌根和扁桃体也常见。

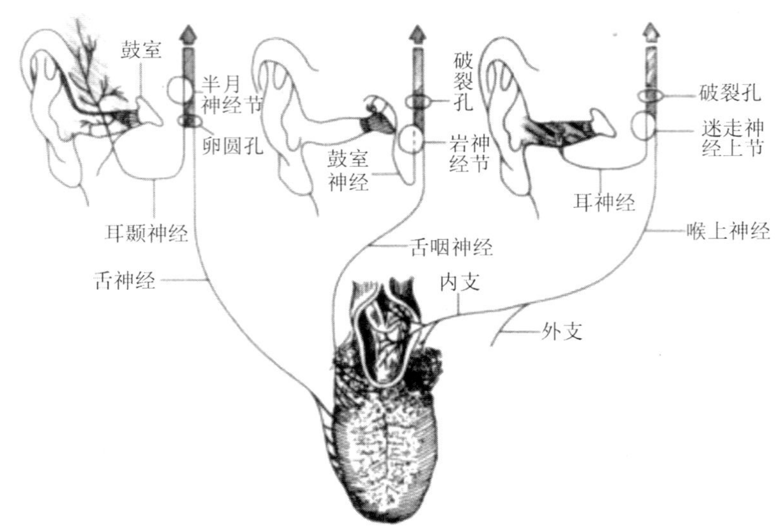

图 16－12　口咽部疾患反射至耳部疼痛的神经通路

舌癌的颈淋巴结转移率较高，初诊病例约 30％即发现有转移。舌癌颈淋巴结转移的第一站是颈上深二腹肌群淋巴结或下颌下淋巴结。肩胛舌骨肌上腹舌骨附着部的淋巴结转移并非少见，但颏下及脊副神经链的转移则少见。由于舌淋巴网丰富并相互吻合，也可以发生对侧颈淋巴结转移(图 16－13)。这种情况常见发生于肿瘤接近中线，或由于肿瘤、外科手术后造成患侧淋巴管阻塞时。舌癌的隐匿性转移的发生率也很高，约占 30％。

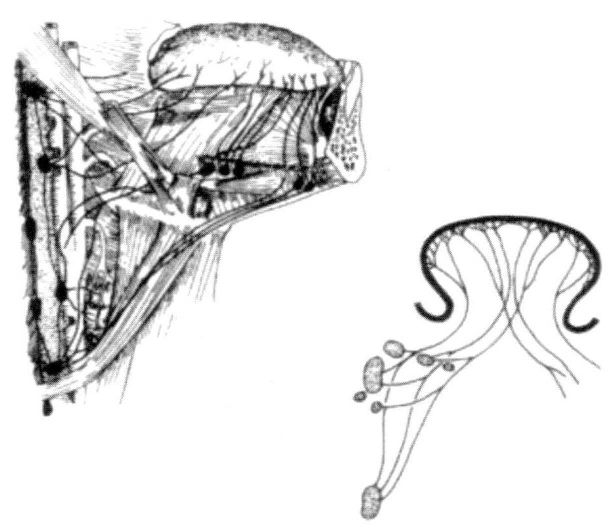

图 16－13　舌淋巴系统

根据舌癌的临床表现，诊断不困难。确诊需作活体组织检查。舌侧缘创伤性溃疡系由于下颌磨牙残根、冠的尖锐突起刺激所致。其特点是溃疡和刺激物相吻合且非进行性扩大，去除刺激物后溃疡缩小并逐渐愈合。

(二)治疗

1. 早期病变(T_1)　位于舌侧缘的病变无论采取外科手术切除或放射治疗都能获得良好的局部治疗效果，但是外科切除显然更简单而方便。离开病变 1cm 在正常组织内切除，术后不致语言及其他功能障碍。早期病变的颈淋巴结转移率很低，一般报告不到10%，因此除定期随诊观察外，无须特殊处理。

2. 中等大小的病变($T_{2\sim3}$)　应仔细触诊肿瘤边缘及与中线间的距离，浸润突出部位和中线距离在1cm者，可从中线作患侧半舌切除，直接缝合或作皮瓣修复皆可，术后语言及其他功能会受到一定的影响，但不至影响患者的一般生活。此期病变的颈淋巴结转移率较高，为20%～30%，因此，颈淋巴结的处理是治疗时必须慎重考虑的问题。初诊时触及颈上深肿大淋巴结并被怀疑为转移时，应行治疗性传统颈清除术。未能触及肿大淋巴结(N_0)，治疗性计划不外两种方式：一是进行选择性颈清除术；另一种则是进行放射治疗。颈淋巴结转移的亚临床病变完全可以用放射线控制，但照射剂量宜控制在45Gy左右。这一剂量为消灭亚临床病灶是足够的，如果无效而其后发生隐匿性转移，也不至影响手术的执行。一般不宜采用观望等候。

3. 晚期病变(T_4)　晚期病例涉及的问题较多，有些在处置上相当棘手。基本原则是采取综合治疗。可手术切除的病例术后组织缺损较多，常需皮瓣修复。必须强调切除的完整和彻底，否则全部治疗将变得毫无价值。放射治疗可以在手术前或手术后进行。不少病例仅能作姑息性放射治疗。

(三)预后

舌癌的预后取决于原发癌的大小和颈部有无淋巴结转移。Ⅰ、Ⅱ期患者5年生存率在70%以上，Ⅲ、Ⅳ期患者在30%左右。颈部淋巴结无转移者5年生存率在60%以上，有转移者下降至30%左右。

四、牙龈癌

牙龈是包绕牙齿覆盖上、下牙槽骨的黏膜组织，呈浅粉红色，和呈红色的牙槽黏膜有明显分界线，而在上腭腭侧和腭黏膜则无明确界限。

上、下颌牙龈均终止于最后磨牙处，均和覆盖下颌支前面的黏膜相连续。此区组织称之为磨牙后三角区，为颊黏膜区的组成部分之一。

(一)临床表现

牙龈癌好发于磨牙区，下颌龈癌较上颌者多，约为2∶1。早期症状可为牙痛。肿瘤破坏牙槽突，牙齿松动，影响咀嚼功能。因此，牙痛和牙齿松动常常是患者就诊的主诉。病变继续发展，发生多个牙齿松动。下牙龈癌破坏颌骨，下牙槽神经受累而出现下唇麻木。向舌侧扩展累及口底，颊侧扩展累及龈颊沟及颊部皮肤，甚至穿破皮肤而形成窦道，为牙龈癌的晚期征象。肿瘤向颊部或向后部扩展累及颊肌及咀嚼肌群，常伴有严重开口困难。

X线片检查病变破坏的骨质范围是很重要的，上颌宜投照通过肿瘤中心的正位体层和通过上颌磨牙列的侧位体层片：下颌宜照患侧下颌侧位片或下颌曲面体层片(图16－14)。X线片上的主要表现为溶骨性破坏，无死骨或新生物，有时可见破坏骨周围有硬化型表现。晚期病例可见病理性骨折。

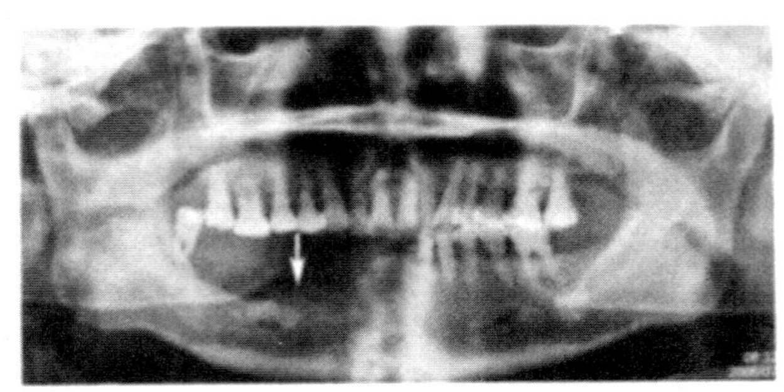

图 16－14 下牙龈癌，颌骨破坏

早期牙龈癌需注意与牙周炎鉴别。两者都产生牙齿松动和牙痛，但两者发生的原因有本质上的不同。牙龈癌是由牙龈黏膜增殖变厚并有形成溃疡的倾向，而牙周炎主要是牙周袋溢脓及牙槽骨吸收，牙龈肿胀，黏膜光滑而无增殖性表现。但临床上我们看到不少病例将牙龈癌误诊为牙周炎而误拔牙齿，以至拔牙创不愈，癌瘤不断增长。

牙龈癌颈淋巴结转移最常发现的部位是下颌下及颈上深二腹肌群淋巴结，下颌牙龈癌约20%的患者初诊时即发现有转移，大多为晚期病例。上颌牙龈癌扩展超越龈颊沟，颈部淋巴结转移增加。

（二）治疗

1. 原发癌的治疗

（1）早期病变（T_1）：下颌牙龈癌如病变仅限于牙槽突浅部，可作保存下颌下缘（约 1cm 宽）的矩形或牙槽突切除。上颌者可作根尖水平以下的低位上颌骨及患侧腭骨切除，保存鼻腔底黏膜。病变接近或超过根尖水平，常提示肿瘤已侵犯骨髓腔，矩形切除则不足而应作节段性下颌骨切除。

（2）中等大小病变（$T_{2\sim3}$）：常常需要作半侧下颌骨切除。下颌前部病变根据病变及 X 线显示的骨质破坏范围来决定，手术同时常需作气管切开，术后面容畸形显著，功能障碍大。因此，此种手术同时常需考虑修复问题。

（3）晚期病变（T_4）：能否手术切除决定于肿瘤向颊、舌侧软组织以及向后对颞下窝扩展的情况。颊、舌侧扩展而能手术切除的病例，组织缺损可用皮瓣修复。颞下窝受累合并发生不能开口者则非手术适应证。

晚期病变常需综合治疗，以术后放射治疗较佳。

上颌牙龈癌根据病变扩展范围作次全（保留眶板）或全部上颌骨切除。若上颌牙龈癌累及上颌结节，宜作包括翼突在内的全部上颌骨切除。手术前或手术后配合放射治疗皆可。

2. 颈淋巴结的处理　临床检查有肿大淋巴结，特别是二腹肌群淋巴结肿大者，应作经典性颈清除术。此时常和原发癌切除同时进行，称颌颈联合根治术。未触及肿大淋巴结（N_0）、原发病变属 T_2 或 T_3 者，可作肩胛舌骨肌上颈清扫术。

（三）预后

牙銀癌的预后与原发癌的大小、颌骨破坏情况、治疗前是否错误拔牙以及手术是否彻底有关。早期病变治愈率可达 80%以上，总的 5 年治愈率在 65%左右。

五、口底癌

口底是位于下牙龈和舌腹面之间的新月形区域，组成口腔的底部。口底黏膜覆盖下颌舌骨肌及舌骨舌肌上面，后部和扁桃体前柱下基部黏膜及舌侧缘黏膜相连接，前面则被舌系带分为左右两侧。下颌下腺导管开口于舌系带旁的口底黏膜，黏膜下为舌下腺。

（一）临床表现

口底黏膜癌的好发部位是舌系带旁的前部区域和相当于第一、二磨牙的侧部区域，两者在临床表现上略有不同。口底黏膜癌更加不易为患者所察觉，特别是侧部区域，患者甚至以下颌下淋巴转移为主诉就诊，不仔细检查往往查不出原发灶。发生在口底前部的癌常位于舌系带黏膜或位于其旁侧，初起增殖为豆粒样，迅即中心坏死溃破，形如火山喷火口。也有一开始即呈典型癌性溃疡，向系带两侧及深部扩展。口底侧部癌常呈裂隙状，如不将舌体推向一侧将口底黏膜展平很难通过视诊发现。双手触诊发现硬的浸润可以帮助确诊。

口底癌除向深面舌下腺及各组肌肉、舌体侵犯外，还可向下颌骨侵犯。口底癌对下颌骨的侵犯，有牙齿存在和无牙颌的情况是不同的。下颌骨有牙存在时，颌舌骨肌附着点以上的黏骨膜至牙龈存在一段相当长的距离，牙齿及附着龈作为防护带，可防止肿瘤迅速从舌侧扩展至颊侧。无牙颌的情况则不同：牙齿缺失以后牙槽骨显著吸收，牙槽嵴顶的骨质修复并非完全由皮质骨所替代密封，看起来高低不平并有许多小孔而似虫蚀样，其上覆盖的黏骨膜直接和此表层骨或髓质骨连在一起。另外，牙槽骨缺失以后，颌舌骨肌附着线和下颌管的位置相对升高，口底、牙槽嵴顶、龈颊沟基本处于同一水平高度。因此，在无牙颌的情况下，口底癌很容易扩展至颊侧，侵入骨髓腔并沿管壁不完整的下颌管向近、远中方向扩展。口底癌对下颌骨的侵犯并向颊侧扩展，无论原发癌在前或侧部，扩展方式都是相似的。骨膜及骨皮质对肿瘤的侵蚀破坏有一定抗拒力，但如肿瘤达到牙槽突而患者患有牙周炎时，则很容易由此侵入下颌骨骨髓腔而在骨内扩展。随着时间推移，肿瘤也能侵蚀骨膜及骨皮质，侵入骨髓腔。X线片检查患侧下颌骨有无骨质破坏是很重要的。

口底癌就诊时原发癌大多处于 T_2 或 T_3 阶段，因此颈淋巴结转移的发生率较高，文献报告在30％～50％。接近中线的口底癌可以发生双侧淋巴结转移。转移的部位常见为下颌下和颈上深二腹肌群淋巴结。

（二）治疗

1.原发癌的治疗　早期病变（T_1）无论采取手术或放射治疗均可获得相似的良好效果。病变范围在1cm以下者切除后可直接缝合或植皮，手术同时应切除深面舌下腺。前部病变常涉及双侧下颌下腺导管，缝合时切勿将导管缝扎，否则会发生下颌下腺急性潴留性肿胀，可任其形成新的自然瘘孔或作导管改道，也可切除下颌下腺。

稍大或中等大小（T_2～T_3）病变要根据具体情况考虑。口底侧部癌如舌侧牙龈及牙槽突舌侧黏膜完好，切除肿瘤、舌下腺、下颌舌骨肌及舌骨舌肌，然后剖开舌侧缘黏膜，将其与下颌舌侧黏膜缝合以消灭创面。如果下颌舌侧牙龈受累但骨膜完好，X线片示下颌骨无破坏，可保留下颌骨下缘作矩形切除，将黏膜和颊侧龈缝合。如果不利用舌黏膜，也可采用鼻唇沟瓣、前臂游离皮瓣、颏下瓣等修复。病变范围累及舌体或下颌骨者，应作下颌骨半侧及舌部分切除术。

口底前部癌稍大范围者手术治疗所涉及的问题较多，主要有两个：一是手术常需切除颏舌肌、颏舌骨肌以至下颌舌骨肌，当这些肌肉离断后不可避免地发生舌后坠而需气管切开；二是下颌骨前部切除造成的无颏畸形，导致严重的面容畸形和功能障碍。除此，尚涉及双侧淋巴结的处理问题。为此曾提出不同术式及其修复方法，如作保留下颌下缘的边缘性或矩形切除、用两侧鼻唇沟皮瓣、下唇分裂瓣、远部位皮瓣修复等，应根据不同情况按前述原则进行手术。对于前部正中部分的下颌骨区段切除者，目前多采用腓骨带皮岛一次性修复软硬组织缺损。

2. 颈淋巴结的治疗　由于口底癌的颈淋巴结转移率高，选择性颈清术是适应证。早期 T_1 病变 N_0 病例，也可作颈部选择性放射治疗以治疗亚临床转移灶。口底前部癌尚需考虑双侧颈淋巴结的处理，一侧病变显著者可作经典性颈清术，对侧作肩胛舌骨肌上颈清术。

（三）预后

口底癌放射及手术综合治疗，5 年治愈率在 60%左右，早期病变的治愈率可达 80%。

六、颊癌

颊黏膜构成口腔的侧面，前起自唇内侧黏膜中线，后界终止于扁桃体前柱黏膜，上下界限为龈颊沟。根据 WHO 关于癌的 TNM 分类(1987)，颊癌分为四个部分：上下唇内侧的黏膜、颊黏膜、磨牙后区和上下龈颊沟。

（一）临床表现

颊癌在临床表现上常呈现 3 种形式：单发癌、多灶中心癌和疣状癌。

单发癌可发生于颊黏膜的任何部位，以沿上下颌牙齿𬌗线区偏后部位最常见。和口腔其他部位癌一样，呈现癌性溃疡，向深部腺体和肌肉浸润，晚期者浸润甚至穿透颊部皮肤形成窦道。上、下龈颊沟常被累及，以下龈颊沟受侵常见。颊黏膜单发癌诊查时必须仔细审视癌周围的情况，以排除多灶中心问题。

多灶中心癌可以和其他部位口腔癌伴发，也可呈红白斑表现形式。后一形式的区域发生特点是接近口角部。疣状癌好发于唇内侧黏膜及接近下龈颊沟的唇颊黏膜，常在以往白斑的基础上转化而来。

磨牙后区黏膜癌发生在覆盖于下颌韧带表面的黏膜。此区不大，解剖界限不是十分明确，但此区发生的癌有其临床表现特点，有时和下牙龈癌很难区分。因此，有人将此部位的癌划分在牙龈癌范畴。肿瘤常向内扩展至软腭，向外扩展至颊，而向下扩展至牙龈和口底的倾向和速度远大于向上及向颊部的扩展。深部扩展首先受累的是附着于翼下颌韧带的颊肌、咽肌，再深入则累及颞肌、咬肌和翼内肌的前份肌纤维。因此，磨牙后三角区癌较早出现开口困难，较严重。

颊黏膜癌的颈淋巴结转移率较高，初诊时发现转移者约为 30%左右。转移最常见的部位是下颌下淋巴结、咬肌前缘的颊淋巴结和颈上深二腹肌群淋巴结。

（二）治疗

1. 原发癌的治疗　表浅而局限、病变直径在 1cm 以下者，切除后直接缝合或植皮或用颊脂垫修复。稍大病变切除后植皮不可取，因术后皮片收缩，可发生严重的开口困难，故应采用皮瓣修复，最常用的皮瓣是前臂皮瓣。如皮肤可疑受累，手术切除后的洞穿性缺损，可采用皮瓣立即修复。

龈颊沟受侵的病例尚应注意到颌骨的处理。颌骨切除的范围根据受累情况决定，下颌者可作矩形以至患侧下颌骨切除。严重开口困难的病例，特别是发生于磨牙后区者，表明肿瘤累及颞下窝，往往手术不能彻底切除，因此常采取根治性或姑息性放射治疗。

2. 颈淋巴结的处理　由于颊黏膜癌颈淋巴结转移率较高，中等大小原发癌应行选择性颈清术。

（三）预后

五年治愈率在 40%左右，早期病变可达 50%以上，而中晚期病变仅在 25%左右。

七、腭癌

上腭构成口腔的顶部，黏骨膜直接附着于其下的骨质并与牙的腭侧龈相连接。腭部黏膜下前磨牙以前无腺体，此后逐渐增多。

（一）临床表现

硬腭鳞状细胞癌在口腔癌所占比例较少，其原因为常与上颌牙龈癌、软腭癌，甚至和上颌窦癌的腭部扩展相混淆。腭癌的主要表现是疼痛性溃疡，累及软腭时有吞咽痛，牙槽突受累时可有牙痛、牙松动。向上方扩展可侵犯鼻腔、上颌窦。晚期病例很难区分病变原发于腭还是鼻腔、上颌窦及上牙龈。

约20%～30%的病例在初诊时即发现有颈淋巴结转移，转移的首站淋巴结为颈上深二腹肌群组。双侧转移较口腔其他部位癌常见，特别是肿瘤波及软腭及超越中线者。

（二）治疗

原发癌仅限于腭骨破坏、上颌窦底受侵者，可作保留眶底的低位上颌骨切除术。患侧有肿大淋巴结者应作经典性颈清术。病变范围大，临床未扪及肿大淋巴结者，可以考虑选择性颈清术，并应严密观察对侧颈淋巴结情况。

（三）预后

早期病变（T_1）外科手术的五年治愈率可达70%以上，中晚期（T_2～T_3）则下降至50%左右。病变范围愈大并有颈淋巴转移者预后愈差。

（莘晓陶）

第六节　口咽癌和上颌窦癌

一、口咽癌

临床口咽的解剖区域划分是：上界为硬腭水平，下界为舌骨水平。前界为舌根，后界为咽前壁。两侧为侧咽壁（图16－15）。会厌谿是约1cm宽的光滑黏膜带，是舌根向会厌黏膜的移行部分。舌根表面黏膜凹凸不平，是因为黏膜下散在分布有淋巴滤泡组织，实际舌根黏膜和口腔舌一样是光滑的。舌根的肌组织和口腔舌相连续。

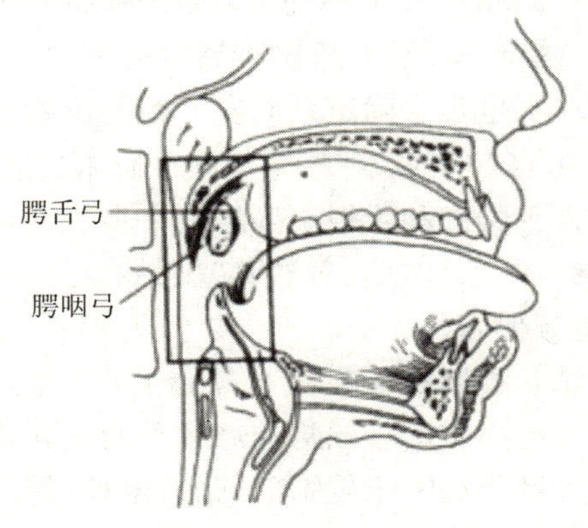

图16－15　口咽区域的解剖划分

扁桃体区域呈三角形，前界为扁桃体前柱（腭舌肌），后界为扁桃体后柱（腭咽肌），下界是舌扁桃体沟和咽会厌皱褶。腭扁桃体位于此三角中。扁桃体外侧是咽缩肌，紧邻咽旁间隙。舌扁桃体沟划分开舌根和扁桃体区域。

软腭是一活动的肌性器官，两侧和扁桃体柱相接。软腭的口腔面是复层鳞状上皮，鼻腔面是呼吸道上皮。

（一）病理

口咽部的恶性肿瘤仍以鳞状细胞癌最常见。扁桃体区域及舌根常发生淋巴上皮癌，也常见恶性淋巴瘤，除此尚有小唾液腺恶性肿瘤发生。

（二）临床表现

部位不同，症状不一。此处只讨论和口腔有密切关系而在诊断上易于混淆者。

1. 舌根部癌　舌根部鳞状细胞癌最早的症状常常是轻微的咽喉痛。此时不仅易被患者忽略，就是医师用常规的压舌板及触诊检查也难以发现，除非采用间接喉镜观察。稍大病变的患者会感到吞咽痛，或感到耳内深部位疼痛。肿瘤进一步浸润发展，舌运动受限甚至固定，呼出气体有难闻的臭味。

促使患者就医常常是因为发现颈部淋巴结主要是颈上深二腹肌群淋巴结肿大。患者有时会主诉是在一夜之间肿起来而导致医师误诊为炎症。患者的这种感受可能是正确的。因为转移性淋巴结在增长过程中毫无症状，由于肿块中心坏死或内部出血而迅速增大并有压痛。因此，对于有这些征象的中老年患者，口咽和鼻咽的详细检查非常必要。

舌根癌较早期即向深面肌肉浸润而无任何症状。发生于舌根侧面的癌可以浸润至舌扁桃体沟，由于此区无肌组织阻挡，肿瘤较易在颈部呈现肿块（下颌舌骨肌对于口腔舌部癌的扩展有一定阻挡作用，而舌扁桃体沟外侧无其他较大的肌组织起阻挡作用），临床可以从下颌角下方触及而易与肿大的淋巴结相混淆。肿瘤进一步扩展可累及会厌、喉及口腔舌，咽旁间隙受累则是晚期征象。

2. 扁桃体区域癌　发生于扁桃体前柱者均为鳞状细胞癌。有人将此部位发生的癌归之于磨牙后三角区，但其临床表现、扩展、治疗和预后是不同的。早期病变呈红色、白色或红白相间表现，常表浅而深部浸润极少。此期患者常无症状，如有也仅有轻微咽喉痛或吞咽不适。病变进一步发展则中心产生溃疡，向深部浸润腭舌肌，此期可能出现耳内反射性疼痛。病变向内上扩展入软腭及硬腭后部、上牙龈；前外侧扩展至磨牙后三角区、颊黏膜和下牙龈；前下扩展入舌。扩展累及的范围不同则可发生不同的症状和功能障碍。后方扩展累及颞肌及翼肌群，可发生不同程度的开口困难。严重开口困难属晚期征象，表明病变已累及鼻咽和颅底。扁桃体后柱癌不常见，即使发生，也难于确定系原发于此部位者。

扁桃体凹的肿瘤可以发生自黏膜或扁桃体本身。临床症状类似发生于扁桃体前柱者。病变较早累及口咽侧壁并侵入舌腭沟和舌根。癌瘤进一步发展可以穿透咽壁及咽旁间隙，向上扩展达颅底，但很少有脑神经受累症状。扁桃体恶性淋巴瘤一般呈现为大的黏膜下肿块，但当其发生溃疡时，其表现也颇似癌。

3. 软腭癌　几乎所有的鳞状细胞癌均发生自软腭的口腔面。早期软腭癌的临床表现和扁桃体前柱发生者相似。较大的病变由于软腭或悬雍垂的破坏除吞咽困难外，可能出现食物反流现象。患者就诊时病变大都尚局限于软腭部，张口困难、腭骨穿孔等常属晚期征象。

口咽癌无论发生于哪个部位，首站转移的淋巴结是颈上深二腹肌群淋巴结，然后沿颈静脉淋巴结链扩展。口咽癌的颈淋巴结转移率较高，甚至是患者就诊的首发症状。约50%的病例在初诊时即发现有颈淋巴结转移。病变愈大转移率愈高，T_3 和 T_4 病变者可达65%以上。

（三）治疗

口咽部癌总的治疗原则是放射治疗根治，在原发灶控制的情况下，颈部淋巴结转移灶作经典性颈清除术。

原发癌的外科手术仅限于病变在2cm左右（软腭部直径不超过0.5cm）。舌根部肿瘤可从舌骨上进入或行侧咽切开术。较大的病变或放射治疗失败的挽救性手术，无论在舌根或扁桃体区域，常需离断下颌骨，甚至切除下颌支。气管切开及皮瓣修复设计是必需的。晚期病变仅能作姑息性治疗。

（四）预后

口咽癌的预后较差。舌根部癌无论放射治疗或手术治疗，五年治愈率在30%左右。

二、上颌窦癌

上颌窦是上颌骨的空腔，呈锥体形，上部宽大，下端狭窄。分上、内、前外侧和后侧壁。四个壁中以内侧壁最薄，有1～2个裂孔和鼻腔相通。内壁和前外壁下方以锐角相连，构成上颌窦腔底，和牙槽突及腭骨水平部毗邻。磨牙和前磨牙根尖仅藉一薄层骨（有时无骨质）与窦相隔（图15－16）。上壁分开眼眶和窦腔。后侧壁紧邻颞下窝，构成翼腭窝的前壁。上颌窦黏膜为纤毛柱状上皮。

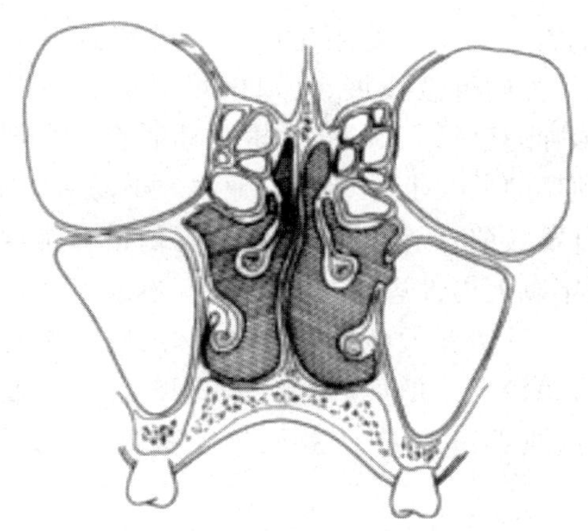

图15－16　通过磨牙区横断视察

上颌窦和周围解剖关系

（一）病理

以鳞状细胞癌占首位。此外尚有小唾液腺恶性肿瘤、恶性淋巴瘤、骨肉瘤等，但均较少见。

（二）临床表现

初期肿瘤在窦内生长，临床无任何症状。及至症状出现，常系肿瘤已破坏窦壁累及周围组织。但这些症状并非特异性，因无明显肿块突起而又缺乏警觉性导致的延误诊断者为数不少。窦壁各部位均可发生肿瘤，由于其生长扩展累及的器官不同而有不同征象。现将常见的征象列举如下。这些征象如不能以常见疾病解释时就应警惕肿瘤的存在，并作必要的详细检查以确诊。

1.牙痛、牙龈麻木和牙松动　造成牙痛及牙松动最常见的原因是龋病和牙周病。当患者有这方面的症状而非龋病和牙周病及其他牙体病所致时，应当进一步查找原因，不要轻易地诊断为非典型性三叉神经痛，更不要任意拔牙。肿瘤所致的疼痛特点是持续性的，夜间更重，和任何刺激因素无关。除牙疼外常伴头痛、面颌部痛，甚至眼痛等。如果疼痛同时伴发牙龈蚁走感、发麻、发胀，就应高度怀疑上颌窦内肿瘤的存在。这些症状的出现大多系原发癌发生于上颌窦的下壁，压迫或破坏上牙槽神经所致。肿瘤进一步破坏牙槽突致牙齿松动，龈颊沟可以出现肿胀。文献报告上颌窦癌患者50%～70%有牙痛史。

2.眶下区感觉异常或麻木　上颌窦癌患者可以以眶下区蚁走感或麻木为首发症状而不伴发其他征象。肿瘤的原发部位可能在前外侧壁、上壁接近眶下神经的部位；也可能原发部位在上颌窦后壁，肿瘤破坏翼腭管累及其内的上颌神经及腭降神经，此时可能有上腭异常感。有的病例伴随上颌牙痛及头痛。

3.鼻腔症状　鼻的异常分泌和鼻塞是常见的主诉症状。鼻的渗出液常为血性或少量间断地出现：有时为脓血性伴有恶臭。如肿瘤原发于上颌窦内侧壁，鼻塞或异常分泌为早期征象。但不少病例系窦腔内肿瘤继发感染，合并上颌窦炎所致。如无其他肿瘤征象，也很容易误诊为鼻窦炎症而延误治疗。

4.眼的症状　发生于上颌窦内上部的肿瘤累及鼻泪管，溢泪可能是早期征象之一。病变累及筛窦也可出现鼻腔方面的症状。眼球移位（向上外侧居多）、突出（窦腔上后壁骨破坏）可以单独出现，但大多系肿瘤广泛破坏所致。

5.开口障碍以至牙关紧闭　原发于上颌窦后壁癌破坏翼突累及翼内、外肌时，可以出现开口困难、开口时偏向患侧。肿瘤继续发展、开口困难呈渐进性以至牙关紧闭。此时患者常伴发耳鸣、耳内闷胀感，表示肿瘤已侵入颞下窝、累及耳咽管，预示肿瘤已侵及颅底。

6.面部肿胀或窦道上颌窦前外及上外壁发生肿瘤　很易破坏此区骨壁而在面颊部、颧颊部出现肿胀。肿瘤坏死可自发破溃，或误诊切开而留有窦道。常误诊为上颌骨骨髓炎。上颌骨骨髓炎是极其少见的，中年以上男性患者如在面颊有不愈窦道，首先应想到癌瘤，应从窦道深部刮取组织送病理检查。此种情况大多见于分化较好、发展缓慢的鳞癌。

上颌窦癌颈淋巴结转移率较少。但如肿瘤突破骨壁累及牙龈或龈颊沟黏膜时转移率则增加。下颌下及颈上深二腹肌群淋巴结是常见的转移部位，偶见转移至耳前区腮腺内淋巴结。

（三）诊断

临床表现中如同时有2～3组症状和征象，诊断为上颌窦癌是不困难的。从治疗方面考虑，确切了解肿瘤累及的范围极其重要。CT及MRI是最佳的影像检查方法。如无条件作这些检查，X线平片投照颅底片、正位及侧位体层片是必需的，要注意上颌窦后壁和翼突破坏受累情况。鼻颏位片由于重叠影像较多，定位诊断价值不大。

常规的耳鼻喉科检查是必需的。眼球的活动度至关重要，如眼球活动外展受限，表明肿瘤可能累及眶上裂，非手术适应证。

确定病变性质仍需作活体组织检查。

（四）治疗

上颌窦癌的治疗主要是手术、放射治疗和两者联合的综合治疗。单纯手术或放射治疗5年治愈率均在30%左右，两者联合可提高一倍以上，并主张手术前作放射治疗。

术前作^{60}钴放射治疗，照射剂量为45Gy左右，休息2～3周后手术。如肿瘤仅限于上颌骨下部结构，可保留眶板。后壁或后下壁骨质破坏而翼突无骨质破坏者，可作包括翼突在内的全上颌骨切除术。术式可采用截除喙突，结扎上颌动脉，在翼突根部将其凿开，连同上颌骨一并切除。此术式出血少，术后功能障碍少。对眼球尽量保存，筛窦破坏眼球移位或运动稍受限并非牺牲眼球的依据，但眶板，特别是上颌窦后近眶尖部分或眶底骨膜受肿瘤破坏，可能需要牺牲眼球以获取正常周界。龈颊沟受累侵及颊部软组织者，宜从骨膜外翻开皮瓣，切除的软组织要足够，所遗创面以皮片修复。

上颌骨切除后的骨缺损，可在手术后3～4周以赝复体修复，并在其上作义齿恢复咬合关系。不主张以皮瓣修复上腭缺损，主要是术腔不能清洁而有恶臭，也不利于随诊复查。

颈淋巴结有转移者应作经典性颈清除术。对于N_0病例可以考虑作选择性放射治疗。

（五）预后

上颌窦癌治疗失败主要是原发癌未被控制。因此，原发癌治疗是否完全彻底是提高治愈率的首要关键。^{60}钴手术前照射加根治性的外科手术，5年治愈率可达60%左右。

（沈全明）

第七节　颌骨恶性肿瘤

一、颌骨肉瘤

颌骨肉瘤是原发于颌骨最常见的恶性肿瘤，包括骨肉瘤、软骨肉瘤和纤维肉瘤。据国内王明华等报告，这三种肿瘤分别占全身骨肉瘤的5%、13%和36%。和国外一些报告相比，颌骨骨肉瘤及软骨肉瘤占全身骨肉瘤的比例相似，而纤维肉瘤则高出1倍有余。

（一）病理

骨肉瘤的组织病理表现复杂多样，根据瘤细胞组成的不同比例，将骨肉瘤分成骨细胞型、成软骨细胞型、成纤维细胞型以及毛细血管扩张型。瘤样骨形成是诊断骨肉瘤的基本标准。但在应用这一标准诊断颌骨肉瘤时要注意区分成软骨型骨肉瘤和软骨肉瘤，两者预后不同，而前者在颌骨较常见。

成骨细胞型骨肉瘤瘤细胞呈梭形或多边形，并有不同程度的核异形性及丝状分裂，细胞形成新骨并有钙化。成软骨型骨肉瘤在纤维软骨基质中有大而圆或梭形的瘤细胞，软骨性及骨性区域常常交织在一起，称之为软骨骨样。成纤维细胞型的组织特点是成丛或成束的梭形细胞散布在不同密度的胶原纤维中，有些区域可以形成骨样组织。毛细血管扩张型骨肉瘤的特点是有大的、充有血液的窦样间隙存在于丰富的瘤细胞组织中，其中有散在斑点状的骨样区。

软骨肉瘤瘤组织多呈小叶状，中央为软骨，周边软骨成分减少而细胞较丰富。诊断软骨肉瘤的标准有三：很多细胞包含有丰满的核；常见双核细胞以及巨大的软骨细胞包含有大的单个或多个细胞核或成堆的染色质。

骨纤维肉瘤的组织病理表现类似于软组织，瘤细胞既不形成骨，也不形成软骨，但可形成不同量的胶原纤维。瘤细胞从卵圆到纺锤形都有，高度分化者细胞富含胶原，少量的分裂象及轻度细胞多形性，预后较好。

(二)临床表现

颌骨肉瘤最常见于30岁左右的青壮年,男性多于女性,约为2∶1。主要的临床表现为局部肿块、口唇麻木、疼痛和牙齿松动。下颌骨肉瘤发生下唇麻木是早期征象,或者伴有剧烈而难以忍受的疼痛。这是因为肿瘤发生自骨髓腔内,压迫或破坏下牙槽神经所致。一旦肿瘤穿破骨皮质,疼痛可能减轻一些,而肿块性病变则出现。发生自牙槽突或骨旁区域则疼痛或麻木症状不显著,较早出现生长迅速的肿块及牙齿松动。上颌骨发生的肉瘤其疼痛程度不如下颌,除非肿瘤累及颞下窝及颅底。肿瘤可致鼻塞,突入口腔甚至充满整个口腔,呈结节状,紫红或暗紫色,伴有恶臭,也可突入眼眶致眼球移位。颌骨肉瘤无论发生于上颌或下颌,当肿块达较大体积时均可见皮肤受压变薄,皮表温度升高并可见怒张血管。这种情况以骨肉瘤表现最为明显。

颌骨肉瘤常通过血行转移,肺是最常见的部位。

(三)影像学检查

普通X线平片检查颌骨肉瘤均呈溶骨破坏性表现,缺乏特异性表现来诊断骨肉瘤、软骨肉瘤及纤维肉瘤。骨肉瘤的X线表现决定于组织类型。纤维型骨肉瘤由于瘤样骨少而在X线片呈现为边界不清楚的透影区,内部呈模糊网格状,颇似囊肿。成骨显著的骨肉瘤可在瘤体内见到硬化性骨,骨膜形成的瘤骨或反应性新生可呈日光放射状,但这并非骨肉瘤的特异征象。软骨肉瘤一般生长缓慢,但也看不到如在其他骨骼所见到的病变周围的硬化性反应。

从治疗观点看,影像学检查最重要的目的是提供肿瘤所累及的范围,除普通X线片外,CT或MRI是最佳的检查方法。定性诊断主要依靠活体组织检查。

(四)治疗

颌骨肉瘤的最佳治疗手段是外科手术切除。按照骨恶性肿瘤手术切端应离瘤体2～3cm的原则,下颌骨体及前部肿瘤能在正常组织内切除。下颌支部肿瘤常累及颞下窝,肿瘤虽不侵入颞下颌关节窝但髁突常被破坏,因此手术常缺乏正常周界而不彻底。上颌骨尤其如此,除非肿瘤原发于上颌前部。

颌骨肉瘤对放射治疗不敏感。尽管文献报告采用大剂量MTX或CTX对骨肉瘤有一定疗效,但仍属姑息性的。颌骨肉瘤化学药物治疗的经验很少。

(五)预后

颌骨肉瘤的预后取决于原发瘤的部位、组织病理类型以及手术的彻底性。下颌者较上颌预后好。3种类型的肉瘤中以骨肉瘤的复发率和转移率最高,5年生存率最低;其次为纤维肉瘤;软骨肉瘤的预后最好,5年生存率可达70%以上。

二、恶性纤维组织细胞瘤

恶性纤维组织细胞瘤自1964年由O'brien及Stout作为组织细胞来源的恶性肿瘤提出后,诊断本病的例数不断增加。它可以发生于身体的任何部位,如躯干、四肢、腹膜后,头颈部较少见。

颌骨恶性纤维组织细胞瘤的临床表现和颌骨肉瘤表现相似,诊断主要取决于组织病理。光镜所见特点为肿瘤呈浸润性生长,无包膜,侵入骨质及肌组织内。瘤组织由梭形成纤维细胞、圆形组织细胞以及一些胶原纤维组成,并有显著的炎性细胞浸润。常见组织细胞产生的各种变形细胞为多核巨细胞、泡沫细胞、上皮样细胞等以及组织细胞的吞噬现象。瘤细胞异形性显著，有丝分裂象较多。

颌骨恶性纤维组织细胞瘤的治疗主要是外科手术切除。但由于其浸润性生长及解剖条件的限制，完整彻底切除是困难的。如本院近年观察11例发生于颌骨者，仅4例位于下颌骨者手术较彻底，余6例均未能彻底手术。放射治疗对本病的效果意见不一，我们认为根据现代放射治疗效应的理论：肿瘤的放射敏感性和肿瘤体积大小有关而与组织类型无关，主张在肿瘤切除后辅助放射治疗。至于化学药物治疗，由于经治的例数少，难以评定其效果，只能认为是尚处于研究应用阶段。

恶性纤维组织细胞瘤也可发生于软组织，而发生于软组织者预后较好。恶性纤维组织细胞瘤既可发生血行转移，也可发生淋巴结转移。肿瘤体积愈大，转移率愈高。手术后复发率是很高的，可达80％～90％，并且常常是患者死亡的主要原因。

三、颌骨中心性癌

颌骨中心性癌是极其罕见的，颌骨癌多是其覆盖黏膜癌的进一步扩展。诊断颌骨中心癌必须十分慎重，除了排除黏膜癌的扩展，尚应除外转移癌的可能性。

文献有不少报道颌骨中心鳞癌发生于牙源性囊肿的上皮，但得到承认的病例却极少。必须看到上皮癌变与囊壁相接及其移行部分的存在。正如著名病理学家Bernier所说：我做了40多年的病理诊断工作，未见到过1例鳞状细胞癌发生自牙源性囊肿的上皮。我不是说这种情况不会发生，但文献报告的病例不能使我完全信服。

（沈全明）

第八节　恶性黑色素瘤

恶性黑色素瘤是一种产生黑色素、高度恶性的肿瘤，仅少数为无色素的恶性黑色素瘤。恶性黑色素瘤的发生率有显著种族性差别，皮肤恶性黑色素瘤在白种人中较高，而黏膜恶性黑色素瘤在黄种人及黑种人中明显多于白种人。Batsakis等分析报告头颈部恶性黑色素瘤占全身恶性黑色素瘤的15％～20％。面颈部皮肤发生者约占头颈部恶性黑色素瘤的1/2，眼外黏膜（口腔及鼻腔）发生者约占3％左右。他还引证比较白种人和日本人在黏膜恶性黑色素瘤发生比例的不同：3334例白种人的恶性黑色素瘤，黏膜发生所占的比例为6.3％；而488例日本人所患的恶性黑色素瘤，黏膜发生所占的比例为24.0％。

一、病理

恶性黑色素瘤的瘤细胞呈圆形、多边形和梭形，胞质丰富，含有多少不等的黑色素颗粒。细胞核呈椭圆形或梭形，染色深，分裂象多。瘤细胞排列呈巢状或条索状，向周围组织浸润。肿瘤内色素沉积明显，呈灶性分布。无色素的恶性黑色素可能误诊为分化较差的鳞状细胞癌，有怀疑时可作S－100免疫组化染色，可以显示上皮内的黑色素细胞以助确诊。

二、临床表现

口腔黏膜恶性黑色素瘤常发生于50岁以上者，男女之比为2∶1。上腭以及上颌牙龈为最常发生的部位，上下颌比约为（3～4）∶1。临床我们常见两种表现形式：一种是开始为棕黑色肿块，迅速溃破，形成类似于鳞状细胞癌的溃疡，破坏牙槽突致牙齿松动，甚至脱落。有些恶性黑色素瘤的溃疡并非棕黑色，但仔细审视可见溃疡面瘤组织有黑色或棕黑色斑点。肿块型的黑色素瘤常局限在一个区域。另一种表现为墨浸状棕黑色斑块，表面粗糙，稍高于黏膜。这种墨浸状斑可以单发，也可以散在，主要分布于上腭、软腭和牙龈，涉及口腔其他部位则罕见。这种墨浸状斑块不断扩展，很难确定其所累及的范围，偶见在这种斑块上发生溃疡。

面颊及颈部皮肤恶性黑色素瘤和皮肤其他部位发生者类似，西方学者有关研究报告颇多。根据临床表现及恶性程度，皮肤恶性黑色素瘤分为 3 个类型：恶性黑色斑型、表浅扩展型和结节型。前两种类型有不少病例以后发展为结节型。虽然这 3 种类型的临床和光镜下的表现有所不同，但其生物学行为和预后是一样的。恶性黑色斑型多发生在老年人面部，呈棕黑色斑，扁平而边缘不规则，逐渐扩大。病理表现特点也是向四周皮肤扩展相当大的范围，表皮层有弥散增殖的黑色素细胞。肿瘤性的黑色素细胞倾向于保持在真皮表皮界面，上皮内生长发展常沿毛囊或汗腺导管深入，因此垂直向深部生长常是多中心性的。表浅扩展型为皮肤表面略隆起的多个灰黑色结节，瘤细胞相对一致，聚集于表皮并侵及表皮各层。侵犯真皮层并超过真皮乳头层进入其垂直深入生长发展阶段。结节型从其发生开始就是浸润性的，瘤细胞迅速生长，超越真皮乳头层进入网状真皮层。虽然这些临床病理表现提示其恶性程度，但这不是绝对的。

恶性黑色素瘤极易并较早发生区域淋巴结转移，并可通过血行转移播散至身体各部位。据北京大学口腔医院院治疗的一组病例观察，口腔黏膜恶性黑色素瘤经组织病理证实的颈淋巴结转移率为 51.2%；临床检查证实远处转移率（全身皮下、肺、肝、脑等部位）为 38.5%。

三、诊断

开始检查恶性黑色素瘤以前必须注意患者的全身情况。寻找和发现有无远处转移是很重要的，因为直接影响到治疗。胸部 X 线片、肝肾功能以及碱性磷酸酶的检测等，如有异常，应考虑放射性核素作骨扫描，必要时作 CT 检查。颈部淋巴结的仔细触诊，包括耳后、耳前、面颊、颈后以及腋下淋巴结。皮下，特别是胸、腹、背部也应仔细触诊有无皮下小结存在。

小的病变无论在口腔黏膜还是在面颊部皮肤宜全部在正常组织内切除而不是切取部分病变送病理检查，根据病理诊断结果以决定进一步扩大手术的范围。对于大范围病变而能手术治疗者是否取活体组织检查确诊，绝大多数学者是反对的，认为切取活检可把肿瘤细胞种入深层或周围组织，增加区域或全身转移的机会以及易致局部复发，因此可在手术同时切取作冷冻切片检查。如临床基本肯定，手术又不至严重影响功能及畸形，还是整体切除为佳。

四、治疗

面颊、口腔原发性恶性黑色素瘤的治疗目前仍认为是局部广泛切除，但对理想的切除线距病变多远有不同看法。长期的临床实践证明，局部广泛切除并不能完全避免局部复发。从预后因素分析恶性黑色素瘤的垂直生长（深度）较水平生长（广度）重要得多。现今认为恶性黑色素瘤侵犯的深度或厚度是决定局部切除范围的重要因素。

1969 年，Clark 等根据恶性黑色素瘤的浸润水平分成五级水平：第Ⅰ级水平是瘤组织仅限于表皮而未累及基底膜；第Ⅱ级水平是瘤组织累及真皮乳头层；第Ⅲ级水平是瘤组织波及真皮乳突层和网织层的连接区；第Ⅳ级水平是瘤组织侵及真皮网织层；第Ⅴ级水平是瘤组织浸入到皮下组织。虽然这一方法盛行多年，实践表明它并非完全客观，特别是真皮乳头层和网织层的连接区这一关键性的解剖部位常不大清楚。更重要的是真皮乳头层的厚度在身体各部位并非完全一样，因此黑色素瘤在同一解剖水平的实际厚度就有很大不同。1970 年，Breslow 用目微测计观察恶性黑色素瘤组织的实际厚度和预后的关系，提出了两个重要结论：一是恶性黑色素瘤的浸润厚度在 0.76mm 以下，肿瘤没有转移，预后极佳；二是随着厚度增加，区域淋巴结转移，远处转移率增加而生存率平行下降。这一研究观察得到了更多学者的承认，并成为指导皮肤恶性黑色素瘤的治疗原则。

恶性黑色素瘤的厚度在 1mm 以下，特别是在 0.76mm 以下时，离开肿瘤边缘 1～1.5cm 切除已足够，不会增加局部复发和影响患者生存率。稍厚的恶性黑色素瘤，在肿瘤周边 3cm 的正常组织内切除已足够。大多数面颊部的恶性黑色素瘤，离开肿瘤边缘 1～1.5cm 切除是足够的。

口腔黏膜的恶性黑色素瘤不如皮肤研究深入，但上述原则是适用的。在不影响功能的情况下，离开肿瘤 2cm 在正常组织内切除是适宜的。术后的组织缺损采取简便方法修复。对墨浸状、大范围或多发者则非手术适应证，往往超出所估计的范围而不能彻底切除。我们曾见过一例上腭墨浸状恶性黑色素瘤，单发，但手术中见鼻窦各处黏膜均有墨浸状瘤组织。通过此例也提示我们在这种情况下，详细的鼻腔、鼻咽检查是必要的。

颈淋巴结有转移而无远处转移征象者，治疗性颈清除术是必要的。对于未触及肿大淋巴结的 N_0 病例，是否进行选择性颈淋巴结清除术有不同意见。根据恶性黑色素瘤浸润厚度对预后的影响，肿瘤厚度不超过 1mm 时，无需作选择性颈清除术。厚度为 1～4mm 者可以考虑选择性颈清除术；超过 4mm 常常发生远处转移，是否作选择性颈清除术，根据具体情况考虑。

五、辅助治疗

1. 生物治疗　有很多研究报告采用非特异性免疫治疗方法，如用 BCG 卡介苗、左旋咪唑等，但其效果并不理想。也有采用病毒产生黑色瘤细胞溶解产物作特异性免疫治疗的报告。该疗法用于第Ⅱ期恶性黑色素瘤有较好效果，但疗效相左的报告也存在。大剂量干扰素－α2b 治疗是目前较为有效的辅助方法。

2. 化学药物治疗　由于恶性黑色素瘤的局部复发和转移率较高，可用化学药物治疗以提高疗效。目前最常用的药物是抗黑瘤素（DTIC，三嗪咪唑胺）。通常作单一药物使用，给药方法是 200～250mg/(m^2·d)，加入 150mL 5%葡萄糖液或生理盐水中静脉快速滴注，宜在 20min 内点滴完。连用 5d 为一疗程，3～4 周后可重复。据文献报告用此方案治疗对全身播散性恶性黑色素瘤的缓解率为 20%～30%，平均缓解时间 6 个月。除 DTIC 外，卡莫司汀（BCNU）也有一定效果。

3. 放射治疗　传统的看法是恶性黑色素瘤对放射线具有抗拒作用。根据现代放射治疗效应理论以及临床应用分析，手术后辅助放射治疗有一定效果，也是需要深入研究的问题。

总之，口腔颌面部恶性黑色素瘤仍宜采取综合治疗，不能单纯依赖外科手术。

六、预后和预防

口腔颌面部恶性黑色素瘤，尤其是发生于口腔黏膜者，由于局部具有丰富的血管和淋巴管，转移率高，其预后比发生于其他部位者差。北大口腔医院治疗的一组病例显示：发生于颌面部皮肤者 5 年生存为 60.0%；而口腔黏膜者为 21.9%。全组死亡率为 85.4%，发生在术后 0.5～2 年内。死于局部复发者为 43.9%，远处转移为 41.5%。

（沈全明）

第九节　恶性肉芽肿

恶性肉芽肿是一种主要发生在鼻腔、硬腭、鼻咽等中线部位，表现为溃疡和进行性坏死的肉芽肿性病变。以前有关该病的病因、病理、分类命名等都非常混乱，目前研究已经明确恶性肉芽肿是 T/NK 细胞淋巴瘤。局部表现类似的 Wegener 肉芽肿，属于自身免疫疾病，两者在病因、病理和治疗方式完全不同。

一、病理

恶性肉芽肿的基本病理变化为非特异性炎性肉芽组织伴有 T/NK 淋巴细胞浸润，不伴有明显血管炎病变，也少有肾脏病变。

Wegener 肉芽肿的病理表现为以中性粒细胞浸润为主，有多核巨细胞共存，并可见典型的坏死性血管炎存在这三个典型特征，但无组织细胞和淋巴细胞的浸润。

二、临床表现

恶性肉芽肿最常发生于青壮年男性，约占 2/3。主要发病部位是鼻腔和咽等中线部位，初发病变于口腔者较为常见。1933 年，Stewart 将恶性肉芽肿的临床表现分为三期，至今仍被普遍采用。

1. 前驱期　为一般伤风或鼻窦炎表现，间歇性鼻塞伴水样或带血性分泌物。局部检查为一般炎症表现，中隔可出现肉芽肿性溃疡。此期持续约 4～6 周。

2. 活动期　鼻腔炎症明显加重，病变明显者可致鼻外部膨胀隆起，进一步发展可致腭部穿孔。此时可见腭骨外露，周围为炎症性肉芽组织病变。患者常伴发热，38℃左右，但自我感觉尚好；少数患者可有高热。此期可持续数周至数月。

发生口腔的恶性肉芽肿并无特异性症状，典型病变在中线部位。但原发病变并不限于中线切牙区，磨牙及前磨牙区也很常见。开始时牙痛、牙松动、牙龈糜烂，类似恶性肿瘤表现，但多次活检病理诊断为炎性肉芽组织。溃疡面积可以很大，甚至暴露骨面，但无明显恶臭。可伴高热，呈稽留热型或弛张热型，双侧颈淋巴结可肿大。持续高热可以使患者很快进入衰竭状态。

3. 终末期　患者衰弱，体温难以控制，出现恶病质。病变的广泛破坏累及邻近较大血管时可发生致命性出血，或并发其他脏器病变而死亡。

三、诊断

恶性肉芽肿诊断依靠病理学和临床检查。取活检时应先清除表面坏死组织，取材要足够。鉴别诊断中最重要的是要区分 Wegener 肉芽肿。Wegener 肉芽肿多数进展较慢，侵犯肾脏，患者常死于大出血或肾衰竭。这类病例抗中性粒细胞胞质抗体（ANCA）检测的阳性率与病情变化一致，静止期在 60%以上，活动期达 100%，被确定为 ANCA 相关的自身免疫性疾病。

四、治疗和预后

恶性肉芽肿首选放射治疗，待放射治疗结束后1～2个月，可配合化学药物治疗。放射治疗剂量及化学治疗用药方案基本和恶性淋巴瘤的治疗类似。放射治疗效果各家报告不一，取决于病变所处时期，不少报告放射治疗后可获长期生存。活动期持续发热者预后不良。其他为对症治疗，如激素降温、镇痛剂等。

Wegener肉芽肿主要采用激素治疗，同时配合应用化学治疗药物如环磷酰胺，可获得较佳效果。全身病变严重的，预后不佳。

（刘丽梅）

第十节　恶性淋巴瘤

淋巴瘤为原发于淋巴结或淋巴组织的恶性肿瘤，是一种全身性疾病，可发生于全身任何部位。口腔颌面部的淋巴瘤占全身淋巴瘤总数的8%～27%，以颈部淋巴结最为好发。发生于淋巴结者称结内型，发生于淋巴结外者称结外型。根据其病理特点将其分为霍奇金淋巴瘤和非霍奇金淋巴瘤两大类。前者在口腔颌面部极其罕见，本节重点讨论非霍奇金淋巴瘤。

一、临床病理

确诊恶性淋巴瘤需作淋巴结的组织学检查，细针吸细胞学检查可作参考。切取的淋巴结应是有包膜的整个淋巴结，并尽快固定后做切片。

非霍奇金淋巴瘤尚无被普遍接受的组织病理学分类。2001年，WHO制定了恶性淋巴瘤的新分类。新分类具有以下特点：

1.恶性淋巴瘤是独立疾病。传统上，人们将恶性淋巴瘤看做是一个或两个疾病，即恶性淋巴瘤或霍奇金和非霍奇金淋巴瘤。而WHO淋巴瘤分类将每一类型的恶性淋巴瘤均定义为独立疾病。这是此分类最主要的特点。现在B细胞淋巴瘤包括13个疾病，NK/T细胞淋巴瘤包括15个疾病，霍奇金淋巴瘤包括2个疾病，总共30个疾病。每一个独立的恶性淋巴瘤都有其独自的定义，具有独特的病理形态、免疫表型、遗传特点和临床表现。

2.WHO恶性淋巴瘤分类建立在疾病病理形态、免疫表型、遗传学特征、临床特点的综合资料基础上。病理形态是分类的基础，大多数恶性淋巴瘤仅靠病理形态就能作出明确诊断。免疫表型和遗传学特征是确定每一恶性淋巴瘤的重要指标，是达成共识的客观依据，有助于提高诊断的可重复性，具有鉴别诊断和预后判断的辅助作用，但在恶性淋巴瘤诊断中并非必不可少。临床特点，特别是肿瘤原发部位，如结内或结外（皮肤、中枢神经、胃肠、纵隔、鼻腔），是确定某些恶性淋巴瘤的重要指标。虽然诊断恶性淋巴瘤是综合考虑的结果，但在具体确定某种恶性淋巴瘤时其侧重点有所不同。

3.淋巴细胞性白血病和恶性淋巴瘤为同一种疾病。传统上恶性淋巴瘤和白血病是两种不同的疾病，目前从形态、免疫和遗传学来看，恶性淋巴瘤和白血病是同一疾病的不同时相，即瘤体期或弥散/循环期。

4.明确了细胞起源，分为B细胞、T细胞和NK（自然杀伤）细胞。

5. 分为两个主要分化阶段，即发生于前驱细胞的淋巴瘤和发生于成熟（周围）细胞的淋巴瘤，如前驱 B 淋巴母细胞白血病/淋巴瘤、前驱 T 淋巴母细胞白血病/淋巴瘤和母细胞性 NK 细胞淋巴瘤。

6. 包含了淋巴瘤的发病机制及相关因素，如：成人 T 细胞白血病/淋巴瘤与 HTLV－I 感染有关、鼻型 T/NK 细胞淋巴瘤与 EBV 感染或遗传易感性有关、间变型大细胞淋巴瘤与 NPM/ALK 基因异位融合有关、原发渗漏性淋巴瘤与 HHV－8/KSHV 感染有关、套细胞淋巴瘤常有 Cyclin D1 过表达、胃 MALT 淋巴瘤与幽门螺杆菌或遗传因素有关，伯基特淋巴瘤与 C－myc 基因异位和 EBV 感染有关，滤泡性淋巴瘤与 Bcl－2 异位有关。

（1）非霍奇金恶性淋巴瘤（NHL）：

B 细胞淋巴瘤：

1）前驱 B 淋巴母细胞白血病/淋巴瘤（ALL/LBL）。

2）B－慢性淋巴细胞白血病/小淋巴细胞淋巴瘤（CLL/SLL）。

3）B－前淋巴细胞白血病（B－PLL）。

4）淋巴浆细胞淋巴瘤（LPL）。

5）脾边缘区 B 细胞淋巴瘤，＋/－绒毛状淋巴细胞（SMZL）。

6）毛细胞白血病（HCL）。

7）浆细胞骨髓瘤/浆细胞瘤（PCM/PCL）。

8）MALT 型结外边缘区 B 细胞淋巴瘤（MALT－MZL）。

9）淋巴结边缘区 B 细胞淋巴瘤，＋/－单核细胞样 B 细胞（MZL）。

10）滤泡淋巴瘤（FL）。

11）套细胞淋巴瘤（MCL）。

12）弥漫性大细胞淋巴瘤（DLBCL）。

13）伯基特淋巴瘤（BL）。

T/NK 细胞淋巴瘤：

1）前驱 T 淋巴母细胞白血病/淋巴瘤（T－ALL/T－LBL）。

2）母细胞性 NK 细胞淋巴瘤。

3）慢性前淋巴细胞白血病/淋巴瘤（T－CLL/T－PLL）。

4）颗粒淋巴细胞白血病（T－LGL）。

5）侵袭性 NK 细胞白血病（ANKCL）。

6）成人 T 细胞淋巴瘤/白血病（ATCL/L）。

7）结外 NK/T 细胞淋巴瘤，鼻型（NK/TCL）。

8）肠病型 T 细胞淋巴瘤（ITCL）。

9）肝脾 γδT 细胞淋巴瘤。

10）皮下脂膜炎样 T 细胞淋巴瘤。

11）菌样霉菌病/赛塞里（Sezary）综合征（MF/SS）。

12）间变性大细胞淋巴瘤（ALCL），T 和非 T 非 B 细胞，原发性皮肤型。

13）周围 T 细胞淋巴瘤（PTL）。

14）血管免疫母细胞 T 细胞淋巴瘤（AITCL）。

15）间变性大细胞淋巴瘤（ALCL），T 和非 T 非 B 细胞，原发性全身型。

(2)霍奇金淋巴瘤(HL)分类：

1)结节性淋巴细胞为主 HL。

2)经典型霍奇金淋巴瘤：①淋巴细胞为主型(LP)。②结节硬化型(NS)。③混合细胞型(MC)。④淋巴细胞消减型(LD)。

二、临床表现

口腔颌面部非霍奇金淋巴瘤主要表现为上颈部淋巴结逐渐增大，有时增长迅速，有时相对稳定，可以迁延数月或数年。短期内持续增长，或开始为单个而后在其周围出现新的肿大淋巴结并相互融合成块，常为患者就诊的主诉。不少病例诊断为炎症，但抗感染治疗常无明显效果。患者可有全身发热或其他部位表浅淋巴结肿大，但为数不多。

结外型发生于颌骨者并非少见。下颌骨原发者下唇麻木常为早期征象，上颌则很难区分是从上颌窦内或骨内原发。临床表现均为颌骨膨大，表面黏膜无破溃，患区牙齿有不同程度松动。X 线片呈现溶骨性骨质破坏。

唾液腺常见发生于腮腺。由于腮腺组织内有淋巴结，因此，很难区分是发生自结内或结外。舌下腺偶见发生非霍奇金淋巴瘤，可以归之为结外型。

舌根、软腭、扁桃体常为非霍奇金淋巴瘤的好发部位，这些部位属咽淋巴环。瘤体常呈结节状增殖，中等硬而有韧性，极少破溃。常伴有颈淋巴结增大。因此当患者主诉颈淋巴结肿大而并无其他明显征象时，常规检查应包括鼻咽在内的上述各部位。

伯基特(Burkitt)淋巴瘤有其独特的临床病理特点，主要发生于 2～14 岁的非洲儿童，是中非儿童最常见的恶性肿瘤。约占该地区儿童恶性肿瘤的 1/2，欧美及我国均极少见，但我国新疆地区时有报告。

Burkitt 淋巴瘤主要发生于颌骨，上颌多于下颌，约为 3∶1。主要临床表现为牙齿松动、牙龈肿胀增生和颌骨膨胀，病变发展迅速但疼痛很轻微，也无神经麻木及其他感觉异常等症状。组织病理表现由于存在有良性巨噬细胞遍布于恶性淋巴样细胞中，呈现所谓“满天星”样，但这并非完全是诊断 Burkitt 淋巴瘤的特征性表现。丝状分裂象是很显著的。Burkitt 淋巴瘤如不治疗，幼儿一般在 4～6 个月死亡，较大儿童也不超过一年。大剂量烷化剂化学药物有相当好的治疗效果，约 90％的患者瘤体可以回缩，但有全身性病变或向中枢神经系统扩展者预后不佳。

三、诊断

非霍奇金淋巴瘤临床缺乏特异性表现，有时诊断非常困难。细针吸细胞学检查可提供线索，确定诊断类型应切取肿大淋巴结作组织病理检查。如系多个淋巴结肿大应选取增长较快、质地坚韧的结节送检。

确诊淋巴瘤后除详细检查全身有无肿大淋巴结外，应作胸部 X 线片、B 超。必要时作 CT 检查，以排除纵隔、腹腔等脏器部位有无病变存在。

四、治疗

非霍奇金淋巴瘤主要采取放射和化学药物治疗，辅以中医药以扶正培本治疗，减轻上述治疗方法后的毒副作用，保护和恢复机体的抗病能力。

单发病变或单发于一个结外器官部位（主要是唾液腺）可以手术切除，术后辅以放射治疗。原发于颌骨或咽淋巴环者以放射治疗为主要根治手段，辅以化学药物治疗。查明身体其他部位如纵隔、腹腔器官等有病变存在，应请肿瘤内科医师按病变恶性程度和分期有计划地进行综合治疗。

化学药物治疗在非霍奇金淋巴瘤中占有非常重要的地位，现今最常用的是 COP、COPP 和 CAOP 方案。

五、预后

非霍奇金淋巴瘤的预后和病理类型、分期、全身症状有无及治疗方式有关。病理属低度恶性，Ⅰ、Ⅱ期而没有发热、盗汗、体重下降等全身症状者预后较佳。中国医学科学院肿瘤医院报道，Ⅰ、Ⅱ期以放射治疗为主的病例，主要侵犯表浅淋巴结者 5 年生存率为 53.5%，发生于扁桃体者为 44.5%，鼻咽部则为 30%。结外非霍奇金淋巴瘤的原发部位也是影响预后的重要因素，局限于下颌骨内或腮腺者显然比发生于舌根或扁桃体区要好。

附：Ann Arbor 恶性淋巴瘤分期

Ⅰ期：病变限于单个淋巴结（Ⅰ）或淋巴结以外的单个器官或部位（ⅠE）。

Ⅱ期：病变侵犯横膈同一侧的两个或更多的淋巴结区（Ⅱ），或局限侵犯淋巴结以外的单个器官或部位，伴横膈同一侧的一个或更多的淋巴结区（ⅡE）。

Ⅲ期：病变侵犯两侧淋巴结（Ⅲ），或同时侵犯淋巴结以外的单个局限器官或部位（ⅢE），或侵犯脾（ⅢS），或两者都受侵（ⅢES）。

Ⅳ期：弥漫性病变，侵及一个或多个淋巴结以外的器官或部位，伴有或不伴有淋巴结受侵。

每个分期可按症状分为 A、B：

A：无 B 组所述症状。

B：发热（38℃以上）、盗汗、6 个月内体重下降>10%。

（刘丽梅）

第十一节　其他恶性肿瘤

一、恶性脉管组织肿瘤

（一）血管肉瘤

血管肉瘤是发生自血管内皮细胞的恶性肿瘤，故有称之为“血管内皮细胞肉瘤”。组织病理特点是由一层或多层非典型血管内皮细胞构成相互吻合的血管网，网织纤维染色显示肿瘤细胞在网状纤维鞘以内。血管肉瘤不常见，但头颈部是好发部位，特别是头皮及面部软组织。牙龈、颌骨及口腔各部位软组织均可发生。发病年龄以青壮年居多。主要临床表现为迅速生长的肿块，呈蓝色或紫红色，周围有红斑带卫星状结节。病变侵犯真皮但仍保持表皮完整。肿物无包膜，常沿软组织扩展至相当大的范围，深入侵犯骨及软骨。血管肉瘤可以转移到肺和淋巴结，这种情况大多发生于瘤体巨大或复发的晚期病例。外科手术切除是唯一有效的治疗方法，小范围、局限性的病变可以获得较佳效果。

（二）卡波西肉瘤

卡波西肉瘤又称为特发性多发性出血性肉瘤。称其为肉瘤并不合适，因其并不具有一般肉瘤的特性，如生长迅速、局部广泛破坏、转移和短期致命等特点，但临床和组织病理却很类似肉芽组织性疾病。卡波西肉瘤的组织发生来源有很多争议，但现今一般认为来自血管形成的细胞。组织病理主要表现在早期呈慢性炎症或肉芽组织样，淋巴细胞浸润和毛细血管样血管增生。很容易和化脓性肉芽肿、血管瘤、梭形细胞鳞癌等相混淆。时间较长的病变呈现梭形细胞交织成束并有裂样间隙，在这些梭形细胞间充满红细胞，但是缺乏明确的内皮衬里。红细胞外渗现象是很显著的。罕见细胞间变或呈多形性，但可见多个分裂象。卡波西肉瘤在我国极少见。患者多为男性，见于各种年龄。常见病变部位是四肢皮肤，为多发病灶。临床分为结节型、局部侵袭型和全身性疾病。病变发展缓慢，可持续数年以至数十年，有的可自行消退。死亡原因主要是严重出血和继发感染。卡波西肉瘤很少发生于口腔颌面部，口腔最常见于腭部黏膜，牙龈、舌和颊黏膜也可发生。从几毫米到1cm直径左右的红色或淡蓝色病变，不形成结节，无任何自觉症状。数个病变可以互相融合，而有出血。继发感染可形成溃疡，以至出现坏死。本病如见于口腔常为“艾滋病”的症状之一。局限性的病变可手术切除。卡波西肉瘤对放射线敏感，中等剂量即可获得良好效果。

二、横纹肌肉瘤

横纹肌肉瘤发生自横纹肌细胞或向横纹肌细胞分化的间叶细胞，根据细胞成分及组织结构可分为多形性、腺泡状、胚胎性3种类型以及上述3种类型构成的混合型。头颈部发生的横纹肌肉瘤主要是胚胎性者，眼眶是最常见的发生部位。横纹肌肉瘤是儿童，特别是幼儿最常见的恶性肿瘤之一，但成年人也可发生。口腔常见发生于舌、软腭、颊、下颌骨，腮腺部也有发生者。主要症状是肿块常伴自发痛，可以溃破、出血。约10%～38%的胚胎横纹肌肉瘤转移至区域淋巴结，血行转移也非少见，但多属晚期病变。横纹肌肉瘤的治疗在近十多年来取得很大进展，采取外科、放射及化学药物联合治疗较之采用单一的治疗法更佳。外科手术应彻底，术后给予放射治疗，剂量在50～60Gy，休息1～2个月后再作化疗，药物可选用环磷酰胺、阿霉素及长春新碱等。应用上述基本治疗原则，2年生存率可达65%～75%。当然，病变局限而治疗及时则能获得根治机会。

三、腺泡状软组织肉瘤

腺泡状软组织肉瘤是一种组织来源未定、发生于软组织内、细胞排列成假腺泡结构、生长缓慢的恶性肿瘤。较常发生于女性，男女比例约为1∶2。青壮年患者较多，主要发生于肢体肌肉，特别是股上部。口腔最常见的发生部位是舌及舌下区。临床常表现为局限性肿块，部分有包膜，可以侵入邻近的软组织内。肿块一般不大，很少直径超过6cm。临床和组织病理应和恶性黑色素瘤、腺泡状横纹肌肉瘤、副神经节瘤及肾细胞转移癌区别。外科手术切除为主要治疗手段，术后配合放射治疗。腺泡状软组织肉瘤可以转移到淋巴结、肺、骨等处。虽然复发常见，但由于其生长发展缓慢，所以其五年生存率仍可达60%以上。

四、浆细胞瘤

浆细胞瘤即多发性骨髓瘤，是浆细胞恶性增生、主要侵犯骨髓的恶性肿瘤。也可以单发或发生于软组织，后者称之为髓外浆细胞瘤。主要特点是：①组织病理呈现浆细胞或淋巴细胞样浆细胞恶性增殖。②高球蛋白血症，白蛋白和球蛋白比例常倒置。免疫球蛋白是在浆细胞中合成的，具有独特的化学结构和免疫功能。用免疫电泳方法再配合专一的抗血清，可将多发性骨髓瘤分为 IgA、IgG、IgD、IgE 等型。其中，以 IgG 型最常见，IgA 型次之，其他则很少见。浆细胞株除能产生免疫球蛋白外，还产生一种凝溶蛋白（本一周蛋白），可从肾排出，日久可致肾损伤。多发性骨髓瘤的主要并发症是感染和肾衰竭，成为患者死亡的主要原因之一。临床表现主要是：骨骼疼痛及肿块、有发热或出血倾向（如牙龈）、X 线片呈现多发性圆形或椭圆形穿凿样的溶骨性病变，主要见于颅骨、盆骨、肋骨等部位，或呈现为骨质疏松改变。单发性骨病变极少见。髓外浆细胞瘤在头颈区域（如鼻腔和鼻窦）非常常见，舌、牙龈、唾液腺也有发生。本病诊断除组织病理检查外，下列检查是必需的：骨髓穿刺涂片、蛋白电泳及免疫球蛋白、本一周蛋白和肝、肾功能等。多发性骨髓瘤的治疗主要是化学药物，对局部疼痛者可配合放射治疗。烷化剂配合泼尼松药物治疗有一定效果。髓外浆细胞瘤可行手术切除，术后配合放射治疗。如果不合并发生多发性骨髓瘤，预后良好，文献报告五年生存率在 31%～75%。髓外浆细胞瘤患者定期随诊是必需的，以监察有无多发性骨髓瘤发生，便于及时采取积极治疗。

（沈全明）

第十二节　口腔及颈部转移性肿瘤

一、口腔转移性肿瘤

身体各部位的恶性肿瘤可以转移到颌骨、口腔及颌面部软组织。转移性肿瘤约占口腔颌面部恶性肿瘤的 1%。Oikarinen 等总结分析转移到口腔区域原发恶性肿瘤的部位，男性依次为肺、肾、前列腺及直肠；女性依次为乳腺、肾、直肠、子宫及甲状腺。下颌骨是最常见的转移部位，主要是下颌支部。临床症状主要是肿胀和疼痛，牙齿松动或下唇麻木可能是首发症状。口腔颌面部转移性肿瘤预后不佳，不少病例经组织病理检查为转移癌，待原发灶确认后已属晚期。

二、颈部转移性肿瘤

颈部肿块，特别是上颈部肿块，临床十分常见，并常为患者就诊时的主诉。其病变发生来自先天性发育异常、特异或非特异性炎症、原发或转移性肿瘤等。转移性肿瘤有些病例原发病变部位很明确，如鼻咽、口咽、喉咽及口腔等，但也有不少病例颈部肿块肯定系转移性，但原发部位不明。

临床疑为转移癌而无显著的原发灶时，仔细搜寻原发灶是首要的工作。头颈部除仔细检查鼻咽部位，有些部位，如舌根、扁桃体窝、梨状窝等，都应详细检查，对可疑的黏膜增厚或颜色改变都应切取组织作病理检查。除此，对全身各系统应仔细询问，有可疑现象也必须详细检查。虽然锁骨以下区域恶性肿瘤转移以下颈部常见，但也有转移至上颈区，特别是左侧。

细针吸活检是必要的。切取活检，特别是切除活检要计划周到。因为如果是鳞状细胞癌而原发灶未发现，切除后两周内应作颈清除术。时间拖长不仅造成手术操作困难，也影响手术的彻底性。有时活检的组织病理象可以提示原发癌的部位,可计对原发癌进行积极治疗。

不少病例经过各种检查也难以发现原发灶。治疗措施一般是作颈清除术。手术以后继续找原发灶仍是必要的。

有些学者认为找不到原发灶的鳞状细胞癌可能是鳃源性癌(bronchogenic carcinoma)。诊断鳃源性癌必须符合 Martin 提出的下列诊断标准:①颈部肿块必须是沿胸锁乳突肌前缘存在。②组织学表现有和鳃器残余结构相一致。③随诊五年未发现其他原发灶。④组织病理证明不是从其他位于颈部囊肿的囊壁而来。事实上,完全符合上述四个条件是不大可能的,只是一种理论上的阐述而已。

(莘晓陶)

第十七章　口腔正畸

第一节　错𬌗畸形的早期治疗

错𬌗畸形的发生和发展受遗传因素及环境因素的共同影响。人体从出生到成年，生长发育的时间很长，有些错𬌗畸形妨碍𬌗、颌、面的正常生长发育。尽可能地预防畸形的发生，对已发生的畸形进行早期矫治，阻断畸形的进一步发展，引导𬌗、颌、面的正常生长发育是口腔正畸医师的重要任务。在临床上，错𬌗畸形的早期矫治一般指真正进行口腔正畸治疗的早期，大多从已经出现错𬌗畸形的乳牙列建𬌗完成，约3岁以后开始，直至替牙晚期，10～12岁为止。早期矫治错𬌗畸形有助于简化以后的正畸治疗。错𬌗畸形的早期矫治主要包括预防性矫治（preventive treatment）、阻断性矫治（interceptive treatment）和生长改良（growth modification）等三方面的内容。预防性矫治是指观察、发现并及时消除可能导致生长发育异常的因素，防止错𬌗畸形的发生和发展。阻断性矫治是对正在发生或刚发生的错𬌗畸形用简单的矫治方法阻断畸形的发展，使之自行调整成为正常𬌗或采用矫治的方法引导其正常生长而成为正常𬌗。生长改良是通过外力刺激或抑制手段，协调和控制上下颌骨在长、宽、高三维空间的正常生长发育关系。

当然，预防性矫治只能在某些情况下防止错𬌗畸形的发生，而阻断性矫治能够减轻错𬌗畸形的严重程度，但是很少能够避免后期的正畸治疗。目前的观点认为多数经过早期矫治的儿童在恒牙萌出后仍然需要二期治疗。

一、牙齿萌出及间隙异常

替牙期由于间隙不足或牙齿的正常萌出时间受到影响，使恒牙错位萌出而导致牙齿排列异常。此阶段的治疗目的是防止恒牙萌出过程中位置异常以及缓解拥挤。

（一）乳牙早失的间隙保持

乳牙早失常常会引起邻近的乳牙或恒牙向间隙侧移动而造成牙齿替换异常，如牙齿错位、牙列拥挤等。龋齿、外伤、医生处理不当而过早拔除是乳牙早失的主要原因。正常的咀嚼活动有赖于乳牙列的完整，它对于促进颌骨正常生长发育，保持恒牙胚在颌骨中的正确位置起着重要的作用。

1.乳牙早失的诊断　根据临床病史、口腔检查和牙齿的X线片可以准确地诊断乳牙早失。乳牙早失患者的X线片显示后继恒牙牙根尚未发育或形成少于1/2，牙冠𬌗面有较厚的骨质覆盖即可诊断为乳牙早失。

2.乳牙早失的矫治　乳牙早失一般应维持间隙，制作缺隙保持器，保持牙弓长度以便后继恒牙萌出时有足够的间隙。缺隙保持器应符合以下要求：能保持牙弓长度；不妨碍牙及牙槽高度及宽度的发育；能恢复一定的咀嚼功能。

3.缺隙保持器的适应证

（1）乳牙早失，恒牙胚牙根形成不足1/2，牙冠上覆盖有较厚的骨组织。

（2）间隙有缩小趋势的患者。

（3）一侧或双侧多数乳磨牙早失，影响患儿咀嚼功能。

4. 乳磨牙早失（early loss of primary molars）

（1）个别乳磨牙早失（early loss of individual primary molar）：龋齿是个别乳磨牙早失的主要原因，乳磨牙龋坏未得到及时治疗而形成残冠、残根，牙髓感染致乳磨牙早失，第一恒磨牙常常前移占据早失的乳磨牙间隙，致使后继前磨牙萌出时位置不足而错位萌出。个别乳磨牙早失的治疗可以使用丝圈式缺隙保持器（图 17－1）。注意丝圈应离开牙槽嵴 1～2mm，不妨碍牙槽嵴宽度的发育，并与邻牙有良好的接触以保持缺隙的宽度。

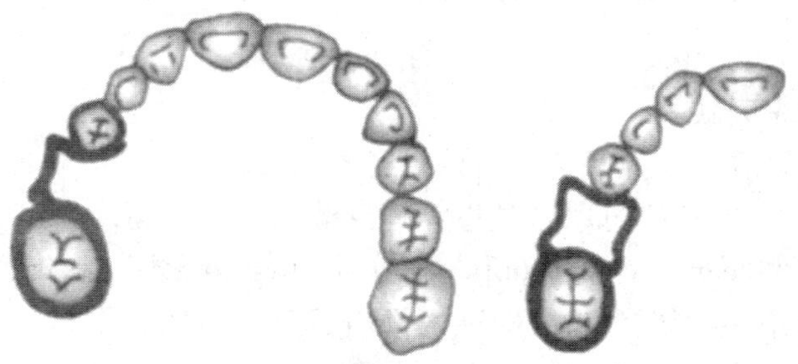

图 17－1　常用的丝圈式间隙保持器

（2）多数乳磨牙早失（early loss of many primary molars）：多数乳磨牙早失对口颌系统影响很大，无论单侧或双侧多数乳磨牙早失会明显影响儿童的咀嚼功能，妨碍颌骨正常生长发育并能够导致单侧咀嚼和前伸下颌用切牙咀嚼的习惯，可能引起单侧后牙反䶢或前牙反䶢。治疗多数乳磨牙早失，可以采用活动义齿式缺隙保持器保持缺隙并恢复一定的咀嚼功能。活动义齿式缺隙保持器的结构与制作和一般的简单活动义齿类似，可设计双臂卡环，不使用䶢支托以免妨碍牙槽高度的发育（图 17－2）。

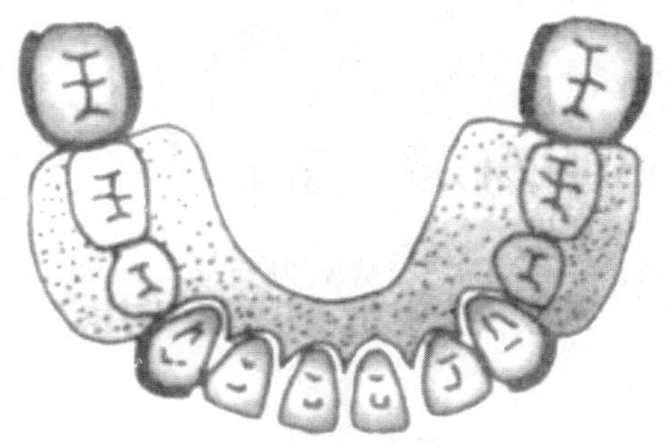

图 17－2　活动义齿式缺隙保持器

5. 下颌乳尖牙早失（early loss of lower primary canine）　常在下切牙萌出时因严重拥挤而使下颌乳尖牙的牙根吸收而早脱，或为了缓解下前牙拥挤，医生不当地使用系列拔牙法而过早地将下颌乳尖牙拔除，导致下切牙向远中移动，下牙弓前段缩短使上下牙弓大小不协调，形成深覆䶢。单侧乳尖牙早失常常造成下牙弓中线偏斜。下颌乳尖牙早失的治疗可以使用下颌第一磨牙带环附固定舌弓（fixed lingual arch），在舌弓上焊阻挡丝以维持下牙弓长度并保持下切牙与下第一乳磨牙位置，使之不向缺隙侧移动（图 17－3）。

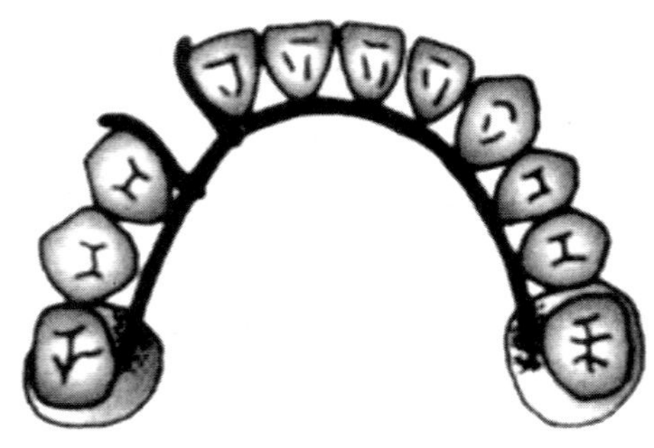

图 17－3　用于下颌乳尖牙早失的固定舌弓

（二）恒牙早失或先天缺失

恒牙早失患者如果进行缺隙保持则需要终身戴用义齿，个别恒牙早失患者可视情况经正畸治疗用邻牙代替早失牙，这样可以避免患者终身戴用义齿的痛苦。

1. 上恒中切牙早失（early loss of upper permanent central incisor）　上恒中切牙早失破坏了牙弓的完整性，缺隙两侧的牙齿向缺隙区倾斜、移位，造成上下牙弓的𬌗关系紊乱（图 17－4）。上恒中切牙早失的治疗应根据患者牙弓拥挤及前突的程度制订相应的治疗方案。假如患者牙弓拥挤严重，需要减数矫治，可以在没有切牙早失的象限减数，而在牙齿缺失的象限避免减数，将侧切牙移至中切牙的位置并保留恢复中切牙宽度和外形所需的间隙，待成年后进行全冠修复。同时让尖牙前移并磨改外形以代替侧切牙，第一前磨牙顺次前移代替尖牙，使上下颌牙列建立良好的尖窝关系（图 17－5）。

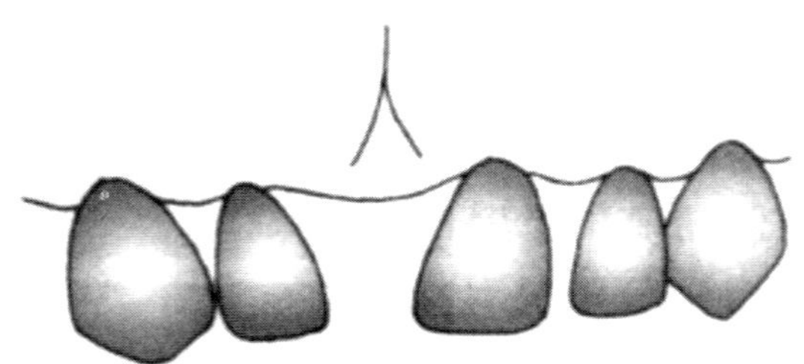

图 17－4　上恒中切牙早失后缺隙两侧的牙齿向缺隙区倾斜、移位

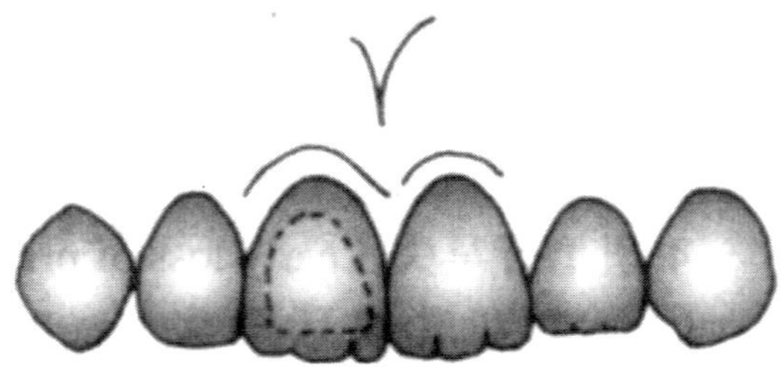

图 17－5　上恒中切牙早失，将侧切牙、尖牙及前磨牙等前移并结合改形和修复恢复牙弓的完整

2. 第一恒磨牙早失（early loss of first permanent molar）　第一恒磨牙早失后，邻牙向缺隙区倾斜、移位，对𬌗磨牙伸长，𬌗关系紊乱，影响下颌功能运动，引起咀嚼功能障碍（图 17－6）。恒牙早失患者的治疗应酌情考虑是否维持间隙进行义齿修复或用邻牙前移的替代疗法，亦可待牙齿替换完成后制订全面的矫治计划。如果第一恒磨牙早失患者的缺隙区有足够的牙槽宽度，而且第三磨牙位置较好，可以前移第二恒磨牙以代替缺失的第一恒磨牙。正畸治疗中可以利用前牙、双侧前磨牙、健侧第一恒磨牙作支抗，近中移动缺失侧的第二恒磨牙，最

终当第三磨牙萌出后占据第二恒磨牙的位置。矫治过程中应仔细观察，注意调𬌗以及防止在第二恒磨牙近中移动时牙冠倾斜，同时还要防止对𬌗磨牙伸长形成𬌗干扰(图 17—7)。

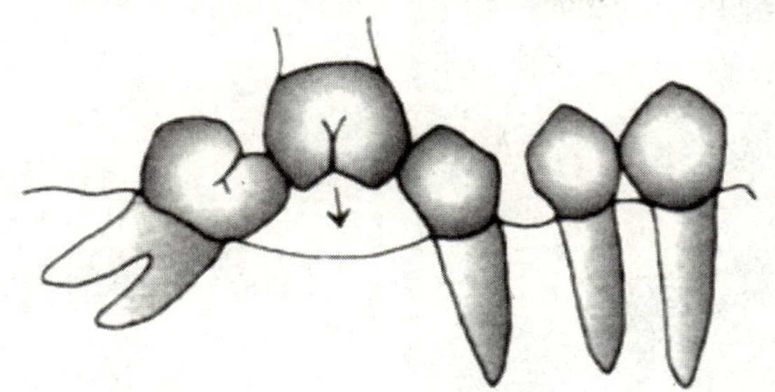

图 17—6　第一恒磨牙早失后，邻牙向缺隙倾斜、移位，对𬌗磨牙伸长

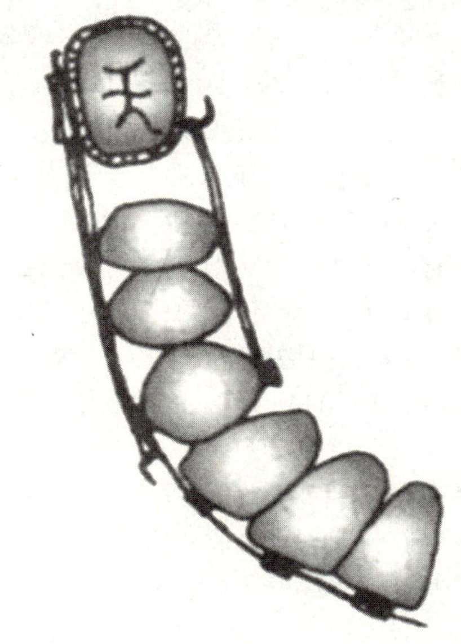

图 17—7　第一恒磨牙早失，可以前移第二、第三恒磨牙恢复牙弓的完整

3. 恒牙先天缺失(congenitally missing permanent teeth)先天缺牙是牙胚在发育过程中发生异常而少形成一个或多个牙齿(图 17—8)。乳牙先天缺失较少，恒牙先天缺失多见，其发生率为 2.3%～6.0%。外胚叶发育不全的患者可能出现多数牙齿先天缺失，并伴有毛发稀少、皮脂腺与汗腺分泌减少、指甲发育不全等。牙齿缺失的原因包括：遗传因素和先天发育异常。外胚叶发育不全患者常有明显的家族史。对于先天性恒牙缺失的患者应该进行全面的检查及临床评价，仔细检查患者的侧貌、切牙位置、拥挤程度等，以制订一个全面、合理的治疗计划。

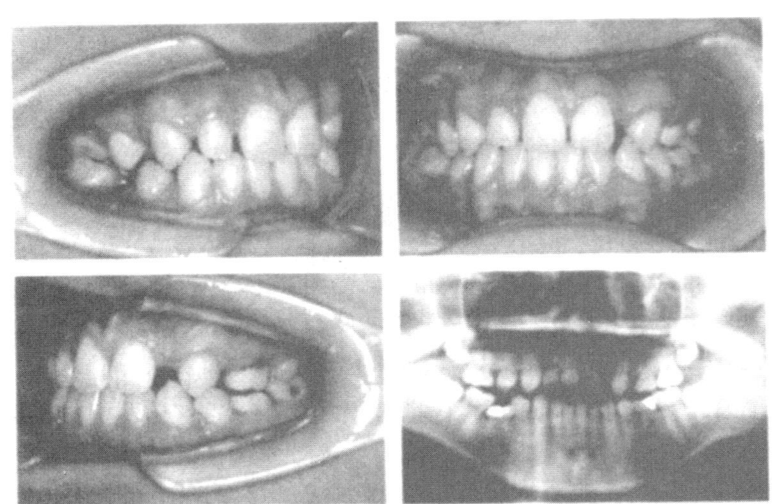

图 17－8　多数恒牙先天缺失

临床常见的先天缺失恒牙是下颌切牙、下颌第二前磨牙和上颌侧切牙，治疗比较棘手。如果患者䂚关系较好，可以考虑保留第二乳磨牙，因为多数乳磨牙在没有根吸收和龋坏的情况下，至少能够保留到 20 岁。有很多文献报道乳磨牙可以保留至 40～60 岁。一般不主张保留上颌乳侧切牙。当上颌侧切牙缺失，经常出现两种情况：有些患者在恒尖牙萌出时吸收乳侧切牙牙根，进而代替缺失的侧切牙，这些患者成年以后，常常存在滞留的乳尖牙，而多数乳尖牙会在患者青春后期脱落；少数患者的乳侧切牙在乳尖牙替换后仍然滞留，滞留乳侧切牙的预后不良，多需要修复治疗。

假如存在恒牙缺失的患者在恒牙萌出后出现拥挤，可以考虑拔除滞留乳牙，利用正畸手段关闭间隙，视同缺失的恒牙已经被拔除。近来牙齿种植技术发展很快，种植可以作为一种新的治疗选择。种植牙一般需要到患者生长发育完成后进行，否则种植牙会像粘连牙一样表现为下沉，影响美观而需要进一步治疗。

（三）乳牙滞留的处理

乳牙滞留（retained primary teeth）即乳牙未适时脱落，

会妨碍恒牙萌出或使恒牙错位萌出（图 17－9），对恒牙的排列产生不良影响。乳牙滞留的原因多为恒牙胚的位置及萌出道异常而异位萌出，使乳牙根完全或部分未被吸收而滞留。此外，乳磨牙严重龋坏引起根尖周感染也会造成乳牙根粘连而滞留。

乳牙滞留的诊断主要根据临床检查，表现为乳牙尚未脱落，恒牙已开始萌出。乳磨牙粘连的患者可拍摄 X 线牙片确诊。临床常见由于乳牙滞留，引起下切牙和上颌侧切牙舌向萌出、上尖牙唇向萌出。乳牙滞留的矫治为尽早拔除滞留的乳牙以利于恒牙正常萌出。乳下切牙滞留、恒下切牙舌向萌出的患者，在拔除乳下切牙后，由于舌的活动，舌向错位的下切牙可能向唇侧移动到正常的位置。上颌侧切牙舌向萌出的患者如与下切牙已建立咬合关系并形成反䂚时，则需要正畸矫正。对于上尖牙错位萌出的患者，一般也应该进行正畸治疗。

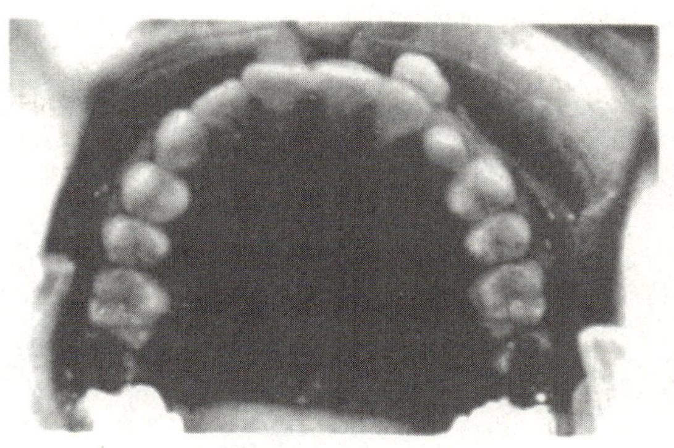

图 17－9　乳牙滞留

乳磨牙粘连的患者在拔除粘连的乳磨牙后，应密切观察前磨牙的萌出。如果前磨牙牙根已基本形成但又缺乏自行萌出的能力时，应根据患者的牙𬌗情况全面系统地考虑进一步的治疗计划。

（四）恒牙早萌

在替牙期过程中，恒牙萌出时间过早即为恒牙早萌(early eruption of permanent teeth)。早萌恒牙的牙根尚未形成或刚开始形成，容易由于受到外伤或感染而脱落。恒牙早萌的原因多由于先导乳牙牙根尖周感染破坏了牙槽骨及恒牙胚的牙囊而使后继恒牙过早萌出。恒牙早萌的诊断主要依靠临床及X线检查，临床检查可发现早萌恒牙常常有轻度松动，X线牙片显示牙根刚开始形成，其长度不足正常牙根的1/3或牙根尚未形成。恒牙早萌的矫治原则是阻萌，待牙根形成后再让其萌出。临床上可用阻萌器阻止早萌恒牙的继续萌出，阻萌器是在丝圈式缺隙保持器上加焊一根阻萌丝(图 17－10)。定期观察牙根发育情况，当牙根已形成1/2以上时，去除阻萌器让其自然萌出。

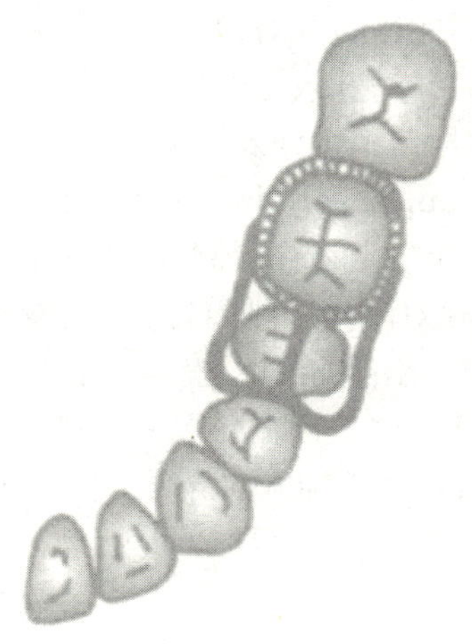

图 17－10　阻萌器

（五）恒牙迟萌、阻生及异位萌出

恒牙在应该萌出的年龄没有萌出，而对侧同名牙已经萌出，称为恒牙迟萌(delayed eruption of permanent teeth)。恒牙阻生是指牙齿由于骨、牙或纤维组织阻挡而不能自然萌出到正常位置。恒牙异位萌出是指正在萌出的恒牙引起非替代乳牙或相邻恒牙吸收。临床常见第一磨牙萌出时造成第二乳磨牙颊侧远中根吸收，侧切牙异位萌出时乳尖牙近中根吸收(图

17－11）。

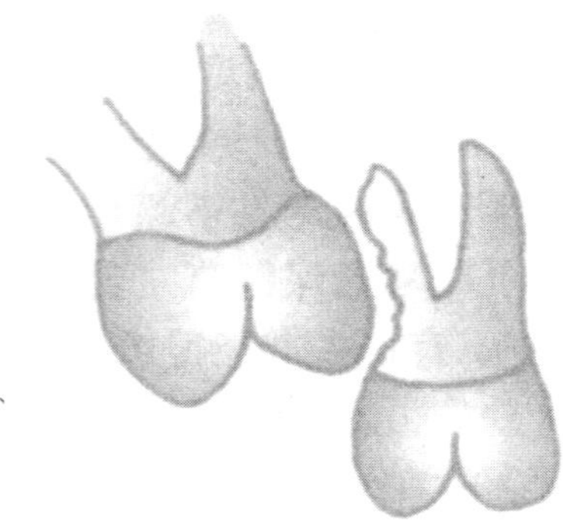

图 17－11　第一磨牙异位萌出时造成第二乳磨牙颊侧远中根吸收

1. 恒牙迟萌、阻生及异位萌出的原因

(1)乳磨牙早脱后第一磨牙近中移位，第一前磨牙或尖牙远中移位，牙弓长度变短、间隙不足而使第二前磨牙阻生。

(2)乳磨牙因根尖周感染，牙根与牙槽骨粘连，妨碍了后继恒牙的萌出。

(3)多生牙或残根使恒牙萌出道受阻。

(4)囊肿、牙瘤、牙龈纤维组织增生或恒牙萌出道上有致密的骨组织妨碍了恒牙的萌出。

(5)牙弓长度不足常引起第三磨牙的阻生。

(6)恒牙萌出道异常或缺乏萌出力而使恒牙被阻生在牙槽骨中。

2. 恒牙迟萌、阻生及异位萌出的诊断　X 线牙片显示未萌恒牙牙根已大部分形成但位置异常，牙齿部分或全部阻生在牙槽骨中。萌出道异常恒牙的邻牙牙根常见有吸收，如果牙根吸收太多并波及牙髓时常出现疼痛，甚至松动、脱落。

3. 恒牙迟萌、阻生及异位萌出的预防与矫治　分析迟萌、阻生的原因，尽早拔除滞留的乳牙、残根、残冠、多生牙，切除囊肿、牙瘤和致密的软硬组织。如恒牙牙根已形成 2/3 以上而萌出力不足时，可用外科手术开窗、导萌阻生牙及迟萌牙。

(1)上颌前牙阻生(impacted upper anterior teeth)：上颌前牙阻生多见于上颌中切牙和尖牙，阻生牙可以位于唇侧或舌侧，如阻生牙在唇侧，一般在龈下可扪及。首先应该明确阻生牙的位置，通常借助定位 X 线根尖片对阻生牙进行定位，随着技术的进步，在有条件的情况下，可以进行 CBCT 扫描及三维重建。阻生牙的位置确定后，首先应该为阻生牙开拓间隙，然后借助外科手术开窗、暴露阻生牙牙冠并立即在牙冠上粘接纽扣或托槽，同时借助矫治器牵引，引导切牙萌出(图 17－12)。如阻生牙长轴方向异常，应适当调整牵引方向，使之尽可能在正确的方向萌出，待牙齿萌出后再正轴。

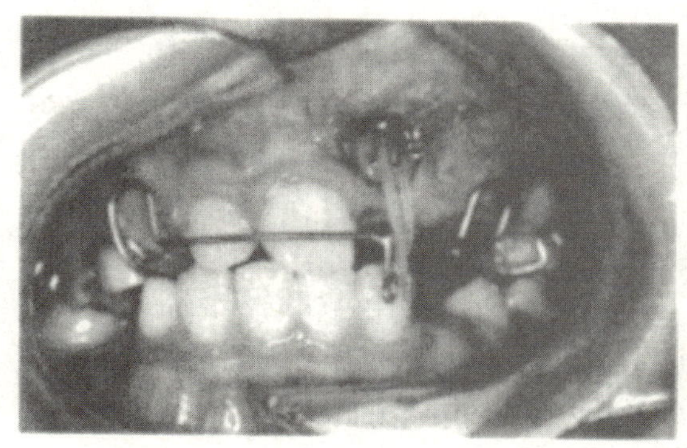

图 17－12　手术开窗后矫治器牵引阻生牙

(2)第二前磨牙阻生(impacted second premolar):第二前磨牙阻生的原因多由于第一磨牙近中移动后间隙不足所致。治疗计划的确定要根据患者的具体情况全面考虑,如患者牙列拥挤需减数治疗,可酌情拔除第一前磨牙让第二前磨牙萌出或拔除阻生的第二前磨牙。如果经头影测量和间隙分析后可以进行不拔牙矫治,可为第二前磨牙开拓间隙,常用固定矫治器附螺旋弹簧推第一磨牙向远中。

(3)第三磨牙阻生(impacted third molar):第三磨牙阻生非常普遍,多由于牙弓长度不足所致,第三磨牙阻生一般应该拔除。

(4)恒牙异位萌出(ectopic eruption of permanent teeth):当第一磨牙牙冠已部分萌出,但位置向近中倾斜。为了改变其萌出道而需将牙冠向远中移动时,可在软组织麻醉下,用直径0.5mm 的黄铜丝如分牙的方法,从第一磨牙与第二乳磨牙邻间隙颊侧接触点的龈方将黄铜丝穿入至舌侧,绕接触点经𬌗方回到颊侧后结扎紧。利用结扎紧的黄铜丝产生的力将第一磨牙移向远中,使之离开第二乳磨牙远中邻面的倒凹区,改变其萌出道,以便其正常萌出(图 17－13)。

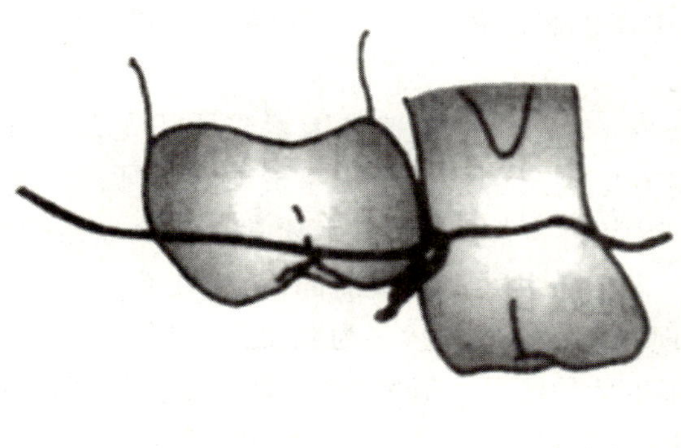

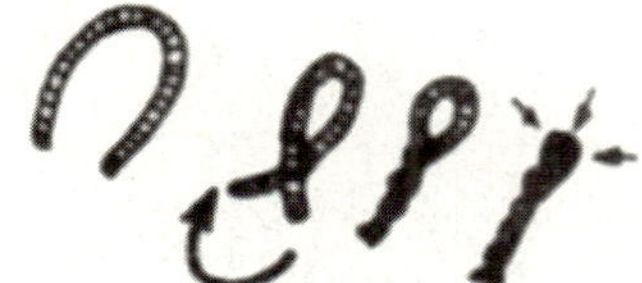

图 17－13　利用结扎紧的黄铜丝改变其萌出道,使第一磨牙正常萌出

如果第二磨牙萌出道异常,可在第一磨牙上制作带环,向后焊一牵引钩,同时在第二磨牙牙冠远中部分粘接纽扣或托槽,与牵引钩间挂橡皮圈使第二磨牙向远中、𬌗方移动以纠正异常的萌出道(图 17－14)。

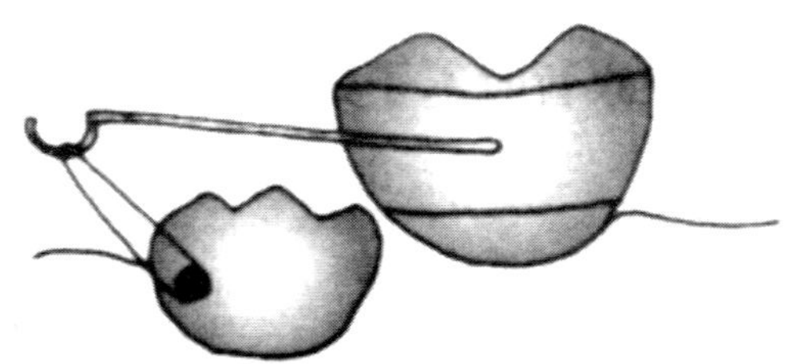

图 17－14 第二磨牙萌出道异常的矫正

下切牙异位萌出时常造成乳尖牙早脱，可用固定舌弓维持牙弓长度并在舌弓上加焊阻挡丝防止下切牙向远中倾斜及第一乳磨牙向近中移动。

（六）恒牙萌出顺序异常

恒牙萌出的顺序对殆的形成特别是磨牙殆关系的建立影响较大。有三种恒牙萌出顺序的变化具有临床意义：①下颌第二磨牙早于前磨牙萌出。②上颌尖牙早于前磨牙萌出。③左右两侧牙齿萌出不对称。当下颌第二磨牙早于第二前磨牙萌出会导致第二前磨牙萌出间隙减小，引起下颌牙弓拥挤。必要时应该进行早期矫治，为下颌第二前磨牙创造间隙。如果上颌尖牙与上颌第一前磨牙几乎同时萌出，尖牙可能会唇向错位，由于上颌尖牙在正常情况下萌出较晚，当牙弓间隙不足时，尖牙通常会因拥挤而唇向移位，但是尖牙错位也可能是萌出顺序异常的结果。两侧牙齿不能同时萌出经常会引起一侧牙齿拥挤，一般来说，一侧恒牙萌出而另一侧同名牙齿 6 个月内仍然没有萌出，应该进行 X 线检查。很多原因可以引起恒牙萌出顺序异常：乳牙根吸收异常、乳牙滞留、乳牙根与牙槽骨粘连、乳牙冠的不良充填、恒牙胚的牙囊未被吸收以及遗传因素等均可引起乳恒牙替换时间紊乱，进而导致恒牙萌出异常。牙齿萌出异常的诊断一般依靠临床检查即可确诊，必要时需要参考全口曲面断层片。

恒牙萌出顺序异常的矫治：当下颌第二磨牙先于前磨牙萌出时，可利用第一磨牙前的固定舌弓维持牙弓长度，以便前磨牙替换后有足够的间隙排齐。如上颌尖牙萌出过早出现唇向错位，根据拥挤程度可以考虑推磨牙向远中，或待恒牙初期进行拔牙矫治。

（七）多生牙

多生牙（supernumerary teeth）是由于遗传因素或牙胚先天发育异常而形成一个或数个额外牙。在牙胚分裂时牙板断裂后的残余上皮可形成多生牙。多生牙可以影响其他牙齿的正常萌出及排列。乳牙列中多生牙罕见，而多生牙常在混合牙列的儿童中发现，有时也在恒牙列患者中出现多生牙。多生牙多见于上颌前部，在患儿 6～7 岁时常常由于牙齿萌出受阻或常规 X 线检查而被发现。多生牙的形状多为圆锥形、钉形，偶尔在下切牙区的多生牙其形态与恒切牙外形相似。多生牙的数目一般为一个，有时也有数个，萌出的方向一般向殆方，但在中切牙区有的多生牙冠根倒置（图 17－15）。

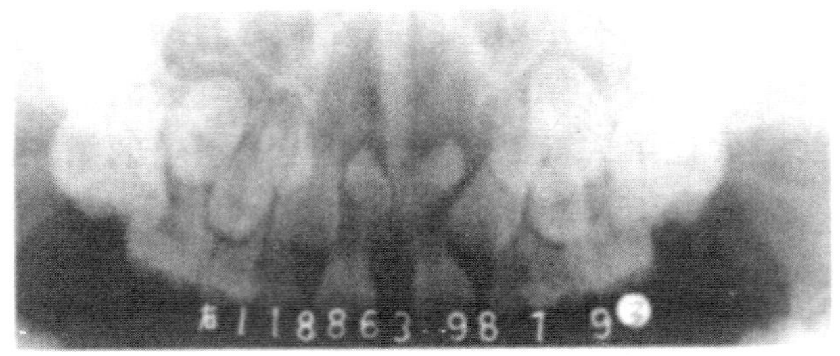

图 17－15 中切牙区的多生牙

1. 多生牙的诊断　若多生牙已经萌出，临床检查可见牙弓内牙齿数目多于正常，多生牙形状异常，可位于牙弓内或牙弓外，常伴有恒牙错位。未萌出的多生牙常使恒牙出现间隙，X线检查可以准确做出诊断。有时在上颌中切牙区萌出一个多生牙，X线牙片显示牙槽骨中还有阻生的多生牙。因此临床检查发现或怀疑存在多生牙时应该拍摄X线牙片或全口曲面断层片确诊。

2. 多生牙的矫治　应尽早拔除多生牙。观察恒牙自行调整，如多生牙导致恒牙间隙过大，或舌向错位，不能自行调整时，可根据具体情况进行正畸治疗。阻生的多生牙和冠根倒置于牙槽骨中的多生牙，如果位置很高不压迫恒牙牙根而且不妨碍恒牙的移动，外科手术拔除困难时，可以定期观察暂时不予处理。

二、唇舌系带附着异常

(一)唇系带附着异常

出生时唇系带附着于牙槽嵴顶，唇系带中的纤维组织伸入腭侧龈乳头，随着乳牙萌出、牙槽突的生长，唇系带附着的位置逐渐上移，到恒切牙替换后唇系带一般距龈缘4～5mm。唇系带附着异常多由遗传因素或先天发育异常所致。异常的唇系带为粗大的、无弹力的纤维带，位于上中切牙之间与腭乳头相连。由于唇的功能运动妨碍了上中切牙靠拢而形成上中切牙间间隙(图17－16)。

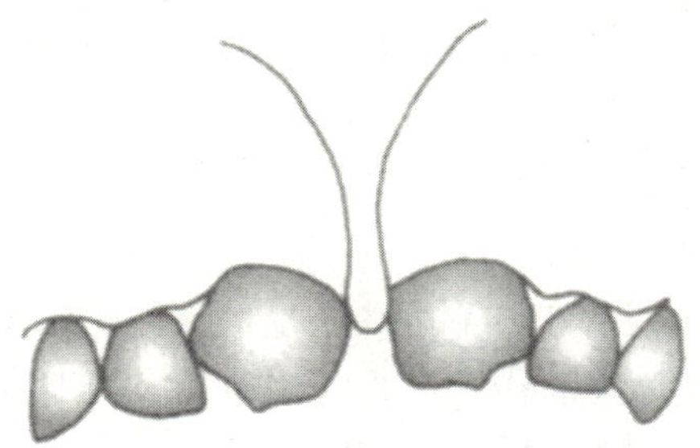

图17－16　唇系带附着异常

1. 唇系带附着异常的诊断　临床检查时可见上中切牙间有间隙，其中有粗大的唇系带与腭乳头相连，牵动上唇时腭乳头发白。X线牙片检查时可见上中切牙间腭中缝处的牙槽嵴较宽并有“V”形缺口(图17－17)。

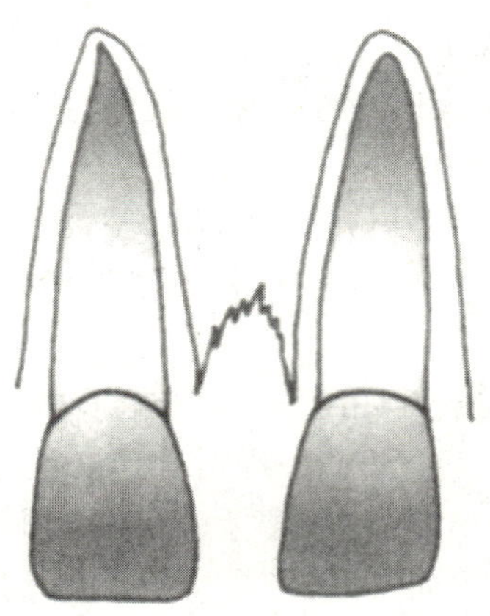

图17－17　上中切牙间隙中缝处有“V”形缺口

2. 唇系带附着异常的矫治　常用固定矫治器使左右两侧切牙向中线靠拢关闭间隙，待间隙关闭后从牙槽嵴顶仔细地切除附着异常的唇系带及全部纤维组织以保持间隙关闭后的效果。如果间隙关闭后不切除异常的唇系带或手术不当保留了部分纤维组织，由于上唇的功能活动，系带纤维的牵拉常使中切牙间重新出现间隙。

（二）舌系带附着异常

临床常见的舌系带附着异常为舌系带过短，由于系带短妨碍了舌体正常的功能运动，舌尖代偿性活动增加，姿势位时舌常位于下牙弓舌侧或上下切牙之间，影响发音，常形成前牙开𬌗。舌系带附着异常多系遗传或先天发育异常所致。

1. 舌系带过短的诊断　临床检查时嘱患者上抬舌体或医师用口镜协助上抬舌体时，可见舌系带附着于舌的较前端、系带短，舌前伸和上抬活动均受障碍。

2. 舌系带过短的矫治　舌系带过短的患者常伴有下牙弓过宽、前牙开𬌗，应在矫治错𬌗的同时行舌系带修整手术以延长舌系带，使舌体恢复正常的功能活动。由于患者舌体长期活动受限、位置异常，因此应注意训练患者将舌体置于正确的位置。舌体在姿势位时，舌背应上抬与腭部黏膜接触以减少对下牙弓的压力，防止错𬌗畸形复发。

（梁红瑛）

第二节　常见错𬌗畸形的矫治

一、牙列拥挤、牙弓前突的矫治

（一）牙列拥挤的矫治

牙列拥挤（crowding，arch length deficiency）是最常见的错𬌗畸形，常与其他畸形同时存在。据流行病学调查，60%～70%的错𬌗畸形患者存在牙列拥挤。不少错𬌗畸形中，除表现有牙列拥挤之外，还存在颌骨、牙弓间关系不调，并影响到患者的面型，有时还伴有口颌系统功能异常。

1. 病因　造成牙列拥挤的原因为牙量骨量不调（arch length discrepancy），牙量（牙齿总宽度）相对大，骨量（牙槽弓总长度）相对小，牙弓长度不足以容纳牙弓中的全数牙齿。牙量骨量不调受遗传与环境两方面的影响。

（1）种族演化：人类进化过程中由于进食熟食，而且食物越发精细，咀嚼器官出现退化趋势。咀嚼器官的退化以肌肉最快，骨骼次之，牙齿最慢，这种不平衡的退化构成了人类牙列拥挤的种族演化背景。

（2）遗传因素：牙齿的数目、大小、形态受遗传控制，颌骨的大小、位置、形态在一定程度上也受遗传的影响。过大牙齿、多生牙以及一些因颌骨发育不足造成的牙列拥挤与遗传因素有明显的相关关系。

（3）环境因素：在生长发育过程中，由于局部或全身因素的影响，也会导致牙列拥挤。例如替牙障碍就是一个重要原因。乳牙早失，特别是第二乳磨牙早失，将使第一恒磨牙牙萌出时近中移动，造成牙弓长度的减小，导致前磨牙萌出间隙不足而发生拥挤。乳牙滞留占据牙弓位置，后继恒牙不得不错位萌出而呈现拥挤。一些口腔不良习惯也可以造成牙列拥挤，例如长期咬下唇习惯可造成下前牙舌倾，合并拥挤。

2. 临床表现　牙列拥挤多发生在前牙区，但也可见于后牙区。牙列拥挤多表现为个别牙或多个牙齿在各个方向的错位，如唇(颊)舌向错位、近远中向错位、高位低位、扭转等。牙列拥挤可能破坏牙弓的正常形态或上下牙弓关系，可表现为牙弓形态不规则或不对称，前部牙弓塌陷，前牙覆𬌗覆盖异常，后牙反𬌗、锁𬌗等。前牙拥挤不同程度地影响美观。部分患者因牙列拥挤导致上下牙弓𬌗关系紊乱而影响正常口腔功能。另外，牙列拥挤不同程度地妨碍局部牙齿的清洁而好发龋齿、牙周疾患等。

值得注意的是，牙弓拥挤程度随年龄增大而越发明显，这表现在牙弓长度随着年龄增加有减小的趋势。临床中可以观察到在恒牙期随着第二、第三磨牙的萌出，牙弓拥挤度可能增大，以及正畸完成病例在保持结束后会再度出现前牙区拥挤等现象。

3. 诊断

(1)牙列拥挤度分度

轻度拥挤(Ⅰ度拥挤)：牙列拥挤程度小于 4mm

中度拥挤(Ⅱ度拥挤)：牙列拥挤程度在 4～8mm 范围内

重度拥挤(Ⅲ度拥挤)：牙列拥挤程度超过 8mm

(2)牙列拥挤度的确定：恒牙列拥挤度的测量分析可在记存模型上完成，替牙列则可结合模型分析与牙片预测法或 Moyers 预测法分析得出。牙弓拥挤度由牙弓现有长度(arch length available)与牙弓应有长度(arch length required)之差得出，同时还要考虑牙弓 Spee 曲线曲度、切牙倾斜度及上下牙量大小比例(Bolton 指数)、牙弓宽度等因素。临床上要对全牙弓间隙进行测量分析，后段牙弓(第一磨牙近中面到第三磨牙远中面的距离)拥挤常常被忽视。因此，应高度重视后段牙弓间隙的测量分析。

(3)牙列拥挤的诊断：根据牙弓间隙分析，并综合考虑其他因素后可以较为准确地确定是否存在牙列拥挤以及拥挤的程度和部位。需要注意的是，对存在颌骨、牙弓间关系不调的错𬌗畸形，牙列拥挤只是问题列表中的诊断之一，解除拥挤只是整个治疗计划和治疗目标的一部分，而且必须与其他治疗目标相协调。

4. 治疗　由于牙列拥挤的病因是牙量相对大、骨量相对小，因此治疗的原则就是减小牙量、增大骨量。减小牙量可以通过减数(拔牙)或减径(邻面去釉)的方法，增大骨量主要是通过扩大牙弓来实现。

(1)决定牙列拥挤矫治方案的因素：在牙列拥挤的矫治中，首先要明确的是采用何种方式进行治疗一减小牙量还是增大骨量？应综合考虑以下诸多因素：

1)牙弓拥挤度：直接测量模型得出牙列拥挤度。每 1mm 的拥挤需要 1mm 的牙弓间隙解除。拥挤度越大，拔牙的可能性越大。

2)Spee 曲线：Spee 曲线高度在下颌牙弓模型上测量。每整平 1mm Spee 曲线，需要 1mm 的牙弓间隙。

3)面部软组织侧貌(facial profile)：为降低口唇突度，常需拔牙矫治，以利于内收前牙；相反，如果患者上颌发育欠佳，即使存在中度以上的拥挤，也要慎重考虑减数方案。常用的 X 线头影测量项目为：上下唇至审美平面距。

4)前牙唇倾度：建立正常的前牙唇倾度，不仅是美观的需要，而且有利于牙齿行使正常功能，保持健康。但是对于合并上下颌骨长度不调的病例，有时需要通过调整牙齿倾斜度代偿骨性畸形。内收唇倾的切牙将需要额外的牙弓间隙。切牙切缘每向舌侧移动 1mm，则需要约 2mm 的牙弓间隙。切牙越唇倾，内收时需要额外的牙弓间隙越多，拔牙的可能性也越大。

5）垂直骨面型和前牙覆𬌗：下颌平面角可分为低角、均角和高角。在决定是否正畸拔牙时，对高角病例和低角病例应区别考虑。高角病例拔牙标准可以适当放宽，低角病例拔牙应从严掌握。理由是：①下颌平面与下颌切牙间的补偿关系：高角病例颏部易显后缩，下切牙可较为直立，以维持鼻一唇一颏之间的协调关系。低角病例颏部易显前突，切牙宜代偿性唇倾，这样既有利于侧面型，也有利于切牙的功能。②拔牙间隙关闭的难易程度：高角病例咀嚼肌力弱，颌骨骨密度低，支抗磨牙易于前移，拔牙间隙容易关闭。低角病例咀嚼力强，骨密度高，支抗磨牙不易前移，关闭间隙时前牙容易远中移动，而前牙过度内收不利于低角病例前牙深覆𬌗的矫正。③磨牙位置改变对垂直面型的影响：采用推磨牙向后或扩大牙弓等不拔牙方法排齐牙列时，可造成磨牙伸长，此对高角病例的垂直面型不利，但有利于低角病例。此外，是否拔牙矫治还应考虑前牙覆𬌗，若覆𬌗过浅，扩弓会使前牙进一步唇倾，造成开𬌗，可以通过减数的方法增加覆𬌗。若覆𬌗过深，拔牙矫治可能会进一步加深覆𬌗，因此选择拔牙时需谨慎。

6）调整尖牙、磨牙关系和牙列中线：正畸拔牙后的间隙可提供前后牙之间、上下牙之间及左右侧牙之间的差别移动，从而达到矫正磨牙、尖牙关系和纠正中线的目的。

（2）减小牙量的治疗

1）减径：又称作邻面去釉（interproximal reduction，stripping）。适应证：轻度拥挤，颌骨位置关系不调不显著，牙冠呈切缘或𬌗面宽、颈缘窄，且邻面接触点近𬌗向的牙齿，口腔卫生较好，龋患率低，不希望扩弓增加口唇丰满度的患者，上下牙弓牙齿大小比例失调。禁忌证：釉质发育不良、龋患率高的患者。方法：从第一恒磨牙的近中开始向前，用砂条、正畸片切盘或细抛光钻磨除每颗牙齿邻接面的釉质 0.15～0.25mm，注意保持牙齿的外形，磨除釉质后局部抛光，并涂氟，以降低龋患发生的可能。这样每颗牙齿近远中邻面去釉后可获得 0.3～0.5mm的间隙，左右两侧第一恒磨牙之间可获得约 5mm 的间隙，足以解除轻度拥挤。

2）减数（extraction）：常见的减数牙位：对于单纯拥挤畸形的病例，最常见的减数部位是前磨牙区。

①减数第一前磨牙：为临床最常用的拔牙模式，可以为前牙拥挤、前突提供最大限度的可利用间隙。适用于安氏Ⅰ类拥挤、双牙弓前突病例，也可以在伴下前牙拥挤或前突的安氏Ⅱ类一分类、伴上前牙拥挤的安氏Ⅲ类病例采用。

②减数第二前磨牙：牙列拥挤或牙弓前突较轻的安氏Ⅰ类边缘病例，特别是下颌平面角较大、前牙开𬌗或有开𬌗倾向时；或者第二前磨牙完全舌向或颊向错位时为简化治疗，或者因牙齿发育异常如畸形中央尖等情况。

③减数上颌第一前磨牙：适用于上颌前牙前突及拥挤明显的安氏Ⅱ类一分类患者，下前牙排列位置基本正常，年龄较大、下颌生长潜力较小。

④减数上颌第一前磨牙和下颌第二前磨牙：适用于上颌前牙前突拥挤明显、下颌切牙轻度拥挤或唇倾、磨牙远中关系的安氏Ⅱ类一分类患者，年龄较大、生长发育潜力较小。

⑤减数上颌第二前磨牙和下颌第一前磨牙：适用于上前牙拥挤不甚严重，下切牙较为唇倾的安氏Ⅲ类错𬌗。

⑥下切牙：适用于单纯下前牙中度以上拥挤，拔除一颗在牙列之外的下切牙可得到快速稳定的结果；也用于上下前牙 Bolton 指数不协调，如上颌侧切牙过小时；此外，安氏Ⅲ类错𬌗

有时拔除一颗下切牙，建立前牙覆盖关系并保持稳定。

⑦其他牙位：根据错㕮畸形的具体情况决定。

(3)增大骨量的治疗：增大骨量主要通过牙弓扩展(dental arch expansion)来完成。牙弓扩展包括牙弓长度扩展和宽度扩展。其中，牙弓长度扩展的方法主要有推磨牙向远中、切牙唇向移动等；牙弓宽度扩展的方法主要有腭中缝扩展、牙弓正畸扩展等。

1)牙弓长度扩展

①推磨牙远中移动(molar distalization)：适应证：因第一恒磨牙前移造成的轻中度牙列拥挤，磨牙为远中关系。第二恒磨牙牙根形成1/2时为最佳时机。一般上牙弓每侧可以获得3～6mm的间隙。推磨牙向远中除了扩展牙弓长度外，还可以调整磨牙关系。对于高角病例宜慎重，以免升高后牙，造成前牙开㕮。临床上常用的矫治器有口外弓(图17－18)、“摆”式矫治器(pendulum appliance)(图17－19)、活动矫治器等。

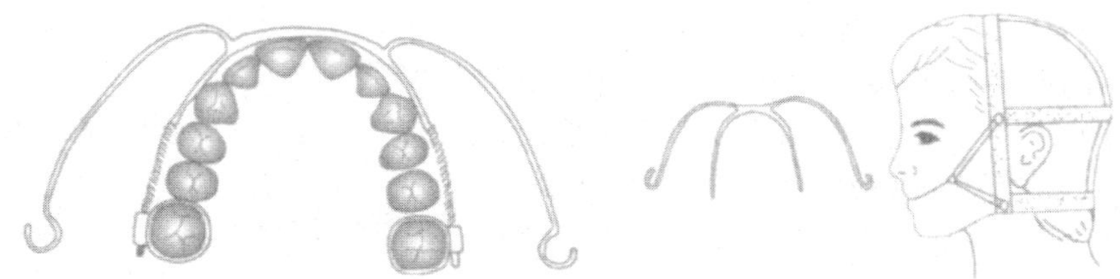

图17－18　口外弓推磨牙向远中移动

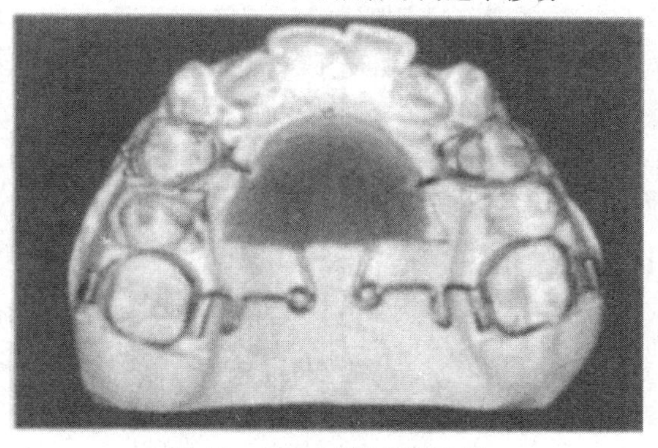

图17－19　“摆”式矫治器

②切牙唇向移动：适用于切牙较为直立或舌倾的牙列拥挤，单独采用该方法适用于解除轻中度牙列拥挤，若与推磨牙向远中等方法结合，则可用于解除中度以上拥挤。可以使用活动矫治器推切牙唇向移动，也可使用固定矫治器在弓丝上弯制垂直开大曲或使用螺旋推簧唇向开展前牙。

2)牙弓宽度扩展

①腭中缝扩展：适应证：中重度牙列拥挤、上颌宽度不足、后牙反㕮。时机：8～14岁为宜，年龄越小，骨缝扩展效果越明显。原理：矫形力将腭中缝扩大，促进上颌骨宽度的发育。扩弓方式分为快速扩弓法和慢速扩弓法。

②牙弓正畸扩展：通过后牙颊向倾斜移动来颊向扩大后部牙弓宽度，以解除后牙反㕮并获得间隙解除拥挤。常应用于恒牙期患者，每侧可得到1～2mm的间隙。适用于由于后牙舌向倾斜而导致的后部牙弓宽度不足伴拥挤。临床上应根据牙弓基骨宽度决定正畸扩展量。常用的牙弓正畸扩展矫治器有螺旋扩弓器、分裂基托活动矫治器及四角圈簧扩弓矫治器，也

可以采用固定矫治器配合扩弓辅弓。

(二)牙弓前突的矫治

双牙弓前突(bimaxillary dentoalveolar protrusion)畸形是上下牙弓前突,为牙性前突。以往还有双颌前突(bimaxillary protrusion)一词,但其所指的是上下颌骨相对颅部前突的面型,为骨性前突,不在本章讨论的范围。双牙弓前突在牙型分类上为安氏Ⅰ类错䝼畸形,在骨型分类上多为骨性Ⅰ类错䝼畸形,也有部分患者为骨性Ⅱ类。

1. 病因　双牙弓前突发生的机制为上下牙弓前部过大或位置靠前,但上下牙弓矢状向关系协调。该畸形受遗传和环境两方面因素的影响。

(1)遗传因素:双牙弓前突有明显的种族和家族倾向。在黑人和黄种人中双牙弓前突者的比例较高,我国南方人双牙弓前突比例较北方人高。

(2)环境因素:鼻咽部阻塞性疾病如慢性鼻炎、腺样体肥大等影响气道通畅,逐渐形成口呼吸习惯的患者可表现为双牙弓前突,同时伴有上牙弓狭窄、磨牙远中关系。一些口腔不良习惯,如吐舌习惯,也可使上下切牙前倾,表现为双牙弓前突。

2. 临床表现　上下牙弓前突,上下切牙唇倾,上下唇前突或外翻,开唇露齿或露龈笑,颏部小或不明显,磨牙关系多为中性,前牙覆䝼覆盖基本正常,侧貌突。

3. 诊断　通过X线头影测量和临床检查可以确定双牙弓前突的诊断。

4. 矫治　正畸治疗的主要目标是减小上下前牙和上下唇突度,改善侧面型和唇闭合功能。同时,在维持磨牙中性关系的基础上建立好上下牙齿正常排列及咬合关系。临床上需要减数拔牙,并且采用固定矫治器治疗。减数拔牙部位多为四个第一前磨牙,以利于前牙内收。矫治中应采用强支抗手段。可选择上颌口外力支抗或种植体支抗。

二、安氏Ⅱ类错胎畸形的矫治

安氏Ⅱ类错䝼在安氏分类中指磨牙远中关系的所有错䝼病例,可以是牙源性的,也可以是骨源性的,一维方向的定义决定了Ⅱ类错䝼在其他二维空间可以有不同的表现。因此,Ⅱ类错䝼的临床表现通常是错综复杂的,其治疗也因此而有不同的方法。

(一)安氏Ⅱ^{1}类错䝼的形态特征

1. 长度或矢状方向(length or sagittal direction)　Ⅱ类错䝼在长度方向或矢状方向的异常主要表现为上颌骨或上牙列相对前突或者下颌骨或下牙列相对后缩,前牙常表现为深覆盖。

牙源性深覆盖:由于上下前牙的数目、位置或倾斜度异常造成的前牙深覆盖。

骨源性深覆盖:上下颌骨前后位置异常导致的前牙深覆盖。

临床上习惯以上切牙切端至下切牙唇面的水平距离来反映深覆盖的大小,一般可分为三度:

Ⅰ度深覆盖:3～5mm

Ⅱ度深覆盖:5～8mm

Ⅲ度深覆盖:>8mm

2. 宽度方向(width direction)　Ⅱ^{1}类错䝼患者下颌前伸至Ⅰ类关系时,上下牙弓宽度常存在3～5mm的不协调关系。

3. 高度方向(height direction)　Ⅱ类错䝼常伴有颌骨垂直方向的异常,如表现为长面型的高角病例或表现为短面型的低角病例。上下前牙关系可表现为深覆𬌗、正常覆𬌗或开𬌗。

（二）安氏Ⅱ类错𬌗矫正的策略

1. 抑制上颌向前的生长（inhibit maxillary growth）

2. 上颌骨远中移动（move the maxilla distally）

3. 引导下颌向前生长（guide the mandible forward）

4. 下颌骨近中移动（move the mandible mesially）

5. 推上颌磨牙整体后移（translate upper molar distally）

6. 推上颌磨牙远中倾斜（tip upper molar distally）

7. 抑制上颌磨牙向近中的生长趋势（prohibit upper molar from forward growth）

8. 加大𬌗平面（steepen occlusal plane）

9. 拔牙后前移下后牙、内收上前牙（protract lower posterior teeth and retract upper anterior teeth after extraction）

10. 下颌绞链运动（hinge axis movement of mandible）

（1）顺时针旋转，咬合打开，Ⅱ类关系加重

（2）逆时针旋转，咬合关闭，Ⅱ类关系改善

（三）安氏Ⅱ[1]类错𬌗畸形的矫治

1. 解除拥挤（relief crowding）及牙列不齐（tooth alignment）可以采用扩弓、唇向开展、推磨牙向后、邻面片磨（减径）、拔牙（减数）等方式加以解决，基本方法与Ⅰ类错𬌗拥挤的矫治类似。

2. 解除前牙深覆𬌗（overbite correction）是整平下牙弓的关键步骤，常用的矫正方法有：

（1）平面导板（bite plate）：适用于低角及平均下颌平面角的患者，其作用机制主要是抑制下前牙的萌长、促进下后牙的萌长。

（2）固定矫正器上主弓丝的第二序列弯曲（second－order bend）、反 Spee 曲（reverse curve of Spee）：是最常使用的打开咬合的方法，其作用机制为：压低前牙，特别是下前牙；升高后牙，特别是下后牙。当配合使用Ⅱ类牵引时，上前牙也可能表现为伸长。在使用固定矫正器弓丝打开咬合的技术中，如果能在下颌第二磨牙上安放带环或颊面管将更加有利于深覆𬌗的矫正。

（3）片断弓技术（sectional arch）：当希望咬合打开主要由前牙压低而不是后牙伸长来完成时，可以将第二双尖牙、第一磨牙和第二磨牙用粗方丝连成后牙片断，并用横腭杆将两侧后牙片断连成一体，形成后牙强支抗单位，再用压低辅弓来压低前牙片断。临床上还有一种较常见的基于片断弓理念的设计是多用途弓，这种弓丝设计常用来先压低切牙段，然后再根据需要压低尖牙。

（4）J 钩头帽（J－hook）：借助于口外力直接压低上前牙。

（5）种植钉（implant）：成人严重的深覆𬌗可以考虑借助于种植钉压低上下前牙。

3. 解除前牙深覆盖（overjet correction）

（1）改变上下颌骨矢状关系（change sagittal jaw relationship）

1）功能性矫治器（functional appliance）：功能性矫治器设计的初衷是刺激下颌的生长发育，虽然正畸界对功能性矫正器的这一作用存在很大争议，但功能性矫治器能够减小前牙深覆盖的作用是比较肯定的。其作用机制主要为：舌倾上前牙，唇倾下前牙；抑制上磨牙向前、

向下的萌长，引导下磨牙向上、向前的萌长；抑制上颌骨向前的生长；引导下颌骨的位置前移。

2）口外弓矫治器（headgear）：口外弓矫治器减小深覆盖的作用原理主要是抑制上颌向前的生长发育或推上牙弓向后。

（2）改变上下前牙的位置和角度（change position and inclination of anterior teeth）：当上下颌骨矢状关系无法改变时，前牙深覆盖的矫治只能借助于单纯上下前牙位置和倾斜度的变化来掩盖颌骨关系的不协调。常用的方法有：舌倾上前牙，唇倾下前牙。一般用于垂直生长型或非生长期骨性Ⅱ[1]类错 ，常需固定矫正器治疗。

4. 矫正磨牙远中关系（correction ofdistalmolarrelationship）矫正磨牙远中关系的机制分两大类，一为矫正颌骨的矢状关系，二为矫正磨牙的矢状关系。

（1）颌骨矢状关系的矫正（sagittal jaw relationship correction）：适合于生长发育期的青少年骨性Ⅱ[1]类错 患者，需要较大的矫形力来推上颌骨向后或抑制上颌骨向前的生长，同时借助于下颌骨的自然生长发育来矫正后牙的远中关系。常用的矫治器有口外弓矫治器和功能性矫治器两大类。其中口外弓矫治器的设计主要是针对上颌的抑制作用；而功能性矫治器的设计主要是针对下颌骨的位置和生长。对于成人严重骨性Ⅱ[1]类错 ，还可借助于正颌外科手术进行治疗。

（2）磨牙矢状关系的矫正（sagittal molar relationship correction）：对于上下颌骨关系无法改变的病例，正畸常用牙代偿矫治的方法进行掩饰性正畸治疗，即不改变颌骨矢状关系，但把磨牙关系做成Ⅰ类中性关系。其基本的方法有：

1）推上颌磨牙向后，常用的矫正器有：口外弓、摆式矫正器、镍钛推簧、滑动推杆、Jesper Jumper、Forsus、种植钉支抗等。

2）防止上磨牙向前移动或倾斜，常用的矫正手段有：给磨牙一个向后的推力如口外弓、功能性矫治器、Ⅱ类牵引等；或给磨牙一个后倾的力矩。

3）拔牙后前移下磨牙，常用的方法有Ⅱ类牵引和（或）颌内牵引。需要注意的是Ⅱ类牵引有伸长下磨牙和上切牙的作用，无垂直向生长发育潜力的成人高角病例应慎用；而颌内牵引以前牙为支抗拉磨牙时，为了防止切牙舌倾，可以在前牙段加冠唇向转矩。

以上所述为正畸方法能够治疗的Ⅱ类错 ，对于成人严重的Ⅱ类骨性错 ，只能借助正颌外科的方法才能获得满意的疗效。

三、安氏Ⅱ[2]类错 畸形的矫治

（一）安氏Ⅱ类错 的面 特征（facial and occlusional character of Class Ⅱ division 2 malocclusion）磨牙Ⅱ[2]类关系，上切牙舌倾并常伴前牙闭锁性深覆 ；颌骨矢状关系与安氏Ⅱ[1]类似，垂直向关系一般表现为低角。安氏Ⅱ[2]的切牙位置具有明显的形态学特征，严重Ⅱ类骨骼不调时，上下前牙牙槽垂直向过度发育，上下切缘可以咬伤上颌腭侧牙龈及下颌唇侧牙龈。

（二）安氏Ⅱ[2]类错 的矫治目标（goal of Class Ⅱ division 2 treatment）

1. 解除拥挤及排列不齐。

2. 解除前牙牙龈创伤及矫正切牙倾斜度。

3. 矫正后牙远中关系。

其中解除拥挤和排列不齐的方法见安氏Ⅰ类错 的矫治，值得一提的是，切牙由舌倾矫正至唇倾时，会给牙弓提供一部分间隙，同时切牙唇倾也有助于减小深覆𬌗，切牙唇倾可通过前牙唇向开展或通过方丝产生根舌向转矩来实现，后者实现的难度较大，但稳定性大于前者。后牙远中关系的矫正参见安氏Ⅱ[1]类错𬌗的矫治，值得注意的是，部分安氏Ⅱ[2]类患者的下颌在解除前牙锁结关系后，会发生前移位。

安氏Ⅱ[2]类患者除非特别拥挤，一般可采用非拔牙矫治的方法，对于成人磨牙完全远中关系的Ⅱ[2]的错𬌗，可以考虑上颌拔两颗尖牙而下颌不拔牙的牙代偿性矫治方案。

四、安氏Ⅲ类错𬌗的矫治

前牙反𬌗(anterior crossbites)是安氏Ⅲ类错𬌗(Class Ⅲ malocclusion)的主要症状之一，后者是临床较为常见的错𬌗畸形，在亚洲人群中有较高的发病率。据中华口腔医学会2000年的调查表明，中国人群安氏Ⅲ类错𬌗乳牙列发病率为14.94%，替牙列为9.65%，恒牙列为14.98%。

安氏Ⅲ类错𬌗前牙反𬌗的预后较为困难，临床常见一些患儿从乳牙期开始治疗，一直坚持到恒牙期，反𬌗最终未完全解除，或者早期反𬌗得到矫正，随着替牙完成，反𬌗又复发，最终不得不在成人期接受正颌手术治疗。因此临床上安氏Ⅲ类错𬌗前牙反𬌗的诊断、治疗具有挑战性。

安氏Ⅲ类错𬌗前牙反𬌗可表现为个别前牙反𬌗及多数前牙反𬌗。个别前牙反𬌗是指单个或者2个牙齿的反𬌗，而多数前牙反𬌗指3个以上的上颌前牙与对𬌗牙呈反𬌗关系。多数前牙反𬌗磨牙关系近中或中性，常伴有颌骨发育与颅面关系异常，即下颌前突、上颌后缩或两者皆有；上前牙唇向倾斜、下前牙舌向倾斜。安氏Ⅲ类错𬌗面部软组织虽有一定程度代偿，多表现为与骨骼形态相应的畸形，舌体通常偏大。口颌系统功能异常、语音异常、颞下颌关节功能紊乱、咀嚼肌活动不协调及咀嚼效能减低。

(一)病因

安氏Ⅲ类错𬌗前牙反𬌗有明显的家族倾向，研究证明不论是骨骼性还是非骨骼性安氏Ⅲ类错𬌗，都受到遗传和环境的双重影响。因此临床上不能通过简单地询问家族史来区别患者Ⅲ类错𬌗的类型并估计预后，需要综合分析父母的𬌗型、骨型和家族资料，才能为临床诊断提供有价值的参考。

1. 先天性疾病　一些单基因的遗传综合征影响到颌骨和牙齿的发育，安氏Ⅲ类错𬌗前牙反𬌗可以成为某些先天性疾病的部分临床表现，如先天性唇腭裂往往伴有上颌发育不足、前牙反𬌗。

2. 后天原因　全身性疾病如垂体功能亢进、佝偻病可使颌骨发育畸形，表现出前牙反𬌗、开𬌗，磨牙近中关系。一些呼吸道疾病，为保持呼吸道通畅和减小压迫刺激，舌体常向前伸并带动下颌向前，形成前牙反𬌗。

临床上常见由乳牙及替牙期局部障碍，形成前牙反𬌗，如乳尖牙磨耗不足，因早接触可形成前牙反𬌗或前牙及一侧后牙反𬌗；上颌乳切牙滞留，恒切牙常被迫腭侧萌出，与对𬌗牙形成反𬌗关系、磨牙近中关系；多数乳磨牙早失，被迫用前牙进行咀嚼，下颌逐渐向前移位，日久形成下颌前突、前牙反𬌗。

口腔不良习惯如咬上唇、下颌前伸习惯及不正确人工喂养都可造成前牙反𬌗、下颌前突。

(二)安氏Ⅲ类错𬌗前牙反𬌗的分类

安氏Ⅲ类错𬌗前牙反𬌗按照致病机制又可分为牙性、功能性、骨性前牙反𬌗。功能性安氏Ⅲ类错𬌗前牙反𬌗磨牙呈近中关系或者中性关系，上下颌骨大小往往正常，下颌具有功能性移位。骨性安氏Ⅲ类错𬌗前牙反𬌗由于上颌骨发育不全(上颌后缩)、或下颌骨发育过度(下颌前突)、或者二者结合，导致前牙反𬌗、磨牙呈近中关系。牙性前牙反𬌗多由于牙列拥挤所致。

(三)安氏Ⅲ类错𬌗前牙反𬌗的鉴别诊断

牙性、功能性和骨性因素是引起前牙反𬌗的结构因子，根据其引起畸形的权重不同，可将前牙反𬌗分为牙性前牙反𬌗，功能性前牙反𬌗和骨性前牙反𬌗。

事实上安氏Ⅲ类错𬌗前牙反𬌗的鉴别诊断主要为非骨性安氏Ⅲ类错𬌗前牙反𬌗与骨性安Ⅲ类错𬌗前牙反𬌗的区别，前者包括牙性与功能性前牙反𬌗，这直接关系到治疗方法、治疗时机的选择及预后。

1. 家族史(family history)　非骨性安氏Ⅲ类错𬌗前牙反𬌗患者一般没有家族史，但有些功能性安氏Ⅲ类错𬌗前牙反𬌗在其亲属中也有类似的错𬌗表现。骨性安氏Ⅲ类错𬌗前牙反𬌗常常存在家族史。患者的直系亲属中可能有类似的错𬌗表现。因此家族史只能作为鉴别骨性与非骨性安氏Ⅲ类错𬌗前牙反𬌗一个参考指标。

2. 下颌的功能性移位(functional shift)　下颌功能性移位是指在正中𬌗位时前牙为反𬌗关系，而至正中关系位时，下颌可以后退至前牙对刃位。功能性安氏Ⅲ类错𬌗前牙反𬌗患者具有下颌功能性移位。骨性Ⅲ类错𬌗一般不存在下颌功能性移位，或者下颌不能完全后退至前牙对刃关系。普遍认为有下颌功能性移位的骨性安氏Ⅲ类错𬌗前牙反𬌗患者，其预后往往较好。

3. 面型(profile)　牙性Ⅲ类错𬌗是前牙反𬌗由于上下切牙位置异常所致，临床上呈直面型。功能性安氏Ⅲ类错𬌗前牙反𬌗患者在正中𬌗位时，往往表现为凹面型，而当下颌后退至前牙对刃关系时，面型明显改善，甚至成为直面型。骨性Ⅲ类错𬌗前牙反𬌗表现为明显的Ⅲ类侧面型，即便下颌能功能性后退，依然会表现为Ⅲ类面型，即凹面型。

4. 下颌平面角(mandibular plane)非骨性Ⅲ类错𬌗前牙反𬌗下颌平面角往往较为平坦，为正常下颌平面角或低的下颌平面角。而骨性Ⅲ类错𬌗前牙反𬌗则下颌平面角较为陡削，常为高下颌平面角。

5. 磨牙关系(molar relationship)　牙性Ⅲ类错𬌗前牙反𬌗往往因下颌磨牙近中移动而呈Ⅲ类磨牙关系；功能性Ⅲ类错𬌗前牙反𬌗磨牙为中性磨牙关系，也可为轻度Ⅲ类磨牙关系，下颌功能性后退以后，磨牙往往变为中性关系。而骨性Ⅲ类错𬌗前牙反𬌗磨牙多为明显的Ⅲ类磨牙关系，即便存在下颌的功能性后退，磨牙依然为Ⅲ类关系。

6. 前牙覆𬌗覆盖关系(anterior overbite & overjet)牙性、功能性Ⅲ类错𬌗前牙反𬌗反覆盖较小，反覆𬌗较大，下颌功能性后退后，切牙往往能达到切对切的关系，骨性Ⅲ类错𬌗前牙为反𬌗反覆𬌗一般较小，反覆盖较大，即使下颌能后退，也很难达到切牙对刃的关系。

7. 上下切牙的代偿(compensation of upper and lower incisors)非骨性安氏Ⅲ类错𬌗前牙反𬌗上切牙较直立或舌倾，下切牙唇倾或直立。骨性Ⅲ类错𬌗前牙反𬌗表现为明显的切牙代偿，即上前牙的唇向倾斜和下前牙的舌向倾斜。这种切牙的代偿是为了补偿上下颌骨本身的畸形。

8. 头影测量项目(cephalometric analysis)对于下颌能功能性后退的安氏Ⅲ类错𬌗前牙反𬌗患者，正中𬌗位拍摄的头影测量片由于掩盖了上下颌骨前后向位置异常的真实情况，因此诊断的参考价值不大，而正中关系位(下颌后退位)拍摄的头影测量片的测量结果才能作为鉴别诊断参照标准。通常牙性Ⅲ类错𬌗前牙反𬌗上、下颌骨的大小、形态、位置正常，骨性Ⅲ类错𬌗前牙反𬌗存在有上颌发育不足或下颌发育过度；而功能性Ⅲ类错𬌗前牙反𬌗早期可不伴有骨骼异常，但随着畸形发展，上下颌骨可呈现不同程度异常。

(四)治疗

安氏Ⅲ类错𬌗前牙反𬌗早期矫治的原则是局部去除病因，阻断骨骼畸形的发展，为骨骼的发育创造良好的环境，同时改善面型，增强儿童的自信心。恒牙期及成人安氏Ⅲ类错𬌗前牙反𬌗的矫治原则是通过牙齿位置的改变，即牙齿牙槽代偿，建立适当的覆𬌗覆盖关系，掩饰已存在的骨骼畸形。

1. 早期矫治(early intervention)早期矫治可分为乳牙期矫治和替牙早期矫治，矫治的目标主要是纠正不良哺乳习惯，去除口腔不良习惯，针对病因去除𬌗干扰。

乳牙期前牙反𬌗多为牙性和功能性反𬌗，因此尽可能用简单的方法解除反𬌗。小部分乳牙反𬌗在乳恒牙的替换过程中有自愈的可能。值得注意的是对于骨性安氏Ⅲ类错𬌗是否需要早期矫治的问题，有观点认为在乳牙期不必要进行治疗，而另一些学者认为对于严重的骨性安氏Ⅲ类错𬌗，可早期使用矫形治疗，但长期的疗效有待对比观察。乳牙期前牙反𬌗常用的矫治方法有：

(1)乳尖牙调𬌗、咬翘法：适用于由于乳尖牙磨耗不足或个别牙𬌗干扰造成的前牙反𬌗，通常在消除𬌗干扰后，前牙反𬌗会自行纠正。

(2)不良习惯去除：造成乳牙反𬌗常见的口腔不良习惯有前伸下颌、咬上唇。

(3)下颌联冠斜导：乳牙深反覆𬌗患者，可以采用下颌联冠斜面导板。斜面与上切牙长轴呈45°以引导上切牙向唇侧(图17—20和图17—21)。

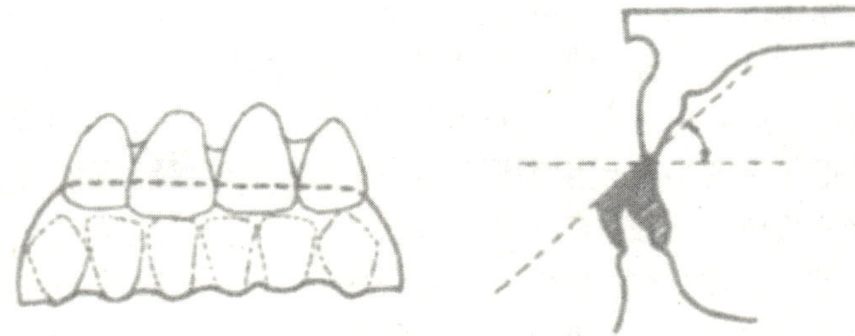

图17—20　下颌联冠斜面导板作用示意图

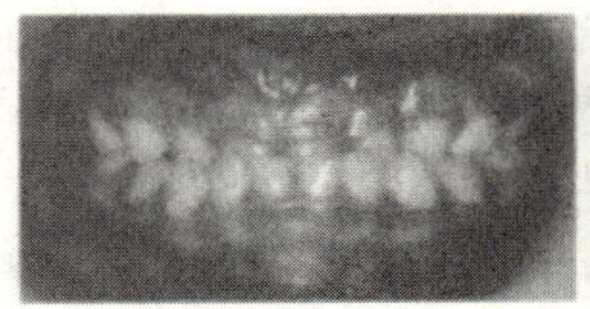 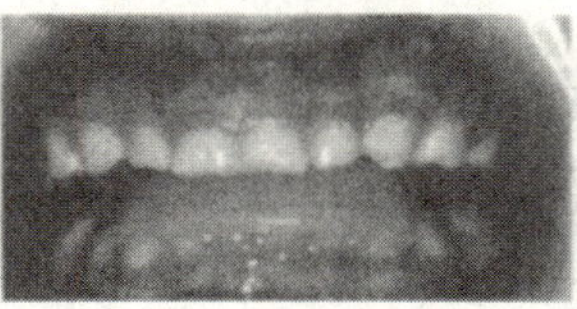 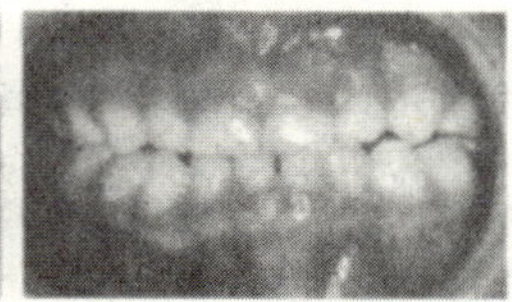

图17—21　下颌联冠斜面导板矫治乳前牙反𬌗

(4)上颌舌簧活动矫治器(图17—22)：上颌舌簧活动矫治器，通过唇向移动舌倾的上前牙或个别牙，去除咬合干扰，解除前牙反𬌗。需要强调的是吃饭时必须戴用矫治器反𬌗解除后应尽快分次磨低𬌗垫以免𬌗垫压低后牙。

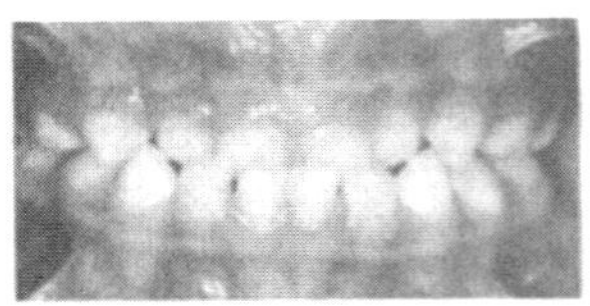 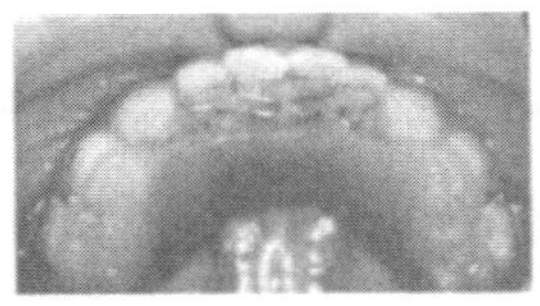 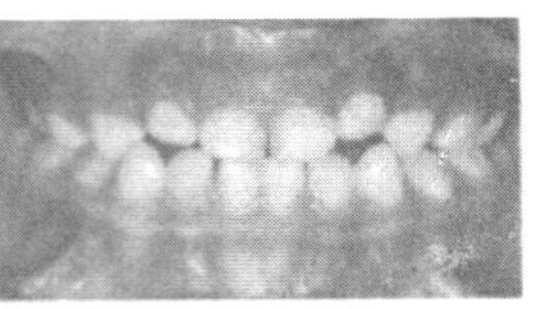

图 17－22　上颌殆势舌簧矫治反殆

(5)局部固定矫治器(2×4):替牙早期个别前牙反殆,可能导致咬合创伤可采用局部固定矫治器,唇向倾斜上切牙,舌向移动下前牙,消除咬合干扰并解除前牙反殆。

(6)头帽颏兜:长期以来学者们将头帽颏兜的适应证归结为:①矫治下颌前突为主,且前下面高短的低下颌平面角的Ⅲ类错殆前牙反殆。②下颌可后退至前牙对刃。③下颌切牙位置基本正常或稍唇倾。④无明显颞下颌关节病。

Graber 等学者认为头帽颏兜可抑制髁突垂直向生长,使下颌向后下旋转。Mitani and Fukazawa 的研究将患者分为三个阶段研究即生长发育高峰前期、生长发育高峰期及生长发育高峰后期。他们发现尽管在戴用头帽颏兜治疗中,下颌颏联合的厚度有减少,但在生长发育高峰期下颌生长量最大,远远超出正常生长范围,故认为抑制下颌骨的生长是十分困难的,并且不同个体对头帽颏兜作用力的反应不同。Sugawara 等学者认为,由于下颌的持续生长发育,一些个体头帽颏兜的疗效不能保持。因此临床医师不能过分强调头帽颏兜的作用,头帽颏兜的应用有赖于正确的诊断和治疗目标。目前多数学者一致认为头帽颏兜不能改变下颌应有的生长长度,但可以改变下颌的生长方向,使下颌由向前生长为主变为垂直向生长为主,从而改善凹面型。若需要产生抑制下颌骨生长量的效果,则需使用较大矫形力(>500g)。由于下颌生长的年龄跨度较大,治疗周期也相应延长,这很可能损害颞下颌关节的健康,因此头帽颏兜在临床使用越来越少。

2. 替牙晚期与恒牙期矫治(treatment in mixed dentition or permanent dentition)替牙期是治疗安氏Ⅲ类错殆前牙反殆的关键时期,特别是对于骨性Ⅲ类错殆,在替牙期主要通过生长改形治疗,即矫形力矫治器,利用患者的生长潜力,促进上颌生长,抑制下颌骨的过渡生长,减轻颌骨的畸形度。值得注意的是替牙期矫形治疗的时机十分重要,应最大限度地使上下颌骨发生有利的改变。此外替牙期的拔牙矫治需慎重。

随着年龄的增长,矫形力对颌骨矫形作用降低,因此恒牙早期通过主要通过牙齿位置改变建立覆殆、覆盖,代偿补偿骨骼畸形,达到矫治的目的。主要通过唇向开展上颌牙弓,通过Ⅲ类牵引适度改变下颌骨位置,以及拔牙矫治,代偿性移动上下前牙,达到掩饰颌骨畸形的目的。

(1)前方牵引器:上颌前方牵引矫治器是利用口外装置对上颌骨施加矫形力,向前牵引上颌骨并促进上颌骨发育的矫治器。近年来大量的动物实验和临床实践证实,前方牵引上颌骨可以使上颌骨前移位,并能促进上颌骨生长,因此前方牵引适用于骨性Ⅲ类错殆上颌发育不足的患者。前方牵引器矫治反殆机理为促进上颌及上牙弓前移,下颌骨向下、后呈顺时针方向旋转。

1)作用原理

①促进上颌骨的生长发育:对上颌发育不足的Ⅲ类错殆,最理想的办法是向前、向下方移上颌骨,这可通过打开上颌骨的骨缝,使新骨沉积,同时刺激上颌骨的表面骨生长来实现。近年来研究发现,在前方牵引上颌骨的同时使用上颌快速扩弓器,可增加替牙晚期反殆患者的

骨生长反应，提高矫治效果。

②前移上牙列：由于前方牵引上颌首先与牙发生联系，因此上颌牙齿首先受到向前的牵引力。随着年龄的增大，上牙前移、上前牙唇倾的可能性就越大。

③下颌的向下、后旋转：由于前牵引器是以额部和颏部为其支抗部位，因此在促进上颌骨及上牙弓向前生长的同时，可使下颌骨向下、后方呈顺时针旋转。这对于上颌发育不足伴下颌发育过度的低角型Ⅲ类错𬌗来说，可改善Ⅲ类骨面型。而对高角的Ⅲ类错𬌗来说，下颌向下、向后旋转将使面型拉长，加重高角趋势。

2）上颌前方牵引矫治器的组成

①力的作用部分：承受前方牵引力的部位是上牙弓及上颌骨，前牵引器通过口内固位装置对上牙弓及上颌骨施加牵引力。口内装置根据牙𬌗发育的不同阶段而有所不同，可以是上颌全牙弓平面式𬌗垫、固定式螺旋快速扩大器、上颌固定矫治器等。

②支抗部分：支抗部分均由额垫、颏兜以及将其连接在一起牵引架三部件构成，通过它们提供支抗来牵引上颌。牵引架上的牵引钩的高低，将决定牵引方向。

③力源部分：通过弹性橡皮圈连接口内装置的拉钩和牵引架上的拉钩，通过弹力发挥作用。

3）上颌前方牵引矫治器的临床应用

①最佳适应条件：a. 生长发育高峰期前上颌发育不足的儿童；b. 上颌前牙牙轴正常或舌倾；c. 短面型或平均面型患者。

有研究资料表明在生长发育高峰期前接受前方牵引矫治的安氏Ⅲ类错𬌗前牙反𬌗患者，可使上下颌骨产生骨性改变的量较大，随着年龄的增长，骨性改变减少，牙性改变增多。如果未能完全矫治错𬌗畸形，则在生长发育高峰期仍有第二次机会接受前方牵引矫治，而此阶段主要效果是抑止下颌骨的生长，即所谓的"双机会矫治"。

②牵引部位和牵引方向：使用前牵引器时如果牵引力点太偏后，如位于上颌第一磨牙处，且牵引方向过于水平向，则呈现上颌骨逆时针旋转，下颌顺时针旋转，造成前牙反𬌗矫正后前牙覆𬌗浅，甚至开𬌗。为了减小这种趋势，牵引力的方向应尽量接近上颌骨的阻抗中心，通常为向前向下，与𬌗平面呈 20°～30°。牵引力值约为 500g 每侧，每天牵引 12～14h。

③如果伴有上颌宽度不足，可结合使用固定式的螺旋扩大器。其中第一恒磨牙和第二乳磨牙，或第一恒磨牙与第一前磨牙粘带环。螺旋扩弓器的使用，可增强上颌牙弓的整体性。

近年学者普遍认为在进行前方牵引之前通常采用螺旋扩大器进行上颌扩弓，随着腭中缝的扩大，可以解决上牙弓宽度不足的问题；对于无上颌宽度不调的前牙反𬌗患者，松解上颌骨缝，也利于上颌骨向前的发育。因此对于无上颌宽度不调的患者通常为每天扩弓 1 次，持续一周；对于上颌宽度不调的前牙反𬌗患者，1～2 次/d，直到上下颌后牙呈正锁𬌗。

(2)功能矫治器(FR3)：FR3 生长改形力量十分有限，适用于矫治替牙期的功能性或轻度上颌发育不足所致的骨性Ⅲ类错𬌗(下颌能退至前牙切对切位置)前牙反𬌗。其机制为打破口周肌肉力量的平衡，促进上颌骨矢状向和横向生长，同时上颌前牙唇向倾斜、下颌前牙舌向倾斜，达到矫治前牙反𬌗的目的。由于牙𬌗的改变往往先于功能和肌动力的改建，因此即使前牙反𬌗得到早期矫正，FR3 戴用的时间也通常为 12 个月左右，以达到稳定的疗效，避免前牙反𬌗的复发(图 17－23)。

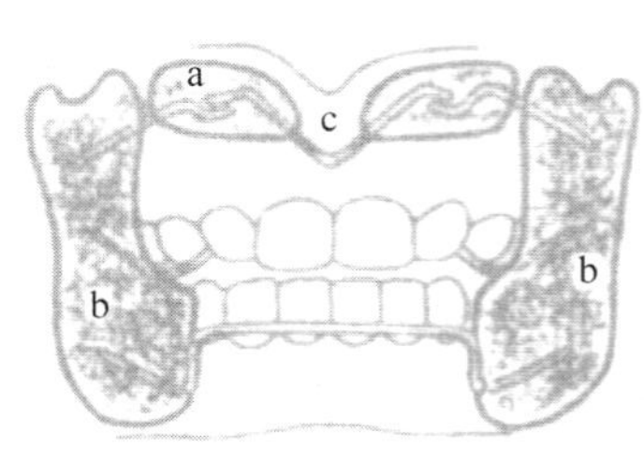

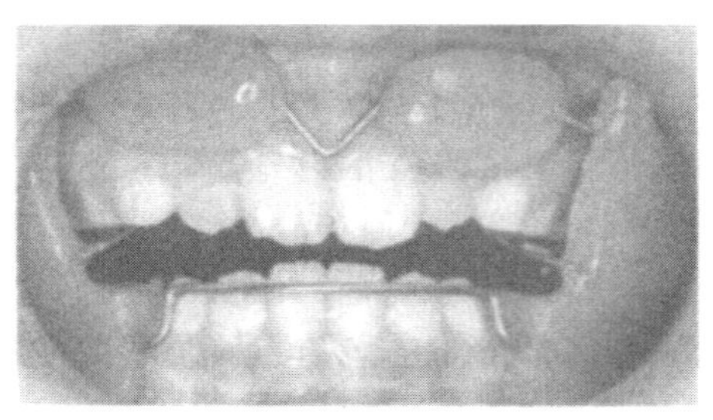

图 17－23　FRⅢ型功能调节器

(3)拔牙非拔牙矫治：骨性Ⅲ类错𬌗患者在进行牙齿代偿性治疗时，要慎重拔牙，否则有可能使畸形更加严重。一般而言，只要拥挤不影响反𬌗的矫治，就不要急于减数，尤其是上颌拔牙更要慎重。安氏Ⅲ类错𬌗拔牙与否不决定于下颌而决定于上颌，即如果上颌牙弓严重拥挤，单纯扩展牙弓不能排齐，尽管下颌牙弓并不拥挤，最终也需要拔出四个前磨牙。骨性安氏Ⅲ类错𬌗通过拔牙进行代偿性矫治时，拔牙模式的选择还需要参考治疗前牙齿代偿的程度，确定牙齿移动界限，使之有利于疗效的长期稳定。安氏Ⅲ类错𬌗前牙反𬌗常用的拔牙模式有：拔除下颌切牙、拔除前磨牙、拔除下颌第二、三恒磨牙。

(五)前牙反𬌗矫治后的保持及预后

安氏Ⅲ类错𬌗前牙反𬌗矫治特别早期正畸治疗的预后一直受到正畸学者的关注。由于安氏Ⅲ类错𬌗前牙反𬌗个体生长发育的复杂性，使前牙反𬌗矫治后的复发难以预测，早期治疗效果常常不尽人意，许多病例经过若干年正畸治疗后，其生长型难以改变，最终错𬌗复发而使正颌手术成为治疗安氏Ⅲ类错𬌗前牙反𬌗的唯一手段，这使许多临床医师对早期治疗安氏Ⅲ类错𬌗缺乏信心。

有学者对前方牵引器矫治完成的病例进行了 8 年追踪(8.5～17.5 岁)，他们的研究结果表明约 2/3 的患者维持正常覆𬌗和覆盖，但覆盖减小至治疗结束时的 1/2，其余 1/3 复发者覆盖与未治疗前相似。在这 8 年追踪期间，疗效稳定组和复发组牙性代偿相似，这说明复发的原因与骨骼生长型不同有关。尽管复发组在治疗结束时面下高度增加较稳定组大，同时下颌平面角也增大，但是追踪期间两组面下高度和下颌平面角改变无统计学差异。在追踪期间，复发组下颌骨生长量是上颌骨的四倍，而稳定组下颌骨生长量是上颌骨的两倍，进一步证明不利的骨骼生长型是反𬌗复发的原因。由此可见，Ⅲ类错𬌗前牙反𬌗矫治后疗效是否稳定主要与患者下颌的生长型有关，与保持与否关系不大。

随着研究手段的不断进步，近年来有学者将统计学的判别方法应用到正畸临床中，并以此筛选可用于安氏Ⅲ类错𬌗前牙反𬌗矫治疗效预测的头影测量指标，这为正畸学的临床研究提供了广泛的前景，从而使正畸治疗的目标更加明确。通过对前方牵引器矫治的安氏Ⅲ类错𬌗前牙反𬌗患者进行长期追踪发现，矫治成功的病例下颌升支的高度及下颌平面角较小，颅底角较大，且矫治过程中垂直向得到很好的控制。通过将复发的病例与未治疗的Ⅲ类错𬌗个体的生长变化趋势相比，发现即使早期矫治后反𬌗出现复发，从生长发育的整体状况而言，其上下颌骨不调的程度轻于长期追踪的未治疗Ⅲ类错𬌗前牙反𬌗个体，从而进一步证明早期矫治为综合正畸治疗，甚至成人正颌手术创造有利条件。

目前在我国更多情况下安氏Ⅲ类错𬌗前牙反𬌗患者的矫治难易以及疗效的预测通常还是基于医师的经验推断。普遍接受的观点是出现在替牙期的前牙反𬌗，上颌切牙舌倾或直立，下颌切牙有散隙或唇倾，反覆𬌗深反覆盖较小，下颌能够功能性后退至对刃且下颌平面角正常后较低的患者，矫治的预后较好。

五、深覆𬌗和开𬌗的矫治

开𬌗及深覆𬌗均属于垂直向畸形，主要是上下牙弓及颌骨垂直向发育异常，可与安氏Ⅰ、Ⅱ和Ⅲ类矢状向错𬌗畸形同时存在，在诊断设计时，需要结合安氏诊断同时考虑，对这类畸形的治疗，也可以称为垂直向控制。

（一）病因及机制

任何影响垂直向牙列、颌骨发育的原因均可以导致开𬌗或深覆𬌗。开𬌗的病因有：

1. 不良习惯　如口呼吸、吮指、咬唇、吐舌习惯等。常见的不良习惯为吐舌习惯，其形成的前牙区开𬌗间隙呈梭形，与舌的形态一致。此外，如伸舌吞咽、吮拇指、咬唇等均可造成前牙区开𬌗，咬物习惯（如咬铅笔等）可能在咬物的位置形成局部小开𬌗。

2. 局部𬌗障碍　如粘连牙、阻生牙等，影响建𬌗，形成局部开𬌗。下颌第三磨牙前倾或水平阻生，推下颌第二磨牙向𬌗方，使之高出𬌗平面而将其余牙支开𬌗（图 17－24）。

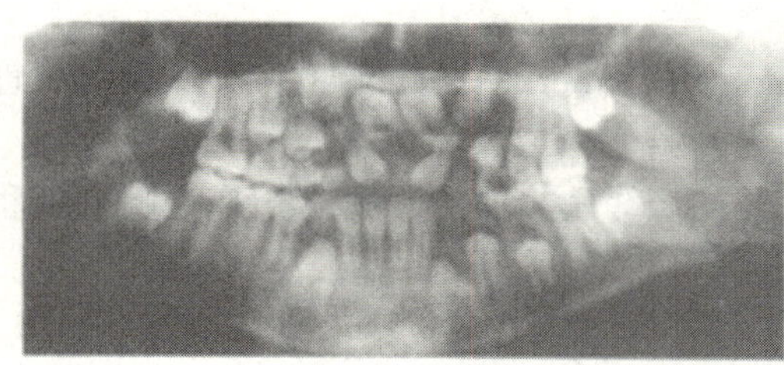
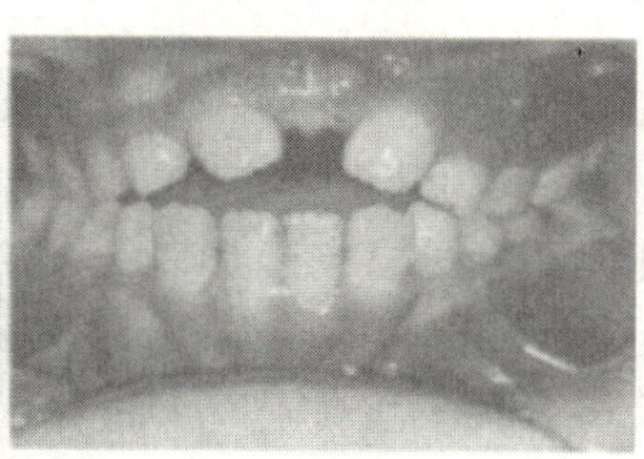

图 17－24　双侧中切牙阻生导致开𬌗

3. 舌体　过大的舌体、舌系带过短、舌体位置靠下。

4. 全身疾病及综合征　严重的佝偻病患儿由于骨质疏松，提下颌肌群与降下颌肌群的作用使下颌骨发育异常，下颌支短、下颌角大、下颌角前切迹深，下颌体向下、后旋转，下颌骨发育异常形成开𬌗畸形。一些遗传性病症也可以伴有开𬌗，如颅骨锁骨发育不全综合征、Beckwith－Wieldman 综合征。

深覆𬌗的病因有：

1. 前牙深覆盖上下前牙因不能接触，过度伸长形成深覆𬌗。

2. 后牙萌出及齿槽发育不足常见于下颌平面角过低，咀嚼肌发达，咬合力过大病例。

3. 后牙过度磨耗釉质发育不良、过大的𬌗力及异常的后牙磨耗均可导致前牙深覆𬌗。

（二）垂直向畸形的诊断

1. 面型分析　面部高度分析是垂直向畸形的重要诊断内容之一。面部高度的比例比绝对值更有意义，下面高（Sn’－Me’）应占全面高（N’－Me’）的 55%，开𬌗畸形时下面高比例较大，深覆𬌗时可能较小。面部三等分也是临床较容易使用的方法之一，发际－鼻根－鼻底－颏下点将面部分为三个 1/3，三等分有明显差异时表现为异常。

2. 骨性机制分析　垂直向头影测量分析项目可以反映畸形机制。

（1）面部比例分析：以 Coben、Moorrees，Lebert 等为代表提出，参照患者颅底的实际大小，绘制网络，与患者描记图重叠，网格的离差可以反应比例的异常。

（2）面部聚合度分析：以 Sassouni 为代表，由下颌平面、𬌗平面及腭平面之间的聚合度来反映垂直比例(图 17—25)。如果三个平面向前成角较大,说明聚合度差,称为有开殆倾向。如果腭平面近中向上,远中向下,开殆倾向更为明显。反之,三个平面向前成角小,接近水平状态,表现为深覆殆倾向。

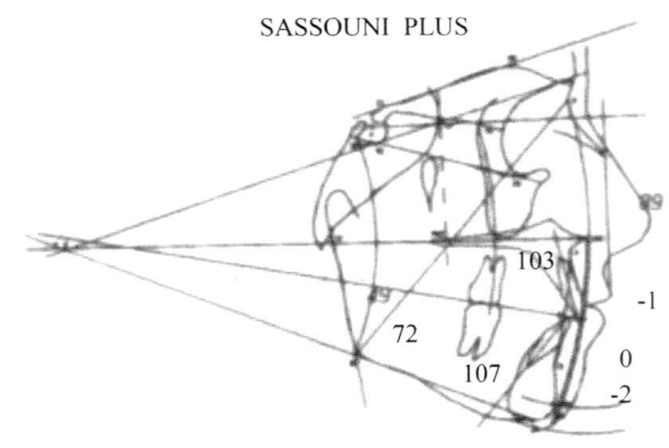

图 17—25 Sassouni 分析法

(3)下颌角前切迹(antigonial notching of mandible):是位于下颌角前方的骨性凹陷,切迹过于明显时,下颌升支短小,可能表现为开殆倾向或长面综合征。

3. 牙性诊断 垂直向畸形以上下切牙的切缘垂直向的距离来扫描述畸形的程度,可以用 mm 表示,也可以分度可来描述。正常殆上切牙覆盖下切牙牙冠 1/3 以内。

深覆殆可分为三度(图 17—26):

Ⅰ度深覆殆:上颌切牙盖过下切牙临床冠长度的 1/3～1/2。

Ⅱ度深覆殆:上颌切牙盖过下切牙临床冠长度的 1/2～2/3。

Ⅲ度深覆殆:上颌切牙盖过下切牙临床冠长度的 2/3 以上。

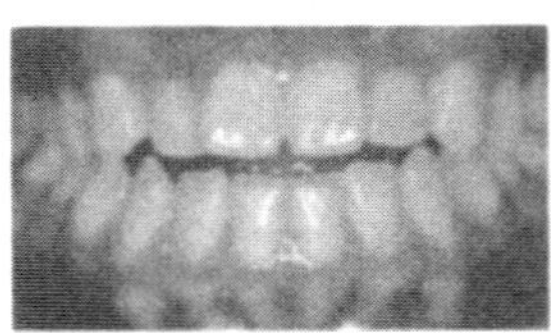 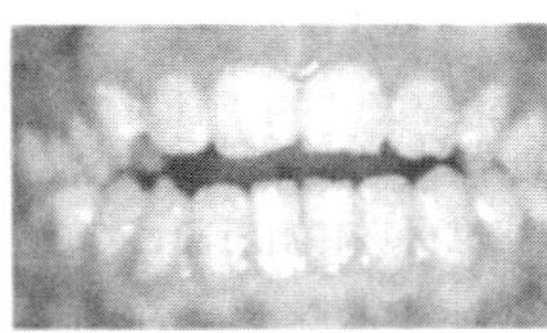 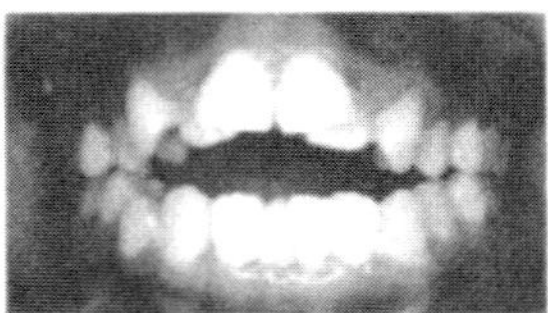

图 17—26 深覆殆分度

开殆可分为三度(图 17—27):

Ⅰ度开殆:上下切牙切缘间的垂直距离为 0～3mm。

Ⅱ度开殆:上下切牙切缘间的垂直距离为 3～5mm。

Ⅲ度开殆:上下切牙切缘间的垂直距离为 5mm 以上。

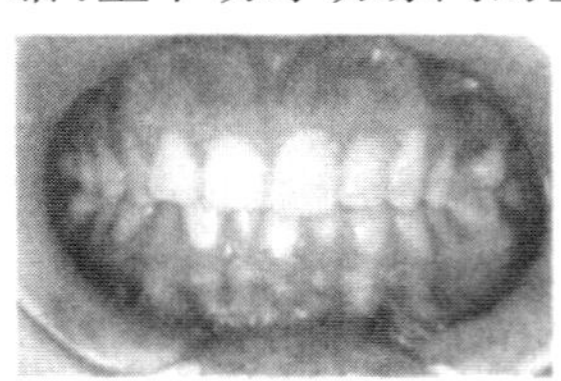 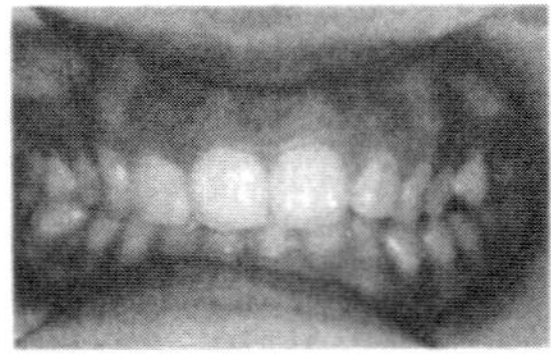 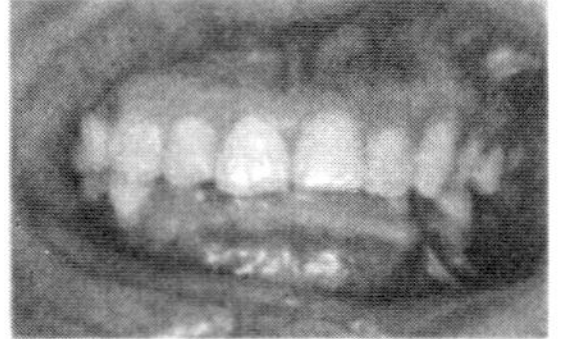

图 17—27 开殆分度

(三)垂直向畸形的治疗原则开殆的治疗

1. 牙性开殆的治疗 表现为牙齿萌出不足为主,治疗中可以通过前牙垂直牵引,促进前牙齿槽发育，实现前牙覆𬌗的增加来纠正开𬌗。

2. 前牙牙槽发育不足的开𬌗　可以通过减数治疗前牙内收后的伸长来恢复覆𬌗。

3. 后牙齿槽过长引起的开𬌗　矫治设计以压低后牙为主。可以选择多曲方丝弓矫治技术、减数后牙、或者种植支抗矫治技术。

4. 严重骨性开𬌗　前下面高过大，唇闭合困难者，可以结合正畸外科手术治疗。

深覆𬌗的治疗

1. 牙性深覆𬌗　表现为前牙的过度萌出，治疗时需要压低上下切牙，通常摇椅弓就可以达到效果，也可以配合平导压低下切牙。

2. 前牙齿槽发育过度的深覆𬌗　以压低前牙齿槽为准，可以使用多用途弓、种植支抗；上颌还可以应用高位牵引J钩，下颌可以配合平导。

3. 后牙齿槽发育不足的深覆𬌗　以伸长后牙、促进后牙齿槽发育为主。可以配合平导加后牙垂直牵引。对Ⅱ类有生长潜力的儿童，也可以通过功能矫治器导下颌向前的同时伸长后牙。

4. 严重骨性深覆𬌗　伴有明显露龈笑，下面高明显短缩者，可以考虑正颌外科治疗。

进展与趋势

开𬌗与深覆𬌗都可以归为垂直向畸形，垂直畸形的正畸控制在诊断治疗与安氏分类的矢状向畸形有很大的不同。根据垂直骨面型不同，可以分为开张型和闭合型，治疗中根据畸形的机制，前牙与后牙垂直控制有不同的方法与要求，牙齿的直立、减数拔牙、口外力以及种植支抗，都可以在不同程度上影响垂直高度的变化。

六、下颌不对称的矫治

（一）病因

下颌不对称(mandibular asymmetry)与诸多因素有关，如一些颅面发育综合征或髁突生长异常，包括：

(1)骨连接影响颅骨基部的发育，例如Apert综合征；

(2)先天性唇腭裂；

(3)半面短小萎缩综合征；

(4)下颌髁突生长中心的损伤；

(5)髁突的增生肥大。此外，环境因素如不良的吮吸习惯及龋齿、牙齿缺失等原因造成的偏侧咀嚼，以及良性或恶性肿瘤导致下颌骨生长异常等都可以导致下颌不对称。通过后前位X线片分析颜面部不对称和颞下颌关节内紊乱症(TMJD)之间的关系，并将结果与磁共振成像测量颞下颌关节的情况进行比较后发现：TMJD对下颌不对称畸形有促进作用，并且与下颌后缩及下颌垂直向发育不良密切相关。

（二）分类

由于下颌不对称病因多样，类型复杂，为了更好地对下颌不对称进行治疗，针对下颌不对称畸形进行分类诊断是十分必要的。有研究将下颌不对称分为牙性、骨性、软组织及功能性下颌不对称。

1. 牙性不对称(dental asymmetry)　主要由于局部因素如乳牙大面积龋坏、乳牙早失或先天性缺牙造成偏侧咀嚼而形成面部不对称下颌不对称。口内检查常发现牙弓两侧不对称或上下颌下工宽度不调。

2. 骨性不对称(skeletal asymmetry) 先天性颅面发育综合征、外伤及肿瘤等均可引起上下颌骨两侧不对称形成的畸形。临床上最常见的是由于炎症、儿时外伤造成双侧髁状突发育不对称导致的骨性下颌不对称。

3. 功能性不对称(functional asymmetry) 功能性下颌不对称导致面部不对称畸形往往是由于个别牙齿错位导致的咬合干扰,从而形成在咬合时下颌向一侧偏移,即功能性下颌不对称,临床上常表现为一侧后牙反殆。有研究表明颈部肌肉不对称也可能引起功能性下颌不对称。

(三)诊断

1. 临床检查 下颌不对称的临床检查应从面部整体出发,分别从垂直向、前后向、横向来观察不对称。临床检查又可分为包括咬合在内的牙列检查以及颜面部软组织的检查。

(1)牙列及咬合检查

1)牙列中线的检查:检查牙列中线时,患者应端坐,两眼平视前方,头颈部自然放松,使眼耳平面与地面平行,以软组织鼻根点与鼻下点连线作为正中矢状垂直参考线,观察上下牙齿中线与面部正中矢状线的关系,以此了解牙列中线的不对称情况。水平参考线则以瞳孔连线为基准。

对于牙列中线的检查应从张口位、休息位、正中关系位及正中合位进行。有学者认为骨骼与牙列的真性不对称如无其他因素干扰,在正中关系和正中合位时可表现出相似的牙列中线偏移。对于咬合干扰、早接触造成下颌功能性移位导致的不对称,牙齿中线在正中关系和正中合位时可表现出不一致,这一点在临床上要注意观察鉴别。

2)垂直向咬合的评估:合平面的不对称可能由单侧升支与髁突垂直高度增加引起,也可能因为容纳关节头的颞下颌关节窝不在同一水平上。临床检查合平面不对称时可让患者咬一个压舌板,观察其与两侧瞳孔连线所成平面的关系。

3)横向和前后向咬合的评估:应仔细检查颊舌向的不对称如单侧后牙反合,来确定其为牙性、骨性还是功能性的不对称。如果从正中关系位到正中合位,下颌存在偏移,那么还应在张口位、牙尖早接触位和正中合位上将下颌牙列中线和颏点与正中矢状面上牙齿、骨骼和软组织的其他标志点进行比较。在休息位与正中咬合位时,下颌与面中线不一致,属于真性下颌骨不对称,诊断为骨性不对称。仅在正中咬合位时观察到下颌中线不对称,而休息位时下颌中线与面中线一致,则诊断为功能性下颌不对称。

对于一些病史较长的患者,一般检查可能难以发现长期存在的功能性移位。当怀疑存在功能性移位时,需先让患者戴用合板,使肌肉系统在没有咬合干扰的情况下自由地引导下颌骨到达正常位置。制作合板的关键是取得正确的颌位关系。

临床检查对诊断下颌不对称具有很重要的作用。但在多数情况下,还需诸如牙合模型、面弓转移和各种影像技术作为补充来精确诊断不对称畸形中涉及的结构以及其不对称的程度。

(2)影像学检查

1)头颅侧位片:头颅侧位片在正畸临床中经常被用于诊断矢状向不调,对不对称畸形的诊断价值不大。其原因是由于头颅侧位片应用耳点预先定位,这等于事先假定了双侧外耳道位置对称,但实际上双侧外耳道可能并不在同一平面上。

2)曲面断层片:曲面断层片对于检查上下颌骨牙齿与骨骼结构,了解牙齿与颌骨的总体情况,观察囊肿、肿瘤、多生牙、根骨粘连、阻生牙、缺失牙有很重要的作用。同样,其也可用于诊断下颌不对称。但由于其产生的几何形变较明显,并且在片子的不同区域间各不相同,所以曲面断层片作为下颌不对称畸形的定量观察尚有缺陷。

3)后前位片:因为两侧各结构与胶片和X线源间相对等距,故两侧结构的放大率一致,其结构形变误差相对较小,所以后前位片在左右侧结构对比研究中具有较高的价值。因其可同时描记和评估面中线和牙列中线,所以进行双侧对比更加准确。但因复杂头颅结构的相互重叠使得一些标志点很难被确定,从而降低了后前位片的可靠性。另外,后前位片同样需要依靠外耳道来定位头位,可能造成某些标志点对称性的改变。

4)三维CT:前面所提到的几种方法是基于平面X线片进行的,其所获得的影像均为二维影像,很难准确、客观的显示出颌面部复杂的结构特征。随着近年来影像技术的不断发展,三维CT重建技术的不断完善,CBCT等三维重建技术已广泛地应用于下颌不对称的诊断。这种技术可获得精确的线距测量结果,且不受患者头位的影响,还可通过三维图像的旋转从不同角度观察颅面骨骼以及颅面内部结构。而且三维CT影像不会产生传统影像技术如头颅侧位片、曲面断层片中存在的几何形变。因此,三维CT被认为是诊断不对称的一种行之有效的方法。

(四)治疗

对于下颌不对称的治疗,一个较为重要的问题是治疗时机的选择。渐进性畸形(即随着生长发育畸形越来越严重如严重半侧颜面短小)为早期治疗(包括手术)的指征,而稳定性畸形即使较为严重,也最好在生长发育迸发期后治疗。另一个具有争议的问题是是否将下颌矫治到绝对对称。研究表明治疗不应一味地追求达到绝对对称或正常水平,事实上将严重下颌不对称矫正成轻微不对称易于将轻微不对称矫正成理想的对称。

1. 正畸治疗　牙性不对称可采用正畸治疗进行矫正,例如通过不对称的序列拔牙、不对称的矫治方法来纠正牙弓的不对称。轻度的功能性偏移可通过调合来处理,比较严重的偏移则需要正畸治疗来排齐牙齿获得正常功能。现在,由于种植体支抗的出现,对于以往较复杂的𬌗平面不对称问题,也可通过正畸治疗来纠正。对于轻中度的骨性偏𬌗畸形,应用多曲方丝弓及扩弓技术可有效矫治恒牙初期的偏颌患者。

2. 正畸正颌手术联合治疗　对于较严重的骨性和软组织下颌不对称畸形,以及外伤、肿瘤、颞下颌关节疾病等引起的下颌骨不对称一般采用正畸正颌联合治疗。对于不对称患者的术前正畸,除了常规的前后向去代偿外,有意识的横向去代偿也是必要的。对于不对称畸形的手术治疗包括Le Fort Ⅰ型截骨术和双侧下颌矢状截骨术的双颌手术经常被采用。很多外科大夫倾向于在术中使用合间夹板来固定移动后的上下颌,使上下颌复合体在术中达到理想的位置关系,从而取得最佳效果。另外,在正颌手术中还可配合一些骨成形如下颌角的削减,下颌前牙区牙槽骨的切开和软组织成形如颊脂垫的抽取等来取得更好的术后美观效果。由于颜面部骨性不对称畸形的治疗较为复杂,手术效果也不易预测,因此应在全面检查诊断的基础上,制定详细的治疗计划,包括确定手术方法、部位与骨移动量,并进行手术效果预测。

3. 牵张成骨　近年来,牵张成骨因其良好的治疗效果已成为纠正不对称畸形的一项热门技术。有报道称,采用牵张成骨技术,在增加升支长度的同时可通过增加翼内肌的体积而增加软组织量,这在一定程度上改善了半面过小畸形患者的面部不对称程度。

由于下颌不对称病因复杂、临床表现多样，在诊断时应将病史询问、临床检查、影像学检查等多种手段相互结合，以得出较为可靠的诊断结果。在下颌不对称的治疗方面，不应仅从病因出发还应结合患者主诉，采用多种方法来获得软硬组织的协调，以期达到令患者满意的稳定结果。

（刘东）

第三节　成人正畸治疗

一、成人正畸治疗的特点

最近数十年来，要求进行正畸治疗的成年患者越来越多。在美国，约有 25%的正畸患者为成人，在我国也呈现上升的趋势。正因为如此，越来越多的正畸医生开始关注成人的正畸治疗。

1. 生长潜力(growth potential)成年患者的最大特点表现为生长发育已基本完成，因此，与青少年儿童患者的明显不同在于利用患者自身生长发育潜力的生长改形治疗难以奏效，进而治疗方法的选择也相应减少，而治疗计划的制订、治疗方案的实施和治疗后结果的保持，均有较高的技术要求。

2. 牙病及其他全身疾病(dental disease & general health)随着年龄的增长，患者可能有牙齿其他疾患，如牙周病、龋病、牙齿的缺失等，有些患者甚至患有全身慢性疾病。因此，对于成年患者的治疗，不仅需要正畸医生的精心治疗，还需要口腔其他专科医生如牙周医生、牙体牙髓科医生、修复医生、外科医生、种植医生等的密切配合。而有全身疾病的患者尚需内科医生的配合治疗。

3. 治疗要求(treatment demand)成人患者均为自主要求治疗的患者，个人情况亦因人而异，因此，像儿童那样统一的治疗计划并不适合成年患者。不同的患者只能给予不同的治疗计划，施以相异的治疗方法。这样以来，成人患者治疗计划的制订显得更为重要。这些计划均应在治疗实施前完整地制订出来。

4. 美观要求高(esthetic consideration)。

5. 社会心理因素(social－psychological consideration)。

二、成年正畸治疗的考虑

正畸治疗是三维立体的治疗，包括前后向、左右向、垂直向的骨骼、牙齿和软组织畸形的综合因素考虑。同时还有患者生理和心理因素的考虑。因而针对每位患者，会有不同的诊断和治疗。

(一)形态学考虑

1. 面部骨骼(skeletal)治疗目标的考虑　面部骨骼治疗的目标包括上下颌骨的位置关系，以及与面部软组织的变化关系。由于成人没有生长发育的潜力，因此，对于严重骨骼畸形的患者(即牙颌面畸形者)只能通过正颌外科手术结合正畸的联合治疗，才能纠正面部骨骼畸形。对于轻度至中度骨性畸形的患者，则可通过牙齿代偿性移动，达到一种折中的治疗效果。

2. 𬌗平面(occlusal plane)的考虑　𬌗平面代表了上下颌牙齿的接触关系。

3. 中线(midline)的考虑　对于大多数患者，保持上下颌牙齿中线与面中线一致是我们孜孜以求的目标。成年患者均为主观要求正畸治疗，对自身的美观要求更为重视，因此牙列中线与面中线的协调一致至关重要。无论是在矫治计划的制订，还是在正畸治疗或正畸一正颌外科治疗过程中，都应加以重视，并通过各种治疗手段达到理想的治疗目标。当然，有些患者由于牙列的不完整，或者牙齿本身的健康原因，或者患者自身的主观原因，则可依据实际情形加以变更(图 17—28)。

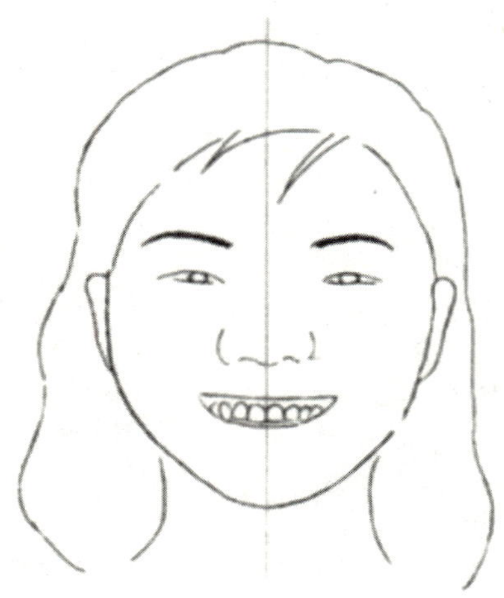

图 17—28　中线的考虑

4. 牙弓(dental arch)宽度和牙弓形态的考虑　牙列的反殆和拥挤通常可以通过改变牙弓的宽度或形态来加以解决。对于成年骨骼性牙弓狭窄所引起的反殆患者，完全不能像处于生长发育期的患者，可以通过快速腭扩展(RPE)来打开腭中缝，开展牙弓，解除反殆，并提供牙列间隙，而只能以手术辅助的腭扩展法或者正颌外科手术的方法打开腭中缝，使上颌牙弓变宽，达到矫治目的。对于那些牙齿舌侧倾斜所引起的牙弓狭窄，则可通过一般的扩弓方法来纠正。下牙列有所不同，成年人的下尖牙间的宽度基本恒定，若在治疗过程中改变，则往往会导致治疗后的复发。因此，成人正畸治疗时宜慎重扩大牙弓，尤其是下牙列(图 17—29～17—32)。

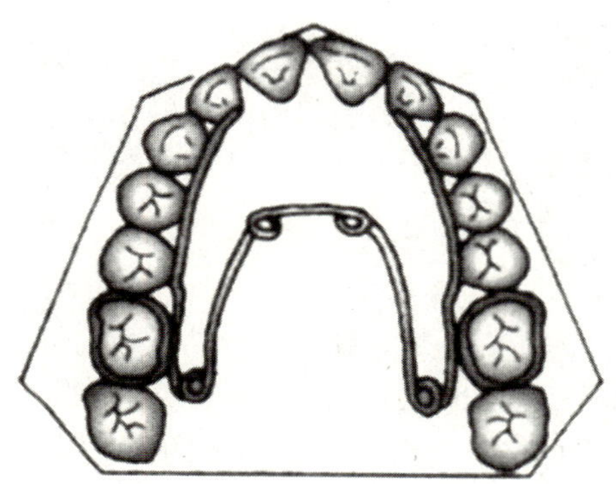

图 17—29　四角簧

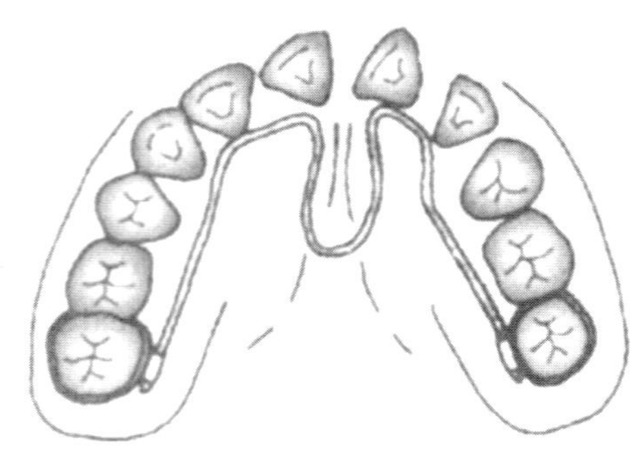

图 17－30 “W”扩弓器

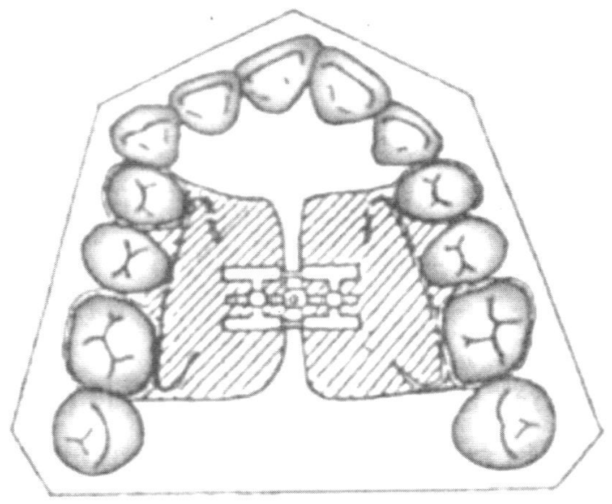

图 17－31 Haas 螺旋扩弓器

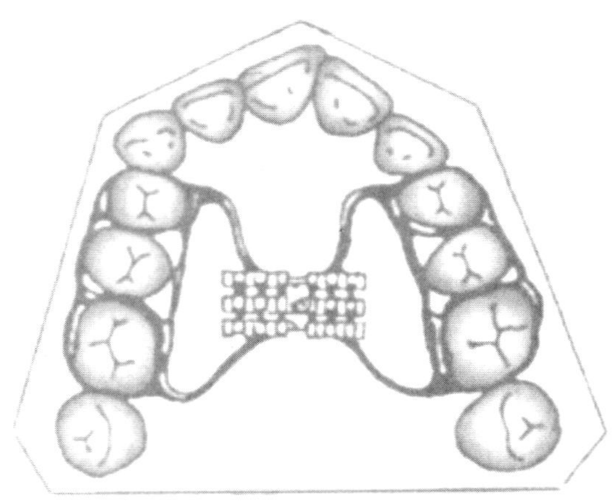

图 17－32 Hyrax 螺旋扩弓器

5. 切牙和磨牙位置(position of incisors & molars)关系的考虑　对于成年患者，切牙和磨牙的前后向及垂直向位置关系至关重要。上下切牙的位置关系决定了上下唇的突度、前牙的覆𬌗关系、前牙的覆盖关系及牙弓的长度等。只有在治疗计划制订时，确定了切牙前后向和垂直向的位置，才能在治疗方法的选择上和治疗过程的控制中达到前述的矫治目标。一般情况下，对于成年患者，也是希望能达到尖牙和磨牙的Ⅰ类关系，但很多的患者不得不在最后的结果保持尖牙的Ⅰ类咬合关系，而磨牙可以为Ⅱ类或Ⅲ类咬合关系。这是成人矫治的特点，也是一种稳定而理想的咬合关系。对于牙列不完整的成年患者，有时需要舌向移动前牙或近中移动后牙来关闭缺失牙间隙，或者要唇向移动前牙或远中移动后牙为缺失牙开展间隙，以利于后期的修复治疗。而对于牙周疾患的患者，则要依据患者前牙和后牙的牙周健康状况决定前牙和后牙前后向和垂直向的位置关系。

同样，对于口腔正畸一正颌外科联合矫治的患者，遵循以上的原则。

（二）功能因素的考虑

功能因素主要包括颞颌关节的功能、口周肌肉的功能和牙列的保护功能等。正畸治疗与颞颌关节功能之间的关系至今仍是学者们争论的焦点，尤其对于成年患者。由于错𬌗畸形多年的作用，或其他一些不利因素的综合作用，成年患者中有较多者具有颞颌关节功能紊乱的症状，因此治疗时应倍加细心。在最初的检查诊断时，就应注意患者的病史，患者错𬌗的表现、下颌功能运动范围（下颌左右、侧方、前后的运动）、面部肌肉的功能测试等，找出与颞颌关节功能紊乱有关的因素。在治疗过程中，在尽可能情况下，不要采取促使颞颌关节症状加重的措施，同时与患者及时沟通，以免后患。成年患者由于缺乏生长发育潜力，颌位的移动更应小心，不要期望通过Ⅱ类或Ⅲ类颌间牵引来改变颌位。同时，一些易于引起𬌗创伤的因素亦应及时通过𬌗调磨、打开相应的咬合等避免。

（三）口腔综合因素考虑

成年正畸患者往往有较多的龋患牙、牙周病牙、缺失牙等，因此，在开始的治疗计划制订过程中，应充分综合考虑牙体、牙周的健康，与牙周专科医生、牙体专科医生、修复专科医生等共同决定最佳的治疗方案（图 17－33）。

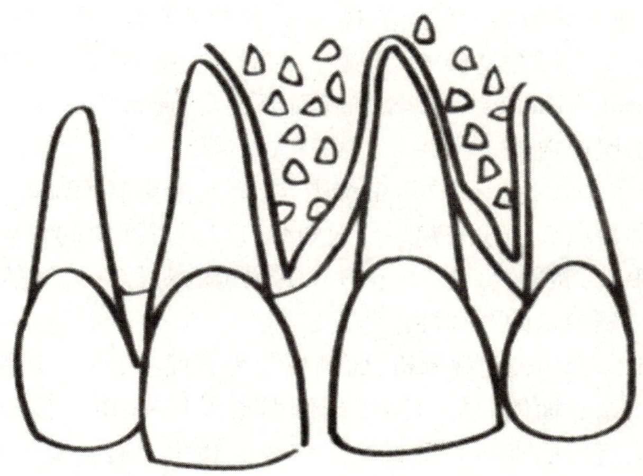

图 17－33　牙周病导致的牙槽骨垂直吸

在正畸治疗开始前，牙体医生应充填治疗所有可保留的龋患牙。牙周医生应对患者的牙周健康作正确的评估，并制订出适当的系列治疗方案，通过系统洁治、刮治、药物治疗和适当的牙周手术使患者的牙周维持较为健康的状态。通常情况下，对于牙周病患者，并不要求牙周病全收痊愈后才开始正畸治疗，而是活动期牙周病停止、牙周病得以控制后即可开始正畸治疗。因为正畸治疗还会促使牙周组织的改建，使牙周得以恢复正常。正因为成年患者的牙周健康状况堪忧，在正畸治疗过程中，应强力要求患者保持牙齿的清洁，并及时看牙周医生，寻求牙周护理。通过与修复医生协作，可以为假牙集中间隙、直立倾斜的基牙、为种植牙开展必要的间隙、关闭缺失牙的间隙等。这样可使成年患者获得良好的咬合关系。

（四）生长发育因素的考虑

成年患者与青少年患者的最大区别在于前者丧失了正常的生长潜力。正常的生长型为向下、向前，使个体的面部侧貌变长而前后突度减小。对于青少年患者，可以利用此种生长趋势和潜力，采用头帽口外弓、功能矫治器等矫正一些骨骼畸形。而成年患者则只能移动牙齿，采用代偿性矫治或采用正颌外科手术来矫正骨骼畸形。另外，由于成年人代谢缓慢，牙周组织的改建也较青少年为慢，因此牙齿的移动速度减慢，牙齿承受的矫治力强度也会减小，过大的矫治力易造成牙齿本身和牙周组织损害，故应采用轻力矫治。种种研究表明，成人引起根吸收的危险较大，治疗中宜倍加小心。

（五）患者的治疗动机和期望的考虑

成年患者与青少年患者的另一个显著不同点在于前者均为自主要求治疗，有非常明确的治疗目标，而后者则往往是在父母或亲属的胁迫下或朋友的影响下来进行正畸治疗，治疗要求并不明确。而且成年患者绝大多数都是因为美观的需求来治疗，少部分人是为了口颌功能而进行治疗，即便是这少部分人依然会很重视美观改变。常常会出现这样的情景，正畸医生认为自己尽心尽力花费了无数心血治疗两年甚至更久，达到了理想的牙面美观效果，但患者自身并不感到满意。问题的根源所在可能是医生忽略了患者本身的治疗要求。因此，对于成年患者，在治疗计划的制订和实施中都应和患者充分协商，以患者的治疗动机和期望为根本。

（六）成人正畸治疗的美观考虑

成年患者均为主动寻求治疗，其目的多为改善面部和牙齿美观，而非防止龋病或牙周病的发生或发展，及口颌功能的改善。由于错𬌗畸形的存在，常常影响到患者的心理健康和社会行为，患者迫切要求改善牙齿和面部的美观，以改变自我形象，利于自己的心理调整和进行各种社会行为。这就要求我们在进行成人正畸治疗时，更多地注重美观的要求。

1.面部的美观（facial esthetics） 观察患者面部美观，通常要求患者直立或端坐，头保持自然位，向前平视，面部肌肉放松。

（1）面部正位（facial front）美观分析：正位观，主要判断患者面部左右对称性和垂直向比例的协调性。面部对称性以面中线来判断。面中线可以通过两眼间中点、人中和颏点的一条假想连线，判断双眉、眼睛、颧骨、鼻孔、上下唇和下颌角的对称性。当然在检查时，还应判断鼻尖、上下颌牙齿中线、颏中点的对称性。

（2）面部侧面（facial profile）美观分析：面侧貌分为直面型、凸面型和凹面型三种，可以反映面部前后向的位置关系。面侧貌的分型根据侧面角来判断，由两条线的交角组成：鼻梁点与上唇基底点连线及上唇基底点与颏部最突点连线的交角。通常情况下，对于成年男性，直面型但颏部稍稍前突会更美观而具有吸引力；对于成年女性，轻度凸面型且颏部稍显后缩会更漂亮而迷人。明显的凸面型标志着患者为Ⅱ类咬合关系，明显的凹面型则提示患者为Ⅲ类咬合关系。

鼻唇角是另一个分析侧面美观的指标，是过鼻小柱切线和过上唇人中切线的交角，中国人约为102°。鼻唇角过大（钝角），标志着上前牙过于舌倾；而鼻唇角过小（锐角），则表明上前牙过于前突。唇向移动上前牙，鼻唇角变锐；反之，鼻唇角变钝。

上下唇的突度表明了上下颌牙齿的突度，通常以 Ricketts 审美平面来判断。审美平面是通过鼻尖和颏部最突点的连线。通常情况下，上唇在审美平面的后方 1～2mm，而下唇约与审美平面平齐。

2. 牙齿的美观(dental esthetics)　牙齿的美观主要包括牙列左右向、垂直向、前后向的美观和牙齿的排列。

(1)牙列左右向的美观：上下颌牙列中线与面中线的协调性是最为关键的因素。只有上下颌牙列中线相对称，并和面部中线协调一致，才能达到最佳的美观效果。

(2)牙列垂直向的美观：牙列垂直向美观第一个应该考虑的因素是上切牙与上唇的关系。通常在自然放松位时上切牙暴露于上唇下 2～4mm，而大笑时则应该暴露上颌牙齿的牙冠并少许牙龈。过多的牙齿暴露会导致露龈微笑，而过少的牙齿暴露则会呈现无牙殆的老年人形象。

牙列垂直向美观第二个应该考虑的因素为笑线，可以观察上切牙切缘与下唇上缘曲线的关系。通常情况下，大笑时上切牙切缘和下唇上缘曲线应该互相平行，并且互相接触，或者从中线到口角具有相等的距离。这在正颌外科治疗的患者更应注意。

牙列垂直向美观第三个应该考虑的因素为上中切牙、侧切牙切缘和尖牙牙尖间的垂直关系。通常上中切牙切缘和侧切牙切缘间有 0.5～1.0mm 的台阶，而侧切牙切缘和尖牙牙尖间也有 0.5～1.0mm 的台阶。成年患者由于牙齿的磨耗，常常在治疗结束前需通过修复治疗恢复这种上颌前牙间的垂直关系。

牙列垂直向美观第四个应该考虑的因素是前牙覆殆关系。通常上前牙垂直向覆盖下前牙唇面切四分之一以内为正常覆殆，正畸治疗时应尽量达到。

(3)牙列前后向美观：牙列前后向美观主要考虑前牙的覆盖关系和上下前牙前后向的位置关系。前牙覆盖维持在 2mm 较为理想。上下前牙的突度决定上下唇的突度和上下唇间隙的大小，对美观影响较大。

(4)牙齿的排列：牙齿排列包括牙列的拥挤度、牙列间隙和殆曲线的排列，同时牙齿形态的异常、牙齿大小的异常(过大牙、过小牙)、缺失牙等也应加以考虑。需要强调的是，对于成年患者，在关闭牙列间隙时，常常会出现三角间隙，即相邻牙齿的牙冠已靠拢，但牙根依然分离，或者由于牙龈的退缩而导致三角间隙的出现。在治疗时宜倍加小心。

3. 牙龈的美观(gingival esthetics)对于成年患者，牙龈的美观性至关重要。牙龈退缩、龈乳头丧失、牙龈缘形态异常和牙龈增生等影响牙龈的美观。

在成年患者，下前牙和上尖牙的牙龈退缩较为常见。可以通过牙龈移植等手术来改善牙龈的美观。当然，对于已有牙龈退缩的患者，治疗过程中宜尽量使用轻力。

露龈过多常常会出现露龈微笑，是由于上唇过短、上颌骨过于前突、或者牙龈过长而致。对于轻度露龈患者，由于牙龈的增生而使临床牙冠变短，可以通过牙龈切除术，切除过多的牙龈(切除 2～3mm)，恢复美观的牙龈。对于中度至重度露牙龈患者，可以在前牙植入微螺钉支抗，来压低前牙，达到矫正露龈微笑的目标。而对于严重露龈患者，只能通过正颌外科手术来矫正。

4. 矫治器的美观(esthetic appliance)成年患者由于有较多的社会活动，一方面他们有极强烈的愿望要求矫正错殆，另一方面他们又不愿意让别人看到自己戴着矫治器。以往，固定矫治器尚不流行时，活动矫治器能满足他们的美观愿望。患者参加社会活动时，摘下矫治器，平常和夜间时戴上矫治器。但活动矫治器的效果大打折扣。

目前，越来越多的患者选择微型不锈钢托槽，因其体积小，有一定的美观性，当然美观效果不尽理想。而后来的透明托槽却大受成年患者的欢迎。例如生物陶瓷托槽、全塑料托槽、带不锈钢槽的塑料托槽等。但以往的生物陶瓷托槽由于其过于坚硬和拆卸不便，会损失牙釉质而不为正畸医生和患者欢迎。新近出现的新型陶瓷托槽已克服了这些缺点，相信会受到大家的厚爱，但价格昂贵。全塑料托槽由于其强度过差、摩擦力大，影响到牙齿的移动。带不锈钢槽的塑料托槽克服了全塑料托槽的缺点，价格也便宜，有较大的市场。目前市场上出现了一种新型透明的单晶硅材料做成的托槽，其透明与美观效果非常好，与钢丝之间的摩擦力也很小，是目前最为美观的唇侧托槽。

20 世纪 70 年代兴起的舌侧矫正技术是一种完全不可见矫正技术，其美观效果最佳。近年在日本、欧洲、美国都得到了很大的发展，已形成一门成熟的矫正技术。但该技术操作复杂，对医生的技术要求较高，患者也需要承受较大的痛苦。尽管如此，舌侧矫正技术堪称为一些美观要求较高的成年患者的最佳选择。尤其是近年来个体化舌侧矫正技术的出现，使舌侧矫治器技术无论是舒适度、临床应用的困难度等方面，都有了极大的改善，也从而开辟了舌侧矫治技术的新纪元。

自 20 世纪 90 年代末期，Invisalign 矫治技术得以应用在正畸临床。该技术利用计算机 CAD/CAM 技术，采用透明的特制材料，根据每位患者的实际情况进行诊断和设计，并移动牙齿。由于该矫治器完全没有托槽和钢丝，完全透明，患者可以自行取戴，美观效果很好。其对于单纯牙列拥挤等简单畸形的临床矫治效果较好；而对于一些拔牙病例，只要控制好适应证和临床应用的机制，也可以取得较为好的效果。当然这些复杂病例的临床疗效还在观察中。这是完全美观的矫治器，越来越多的成年患者希望选择这样的矫治器。

三、成人的综合正畸治疗

成人错𬌗的综合正畸治疗包括前后向、左右向和垂直向各类错𬌗的治疗。

(一)成人前后向错𬌗的治疗(treatment of horizontal malocclusion)

1. Angle Ⅰ类错𬌗的治疗　Angle Ⅰ类错𬌗畸形，由于没有颌骨前后向位置关系的异常，治疗相对较为简单。治疗过程中只需排齐上下牙列，建立前牙正常的覆𬌗覆盖关系，保持尖牙和磨牙Ⅰ类咬合关系。其治疗方法和生物力学机制与青少年患者并无太大差异。但矫治力的大小较青少年为轻，疗程也可能加长，而且治疗中更要注意口腔卫生的维护。

(1)拥挤错𬌗的治疗：成人与青少年儿童不同，远中移动磨牙的可能性极小，即便可以移动，移动量也极为有限。另外，成人的腭中缝早已融合，扩大牙弓只会颊向倾斜移动后牙，能获得有限的一点点间隙。鉴于此，对于成年拥挤畸形患者，一般不会考虑扩大牙弓和远中移动磨牙来获得排齐牙列所需的间隙。对于轻度拥挤的患者，可以考虑采用邻面片磨的办法，既获得牙列所需的间隙，又可防止或纠正牙列三角间隙。对于中度和重度拥挤的患者，则只能采用拔牙的治疗方法。当然，有些患者对治疗要求不高，也可采用折中治疗方法，但治疗效果会大打折扣。

(2)牙列间隙的治疗：成人牙列间隙患者，若牙列中其他部位存在排列不齐，则可以利用这些间隙来排齐牙列。更多的情况下，牙列中多余的间隙需要配合修复治疗。可以集中间隙，为桥体开展足够的间隙，义齿修复。也可以通过光敏修复体或烤瓷切面或者冠修复体，消除多余的散在间隙，达到治疗的目的。

2. Angle Ⅱ类错𬌗的治疗　对于成人 Angle Ⅱ类错𬌗患者，前牙的关系比磨牙的关系重要。因此，治疗时并不追求磨牙达到Ⅰ类咬合关系，而是以前牙覆𬌗覆盖关系为标准。

(1)轻度 AngleⅡ类错骀的治疗:轻度 AngleⅡ类错骀常常表现为磨牙远中尖对尖,上下颌磨牙间相差约半个牙尖,前牙覆盖大于 3mm。这类患者治疗时,如果采用传统的正畸治疗方法,无法像少年儿童那样,通过远中移动上颌磨牙纠正磨牙关系,或者通过Ⅱ类牵引而依靠颌骨的生长潜力,或者以功能矫治器通过刺激下颌骨的生长而使上下颌达到Ⅰ类的咬合关系。一般情况下,只能通过上下颌的对称拔牙治疗,利用拔牙间隙来调整磨牙关系至中性,而使前牙应该保持正常的覆骀覆盖关系。有些病例可拔除上颌双尖牙,下牙列不必要拔牙,最终使磨牙关系达到完全Ⅱ类咬合关系,后牙仍然尖窝相对,前牙则为正常覆骀覆盖关系。当然近 10 余年来出现的种植体支抗技术,则可以用来在成人患者中推磨牙向远中,以纠正磨牙关系。

(2)重度 AngleⅡ类错骀的治疗:重度 AngleⅡ类错骀表现为磨牙完全的Ⅱ类关系,上下颌磨牙间相差半个牙尖以上,前牙覆盖较大,一般大于 6mm。治疗时,通常拔除上颌双尖牙,纠正前牙深覆盖,而下颌多不用拔牙,以保持后牙的完全Ⅱ类关系。当该类错骀伴有轻到中度的颌骨近远中向畸形时,常常采用牙齿的代偿性移动,通过牙齿的移动来补偿颌骨的畸形程度,从而达到折中的治疗效果。由于成人的颌骨改建较慢,牙周组织的活力不比青少年,因此很少考虑将完全的Ⅱ类磨牙咬合关系通过单纯牙齿移动改变为Ⅰ类磨牙关系。对于严重骨性上颌前突或下颌后缩患者,单纯正畸治疗无法取得满意的效果,只能通过口腔正畸一正颌外科联合矫治,才能彻底解决骨骼和牙骀畸形,获得正常的前牙覆骀覆盖关系和后牙尖窝相对的稳定咬合关系。

3. AngleⅢ类错骀的治疗　成人 AngleⅢ类错骀与 AngleⅡ类错骀患者相似,治疗时以前牙的咬合关系为主,要求前牙达到正常的覆骀覆盖关系,而磨牙只要能保证尖窝关系相对即可。

(1)假性 AngleⅢ类错骀(pseudo class Ⅲ malocclusion)的治疗:假性 Angle Ⅲ类错骀表现为前牙反骀,磨牙近中或中性关系,前牙可后退至对刃,没有明显的颌骨异常。治疗时,只要解除前牙的锁结关系,下颌会自然后退至正常的位置,从而纠正前牙反骀,磨牙也会达到理想的Ⅰ类咬合关系。在此需要强调的是,对于青少年儿童患者,打开前牙的锁结一般不需要辅助的装置,单纯的固定矫治器在唇向开展上前牙时,自然产生前牙骀跳跃,很快解除前牙反骀的锁结。当然在此过程中,牙齿由于咬合创伤,可能会出现轻度的松动。但这种创伤很轻微,在短时间内能得以恢复。而成年患者牙齿移动速度较慢,牙周组织的改建速度也慢,如果不用辅助装置解除前牙咬合锁结,会由于牙齿的咬合创伤而导致牙周组织的病理性改变,从而导致牙齿脱落。一般可采用活动或固定上下颌后牙骀垫,打开咬合,然后用活动矫治器或固定矫治器唇向移动上前牙,纠正前牙反骀。最后再调整整个牙列关系,取得理想的矫治效果。

(2)真性 Angle Ⅲ类错骀(true skeletal Class Ⅲ malocclusion)的治疗:真性 AngleⅢ类错骀表现为前牙反骀,磨牙近中关系,下颌一般不能后退,上下颌骨间存在明显的异常。由于成人没有生长发育的潜力,无法采用功能矫治器或口外矫治装置进行生长改形治疗。对于轻中度的骨性下颌前突或上颌后缩的患者,可以通过牙齿的代偿性移动,达到补偿骨骼畸形的目的。为此,有时需要减数拔牙。一般情况下,可以采用固定或活动矫治器唇向移动上前牙,舌向移动下前牙,以矫治前牙反骀。而骨骼畸形依然存在。对于中至重度骨性 Angle Ⅲ类错骀,下颌前突、上颌后缩,或者二者兼有,前牙反骀,甚至全牙列反骀,这类患者一般很难通过单纯的正畸治疗予以矫正，只能以口腔正畸一正颌外科的联合手段来治疗。

（二）成人宽度不调的治疗（treatment of transversal disharmony）

1. 后牙反𬌗（posterior crossbite）的治疗　后牙反𬌗常常由于上颌牙弓狭窄或上颌后牙舌侧倾斜引起，而少部分患者是由于下颌牙弓过宽或者下颌后牙颊侧倾斜引起。

（1）上颌后牙舌侧倾斜引起的后牙反𬌗：因为只是牙性反𬌗，治疗较为容易，可以采用上颌扩弓器，颊向移动上颌后牙，纠正牙齿唇舌向的倾斜度，使后牙反𬌗得以矫正。常见的扩弓器为分裂基托扩弓器、四角簧、“W”弓扩弓器、上颌螺旋扩大器等。一般情况下，3～6 个月即可矫正后牙牙性反𬌗。对于有些后牙反𬌗的患者，也可采用上下颌牙齿间的交互牵引来矫正舌侧倾斜的上颌后牙。应注意，在交互牵引时，下颌牙弓换用较粗的弓丝，以避免上下颌交互牵引时的反作用力破坏下牙列牙齿正常的颊舌向倾斜度。

（2）下颌后牙颊向倾斜引起的后牙反𬌗：多采用上下颌后牙的交互牵引来矫正。在交互牵引时，上颌牙弓换用较粗的弓丝，避免上颌后牙正常的颊舌向倾斜度遭到破坏（图 17—34）。

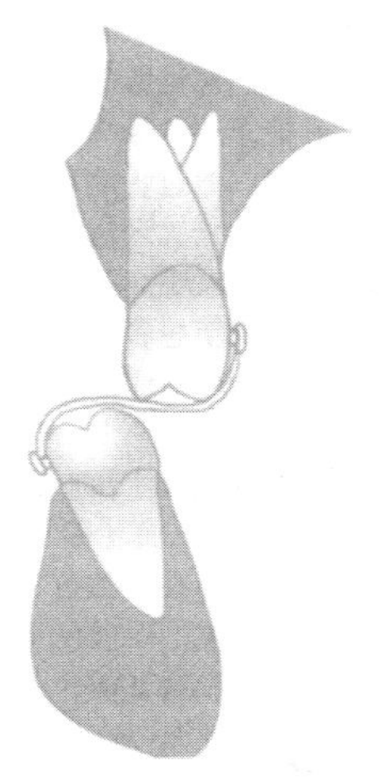

图 17—34　交互牵引

（3）上颌牙弓狭窄引起的后牙反𬌗：分为轻度上颌牙弓狭窄和中重度牙弓狭窄。对于轻度上颌牙弓狭窄引起的后牙反𬌗，可以采用上颌牙弓扩弓器，如分裂基托扩弓器、四角簧、“W”弓扩弓器、上颌螺旋扩大器等通过牙齿代偿性颊向倾斜移动，来矫正反拾。当然上颌扩弓器也会产生轻微的扩大牙弓的力量。对于中重度上牙弓狭窄引起的后牙反拾，单纯的扩弓治疗难以打开腭中缝、起到扩大牙弓的作用，只能通过手术辅助的上颌快速腭扩展或者正颌外科手术来矫正（见下文）。

（4）下颌牙弓过宽引起的后牙反𬌗：对于轻度下颌牙弓过宽患者引起的反𬌗，可以通过上下颌间交互牵引，使下颌牙齿代偿性舌侧移动来加以矫正。或者通过上后牙的颊向移动或轻度扩大上牙弓，矫正后牙反𬌗。对于中度下牙弓过宽患者，可以通过正颌外科手术扩大上颌牙弓，使上牙弓变宽，以适应宽的下牙弓，达到矫正后牙反𬌗的目的。而对于重度下颌牙弓过宽者，则只能通过正颌外科手术，缩窄过宽的下颌牙弓，矫正后牙反𬌗。

2. 后牙锁𬌗的治疗　后牙锁𬌗常常由于上颌后牙的颊向错位或倾斜，或者下颌牙齿的舌向错位或倾斜引起。少部分患者是由于上牙弓过宽或下颌牙弓过窄引起。

（1）上颌后牙颊向错位或倾斜引起的锁𬌗：一般通过上下颌间牙齿的交互牵引来矫正。

由于上颌后牙错位，而下颌牙齿位置正常，只希望上颌后牙舌向移动，而下颌后牙保持原来的位置不变，因此交互牵引时需要加强下牙列的支抗，用粗而硬的钢丝（澳丝或不锈钢方丝）固定下牙列。有的患者锁𬌗较为严重，在交互牵引时容易引起咬合创伤而导致牙齿松动，且由于咬合锁结牙齿难以移动，故在牵引时，可以采用后牙𬌗垫打开咬合锁结。当锁𬌗矫正后，再逐渐磨去后牙𬌗垫，以调整牙齿由于交互牵引所致垂直向的位置异常。当然，对于颊向错位的上颌牙齿，正常的唇弓形态也可促使其移动到正常的位置，产生有效的矫治力。

（2）下颌后牙舌向错位或倾斜引起的锁𬌗：由于下颌后牙错位，而上颌牙齿位置正常，只希望下颌后牙颊向移动，而上颌后牙保持原来的位置不变，因此交互牵引时需要加强上后牙的支抗，用粗而硬的钢丝固定上牙列。有的患者也同样需要后牙𬌗垫打开咬合锁结。

（3）上颌后牙颊向错位或倾斜合并下颌后牙舌向错位或倾斜引起的锁𬌗：由于上下颌后牙均有位置或倾斜度异常，希望上颌牙齿舌向、下颌后牙颊向移动，因此在上下颌后牙交互牵引时，上下颌均使用细而弹性好的唇弓，通过交互支抗力使上下后牙相向移动，达到矫正后牙锁𬌗的目的。当然近年来种植体支抗应用越来越广泛，特别适合矫正锁𬌗。一般在上颌的腭侧打种植体支抗，将颊向倾斜的上颌磨牙腭向移动并压低；同时根据情况，可在下颌后牙颊侧植入微螺钉，以颊向移动舌向倾斜的牙齿。这样在颊舌向移动牙齿时还可以顺便压低伸长的后牙，避免了上下颌牙齿的咬合创伤。

（4）上牙弓过宽或下颌牙弓过窄引起的锁𬌗：由于是成人骨性错𬌗畸形，难以通过单纯正畸的方法矫正锁𬌗，只能配合正颌外科手术，缩窄过宽的上牙弓或扩宽缩窄的上牙弓，矫正后牙锁𬌗。

（三）成人垂直向错𬌗的治疗（treatment of vertical disharmony）

1. 开𬌗畸形（anterior openbite）的治疗　开𬌗患者表现为前牙开𬌗，而磨牙关系可能是Ⅱ类或Ⅲ类，其形成机制为前牙牙槽发育不足、后部牙槽发育过度、或二者兼有。又可分为牙性开𬌗和骨性开𬌗。成年患者的开𬌗治疗与生长期青少年明显不同。

对处于生长发育期青少年牙性开𬌗患者，多数是由于不良习惯如伸舌吞咽或吮拇指所引起。其治疗可以通过舌刺等不良习惯破除矫正器进行治疗。不良习惯破除后，随着生长发育的持续进行，牙槽生长、牙齿萌长，开𬌗畸形会自动消除。有些上颌过于狭窄者，可以开大牙弓后再施以不良习惯破除矫正器，矫正前牙开𬌗。

对于成年患者，生长发育已经大部或全部完成，单纯的破除不良习惯矫正器并不能矫正前牙开𬌗，往往需要通过机械矫正器，移动牙齿，改变牙齿前后向、垂直向的位置关系来对开𬌗加以矫正。

（1）轻度前牙开𬌗畸形的矫正：轻度前牙开𬌗患者前牙垂直开𬌗度较小，一般小于 3mm。

1）上下颌前牙萌长不足或前部牙槽发育不足的患者：上下颌前牙高度不足，唇齿关系不良，上下切牙在自然放松情况下暴露过少，前牙轻度开𬌗，垂直开𬌗度 2～3mm，可以通过伸长上下前牙，使上下前牙建立正常的咬合关系。一般采用上下颌前牙的垂直牵引，以轻力使前牙适当伸长，达到矫正前牙开𬌗的目的。通常情况下，开𬌗患者在粘结矫正器时，上下前牙的托槽可以靠近龈向 0.5～1.0mm，这样在弓丝排齐和整平牙列时，前牙即可自动伸长，矫正轻度开𬌗畸形。当然也可以采用由 Kim 医生所发明的多曲唇弓技术（multiloops edgewise arch wire techniques，MEAW），在前牙区进行垂直向牵引，达到矫治开𬌗的目的。

2）上下颌前牙萌长正常或前部牙槽发育良好患者：该类患者前牙轻度开𬌗，唇齿关系良好。也可通过前牙的垂直牵引，代偿性伸长前牙，达到治疗开𬌗的目的。

3)上下颌后牙过度萌出或后部牙槽发育过度的患者：该类患者前牙萌长或前部牙槽发育基本正常，一般可以通过压低磨牙的方法来治疗。近年来种植体支抗用于压低过长的磨牙，使下颌向前上旋转，来解除前牙开𬌗。

4)上下颌前牙过于唇倾的患者：上下颌前牙唇倾的开𬌗患者，主要是因为单纯的牙𬌗因素造成，颌骨和牙槽骨无明显异常，可以拔除 4 个第一双尖牙，通过内收上下前牙，来消除前牙开𬌗，建立正常的前牙覆𬌗覆盖。

(2)中度前牙开𬌗畸形的矫正：中度前牙开𬌗患者前牙垂直开𬌗度为 3～5mm，𬌗平面倾斜度较大，并常会伴有骨骼性因素的异常，下颌平面角较陡，面下高增加，或者面后高减小。口腔内仅有磨牙由咬合接触，磨牙向近中倾斜。治疗该类开𬌗畸形，应设法远中倾斜移动已经近中倾斜的牙齿，以改变倾斜的𬌗平面，矫正前牙开𬌗。

对于中度前牙开𬌗患者，多曲方丝弓技术是一种行之有效的方法。多曲方丝弓技术在牙列完全排齐，所以拔牙间隙关闭后采用，对 AngleⅠ类、Ⅱ类、Ⅲ类的磨牙关系均可调整。唇弓由每侧 5 个弯曲组成，弯曲为水平、垂直曲，从第二磨牙至侧切牙区，高度约 2.5mm，水平长度 5～8mm 不等。该弓丝可以在三维方向控制每个牙齿的移动。在唇弓置入牙列后，同时考虑前移区的垂直牵引。多曲弓丝与前牙区垂直牵引应协同进行，一般经过 3～5 个月的治疗，即可矫正前牙开𬌗。而磨牙关系的调整，则主要通过上下颌间的Ⅱ类或Ⅲ类牵引来完成。

由于多曲唇弓技术操作复杂，且需要患者积极配合，每天挂橡皮圈，因此结果往往打折扣。目前对于该类开𬌗患者，可以采用种植体支抗压低后牙，在上颌双侧磨牙颊腭侧植入种植钉，来压低上颌双侧磨牙，以促使上颌前上旋转，来矫治前牙开𬌗。由于种植体支抗是绝对的压低磨牙，因此开𬌗矫正快、效果好，且稳定性好、不易复发。

(3)重度前牙开𬌗畸形的矫正：重度前牙开𬌗平面严重倾斜，下颌平面角和下颌角平面陡峭，面下三分之一高度明显增加，为明显的骨性开𬌗畸形。多表现为长面综合征。牙列中仅有少数牙齿咬合接触，磨牙多为Ⅱ类或者Ⅲ类咬合关系。上下颌前牙有代偿性伸长。该类开𬌗畸形是典型的手术治疗患者，单纯的正畸治疗难以取得满意的矫治效果，只能通过口腔正畸一正颌外科的联合矫治，达到矫正前牙开𬌗、改善面形的目的。

2.前牙深覆𬌗(deep overbite)的治疗　前牙深覆𬌗是一种常见的错𬌗畸形，常常是由于前部牙槽或牙齿萌长过长，或后部牙槽或牙齿萌长不足，或二者兼有。成人前牙深覆𬌗的治疗较为复杂，没有生长潜力，只能依靠单纯的牙齿移动，或者配合正颌外科手术，才能获得正常的前牙覆𬌗关系。

治疗前牙深覆𬌗的原则：治疗前牙深覆𬌗有四种方法。

(1)伸长后牙：伸长磨牙，可以打开前牙的咬合。一般情况下，磨牙区伸长 1mm，前牙区咬合打开 2～3mm。所以，伸长后牙是治疗前牙深覆𬌗最为便捷的方法。但是，伸长磨牙只适合于后部牙齿或牙槽萌长不足的患者，即患者下颌平面角较小的患者(低角患者)，对于下颌平面角正常者慎用。而对于下颌平面角过大者(高角患者)，则避免伸长后牙。

(2)唇倾上下前牙：唇向移动上下前牙，改变牙齿唇倾度，可以减小前牙覆𬌗。但这种方法较为局限，只能用于舌倾或直立的上下前牙患者，牙轴正常者慎用，而牙轴唇倾者则禁用。

(3)压低前牙：对于上下前牙萌长过度，或者牙槽发育过多者，可以通过压低上下前牙，矫正前牙深覆𬌗。如果要绝对压低上下前牙，需要特殊的矫正装置，如多用途弓、片断弓等。

(4)正颌外科手术:对于骨性前牙深覆𬌗患者,尤其是短面综合征患者,单纯移动牙齿根本无法矫正前牙深覆𬌗,只能通过口腔正畸一正颌外科手术,升高后部牙槽,增加下面高,或者通过上下颌前部的根尖下截骨术,减小前牙的覆𬌗。

通常情况下,以上四种方法单一应用,或者彼此结合治疗,能矫治各种的前牙深覆𬌗。

(刘东)

第四节　其他正畸治疗

一、正颌外科患者的术前、术后正畸治疗

就诊于正颌外科的牙颌面畸形患者,大多为发育成熟的青、中年人。因此,其正畸治疗具有不同于青少年正畸患者的特点。实际上,正颌外科的术前、术后正畸治疗是成人正畸(adult orthodontics)中的一类特殊问题,既有成人正畸的特点,又有别于单纯的成人正畸治疗。鉴于此,口腔正畸医生不仅要掌握成人正畸的方法、特点和规律,同时又要紧密结合正颌外科矫正设计方案,以满足外科手术移动颌骨后良好咬合关系的建立为目的。现代正颌外科是颌面外科和口腔正畸两大学科紧密结合的技术产物,只有通过两者的密切配合,通过序列的术前正畸治疗、外科手术和术后正畸治疗,才能对各类牙颌面畸形进行矫正治疗。

(一)口腔正畸一正颌外科治疗的适应证

口腔正畸一正颌外科联合治疗可以对各种严重的骨性牙颌面畸形,包括各种先天畸形、发育畸形及外伤引起的错𬌗畸形,如唇腭裂患者、上颌前突、上颌后缩、下颌前突、下颌后缩等颌骨畸形进行系统治疗。

(二)口腔正畸一正颌外科治疗的时间

一般在生长发育完成后进行治疗。男性约20岁,女性约18岁。下列情形可以考虑提前进行手术治疗:

1. 对于生长发育不足的患者。

2. 先天畸形、影响正常生长发育的患者。

3. 一些生长过度,严重影响心理健康和社会行为的患者。

(三)口腔正畸一正颌外科治疗的程序

口腔正畸一正颌外科治疗的程序包括:①全身疾病治疗。②牙周、牙体等口腔综合治疗。③术前正畸治疗。④正颌外科手术治疗。⑤术后正畸治疗。

1. 全身疾病治疗(general health consideration)

(1)慢性疾病:对于一些全身系统性慢性疾病患者,在进行正颌外科治疗时,宜与内科医生密切配合,从药物上、饮食上对患者的系统疾病进行长期的治疗,通过不断调整医疗方案,使患者达到最佳的身体健康状态,从而利于正颌外科手术的实施。例如高血压患者、糖尿病患者,常需要口腔科医生和内科医生密切合作,通过药物和饮食调节,使其能适应正颌外科的治疗。

(2)孕妇:若患者为孕妇,更应特别注意。因为全麻和手术创伤都可能会对胎儿的发育产生不良影响。通常情况下,孕妇在整个妊娠过程中,不宜进行正颌外科手术。但是,患者可在妊娠过程中开始术前正畸治疗,待其分娩后4～6个月施行正颌外科手术。

(3)药物：一些药物可以影响正畸治疗的牙齿移动，主要是一些前列腺素抑制剂。因为前列腺素可促使骨改建，从而有利于牙齿移动。而皮质类固醇药物、非类固醇抗感染药物，及其他一些拮抗前列腺素的药物，会影响到骨的改建，妨碍牙齿移动。在体内，磷脂可分解为花生四烯酸，从而合成前列腺素。而皮质类固醇药可抑制花生四烯酸的合成。吲哚美辛、阿司匹林等药物可阻止花生四烯酸转变成前列腺素。这样使骨改建受到影响，从而影响正畸牙移动。这在慢性关节炎患者中较为常见。

阿米替林等抗抑郁药、普鲁卡因等抗心律失调药、奎宁等抗疟药及某些甲基黄嘌呤等都对前列腺素有拮抗作用。所有服用这些药物的患者均不利于施行正颌外科治疗。

另外，服用苯妥英钠的癫痫患者，常因牙龈严重增生、口腔卫生差、牙周疾患等使术前、术后正畸难以开展，无法施行正颌外科手术。

还有一些患者服用某些药物后，发生口腔干燥并发症。由于患者没有足够的唾液分泌，正畸矫正器附件(如托槽、带环、拉钩、钢丝等)会严重刺激口腔黏膜，导致口腔黏膜溃烂溃疡等，使患者难以继续治疗。此时宜用一些保护性材料，如专用保护蜡等，覆于矫正器托槽、带环等表面，使其光滑，减小刺激，并注重口腔卫生保健。

2. 牙周、牙体等口腔综合治疗(comprehensive dental treatment)严重的牙周疾病，应在正畸一正颌外科手术治疗前进行严格而系统的治疗，控制牙周病的进一步发展，而牙槽骨的再成形等则可延迟至手术后进行。在术前正畸过程中，要保持良好的口腔卫生，预防进一步的牙槽骨及牙周附着组织丧失，定期进行牙周治疗和检查。适当的正畸治疗移动了牙齿，消除某些𬌗干扰因素，也有利于牙周状况的改善。

所有的龋齿均应通过充填或其他方法及早治疗。需要强调的是，在进行正畸一正颌外科的治疗过程中，应注意口腔卫生。认真刷牙，并可配合使用0.05%氟化钠漱口，防止继发龋的发生。

3. 术前正畸治疗(pre—surgical orthodontic treatment)

(1)术前正畸的原则

1)牙齿的移动(tooth movement)：通过正畸治疗，可使牙齿在前后、垂直、左右三维方向移动。而不同的牙齿移动所采用的生物力学机制不同，治疗效果和时间也不尽相同。对于一名正颌外科手术患者，非常关键的是，哪些改变应通过正畸方法，从而使正畸医生决定进行哪些牙齿移动。

2)支抗的需要(anchorage consideration)：支抗是指对牙齿移动的抵抗。通常选用的支抗牙为磨牙。在正畸治疗牙齿移动过程中，当磨牙保持不动，甚至远中移动时，即为最大支抗(图17—35)。相反，磨牙前移，而前牙保持不动时，为最小支抗(图17—36)。而一般的牙齿移动，支抗介于这二者之间。正畸医生可据不同情形，选择不同的支抗。

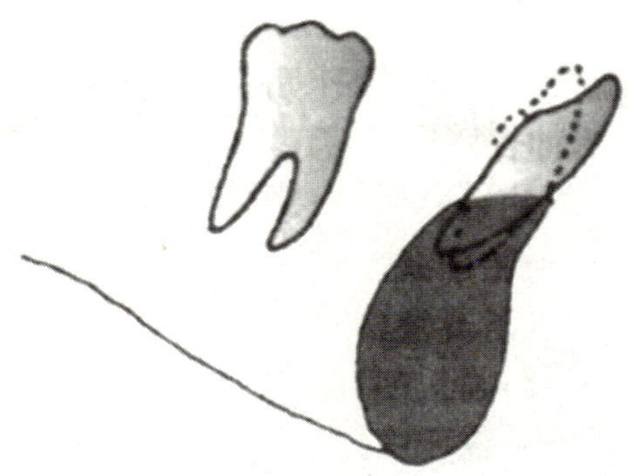

图 17—35　最大支抗牙移动

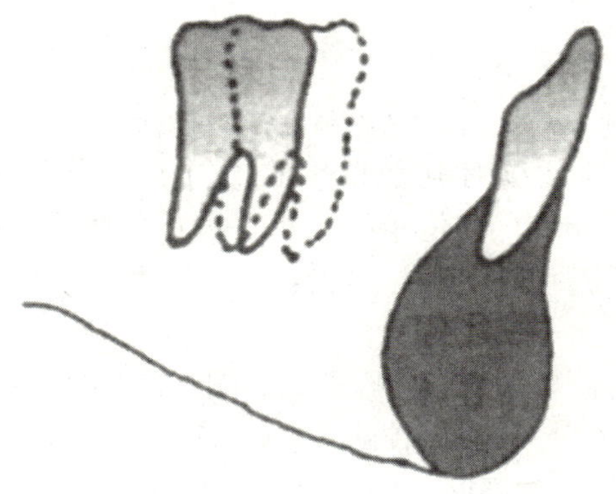

图 17—36　最小支抗牙移动

3)拔牙的需要(extraction consideration):正颌外科进行术前正畸治疗时的拔牙与单纯的代偿性正畸治疗拔牙目的不同。前者是为了解除拥挤,排齐牙列,去除牙齿对颌骨畸形的代偿。后者则是除矫正牙列拥挤外,主要用来代偿性移动牙齿,以补偿骨骼畸形,取得折中治疗的结果,因此拔牙原则有所不同。当牙列严重拥挤,拥挤度达 10mm 以上时,通常需要拔除第一或第二双尖牙,以解除拥挤,排齐牙列。

有些患者牙列拥挤并不严重,但上前牙或下前牙严重唇向倾斜,常常需要拔除第一双尖牙,进行去代偿性治疗,使上下前牙达到正常的轴倾度,便于骨块的移动。

4)上下颌牙量不调(tooth mass discrepancies)的处理:上下牙量的不调在临床中常会碰到,多发生在上颌垂直高度过长的患者,尤其伴前牙开𬌗,以及下颌前突患者。常表现为上颌牙齿过小,其牙量小于下颌牙量,难以取得理想的磨牙和尖牙咬合关系及正常的覆𬌗覆盖关系。上颌侧切牙或上颌第二双尖牙过小最为多见。

上下牙量不调在 1.5mm 以下,一般不会有大碍,而大于 1.5mm 则常导致覆𬌗覆盖难以协调。当上下牙量不调小于 4mm,可以通过牙齿邻面片磨来解决。若上下牙量不调大于 4mm,则考虑不对称性拔牙。

5)𬌗平面的考虑(occlusal plane consideration):建立适当的𬌗平面对面形和牙𬌗关系都很重要。绝大多数正常𬌗人,从第一恒磨牙向前,有一个较平的𬌗平面。𬌗平面与 Frankfort 平面夹角在 8°～12°。𬌗平面角过大或过小,𬌗平面异常,很难取得好的美观效果和𬌗关系(图 17—37)。

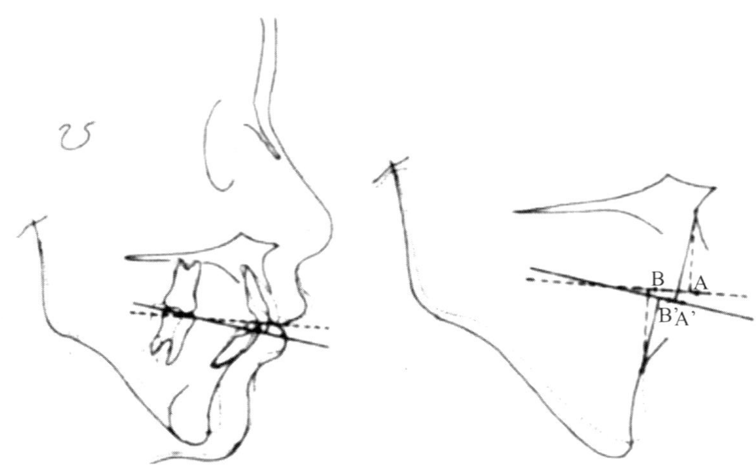

图 17—37　颌平面倾斜度的改变对面型的影响

通常上颌𬌗平面的前端即上切牙切缘位于放松时上唇缘下约 2mm,美观效果较好。当上颌𬌗平面位于上唇缘下 4mm 以上时,单纯正畸手段难以压低上前牙,矫正上颌前牙垂直向的异常,而最好采用正颌外科手术来治疗。当然,只是轻微的上颌前部异常时,正畸压低上前牙也可获得理想的唇齿关系。

正颌外科一口腔正畸联合矫治,改变𬌗平面,不同的正畸矫正机制极为关键。如 Angle Ⅲ类错𬌗下颌前突患者,下颌 Spee 曲线较陡,下颌行升支截骨整体后移手术,在术前正畸时,就应压低下前牙,而不可采用Ⅲ类颌间牵引,以免使过长的下前牙更为伸长。

6)中线(midline):中线的选择影响到美观效果、𬌗关系、正畸矫正力学机制、拔牙及手术计划。所以应综合面中线、牙𬌗中线、基骨中线和牙弓几何中线来全盘考虑(图 17—38)。

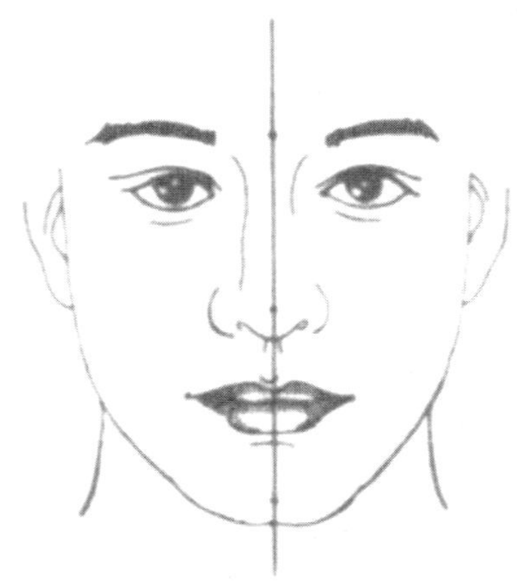

图 17—38　面中线

一般而言,在术前正畸开始前,就应对治疗中线予以明确,便于通过术前、术后正畸的牙齿移动和手术的颌骨移动,尽量使牙中线、几何中线、牙槽基骨中线和面中线相一致,获得理想的美观效果和良好的𬌗关系。

7)牙齿的垂直位置关系(vertical relationship consideration):垂直向的牙齿位置与𬌗平面的治疗设计密切关联。在确定治疗计划和治疗过程中,要注意三个客观评价牙齿垂直向位置的指标,即唇齿关系、上下唇间隙和前面高比例(图 17—39)。

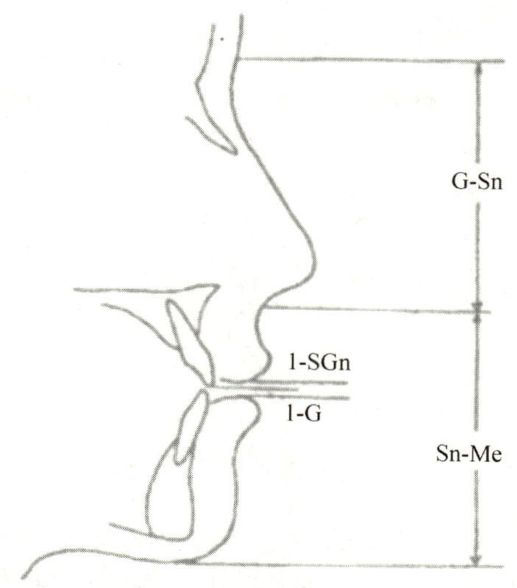

图 17－39　牙齿垂直位置关系示意图

若患者上下唇齿关系正常，但下面高仍大，问题多为颏部过长。此时可行垂直减短颏部成形术，从而减小下面高，这一手术方式对唇齿关系和上下唇间隙影响很小。

唇齿关系、上下唇间隙、面部高度比例是三个不同的评价面部高度的指标，既互相区别，又相互关联，有时会表现一致，有时会表现相异，应细致分析，从而制订出正确的正畸和手术治疗方案。

8)前牙前后向位置(horizontal relationship consideration)：在确定上下前牙的前后向位置之前，需要考虑面型和面部软硬组织的各种治疗变化。正畸治疗(如头帽等口外力)作用和手术治疗(LeFort Ⅰ型截骨、根尖下截骨、鼻成形术等)二者的联合治疗，均会影响到骨骼和软组织的变化。实际上，上下前牙前后向的位置，决定了上下唇的最终位置，所以术前正畸使切牙前后向的移动至关重要。当然口周肌肉功能和牙周组织的作用对上下前牙前后向的位置亦会产生较大影响。决定上下前牙位置对唇部美观的影响，要考虑种族因素、家庭因素、性别、鼻子的大小和形状、唇突度与鼻下点－颏前点连线的关系、鼻唇角、颏唇沟的深度及外形等因素(图 17－40)。通过改变唇部的突度而描绘出几种不同的侧貌，并选出最适合患者的侧貌，从而根据唇部的突度决定前牙的前后向位置(图 17－41)。

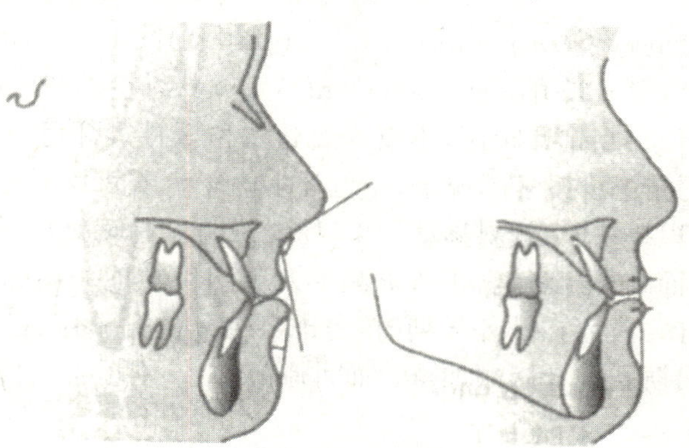

图 17－40　决定切牙位置的软组织测量项目
(1)鼻唇角和颏唇沟距；(2)上下唇凸距

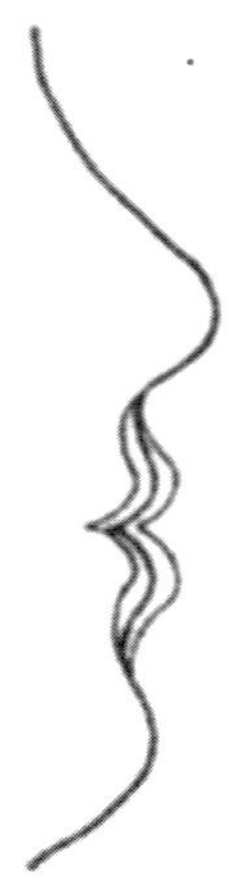

图 17-41　不同的侧貌决定唇突度和切牙前后向位置

9)牙弓宽度(arch width):牙颌面畸形患者的上下颌牙弓宽度不调较为常见。在开始治疗前,应清楚了解牙弓宽度不调是属于原发性骨性还是原发性牙性。如果上下牙弓后牙颊舌向倾斜度正常,后牙反𬌗,表明是骨性反𬌗。如果是上下后牙的颊向倾斜或舌向倾斜,则多为牙性反𬌗。有时候,这些牙颌面畸形患者存在牙齿的第三序列弯曲代偿(即后牙的颊舌向倾斜)会掩盖真正骨性的宽度不调。所以应仔细区分骨性和牙性反𬌗,了解反𬌗的严重程度。另外,分析患者的牙弓宽度不调的量,不应仅仅根据其正中𬌗位来确定。而要把患者的模型咬合在预期的Ⅰ类咬合关系上来确认反𬌗的存在及量的大小。

一旦确定了后牙牙弓不调是骨性或牙性,是绝对或相对,随即开始相应的治疗。牙性反𬌗可通过上下颌弓宽度大小的变化、交互牵引、方丝弓控根等方法解决。由于牙齿的代偿性移位,掩盖了骨性反𬌗的存在和程度,应细致区别。同时在治疗时,先去代偿治疗,不同的后牙控根移动,使后牙位于牙弓上的正常位置,颊舌向倾斜度正常,加大反𬌗程度,再通过手术解除后牙反𬌗。

上颌牙弓狭窄,伴有上颌垂直向和前后向的畸形,需要行上颌分块截骨术来同时矫正上颌骨三维方向的骨骼畸形。术前正畸时,则宜采用片段弓技术使牙弓分段。片段弓的分段与手术分块相一致,通过术前正畸,使截骨处邻近牙齿牙根分开,便于截骨的进行,避免手术截骨时伤及邻近牙根。

(2)术前正畸治疗的过程(procedure of presurgical orthodontic treatment)

1)术前正畸第一阶段一排齐牙列(alignment):正颌外科在排齐牙列阶段的术前正畸与一般的正畸治疗基本相似。在排齐阶段,不仅需要将错位牙排入牙弓,还要兼顾前牙间的位置关系、牙弓宽度和牙弓形态。一般情况下,错位牙多由于萌出间隙不足而偏离其萌出道,使牙冠错位较牙根多。所以排齐时,倾斜移动牙齿,使错位的牙冠倾斜至牙弓正常的位置,整体的移动多不必要。牙颌面畸形患者,由于骨骼畸形及软组织功能作用的影响,多存在牙齿的代偿性倾斜,尤其是切牙。故而在排齐牙列时,考虑到前牙的倾斜度,已经唇倾的前牙,在排齐时应采取一定的措施,防止前牙唇倾加重。而舌倾的前牙,则尽可能使其唇倾一些,恢复正常的牙齿轴倾度。

2)术前正畸的第二阶段一整平牙列阶段(leveling):牙列整平阶段多与排齐阶段同时进行。对于非正颌手术患者(单纯正畸治疗),整平牙列、减小𬌗曲度是多数错𬌗畸形治疗的典型特征性阶段。而对于正颌手术患者，则要根据患者的具体情况，来改变牙齿垂直向关系。一般而言，对于垂直向高度异常的患者，采用手术的方式，通过牙骨段垂直向位置移动，改变牙齿垂直向关系，效果良好且结果稳定。所以在术前正畸治疗，不必盲目整平牙列，有些患者术后整平牙列效果会更好。

患者的面型往往决定了牙列整平的方式。长面型者，前牙开𬌗，在术前正畸治疗时，不宜采用连续弓丝，整平牙列，因为连续弓丝常会伸长上下前牙，加重开𬌗患者前牙的代偿性移动，增大术后复发性。而要采用片断弓排齐和整平技术，持续压低上下前牙，加重开𬌗畸形，保证手术的成功(图 17—42)。短面者则需增加面高，因此不宜压低下前牙，而应升高磨牙，所以术前正畸时，保持下颌切牙垂直向位置；手术后，伸长双尖牙及尖牙，整平牙列，会取得更满意的效果。面部高度正常者，在术前正畸时，可以考虑压低上下前牙的同时，适当伸长后牙，从而整平牙列。

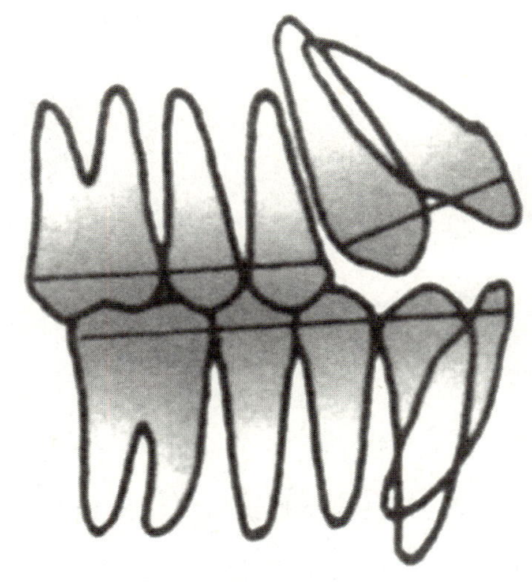

图 17—42　开合患者的双颌平面及术前正畸的牙弓分段

3)切牙前后向位置及间隙关闭(incisal position and space closure)：切牙前后向的位置非常关键，决定了手术时上下颌骨前后向的位置，尤其是下颌骨相对于上颌骨的位置。术前正畸的一个主要目的就是减小或消除牙齿代偿性移位，因为牙齿的代偿性移位常常限制了颌骨的手术移动量，从而影响手术效果。严重牙颌面畸形常出现牙齿的代偿性移位。如 AngleⅢ类错𬌗下颌前突、上颌后缩畸形，上颌前牙常代偿性唇倾，下颌前牙常代偿性舌倾。术前正畸应行去代偿治疗，设法舌向移动上前牙，唇向移动下前牙，使上下前牙的轴倾度改善，位于颌骨正常的位置上(图 17—43)。这样使前牙反覆盖加大，从而使手术时颌骨有足够的移动量，彻底矫正颌骨畸形。而 AngleⅡ类错𬌗上颌前突、下颌后缩畸形，则常有代偿性下颌前牙唇倾、上颌前牙舌倾。术前正畸时，应舌向移动下前牙、唇向移动上前牙，增加前牙覆盖(图 17—44)。这种术前正畸的去代偿治疗与传统的正畸治疗牙齿移动方向恰恰相反，术前正畸后畸形反而加重，此即所谓的反向正畸治疗(reverse orthodontic treatment)。但要注意的是，上下切牙的轴倾度可因其基骨位置的改变而发生变化。例如对前倾的下切牙，通过颏部手术，前移颏部，相对减小下切牙的轴倾度，使其接近正常。对于前倾的上切牙，可以施行鼻部手术，使上颌基骨丰满，相对减小上前牙的唇倾度。因此，术前正畸治疗前，应对要施行的正颌手术全面了解。然后结合手术方案，确定术前正畸治疗牙齿移动的方向和量。

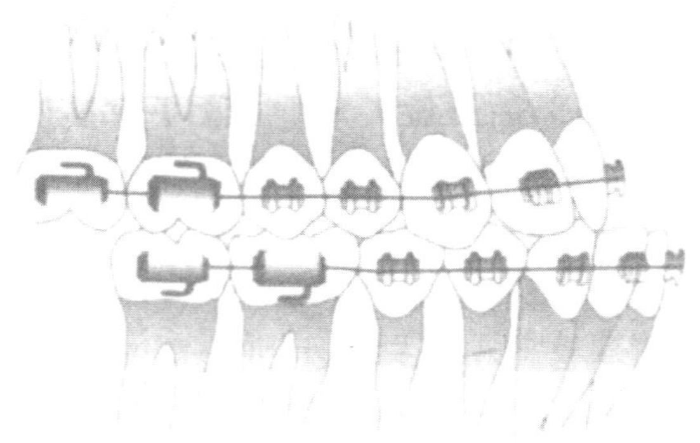

图 17－43　骨性Ⅲ类术前去代偿

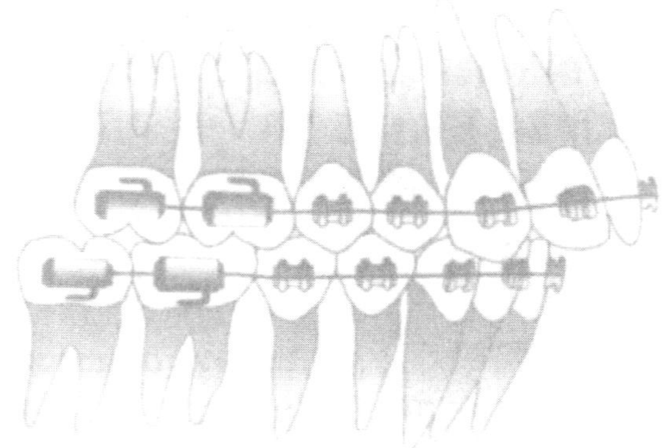

图 17－44　骨性Ⅱ类术前去代偿

4）上下牙弓宽度的协调性和后牙反殆的矫正（coordination of dental arches and correction of posterior crossbite）：术前正畸的一个重要步骤是对上下颌牙弓宽度的协调性的考虑。对于个别牙反殆，或由于上颌牙弓狭窄，导致后牙轻度反殆的患者，可以通过矫正器，扩大牙弓，改变上颌牙弓宽度，解决牙列反殆。当上颌牙弓过于狭窄，或下颌牙弓过于宽大，后牙段严重反殆的患者，只能通过手术方式来改善牙弓的宽度不调（图 17－45）。

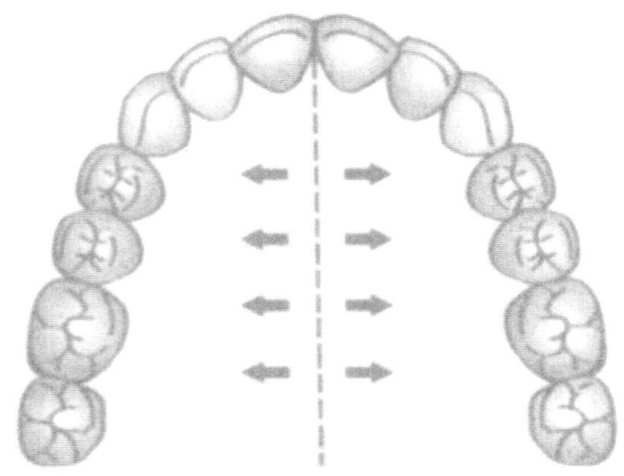

图 17－45　上颌辅助快速扩弓改善牙弓的宽度不调

后牙反𬌗患者，多为上颌牙弓狭窄，上颌牙弓为"U"形或尖圆形，尖牙和双尖牙段狭窄，而下颌牙弓呈光圆形或卵圆形，上下牙列后牙反𬌗。所以在术前正畸治疗时，宜开展上牙弓，解决上下牙列宽度不调。

4. 常见正颌手术

(1)矫正前后向颌骨畸形的手术：上下颌骨均可以前移和后退，以矫正上下颌骨前后向畸形。

1)上颌后退手术：LeFort Ⅰ型上颌前部下降术(LeFort Ⅰ downfracture procedure)是矫正上颌骨前突和后缩最常用的手术方式。对于上颌后缩的患者，利用该手术前移上颌，在磨牙后区植骨。而对于上颌前突的患者，则需要后退上颌前部。通常拔除上颌第一上双尖牙，利用双尖牙的间隙后退上颌前部，从而达到治疗上颌前突的目的。当然对于上颌前突的患者，也可以整体后退下颌，但使用相对较少。

2)下颌前移手术(mandibular advancement)：对于下颌发育不足患者，采用下颌双侧升支矢状劈开截骨术(Bilateral Sagittal Split Osteotomy，BSSRO)可以前移下颌，达到矫正畸形的目的。

3)下颌后退手术(mandibular setback)：对于下颌前突患者，通常采用双侧下颌升支矢状劈开截骨术后退下颌骨来矫治。有时候也会采用下颌升支垂直斜行截骨术(transoral Vertical oblique ramus osteotomy，TOVRO)来后退下颌，该术式操作简便，但不利于坚固内固定的实施，因此应用较少。

4)颏成型手术(genioplasty)：下颌颏部可以通过手术来增加或者减小，以取得更好的美观效果。常常和下颌后退或前移手术结合使用。

(2)矫正垂直向颌骨畸形的手术：面部高度增加或者减少往往会伴有前牙的开𬌗或者深覆𬌗。对于长面开𬌗畸形患者，采用上颌上移手术，下颌骨自动前上旋转，减小下颌平面角，纠正开𬌗畸形。而对于短面深覆𬌗患者，通常采用下颌升支手术，使下颌后下移位，增加下颌平面角。

1)上颌手术：对于长面开𬌗患者，采用上颌 LeFort Ⅰ型截骨术，上移上颌骨，下颌骨随之前上旋转，减小面部高度，以矫正畸形。有时候需要上下颌的前后向手术来配合。而对于短面深覆𬌗患者，则上颌下移，以增加面部高度。

2)下颌手术：对于长面开𬌗患者，下颌一般不进行升支手术，因为其稳定性较差，多会复发。而对于短面深覆𬌗患者则一般采用矢状劈开截骨术，使下颌后下旋转来增加面下部高度。

3)矫正左右向颌骨畸形的手术：通常采用上颌 LeFort Ⅰ分块截骨术，增加上颌宽度或者缩窄上颌宽度，来矫正左右向颌骨畸形。当然也可以采用手术辅助扩弓来扩大上颌牙弓。这种方法稳定性较好。

5. 术后正畸治疗(postsurgical orthodontic treatment)

(1)术后正畸开始的时间(timing of postsurgical orthodontic treatment)：当骨骼愈合基本完成，颌骨处于稳定期时，即可开始术后正畸治疗。若术中采用骨内钢丝固定，其临床骨愈合为 6～8 周。若为坚固内固定，3～4 周即可完成临床骨愈合。

(2)术后正畸的牙列排齐(alignment)：术后拆除𬌗板和固定唇弓后，重新修整在术中或术后松脱的托槽和带环。若由于带环、托槽的脱落，致牙齿位置异常，可在重新粘结托槽后，用高弹性弓丝(如镍钛丝、麻花丝或比较细的不锈钢丝等)排齐牙列。如果牙齿位置正常,则换用 0.40mm(0.016 英寸)不锈钢圆丝。

上颌第二恒磨牙术前多未粘结带环,术后正畸治疗开始后宜安装第二磨牙带环,通过排齐和整平,使其恢复正常的位置。

有些患者是分块手术,术前正畸治疗为分段进行,手术后牙列排列可能参差不齐,术后正畸治疗应用连续高弹性弓丝排齐牙列。

(3)术后剩余间隙的关闭(space closing):颌骨分块手术、根尖下截骨术往往利用牙列中存在的间隙或拔牙间隙来进行,手术后可能残留一些间隙,术后应该关闭这些残余间隙。若间隙较小,在牙列换用 0.40mm(0.016 英寸)不锈钢丝时,以弹力橡皮链或弹力线关闭间隙。当间隙较大时,且需要控制牙齿的轴倾度时,可在术后正畸第二次或第三次复诊时,换用不锈钢方丝后,以间隙关闭曲或滑动机制关闭间隙。有时为了调整磨牙关系,可配合使用Ⅱ类或Ⅲ类颌间牵引。

(4)术后牙列的整平(leveling):由于正颌外科手术时,常常根据上下前牙的位置和咬合关系来进行,所以术后前牙的覆殆一般都正常。而有些术前深覆殆患者,手术后前牙覆殆正常,后牙出现小开殆,此时即可应用垂直向牵引。一般用上下颌间的“盒”形牵引、“三角”形牵引、“W”形牵引、小Ⅱ类或小Ⅲ类牵引。利用橡皮圈的弹性,使上下牙列能很好地咬合在一起,整平牙列(图 17—46)。患者第二磨牙处于低位,术后没有咬合接触,可通过垂直牵引,使其咬合恢复正常。开殆患者术后易于复发,应在术后正畸过程中防止其复发。弓丝可弯制前倾弯,或加大的下颌 Spee 曲线弯曲,或者应用前牙轻力垂直牵引。

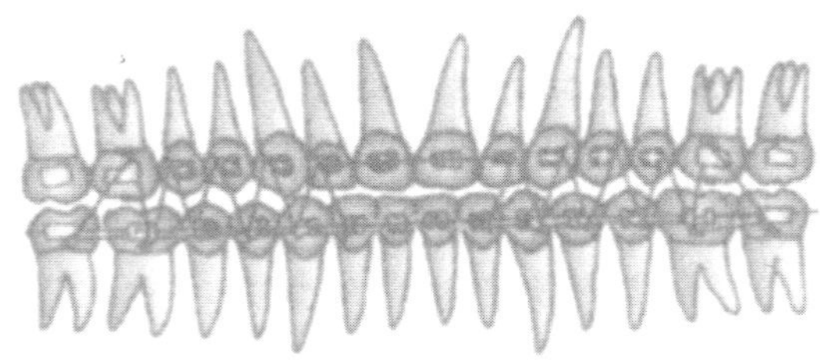

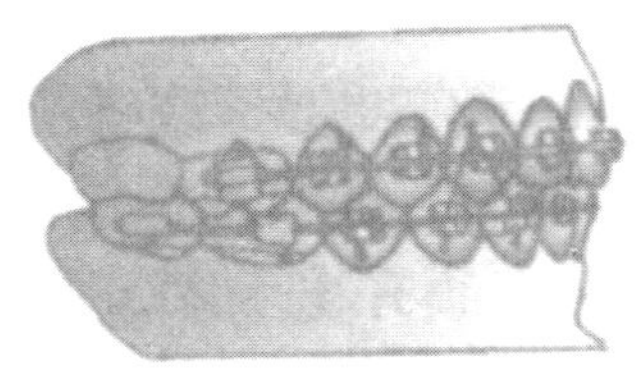

图 17—46　术后上下颌的垂直牵引示意图

(5)术后前牙前后位置关系的调整(adjustment of anteroposterior position of incisors):正颌手术时,颌骨的前后向位置异常均能得以矫正,为了保证手术后结果的稳定,在术前正畸充分的准备下,要求手术时磨牙和尖牙均能达到Ⅰ类咬合关系。手术后,为了防止复发,必要时可做Ⅱ类或Ⅲ类颌间牵引。通常在 AngleⅢ类错殆手术后,施以轻的Ⅲ类牵引。有时,为了使牙齿达到良好的咬合关系,也可采用小Ⅲ类牵引,配合上下颌垂直牵引,使牙齿顺着牵引力方向就位。在 AngleⅡ类错殆手术后,施以轻的Ⅱ类牵引力,垂直牵引时,也可采用小Ⅱ类牵引。如果术后前牙覆盖异常,如覆盖过小(对刃殆或有反殆趋势),或覆盖过大(深覆盖),可辅以Ⅲ类或Ⅱ类颌间牵引，牵引力应大一些，唇弓换用粗的钢丝，多用不锈钢方丝。戴用颌间牵引时间宜稍长一些。

(6)术后牙弓宽度的调整(coordination of dental arches)：术后正畸治疗需对牙弓宽度予以特别关注。上颌牙弓狭窄患者，通过LeFortⅠ型截骨术扩增牙弓宽度使其恢复正常，但上颌牙弓术后6个月之内不稳定，容易复发，上颌牙弓塌陷。术后正畸在术后1～2个月开始，当固定唇弓拆除，换用细的不锈钢圆丝或高弹性镍钛丝等，很难维持上牙弓的大小，扩大的牙弓易复发缩窄，所以在此类患者宜倍加小心。恰当的处置方法是用0.036英寸不锈钢圆丝弯成扩大辅弓，插入口外弓管。由于该辅弓与牙列中其他牙齿不接触，所以并不影响其他牙齿的垂直向移动。当后牙有反𬌗趋势时，亦可使用该扩弓辅弓，或用其他几种扩弓装置，矫正牙弓宽度不调。

术后正畸的时间为6～12个月，一般不超过12个月。若超过12个月，则表明术前正畸治疗不理想，使术后正畸治疗复杂化。术后正畸与术前正畸最大的不同在于，术前正畸主要是消除𬌗干扰，利于手术进行，不要求牙列的精细调整，属于粗略的牙齿移动，而术后正畸则是牙𬌗的精细调整。术后正畸要解决牙列中存在的所有问题，使其达到理想的牙𬌗关系。

如果患者在术后正畸中戴用颌间牵引，一般在拆除矫正器之前，停止颌间牵引，观察4～6周后，若无复发的倾向，再拆除矫正器附件。

二、唇腭裂与正畸治疗

(一)概述

唇腭裂是口腔颌面部最常见的先天发育畸形。目前，是我国第一位高发的出生缺陷，患病率为0.182%。患者在唇腭裂一系列手术后经常存在比较严重的错𬌗畸形，颌面发育障碍，语音、口颌功能障碍及心理问题。长期以来对于唇腭裂传统的治疗是外科治疗。但是，由于手术后存在的一系列较为严重的继发畸形及功能、心理问题，患者常需要多个学科专家参与进行多个专科的治疗，才能获得较为理想的综合治疗效果。随着学科的发展，目前对于唇腭裂的治疗已经不再局限于单纯的外科手术治疗，而是由多学科、多专业共同参与的团队工作(multidiciplinary approach)。这种对于唇腭裂患者治疗中的由多学科、多专业专家共同参与的一系列治疗称为唇腭裂的序列治疗(multidisciplinary approach of cleft lip and palate)。

1.唇腭裂序列治疗的内容　唇腭裂的序列治疗包括了一组治疗，这些治疗是有顺序的。当然，在某些阶段有时多种治疗可以同时进行。患者在不同阶段复诊时需要同时见到多科专家，进行评估后决定目前需要进行的治疗，并定出治疗计划。经过序列治疗，唇腭裂患者可以得到比较完善的综合治疗，获得相对理想的治疗结果。

序列治疗包括以下内容：

(1)唇裂术前婴儿期的整形治疗(infant orthopedic treatment pre—operation of cleft lip)

(2)唇裂修复术(lip repair)

(3)腭裂的修复(palate repair)

(4)耳鼻喉科治疗(the treatment of ear nose throat)

(5)语音训练(speach therapy)

(6)正畸治疗(orthodontic treatment)

(7)牙槽突植骨(alveolar bone graft)

(8)心理治疗(psychological treatment)

(9)二期唇鼻的修复(secondary lip and nose repair)

(10)正颌外科治疗(orthognathic treatment)

(11)修复治疗(prosthodontic treatment)

2. 序列治疗小组成员(member of the team)唇腭裂治疗小组由许多专家组成,其中颌面外科医生(oral surgeon)、正畸科医生(orthodontist)及语音治疗师(Speech therapist)是唇腭裂患者治疗中必不可少的专家。随着医学的发展,对于唇腭裂患者心理、修复、耳鼻喉情况的关注以及对该病病因的探讨逐渐受到重视。唇腭裂序列治疗需要以下专家参与:

(1)遗传学家(scientist of genetics)

(2)儿科医生(pediatrician)

(3)颌面外科医生(oral surgeon)

(4)正畸医生(orthodontist)

(5)语音治疗师(speech therapist)

(6)耳鼻喉医生(ear nose throat surgeon)

(7)心理学家(psychologist)

(8)修复科医生(prosthodontist)

(二)唇腭裂的病因

唇腭裂是在胚胎发育中颌突融合的关键时期出现障碍所形成的。主要形成期在胚胎 6～11 周。若上颌突和球状突融合障碍即产生唇裂(cleft lip);前腭突和侧腭突融合障碍则产生腭裂(cleft palate)。唇腭裂的病因较为复杂,是一种在遗传和环境因素共同作用下产生的疾病,许多学者目前正致力于唇腭裂病因的探讨。

1. 遗传因素(genetic factors)唇腭裂是一种多基因遗传疾病,具有明显的家族遗传倾向。在普通人群中,唇腭裂的患病率是 0.16%～0.2%。而唇腭裂患者的一级亲属中唇腭裂的患病率为 2.56%～4%。有一个唇腭裂孩子的非唇腭裂父母再生唇腭裂孩子的危险度为 4%。父母一方是唇腭裂,其孩子是唇腭裂的危险度为 2%。父母一方及一个孩子是唇腭裂,下一个孩子是唇腭裂的危险度是 10%。父母均为唇腭裂者,其孩子是唇腭裂的危险度是 10%。

2. 环境因素(environmental factors)

(1)母体疾病与外伤:妊娠早期母体受到外伤或疾病的影响,有可能使胎儿产生唇腭裂畸形。但直至目前,对此因素尚无统一的认识。

(2)营养因素:母体营养的摄入尤其是维生素的摄入不足有可能导致唇腭裂的产生。动物试验结果表明,母体缺乏叶酸和核黄素可产生腭裂。

(3)化学及药物因素:某些化学物质和药物有可能导致腭裂的产生。

(4)内分泌因素:有研究表明外源性肾上腺皮质激素的注射可以导致动物腭裂的产生。故而有人认为在人体妊娠早期,由于外伤或精神等因素导致的肾上腺皮质激素分泌增加,也有可能导致唇腭裂的产生。

(三)唇腭裂患者的错𬌗状况

Mars 等的研究表明未经手术治疗的唇腭裂患者除存在唇/腭的裂隙外,颌面发育基本正常,说明唇腭裂本身对颌面部的生长发育影响不大。但是,由于腭部组织的缺损、多次手术的创伤、腭部瘢痕的挛缩、异常的肌肉活动等原因,均可能造成上颌骨的发育异常,使患者产生继发的牙𬌗畸形。唇腭裂患者上颌骨的异常经常表现为上颌的狭窄、前后向及高度发育不足。

唇腭裂患者错𬌗畸形的患病率较高，并且均较为严重。Soo 的报告表明唇腭裂患者恒牙期时的错𬌗畸形发生率为 97%。常见的发育异常及错𬌗畸形有前牙的反𬌗及开𬌗、后牙反𬌗、牙列拥挤错位、上颌发育不足及面中部凹陷等。

（四）牙齿状况

唇腭裂患者除了上颌骨发育异常外还经常会出现牙齿的异常如：牙齿数目异常（missing or supernumerary teeth）、釉质发育异常、牙齿形态异常（malformed teeth）及萌出异常（abnormal eruption）。

1. 牙齿数目异常（supernumerary or missing teeth）唇腭裂患者由于齿槽裂隙的存在，影响了牙胚的发育，经常会出现牙齿数目的异常。牙齿数目的异常和裂的严重程度有关，轻度的患者，会出现多生牙（supernumerary teeth），随着裂严重程度的增加，逐渐出现牙齿的缺失（congenital missing teeth）。唇腭裂患者最常出现的缺失的牙齿是裂隙侧的侧切牙，上颌双尖牙次之。

2. 釉质发育不良　在唇腭裂患者中，常见恒牙釉质的发育不良。这是由于患者疾病所致。最常见的釉质发育不良的牙齿是上颌的中切牙和第一恒磨牙。由于釉质的发育不良，加之不良的口腔卫生状况，这些牙齿经常会出现龋坏、残冠、残根及早失，给正畸治疗造成困难。

3. 牙齿形态异常（malformed teeth）：很多唇腭裂患者上颌牙槽裂隙附近存在形态异常的畸形牙，最常见的是锥形或柱形的侧切牙。

4. 萌出异常（abnormal eruption）对于存在齿槽裂隙的患者，由于齿槽骨的缺损，裂隙邻近的牙齿，经常是尖牙无法正常萌出，出现斜轴或仅部分萌出。

（五）唇腭裂的正畸治疗

在唇腭裂患者的序列治疗（Serial treatment）中正畸治疗是一个十分重要的治疗。由于正畸治疗的介入，对唇腭裂患者的治疗水平的提高起着重要的作用。正畸治疗贯穿序列治疗的始终。唇腭裂序列治疗中的正畸治疗包括以下内容：

- 婴儿期整形治疗（pre－surgical infant orthopedic treatment）
- 乳牙期及替牙期的正畸治疗（orthodontic treatment in decidious and mixed dentition）
- 植骨术前正畸治疗（orthodontic treatment before alveolar bone graft）
- 恒牙初期的正畸治疗（comprehensive orthodontic treatment in early permanent dentition）
- 正畸－正颌外科联合治疗（conjunction treatment of orthodontic&orthognathic surgery）

1. 婴儿期颌骨的术前整形治疗（pre－surgical infant orthopedic treatment）婴儿期颌骨术前的整形治疗是在婴儿期针对完全性唇腭裂移位的颌骨进行的一种整形治疗。通过治疗可以使患儿移位的前颌骨及上颌骨侧段复位，使患者的上颌骨弓形成正常的马蹄形的牙弓形态。

（1）唇腭裂婴儿期常见的畸形：单纯的唇裂或腭裂一般没有明显的颌骨畸形。完全性的唇腭裂容易存在颌骨的移位，单侧完全性唇腭裂一般出现上颌骨大段的外展及小段的塌陷；双侧完全性唇腭裂一般存在前颌骨的前突和上颌侧颌段的塌陷。

(2)整形治疗的适应证(indication for orthopedic treatment):婴儿期颌骨的整形治疗的概念是20世纪40年代McNeil医生提出的对完全性唇腭裂患儿进行的一种治疗。由于那时唇裂手术时同时进行牙槽突的植骨术,基本对所有完全性的唇腭裂患儿均进行整形治疗。但是随着对一期牙槽突植骨的摒弃,目前婴儿期的整形治疗不再是完全性唇腭裂患者必做的治疗,我们仅对存在明显颌骨移位的患儿进行矫治,以利于唇裂手术的进行,避免由于前颌骨过度前突造成唇裂修复后组织张力过大所致的唇部瘢痕明显或复裂的产生、以及过度塌陷的上颌骨侧段妨碍前颌突的复位。

(3)整形治疗的矫治器(appliance for orthopedic treatment):整形治疗最常用的矫治器是上颌的腭托及弹力带或医用防敏胶布。腭托用于支撑上颌骨并进行改形。腭托是一个无固位的松散矫治器,靠患儿的舌肌力量及粘膜吸附固位。弹力带或医用胶布用于压迫前突的前颌骨。

(4)整形治疗(infant orthopedic treatment):由于新生儿的颅颌面骨骼较软、生长旺盛,并且唇腭裂患儿的术前整形治疗开始的时间越早,患者越容易适应,一般都在患者出生后即开始。经过对患者颌骨移位及裂隙大小的评估,制作和佩戴矫治器。随着患者乳牙的萌出腭托需要缓冲磨除,矫治器的戴用就比较困难,所以整形治疗应尽早开始。腭托本身是一个没有加力装置的松散矫治器,其矫治力来源于前方的弹力带或医用胶布。在前部力量的作用下移位的颌骨发生改形。

1)个别托盘的制作(Fabrication of the individual tray):使用唇腭裂特殊托盘或制作个别托盘。

2)腭托制作(fabrication of the plate):在模型上将腭裂裂隙填平,然后制作腭托。根据患者颌骨移位情况决定腭托制作。对于单侧完全性唇腭裂的患者如果颌骨移位不大,基托延伸在小段处与前缘齐平,在大段处延至小段稍前方,如果颌骨移位严重则需要将模型拼对后制作;双侧唇腭裂者如果颌骨塌陷不严重,则腭托前缘延伸至与上颌骨侧段齐平,如果移位严重,则需要将模型重新拼对后再制作。

3)腭托的戴入(palatal plate insertion):腭托制作后,戴入患者口内,每一周复诊一次,根据颌骨改形情况对腭托调磨及重衬,至上颌骨各段靠拢,颌弓形成马蹄形。

4)弹力带(elastic band):为了唇腭裂患儿戴用方便安全,弹力带一般附于头帽上。由于患儿组织比较娇嫩,弹力带的力量应该非常轻柔,避免造成患儿组织的破溃或坏死,通常弹力带戴用6~8周即可完成移位颌骨的改形。

5)唇裂手术(lip repair):目前唇裂手术进行的时间为3个月左右,根据患者的身体状况及颌骨的移位情况会有一些调整。一般来讲,第一次唇裂的修复是十分关键的,不良的手术常给患者以后的治疗带来困难。

整形治疗虽然不再是唇腭裂序列治疗中的常规治疗,但是,整形治疗确实在对患者移位的上颌骨进行改形的同时也带来了一些其它的益处如:封闭了腭部裂隙利于患儿的哺乳、有利于正常舌姿势的建立以及正常的吞咽反射神经传导的建立。

2.乳牙及替牙期正畸治疗(orthodontic treatment in deciduous and mixed dentition)唇腭裂的患者由于唇腭裂手术及齿槽突一期植骨的进行,均会对患者的上颌骨的正常生长发育产生影响而出现错𬌗畸形。一般来讲,在乳牙期及替牙期很少出现严重的错𬌗畸形。

(1)乳牙期及替牙期常见错𬌗畸形(malocclusion in deciduous and mixed dentition):乳

牙期常见的错𬌗为前牙的反𬌗和后牙的反𬌗；替牙期常见的错𬌗为前、后牙的反𬌗、牙裂的拥挤、前牙的扭转斜轴、不良的磨牙关系、多生牙或畸形牙。

(2)正畸治疗适应证(indication of orthodontic treatment in deciduous and mixed dentition)：对于乳牙及替牙期生长发育的患者正畸治疗主要致力于解决影响生长发育或口颌系统功能的错𬌗畸形。包括以下情况：

1)乳前牙及恒前牙的反𬌗(anterior crossbite)；

2)乳后牙较严重的反𬌗(moderate posterior crossbite)；

3)不良磨牙关系(abnormal molar relationship)；

4)影响牙槽突植骨的扭转、斜轴的前牙(tilted or rotated front teeth which affect alveolar bone graft)；

5)轻中度的上颌发育不足(mild to moderate maxillary deficiency)。

(3)正畸治疗(orthodontic treatment)：乳牙期及替牙期患者的正畸治疗常使用的矫治器是活动矫治器和一些简单的固定矫治器。治疗的原则是不做复杂的长期的治疗。以免对患者的𬌗领面的生长发育及口腔软硬组织产生不良影响。

1)前牙反𬌗的治疗：乳牙期前牙反𬌗的治疗基本使用活动矫治器如上颌𬌗垫舌簧、下颌连冠斜面导板矫治器。根据患者的错𬌗情况决定使用何种矫治器。唇腭裂患者虽然上颌发育易受到影响，但在乳牙期，患者很少表现出较严重的前牙反𬌗。乳牙期前牙反𬌗的治疗一般较容易。唇腭裂患者上颌恒切牙萌出时，常较直立或向腭侧倾斜，使得前牙的反𬌗加重。替牙期前牙的反𬌗可以应用𬌗垫舌簧矫治器或 2×4 技术。

2)乳后牙的反𬌗的治疗(orthodontic treatment for posterior crossbite)：乳牙期的唇腭裂患者很少表现出较严重的后牙的反𬌗，一般反覆盖较浅，正畸治疗也较容易。常使用的矫治器为分裂基托、四角舌弓及 W 形弓矫治器。替牙期尤其是替牙中期以后，唇腭裂患者上下颌之间的宽度不调就逐渐明显，使用的矫治器与乳牙期基本相同。唇腭裂患者由于腭部骨组织的缺损，缺乏正常的腭中缝组织反应。故在唇腭裂患者一般不应用快速腭开展矫治器，扩弓治疗在这一段时间较容易，但由于患者腭部骨组织缺乏及瘢痕的挛缩，治疗后保持值得注意。

3)不良磨牙关系的矫治(orthodontic treatment for abnormal molar relationship)：替牙期时，唇腭裂患者由于早失牙、牙齿移位及颌骨关系的异常，可能出现近中或远中磨牙关系。唇腭裂患者的远中磨牙关系一般是牙性因素(缺失牙或早失牙)造成的居多，由于患者上颌骨发育不足，推磨牙向后的口外弓一般采用低位牵引。唇腭裂患者的近中关系在替牙阶段一般采用前方牵引，通过迁移上颌骨及上牙弓和顺时针旋转下颌骨来矫治。

4)影响牙槽突植骨的畸形(malocclusions affect the alveolar bone graft)：唇腭裂患者在替牙期需要进行牙槽突植骨手术以为恒尖牙的萌出及裂隙邻近牙齿的正畸治疗创造条件。而有些错𬌗畸形的存在会影响到植骨手术的顺利进行以及植骨术的成功如牙槽裂隙附近的牙齿(中切牙或尖牙)的扭转及斜轴使得植骨手术入路受到影响。植骨前需要将裂隙邻近的牙齿进行调整，使这些牙齿尽量远离牙槽裂隙，为手术创造条件。当然，正畸治疗中需要非常注意使用轻力及避免使裂隙附近的牙齿进行较大量的近远中移动。

5)轻中度的上颌骨发育不足(mild to moderate maxillary deficiency)：替牙期是对一些颌骨畸形进行矫治的最好时机。对于严重的上颌骨发育不足的患者，替牙期时很难用正畸的方法进行治疗。需要等待时机进行与正颌外科的联合治疗。对于轻度及中度的上颌发育不足，可以进行上颌骨前方牵引治疗。关于前方牵引的治疗，此处不再重复。

替牙期错殆畸形的矫治一般都应在短时间内完成，通过此阶段的治疗，可以减轻患者的某些畸形、建立正常的舌的姿势、调动患者正常的颌骨生长发育潜能、为患者序列治疗中的其他治疗的成功创造条件。

3. 恒牙初期　唇腭裂患者虽然历经多年的序列治疗，进入恒牙期后一些患者仍然会存在明显的错殆畸形。这些畸形有些是前一些时期遗留下来的如多生牙及牙列拥挤等、有些是随着生长发育的继续而产生或加重的如颌骨间前后向及横向关系的不调等。

(1)恒牙期常见错殆畸形(malocclusion in permanent dentition)：唇腭裂患者在恒牙期错殆畸形的发生率较高最常见的错殆畸形有牙列拥挤、前牙及后牙的反殆等。在恒牙期时对于唇腭裂患者错殆畸形应进行综合全面的设计。考虑到所有的情况。此期的正畸治疗一般使用固定矫治器。

1)牙列拥挤(crowding)：由于上颌骨发育不足(maxillary dysphasia)、瘢痕挛缩(contraction of scar tissue)及恒牙的腭向萌出(palatal eruption of permanent teeth)等原因很多唇腭裂患者存在明显的牙列拥挤。由于上颌骨明显的缩窄及颌骨前后向的发育不足，在中度拥挤的唇腭裂患者，拔牙设计要相对谨慎一些。存在牙弓狭窄的患者，要等扩弓治疗完成后再做出是否拔牙的决定。避免由于拔牙造成患者面中部的进一步后缩塌陷(dish in)。

2)前牙反殆(anterior crossbite)：虽然在替牙期已进行过矫治，由于下颌骨的继续生长，恒牙期时患者仍有可能出现前牙的反殆。唇腭裂患者由于唇部肌肉的异常功能及瘢痕的挛缩，上颌前牙常较直立。对于一些轻度的前牙反殆，可以通过唇倾上颌切牙、调整前牙的倾斜度(proclination)来矫正反殆；中度的前牙反殆患者可以配合下颌的拔牙、上颌前牙的倾斜度的调整进行掩饰性治疗(camouflage treatment)；较严重的前牙反殆需要观察并等待生长发育完成后进行正颌外科手术治疗。

3)后牙反殆(posterior crossbite)：随着下颌骨的继续生长，在恒牙期时唇腭裂患者同样可以从新出现上下颌宽度不调而产生的后牙反殆。在恒牙期，多数的唇腭裂患者已经完成了齿槽突的植骨，上颌的扩弓治疗较乳替牙期困难一些，需要的时间也较长。但是，此期使用的矫治器与替牙期基本相同。扩弓矫治器完成上颌扩弓后需要进行一段时间的保持，待唇侧固定矫治器换成硬丝后再去除腭部的扩弓装置。

(2)唇腭裂患者存在的特殊情况(special consideration in permanent dentition in cleft lip and palate patients)：对于唇腭裂患者恒牙期的错殆畸形矫治的复杂性来自于患者存在的一些特殊情况。

1)上下颌间协调性差、面中部凹陷；

2)多生牙、缺失牙及畸形牙的存在；

3)前颌骨的顺时针旋转；

4)缺乏牙齿移动的支持骨；

5)上颌牙弓的狭窄；

6)过紧修复的唇、异常肌力。

4. 恒牙期　唇腭裂患者在恒牙期时对于存在的缺失牙、继发的唇、鼻畸形还有一些颌骨发育较差、上下颌间严重不调、面形较差的患者需要与其他学科专家配合治疗。进行缺失牙的修复、软组织二期修复及正畸治疗与正颌外科联合治疗，以解决患者错殆畸形的根本问题。

对于正颌外科治疗的患者一般需要术前、术后正畸治疗。

进入恒牙期后多数患者完成了绝大部分颌骨的生长发育,正畸医生需要更紧密地与其他学科专家合作为患者做出系统的综合治疗计划。全面地权衡患者得失,考虑是否进行缺失牙修复、正颌外科治疗,做出整体计划。

需要进行正颌外科治疗的唇患者,一般需要进行完善的术前正畸和术后正畸对咬合的进一步调整。术前正畸应尽可能解决牙齿排列、颌间宽度匹配,使得手术截骨后牙齿位置和咬合正常,以利于手术效果的稳定。

术前正畸唇腭裂患者,术前正畸一般需要解决的问题有:牙列不齐、拥挤、牙弓狭窄、下颌前牙的舌倾等问题。对于上颌较严重的牙列拥挤,可以考虑拔牙;由于患者上颌骨发育严重不足及上颌骨的挛缩,在唇腭裂正颌外科治疗的患者的术前正畸治疗中,很大部分的患者需要进行上颌牙弓扩弓治疗以与下颌牙弓匹配;对于下颌的术前正畸,唇腭裂患者与非裂患者没有明显区别,也需要进行下颌牙齿的去代偿,直立下牙。

(2)术后正畸唇腭裂患者经过彻底的术前正畸治疗后,绝大部分问题得到解决,术后治疗一般不再需要复杂的术后正畸治疗。理想的术前正畸,使得手术截骨移位后上下颌牙齿即具有较好的关系,术后治疗仅进行咬合的进一步精细调整即可。一般需要在矫正弓丝上制作曲及应用一些垂直交互牵引。术后正畸的时间一般在半年左右。

三、颞下颌关节紊乱病的正畸治疗

颞下颌关节紊乱病(temporomandibular joint disorders,TMD)是口腔科的常见病,其发生率在龋病、牙周病、错䝁畸形之后占第四位。

颞下颌关节紊乱病的病因,目前较多学者认为是由多因素引起,咬合、肌肉、精神、心理与颞下颌关节形成一个口颌系统功能整体,哪一环节出现问题,互相影响就可出现颞下颌关节的紊乱病。颞下颌关节在颅面演化过程中的出现,颞下颌关节的结构、功能、形态的改建是和牙齿、咬合紧密相关的,䝁因素是 TMD 的重要的因素,错䝁畸形也是 TMD 的病因之一。

(一)颞下颌关节紊乱病的临床表现

1.疼痛　是 TMD 的重要症状,常在张口和咀嚼时发生疼痛的部位可以在关节周围,也可以表现在其他部位,如头痛、耳内痛、眼眶痛,有时还可放射至颈、背、臂部。除了自发痛外还可有压痛和敏感。

疼痛的主要源于肌肉,常伴有功能障碍,疼痛的程度与肌肉受损程度有关。疼痛也可来自关节的附着结构。

2.下颌运动异常　可表现为张口受限,因肌肉痉挛所致,受限程度可以不一。下颌运动异常也可表现在张口型异常,张口伴偏歪,偏摆或颤动。下颌运动异常也可表现在关节绞锁,不能张口,关节稍作活动才能张口,常因关节盘移位所致。

3.关节杂音　由于关节盘的移位,或关节器质变病变,在张闭口时出现关节杂音,关节盘移位可在开闭口的不同时限可发生弹响,有的声音很响可闻,有的则较轻需用听诊器或手摸触感,在严重关节器质病变时则可听到捻发和破碎性杂音。

以上三种 TMD 的临床表现不一定在所有患者中同时出现,有些 TMD 患者可只出现其中一项或两项,其症状程度也可各异。

（二）常见引起颞下颌关节紊乱病的错𬌗

我们已知各种引起 TMD 的错𬌗的共同特征是在下颌运动中出现𬌗干扰及𬌗障碍，影响下颌运动，Krogh－Plusen 研究发现，𬌗障碍首先使肌肉纤维中的结缔组织受损，从而影响其功能，由于口颌系统的肌肉是颞下颌关节运动的动力，因而当咬合创伤出现或下颌运动因𬌗位异常受障碍时，出现异常的下颌运动，而使口颌系统肌肉受损也就出现了 TMD 的重要症状一疼痛、下颌运动异常，进一步发展到出现关节器质病变。

1. 个别牙错位

（1）上切牙舌向错位：这类错𬌗常表现为上中切或侧切牙的舌向错位，其病因可为上前牙拥挤错位或因乳切牙滞留而致相应恒切牙舌向错位萌出。在舌向错位牙的舌面及对颌牙的唇面常有明显的磨耗面。当下颌前伸运动时，出现𬌗干扰，这一错𬌗使下颌处于远中位，髁突后移处于关节窝后部，前间隙增宽，造成髁状突和关节盘相对移位，临床常出现开口初及闭口末的弹响及颞下颌关节的局部症状。一般在下颌前伸位时，开闭口弹响消失或减轻，因下颌前伸后解决了关节盘和髁突的相对移位，正畸治疗原则是矫正舌向错位的前牙，使下颌运动前伸受限解除（图 17－47 和图 17－48）。

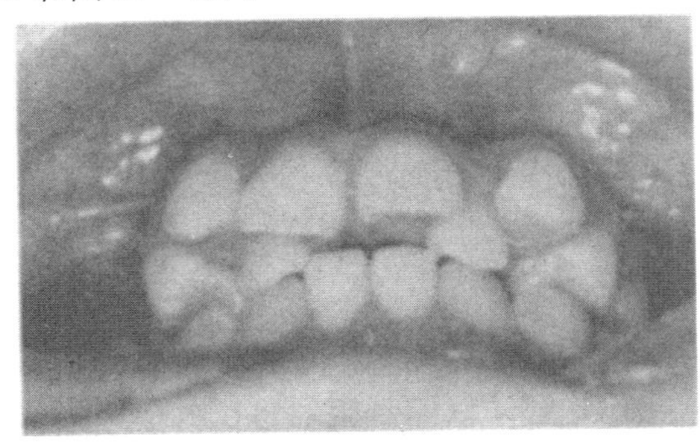

图 17－47　上颌侧切牙舌向错位图

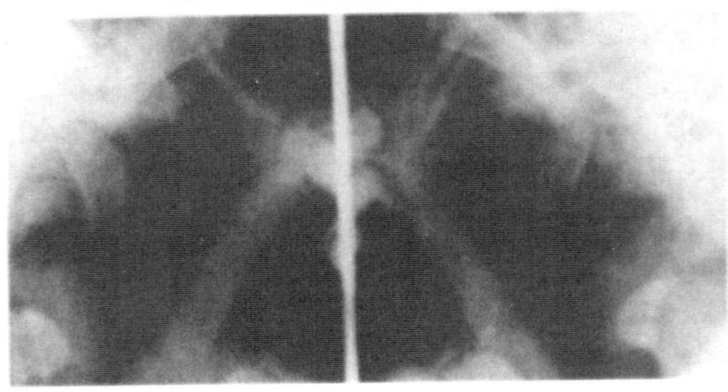

图 17－48　髁突磨损器质病变

（2）个别后牙锁𬌗：多为前磨牙或第二恒磨牙的正锁𬌗。上下锁𬌗牙形成锁结关系，锁结牙的接触面有明显磨耗面。锁𬌗牙严重阻碍下颌的侧方运动，锁𬌗牙干扰明显，下颌运动时出现偏歪，颞下颌关节受力异常，出现弹响、疼痛等症状，同时面部可不对称，若为正锁𬌗，颏部则偏向非锁𬌗侧。

正畸矫正后牙锁𬌗，使下颌侧方运动障碍解除，由于锁𬌗牙正常磨耗不足，因而在矫正过程中应对锁𬌗牙早接触点进行调𬌗，矫正后恢复牙齿尖窝接触关系（图 17－49）。

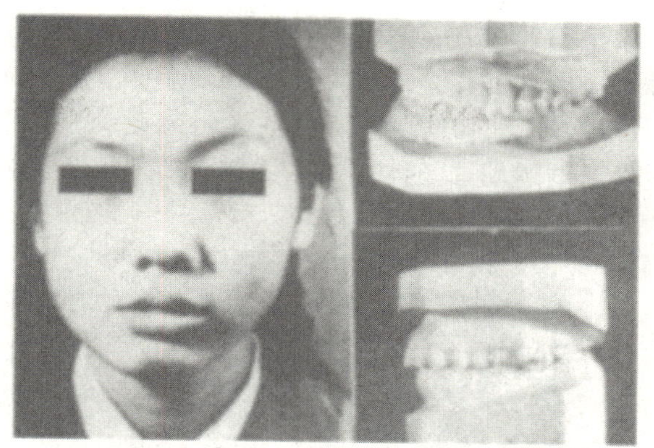

图 17—49　左侧上下第二磨牙锁𬌗，下颌右偏

(3)个别后牙过长：由于对颌牙的缺失或牙冠缺损而致个别牙过长。造成正常曲线的破坏，与邻牙出现“台阶”，而使上下牙出现近远中向的锁结关系，这种错𬌗的出现可见于恒磨牙早失，对牙颌过长，上颌第三磨牙缺失，下颌第三磨牙萌出过长，牙体缺损未能及时修复等。锁结的牙面间可见磨耗面。这类𬌗障碍常使下颌处于远中位，当正中关系至正中位时，下颌常可向后滑动，下颌位置后移，髁状突在关节窝的位置亦后移，此类𬌗障碍常致较严重咀嚼肌痛。

若因上颌或下颌第三磨牙过长应及时拔除，拔除后一般其症状可减轻、消失，下颌位置的受阻亦可自行调整。若其他后牙过长，应调𬌗干扰点，同时压低过长牙及整平牙弓，去除𬌗干扰(图 17—50 和图 17—51)。

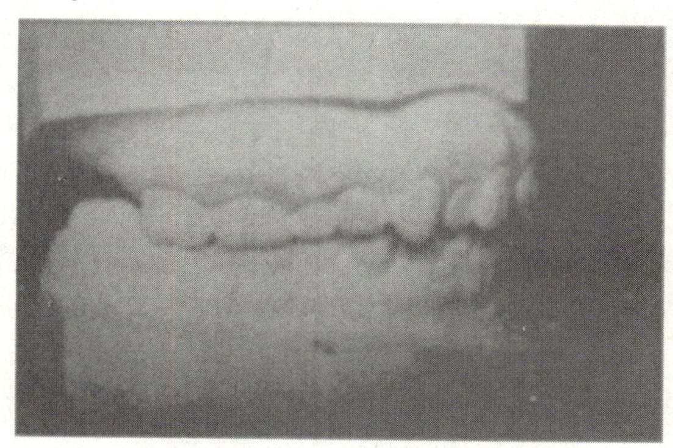

图 17—50　右下第三磨牙过长

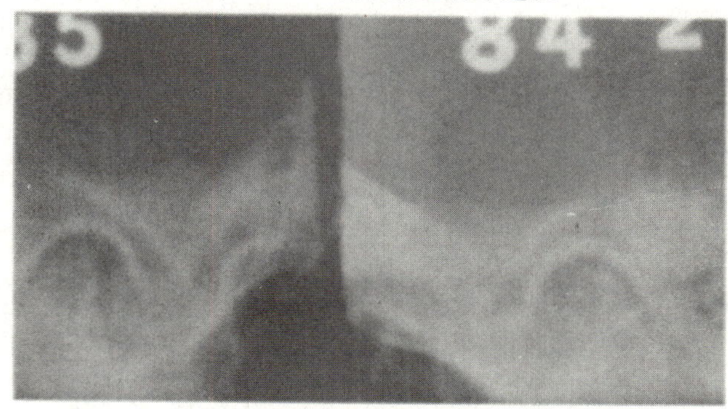

图 17—51　双侧髁突后移位

2. 前牙闭锁性深覆𬌗　前牙深覆𬌗，切牙呈闭锁关系的安氏Ⅱ类 2 分类错𬌗是引起颞下

颌关系紊乱综合征的常见错𬌗，大多由遗传因素所致，严重时下切牙咬伤上切牙腭侧牙龈，上切牙咬伤下切牙唇侧牙龈。面部下1/3显短，下颌处于远中位，髁状突位置后移，下颌前伸运动严重障碍，下颌多呈铰链运动，张口时为了克服前牙闭锁关系，髁状突比正常张口时作更大幅度的转动运动后才呈现滑动运动，此时肌肉的功能平衡失调，颞下颌关节出现功能、结构或器质的异常（图17—52和图17—53）。

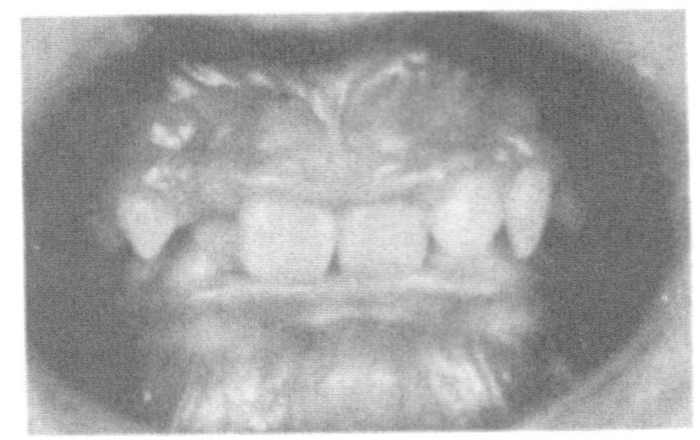

图17—52　前牙闭锁性深覆𬌗

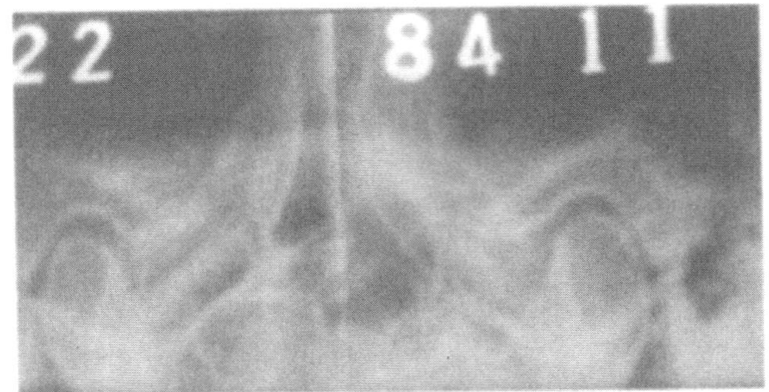

图17—53　双侧髁突后移位

这是较多见引起TMD的一类错𬌗，正畸治疗应将舌向倾斜的前牙向唇向开展，解除下颌前伸的障碍及前牙的𬌗干扰，恢复下颌运动功能，同时压低前牙伸高后牙，矫正过大的Spee曲线同时可用斜面导板或Ⅱ类牵引使覆盖正常及磨牙关系成中性。

3.前牙开𬌗　前牙开𬌗，颌间距离增大，后牙齿槽过高，前牙齿槽高度不足，下颌角钝，下颌平面过陡及一些口腔不良习惯均可造成前牙开𬌗。前牙开𬌗时，无𬌗接触，而𬌗力集中在后牙，对牙周及颞下颌关节产生异常的作用力，后牙磨损过度，由于𬌗力异常及颌间距离的增大，出现肌张力异常，失去正常的功能平衡，髁状突磨损（图17—54和图17—55）。

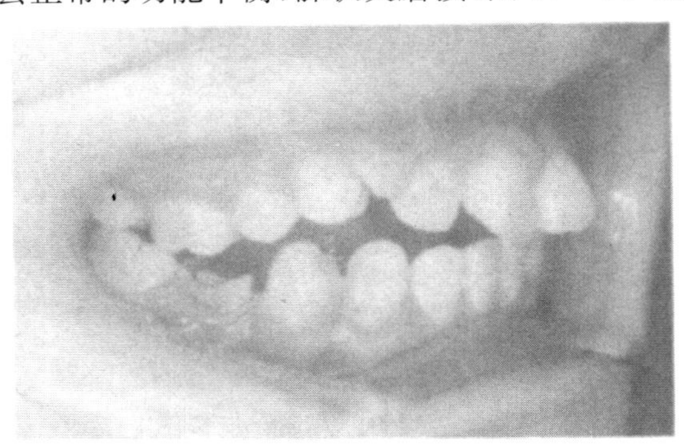

图17—54　开𬌗

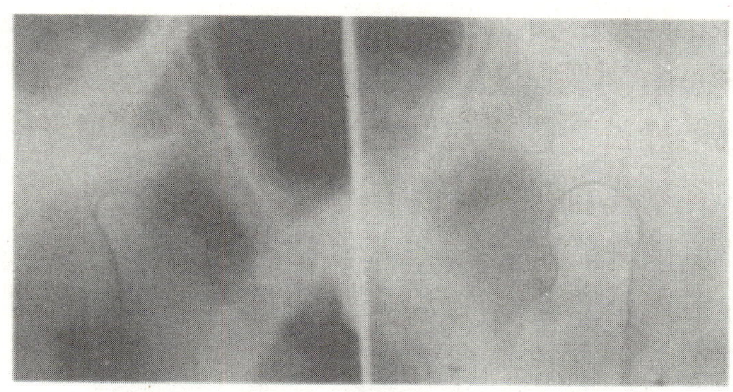

图 17－55　一侧髁突器质病变

在下颌第三磨牙萌出时，因间隙不足而使下颌第二磨牙发生殆向升高等，出现殆障碍而造成上下牙弓间不规则的广泛开殆，后牙关系中出现支点，并破坏了殆运的平衡，使颞下颌关节出现症状；这类开殆的特点是有第三磨牙正在萌出或有与第三磨牙萌出有关的病史，并多呈开殆度不等的全牙弓广泛的开殆。

若明确因下颌第三磨牙萌出所致开殆的病史，则应拔除第三磨牙，排齐，矫正殆关系，若有口腔不良习惯造成开殆则首先破除不良习惯，矫正开殆后，使全牙弓接触牙位正常，减小殆力异常，关节症状减轻或消失，但髁突的器质病变可停止发展，但不能完全修复。

4. 前牙反殆　前牙深反殆，浅反覆盖时，反殆牙唇面及对颌牙舌面有明显磨耗，下颌运动时，出现干扰，多数前牙反殆时，除殆干扰外，有时出现下颌前伸位，髁突前移位，若偏殆时，两侧髁突错位可不同，矫正反殆后解除前牙殆创伤，恢复下颌位置及功能。

（三）颞下颌关节紊乱病的正畸治疗要点

1. 检查分析引起 TMD 的错殆　TMD 的患者可以存在多种错殆症状，在治疗以前必须检查确定是否与错殆有关，同时造成 TMD 的主要错殆因素，这样通过矫治这一错殆 TMD 治疗才能有效。

首先应对牙颌面作常规检查，重点分析出影响下颌运动及造成殆干扰错殆，注意错位牙齿上的异常磨耗面，以及与对颌牙的关系，同时检查患者正中关系位，正中殆位以及下颌前伸及侧方运动时有无殆干扰。

有些造成 TMD 的错殆必须仔细检查分析才能确定，当然还要结合一定临床经验，总之确定造成 TMD 的错殆是正畸治疗 TMD 的关键。

2. 咬合板的诊断性治疗　在 TMD 的治疗中，非手术治疗占绝大多数，而其中咬合板（splint）的治疗是一个重要手段。

（1）咬合板的作用

1）改正下颌对上颌不正常的位置，戴用咬合板后使殆分离，解除了原来的殆干扰，消除了殆干扰的激惹因素，调整了肌肉关节下颌运动的功能。

2）使前牙有适度前牙切道。

3）可压低前牙减小深覆殆。

（2）正畸治疗 TMD 时常用的咬合板在正畸治疗 TMD 时常常使用咬合板作为诊断性治疗，可观察使用后症状是否减轻，以及从咬合板上发现殆干扰点，而后通过正畸治疗来矫正引起 TMD 的错位牙。

1）软𬌗垫（soft splint）：软𬌗垫是使用弹性透明生物材料。在石膏牙模型上经压缩成形的全牙弓𬌗垫，可戴用在上牙弓或下牙弓，一般选择在牙齿排列较齐整的牙弓上，材料厚度一般为 2～3mm，软𬌗垫要求全天戴用，包括进餐时，其主要作用是解除原来咬合干扰，调整肌肉功能，减轻症状。在戴用一阶段后，有𬌗干扰点的软𬌗垫可出现磨损或穿破，显示出𬌗干扰的位置为正畸治疗矫治错位牙提供参考（图 17—56）。

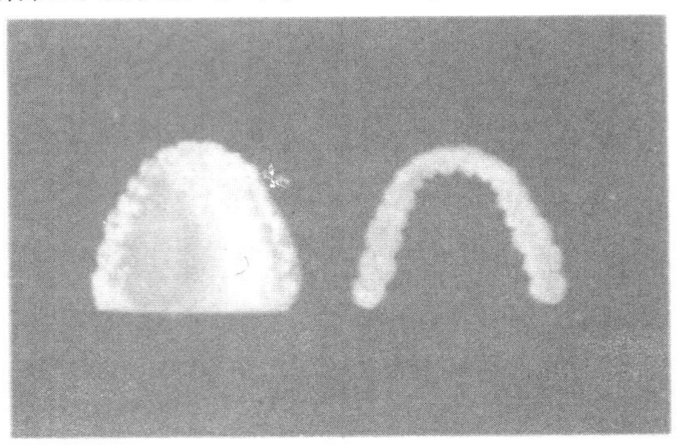

图 17—56　软𬌗垫

2）前牙平面𬌗板：前牙平面𬌗板是正畸治疗中常用的可摘功能矫正器，主要是来压低前牙矫治深覆𬌗，在正畸治疗 TMD 时也可用作诊断性治疗，当戴用平面𬌗板后使后牙脱离𬌗接触关系，抬高了颌间距离，调整肌肉功能，若原来因错𬌗造成影响下颌前伸运动的则此时使之“解放”使之调整。同样当 TMD 症状减轻后可进行正畸治疗。

平面𬌗板矫正器有时在附上切牙舌簧时作为正畸治疗 TMD 的矫正器，治疗安氏Ⅱ^2 前牙舌倾错𬌗，使上切牙唇向，解除闭锁𬌗，矫正深覆𬌗（图 17—57 和图 17—58）。

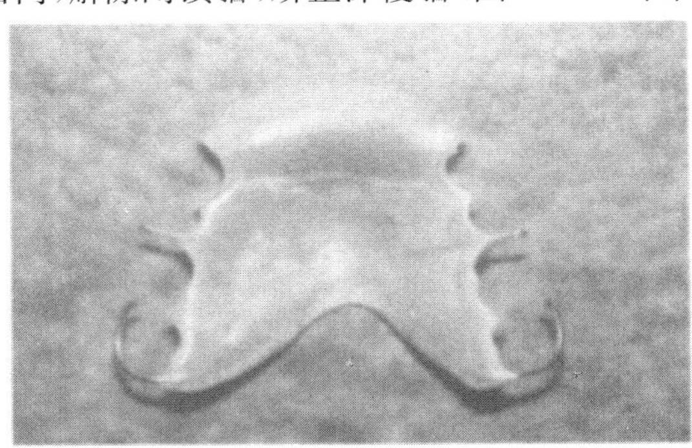

图 17—57　平面𬌗板

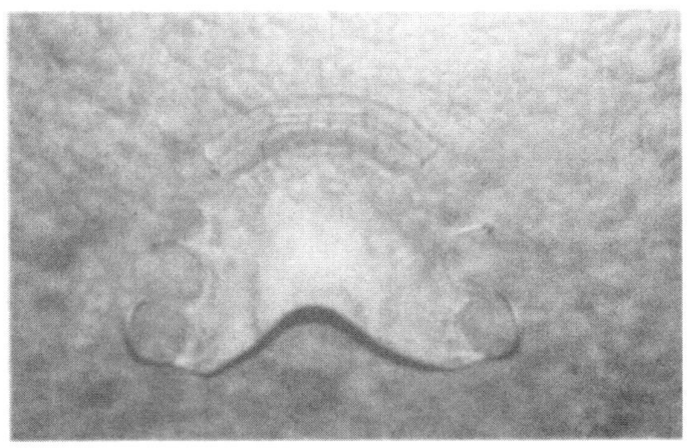

图 17—58　附前牙双曲舌簧平面𬌗板矫治器

在正畸治疗TMD过程中一般不用全牙弓稳定型的咬合板和再定位咬合板，因全牙弓咬合板较长期带用后会对磨牙压低，更加深前牙深覆𬌗，只有在适合于修复治疗的患者才用全牙弓𬌗垫修复，或后牙重建。

正畸治疗TMD时，咬合板可作为诊断性治疗，对于儿童青少年，尽量不使用修复的永久性𬌗垫。

3.正畸治疗　正畸治疗是颞下颌关节紊乱综合征的重要而有效的治疗方法之一。正畸治疗是去除由于牙位、颌位异常的错𬌗畸形造成的颞下颌关节紊乱综合征障碍的有效方法。

(1)正畸治疗特点：颞下颌关节紊乱综合征的正畸治疗，不同于对一般儿童生长发育期的错𬌗畸形的正畸矫治。这种正畸治疗的主要目的是矫正由错𬌗引起的颞下颌关节紊乱综合征的𬌗障碍。通过对错位的牙齿及颌骨的一定矫正，使下颌的位置得以恢复正常，颞下颌关节的结构异常得到矫正，髁状突的一些早期器质性病变可停止发展或得到一定修复，𬌗、肌肉、颞下关节间取得新的正常的平衡关系。

在颞下颌关节紊乱综合征的正畸治疗过程中，随着错位牙齿或颌骨的矫正，颞下颌关节紊乱综合征的各种症状可以得到好转或完全消失。有些时候，错位的牙颌仅稍有调位，大部分错𬌗尚未能矫正，但此时颞下颌关节紊乱综合征的症状已有时显好转。这是由于𬌗的轻微变化，即可对颞下颌关节及肌肉有较大影响。因而对于颞下颌关节紊乱综合征的正畸治疗主要应以解除症状为矫治目标。这样颞下颌关节紊乱综合征的正畸治疗主要为去除病因的治本治疗，疗程较短又具有疗效稳定的特点。

(2)正畸治疗中矫治力的选用：正畸治疗TMD在治疗方法上与治疗一般错𬌗畸形没有什么差别，在选择矫治器时应尽量简便，活动矫正器和固定矫治器均可以达到矫治目标为主，多数病例是要改变错位的牙齿，而个别牙的错位又较多见。仅在少数病例中需要成组牙的矫治。在矫正器的选用中，功能性矫正器也是常选用的。功能性矫正器的矫治力来自于咀嚼肌，这样矫治的结果更易稳定和巩固。同时也有助于异常肌肉活动恢复正常。

从矫治的特点可将口腔正畸的矫治力分为正畸力及矫形力。正畸力主要是使牙齿或颌骨位置发生变化的力，而对于骨骼形态或生长发育无明显的直接影响，这是正畸治疗中最常使用的。而矫形力则对骨骼形态给予一定的影响这种力一般比较大。另外从力的来源可将口腔正畸的矫治力分为颌内支抗矫治力、颌间支抗矫治力和颌外支抗的矫治力。颌内支抗矫治力来自矫正牙的同一颌，颌间支抗矫治力来自矫治牙的对颌，而颌外支抗矫治力则来自上、下颌以外的部位，如：以枕部、颈部作支抗的力。颌外支抗的矫治力一般力量较大。

在颞下颌关节紊乱综合征的正畸治疗中，矫治力的选用有着一定意义，一般选用颌内支抗矫治力或肌能矫治力来改变牙位颌位或颌间高度，而尽量不用或少用以下颌作支抗的颌间牵引矫治力或直接作用于下颌的颌外矫形力。因为这两种力能通过下颌而直接施力于颞下颌关节，而对于已经有功能、结构改变或器质性病变的颞下颌关节，无疑能引起症状及病变的加重。严重者可使已有器质性病变的髁状突发生骨质吸收而致髁状突完全消失。

(四)不当正畸治疗对颞下颌关节的影响

正畸治疗主要通过各类矫正器来矫正牙齿及颌骨的错位，使之恢复正常的生理功能，但若正畸矫治设计或矫治方法不当，则可影响到颞下颌关节。

由于正畸治疗不当而出现的颞下颌关节紊乱病可分为两类。一类是在正畸治疗过程中出现的急性颞下颌关节症状。如矫治安氏Ⅲ类错𬌗时应用Ⅲ类颌间牵力过大，或颌外支抗颏兜牵引力过大，使下颌后移过多时，出现颞下颌关节症状较为常见。也有的是在矫正前牙深覆盖的过程中，前牙内收过度，使上下切牙呈闭锁殆关系，下颌处于远中位置，髁状突后移，出现颞下颌关节症状。出现这一障碍的原因是在前牙深覆盖错殆时，大多合并有深覆殆，在内收前突的成个别牙升高或倾倒，出现殆障碍造成殆创伤。这类由于正畸治疗过程中出现的殆障碍所引起的颞下颌关节症状，只要分析出原因并及时去除，则症状在矫期内即可消失。另一类因正畸治疗不当所形成的殆障碍则较为严重，主要是在矫治设计、拔牙或不拔牙的矫治原则上选择不当，特别是在支抗设计上的不当，而致矫治过程中支抗不足，加之矫治力的使用不当，造成支抗牙移位前倾，严重时可致支抗塌陷，后牙殆关系紊乱，造成严重创伤殆，而致 TMD。

由于正畸矫治的儿童大都处于生长发育期，这些殆障碍在当时往往由于较强的适应补偿能力而不显任何症状，但随着年龄的增长，颞下颌关节的代偿能力减弱或消失，在某一诱因作用下，即可出现颞下颌关节紊乱病的症状。Thompson 强调在正畸矫治结束时，必须保持有一定的上下前牙覆盖关系。若正畸治疗结束时前牙覆盖很小，则将阻碍下颌向前的生长发育，而使下颌处于远中位置，造成髁状突后移。

因此正畸治疗可以治疗因错殆引起的 TMD，而正畸治疗不当又能引起 TMD，可谓水能行舟又能覆舟。

（五）颞下颌关节紊乱病早期治疗的意义

因素是颞下颌关节紊乱病的病因之一，这是无疑的。但具有相同殆因素的患者，并不都出现颞下颌关节紊乱病，对于这一问题，应从颞下颌关节本身具有的功能适应性及颞下颌关节紊乱病因的复杂及多因素性这两方面来认识。由错殆畸形引起的颞下颌关节紊乱病，从错殆畸形的形成和发展，到影响肌肉功能、下颌运动以及颞下颌关节的功能、结构、形态的改变，有着一个发展过程。这种改变由生理平衡期转为调整适应期，这时的颞下颌关节可以不出现任何症状，若稳定在调整适应期，则一直可无明显症状。只有当代偿适应能力遭到破坏后，颞下颌关节的功能才由调整适应期转为病理障碍期，因而出现颞下颌关节紊乱病的症状。代偿能力的丧失可为长期异常刺激的结果。代偿适应期时间的长短有较大的个体差异。代偿能力破坏还与外界某些诱因有关，如颞下颌关节局部的刺激、咀嚼时意外咬到硬物、张口过大、关节区寒冷刺激等。也有的是精神心理因素的刺激。

咬合、肌肉和关节，是一功能整体，在生长发育中殆因素的变化最大，从乳牙萌出，乳恒牙替换，恒牙萌全建殆，第三磨牙发育，再随增龄牙齿脱落，几乎贯穿整个人生，而这种殆的变化是受先天的和环境的影响，如先天的遗传，后天的萌出异常，替牙故障，不良习惯等均可出现殆障碍。咬合异常可引起肌功能紊乱，肌功能紊乱又可产生殆障碍，精神心理因素也能使肌功能出现紊乱，成为互为影响的因素。

口腔正畸医师是能较早接触到儿童青少年的殆问题及发现早期的 TMD 的存在，早期诊断和治疗，对 TMD 的防治具有积极深远的意义，因而口腔正畸医师对于 TMD 的防治具有特殊的责任。

四、睡眠呼吸暂停及低通气综合征的口腔矫治器治疗

（一）成人阻塞性睡眠呼吸暂停及低通气

1. 流行病学　欧美各国大规模的调查揭示，鼾症的患病率为 12.8%～42%，睡眠呼吸暂

停和低通气综合征(sleep apnea and hypopnea syndrome,SAHS)在人口中的患病率为1.3%～4.2%,男性2%～4%,女性1%～3%;如果无视症状,人群中AHI(apnea－hypopnea index,AHI)异常的比例可高达男性24%,女性10%。其中,大比例为轻中度患者,从人群角度来看,口腔矫治器代表着潜在的主流疗法。

我国尚缺乏大样本的SAHS的人口流行病学资料。中华医学会的大样本的睡眠调查提示国人睡眠质量普遍较差。北京大学口腔医学院提供北京地区1622人(12～92岁)中打鼾与睡眠呼吸暂停的调查:鼾症患病率为13.4%,SAHS推断为3.1%。两者的发病年龄多在40～42岁。

SAHS是有男性倾向的疾病,男女比例在社区调查中接近3∶1,在接诊患者中可高达10∶1。通常SAHS在打鼾人群中的比例较高,为20%～30%。在中老年人中也高,可达40%～60%。肥胖(特别是颈部肥胖)可增加10～14倍的概率罹患SAHS。面部解剖结构异常者,尤以一些颅面先天畸形,明显伴发SAHS。非洲人、墨西哥人、太平洋岛民和东亚人为现知的SAHS易感种族。SAHS在家族中有增强,家族聚集性的复发风险介于1.6～8.0。一些SAHS的症状本身也是该疾病的易感因素。

2.症状和诊断　据报道,SAHS患者中95%伴有响亮鼾声,90%伴有日间嗜睡,40%不能通过睡眠得到头脑和身体的有效休息,30%晨起头痛,30%被发现夜间窒息,20%性欲减退,5%关节肿胀,5%遗尿。

由于夜间反复多次发生呼吸暂停,血液氧饱和度降低,引发“神经－体液”系统调节紊乱,造成血压增高、血液黏稠度增大、肾功能减退、糖代谢紊乱等,是导致高血压、冠心病、脑血管病、肾病、糖尿病等并发症的原因;由于阻塞造成的胸腔压力增高,可导致右心衰竭、反流性食管炎;由于大脑皮层的反复唤醒,患者缺乏深睡眠,是睡不解乏、昼间嗜睡的原因。

SAHS的确诊要求两个条件:其一患者要有主诉症状,或睡眠打鼾,或旁证睡眠呼吸暂停,或嗜睡,或晨压升高等;其二夜间多导睡眠监测结果符合SAHS。夜间多导睡眠监测(polysomnography,PSG)是对SAHS确诊分型、判定严重程度以及进行疗效评价的金标准客观手段。

该监测需在患者夜间睡眠时进行,根据一定标准的口鼻气流中断和血氧下降,计算出每小时的呼吸暂停及低通气次数,即为睡眠呼吸暂停及低通气指数(apnea－hypopnea index,AHI)或呼吸紊乱指数(respiratory disorder index,RDI)。一般AHI或RDI大于5次/h的有症状患者,诊断为SAHS。5～20次/h为轻度,20～50次/h为中度,大于50次/h为重度。夜间血氧饱和度出现低于90%为伴有低氧血症。

睡眠呼吸暂停分为阻塞性、中枢性和混合性,以阻塞性呼吸暂停为主的SAHS称为阻塞性SAHS。

3.矫治器的种类　根据口腔矫治器的作用原理不同,分为下颌前移器(mandible advancing devices,MAD)(图17－59)、舌牵引器(tongue retainer device)(图17－60)和软腭作用器。其中最大家族是下颌前移器,文献中可见到几十种从设计到材质迥异的MAD。软腭作用器现已废弃。近年来矫治器有可调式和半预成型相互融合的发展趋势。

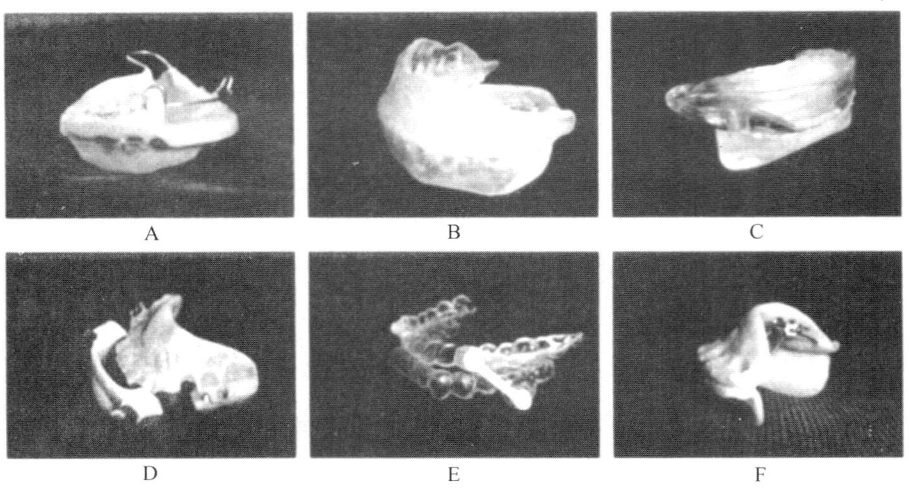

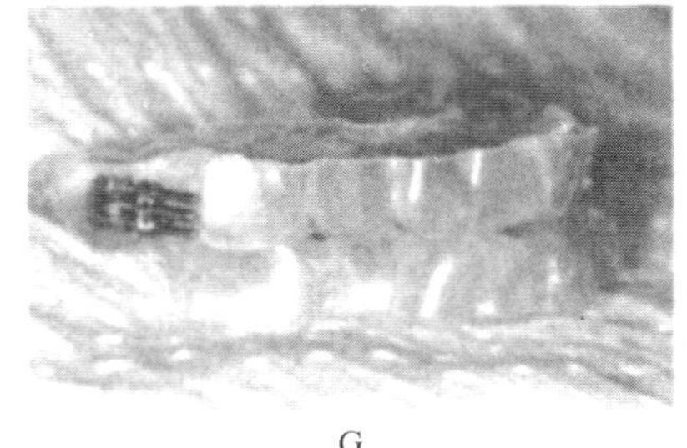

图 17—59 下颌前移型矫治器

A. 上下颌一体式之自凝树脂型；B. 上下颌一体式之膜压型；C. 半预成型；D. 上下颌双体式之双殆垫型；E. 上下颌双体式之关节微动式；F、G. 可调式

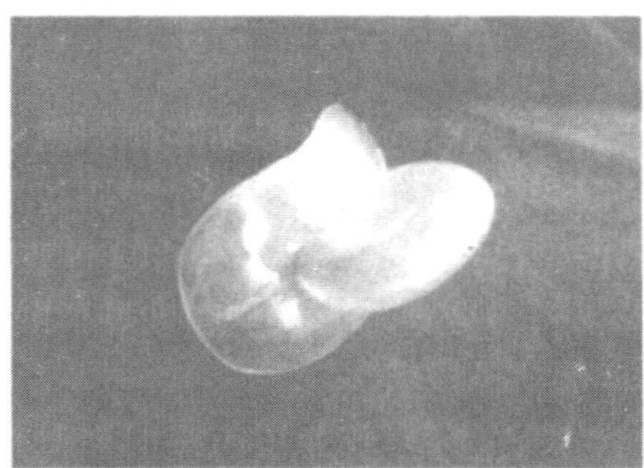

图 17—60 舌牵引器

4. 矫治器的机制 SAHS 的发病机制有呼吸中枢异常、上气道粘膜顺应性异常、解剖结构异常三大因素。口腔矫治器主要针对上气道周围可动结构，一方面将下颌骨前伸，带动上气道前壁组织前移，主要扩张舌咽，另一方面以一定的下颌垂直开张，牵拉咽侧壁肌肉，扩张腭咽并绷紧上气道粘膜。这种形态学改变是最主要的，是通过国内外大量 X 线、MRI、B 超和多种声音反射技术的研究验证的，一致的结论是：口腔矫治器可以从腭咽到甚至喉咽扩张上气道，缓解上气道阻塞(图 17—61)。上气道矢向径、横向径、截面积、体积均有增加，全咽腔体积可增加 13.5%。而虽然多数矫治器由功能矫治器变形而来，但研究表明治疗 SAHS 的矫治器没有或仅有很弱的肌电功能。

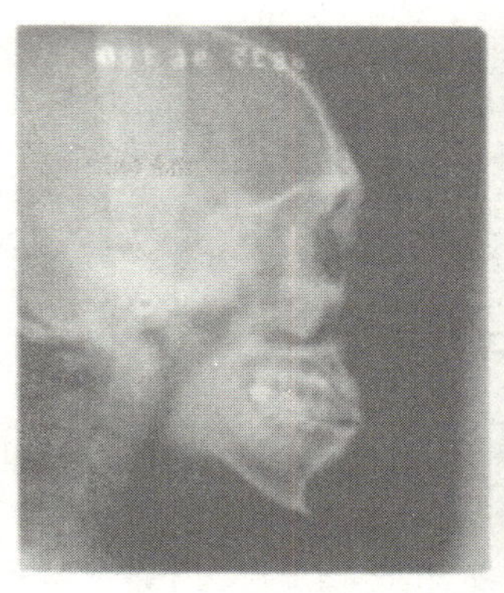
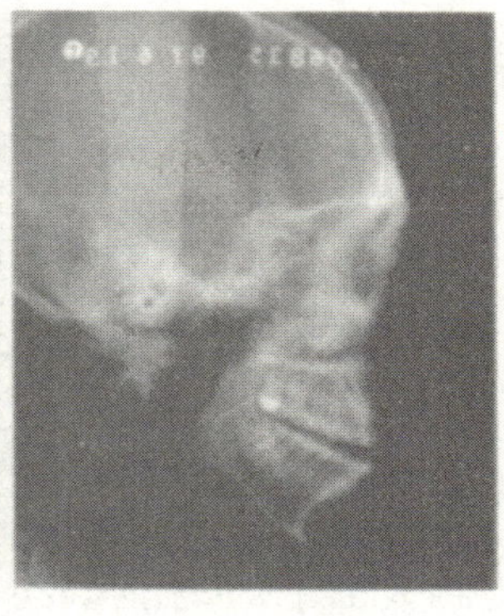

图 17－61　上气道在戴用口腔矫治器后扩张影像

下颌定位是产生疗效的来源，北京大学口腔医学院的下颌定位标准为：下颌在䍚平面投影的前移量为 5.5±1.7mm，下切牙垂直打开 6.9±2.8mm；戴入矫治器后，上下切牙略成反覆盖关系（－0.8±2.6mm），切牙间开䍚约－3.9±1.7mm；并且，建议下颌前伸的数量为患者下颌最大前伸量的 68%左右。

5.矫治器的疗效　口腔矫治器治疗 SAHS 疗效肯定，患者的主观症状和客观检查指标均可明显改善。

主观有效率指患者自感打鼾、憋气、嗜睡、头痛等症状明显好转；一般报道为有效率 90%以上。口腔矫治器止鼾效果公认较好。

客观有效率评定标准为治疗后经睡眠监测 AHI 或 RDI 指数较治疗前降低 50%或降至 5 次/h 以下；目前一般报道为有效率 80%以上。中轻度 OSAHS 患者效果较好。典型的多导睡眠监测研究显示口腔矫治器可将 AHI 由 50.64±22.97 次/h 减小到 7.53±6.44 次/h，最低血氧饱和度由 69.12%±17.24%提升到 85.00%±7.58%。在国际近期一系列前瞻性随机对照试验中，54%～84%的患者有超过 50%的 AHI 值下降，且 51%～82%的患者治疗后 AHI 值小于 10 次/h。

6.长期追踪和安全性　在所有 SAHS 的治疗方法里，口腔矫治器基本上属于最为舒适、副作用少而轻微的一种。短暂的不适可能有：唾液分泌增加，晨起时牙齿和(或)脸颊一过性酸胀，颞下颌关节不适，局部牙龈或粘膜压痛等。

有关口腔矫治器对颅面、上气道及咬合关系影响的 5 年以上的追踪报道显示，部分患者出现轻微的覆䍚变浅、覆盖变小、下颌轻微后旋、前下面高轻微增加的改变。有个案报道戴用口腔矫治器发生轻度开䍚、局部咬合关系不良等。故制作口腔矫治器时建议覆盖全部䍚面。

7.适应证和禁忌证　1995 年美国睡眠医学学会公布的指南中，口腔矫治器被肯定为单纯性鼾症和轻度睡眠呼吸障碍的首选疗法，以及其他治疗方法失败时中重度患者的替代疗法。口腔矫治器适宜范围广，对阻塞好发处从腭咽到舌咽都有明显扩张；且安全可逆、经济舒适、携带方便；单独使用亦可配合其它多种治疗手段使用。

然而口腔矫治器需要牙齿固位，严重牙周病患者、严重牙列缺失患者不适宜(有建议上下颌至少要有 8 颗支抗牙齿)；由于矫治器产生下颌移位，重度颞下颌关节紊乱患者(下颌前伸度至少在 5mm 以上)、安氏Ⅲ类患者不适宜；矫治器还可能造成轻度咬合改变，治疗前切牙对刃患者不适宜。

（刘东）

第十八章　口腔修复

第一节　全口义齿

一、概述

传统的全口义齿是由人工牙和基托两部分所组成，全口义齿靠义齿基托与黏膜紧密贴合所产生的附着力、内聚力及边缘封闭产生的大气压力固位，在平衡𬌗的理论指导下修复牙列缺失患者失去的解剖形态及功能的一种黏膜支持式的可摘义齿。

全口义齿是建立在没有余留牙可以利用的上下颌口腔黏膜上，没有特殊的材料及理论支持常不能达到理想的修复效果，因此，在历史上出现的较晚。早期的全口义齿是在17世纪，人们用木块雕刻而成。随着材料学的发展及人类对口腔相关系统的全面认识，𬌗架的发明与改进，全口义齿基本理论、制作步骤和方法逐渐趋于完善，但是普遍看来，受设备、材料、技术、患者口腔条件的限制，全口义齿的修复效果还不尽如人意，因此，也导致不少临床医生对此类修复产生了畏难情绪。近年来，随着种植义齿、覆盖义齿、CAD/CAM技术、软衬材料的深入研究，传统的全口义齿修复，也因此迎来了新的曙光，但是全口义齿制作仍然是一类技术要求高、难度大、患者满意率低的工作。如何将新的材料、新的技术最大限度地在全口义齿修复中发挥作用，受患者自身条件或经济条件的限制，在无法应用新材料、新技术时又如何在传统全口义齿修复理念的支持下完成修复，诸如此类问题仍然困扰着很多不愿接诊全口义齿修复的口腔科医生。本章从全面阐述全口义齿制作的关键细节入手，纠正一些理念或操作上的不尽合理之处，使全口义齿制作变得有规律可循、有标准可依，让每一步操作都有意义，而不是单纯的照猫画虎。

制作全口义齿需要的步骤很多，制作比较复杂，有技术含量高、修复难度大、初学者不易掌握等特点。其主要修复过程及工艺流程有以下几个方面。

①详细了解、检查患者牙列缺失情况，做出初步诊断和修复治疗计划。

②获得精确的口腔组织形态的模型。

③垂直距离与正中关系位的确定，做好颌位关系记录。

④上𬌗架并转移颌位关系。

⑤人工牙的选择与排列，调整平衡𬌗。

⑥在患者口腔中试戴义齿蜡型，进一步调整咬合。

⑦义齿制作完成。

⑧初戴义齿，选磨调𬌗并作戴牙指导。

每一步都非常关键，而且义齿的设计制作应该说从与患者的初次接触时便已开始，我们在本章中也正是从这一刻开始阐述全口义齿设计制作的几个关键步骤。

(一)全口义齿应用范围的扩大

传统的全口义齿的修复对象是牙列缺失的患者，是为无牙颌患者解决全部天然牙的缺失和部分软、硬组织吸收与改变的问题，完成符合患者解剖生理要求的全牙列重建，专门针对无牙颌患者的一类修复体，但是近年来随着牙体保存学的发展、牙周病治疗的进步及新的固位式附着体的出现，使残根在全口义齿的固位及支持方式的突破上发挥了巨大作用，因此，对于无牙颌前期口腔内尚预留残根的患者，医生一定要审慎对待，尽可能保留以维持牙槽骨高度和牙周本体感受器，在改进全口义齿支持和固位的同时，也提高了义齿咀嚼功能的恢复效果。可以看出，全口义齿的修复范围已不仅仅是无牙颌患者，残根的合理保留与利用在更大限度的发挥全口义齿功能的同时，也延长了患者进入无牙颌的时间，对患者心理、生理都起到了重要的作用。对于残根的保留标准、应用设计可以参照覆盖义齿中覆盖基牙的保留与应用原则。

（二）全口义齿修复中新思路

传统意义的全口义齿修复理论与技术虽然已经比较成熟，但传统的全口义齿固位一直是难以逾越的困难，尤其是对于下颌，如何在对接诊患者做出修复后效果判断的同时，利用新材料、新技术克服影响固位不利因素是全口义齿修复制胜的关键，而种植技术、软衬材料等新材料、新技术都应是全口义齿修复前所要想到的，不能完全拘泥于常规的设计。科学的理论与检查手段使诊断更准确真实，治疗计划更合理；硅橡胶印模材料能获取完美的工作模型；各种多功能殆架的出现，能更好地仿效口腔生理性、功能性运功，方便了排牙与殆平衡的获得；多层复色硬质复合树脂牙，使人工牙更加美观、耐用。时代在前进，人们的认知水平也在不断提高，对全口义齿的新认识、新理论、新的修复技术与方法也不断出现。根据生理解剖关系排牙，“中性区”的理论与应用，牙槽突增宽、增高成形术，种植全口义齿，磁辅助固位，精密附着体全口义齿、计算机辅助设计与制作（CAD/CAM）技术的深入研究等都使全口义齿修复进入了一个更加广阔的领域，这就要求口腔科医生必须与时俱进，善于学习，并善于将新理念代入全口义齿修复设计与制作中，以达到更完美的修复效果。

二、全口义齿修复的生理基础

（一）无牙颌患者组织改变对全口义齿修复的意义

无牙颌是指牙列缺失的上、下颌。牙列缺失后，因为口腔软硬组织缺乏正常的功能刺激，会出现一些改变，这些变化与全口义齿的修复有密切关系。当牙缺失后，上、下颌骨的改变主要是牙槽嵴的萎缩。牙缺失后，牙槽突逐渐吸收形成牙槽嵴，随着牙槽嵴的吸收，上、下颌骨逐渐失去原有形状和大小。牙槽嵴的吸收速度与缺失牙的原因、时间及骨质致密程度有关。牙周病引起的牙列缺失往往在初期牙槽嵴吸收就很明显，龋病、根尖固病引起的个别牙拔除/牙缺失，往往根据病程持续时间长短、拔牙难易程度不同，造成缺牙局部的牙槽嵴萎缩程度不同。牙槽嵴的吸收速度在牙缺失后前 3 个月（即伤口愈合期）最快，大约 6 个月后吸收速度显著下降，拔牙后 2 年吸收速度趋于稳定。然而，剩余牙槽嵴的吸收将终生持续，一般稳定在每年约 0.5mm 的水平。牙槽嵴吸收多少与骨质致密度直接有关，上颌牙槽嵴吸收的方向呈向上向内，下颌牙槽嵴的吸收方向是向下前和向外，从总的趋势看，上、下颌前牙区吸收比较明显，尔后牙区、上颌结节、下颌磨牙后垫的改变最少。牙槽嵴的持续吸收不仅与患者全身健康状态和骨质代谢状况有关，而且与修复义齿与否及修复效果好坏有关。由于牙槽嵴的不断吸收，与之相关联的软组织也发生相应的位置变化，如附着在颌骨周围的唇颊系带与牙槽嵴顶的距离变短，甚至与嵴顶平齐，唇颊沟及舌沟间隙变浅，致使口腔前庭与口腔本部无明显界限。唇颊部因失去硬组织的支持，向内凹陷，上唇丰满度丧失，面部皱褶增加，鼻唇沟加深，口角下陷，面下1/3距离变短，面容明显呈衰老状。由于肌张力平衡遭到破坏，失去正常的张力和弹性，易导致疼痛和压伤。由于牙列缺失，舌失去牙的限制，因而伸展扩大，如久不做全口义齿修复，不但可造成舌形态的改变和功能失常，且可导致舌与颊部内陷的软组织接触，使整个口腔为舌所充满，有的患者还出现味觉异常和口干等症状。牙列缺失后，由于失去天然牙咬合的支持与限制，颌间距离变短，髁状突可发生移位，咀嚼肌失去正常张力，改变了下颌的正常生理位置，可导致耳鸣、关节弹响、疼痛、开闭口运动异常等症状，严重的会引起颞下颌关节疾病。

了解了以上这些变化，我们应该将其应用于实际工作中。

1.通过问诊明确患者造成牙列缺失的原因，以便判断出患者牙槽嵴的骨缺失量，同时根据上下颌骨不同部位骨缺失的特点，帮助我们判断“中性区”的位置，以便更好地发挥患者自身口周肌肉对义齿快速适应能力，增加修复成功率。

2.通过了解无牙颌患者软组织及颞下颌关节的变化规律，不仅可以在初次与患者的交流过程中通过增加对患者痛苦的了解，更快地获得患者的认同与接受，而且可以把周围组织修复后症状的改善程度作为全口义齿修复后效果判定的指标。

3.牙列缺失后骨组织变化也是我们进行全口义齿修复时机、重衬时机、再修复时机选择的生理基础，因此，牙列缺失患者一般要求在拔牙后3～6个月尽快进行全口义齿修复，全口义齿修复后2年要考虑重衬，全口义齿戴用7年左右要考虑更换。

（二）无牙颌解剖结构与标志在全口义齿修复中的意义

1.重要解剖标志

（1）口腔前庭：唇系带、颊系带、颧突、上颌结节、颊侧翼缘区、远中颊角区。

（2）口腔本部：切牙乳突、腭皱、上颌硬区、腭小凹、颤动线、腭穹窿、翼上颌切迹、舌系带、舌下腺、下颌隆突、下颌舌骨嵴、舌侧翼缘区、磨牙后垫。

2.无牙颌分区　无牙颌各部分的组织结构是不同的，要利用其解剖生理特点，使患者戴全口义齿后能够发挥其咀嚼功能。根据无牙颌的组织和全口义齿的关系，将无牙颌分成四个区，即主承托区、副承托区、边缘封闭区和缓冲区。

（1）主承托区：主承托区是指垂直于𬌗力受力方向的区域，包括后牙区牙槽嵴顶、腭部穹窿区、颊棚区等区域，该区域通常不易出现骨吸收。此区的骨组织上被覆着高度角化的复层鳞状上皮，其下有致密的黏膜下层所附着，此区能承担咀嚼压力，抵抗义齿基托的碰撞而不致造成组织的创伤。义齿基托与主承托区黏膜应紧密贴合。

（2）副承托区：副承托区是指与𬌗力受力方向成角度的区域。包括上下颌前牙区牙槽嵴顶、上下颌牙槽嵴顶的唇、颊和舌腭侧（不包括硬区）。副承托区与主承托区之间无明显界限。此区骨面有黏膜、黏膜下层、脂肪和腺体组织，下颌还有肌附着点和疏松的黏膜下组织。副承托区支持力较差，不能承受较大的压力，只能协助主承托区承担咀嚼压力，义齿基托与副承托区黏膜也应紧密贴合。

（3）边缘封闭区：边缘封闭区是义齿边缘接触的软组织部分，如黏膜皱襞、系带附着部、上颌后堤区和下颌磨牙后垫。此区有大量疏松结缔组织，不能承受咀嚼压力。但是这些组织可以紧密地与义齿边缘贴合，防止空气进入基托与组织之间，产生良好的边缘封闭作用，从而形成负压和二者之间的吸附力，保证义齿固位。为了增加上颌义齿后缘的封闭作用，可借组织的可让性制作后堤，对组织稍加压力，形成完整的封闭作用。

(4)缓冲区:缓冲区主要指无牙颌的上颌隆突、颧突、上颌结节的颊侧、切牙乳突、下颌隆突、下颌舌骨嵴以及牙槽嵴上的骨尖、骨棱等部位,表面覆盖很薄的黏膜,不能承受咀嚼压力。应将上述各部分的义齿基托组织面的相应部位做缓冲处理,以免组织受压产生疼痛。

3. 义齿结构与相邻组织的关系　全口义齿由人工牙和基托两部分组成。它在无牙颌的义齿间隙内发挥功能,表面结构有组织面、咬合面、磨光面和义齿边缘。

义齿间隙是在口腔内容纳义齿的潜在空间。义齿间隙是天然牙列所占据的空间,又称其为中性区,指义齿和周围软组织处于平衡的区域。要通过调整义齿基托厚度和范围使全口义齿充满在这个间隙内,以恢复患者由于缺牙造成的面容改变,同时又不妨碍唇颊舌肌的正常活动。义齿有 3 个表面,对义齿的稳定和舒适有很大的影响。

(1)组织面:组织面是义齿基托与口腔黏膜组织接触的面,必须与口腔黏膜组织紧密贴合,二者之间才能形成大气负压和吸附力,使全口义齿在口腔中获得固位。

(2)咬合面:咬合面是上、下颌人工牙咬合接触的面。在咬合时,咀嚼肌所产生的咬合力量通过人工牙咬合面传递到基托组织面所接触的口腔支持组织上。咬合力应均匀分布在支持组织上,从而使义齿有良好的固位。为了使全口义齿在口内稳定,要求基托组织面与支持组织密合,上、下颌人工牙之间要紧密接触,在非正中𬌗时要有平衡𬌗,这都是为了垂直方向的力量施加在义齿上,使义齿能够保持稳定。

(3)磨光面:磨光面是指义齿与唇颊和舌肌接触的部分。磨光面的外形是由不同的斜面构成的,磨光面的倾斜度、义齿周围边缘的宽度和人工牙的颊舌位置正常时,舌和颊才有帮助义齿固位和稳定的作用。义齿磨光面与水平力量有关,是使义齿保持稳定固位的表面,口内舌与口外的唇颊肌力量经常处于平衡状态,如果磨光面倾斜度不合适,则肌肉所加的不是水平稳定力量,可使义齿脱位和不稳定。

三、全口义齿的固位和稳定

(一)全口义齿的固位原理

全口义齿能附着在上、下颌骨上是由于大气压力和吸附力等物理作用的结果。

1. 大气压力　根据物理学原理,当两个物体之间产生负压,而周围空气不能进入时,外界的大气压力将两个物体紧压在一起,只有在使用一定的力量破坏了负压之后,才能将两个物体分开。全口义齿基托边缘与周围的软组织始终保持紧密的接触,形成良好的边缘封闭,使空气不能进入基托与黏膜之间,在基托黏膜之间形成负压,在大气压力作用下,基托和组织密贴而使义齿获得固位。没有良好的边缘封闭就无大气压力作用可言。全口义齿脱位,也首先要破坏边缘封闭,使空气进入基托与黏膜之间,才能使义齿脱位。大气压力在全口义齿固位中有重要作用。Skinner 等人(1953 年)发现,无边缘封闭时基托的固位力大幅度减低,有边缘封闭的义齿其固位力约是无边缘封闭义齿固位力的 10 倍。因此,基托边缘封闭越好,则大气压力的作用越强。基托受到的大气压力与基托面积的大小有关,基托面积越大,义齿上受到的大气压力的总和越大,则固位就越好。

2. 吸附力　吸附力是两种物体分子之间相互的吸引力,包括附着力和黏着力。附着力是指不同分子之间的吸引力。黏着力是指同分子之间的内聚力。全口义齿的基托组织面和黏膜紧密贴合,其间有一薄层的唾液,基托组织面与唾液,唾液与黏膜之间产生附着力,唾液本身分子之间产生黏着力(内聚力),而使全口义齿获得固位。吸附力的大小与基托和黏膜之间的接触面积和密合程度有关。接触面积越大、越密合，其吸附力也就越大。吸附力的大小也与唾液的质和量有关，如果唾液的黏稠度高，流动性小，可以加强附着力和黏着力，从而增强了义齿的固位。相反，如果唾液的黏稠度低，流动性大，则可减低固位作用。但唾液过于黏稠时，唾液不易压缩成一薄膜反而也不好。唾液分泌量少时，患者口腔干燥，义齿固位困难，并且口腔组织易受刺激，因而产生疼痛和炎症。

（二）影响全口义齿固位的相关因素

患者的口腔解剖形态，唾液的质和量，基托面积大小、边缘伸展等因素均与义齿固位有关。

1.颌骨的解剖形态　根据固位原理，吸附力、大气压力等固位力的大小与基托面积大小成正比，颌骨的解剖形态直接影响到基托面积。因此，颌弓宽大，牙槽嵴高而宽，腭穹窿高而深，系带附着距离牙槽嵴顶较远，则基托面积大，固位作用好。反之，如颌弓窄小，牙槽嵴吸收后低平而窄，腭穹窿平坦，系带附着距离牙槽嵴顶近，则义齿基托面积小，固位作用差。

2.口腔黏膜的性质　如黏膜的厚度适宜，有一定的弹性和韧性，则基托组织面与黏膜易于密合，边缘也易于获得良好封闭，有利于义齿固位。反之，如黏膜过薄，没有弹性，则基托组织面不易贴合，边缘封闭差，义齿固位也差，并容易产生压痛。覆盖在硬腭和牙槽嵴上的黏膜致密，并紧密地附着在下面的骨质上有利于对义齿的支持。在唇、颊、舌沟处的黏膜，因含有疏松的黏膜下层组织，义齿边缘伸展到移行皱襞，容易获得良好的边缘封闭，也有利于义齿的固位。

3.基托的边缘　基托边缘伸展范围、厚薄和形状，对于义齿的固位非常重要。在不妨碍周围组织正常活动的情况下，基托边缘应尽量伸展，并与移行黏膜皱襞保持紧密接触，获得良好的封闭作用，以对抗义齿的脱位。

在上颌，基托唇颊边缘应伸展到唇颊沟内。在唇、颊系带处的基托边缘应做成切迹，以免妨碍系带的活动。在上颌结节的颊侧颊间隙处，基托边缘应伸展到颊间隙内，以利固位。基托后缘应止于硬软腭交界处的软腭上，此区黏膜组织有弹性，基托边缘可在此区稍加压，可以加强义齿后缘的封闭作用，防止空气进入基托与组织之间，破坏负压状态。义齿后缘两侧应伸展到翼上颌切迹。在下颌，基托的唇颊边缘应伸展到唇颊沟内，舌侧边缘应伸展到口底。唇、颊、舌系带处边缘应做成切迹。基托后缘应盖过磨牙后垫的1/2或全部，义齿基托边缘应圆钝，与黏膜皱襞紧密接触，以获得良好的边缘封闭。

4.唾液的质和量　唾液的黏稠度高，流动性小，可加强义齿的固位。如果唾液的黏稠度低、流动性大，则减低义齿的固位。唾液分泌量也不宜过多过少，帕金森病患者，由于共济失调，吞咽功能差，口底往往积存大量唾液，影响下颌全口义齿固位。口腔干燥症者，唾液分泌量极少，义齿固位也有困难。

（三）影响全口义齿稳定的相关因素

全口义齿有了良好的固位，并不能保证在行使功能如咀嚼、说话时不脱落，任何在义齿磨光面和咬合面上的不利因素，均会使义齿受到水平或侧向力而发生移位或翘动，从而破坏边缘封闭，使义齿脱位。理想的义齿稳定要求周围组织提供抵抗水平脱位的力量。义齿的不稳定是由于人工牙的位置、磨光面的外形与唇颊舌肌功能不协调所产生的水平力量而引起。因此，需从排牙、咬合关系、磨光面形态上注意，使其与唇、颊、舌肌功能运动相协调。

1.良好的咬合关系　正常人正中咬合时，由于有上、下颌自然牙列尖窝交错面的扣锁作用,下颌对上颌的位置关系是恒定的,而且很容易重复。全口义齿戴在无牙颌患者口内时,上、下人工牙列的扣锁关系也应符合该患者上、下颌的位置关系。而且上、下牙列间要有均匀广泛的接触。只有这样,咬合力才能有助于义齿的固位。如果义齿的咬合关系与患者上、下颌的颌位关系不一致或上、下人工牙列间的咬合有早接触,患者在咬合时,不但不会加强义齿的固位,还会出现义齿翘动,以致造成义齿脱位。因此,制作全口义齿时,确定颌位关系极其重要。

2. 合理的排牙　自然牙列的位置处于唇颊肌向内的力与舌肌向外的力大体相当的部位。如果全口义齿的人工牙列也排在原自然牙列的位置,人工牙就不会受到唇、颊、舌肌的侧向推力,有利于义齿的固位。如果排牙明显偏向唇、颊,或偏向舌侧,唇、颊肌或舌运动时,就很容易破坏义齿的稳定。

自然牙列完整的人,舌体受到牙列的限制,不会向外扩展。牙列缺失后,有的患者舌体变大,人工牙列也应相应地修整,否则舌体的运动将推动义齿向唇颊侧移动、脱位。全口义齿的人工牙应按一定的规律排列,形成合适的补偿曲线、横𬌗曲线。上、下颌作正中咬合时,𬌗面应均匀广泛地接触,前伸、侧向运动时,应达到平衡𬌗,才能有利于义齿的稳定。如果正中咬合有早接触,前伸、侧方𬌗未达到平衡𬌗,会使义齿在咀嚼时翘动,造成脱位。

3. 理想的基托磨光面形态　义齿在口腔中的位置,应在唇、颊肌与舌肌内外力量相互抵消的区域。在行使功能的过程中,如咀嚼、说话、吞咽等动作时,唇、颊、舌肌及口底组织都参与活动,各肌收缩的力量大小和方向多不相同。为争取获得有利于义齿稳定的肌力和尽量减少不利的力量,需制作良好的磨光面形态。一般基托磨光面应呈凹面,唇、颊、舌肌作用在基托上时,能对义齿形成挟持力,使义齿更加稳定,如果磨光面呈凸形,唇、颊、舌肌运动时,将对义齿造成脱位力,破坏义齿固位。

全口义齿的固位和稳定经常是相互影响的。固位和稳定作用在临床上常常难以区分,二者缺一不可。固位力强可以弥补稳定的不足,而牙槽嵴萎缩等解剖因素造成的固位差,又可通过改进磨光面、咬合面形态而弥补。因此,良好的固位和稳定是全口义齿修复成功的基本要素。

四、全口义齿修复难点及关键解析

(一)精确模型的获得

众所周知,义齿基托范围越宽,义齿固位越好。所以印模的制取不仅仅是被动地得到一个印模,而应根据我们的目的主动地获取,从而保证基托范围尽可能扩大。当然,随意扩大基托范围也是不合适的。义齿基托边缘在可能延长的部位应适当伸展,而在不需延长的部位应加以限制。要制取合适的印模,首要的是了解基托要做成什么样,其次应根据心中形象制取印模。

当牙槽嵴条件不理想时,有些口腔科医生或许会说:“只有在制取了印模后,牙槽嵴的情况才能掌握,义齿的边缘才能知道是什么样。”然而,在制取印模前,如不能搞清印模的轮廓,将不能制做出成功的义齿。这就如同在作战前就承认失败一样。

1. 初印模制取　当用成品托盘制取初印模时,应制取初步的但却最大限度伸展的印模,以便包括所有的解剖标志。应该用藻酸盐印模材料制取初印模,因为它操作简单,凝固时间短,患者更舒适一些;另外,由于它柔软,不会使软组织变形。然而,为了将周围组织推开到一定程度，以利于获得牙槽嵴的解剖形态，在调拌时必须加入比一般比例少的水，以使藻酸盐印模材料更硬或更稠。

当印模材料为藻酸盐时，通常选择成品的无牙颌托盘；但是在使用印模膏时，最好选择大不列颠合金的无牙颌托盘，这种托盘可以通过修剪及弯曲作适当调整以适应复杂的牙槽嵴，而且它有一定的强度，容易清洗，托盘边缘的不足可以添加多用蜡来调整。在牙槽嵴严重吸收且外形相当复杂的情况下，常常先用印模膏取初步的印模，然后将印模内表面去除 1～2mm。这将作为藻酸盐的初印模托盘。

2. 个别托盘的制作　在按照心中的全口义齿的形象制取印模的过程中，如果托盘使舌、颊、唇及口底发生变形，不可能制取合适的印模；成品托盘用于各种类型的牙槽嵴，但它可能并不适于每一个病例。因此，用成品托盘不可能制取精确的印模。

首先用成品托盘制取初印模，然后用牙科人造石制取初模型，在此模型上制作适合具体患者的托盘，称为个别托盘。自凝丙烯酸树脂被广泛用来制作个别托盘，因为它在印模制取过程中不会由于口内温度高而变形，而且有一定的强度及良好的加工性能。

3. 取终印模的要点

(1)终印模材料不宜太稠、太多。材料用量合适，托盘容易就位，材料结固后易形成薄而均匀的一层，各部位的压力均匀一致，印模准确。印模材料过多，不易完全就位，材料结固后形成很厚的一层，各部位所受的压力不够，也不均匀，就失去了使用个别托盘的意义。而且由于印模材料过厚，边缘缺少托盘的支撑，灌注模型时很容易变形，将会影响全口义齿的边缘封闭。

(2)先用食指取少量调拌好的印模材料填到上颌结节的颊侧倒凹区。盛印模材料的托盘放入口内时，拉起上(下)唇，将托盘的唇系带切迹对准唇系带，然后均匀缓慢加压，托盘会顺势进入正确的位置，估计托盘与牙槽嵴之间约有 1mm 的距离时固定托盘。如果不是缓慢加压，托盘会出现前后或左右方向的偏斜或倾斜，致使各部位的印模材料厚薄不均匀，常常出现某些部位印模材料过薄甚至暴露出托盘的组织面，影响印模的准确。加压时后部先加压，逐渐向后上加压，使印模材料受压由后向前、向周边和减压孔流动、溢出，避免流向咽部产生恶心、咳嗽形成气泡。

(3)一手固定托盘，另一手迅速做肌功能修整，然后两手交换操作。下颌可先作舌的肌功能修整，后作唇颊侧修整。

(4)此法取模时，印模与组织间非常密合，吸力大，不易取下。可在印模材料结固后，用棉球蘸水从唇颊侧注入印模与黏膜之拉开口颊，轻翘托盘柄使托盘后缘进入空气，印模即可顺利取出若强行拉下会使印模变形。取托盘时，不应以前部牙槽嵴顶为支点，翘动托盘。

4. 灌注模型的方法及要求

(1)模型材料的选择：目前使用的模型材料常为熟石膏、人造石(硬石膏)、超硬石膏(超硬人造石膏)。石膏膨胀率为 0.2%～0.4%，强度达 12MPa。人造石的膨胀率为 0.1%～0.2%，强度大，为 21～35MPa，可保证模型的准确性和强度。如果制作金属基托的全口义齿，最好选用超硬石膏，膨胀率为 0.085%，强度可达 50～100MPa。为了减少石膏的膨胀，还可使用抗膨胀液调拌人造石，其成分为 4%K_2SO_4，0.4%～1%硼砂，95%水。使用抗膨胀液会加快模型材料的结固时间，故应抓紧操作时间。

(2)灌模方法

1)围模灌注法：如果印模的边缘形态没有被精确地转移到模型上，全部的印模制取过程将没有任何意义。利用成盒型蜡板将终印模围起来，然后灌注模型材料，形成模型。此方法形成的模型主要优点是模型厚度适宜、外形整齐等。正确地制作印模围框是根本。

操作方法：①在印模的周缘下约 2mm 处黏着一条约 5mm 宽的蜡棍，而下颌印模的舌侧边缘间可用蜡板封闭空隙。②沿蜡棍外面及印模后缘围绕一层成盒型蜡板，蜡板与蜡棍之间溶蜡黏着，要求围板上缘至印模最高处的距离不少于 10mm，围板下缘应超过实体的𬌗平面。③灌注模型材料：印模上如有黏稠唾液应用水冲净。将调好的石膏或人造石堆放少量于印模最高处，通过轻微震动帮助模型材料流动，边加材料、边震动，直到灌满为止。如使用震动器，更有利于加速模型材料流动和防止气泡产生。

2)一般灌注法：终印模完成后，用清水冲去印模表面唾液。橡皮碗内加清水或抗膨胀液适量，按水、粉比加入模型材料，用调拌刀搅拌均匀。先在振荡器上振荡排除气泡，再一手拿印模托盘柄，将托盘紧靠在模型振荡器上，另一手拿橡皮碗或调拌刀将模型材料注入印模组织面的高处逐渐流向凹陷处以排除气泡。灌模时，应注意将模型材料包过印模边缘以形成有黏膜反折线的模型。初凝后，再调适量石膏，形成模型的底座。材料完全结固后可脱模，用模型修整器修整。

(3)模型的要求

1)模型应完整无缺，表面清晰，尤其是黏膜反折线和系带处。

2)模型边缘宽度以 3～5mm 为宜，模型最薄处不能少于 10mm。上颌模型后缘应在腭小凹后不少于 2mm，下颌模型在自其磨牙后垫自其前缘起不少于 10mm。

3)模型修整后底面要平，底座部分高度应为工作部分的 1/2。

(4)模型的设计：由于模型是由牙科人造石制作，它不能体现黏膜的厚度或弹性情况，所以要进行口内检查并将其情况记录在模型上，然后制订计划并进行相应处理；只有做完这些之后，模型才成为具有生命力的“动态模型”。因此，模型的设计包括以下方面。

1)标记基托边缘线：用红铅笔沿模型唇颊侧黏膜反折线画出基托边缘线，上颌后界在腭小凹后 2mm，下颌后界在磨牙后垫的前 1/2 处。

2)后堤区处理：在两侧翼上颌切迹间画一连线为后堤沟的后缘，其中部应通过腭小凹后 2mm。用雕刻刀沿此线刻沟，深约 2mm，最宽处 4～5mm，然后向前及向两侧扩展并逐渐变浅、变窄形成弓形后堤区。后堤区的深浅和范围常因人而异，可根据基托后缘线前 5mm 内黏膜可压入的程度来确定。

3)填倒凹：填倒凹的部位是唇颊舌侧倒凹区、上颌结节和上颌硬区。填倒凹的材料为人造石，其颜色要与模型材料有所区别，以便于识别。先将模型放水中浸泡 5min，取少量人造石加水在橡皮碗中调拌成糊状，用调拌刀将其置于上述部位，再用扁头毛笔蘸水刷去多余的部分并修整糊剂表面形态。根据倒凹的范围和深度掌握糊剂的用量，上颌硬区的表面保持 0.5～1cm 厚度即可。

(二)准确颌位关系的建立

记录颌骨间关系和印模的制取是全口义齿成功的两个重要步骤，但如果要说哪个更重要，应该说颌骨间关系应该被认为更重要。每个口腔科医生都可能会经历过，印模是完美的，以至于上、下颌义齿分别试戴时，义齿很难从牙槽嵴上移动，但当颌骨间关系不正确时，义齿在反复咬合时逐渐变松，以至于最后脱落。相反，即使印模稍有缺陷，义齿固位不好，但当颌骨间关系正确时，适当改善固位，义齿还可以使用一段时间。

如果颌骨间关系不正确，义齿在咬合过程中将移动到彼此咬合状态，这样义齿将从牙槽嵴上脱落。顺便提及，如果牙槽嵴的黏膜是有弹性的，义齿在应用时会弹起以释放合力。幸运的是变形的黏膜由于其黏弹性，恢复是很慢的。所以，如果颌骨间关系正确，义齿在咬合过程中被反复压向黏膜，义齿将固定在黏膜里。因此，义齿基托的固位也将得到维持。

“咬合记录”是记录颌骨间关系的常用词，然而，无牙颌没有牙齿进行咬合，所以咬合的意思是不确切的。说“记录颌骨间关系”是合适的。记录上、下颌关系需要口腔科医生与患者共同寻找下颌三维运动中的一点。它可以通过分别记录下颌对上颌的垂直和水平关系来获得。临床上，采用如下方法完成：首先确定䶮垂直距离，然后在此基础上记录下颌的前后与侧向关系。

颌位关系记录是指用䶮托来确定并记录在患者面部下 1/3 的适宜高度和两侧髁突在下颌关节凹生理位置时的上、下颌位置关系，以便在这个上、下颌骨的位置关系上，用全口义齿来重建无牙颌患者的正中䶮关系。当天然牙列存在时，上、下颌骨的位置关系是由紧密接触的上、下牙列来保持的。有两个稳定的参考位，当上、下牙列接触在一起，前牙呈正常䶮覆盖，后牙䶮面间呈尖窝交错的接触关系，此时的上、下颌关系为最广泛接触位(亦称正中䶮位)。当下颌髁突位于关节凹居中，而周围组织不受限的生理位置时，称正中关系位。有天然牙列的正常䶮者，正中䶮位于正中关系位的前 1mm 的范围内或二位一致。当天然牙列缺失后，随之丧失正中䶮位，下颌没有牙列的支持和牙尖的锁结，会向各种位置移动，常见下颌前伸和面部下 1/3 距离变短。上、下颌关系的唯一稳定参考位是正中关系位。因此，要确定并记录在适宜面下 1/3 高度情况下的关节生理位置。颌位关系记录包括了垂直关系记录和水平关系记录两部分。

1. 垂直颌位关系　确定垂直颌位关系即确定垂直距离。

确定垂直距离的方法有以下几种。

(1)利用息止颌位垂直距离减去息止间隙的方法：在天然牙列存在时，当口腔不咀嚼、不吞咽、不说话时，下颌处于休息的静止状态，上、下牙列自然分开，无䶮接触，叫做息止颌位，此时，上、下牙列间存在的间隙叫做息止䶮间隙。一般息止䶮间隙平均值约 2～3mm，在义齿舱面也应存在这一间隙。因此测量息止䶮位时，鼻底至颏底的距离减去 2～3mm，作为确定垂直距离的数据。

(2)瞳孔至口裂的距离等于垂直距离的方法：两眼平视，将测量的瞳孔至口裂的距离作为确定垂直距离的参考数据。

(3)面部外形观察法：一般天然牙列存在并且咬在正中䶮位时，上、下唇呈自然接触闭合，口裂约呈平直状，口角不下垂，鼻唇沟和颏唇沟的深度适宜，面部下 1/3 与面部的比例是协调的，这种面部外形资料用作确定垂直距离的参考。

上述三种方法需在临床上参考使用，因为确定面部垂直距离不像测量某一物体的实际长度，在皮肤标记点上测量二者之间距离是难以十分精确的，况且息止䶮间隙大小因人而异，瞳孔至口裂距离也并非人人均与鼻底至颏底距离相等。重要的是要结合测量法，详细观察患者的面部外形，是否协调对称，需要医师的工作经验及一定的审美观。如果患者有拔牙前咬合位垂直距离的记录，则可作为无牙颌修复时确定垂直距离较好的参考。

2. 水平颌位关系　确定水平颌位关系是指确定下颌对头部及下颌髁突位于关节凹居中的位置关系即确定正中关系位。此时，两侧髁突位于下颌关节凹的中央，面下 1/3 也处于合适的距离。为无牙颌患者确定正中关系位的方法很多,一般归纳为以下三类。

(1)哥特式弓描记法。

(2)直接咬合法:直接咬合法是指利用𬌗堤及𬌗间记录材料,嘱患者下颌后退并直接咬合在一起的方法。无牙颌患者常有下颌习惯性前伸,需要采取下述方法帮助患者下颌退回正中关系位并咬合在一起。

1)卷舌后舔法:嘱患者将口张小些,舌尖卷向后上舔抵上合托后缘处的蜡球,然后慢慢咬合至合适的垂直距离。当舌卷向后上方舔抵蜡球时,舌向后上方牵拉舌骨。舌骨连带舌骨肌牵拉下颌后退,这样就使髁突处于其生理位置。

2)吞咽咬合法:嘱患者吞咽唾液的同时,咬合至合适的垂直距离,也可以在吞咽过程中,医师以手轻推患者颏部向后,帮助下颌退回生理位置。在吞咽过程中,升颌肌有固定下颌于正中关系位的作用。因此,采用吞咽咬合结合下颌受推力后退,较容易达到下颌处于其生理位置。

3)后牙咬合法:将上𬌗托就位,置两食指于下颌牙槽嵴的第二前磨牙和第一磨牙处,嘱患者轻咬几下,直到患者觉得咬合时能用上力量时,将粘有烤软蜡卷的下𬌗托就位于口中,仍旧先试咬医师食指,食指滑向𬌗堤的颊侧,上、下𬌗托就接触于下颌处于其生理位置。咬合时,颊肌、咬肌、翼内肌同时收缩,牵引下颌向后上方移动,可使髁突回到正中关系位。而且𬌗力在第二前磨牙和第一磨牙处发挥最大时,下颌处于其生理位置。

(3)肌监控仪法:Jankelson 发明的肌监控仪可放出微量直流电,通过贴在耳垂前方上下约 4cm 范围的表面电极作用于三叉神经运动支,使咀嚼肌有节律地收缩,可使肌解除疲劳和紧张,处于自然状况,对于长期全口无牙并有不良咬合习惯者,经过肌监控仪治疗,再用直接咬合法,可使下颌自然地退至生理位置。

直接咬合法操作简单,适用于有经验的医师,但蜡堤需调整到合适的高度,避免某区域口腔黏膜负荷加大,而导致下颌偏斜,同时,由于医师参与推动下颌后退,力量不当会产生不良的后果。由于修复体是在𬌗架上间接制作的,因此,应选择尽可能模仿患者下颌运动的𬌗架,对于全口义齿的制作,当仅记录下颌伸缩运动时,使用带有复杂髁原理的𬌗架是没有意义的,它只能增加工作而没有多少好处。另一方面,普通价格的𬌗架的髁导虽不能适合每个患者,但却复制了大多数患者的下颌运动,因为简单,反而更容易正确使用与掌握。

五、正确的排牙

在全口义齿的制作步骤中,人工牙的排列是最能体现技师技术水平的一个步骤,它不但要求技师掌握足够的专业知识,还需要娴熟的操作技巧,才能完成这一工作。天然牙是靠牙周膜附着于牙槽窝内,按生理解剖和功能的需求,在牙槽弓上排列成一定的弓形,上、下颌牙齿咬合时有正常的尖窝锁结关系。因此,当某一个牙或一侧牙受力时,对其余牙齿不会产生影响。全口义齿与天然牙不同,它是人工牙和义齿基托作为一个整体而共同发挥作用的,人工牙是借基托形成一整体,附着在无牙颌的黏膜表面。当义齿上某一部分受力时,可影响整个义齿,使义齿产生松动或脱位。因此,由人工牙所构成的咬合关系直接左右着义齿的成功与否。一般来说,前牙着重考虑美观与发音功能,而后牙则着重考虑咀嚼功能。通常人工牙的排列必须遵循下述基本原则。

(一)美观原则

全口义齿在改善、恢复丧失功能的同时,也维持了整个口颌系统的平衡乃至全身的健康性平衡，改善了外观和审美性。我们通过将一个良好的全口义齿安装在患者口腔内的这种医疗行为，可以使患者的健康得到改善、恢复，同时也增强了患者对社会生活的自信心，间接地提高了人群对整个社会的贡献。使患者能够享受美味食品、微笑地同他人进行语言交流、健康地生活。一副良好的全口义齿可以恢复患者面部下 1/3 的生理形态，使面下 1/3 与整个面部比例协调，同时还能恢复颜面部的丰满形态，使人表现出健康的容颜，给人以美感。全口义齿的美观主要体现在前牙的排列上，当然后牙的排列也在一定程度上影响着美观。

人种不同，侧面轮廓线的形状也不同，亚洲人的侧面轮廓线多为直面型，人工牙平衡咬合的建立及排列亦应与此相适应。上颌前牙的切缘连线通常与下唇的微笑线相一致，形成向下突起的圆弧。口角与牙齿的位置关系也与颜面部的审美密切相关，颈缘线的一部分过于凸出或高低不平也会破坏左右的平衡，影响美观，排列人工牙前牙时，应注意这一点。

1. 牙弓弧度与䶖堤弓一致　上颌䶖托的䶖堤部分，是临床医生在患者口腔内取得的，它包含了患者本身的审美及功能等诸因素，人工前牙的排列必须以此为基准。而下颌前牙的排列则应以上颌前牙为基准，形成适当的覆盖覆䶖关系。

2. 浅覆盖、浅覆䶖　下颌前牙的排列与发音和䶖平衡关系密切，上、下前牙间不宜排列成过深的覆盖覆䶖关系。其覆盖的程度受到前伸髁导斜度的影响，在不妨碍美观及发音的情况下，可根据前伸髁导斜度的大小决定覆盖的大小。前牙的咬合关系有两种，一种是正中䶖时不接触，非正中䶖时接触；另一种是正中䶖和非正中䶖都保持接触。但多半采用前一种排列方法。当上、下颌弓关系正常时，上、下前牙一般排成轻度覆䶖和覆盖（为 1～3mm）。若上、下颌弓关系异常，必须排成深覆䶖时，则应加大覆盖。

3. 保持唇部丰满度

（1）上前牙唇面至切牙乳头中点的距离唇部的丰满度一般是依赖唇侧基托和上前牙来实现的，上前牙应排列在切牙乳头前方 8～10mm。

（2）年轻人的两侧上颌尖牙顶连线通过切牙乳头中点，而老年人则与切牙乳头后缘平齐。

（3）前牙切缘一般应露出上唇下方 2mm，上唇过长时可与上唇下缘平齐。

4. 体现患者的个性

（1）模仿患者原有真牙排列前牙的排列应尽量近似患者原有真牙，可以参照牙列丧失前的照片进行排列。

（2）根据患者年龄、性格排列不同年龄的人群，其前牙的形态、色泽、颈缘暴露情况都有所不同。一般年长者较年轻人的色泽深，牙齿磨耗重，颈缘暴露更多。

（3）参考患者的意见不同职业、不同经历的人对牙齿的要求也不一样，一般情况下，上前牙排列要在患者的参与下完成。必要时，可以排列成轻度前牙拥挤和扭转，以追求和谐、自然。

（二）功能原则

人类为了维持生存和健康，就必须进食。而进食时没有牙齿的帮助，是不能完成切断、磨碎及吞咽等一系列功能运动的。另一方面，牙齿在人们用语言交流时，可以调节气流的大小，使发音清晰，以便人和人之间的交流。当牙列丧失后，上述诸功能都会受到严重影响，全口义齿就是通过制作代替丧失的天然牙齿的口内人工器官一修复体，来达到恢复因牙齿丧失受到影响的口颌系统诸功能和美观效果。因此，在人工牙排列上要将发挥良好的咀嚼功能放在首位，有效咀嚼和满意咬合是人工后牙的主要功能。

后牙的排列要有最广泛的牙尖接触，尖窝关系要稳定，尽量选择解剖式或半解剖式人工牙，以增加切割能力，扩大接触面积，提高咀嚼效能。同时还要尽量使殆力垂直传递到牙槽嵴顶上，不影响周围的肌肉运动，以保证义齿的稳定。全口义齿在行使功能时具有良好的固位效果和稳定性，因此，人工后牙排列时应遵循一定的原则，只有很好地掌握这些原则，才能制做出发挥良好咀嚼功能，恢复和维持口颌系统的平衡及正常运转，且外观自然和谐的全口义齿。

1. 牙槽嵴顶线原则　上颌后牙的中央窝或舌尖和下颌后牙的颊尖或中央窝，尽可能排在各自的牙槽嵴顶上，才能使殆力通过牙槽嵴顶传导。当用一侧进行咀嚼时，另一侧基托才不会发生翘动，这样就能保证义齿的单侧平衡。如果后牙过于排向牙槽嵴顶颊侧，咀嚼时由于殆力加于颊侧，而牙槽嵴顶形成支点，对侧基托就会发生翘动，这在下颌表现特别明显。如后牙过分偏向牙槽嵴舌侧，虽对义齿稳定有利，但可妨碍舌的活动，也容易使义齿脱位。

2. 牙槽嵴顶间线原则　上、下牙槽嵴顶间的连线称之为牙槽嵴顶间线。上、下颌后牙的人工牙应排列在牙槽嵴顶间线上，这样可以使全口义齿在咀嚼食物时殆力直接传递到牙槽嵴顶上，而不偏向舌侧或颊侧，保证义齿的稳定。但过于拘泥于这一原则的话，则往往会影响义齿修复后的外观或妨碍舌的运动。牙槽嵴顶间线，在前磨牙区通过上颌前磨牙的中央窝和下颌前磨牙的颊尖，在磨牙区通过上颌磨牙的舌侧尖颊斜面中央和下颌磨牙颊尖舌斜面中央。一般来说，下颌牙槽嵴较上颌牙槽嵴狭窄，不利于义齿的固位，因此，在排列下颌人工后牙时，应优先考虑这一原则。

3. "中性区"原则　1933 年 Wilfredfish 提出了"中性区"的概念。天然牙在萌出过程中受到唇颊肌向内的压力和舌肌向外的推力，使天然牙在完全萌出后的位置恰好位于向内和向外的力的平衡区域内。当牙列缺失后，牙列原来所占据的空间便形成了一个潜在的间隙，此间隙为唇、颊肌和舌肌内外作用力的"中性区"。如果将人工牙排列在中性区内，仍可受到唇、颊肌向内和舌肌向外基本处于平衡状态的力，则有利于全口义齿的固位。因此，全口义齿应按"中性区"位置排牙。中性区（或潜在间隙）的具体位置可以根据临床经验或口腔肌功能活动成形法来确定，其基本原则如下：由于无牙颌口腔内的上颌弓前牙区唇侧、后牙区颊侧、下颌弓前牙区唇侧和后牙区舌侧骨吸收较多，而前牙区唇、舌侧骨吸收的量相差不多，因此，排列人工牙时，上、下前牙可排在牙槽嵴的唇侧，上颌后牙可排在牙槽嵴的颊侧少许，下后牙可排在牙槽嵴舌侧少许，而前磨牙则不能偏颊，也不能偏舌，这样才能使人工牙排在原来天然牙所占据的位置，即处于"中性区"内，可受到唇、颊、舌侧较均衡的肌力，有利于义齿的固位。人工牙偏颊、偏舌的距离不能过大，偏离的具体距离常常要视唇、颊的松弛程度、前庭沟的宽窄和舌体的大小而定。由于全口义齿的支持和固位与天然牙完全不同，故在排列人工牙时，要求能符合口腔的解剖生理特点，以达到恢复功能，增进美观，并能保护口腔组织的健康。

4. 咬合平衡原则　在非正中殆运动中，天然牙的上、下牙列间只是一部分牙有咬合接触，而这种咬合关系不会损害整个牙列及口颌系统的健康。但全口义齿则不同，非正中殆运动中如只有一部分牙齿的接触，则会破坏义齿的稳定，使义齿不能发挥良好的功能。因此全口义齿的咬合关系与天然牙列不同，应当具有其独特的特点。这种咬合关系是通过调整人工牙的殆面，使义齿行使功能时，伴随前伸及左、右侧方运动时的牙列位置变化，上、下颌的双侧磨牙仍能保持同时接触，使义齿获得稳定。即在侧方运动时，工作侧下颌磨牙颊尖的颊斜面和上颌磨牙舌尖的舌斜面相接触，非工作侧（平衡侧）下颌磨牙颊尖的舌斜面和上颌磨牙舌尖的颊斜面相接触。在前伸运动时，上颌各人工牙牙尖的远中斜面和下颌各人工牙牙尖的近中斜面相接触。前伸殆位时，只有上、下颌前牙的切缘和两侧最后磨牙牙尖的三点接触关系。

5.其他

(1)殆平面尽量平分颌间距离。殆平面是指人工牙上颌中切牙的切缘与两侧第一磨牙的近中舌尖三点所形成的假想平面。在实际操作中，蜡殆堤平面即代表此殆平面。在一般情况下，人工牙所形成的殆平面应平分颌间距离，而且还应与牙槽嵴接近平行。若殆平面与牙槽嵴不平行，前部低后部高，在咀嚼时，上颌义齿可被推向前。若前部高而后部低，则下颌义齿有被推向前的可能。若遇上颌或下颌牙槽嵴过度吸收时，为了义齿的稳定，可适当调节殆平面的上、下位置，使人工牙排列的殆平面稍向吸收严重的颌骨靠近。

(2)殆平面尽量低于舌侧缘 1～2mm，以免妨碍舌的运动。

(3)下颌后牙功能尖应尽量位于磨牙后垫颊舌缘与下尖牙近中面构成的三角区内。

(4)殆力应集中在颌弓后段的中份。一般来说，牙槽嵴是承受殆力的主要区域。但前牙区牙槽嵴较为窄小，下颌磨牙后垫区的组织又较为松软，都不宜支持较大的殆力。

(5)按照颌弓形状和上、下颌骨关系排牙。排列人工牙时，应使排列成的牙弓形状尽可能与颌弓的形状协调一致，如颌弓为尖圆形，则人工牙所形成的牙弓亦应为尖圆形。上、下颌人工牙的颌关系，亦应根据上、下颌骨的关系排列。若上、下颌骨关系正常，则按正常殆关系排列人工牙，即前牙排成轻度覆殆和覆盖，后牙按中性殆关系排列，即上颌第一磨牙近中颊尖正对下颌第一磨牙近中颊沟，上颌第一磨牙近中舌尖咬在下颌第一磨牙的中央窝内。下颌第一前磨牙的颊尖咬在上颌尖牙与第一前磨牙之间。若上、下颌骨关系异常，则不能按正常颌关系排列，而应根据异常情况进行不同的排牙。

六、义齿磨光面的设计

义齿的磨光面包括唇、颊、舌和腭侧的基托以及除了殆面以外人工牙的外表面，它并不像义齿的其他两个面一组织面和殆面一样被时常提到，其重要性并未被广泛认识，然而磨光面连接人工牙的殆面和义齿的组织面，并与周围组织相关联，如果义齿基托的外形适当并与周围组织如颊、唇和舌的运动相协调，这些肌肉的运动就可被利用来固定义齿，而不会导致义齿脱位。当牙槽嵴条件差时，这种肌肉的运动可以将义齿稳定在原位，其作用比义齿的其他固位因素更重要，因此，磨光面的外形对于下颌义齿的固位具有重大意义。磨光面在蜡型制作时塑形。人工牙的位置和义齿的边缘对其有很大影响，而义齿承托区的印模决定着义齿的边缘，如果人工牙的排列和(或)印模的制取等前期步骤未做好的话，尽管蜡型上费工夫，也难以形成良好的磨光面外形，所以这一步骤工作也是对前期工作质量的检验。

当义齿承受咀嚼压力时，舌、颊肌会施加基托磨光面一定力量，这种力量可能是一种机械助力或是一种不良的斥力，因此，基托磨光面应形成一定固位形，使其与唇、颊肌肉的支持和接触关系协调一致。按照基托固位形的要求，在基托的龈缘和基托边缘之间形成凹面:上颌腭侧向上内，颊侧向上外，下颌舌侧向下内，颊侧向下外。

(一)牙龈塑形

前牙的美观除与人工牙本身的形态和排列有关外，还与龈缘的位置、形态有关。在人工牙的唇、颊面上，应雕出与自然牙相似的龈缘线和牙龈外形。为达到完美的雕刻，技师在操作前需要对患者的年龄、性别以及特殊要求等进行充分了解。

1. 龈缘的位置　龈缘线与牙颈缘线一致，应位于牙冠颈部高低适中的位置，以再现与天然牙相似的外形。同一个人工牙，其龈缘位置的高低，可改变牙冠的长宽比例，龈缘的形态、最高点的位置对牙冠的外形美观也有影响。一般情况下，龈缘最高点多在中线略偏远中处，近中龈缘弧度较小，远中龈缘弧度较大。龈缘弧度向最高点收缩明显时，牙呈尖圆形，这种形态多适合于女性患者，龈缘弧度向最高点收缩不明显者呈方圆形，这种形态多适合于男性患者。老年患者牙龈多有萎缩，在雕刻时，可适当改变整体龈缘线的高度，使牙冠暴露多些。

2. 龈缘的形态　基托向牙冠颈部近颈缘线 0.5mm 处形成逐渐变薄的斜坡；龈缘应薄，紧贴牙颈缘；龈乳突处适当凹陷，形成外展隙。外展隙可增强牙冠的立体感，但不宜过深，否则易滞留食物。龈乳突的长度及其充满牙间隙的丰满度，也应与患者的年龄相协调。

（二）牙根塑形

在基托的唇、颊侧相当于牙根的部位，顺着每个牙齿的自然趋势，形成微微隆起隐约可见的牙根外形。近牙冠处宽且明显，向根尖方向逐渐变细且不明显。在塑形时，应使其似有似无，达到真实的效果，过长或过凸都会显得不自然，也影响磨光效果，甚至可能影响义齿固位。

（三）腭皱襞的塑形

为了符合生理要求，有利于发音，增加真实感，上颌基托的腭侧可模拟中缝和两侧黏膜不规则地凸起，形成腭皱襞，并从前向后形成“S”状隆起，形成腭皱襞可按个人原来的形态，也可用典型的腭皱襞模型复制，还可采用雕刻成型、滴蜡成型的方法制作。腭皱襞处要注意认真打磨抛光。

七、平衡殆的建立

全口义齿的平衡殆是指下颌在正中殆及前伸、侧方运动时，上、下颌相关的牙齿都能同时接触的一种咬合关系。其主要表现在义齿在非正中殆运动时，上、下颌人工牙的殆面间保持有三点或多点的接触关系，使义齿不松动、不脱位。通常平衡殆的形成是在人工牙排列过程中，通过将人工牙排列成一定的咬合曲线或调整上、下颌人工牙的覆盖覆殆关系等来实现的。

平衡殆是全口义齿咬合形式与天然牙列咬合形式的主要区别。天然牙列的后牙在下颌做前伸运动时不一定有接触；侧方运动时，非工作侧的后牙也可能无接触。而全口义齿在下颌做前伸及侧方运动时，则必须保持三点或多点的平衡接触，这是因为当下颌做非正中殆运动时，上、下颌义齿如只有前牙或单侧后牙接触，由于杠杆力量的作用，就会使义齿发生翘动和脱位。全口义齿的人工牙和义齿基托是作为一个整体共同发挥作用的，人工牙借基托形成一个整体，附着在无牙颌的黏膜表面，固定在口腔内，当义齿的某一部分受力时，可影响整个义齿，使义齿产生松动或脱位。

全口义齿的平衡殆，有利于咀嚼功能的完成和无牙颌的保健，平衡殆的有无直接左右着义齿的成功与否，任何一个破坏平衡殆的人工牙早接触或咬合干扰都会使义齿产生翘动乃至脱位，从而使全口义齿不能在口腔内发挥良好的功能，致使义齿基托下的软组织产生压痛，受到损害。因此，人们提出了平衡殆的理论，其中 Cysi 在 1908 年提出的同心圆学说最为著名。Cysi 认为，髁道、切道和牙尖工作斜面同为同心圆上的一段截弧时是为平衡殆，并由此提出了“五因素十定律”。孙廉在“五因素十定律”的平衡咬合理论基础上，结合多年的研究心得，提出了“三因素四定律”的平衡咬合理论。由于这一理论减少了影响咬合平衡的因素，使咬合平衡理论更容易理解和运用。三因素：①髁道斜度。②切道斜度。③平衡斜面斜度。四定律：

①髁道斜度增加，平衡斜面斜度增加。②髁道斜度增加，切导斜度减小。③切道斜度增加，平衡斜面斜度增加。④髁道斜度增加，切道斜度减小或平衡斜面斜度增加。

1. 前伸平衡㕮的调整

(1)上、下前牙切缘接触而后牙无㕮接触，这表明切导斜度过大或牙尖斜度过小，不能适应髁导斜度。在这种情况下，首先考虑增加补偿曲线曲度使牙尖工作斜面斜度加大，来达到平衡接触；其次考虑在不影响美观和功能的原则之下，适当减小前牙的切道斜度。

(2)上、下前牙切缘无接触而后牙有接触时，这表明切导斜度过小或牙尖斜度过大。一般调整后牙的近远中向倾斜度，以减小补偿曲线曲度。

2. 侧向平衡㕮的调整

(1)工作侧早接触而平衡侧无接触时的调整，主要是通过加大横㕮曲线的方法来调整。即加大平衡侧上后牙㕮端的颊向倾斜，相对的下后牙则加大㕮端的舌向倾向。

(2)平衡侧早接触而工作侧无接触时的调整，可用减小横㕮曲线的方法。一般不宜磨改平衡侧牙尖。

八、全口义齿的初戴与维护

为了使患者尽快地适应义齿和发挥义齿功能，医师应帮助患者对使用义齿有正确的认识和了解。如果患者年龄不太大，身体健康状况好，适应能力强，咀嚼功能恢复就快。如患者口腔条件较差，年龄大，身体较弱，对义齿的耐受性和适应能力差，咀嚼功能的恢复较慢。此外，对义齿的保护和使用也很重要。为此，在全口义齿初戴时，应对患者做如下医嘱。

1. 增强使用义齿的信心　帮助患者树立信心，尽量将义齿戴在口中练习使用。初戴义齿时会有异物感，甚至有不会咽唾液、恶心、发音不清等现象。要事先告知患者，这是必经过程，应有足够的思想准备。

2. 纠正不正确的咬合习惯　患者因长期缺牙，或因长期戴用不合适的旧义齿，造成下颌习惯性前伸或偏侧咀嚼，在初戴义齿时，患者常常不容易咬到正确的正中㕮位，而影响义齿的固位和咀嚼功能的恢复。应教会患者练习，做吞咽动作时用后牙咬合的动作。

3. 进食问题　口腔条件差，适应能力差而又有不良咬合习惯的患者，不宜过早戴用义齿咀嚼食物。初戴的前几天，只要求患者练习戴义齿做正中咬合和发音。待习惯后，再用义齿咀嚼食物，开始时先吃软的、小块食物，咀嚼运动要慢，用两侧后牙咀嚼食物，不要用前牙咬碎食物。锻炼一段时间后，再逐渐吃一般食物。

4. 保护口腔组织健康　饭后应摘下义齿，用冷水冲洗或用牙刷刷洗干净后再戴上，以免食物残渣存积在义齿的组织面，刺激口腔黏膜，影响组织健康。睡觉时，应将义齿摘下，浸泡于冷水中，使无牙颌承托区组织能得到适当的休息，有利于组织健康。如由于义齿刺激造成黏膜破损时，应摘下义齿使组织恢复，并及时复诊。切忌患者用砂纸、小刀或玻璃自行盲目刮除基托组织面。

5. 义齿的保护　义齿每天至少应用牙膏彻底刷洗清洁一次，最好能做到每次饭后都刷洗。刷洗时，应特别小心，以免掉落摔坏义齿。

(梁红瑛)

第二节　可摘除义齿

一、口腔预备

（一）牙体预备

1. 调磨基牙和余留牙

(1)磨除过高的牙尖、过陡斜面以及锐边缘嵴，以消除早接触和𬌗干扰。

(2)调磨伸长或下垂的牙，边缘嵴上下交错的牙齿，以改善𬌗平面和𬌗曲线。

(3)调整倒凹的深度和坡度，磨改天然牙轴面过大的倒凹。

(4)缺牙区两侧的牙齿倾斜或移位，形成过大倒凹的，根据就位道方向用柱状金刚砂车针将牙齿邻面预备成平面，消除或减少邻牙邻面倒凹。

2. 预备支托凹　目的是安放𬌗支托，在基牙𬌗面相应的部位做必要的牙体磨除，使𬌗支托就位后不妨碍咬合，并与𬌗面边缘嵴的外形相协调。

预备的原则：

(1)支托凹一般预备在缺隙两侧的近、远中边缘嵴处。

(2)若上下颌牙的咬合过紧或𬌗面牙本质过敏时，不要勉强磨出支托凹，可适当调磨对颌牙。若对颌牙伸长，可适当多磨除对颌牙，少磨基牙。

(3)支托凹的位置尽量利用上、下颌牙咬合状态的天然间隙，也可设在不妨碍咬合接触处。

(4)在保证铸造𬌗支托强度的前提下，尽量少磨牙体组织。

(5)铸造𬌗支托呈三角形或匙形，有一定的长度、宽度、深度，支托凹底与基牙的长轴垂线呈 20°斜面或垂直。

（二）卡环间隙的预备

1. 预备隙卡沟

(1)隙卡沟位于两个相邻牙𬌗面间的𬌗外展隙区。

(2)隙卡沟的预备原则是尽量利用天然牙间隙，少磨牙体组织，必要时可适当调磨对颌牙。

(3)隙卡沟的深度不应破坏邻接点。

(4)隙卡沟的宽度一般为 0.9～1.0mm，呈 U 形，沟低稍平，在颊舌外展隙处应圆钝。

2. 预备卡环间隙。

二、印模和模型

（一）托盘的选择

托盘是承载印模材料在口腔内取得印模的一种器具。取模前要按患者牙弓的大小、形状、缺牙区牙槽嵴的高度、缺牙的数目和部位、印模材料的不同来选择托盘。

用于可摘局部义齿的托盘底为一平面，边缘伸展较长而深。托盘与牙弓内外侧应有 3～4mm 间隙，以容纳印模材料，其翼缘应距黏膜皱襞约 2mm，不妨碍唇、颊和舌的活动。上颌托盘的远中边缘应盖过上颌结节和颤动线，下颌托盘后缘应盖过磨牙后垫区。

（二）印模材料的选择

1.印模材料的种类较多，目前主要采用藻酸盐和硅橡胶印模材料。

2.临床上最常用的是藻酸钾和藻酸钠印模材料。

（三）印模的种类

1.解剖式印模　解剖式印模是在承托义齿的软、硬组织处于静止状态时，所取得的印模，为无压力印模，用稠度较小的印模材料所取得的印模即属于此类。适用于牙支持式和黏膜支持式义齿。

2.功能性印模　功能性印模是在压力下取得的印模，适用于混合支持式义齿。

（四）取印模的方法

1.体位

(1)取印模前首先调整患者的体位和头位。

(2)取下颌印模时，患者的下颌与医师的上臂中份大致相平，张口时下颌牙弓的𬌗平面与地平面平行。

(3)取上颌印模时，其上颌与医师的肘部相平或者稍高，张口时上颌牙弓的𬌗平面与地平面平行。

2.制取解剖式印模法

(1)取上颌印模时，用左手持口镜牵拉患者左侧口角，在倒凹区、较高的颊间隙处、上颌结节区、高穹窿者的硬腭上放适量的印模材料，右手持托盘，以旋转方式从左侧口角斜行旋转放入口内，托盘后部先就位，前部后就位，可使过多的印模材料由前部排出，托盘柄与面中线对准。

(2)印模材料未硬固前，在保持托盘固定不动的条件下完成肌功能修整。

3.制取功能性印模法

(1)先做好义齿鞍基区的个别托盘，托盘的边缘必须离开余留牙，托盘的𬌗方有保持咬合接触的柱状突起物。

(2)托盘组织面垫有一层红蜡片。

(3)去除蜡片，将印模材料衬于托盘内，托盘就位后让患者咬合制取印模。

(4)取出个别托盘，检查后修去多余的印模材，然后将个别托盘连同印模放回到原位不动，取全牙列印模。

4.个别托盘制取印模法

(1)先取初印模灌出初模型，在初模上画出托盘边缘线。

(2)在承托区铺一层蜡片。

(3)用自凝塑料或印模膏制作一个带柄的个别托盘。

(4)去除蜡片后盛印模材料制取印模。

（五）灌注模型

灌模前先检查印模，消毒后用清水冲洗及时灌注模型。灌入人造石膏或石膏时，注意应让石膏从一侧流入印模的牙冠部位，同时要振荡排出气泡。石膏凝固后即可脱模，并对模型的多余部分进行修整。

三、确定颌位关系和上殆架

常用的方法有以下几种：

1. 在模型上利用余留牙确定上下颌牙的殆关系适用于缺牙不多，仅余留牙保持着正常的咬合关系时。

2. 利用蜡殆记录确定上下颌关系用于口内仍有可以保持上下颌垂直关系的后牙，但在模型上较难确定准确的殆关系时。

3. 利用殆堤记录上下颌关系用于单侧或双侧游离端缺失，每侧连续缺失 2 个牙以上，或者上、下牙列所缺牙齿无对颌牙相对者，但仍有余留牙能维持上、下颌的垂直距离时。

4. 上、下牙列的多数牙缺失，无稳定咬合关系时，都利用殆堤确定上、下颌关系，其方法同全口义齿。

四、模型设计和模型预备

（一）观测模型，确定共同就位道

用观测仪观测模型，检查各基牙和组织的倒凹情况，绘出各基牙的观测线，确定义齿的共同就位道。确定就位道的方法有均凹法和调凹法。即将观测台上的模型作某种倾斜，来改变基牙的观测线。共同就位道与模型倾斜方向的关系如下。

1. 模型向后倾斜时，共同就位道由前向后。

2. 模型向前倾斜时，共同就位道由后向前。

3. 模型向左倾斜时，共同就位道由右向左。

4. 模型向右倾斜时，共同就位道由左向右。

（二）义齿设计的最后确定

根据就位道确定原则，确定就位道方向，再按此方向选择好模型的倾斜角度和方向，画出基牙的观测线，然后画出固位体的位置和形态、卡环臂的走向、殆支托的位置和大小等。标出基托伸展范围的边缘线。

（三）预备模型

1. 去除不利倒凹　完成模型设计后，对基牙、余留牙和黏膜组织的不利倒凹进行处理，以保证义齿顺利摘戴。临床上一般用填倒凹法：用染色的石膏对基牙、余留牙和支持组织的不利倒凹进行填补，放回到观测台上，维持原先设计的共同就位道方向检查并修整。

2. 边缘封闭　在模型的后堤区刮除少许石膏，做出边缘封闭区或在边缘区轻轻刻线。

3. 记录定位平面　在石膏模型的颊侧边缘和后缘标定两条相互平行线，做出标记以便将确定好的就位道转移到耐火材料模型上。

各种结构部件颜色的标记用颜色不同的铅笔标记出义齿各结构部件。

五、铸造支架的制作

（一）工作模型的处理

在已完成模型设计的石膏工作模型上，在缺牙区牙槽嵴顶垫蜡，厚 0.5～1.0mm，然后将模型放入水中浸泡 5～10min，取出吸干多余水分，备用。

（二）复制磷酸盐耐火材料模型

1. 复制琼脂阴模　将琼脂切碎熔化后徐徐灌入型盒内，让琼脂灌满稍有溢出时加顶盖板。待琼脂完全冷却凝固后取出工作模型。

2. 灌制磷酸盐耐火材料模型　翻制耐火材料模型的目的是获得能在其上制作蜡型并能在高温下带模铸造的工作模型。其制作方法如下。

按比例称取粉液，调拌均匀，迅速将材料灌满琼脂阴模。按反插法设计主铸道时，应该在灌模前即将浇铸口成型器插入标记部位，约 1h 后，待磷酸盐耐火材料完全凝固后，将其分离，修整模型边缘。

3. 磷酸盐耐火材料模型的表面处理　表面处理的目的是强化模型表面。将耐火材料模型送入干燥箱内烘烤 10min，取出后立即涂布专用强化剂。

（三）带模铸造的支架蜡型制作

1. 在耐火材料模型上的设计　将石膏工作模型放回到观测台上，按照已确定好的标记，将设计转移到耐火材料模型上。

2. 支架蜡型的制作　可用成品蜡件组合法或滴蜡成形法。按设计完成蜡型制作环臂和卡环体呈内扁外圆的半梨形，与基牙密合，连接体及加强网呈扁平状，离开模型 0.5mm 以上，金属和塑料连接处应为直角肩台。

（四）设置铸道

铸道设置有反插铸道、正插铸道、垂直铸道和螺旋单铸道等方式，以前两种铸道最为常用。铸道位置的选择应便于熔金流入铸模腔，除主铸道外还应设分铸道和横铸道。

（五）包埋蜡型

包埋前需要做脱脂和清洁处理以便改善蜡型表面的可湿性，使内包埋材料易于附着，避免包埋时在蜡型表面残留气泡。

常用的包埋材料有以下两类。

1. 硅酸乙酯结合剂包埋材料　采用两次包埋法，国内临床上常采用该材料。

2. 磷酸结合剂包埋材料　一次包埋法在真空包埋机中进行，国外常规采用该法，也可用两次包埋法。

（六）焙烧、铸造

1. 焙烧前先低温烘烤去蜡，铸道口朝下，缓慢升温到 300℃。

2. 待残余蜡挥发完，在 1h 内温度升高到 370～420℃后，在高温电炉中进行焙烧。

3. 铸圈缓慢升温至 900℃，维持 15～20min，将铸圈放入铸造机中完成铸造。

（七）喷砂、打磨

用于清除铸件表面的包埋材料、黏附物和氧化膜。

1. 喷砂过程中，要不断转动铸件，保证均匀冲刷，避免过度磨耗。

2. 打磨是利用磨平器械消除铸件的不平整表面的过程，从粗磨头到细皮轮和绒轮，使表面逐步光滑。

3. 打磨时注意保护卡环臂等凸出部分，防止精细部件变形。

（八）电解、抛光

电解剖光的原理是在电解液中对金属进行阳极电解化学切削，从而获得表面平整光滑的效果。电解时铸件挂在正极上 2～5min 为宜。

（九）铸造支架铸金收缩的补偿

钴铬合金线收缩率高，整铸支架修复件是不规则的几何形态，收缩不均匀，影响整铸支架精度。有些因素比较容易控制，如模型材料、蜡型材料和包埋材料的选择，铸圈的焙烧温度、铸造温度、铸造方式等。在排除这些因素后，我们主要依靠铸模的凝固膨胀、吸湿膨胀和温度膨胀补偿收缩，获得高铸造精度的整铸支架。

六、弯制法制作不锈钢卡环

（一）不锈钢丝卡环

1. 钢丝的型号和直径

磨牙卡环常用直径 0.9mm 或 1.0mm（20 号或 19 号）钢丝，前磨牙则选用直径 0.9mm（20 号）钢丝，前牙多选用直径 0.8mm（21 号）钢丝。

2. 弯制卡环的要求

（1）按设计要求弯制，卡环固位臂进入倒凹区，而卡环体坚硬部分应在基牙的非倒凹区，并与模型贴合。

（2）卡环与模型轻轻接触，勿损坏模型。

（3）勿反复弯折扭转钢丝的同一部分，以免造成卡环丝折断。

（4）卡臂尖端应圆钝，防止义齿摘戴时损伤口腔软组织；卡环尖端不应顶靠邻牙，避免就位时出现障碍。

（5）隙卡的卡环体位于𬌗隙，与基牙上预备的隙卡沟密合，卡环体和卡环臂交界的部分位于颊外展隙，不应影响咬合。

（6）小连接体的水平部分离开牙槽嵴顶 0.5～1.0mm，以便能被塑料完全包裹。

（7）卡环、𬌗支托、小连接体应该用锡焊连接在一起，并完全被包裹在塑料中，以增加支架的强度。

（二）锤造𬌗支托

无铸造条件时，可用直径 1.2mm（18 号）钢丝压扁制成宽约 1.5mm 的钢片，弯制𬌗支托。支托尖端部分要圆钝，支托各折角不小于 90°。

（三）弯制连接杆

腭杆和舌杆可用金属成品杆弯制而成。

七、排牙

（一）选牙

人工牙有各种大小、形态和颜色，应根据缺隙的大小、宽窄、邻牙外形和颜色、面型、𬌗力大小和对颌牙情况等进行综合衡量选择，并参考患者意见。

（二）排列前牙

前牙缺失，可参照邻牙或对侧同名牙及对颌牙，以求协调前牙缺失较多或全部缺失，排牙时要注意中线与面部中线一致，覆𬌗和覆盖都不宜过大。

（三）排列后牙

个别后牙缺失，如缺隙正常，𬌗龈距离较大者，宜排成品牙；近、远中及𬌗龈距小者，一般用铸造金属𬌗面代替塑料牙。后牙多数缺失，人工牙应尽量排在牙槽嵴上，注意排好第二前磨牙和第一、第二磨牙，使上下颌牙的尖凹相对关系在正中𬌗位时有最大面积的接触。

八、完成可摘局部义齿

(一)完成基托蜡型

1. 基托蜡型的伸展范围应根据缺牙情况和支持类型而定。

2. 基托蜡型的厚度要适当，一般为 2mm。唇颊侧基托应恢复面部的丰满度。若唇侧牙槽嵴丰满可不用唇基托。

3. 基托蜡型的外形在唇颊舌面均应呈凹面，以利于唇颊及舌的功能活动，并有利于辅助义齿的固位和稳定。

4. 人工牙颈缘应有清楚的颈曲线，并与相邻天然牙的颈曲线相协调。

5. 基托边缘应用蜡封牢，以免装盒时，石膏进入基托蜡型与模型之间。

6. 蜡型雕刻完成后，应喷光表面。

7. 在制作蜡型中，不能移动金属支架及人工牙的位置。

(二)装盒

装盒的目的是在型盒内形成蜡型阴模，以便填塞塑料，经热处理后用塑料代替蜡型。装盒时要求支架、人工牙必须包埋牢固，不能变位。蜡型尽量暴露，包埋后不能有倒凹。

装盒的方法如下。

1. 整装法　装下层型盒时将模型、支架、人工牙的唇颊面用石膏包埋起来，暴露人工牙的舌腭面和蜡基托的光滑面。在下层型盒内填塞塑料，适用于前牙唇侧无基托的可摘局部义齿。

2. 分装法　装下层型盒时，仅将模型用石膏包埋起来，人工牙和卡环支架都被翻置于上层型盒内，填塞塑料在上层型盒内进行。此法适用于缺牙多而余留牙少的局部义齿及全口义齿。

3. 混装法　模型和支架包埋在下层型盒的石膏内，暴露人工牙和蜡基托，填塞牙冠塑料和基托塑料分别在上下层型盒内进行。可摘局部义齿多采用此方法。

(三)去蜡、填塞塑料和热处理

1. 去赌

(1)将型盒浸泡于热水(80℃以上)中数分钟，分开上下型盒，用沸水冲净余蜡。

(2)修去锐利边缘，在石膏表面涂藻酸钠分离剂。注意分离剂不能涂得过多，支架和人工牙上不能涂分离剂。

2. 填塞塑料

(1)根据义齿蜡型的大小取适量的塑料粉置于杯内，滴入单体。塑料粉与单体的比例按 2∶1 或 2.5∶1，调拌均匀。

(2)待面团期时，取适量的塑料，揉均匀压入型盒中的石膏空腔内加压。

(3)不足之处可添加塑料后二次加压，最后将玻璃纸取出，将型盒夹紧进行热处理。

3. 热处理　热处理目的是使塑料在一定的压力和温度下逐渐完成聚合作用。将固定好的型盒放入水中慢慢加热。型盒经热处理后浸泡在热水中，待其自然冷却后开盒。

(四)开盒和磨光

1. 开盒、去除石膏　待型盒完全冷却后，将模型从型盒内取出，用石膏剪剪掉石膏，将义齿分离出来。注意剪切力的方向，勿使基托折断和支架变形。义齿脱出石膏后，去除粘在义齿上的多余石膏。

2. 磨光义齿　打磨义齿，使其磨光面平滑、光亮，并有合理的形态；边缘圆钝；组织面无黏附的石膏和塑料小瘤。打磨用的器械和磨光剂都应由粗到细进行。注意保湿、降温、减少摩擦热；随时变换义齿位置和部位，使表面受力均匀；勿伤人工牙、磨光面形态及卡环体和人工牙之间的龈乳突部分；防止卡环变形。

九、可摘局部义齿的试戴

（一）戴义齿前的准备工作

1. 初戴时，将基托组织面的小瘤子、近龈缘处以及进入基牙和组织倒凹处的基托适当磨除缓冲，避免妨碍义齿就位或压迫牙龈。

2. 戴入时，如遇有阻碍不易就位时，不应强行戴入，应找出原因，加以修改。以免造成患者疼痛和摘取时困难。

3. 前后牙均有缺失时，可先使义齿前牙就位或半就位，然后再使后牙就位，这样可减小前牙人工牙与相邻天然牙之间的间隙，以利美观；后牙缺失时，义齿可按设计好的就位道就位。

（二）戴义齿的方法和注意事项

1. 卡环和𬌗支托　应做到𬌗支托与支托凹密合，卡环与牙面密合，卡臂尖在倒凹区内，卡环体在非倒凹区，𬌗支托、卡环体不影响咬合。若卡环位置不当，可用技工钳调整；𬌗支托高时，可调磨𬌗支托上的早接触点，必要时，可少量磨改对颌牙。

2. 基托与黏膜组织　应紧密贴合，边缘伸展适度，平稳无翘动、无压痛。磨改影响基托就位的障碍点、过长的基托边缘、缓冲骨突区的基托组织面等。

3. 连接杆与黏膜接触的紧密程度　应适当；过紧压迫黏膜造成疼痛；过松有较大间隙，可造成食物嵌塞。

4. 𬌗关系　先查正中𬌗，再查非正中𬌗，调磨早接触点达到均匀接触。

（三）医嘱

戴牙后需向患者说明戴牙的注意事项、戴牙后可能出现的问题、义齿的保养及复诊时间。

1. 初戴义齿时，口内有异物感、恶心、呕吐、发音不清等不适，一般耐心练习 1～2 周后即可改善。

2. 摘义齿时，不要用力过大，戴义齿时，不要用牙咬合就位。

3. 初戴义齿，最好先吃软的小块食物。

4. 戴义齿后出现黏膜压痛，应及时复诊或暂时取下义齿泡在冷水里，复诊前 2～3h 戴上。

5. 饭后睡前应取下义齿刷洗干净。

6. 夜间最好不戴义齿，取下泡在冷水中，切忌放在开水或乙醇溶液中。

7. 如感觉戴义齿后有不适的地方，应及时到医院复诊，不要自己动手修改。

8. 义齿发生损坏或折断时，应及时修理。

9. 最好每半年至一年复诊一次。

十、戴义齿后可能出现的问题及处理方法

（一）疼痛

1. 基牙疼痛　先查基牙有无病变，再查基牙受力是否过大，有无早接触。

2.软组织疼痛　基托边缘过长、过锐，基托组织面有小瘤等均可能引起软组织疼。牙槽嵴部位的骨尖、骨嵴或骨突，在义齿摘戴中擦伤黏膜或义齿受力时造成黏膜疼痛，磨改相应基托的组织面即可。

义齿的支持作用不足使义齿下沉压迫软组织、卡环压迫牙龈、连接杆压迫软组织、咬合过高、咀嚼时义齿不稳定等均可造成软组织疼痛。

（二）固位不良

1.弹跳　卡环尖未进入基牙的倒凹区，而是抵住了邻牙，修改卡环臂即可。

2.翘动、摆动、上下　原因是卡环体与基牙不贴合，间接固位体放置的位置不当，𬌗支托、卡环在牙面形成支点，卡环无固位力，印模不准确，义齿变形等。修改卡环与𬌗支托或重做义齿。

3.基托与组织不密合，边缘封闭不好　常发生在游离端义齿和缺牙数目多的义齿，应进行基托重衬或重做处理。

4.基牙牙冠小或呈锥形致固位差　应增加基牙或改变卡环的类型，以利固位。

5.人工牙排列的位置不当　前牙排列覆𬌗过大，前伸时上颌义齿前后翘动；后牙排在牙槽嵴颊侧，咬合时以牙槽嵴为支点发生翘动；若排在牙槽嵴舌侧，影响舌的活动。

6.基托边缘伸展过长　影响唇、颊、舌系带及周围肌的活动，导致义齿固位不好。可将基托边缘磨短，使基托避让开各系带处。

（三）义齿咀嚼功能差

人工牙𬌗面过小、𬌗低、𬌗关系不好，义齿恢复的垂直距离过低等，都可降低咀嚼效能，可针对问题作相应的处理。

（四）摘戴困难

过紧、基托紧贴牙面、倒凹区基托缓冲不够、患者未掌握摘戴方法等造成。

（五）食物嵌塞

基托与组织不密合、卡环与基牙不贴合、基牙与天然牙之间有间隙，均可造成食物嵌塞。

（六）发音不清晰

由于义齿占据了口腔空间，使舌活动受限，暂时性的不适应等，常造成发音障碍。练习一段时间后，多数患者可逐渐适应。若基托过厚、过大、人工牙排列偏舌侧，可做相应的磨改。

（七）咬颊黏膜、咬舌

上、下颌后牙覆盖过小或由于缺牙后颊部组织向内凹陷，天然牙牙尖锐利都会造成咬颊黏膜。加大后牙覆盖，调磨过锐牙尖，加厚基托推开颊肌即可。下后牙排列偏舌侧或因𬌗平面过低都可造成咬舌。

（八）恶心和唾液增多

因基托后缘伸展过多、过厚或基托后缘与黏膜不贴合而引起。应磨改基托或重衬解决。

（九）咀嚼肌和颞下颌关节不适

垂直距离恢复过低或过高，可出现咀嚼肌疲劳、酸痛和张口受限等颞下颌关节症状。调整垂直距离和调𬌗即可解决。

（十）戴义齿后的外观问题

戴义齿后唇部过凸或凹陷，人工牙颜色或大小不协调等可酌情修改，必要时重做。

十一、可摘局部义齿修理

（一）基托折裂、折断的修理

1. 将义齿洗净拭干，确认基托与黏膜密合时，对好破折的裂缝，在磨光面上用 502 胶黏结。

2. 在基托组织面灌注石膏形成模型。

3. 用磨石将折断处两侧基托磨去一部分，注意不要损伤模型。

4. 弯制加强丝横跨裂缝，用自凝塑料或热凝塑料修补。

5. 若基托折断伴有较大缺损或不能对合复位者，则需将义齿断块戴入口中，连印模取下修理。若仅为裂缝，可直接在组织面灌注石膏进行修理。

（二）卡环、𬌗支托折断的修理

1. 检查卡环间隙和支托凹的情况，若间隙不够时应予修改。

2. 将残留的卡环、𬌗支托和连接体磨除，使义齿形成一个沟，用蜡暂封以便取模。

3. 将义齿戴入口中取模，在模型上弯制或铸造卡环和支托，用自凝或热凝塑料固定。

（三）人工牙折断、脱落或增添的修理

1. 磨除义齿上的残留牙冠及舌侧基托。

2. 选择颜色、大小、形状合适的人工牙，或仍利用脱落的原人工牙，磨改人工牙盖嵴部使之粗糙，或预备出固位倒凹。

3. 用自凝或热凝塑料修理。

（四）义齿咬合低的处理

1. 如个别牙咬合低，可用自凝塑料在口内直接加高咬合。

2. 若间隙较大，则应在口内咬人工牙的蜡𬌗后，将蜡𬌗记录放在模型的人工牙上雕刻外形。

3. 按常规装盒，用热凝塑料修理。

（五）重衬

1. 直接法重衬　将义齿洗净擦干，将组织面均匀磨除一层，使之粗糙。用小棉球蘸单体涂在组织面上。调自凝塑料，在黏丝早期涂布于组织面上。用棉球蘸石蜡油或藻酸钠分离剂涂于患者作重衬区的黏膜上。将义齿戴入口内，使之就位，嘱患者自然咬合。让患者作功能性整塑，多余塑料从基托边缘挤出，形成良好的边缘封闭。在塑料尚未凝固之前，从口内取出义齿置于温水中浸泡，待塑料完全硬固后，磨光即可。

2. 间接法重衬　在基托组织面放印模材料，在口内取咬合印模。取出后装盒，在口外换成基托塑料按常规工艺进行热处理、打磨和抛光。

（梁红瑛）

第三节　牙体缺损

一、牙体缺损的修复原则

牙体缺损的修复体可视为一个人工器官，因此，它必须满足生物学原则的要求，终止患牙的病变，恢复患牙的美观、咀嚼和发音功能，预防新的病变发生。同时，修复体粘固在患牙上，要能长期行使功能而不松动和脱落，并保证修复体本身和预备后的患牙有足够的强度抵抗咬合力而不破裂，因此，修复体还必须符合机械力学原则。牙齿的美观往往是患者就诊的原因，因此修复体还要符合美观的原则。

（一）正确恢复形态与功能

形态的破坏表示功能的降低或丧失，恢复牙形态的目的主要是恢复牙的生理功能，并有利于保护牙和牙周组织的健康。形态的恢复包括轴面、邻接点和咬合面形态的恢复。

1. 轴面形态　轴面形态的恢复主要指颊舌面外形高点和凸度的恢复。天然牙冠轴面有一定的凸度，对于维护牙周组织的健康有重要的意义。外形凸度的生理作用如下。

（1）维护牙龈的健康：当牙冠具有合适的凸度时，𬌗面排溢出的食物顺着凸度滑过，擦过牙龈表面，对牙龈起到生理按摩的作用。如果凸度过大，则食物将不能摩擦牙龈；而凸度过小，则食物将直接撞击牙龈，产生创伤，同时凸度过小的牙冠外观呈桶状，不美观。

（2）维持牙龈的张力：牙颈 1/3 凸度起到扩展牙龈，维持正常龈隙的作用。

因此，人造冠的外形应有合适的凸度。

2. 邻接点和外展隙　牙冠的邻面，彼此以凸面相邻接而排列成牙弓。正常的邻接点接触紧密，可防止食物嵌塞，同时使邻牙相互支持，维持牙位、牙弓的稳定，分散咀嚼压力。前牙的邻接点靠近切缘，切龈径大于唇舌径；后牙邻接点靠近𬌗缘，近中侧靠近𬌗缘，远中在𬌗缘稍下，颊舌径大于𬌗龈径。在恢复邻接点时，应保证其正常位置和邻接点的松紧度，过紧可导致牙周膜的损伤，过松可导致食物嵌塞。

邻接点四周环绕的间隙因凸度而形成，称为外展隙。根据部位相应分为唇（颊）外展隙、舌外展隙、切𬌗外展隙。外展隙可作为食物的溢出道。

邻接点龈方的外展隙称为邻间隙，呈三角形，正常状态下被牙龈乳头填充，对牙槽骨和邻牙起保护作用。当牙龈乳头萎缩，邻间隙暴露时，常会导致食物的嵌塞。这时，在冠修复时，切忌不可用人工冠填充邻间隙，而仍应保证正常的邻间隙。

3. 咬合面形态　𬌗面有尖窝沟嵴等多种形态。每种结构都有其生理作用。边缘嵴将食物局限在𬌗面窝内，对𬌗的牙尖与之相对，起到杵臼的作用，以捣碎食物。颊舌沟是食物排溢的主要通道。上磨牙的斜嵴，对侧方运动的方向有引导作用。咀嚼时尖窝沟嵴起着联合磨切的作用。正确恢复𬌗面形态和咬合时有效恢复咀嚼功能的基本条件。在进行人工冠修复时，必须遵循良好咬合的标准。

（1）𬌗面形态：应与患牙的固位和抗力形以及邻牙和对颌牙的𬌗面形态相协调，不能单独孤立的追求𬌗面解剖外形美观，而应与牙列整个形态特点一致。

（2）𬌗力方向：应接近于牙长轴方向：𬌗面尖嵴的斜度及𬌗面大小应有利于控制𬌗力，使之沿长轴方向传递，避免高尖陡坡。

（3）𬌗力的大小：应与牙周支持力相适应：应根据牙周膜的状况，牙根的数目、大小、方向，牙槽骨的骨质状况和吸收情况等设计冠的𬌗力大小。

（4）具有稳定协调的𬌗关系：在正中𬌗或前伸、侧向𬌗时，都不能有早接触。从正中𬌗位到正中关系位的过程中要无干扰。前伸𬌗时，上下前牙成组接触，后牙不接触。侧向𬌗时，工作侧组牙接触，非工作侧不接触。

(二)患牙预备时尽量保护、保存牙体组织

保留足够的牙体组织,保存牙髓健康时获得牙体足够的抗力、固位,获得修复体远期疗效的重要原则。在达到要求的前提下,牙体预备时应尽量保存健康牙体组织,避免过度磨除。牙体预备的目的和要求如下。

1. 去除病变组织,阻止病变发展 如去除龋病时腐败软化的牙体组织,防止继发龋。

2. 消除轴壁倒凹,获得良好的就位道 为使人工冠顺利就位,需要磨除轴壁上一部分健康的牙体组织,消除倒凹,将最大周径降到所设计的冠颈缘处。

3. 开辟修复体所占空间,保证修复体一定的强度和美观 根据材料的要求,磨除一定量的牙体组织。

4. 牙体预备出固位形和抗力形 为增加修复体的固位力,应在牙体预备出箱状、沟、钉洞、鸠尾等固位形。薄弱的尖嵴及无基釉也应磨除。为防止应力集中,预备体线角处应磨圆钝。

5. 磨改过长牙或错位牙 建立和谐的咬合关系。

6. 磨改异常的对颌牙及邻牙 预防殆紊乱、邻接不良和人工冠戴入困难。

牙体预备中要防止 2 种倾向:不必要的过量磨除而影响牙体、牙髓的健康与固位;过分强调少磨牙而影响修复体的质量与固位。正确的牙体预备应是对各种因素的整体优化,确保组织健康和修复体质量。

(三)修复体应保证组织健康

1. 牙髓组织的健康 牙髓的健康直接影响牙体硬组织的强度,活髓牙的机械强度明显大于死髓牙。因此,保持牙髓健康对减少修复后的并发症,减少牙折,保证修复体远期效果有重要意义。牙体预备时,牙体切割量越大,产热越多,对牙髓的损害就越大。

牙体预备时,高速切割牙体会产生大量的热,而热会损伤牙髓。当牙髓温度增高 4.1℃时,有 15%的牙髓坏死;增高 8.2℃,则有 60%牙髓坏死;当髓腔温度升高至 51.7℃时,则全部牙髓坏死。因此,在牙体预备时,必须注意喷水降温,以防止牙髓受损。另外,要采取间歇、轻压磨切方法。牙体预备应一次完成,以防止牙髓受到反复的刺激。牙体预备完成后,避免用强烈刺激的消毒剂。牙体预备完成后,应制作临时冠,并用丁香油暂时粘接,以保护牙髓。另外,应选择磨除牙体组织量少的修复体。

2. 牙龈组织的健康 人工冠上的冠边缘是最薄弱也是最关键的部分。冠边缘的密合度和形态,直接影响了牙龈组织的健康。

(1)修复体牙龈边缘的位置:修复体牙龈边缘的位置有 3 种:龈上、龈下、平齐龈缘。以前认为,冠边缘置于龈下可以防止继发龋,增加固位力。但研究发现,龈下边缘会导致牙龈指数增加,龈袋深度增加。冠边缘位于龈下的缺点有:①牙体制备困难。②取模困难。③易导致龈组织炎症。④冠边缘密合性、形态检查困难。

这其中,最重要的是导致牙龈组织炎症的问题。因此,目前多主张将冠边缘置于龈上。但在下列情况下,将冠边缘置于龈下仍是必要的:①患牙缺损至龈下。②患牙高度低,冠边缘置于龈下可增加固位力。③前牙区唇侧可影响美观的部位。

与修复体边缘位置相比,其外形和密合性更重要。即使冠的边缘置于龈上,如果形态不良,边缘不密合,引起食物滞留,菌斑聚集,也容易引起继发龋和牙龈炎。因此,要求人工冠的边缘与患牙衔接处形成一个连续、光滑一致的面,避免形成任何微小的肩台和悬突,这就要求修复体的冠边缘厚度与牙体预备出的肩台厚度要一致，过薄、过厚都会破坏衔接处的一致性。

(2)修复体牙龈边缘的牙体预备形式：修复体牙龈边缘的牙体预备形式涉及其强度、封闭性和密合度，对修复体的预后有重要影响。其预备有多种形式，如羽状或刃状、肩台、带斜坡肩台、凹面、带斜坡的凹面等。

刃状是最不利的一种预备形式，当患牙采用刃状预备后，不管冠的边缘如何薄，其与牙体相接处总会形成悬突，这与要求衔接处连续、光滑一致的要求是冲突的。因此，刃状边缘应避免采用。选用何种边缘预备，要根据具体情况，如修复体的种类、所用的材料、牙位和牙髓情况而定。

(四)修复体应符合固位形和抗力形的要求

修复体要能长时间行使功能，必须满足2个条件：一要能固定在患牙上不松动脱落，这需要满足固位形的要求；二是保证修复体和患牙牙体组织不发生折裂，这需要满足抗力形的要求。

1.固位形　修复体固定在患牙上不发生松动脱落的能力称为固位力。为了获得固位力，常需要在患牙上预备出面、洞、沟等几何形态，这些能增强固位力的几何形态即称为固位形。

固位形具体有环抱固位形、钉洞固位形、沟固位形和洞固位形等几种形式。而其中最重要的为环抱固位形。其固位力的大小与殆龈高度、轴壁的聚合度、修复体与牙面的密合度密切相关。取得良好固位力的条件和措施包括：①患牙有足够的殆龈高度，4mm以上预后较好。②牙体预备时轴壁的聚合度要平行或在5°以内。③修复体要尽量与牙面密合。④当患牙高度低时，可将冠边缘放在龈下，增加殆龈高度。⑤添加轴沟、箱形、钉洞等固位形。⑥选用粘接力强的黏结剂。

2.抗力形　抗力形是指修复完成后要求修复体和患牙均能抵抗殆力而不破裂。

(1)增加患牙的抗力：①修复体类型的选择：应根据患牙组织结构和缺损情况，避免预备后形成薄壁弱尖。修复体应能覆盖保护薄弱部位，防止殆力作用在牙体薄弱部位和牙体与修复体的界面上。②牙体预备时：要去除薄壁，降低高尖陡坡，修整尖锐的边缘嵴和轴面角。洞固位形不要过宽过深。③牙体缺损大时：应采用辅助增强措施，如先用根管桩修复，再制作核结构，然后再用全冠修复。

(2)增加修复体的抗力：①保证修复体适当的体积和厚度，不能过薄。②修复体不应有尖、薄、锐的结构，防止因应力集中而折裂。③选择性能优良的材料。④保证修复体制作质量。⑤控制殆面形态及殆力方向，避免殆力集中，金一瓷的衔接点应避开咬合。

(五)修复体应恢复患牙的美观

牙齿的美观是非常重要的。"明眸皓齿"是许多人追求的目标。随着生活水平的提高和人们审美观念的增强，单纯的牙齿美容修复已占了临床工作的很大一部分。因此，口腔医师必须高度重视修复体的美观性，通过牙齿美观性的改善，提升患者的信心，改善其生活质量。美观性的标准应是"以假乱真"，完成一个有个性的修复体，与患者的其他牙齿情况、肤色、性别、相貌、外形、性格相协调。例如，患者肤色较白，牙齿的颜色也应选择较亮的颜色。对于身材娇小的女性患者，牙齿的外形应比较圆润小巧，体现女性的阴柔美；而身材魁梧的男性，则牙齿应棱角较分明，体积大，体现男性的阳刚美。

具体而言，一个完美的个性修复体，应当是：当其他牙完美或较完美时，与邻牙要相近或一致；当其他牙齿有明显个性特征时，要对其进行模仿；当个别邻牙有明显缺陷时，抓住其他牙齿颜色及个性特征，加入缺陷牙的微小特征，减轻缺陷程度模仿，这样使人认为修复体是较健康的天然牙，而邻牙存在问题。

当然，对于那些四环素牙或氟斑牙患者，需要进行颜色再造时，可以完全和患者商议后，确定一个新的形态和颜色，达到大幅度改善美观的目的。要恢复患牙的美观，就需要修复医师对患牙做准确的比色，并对患牙和其他天然牙的形态特点做认真的观察，再结合患者的性别、外貌、肤色，做出修复体形态和颜色的设计，并征得患者认同，这样才能有比较理想的美学效果。

二、嵌体

嵌体是一种嵌入缺损牙体内部，恢复牙体的形态和功能的修复体。依据覆盖牙面的不同，可分为单面、双面和多面嵌体。按部位可分为𬌗面、颊面、邻𬌗嵌体等。依制作材料不同可分为金属嵌体、树脂嵌体和瓷嵌体。

（一）嵌体的适应证与禁忌证

一般来说，能用充填法修复的牙体缺损原则上都可用嵌体修复，二者之间没有绝对的界限。但由于嵌体只能修复缺损部位的牙体组织而不能保护剩余牙体组织，所以嵌体只能在牙体缺损较小，剩余牙体组织有足够的固位和抗力时应用。如牙体预备后，剩余部分的牙体可以耐受功能状态下的各向𬌗力不折裂，并能为嵌体提供足够的固位形，则为嵌体修复的适应证。否则应为禁忌证。

（二）嵌体的洞形预备

首先检查患牙的牙体缺损情况，拍 X 线片了解缺损部位的大小、位置以及牙髓情况和髓角位置后，做好嵌体的设计，然后进行牙体预备。

1. 去净腐质　为了消除细菌感染，终止龋蚀进展，必须将感染坏死的牙体组织去除干净，脱矿层抗力不足，但为避免露髓可适量保留。

2. 预备具有固位形和抗力形的洞形　先用咬合纸或蜡片检查咬合接触关系，以确定𬌗面的边缘设计位置与正中接触点保持 1mm 的距离。用钨钢裂钻或金刚砂平头锥形车针从𬌗面缺损或龋坏最宽处开始，根据缺损深度和缺损边缘的位置制备𬌗面部分的洞形，同时去除无基釉，颊舌向的扩展应尽量保守以保证颊舌壁的抗力形。如𬌗面洞形近髓，应垫底形成平面。最后修整边缘，使各线角圆钝。如缺损波及邻面，则需预备近中𬌗或远中𬌗洞形。邻面预备时，注意不要伤及邻牙，根据邻面缺损的宽度形成箱形，箱形洞缘的龈面台阶和颊舌壁应在邻面接触区外，龈面台阶的宽度为 1mm。邻面洞缘应与邻牙有间隙以便取印模时材料能进入。

3. 嵌体洞形的要求

（1）无倒凹：嵌体洞形各壁都不能有倒凹，否则嵌体将无法就位。轴壁间相互平行对嵌体固位最好但不易制备洞形，蜡形制作和嵌体试戴也困难，故以外展 6°为宜，易操作又能保证较好的固位力。

（2）有洞缘斜面：嵌体的洞形，大多应该在洞缘处制备 45°短斜面。𬌗面做短斜面有 2 个原因：一是去除无基釉防止折裂，二是可使边缘位置选择性地避开𬌗接触 1mm。邻面的洞缘也应有洞斜面，在去除无基釉的同时还可以使洞缘边缘位于自洁区。龈阶处也应做出洞缘斜面。

（3）可有辅助固位形：按照以上的预备要求，𬌗面嵌体洞形外展不超过 6°，洞形的高度在

2mm 以上，嵌体的固位没有问题。但对于邻𬌗嵌体，通常需要增加抵抗邻向脱位的辅助固位形，如鸠尾形、针形和沟形等。

（三）嵌𬌗的制作

牙体预备完成后，取印模、灌注石膏模型，然后开始嵌体的制作。嵌体的制作可分为直接法和间接法。直接法是指在患者口内牙体上直接制取蜡型的方法，一般只用于单面嵌体。间接法指在石膏模型上制作蜡型的方法。目前，间接法应用广泛。模型完成后，首先制作可卸代型，经过制作蜡型、包埋、铸造、铸件清理、打磨抛光等步骤，完成嵌体的制作。

（四）嵌𬌗的试戴与粘固

嵌体完成后，需要在患者口内试戴，合适后才能粘固。首先去除患牙洞形内的暂封物，清洗干净洞形，检查嵌体组织面有无金属瘤及附着物，轻轻试戴嵌体，不能用力，逐步磨除标记的妨碍就位点，直至完全就位。再检查嵌体有无翘动、固位、邻接点的外形和位置、边缘密合度等，如有问题应做调改。最后做咬合调整。全部完成后，取下嵌体抛光粘固。嵌体取下时应注意，不能用不锈钢锐器钩住边缘强行取下。金合金嵌体一般用Ⅱ型或Ⅲ型合金，它比不锈钢器械软，边缘易被损坏，故可用牙线从邻面带下或用黏蜡从𬌗面粘下。

嵌体抛光后，隔湿，消毒嵌体与患牙洞形，根据牙髓情况选择合适的黏结剂粘固。嵌体完全就位后咬棉球或棉卷至黏结剂凝固，用牙线和探针仔细去除邻面、𬌗面的黏结剂。再检查咬合，无问题后，嵌体修复即完成。

（五）高嵌体

高嵌体是嵌体的一种类型，最初由近中𬌗远中（MOD）嵌体衍变而来。已经知道，嵌体只能修复缺损的牙体组织，而对剩余的牙体组织无保护作用。牙体预备都会降低剩余牙体的抗力，剩余牙体愈少，则抗力愈差。而牙体组织能耐受压应力而对拉应力的抗力很低，当制作高嵌体覆盖𬌗面后，牙体所受应力则由拉应力转变为压应力，从而使修复后牙折的可能性大大降低。

1. 高嵌体的适应证

（1）后牙的多面嵌体。

（2）洞形𬌗面部分宽度较大时。

（3）𬌗面有较大范围缺损，有牙尖需恢复但有完整的颊舌壁可保留时。

2. 高嵌体的牙体预备

（1）去除腐质、旧充填体或修复体。

（2）𬌗面预备：顺牙冠𬌗面外形，根据正常情况下对颌的情况，预备出均匀的间隙。功能尖磨除 1.5mm，非功能尖磨除 1mm。

（3）预备功能尖外斜面：斜面下轴壁与肩台，使支持尖内外斜面与对𬌗间有均匀间隙，且预备的牙尖位置位于原来位置，不能偏向颊或舌侧。再在外斜面下预备一轴壁，并形成 1mm 宽的肩台。

（4）形成𬌗面峡部轴壁与洞底：颊舌轴壁外展不超过 6°，洞底平。

（5）预备轴面箱形：根据牙体缺损情况，预备出轴面箱形，要求与嵌体一致。

（6）修整洞形：在洞缘处做 0.5～0.7mm 洞斜面。

3. 高嵌体制作　取模、制作、试戴、粘固高嵌体。

三、铸造金属全冠

全冠是指覆盖全牙冠的一种修复体，它是牙体缺损的主要修复形式。根据材料的不同可分为金属全冠、非金属全冠和金属非金属混合全冠。

由于美观性的限制，故金属全冠只用于后牙牙体缺损，也可用于固定桥的固位体。一般采用铸造工艺来制作。非金属全冠包括全瓷冠和树脂冠，主要用于前牙修复。金属非金属混合全冠包括瓷熔附金属全冠和金属树脂全冠。瓷熔附金属全冠也称烤瓷冠，是目前应用最广的一种修复形式，可用于前后牙牙体缺损的修复。铸造金属全冠的材料多为金属合金，一般常用的有金合金、银合金、镍铬合金和钴铬合金。铜合金的应用目前已非常少。铸造金属全冠的特点是：固位力强，自身强度大，对牙的保护作用好。所以可用于后牙区各种牙体缺损的修复。

（一）适应证与禁忌证

1. 适应证

（1）后牙严重牙体缺损，固位形、抗力形较差。

（2）后牙存在低𬌗、邻接不良、错位牙改形或牙齿半切除术后，可以用金属全冠恢复正常解剖外形、咬合、邻接及排列关系。

（3）固定义齿的固位体。

（4）活动义齿基牙的缺损需要保护、改形的。

（5）龋患率高的牙齿或牙本质过敏严重且伴牙体缺损的牙齿。

2. 禁忌证

（1）对金属过敏的患者。

（2）前牙区。

（3）对美观要求高，不能接受金属修复体者。

（4）牙体无足够修复空间者。

（二）设计

1. 选择材料　应与口腔内已有的金属一致，防止异种金属电位差的微电流刺激。

2. 𬌗龈高度低、缺损大的患牙　应将冠边缘放在龈下以增加𬌗龈高度和固位力，同时制备轴沟、箱形或钉洞等辅助固位形。

3. 对于牙龈退缩、临床牙冠长的患牙　可将冠边缘置于龈上，减少牙体切割量。

4. 牙冠严重缺损　常需要制作桩核后，再制作全冠。

5. 对于固位力差的全冠　在粘接前对全冠组织面进行喷砂、蚀刻及应用活化剂，并选用粘接力强的黏结剂。

（三）牙体预备

1. 𬌗面预备　𬌗面预备的目的是为全冠提供𬌗面间隙。其磨除量为支持尖 1.5mm，非支持尖 1mm。𬌗面制备时，可用轮形或梨形金刚砂车针。可先将后牙𬌗面分成四部分，分区磨除，这样可保证磨除的牙体厚度合适、均匀，同时使制备后的牙面仍保持𬌗面正常外形。为防止预备过多或不足，可用软蜡片或咬合纸检查。注意在正中、前伸和侧向𬌗时均应有足够间隙。如𬌗面因缺损已有间隙，应按照厚度要求检查间隙大小，不足时再做预备。大面积缺损时，应先充填或做桩核后再做预备。如𬌗面磨损成平面者，可增加颊舌沟预备。对残留的陡尖、斜面应降低。

2.颊舌面预备　颊舌面预备的目的是消除倒凹，将轴面最大周径降低到所设计的冠边缘处，并预备出金属全冠所需的厚度。预备要分两段来进行。首先是先磨除颊舌面外形最高点到龈缘处的倒凹，使轴壁与就位道平行，并保证冠边缘处应有的金属厚度。然后再从外形高点处到𬌗缘，预备出修复体的间隙，保持正常的牙冠外形。

在颊舌面预备中，特别要注意功能尖外斜面的预备，即上颌舌尖舌斜面和下颌颊尖颊斜面的预备，一定要在正中𬌗和侧𬌗运动时，留有足够间隙，否则要么出现𬌗干扰，要么必须磨改全冠。颊舌面的聚合度要控制在5°以内，但目前随着粘接材料的进步，聚合度小于15°对固位力也没有显著影响。如颊舌面预备不足，会使全冠外形比天然牙大。总之，颊舌面预备应保证全冠有足够的间隙，保持颊舌沟外形，并完全消除倒凹。

3.邻面预备　邻面预备的目的是消除患牙邻面的倒凹，与邻牙分离，形成协调的就位道，并预备出全冠邻面的金属厚度。

首先用细长锥形金刚砂车针切割开邻面，在此过程中一定注意不要损伤邻牙，可在邻牙与车针之间留一层薄的牙体，在切割开之后将之去除，这样可防止损伤邻牙。然后再用柱状车针将轴面角处充分磨切，以保证全冠颊舌外展隙的外形，防止全冠形成方形。然后用柱状或锥形车针邻面切割，去除倒凹，并初步形成肩台，并使邻面聚合度在5°以内。

4.颈部肩台预备　冠的边缘是全冠最薄弱的环节，全冠修复的成功与否关键在冠的边缘如何。其预备关系到冠的固位、美观、牙周和牙体组织的健康、冠边缘的封闭以及其远期效果，因此颈部的预备应严格而细致，绝不能马虎。

患牙颈部的预备以轴壁无倒凹为前提，然后在预备处肩台。一般为浅凹形，连续、光滑、宽度一致，无粗糖面和锐边。非贵金属铸造全冠的肩台为0.5～0.8mm，贵金属全冠为0.35～0.5mm。因为金属全冠用于后牙区，而且金属本身也不美观，所以为追求美观将冠边缘置于龈下毫无意义。为了牙龈的健康，通常将冠边缘置于龈上，并要保证边缘的密合、光滑、连续一致，这样才能保证冠的远期效果。只有在患牙𬌗龈高度过低，为了增加固位力而将边缘置于龈下才是合理的。如果采取龈下边缘的设计，为了保证肩台预备的质量，应事先用排龈线排龈，然后预备肩台，这样可防止损伤牙龈，使视野更清楚。

5.精修完成　各个面预备完成后，应再按要求检查一遍，轴壁是否有倒凹，磨除量是否足够，各种功能运动时间隙是否足够，肩台预备如何，达到要求后，用红色或黄色标记的金刚砂车针将各个面磨光，同时将点、线角磨圆钝，不能出现尖锐交界线和粗糙面，防止出现应力集中，至此完成牙体预备。

(四)印模的制取

铸造全冠的常用印模方法有琼脂一藻酸盐联合印模和硅橡胶印模。前者经济实用，精度高，可以满足固定修复的要求，但操作略繁，需要助手配合。硅橡胶印模成本高，但效果好。目前国内的临床用琼脂材料一般为日进公司的寒天印模材料，它有配套的注射器和加热恒温器，使用比较方便。取模的方法如下。

1.排龈　排龈的目的推开牙龈，使其与牙体间暂时分离，这种分离的状态体现在印模和模型上，从而为技工制作时制作精确的可卸代型提供便利。

对于冠边缘在龈上的设计，可在预备完成后直接取模，省略排龈的步骤。对于冠边缘置于龈下的全冠，则必须进行排龈。排龈有多种方法，一般情况下临床上多用排龈线，也可采用排龈膏排龈。

排龈的方法：以排龈线排龈为例。排龈线根据粗细不同有多个型号，如 Gingi－Pak 有“00”，“0”，“1”，“2”等。先截取一段合适直径和长度的排龈线，放置于患牙四周，从邻面开始，用排龈器将其斜向压入龈沟，排龈器应向起始端的方向斜向加力，否则会导致后面的线压入时，前面已压入的线弹出。排龈线以完全压入，但能看到为宜。一般放置数分钟即可取出，随即取模。

2.取模　在用琼脂和藻酸盐联合印模时，必须注意一点，就是在琼脂注入患牙龈沟周围时，藻酸盐印模材料必须已调制好并置于托盘内，注射完毕后立即将托盘放入口内，这样琼脂与藻酸盐才能紧密结合。印模取出后消毒，然后灌注模型。

（五）全冠的试戴与粘固

铸造金属全冠完成后，检查全冠是否有质量缺陷，如无，则即可在临床试戴。首先去除临时冠，清洗吹干牙面。然后将全冠戴入，如有就位困难，应针对原因加以调改。完全就位后，检查邻接点情况，检查冠的边缘是否密合，冠边缘和牙体相接处是否形成一个连续光滑一致的面，如有问题则应进行相应调改，严重者，做返工处理。用咬合纸检查咬合，磨除正中、前伸、侧向聆的早接触点，使咬合均匀一致。对磨改处进行磨光、消毒、吹干。

清洁患牙，消毒，调拌黏结剂，置于全冠组织面，涂布均匀的一薄层，然后戴于患牙上，让患者紧咬，确认咬合未增高后，让患者咬棉球至黏结剂硬固，用探针仔细去除多余黏结剂，完成粘固。如患牙牙冠短、固位力差时，除了牙体预备时添加辅助固位形，可在粘固时对全冠组织面进行喷砂，超声波清洗处理，对患牙进行酸蚀，选用粘接力强的材料，以提高固位力。

四、烤瓷熔附金属全冠

烤瓷熔附金属全冠简称烤瓷冠，是目前最常用的一种修复体。它兼具金属的强度和瓷的美观，颜色、外观逼真，色泽稳定，表面光滑，耐磨，因此在临床上应用最广泛。

（一）适应证与禁忌证

1.适应证

（1）氟斑牙、变色牙、四环素牙、锥形牙、釉质发育不全等需要改善美观的牙。

（2）牙体缺损较大而无法充填治疗的。

（3）错位、扭转牙，患者不愿做或不宜、不能做正畸治疗的。

（4）烤瓷固定桥的固位体。

2.禁忌证

（1）青少年恒牙。

（2）无法取得足够的固位和抗力形的患牙。

（3）深覆聆，咬合紧，没有矫治而又无法预备出足够空间的患牙。

（二）金瓷结合的理论基础

1.金瓷结合的机制　金瓷结合的关键是金属和瓷的热膨胀系数要有一定的差值，使瓷的热膨胀系数略小于烤瓷合金，这样使金瓷结合后，瓷表面受到压应力。金瓷结合力有化学结合力、机械结合和压缩结合力。因此瓷粉和金属应至少含有一种以上的元素成分。以保证产生化学结合。

2.对烤瓷合金和瓷粉的要求

（1）二者必须要有良好的生物相容性。

(2)二者应具有适当的机械强度和硬度。

(3)二者的化学成分应含有一种以上的元素,在熔融时发生化学变化,实现化学结合。

(4)二者的热膨胀系数应严格匹配。

(5)金属的熔点应高于瓷粉的熔点 170～270℃。

(6)瓷粉的颜色应长期稳定不变。

(三)设计

烤瓷冠瓷面有 2 种形式,全瓷覆盖和部分瓷覆盖。

1. 全部瓷覆盖　瓷层全部覆盖金属表面。

2. 部分瓷覆盖　适用于咬合紧、覆盖小的情况。①前牙:舌侧面大部为金属。②后牙:颊面烤瓷,仅冠的颊面被瓷覆盖;𬌗面烤瓷,冠的轴面被瓷覆盖,舱面为金属。

(四)牙饰预备

1. 前牙牙体预备

(1)切缘预备:切缘和𬌗面的磨除量为 1.5～2.0mm。以柱状或锥形金刚砂车针在切缘先磨出 2～3 个 1.5～2.0mm 深的沟,然后将沟之间的牙体磨除,检查前伸时的间隙是否足够。上前牙切缘斜面与牙体长轴成 45°,向舌侧倾斜。下前牙切缘斜面向颊侧倾斜。

(2)唇面预备:唇面的磨除量为 1.2～1.5mm。要分成两段来磨。先用锥形或柱状金刚砂车针在切 1/2 磨出深 1.5mm 的纵向沟 2～3 条,再将沟之间的牙体磨除。然后按照与牙体长轴平行的方向磨除颈 1/2 的牙体组织,并初步形成肩台。在完成预备后,还要对切 1/3 进行追加磨除,以留足充分的空间来构筑切端形态。

(3)邻面预备:邻面的磨除量并不固定,以完全去除邻面倒凹,并有肩台的宽度即可。首先用柱状或锥形车针充分去除轴面角处的牙体组织,再紧贴牙体向邻面磨切,直至牙体磨除量符合要求,并使邻面向𬌗方聚合 5°。

(4)舌面预备:用梨形或轮形车针按设计要求均匀磨除舌面牙体组织 0.8～1.2mm。如果采用金属舌面,则磨除 0.8mm 即可。如果采用全瓷覆盖,则需要磨除 1.2mm,并留足前伸和对刃𬌗时足够的间隙。

(5)肩台预备:因涉及美观,前牙唇侧肩台一般放置于龈下,而邻面和舌侧肩台则仍可置于龈上。龈下的位置一般在龈下 0.5～0.8mm,不能侵犯附着龈。肩台的宽度为 1mm 宽,形态为浅凹形或 135°肩台,各个面肩台应连续无台阶,厚度均匀,光滑一致。为了防止牙龈损伤,可先排龈后进行预备。

(6)精修完成:预备完成后,按照要求对各个面进行检查,符合要求后即可用抛光车针对各个面进行抛光,并去除尖锐的点、线角,使预备体光滑圆钝,完成制备。烤瓷冠牙体预备制备要求见表 18－1。

表 18－1　烤瓷冠牙体各面制备要求

牙体部位	制备要求
切缘或𬌗面	2.0mm
唇面	1.2～1.5mm
邻面	去除倒凹,留出肩台的宽度
舌面	0.8～1.2mm
肩台	1mm,浅凹形或 135°肩台

2. 后牙的牙体预备　后牙牙体预备的程序同前牙相近,即按照𬌗面、轴面,肩台等顺序完

成。但后牙因视野的限制，容易出现预备过多或不足的情况，在预备过程中，应注意经常检查，随时调整，防止出现重大的预备错误，如预备过多，误伤邻牙；聚合度过大，出现倒凹等。

（五）比色

修复体的美观性是非常重要的，目前随着生活水平的提高和人们审美意识的增强，单纯的牙齿美容修复大幅增加，因此，口腔医师必须了解一些颜色和比色知识，以提高牙齿比色的准确性，制做出美观的修复体。

1. 色彩的相关知识

（1）颜色：它与光密不可分，没有光线就没有颜色。现代色彩理论认为，光是可见的电磁波，它作用于人体的视觉感光细胞产生色觉。人眼可见光的波长一般在 380～780nm，不同波长的光有不同的颜色。简单地说，当光线投射在物体上，它对光线有吸收、散射和反射作用，反射出的光线进入人眼中，经过感光细胞和视神经，就形成了颜色。也就是说，颜色是指投射在物体上的入射光被吸收了一部分之后剩下的光。天然牙的颜色是由釉质的反射光和穿过釉质的牙本质的反射光的组合决定的，牙本质对牙的颜色影响更大。

（2）色彩依赖 3 个因素：观察者、物体和光源。每个因素都是可变的，任何一个因素的变化都会影响被观察物体色彩的改变。

（3）表达颜色的指标：共有 3 个：色调、饱和度和亮度。

1）色调：是表示彩色种类的术语，如红、绿、蓝、黄等。

2）饱和度：表示一种彩色的浓淡程度，如红色中有淡红、浅红、深红和纯红等多种红色，它们的色调是相同的，但饱和度不同。

3）亮度：表示一种颜色的明暗程度，白色亮度最高，黑色亮度最低。在比色时，牙齿的亮度是最重要的指标。

2. 比色的方法　比色有人工比色和仪器比色两大类，以采用比色板人工比色最为普遍，采用电脑比色仪可以排除人的主观性误差，但目前应用尚不广泛。目前最常用的比色板有 Vita 公司的 Classical 和 3－D Master，Shofu 公司的 Vintage Halo 和 Ivoclar 公司的 Chromascop 比色板等。

步骤（以用 Vita 3－D Master 比色板为例）如下。

（1）确定亮度：①将比色板放在患者嘴边，测定者距离患者约一臂距离。②选择组别（1，2，3，4 或 5）。③从最暗的一组开始测定，在柔和的灯光下选择。

（2）选择饱和度：在亮度测试完毕的基础上，拿出中间的色值组（M）来确定饱和度。注意在充足的光线下选择。

（3）确定色调：检查自然牙是否比所选颜色偏黄或偏红，如否，选 M 中间色，L 偏黄，R 偏红。注意在充足的光线下选择。

（4）确定特征色及部位：天然牙唇面各个部位的颜色并不是一成不变的，而是有不同的颜色和特征，因此在比色时，应该把这些个别的特征表现出来，如添加白絮斑、裂纹线等，使烤瓷冠具有个性。

3. 比色的注意事项

（1）比色光源：光源要合适。自然光最好，光线充足，上午 9～11 点，下午 1～4 点为宜，少云晴天。不要在阳光直射下比色。

（2）比色时间：牙体预备前比色，防止视疲劳对比色准确性的影响。

(3)背景色:除去影响比色的背景,如口红。

(4)牙面的清洁:清洁牙面后再比色,防止在错误的基础上比色。

(5)比色速度:快速比色,在5s内结束,不要凝视。

(6)比色位置:患者口腔与医生眼睛等高,平视。医师处于患者和光源之间。

(7)比色板的选择:选择合适的比色板,以Vita 3-D Master为宜。选用与瓷粉相配套的比色板。

(8)分区比色:一般分颈、中、切1/3或分为9个区比色,并记录特征色。

(9)比色顺序:按亮度、饱和度和色彩顺序比色。

(10)患者的参与:颜色是很主观的感觉,故比色时充分参考患者意见,征得患者认可后方可采取比色结果。

(六)烤瓷冠的试戴与粘固

烤瓷冠制作完成后,即可在临床进行试戴。首先去除临时冠,清洗吹干牙面。然后将烤瓷冠戴入,试戴时,不可强行施压就位,遇到就位困难,应仔细检查原因,发现阻力点后予以适当调改。在烤瓷冠完全就位后,检查冠的形态、颜色、邻接点情况,冠的边缘是否密合,冠边缘和牙体相接处是否形成一个连续光滑一致的面,如有问题则应进行相应调改,严重者,做返工处理。用咬合纸检查咬合,磨除正中、前伸、侧向㳄的早接触点,使咬合均匀一致。对磨改处进行磨光,必要时重新上釉。确认烤瓷冠无问题后,清洁患牙,消毒,调拌黏结剂,置于全冠组织面,涂布均匀的一薄层,然后戴于患牙上,让患者紧咬,确认咬合未增高后,让患者咬棉球至黏结剂硬固,用探针仔细去除多余黏结剂,完成粘固和医嘱。

五、全瓷冠

全瓷冠是以陶瓷材料制成的覆盖全牙冠的修复体。它具有色泽稳定自然、耐磨损、生物相容性好等优点,与同为美学修复体的金属烤瓷冠相比,由于无金属层,它的加工工艺相对简单,美观性更佳,是前牙较为理想的修复体。但是,由于其脆性大,限制了其应用。目前,全瓷冠可用于前后牙单冠及前牙区少数牙缺失的固定桥修复。

(一)适应证与禁忌证

1.适应证

(1)前牙牙体缺损,不宜用充填治疗或烤瓷冠修复者。

(2)牙冠大面积缺损充填治疗后需要美观修复者。

(3)前牙因各种原因使牙体变色或氟斑牙、四环素牙影响美观者。

(4)错位扭转牙不宜进行正畸治疗的。

(5)发育畸形或发育不良影响美观的患牙。

(6)对美观要求高,有接受全瓷冠愿望并能保证口腔卫生的。

2.禁忌证

(1)乳牙及青少年恒牙。

(2)牙冠短小,或牙体缺损严重,无足够固位或抗力形的。

(3)有不良咬合习惯,如爱啃硬物的。

(4)夜磨牙或紧咬牙患者。

(5)牙周疾病不宜做固定修复的。

(6)心理、生理疾病不能承受或配合治疗的。

(二)牙体预备

全瓷冠的牙体预备与金属全冠和烤瓷冠的制备无太大区别，也需遵守全冠牙体预备的一般要求，如去除腐质，轴壁 2°～5°的聚合度，冠的最大周径降至设计的边缘处，各面平滑无倒凹，在各种咬合运动中有足够的间隙等。各个面具体的制备量如表 18－2。

表 18－2　全瓷冠牙体各面制备要求

牙体部位	制备要求
切缘或𬌗面	2.0mm
唇面	1.2～1.5m
邻面	去除倒凹，留出 1mm 肩台的宽度
舌面	1.2～1.5mm
肩台	1mm 宽，90°肩台，平齐龈缘

全瓷冠的牙体预备与其他修复体的不同在于，尤其强调预备后牙体表面不能出现任何倒凹和棱角，呈现光滑流畅的外形，防止全瓷冠戴入后出现应力集中而导致瓷裂。因全瓷冠的牙体预备磨切量大，故应严格选择适应证，否则会损伤牙髓或降低牙体抗力。另外，应在预备前进行局麻，并注意保护牙髓，取印模后应及时戴暂时冠保护。

(三)目前临床常用的全瓷修复系统

临床商品化的全瓷修复系统曾出现很多，但由于许多系统产品的强度达不到要求而导致全瓷冠失败率高，从而先后退出临床。目前，在临床应用较多的实用化全瓷修复系统有 Ivoclar 公司的 IPS－Empress 系统和 Vita 公司的 In－ceram 系统、Cercon 系统和 Procera 系统。

(四)试戴和粘固

全瓷冠的试戴和粘固与烤瓷冠的要求基本一样，但要注意，由于全瓷冠的强度相对低，在临床试戴时，不可敲击，遇到阻力时，不可强行戴入，而要针对具体原因调改后戴入。调改咬合时要低速轻柔，防止瓷裂。另外，由于树脂黏结剂有多种颜色可供选择，全瓷冠的粘接最好采用树脂黏结剂，以达到好的固位和美观效果。

(五)全瓷冠的修复要点

全瓷冠相对于烤瓷冠而言，有几处不同：一是其强度相对低于烤瓷冠；二是其美观性显著优于烤瓷冠；再就是其牙体预备量大于烤瓷冠。因此，其修复有一些不同之处。①严格控制适应证，保证其远期效果。②严格按要求牙体预备，防止出现尖锐棱角，预防因应力集中造成瓷裂，确保瓷层有足够的厚度、强度和正常咬合。③肩台外形和宽度要合适，以防止颈部瓷裂。④全瓷冠调改时，用磨石低速轻柔修改，尽量减少磨改时的震动和损伤。⑤采用树脂黏结剂粘固，提高美观性和粘接力。

六、桩核冠

桩核冠由桩、核和全冠组成。桩核冠由桩冠发展而来。桩核冠是利用固位桩插入根管内而获得固位的一种全冠修复体。其固位良好，支持与受力形式合理，是一种理想的修复残根残冠的修复体。

相对于桩冠，桩核冠是一种更加方便、合理的设计，先做桩核再做全冠，有诸多好处：①如人造冠需要重做，可以只换冠而不换桩核，更加简便。②如果作为基牙，可用于牙长轴与其他基牙不一致的情况,调整核的方向即可。修复错位、扭转牙时,也可通过改变核的方向使冠恢复到正常位置。

牙体缺损的患牙用桩核冠来修复,应该是最后一个选择。按照牙体缺损从小到大,相对应的修复顺序为:嵌体→高嵌体→部分冠→全冠→桩核冠。也就是说,当牙体缺损达到残根、残冠程度,单独靠剩余牙体组织无法提供抗力和固位时,才需要依靠根管桩插入根管,制作核,代替牙体提供固位和抗力。

(一)适应证与禁忌证及治疗时机的选择

桩核冠修复的前提是患牙已经过完善的根管治疗,根尖周无炎症或炎症已完全控制,无骨质吸收或吸收不超过根长的 1/3,且骨吸收已稳定。

1.适应证

(1)牙冠大部缺损,无法充填治疗或直接用全冠修复的。

(2)牙冠缺损至龈下,牙周健康,牙根有足够长度,经冠延长术后能暴露出缺损面的。

(3)前牙颈部横向冠折或后牙残根至龈下或牙槽嵴顶以下,经冠延长术或牙槽嵴切除术后,残根尚有足够的长度和牙槽骨支持的。

(4)错位、扭转牙没有条件做正畸治疗的或非正畸适应证的。

(5)牙槽骨内残根,根长和根径能满足支持和固位,经冠延长术或正畸牵引术可暴露出断面的。

(6)做固定义齿的固位体的残冠残根。

2.禁忌证

(1)年轻恒牙。

(2)未做根管治疗或根管治疗不完善的。

(3)有明显根尖周感染和临床症状,未控制的。

(4)根管弯曲细小,固位桩无法取得足够的长度和直径的。

(5)严重的根尖吸收,牙槽骨吸收超过根长的 1/3 以上的。

(6)根管壁已有侧穿的,且伴有根、骨吸收和根管内感染的。

(7)牙冠折裂至龈下过深,无法做冠延长术暴露根面的。

(8)原有根管桩无法取出,或虽能取出但根管壁过薄,抗力和固位形差的。

(9)深覆𬌗,咬合紧,牙根短,无法取得足够的网位和抗力形的。

3.治疗时机的选择　患牙经过完善的根管治疗,观察 1～2 周,无临床症状后,才能做桩核冠的修复。有瘘管的患牙,应在瘘管愈合后开始桩核冠的修复。如果根尖周病变较大,则需观察更长时间,待病变完全愈合或病变明显好转后再开始做桩核冠修复。

(二)桩核冠的固位和抗力形要求

桩核冠的固位力主要取决于固位桩与根管壁之间的摩擦力和黏结剂产生的粘接力。固位力受多种因素的影响。

1.桩的长度　桩的长度是影响固位力的主要因素。在其他条件相同的情况下,桩越长,固位越好,但其长度也受解剖条件的限制。如桩超出根尖孔,会破坏牙胶的封闭,引起根尖周感染。如果桩接近根尖,此处根管细小而壁薄,抗力形差,容易出现根折。所以对桩长度的要求有:①保证根尖 3～5mm 的充填材料封闭。②桩的长度至少要等于临床冠的长度。③桩处于牙槽骨的长度要大于根在骨内总长度的 1/2,以保证骨吸收情况下桩有足够的支持力。

2.桩的直径　桩的直径与固位和牙根的抗力性有关。增加桩的直径，可增加粘接固位力和桩的强度。但桩直径大，根管壁过薄时，受力时易发生根折。如桩过细，则会影响其固位力和自身抗折能力。从力学角度考虑，理想的桩直径应为根径的1/3。而且，因为根的外形为锥形，桩的直径应向根尖方向逐渐减小。

3.桩的形态　桩的形态与桩核冠的稳定性有关，取决于根的形态。理想的桩外形应是与牙根外形一致的近似圆锥体，从根管口到根尖逐渐减小呈锥形，各部分直径都保持为根径的1/3，与根部外形一致，与根管壁密合。但研究证明，锥形桩由于楔力作用，会在桩的根部诱发应力集中，从而易引起根折。因此，桩的锥度不可过小。

4.颈环结构　在桩核冠修复时，全冠的边缘不能放在牙齿根面上，而应放在根面下方2mm的健康牙本质上。也就是说，冠的边缘向上应是2mm高的健康牙本质，然后才是核材料。这一段2mm高的牙本质即称为颈环。颈环对牙齿的抗力和桩核冠的预后影响巨大。许多研究发现，制作了颈环的桩核冠其抗折强度明显高于无颈环组患牙。在临床牙体预备中，制备颈环结构是至关重要的。

5.增强桩核冠固位的方法　在患者咬合力大、牙根短，或可利用根管长度不足的情况下，可采取一些增强固位的措施。

(1)尽量增加桩长度，在保证根尖封闭的前提下。

(2)尽量保存冠部牙体组织，增加桩的长度。

(3)根管预备成椭圆形。

(4)增加桩与根管的密合度，增大摩擦力。

(5)减轻咬合接触，避免创伤𬌗和紧咬合。

(6)根管壁在粘固前酸蚀，金属桩喷砂，选用树脂黏结剂，增大粘接力。

(三)桩核的分类

1.按形态分类　可分为平行桩、梯形桩和锥形桩。

(1)平行桩：固位力大，固位力高于锥形桩，但根部需要去除较多牙本质，适用于牙根粗而长的情况。

(2)锥形桩：与牙根形态一致，适用于牙根长度、直径一般的情况，其应用范围大于平行桩，但其会造成桩根部的应力集中。故桩的锥度不能过小。

(3)梯形桩：梯形桩并具前2种桩的优点，应力较小，但根管预备较为困难，临床不常用。按表面形态还可分为光滑桩、锯齿形桩和螺纹桩。除主动螺纹外，表面纹理对固位力的增加作用并不明显。故成品桩的纹理设计的临床意义不大。

2.按制作工艺分类　可分为个别制作桩和成品桩。

(1)个别制作桩：可以采用金属整体铸造成桩核，也可以采用纤维和复合树脂个别制作，但后者目前应用非常少。个别铸造桩与根管比较密合，摩擦力大，故固位力好。但金属的弹性模量远高于牙本质，易引起根管牙本质内的应力集中，导致根折。

(2)成品桩：预先制成，有固定的尺寸和形状，与根管的适合性比个别铸造桩差，但其临床应用简便，患者一次就诊即可完成桩核的制作。另外，其材料构成比较多样，有金属桩、瓷桩和纤维桩等。

3.按材料分类　可分为金属桩、瓷桩和纤维桩。瓷桩和纤维桩的颜色接近于牙色，可用于前牙区美学修复。

(1)金属桩:应用已有较长时间,它有许多优点:强度高,刚性大,价格低廉,易加工,因此应用非常广泛。但金属也有显著的缺点:①非贵金属容易腐蚀。②部分人群会对某些金属产生过敏反应。③用于前牙区会影响美观,无法与全瓷冠联合应用。④金属的弹性模量远远高于牙根,在承受应力后容易引起根管牙本质的应力集中,导致根折。⑤修复失败后由于金属桩取出非常困难以致无法二次修复,导致牙根拔除。⑥部分非贵金属材料会对核磁共振检查造成干扰。

(2)瓷桩:化学性能稳定,有良好的生物相容性,不会对人体造成影响;美观性好,可以用于前牙区的美观修复;不会影响核磁共振检查。但陶瓷和金属一样,也存在弹性模量和牙根不一致的问题,从而导致容易产生应力集中引起根折。另外,陶瓷桩的取出和金属一样,很困难。目前,由于纤维桩的替代,瓷桩的应用已较少。

(3)纤维桩:出现仅有十几年的时间,但由于其明显的性能优势,其临床应用正在快速普及。它有许多优点:①弹性模量与牙本质相近,能有效吸收和分散应力,防止桩与牙根之间应力集中而诱发根折。②桩的树脂基质与核材料、树脂黏结剂为同种物质,能产生化学结合,黏结效果好。③纤维桩修复后的患牙根折多可再修复,可以重新制作桩核冠,有效保留牙根。④不腐蚀,生物相容性好。⑤容易取出,如患牙修复后如果因根尖病变或其他原因需要取出桩,则临床操作十分简单,不会出现像金属桩一样因桩无法取出而导致牙根拔除的情况。⑥玻璃和石英纤维桩的颜色与牙色相近,可以与全瓷冠联合用于牙齿美容修复。

但是,纤维桩也有明显的缺点:因为树脂基体和纤维都有射线通透的特性,它的X线阻射性差,远低于金属和陶瓷材料。纤维桩依纤维的不同,又可分为碳纤维桩、玻璃纤维桩和石英纤维桩。可以预见,由于其显著的性能优势,纤维桩的应用会成为临床的主流。

(四)桩核的制作

1. 根面预备　去除残冠上的腐质和充填材料。按全冠要求预备剩余牙体组织,并去除薄壁弱尖,制备出颈环结构。在牙体预备中要尽量保留可以利用的剩余牙体组织。

2. 根管预备　按X线片或根据根管测量结果,计算出桩道的长度,标记在扩孔钻(P钻)上。去除根管口暂封物,用扩孔钻由小到大逐号扩大根管,达到预定长度和直径,形成桩道。要把根管壁上的牙胶全部去净。冲洗根管,吹干。

3. 制作桩核

(1)铸造桩核:如采用铸造桩核的方式,则首先需要做出桩核的蜡型。取蜡型可用直接法和间接法。直接法是指在患者口内做桩核蜡型,而间接法是指取印模后在模型上制作桩核蜡型。

1)直接法:用于直接取蜡型的材料有自凝塑料和嵌体蜡。但取蜡型前一定要保证桩道光滑无倒凹,这样才能取蜡型成功。用蜡时根管壁要先涂一层石蜡油,而自凝塑料则可省略这一步骤。

嵌体蜡:选合适的成品蜡条插入根管内,尽量充满桩道,用一带沟槽的金属丝烧热后插入桩道,达蜡的最底端,等蜡硬固后,将金属丝和蜡一起拔出,检查蜡桩是否完整,如不完整则重新制作,如完整则重新放入根管,再用蜡堆出核的外形,核外形以预备后的牙体为准。蜡桩核即制作完成。

自凝塑料:调拌自凝塑料,于面团期将其塞入桩道内,再用一个预先磨好的塑料棒插入根管,达最深处,同时在冠部大致形成核外形,等塑料桩核硬固后取出检查,如不完整可再加少许塑料修补，如桩完整即可用慢速手机磨改核外形至符合要求。至此自凝塑料桩核即告完成。

2）间接法：间接法指由技工室在工作模型上做出蜡型，再铸造完成金属桩核。单根管可选择琼脂印模材料，磨牙则需要用硅橡胶来取模。将印模材注入根管内，用螺旋充填器慢速搅拌将根管充满，插入预先准备好的金属针或塑料针，再放入盛满藻酸盐印模材的托盘，等待印模材凝固。凝固后，顺根管方向取下，检查印模是否完整，暂封桩道。灌注模型，制作蜡型。

（2）纤维桩核：纤维桩联合树脂核是比较理想的桩核修复方式，其在临床上的应用正在快速普及。桩道预备完成后，纤维桩用树脂黏结剂直接粘固于根管内，然后在冠部用树脂核材料堆出核的外形，可一次就诊即完成桩核制作。其临床操作步骤如下。

1）粘接纤维桩：桩道预备完成后，用纤维桩配套的扩孔钻再扩大根管至合适直径，放入适当型号的纤维桩试戴。然后根据纤维桩和所选用树脂黏结剂的使用说明严格操作，经过酸蚀、涂黏结剂和树脂水门汀粘固等步骤，完成纤维桩的粘接。

2）树脂核的制作与预备：纤维桩粘接完成后，用车针截断多余长度的纤维桩，涂布黏结剂，调和树脂冠核材料，堆出核的形态，根据材料说明选择适当的光照时间固化，然后按照全冠牙体预备要求常规预备树脂核，同时制备出颈环结构。

（五）桩核的试戴与粘固

此处的桩核指金属桩核。首先去除根管内的暂封物，清洗根管。检查桩核有无瘤子或其他附着物。将桩核插入根管内，如无法完全就位，可用薄咬合纸标记出妨碍就位处并磨除，反复检查直至桩核完全就位。粘固桩核，水门汀凝固后去除多余水门汀。然后按照全冠牙体预备要求预备冠核，完成桩核的制作和牙体预备。

（六）全冠的制作

桩核冠大多用于修复残根残冠，所以在桩核制作完成后所选用的冠修复体皆为全冠形式，以有效保护剩余牙体组织。按金属或烤瓷全冠牙体预备要求制备冠核后，排龈，取印模，灌注模型，常规制作全冠，临床试戴，粘固，完成桩核冠的修复。

七、牙体缺损修复体的设计

牙体缺损有不同的情况，其修复体的设计也不同。

（一）前牙

前牙区因涉及美观，所以多采用美学修复体，如烤瓷冠、全瓷冠和瓷贴面等修复形式。

1. 缺损　缺损多因龋病或外伤引起。根据不同的缺损范围需采用不同的修复方法。

（1）缺损在切 1/3：可做烤瓷冠、全瓷冠和复合树脂贴面与瓷贴面。

（2）缺损至冠中 1/3：活髓牙应在护髓治疗后，在釉牙本质界的牙本质区放置螺纹钉，做复合树脂核，然后行全冠修复。若为死髓牙，则需首先做完善的根管治疗，用桩核冠修复。

（3）缺损至龈 1/3：则必须在根管治疗后用桩核冠修复。

（4）因外伤导致的牙体缺损：其折裂线超过龈缘以下 3mm，除做根管治疗外，还应做冠延长术，或牵引术将折断面暴露，以便桩核冠和根面密合，防止形成牙周袋。在做冠延长术时，应注意术后牙龈线的位置与相邻牙相协调，以保证美观。

2. 牙发育异常

（1）过小牙、锥形牙：如位置正常，修复间隙足够，能满足基本固位要求，可进行烤瓷冠或全瓷冠修复。如咬合紧，覆盖小，深覆𬌗，可做金属舌面的烤瓷冠设计。若牙冠过于短小，可考虑做根管治疗后以桩核冠修复。如过小牙的邻牙也需要做修复体者可考虑做联冠加强固位。当然，也可以直接做复合树脂贴面。过小牙一般髓壁较薄，牙体预备时一定要注意不要伤及牙髓。其牙根往往较短小，牙周支持力差，进行咬合设计时，应适当减小𬌗力。

(2)牙釉质发育不全，氟斑牙：如牙体无缺损，可做复合树脂贴面、瓷贴面修复，也可做烤瓷冠或全瓷冠。如牙体有缺损，固位不足者，则需用烤瓷冠修复。

(3)四环素牙：患牙多表现为牙体外形正常，仅颜色异常，而且是釉质全层染色，漂白后常出现反弹现象。程度轻的可用复合树脂或瓷贴面修复，如颜色重者，则往往需要用烤瓷冠来恢复美观。

3.牙缝隙　牙缝隙在前牙较为多见。最理想的治疗方法是正畸关闭缝隙，或经正畸集中缝隙后再做修复。在做修复设计时应注意下列事项。

(1)确定病因：首先确定缝隙形成的原因，针对病因治疗。必要时与正畸、牙周医师共同确定治疗方案。

(2)牙周疾病：牙周疾病引起的缝隙，多见于成年人及老年人，表现为多个牙间缝隙。修复前应消除病因，消除或明显缓解炎症，调整咬合，然后做夹板式固定修复，或设计为联冠。

(3)过小牙：对于多个过小牙形成的缝隙，如缝隙不大，可在过小牙修复后恢复牙间邻接关系，消除缝隙。适当加宽修复体宽度恢复邻接，用加大牙面凸度的方法时光线分散，利用视觉差使修复体外观与邻牙协调。

(4)正中缝隙：中切牙之间的缝隙，如间隙小于 2mm，可以用光固化树脂加宽牙冠消除缝隙。

(5)前牙不对称的牙缝隙：前牙不对称的牙缝隙的修复，应争取中切牙恢复正常邻接关系，保持中线不偏，间隙集中于侧切牙近远中，通过修复侧切牙来消除缝隙。

(二)后牙

后牙修复体在颜色、外观上的要求不如前牙严格，但后牙承受𬌗力大，在固位、稳定、受力方面有更高要求。

1.人造冠的选择　全冠对患牙保护作用强，边缘线短，封闭性好，固位力强，因此后牙的缺损尽量用全冠修复。如位于美观区，可选用烤瓷冠或全瓷冠，如不影响美观，则金属全冠也可采用。嵌体的设计应谨慎，防止牙折及继发龋的发生。可能的话，尽量设计高嵌体，以提高牙体的抗力。当牙体预备后剩余牙体不足 1/2 时，或牙体仅剩残根时，如牙根条件许可，则可用桩核冠修复，尽量增加桩的数目，并减小𬌗力。

2.联冠的设计　几个相邻牙需要修复时，为了让每个牙保持各自正常的生理运动，通常做成单冠，这样牙体切割少，就位也容易。但在下面几种情况下，可采用两牙联冠、多牙联冠修复。①相邻患牙固位形差，做单冠修复容易脱落。②患牙牙周支持条件差，如骨吸收、牙根短小、牙体半切术后。③两患牙间有缝隙，或有食物嵌塞，特别是𬌗间隙过大的水平食物嵌塞，以及上颌最后 2 个磨牙的冠修复，修复后易出现远中向移位，造成食物嵌塞者，可设计为联冠。

3.牙纵折　牙折常由于外伤或龋病损害，𬌗面磨损不均导致牙体抗力下降，𬌗力作用下而发生。牙折有局部折断、纵折、斜折、横折和根折。其中纵折较常见。纵折是指折裂线通过牙冠长轴的贯穿性折裂。纵折以第一磨牙最多，其次为第二磨牙，前磨牙较少见。

(1)后牙纵折的分型与诊断:后牙纵折有隐裂型、牙尖斜折型和纵折型。

1)隐裂型:牙表面有细小的裂纹,不易发现,常与近远中沟重叠,探诊无法伸入。患者可出现类似牙本质过敏症状,如累及牙髓还可能有牙髓炎症状。

2)牙尖斜折型:表现为1～2个牙尖折裂,常累及牙髓。折缝明显,折断部分有明显松动。患者有明显疼痛。

3)纵折型:最为常见。折裂线从𬌗面通过髓室至髓室底,或通过髓室延伸至根管,出现冠根联合折裂/纵折牙如为活髓,可出现牙髓炎症状,咀嚼痛,叩痛明显。折裂牙断片松动度不如牙尖斜折型明显,常并发牙周疾患。X线片可见折裂线或髓室底暗影或局部牙周膜增宽。陈旧性纵折在折缝内有食物残渣滞留,牙冠外形异常。

(2)纵折牙的处理:后牙纵折,若折断的两片均松动,或有明显牙周感染、骨质吸收或合并根折、多发冠折时,应拔除患牙。若为牙尖斜折,一半明显松动,一半较牢固,牙周膜正常,可将松动的部分拔除,剩余牙体做根管治疗,然后根据缺损大小直接充填或完成桩核,然后用全冠修复。若患牙为隐裂,无牙周疾病,可在结扎固定后做根管治疗,然后做全冠修复,保护患牙。

4.牙体半切术　牙体半切术时指将多根牙无法暴露的牙根及部分牙冠切除,保留健康牙根和部分牙冠的方法。

(1)适应证与禁忌证。

1)适应证:①下颌磨牙仅有一个根有严重的垂直骨吸收,上颌磨牙的2个颊根或腭根有严重的骨质破坏者。②根分叉严重破坏者。③一个牙根有纵折或内吸收。④一个牙根因根管钙化、弯曲、髓石、器械折断或根管侧穿等无法治疗,而其余牙根可治疗的。

2)禁忌证:①保留的牙根无足够的牙槽骨支持。②根管均无法进行根管治疗。③根合并或两根距离近,无法进行分根切除。④牙体半切术后,无法利用剩余牙体及邻牙做修复者。⑤口腔卫生差,有可能导致牙周疾病。

(2)方法:牙体半切术前,应对计划保留的牙根做根管治疗,然后将根分叉以上患根一侧的牙冠做部分切除,拔除有病变的牙根,伤口愈合后做冠修复。修复治疗时,剩余牙体被视为单根牙。修复前,剩余牙冠要用银汞合金或复合树脂做桩核,桩核不能压迫牙龈。常规做预备。修复体应注意控制𬌗面解剖外形,减少𬌗力,防止产生侧向力。

(3)根分叉切开与修复:对于下颌磨牙根分叉处有严重骨质破坏或髓室底穿通,近远中根周牙槽骨良好,牙周膜正常者,可在根分叉处将牙冠切除两段,并修改成2个前磨牙形态,然后在两段上分别做2个金属全冠并焊接在一起。该修复方法可用于保存根分叉处局限病变的患牙。

八、牙体缺损修复后常见问题及处理

牙体缺损的修复有多种形式,但都是在单个牙上进行修复,如果严格遵循牙体缺损修复的原则,制作精细,一般能取得较好的效果。但如果适应证掌握不好,或未能遵循修复原则,则可能会出现问题。

(一)疼痛

1.过敏性疼痛

(1)修复体粘固后过敏性疼痛。

1)原因:牙体预备后,牙本质暴露,牙髓处于受激惹状态,遇冷热会出现疼痛。粘固时,消毒刺激、冷刺激和游离酸刺激,会引起患牙的短时疼痛。一般可很快消失。

2)处理:如粘固后牙长时间持续疼痛,说明牙髓受激惹严重而致牙髓炎。因此,牙体预备时,应有效降温;术后,应采取保护牙髓的措施。粘固时,再仔细判断牙髓状态,过敏性疼痛严重者应先安抚,再粘固。

(2)修复体使用一段时间后出现过敏性疼痛。

1)原因:①腐质未去净,或修复体不密合,导致继发龋。②牙龈退缩。③黏结剂性能差或粘固操作不良,黏结剂脱落或溶解。

2)处理:修复体拆除重做。

2. 自发痛

(1)原因:牙髓炎、根尖周炎或牙周炎。牙髓炎多由于牙体磨除过多,牙备量过大;预备时冷却降温不足;年轻恒牙髓腔大;未掌握牙备技巧,导致露髓;髓腔变异;预备后活髓牙未用临时冠保护;临时冠产热过高;继发龋等引起。

(2)处理:针对病因进行处理。去除修复体后,进行根管治疗、牙周治疗或根尖周手术等。防止牙髓炎症的措施如下:①牙体预备前拍 X 线片,判断髓腔大小和位置。②严格按照设计预备,防止过度磨除牙体。③术中充分喷水降温,间断、轻压磨切,防止牙髓温度升高。④了解髓腔解剖,术前大致明确髓角位置。⑤牙体预备后注意护髓,如涂布脱敏剂、戴临时冠等。⑥牙体预备时彻底去除腐质,防止继发龋。⑦选用刺激作用小的黏结剂。

3. 咬合痛　修复体戴入后的咬合痛,多是由创伤𬌗引起。通过调𬌗,疼痛会很快消失。修复体戴用一段时间后出现咬合痛,应结合触诊、叩诊和 X 线检查确定是否有创伤性牙周炎、根尖周炎、根管侧穿、根折等,然后再针对病因进行治疗。

(二)食物嵌塞

食物嵌塞在牙体缺损修复后较常见。患者表现为嵌塞处胀痛,滞留食物发酵、腐败,产生口臭,分解产物和细菌性代谢产物的刺激可引起牙龈炎,出现疼痛、龋病和牙周炎。

1. 原因

(1)邻面无接触或接触不良。

(2)修复体轴面外形不良,如𬌗外展隙过大,邻间隙过于敞开。

(3)𬌗面形态不良,𬌗边缘嵴过锐,颊舌沟不明显,食物排溢不畅。

(4)𬌗平面与邻牙不一致,形成斜向邻面的倾斜面。

(5)邻面接触虽然良好,但修复体有悬突或边缘不密合。

(6)对颌牙有充填式牙尖。

2. 处理　应针对嵌塞的原因进行治疗。如调改𬌗面形态,开辟颊舌沟,调改对颌牙尖等。如果是无接触或接触不良,则一般需重做。

(三)牙龈损伤和牙龈炎

龈缘炎表现为修复体冠边缘处的龈组织充血、水肿、探诊易出血等,外观呈围绕冠边缘的一圈窄的红线。

1. 原因

(1)修复体轴壁凸度不良,食物冲击牙龈。

(2)冠边缘不合适,有悬突或台阶;不密合,冠边缘和牙体间有缝隙。

(3)牙体预备、戴冠引起的牙龈损伤。

(4)肩台位置过深,侵犯了龈沟底,破坏了生物学宽度。

2.处理 牙体制备中,防止牙龈的损伤。龈下肩台制备时,先排龈,然后再进行预备。肩台不能过深,不能侵犯生物学宽度。冠的边缘必须要和肩台形成一个连续、光滑一致的面,并且要密合,这样才能不会导致牙龈的炎症。

(四)修复体松动、脱位

1.原因

(1)患牙高度低,固位形制备不良。

(2)创伤𬌗,𬌗力过大,侧向力过大。

(3)粘固失败。

2.处理

(1)增加辅助固位形。

(2)尽量增加冠的高度,如将冠边缘放置于龈下。

(3)选用粘接力强的黏结剂。

(4)对全冠粘接面进行喷砂、活化等处理。

(5)增加𬌗面沟窝深度,增加粘固面积。

(6)适当减少𬌗面面积,加深全冠𬌗面沟窝面积和外展隙。

(7)减少牙尖斜度,减少侧向力。

(五)修复体颜色不一致

原因和处理:①比色环境不合要求,应选用灰色的背景,不要用色彩鲜艳的背景。②比色时间、光线不符合要求,应选择合适的时间和光源进行比色。③视觉疲劳,在牙体预备前比色,比色前凝视蓝色背景,可以有效防止视疲劳对比色的影响。④颜色记录有误,烤瓷冠制作时技术问题。⑤牙体预备不足,瓷层过薄,导致出现"死白色"。

(六)瓷裂

此处指对于金属烤瓷冠而言。

1.原因

(1)临床因素:①预备时𬌗面磨除量过少,或厚度不均匀。②牙体预备体不光滑,有尖锐的应力集中点。③倒凹未去净,修复体就位时产生裂纹。

(2)制作因素:①金属基底冠表面有尖锐棱角或粗糙面,应力集中。②基底冠过薄。③金瓷结合部与对颌牙接触。④瓷层过厚,无金属支撑。⑤金属基底冠表面污染。⑥反复烧烤导致瓷粉性能改变,并在界面产生应力。⑦氧化层过厚或过薄。

(3)咬合因素:有早接触点、咬合紧、夜磨牙、不良咬合习惯。

2.处理 处理方法如下:①如瓷片完整,可原位对合,处理后粘接。②复合树脂修补缺损面。③拆除烤瓷冠后重新制作。

(七)龈缘染色

龈缘染色见于金属烤瓷冠的修复后,表现为龈缘或黏膜青灰或暗褐色。

(1)原因:金属离子渗入龈组织中。

(2)处理:一旦出现很难处理,以预防为主。①选用贵金属合金制作烤瓷冠。②采用全瓷边缘。③制作全瓷冠。④备牙时肩台有一定宽度。

（八）修复体破裂、折断、穿孔

1.原因

（1）外伤，如咬硬物、受外力后。

（2）材料因素，如材料性能不佳。

（3）修复体制作因素。

（4）𬌗力因素，如咬合紧、存在创伤𬌗。

（5）调𬌗磨改过多，由于牙体预备不足，戴牙时冠𬌗面已经很薄。

2.处理　拆除重做。

（九）患牙折裂

1.原因　预备后牙体组织过少，抗力形差。

2.处理　制作桩核后，再制作烤瓷冠。

（秦宁艳）

第四节　牙列缺失

一、无牙颌的组织结构特点与全口义齿修复的关系

（一）无牙颌的分区

无牙颌各部分的组织结构是不同的，要利用其解剖生理特点，使患者戴全口义齿后能够发挥其咀嚼功能。

根据无牙颌的组织结构和全口义齿的关系，将无牙颌分成四个区，即主承托区、副承托区、边缘封闭区和缓冲区。

1.主承托区　包括上下颌牙槽嵴顶的区域，此区的骨组织上覆盖着高度角化的复层鳞状上皮，其下有致密的黏膜下层所附着，此区能承担咀嚼压力，抵抗义齿基托的施压而不致造成组织的创伤。义齿基托与主承托区黏膜应紧密贴合。

2.副承托区　指上下颌牙槽嵴的唇颊和舌腭侧。副承托区与主承托区之间无明显界限。副承托区与唇、颊的界限在口腔前庭黏膜反折线，与舌的界线在口底的黏膜反折线。此区骨面有黏膜肌附着点、疏松的黏膜下层及脂肪和腺体组织，副承托区支持力较差，不能承受较大的压力，只能协助主承托区承担咀嚼压力，义齿基托与副承托区黏膜也应紧密贴合。

3.边缘封闭区　边缘封闭区是义齿边缘接触的软组织部分，此区有大量疏松结缔组织，不能承受咀嚼压力。但是这些组织可以紧密地与义齿边缘紧密贴合，产生良好的边缘封闭作用，保证义齿固位。为了增加上颌义齿后缘的封闭作用，可借组织的可让性，对组织稍加压力，制作后堤，形成完整的封闭作用。

4.缓冲区　主要指无牙颌的上颌隆突、颧突、上颌结节的颊侧、切牙乳突、下颌隆突、下颌舌骨嵴以及牙槽嵴上的骨尖、骨棱等部位。该区表面覆盖有很薄的黏膜，不能承受咀嚼压力。应将上述各部分的义齿基托组织面的相应部位磨除少许，做缓冲处理，以免组织受压而产生疼痛。

（二）全口义齿的结构和基托范围

1.全口义齿的结构　全口义齿由基托和人工牙列两部分组成，基托和人工牙共同构成义

齿的三个面。

(1)组织面:组织面是义齿基托与牙槽嵴黏膜、腭黏膜组织接触的面,它必须与口腔黏膜组织紧密贴合,二者之间才能形成大气负压和吸附力,使全口义齿在口腔中获得固位。

(2)咬合面:咬合面是上下颌人工牙咬合接触的面。在咬合时,咀嚼肌所产生的咬合力量通过人工牙咬合面传递到基托组织面所接触的口腔支持组织上。咬合力应均匀分布在支持组织上,而有助于义齿获得良好的固位与稳定,并减少压痛等并发症。

(3)磨光面:磨光面是指义齿与唇颊和舌黏膜接触的部分。磨光面的外形对义齿的固位与自洁很重要。在其颊、舌、腭侧面应形成凹面外形。如果磨光面形态不合适,则肌肉所加的力,可使义齿脱位和不稳定。

2.全口义齿的基托范围

(1)基托伸展的原则:在不影响周围软组织生理运动的情况下尽量扩展。

(2)基托的范围:唇颊侧止于唇颊黏膜与牙槽嵴唇颊黏膜的反折线,让开唇颊系带;下颌舌侧止于口底黏膜与牙槽嵴舌侧黏膜的反折线让开舌系带;上颌后缘止于腭小凹后 2mm 至两侧翼上颌切迹的连线;下颌后缘止于磨牙后垫的 1/2 至 2/3 处。

二、牙列缺失后的组织改变

(一)骨组织的改变

牙列缺失后,牙槽突逐渐吸收形成牙槽嵴。上下颌骨的改变主要是牙槽嵴的吸收萎缩,随着牙槽嵴的吸收,上下颌骨逐渐失去原有形状和大小。牙槽嵴的吸收速度与缺失牙的原因、时间及骨质致密程度有关。

由牙周炎引起的牙列缺失往往在初期牙槽嵴吸收就很明显,由龋齿根尖病引起的牙拔除,往往根据疼痛持续时间长短、拔牙难易程度不同而造成缺牙局部的牙槽嵴萎缩程度不同。单纯拔牙引起的骨吸收显著少于拔牙后又做牙槽嵴修整术者。

牙槽嵴的吸收速率在牙缺失后前三个月最快,大约六个月后吸收速率显著下降,拔牙后两年吸收速度趋于稳定。

牙槽嵴吸收多少与骨质致密程度直接有关,上颌牙槽嵴吸收的方向呈向上向内,外侧骨板较内侧骨板吸收多,结果上颌骨的外形逐渐缩小。下颌牙槽嵴的吸收方向是向下前和向外,与上颌骨相反,结果使下颌牙弓逐渐变大,面下 1/3 距离也随之变短。上下颌骨间的关系亦失去协调甚至可表现出下颌前突、下颌角变大、髁突变位以及下颌关节骨质吸收,导致颞下颌关节紊乱病。在骨吸收过多时,颏孔、外斜嵴及下颌隆突与牙槽嵴顶的距离变小,甚至与牙槽嵴顶平齐,嵴顶呈现为窄小而尖锐的骨嵴。

从总的趋势看,上下颌前牙区吸收速率高,形态改变较大,而后牙区、上颌结节、下颌磨牙后垫的改变较少。

牙槽嵴的持续吸收不仅与患者全身健康状态和骨质代谢状况有关,而且与修复义齿与否及修复效果好坏有关。如果全口义齿不做必要的修改,或不进行周期性更换以适应牙槽嵴的持续吸收,则在行使功能时义齿处于不稳定状态,可导致局部压力集中从而加快剩余牙槽嵴吸收。

牙列缺失后骨组织改变,在不同个体,其吸收结果不同,在同一个体的不同部位,剩余牙槽嵴的程度也不同。

（二）软组织的改变

由于牙槽嵴骨的不断吸收，与之相关的软组织也发生相应的位置变化，如附着在颌骨周围的唇颊系带与牙槽嵴顶的距离变短，甚至与嵴顶平齐，唇颊沟及舌沟间隙变浅，严重者口腔前庭与口腔本部无明显界限。

唇颊部因失去硬组织的支持，向内凹陷，上唇丰满度丧失，面部皱折增加，鼻唇沟加深，口角下陷，面下 1/3 距离变短，面容明显呈衰老状。

由于肌张力平衡遭到破坏，失去正常的张力和弹性，亦由于组织的萎缩，黏膜变薄变平，失去正常的湿润和光泽，且敏感性增强，易患疼痛和压伤。

由于牙列缺失，舌失去牙的限制，因而舌体变大，且可导致舌与颊部内陷的软组织接触，使整个口腔为舌所充满。有的患者还出现味觉异常和口干等现象。

三、全口义齿的固位和稳定

要获得全口义齿满意的修复效果，必须具有良好的固位和稳定。固位是指义齿抵抗垂直脱位的能力，如果全口义齿固位不好，在张口时即容易脱位。稳定是指义齿对抗水平和转动的力量，防止义齿侧向和前后向脱位，如果义齿不稳定，在说话和进食时则会侧向移位或翘动。

（一）全口义齿的固位原理

1. 大气压力　全口义齿基托边缘与周围的软组织始终保持紧密的接触，形成良好的边缘封闭，使空气不能进入基托与黏膜之间，在基托黏膜之间形成负压，在大气压力作用下，基托和黏膜组织密贴而使义齿获得固位。

2. 吸附力　吸附力是两种物体分子之间相互的吸引力，包括附着力和黏着力。附着力是指不同分子之间的吸引力。黏着力是指同分子之间的内聚力。全口义齿的基托组织面和黏膜紧密贴合，其间有一薄层的唾液，基托组织面与唾液，唾液与黏膜之间产生附着力，唾液本身分子之间产生黏着力（内聚力），而使全口义齿获得固位。

（二）影响义齿固位的有关因素

1. 基托的边缘　基托边缘伸展范围、厚薄和形状，对于义齿的固位非常重要。在不妨碍周围组织正常活动的情况下，基托边缘应尽量伸展，并与移行黏膜皱襞保持紧密接触，获得良好的封闭作用。

上颌基托唇颊边缘应伸展到唇颊沟内。唇、颊系带处的基托边缘应做成切迹以免妨碍系带的活动。在上颌结节的颊侧颊间隙处，基托边缘应伸展到颊间隙内，以利固位。基托后缘应止于硬软腭交界处的软腭上，且边缘可在此区稍加压，加强义齿后缘的封闭作用。义齿后缘两侧应伸展到翼上颌切迹。

2. 唾液的质和量　总之患者的口腔解剖形态、唾液的质和量、基托面积大小、边缘伸展等因素均与义齿固位有关。

（三）影响全口义齿稳定的有关因素

1. 良好的咬合关系　全口义齿戴在无牙颌患者口内时，上下人工牙列的咬合关系也应符合该患者上下颌的位置关系。而且上下牙列间要有均匀广泛的接触。如果义齿的咬合关系与患者上下颌的颌位关系不一致，或上下人工牙列间的咬合有早接触，患者在咬合时，不但不会加强义齿的固位，还会出现义齿翘动，以至造成义齿脱位。

2. 理想的基托磨光面形态　义齿在口腔中的位置，应在唇、颊肌与舌肌内外力量相互抵消的区域。为争取获得有利于义齿稳定的肌力和尽量减少不利的力量，需制作良好的磨光面形态。一般基托磨光面应呈凹面，唇、颊、舌肌作用在基托上时能对义齿形成挟持力，使义齿更加稳定，如果磨光面呈凸形，唇、颊、舌肌运动时，将对义齿造成脱位力，破坏义齿固位。

四、无牙颌的口腔检查和修复前准备

(一)病史采集

与患者面对面地采集病史，有助于医师了解患者的个性特点和社会经济情况，这是治疗之前必不可少的交谈。应主要了解以下情况。

1. 主观要求　患者希望义齿所能达到的效果，患者对义齿修复的过程、价格、效果的理解程度。

2. 既往牙科治疗情况　缺牙原因、缺牙时间的长短，是否修复过，既往义齿使用情况。

3. 年龄和全身健康状况。

4. 性格和精神心理情况。

(二)口腔检查

牙列缺失后，咀嚼功能遭到破坏，并引起颌面部、口腔发生一系列的形态和功能变化，其改变的程度与患者的年龄，全身健康状况，缺牙的原因、时间有关系。因此，在制作全口义齿之前，应对患者进行全面、系统的检查。包括以下几方面。

1. 颌面部　患者的颌面部左右是否对称。

2. 牙槽嵴　检查拔牙后伤口愈合情况，以了解牙槽骨吸收的稳定程度等。根据牙槽骨吸收规律，理论上讲一般在拔牙后 3～6 个月，开始制作义齿。从临床现象观察，高而宽的牙槽嵴对义齿的固位、稳定和支持作用好。低而窄的牙槽嵴，对义齿的支持和固位作用差。当牙槽嵴呈刃状时，戴义齿常易出现组织的压痛。

3. 颌弓的形状和大小　检查时，应注意上下颌弓的形状和大小是否协调，上下颌吸收情况是否一致。

4. 上下颌弓的位置关系　可分为水平关系和垂直关系。

5. 上下唇系带的位置　检查上下唇系带的形状和位置. 是否与面部中线一致。

6. 腭穹窿的形状。

7. 肌、系带的附着　肌和系带的附着点距离牙槽嵴顶的距离，是随牙槽嵴吸收的程度而产生相对改变的。牙槽嵴因吸收过多而变低平，则肌和系带的附着点距离牙槽嵴顶较近或与之平齐，当肌活动时，容易造成义齿脱位。

8. 舌的位置和大小。

9. 对旧义齿的检查　如患者戴用过全口义齿，应询问其重做的原因和要求，了解戴用义齿的时间和使用情况。检查旧义齿的固位、稳定情况，义齿基托与黏膜组织间的密合情况，边缘伸展情况，垂直距离和正中关系是否正确，人工牙排列位置和人工牙的材料，义齿的殆型，口腔黏膜是否正常，有无黏膜破溃、炎症性增生等情况。如黏膜不正常时，应停戴旧义齿 1 周，待炎症消退，再开始重新修复。如患者戴用旧义齿多年，对外形适应且满意，仅因殆面重度磨耗而要求重做者，在重新修复时，需想法复制义齿磨光面外形及人工牙排列位置以便患者尽快适应。

(三)修复前的外科处理

无牙颌修复前的外科手术修整工作,与全口义齿能否恢复外形和功能有着密切关系。对于尖锐的骨尖,明显的骨突,过大的组织倒凹,增生的软组织,松软的牙槽嵴等,均应进行外科修整。

1. 尖锐的骨尖、骨突和骨嵴　在牙槽嵴上有尖锐的骨尖、骨突、骨嵴,或形成较大的倒凹,可采用牙槽骨整形术。

2. 上颌结节　上颌结节较大,其颊侧骨突形成明显的组织倒凹,同时在上颌前部牙槽嵴的唇侧也有明显的倒凹时,将影响上颌义齿的就位。如两侧上颌结节均较突出时,可以只选择结节较大的一侧做外科修整,另一侧可在基托组织面进行适当的缓冲以减小倒凹,或是改变义齿就位方向,使义齿容易就位,并且不产生疼痛。

3. 下颌隆突　下颌隆突过大,其下方形成较大倒凹,不能用缓冲基托组织面的方法解决者,在修复前应做外科修整。

4. 唇颊沟加深　若唇颊沟过浅,影响义齿基托边缘伸展,义齿常因唇颊肌活动而造成脱位,可做唇颊沟加深术。

5. 唇颊系带成形　当牙槽嵴吸收后呈低平者,系带附着点接近牙槽嵴顶,甚至与牙槽嵴顶平齐,空气易自基托“V”形切迹处进入基托和黏膜组织之间,破坏边缘封闭而造成义齿脱位。

6. 增生的黏膜组织　口腔黏膜炎症性增生,多发生在上颌唇侧前庭,也可发生在下颌唇侧前庭,呈多褶状,在裂口的底部有溃疡,称缝龈瘤。这是由于牙槽嵴的吸收,使基托与牙槽嵴之间不密合,或因义齿固位不好,而有前后向移动,特别在正中𬌗位上下颌牙咬紧时,上颌全口义齿有向前推动的现象,使之长期、慢性刺激形成组织炎症性增生所致。如增生的组织不能消退,须采取手术切除。

7. 松软牙槽嵴　当下颌前部是天然牙而上颌是无牙颌时戴用全口义齿,由于下颌前部天然牙产生较大的𬌗力作用于上颌前部牙槽嵴,造成牙槽嵴压迫性吸收,而形成移动性较大的无牙槽骨支持的软性牙槽嵴,一般不主张手术切除。

五、全口义齿戴牙后出现的问题及处理

初戴全口义齿或戴用一段时间后,由于各种原因,可能出现问题或症状,要及时进行修改,以便保护口腔组织的健康和功能的恢复。口腔软组织具有弹性,义齿戴用后,由于𬌗力的作用,出现下沉现象,在骨尖、骨棱、骨突部位出现黏膜破溃和疼痛。有时由于患者耐受性很强,仍坚持戴用义齿,进而可造成更大的损伤。因此,全口义齿戴用后,应定期复查,以便及时发现问题,及时处理。

(一)疼痛

1. 在牙槽嵴上有骨尖、骨棱,上颌隆突、上颌结节的颊侧、下颌舌隆突、下颌舌骨嵴处等骨质隆起,有组织倒凹的区域,由于覆盖的黏膜较薄,受力后容易造成组织压伤,义齿在戴上或取下时,义齿基托边缘常造成倒凹区黏膜的擦伤。由于取印模时压力不均匀或模型有破损,在义齿修复后常可刮伤组织。

处理方法是用桃形或轮状石将基托组织面的相应处磨除少许,使基托组织面与组织之间有适当的空隙,这种处理称之为缓冲。

2. 由于基托边缘伸展过长或边缘过锐，系带部位基托缓冲不够，在移行皱襞。系带部位可造成软组织红肿、破溃或组织切伤，严重时黏膜呈灰白色。

上颌义齿后缘过长，下颌义齿远中舌侧边缘过长时，由于组织被压伤，常可发生咽喉痛或吞咽时疼痛的症状。需将过长、过锐的边缘磨短和圆钝，但不宜磨除过多，以免破坏边缘封闭。

3. 义齿在正中咬合和侧方𬌗时有早接触或𬌗干扰，𬌗力分布不均匀，在牙槽嵴顶或嵴的斜面上，产生弥散性发红的刺激区域。如在嵴顶上，是由于牙尖早接触，过大的压力造成的。如在嵴的侧面上，是由于侧方𬌗运动时牙尖的干扰，有时离刺激处较远。

检查时，将下颌义齿戴在患者口中，医师用右手的拇指和示指或两手的示指放在下颌义齿两颊侧基托上，使下颌义齿固定在下颌牙槽嵴上，然后让患者下颌后退，在正中关系位闭合，在患者的上下牙有接触时不动，然后咬紧，如发现下颌义齿或下颌有滑动或扭动时，表示咬合时有早接触点，必须找出早接触点部位，给予磨除达到𬌗平衡。

4. 义齿行使功能时，由于义齿不稳定，在口内形成多处压痛点和破溃处。

不稳定的原因是义齿边缘伸展过长，牙排列位置不正确，颌位关系不正确或侧方𬌗时牙尖有干扰。

当患者在说话、张口时义齿有固位力，而咀嚼时义齿发生移位时，表示义齿不稳定。造成义齿不稳定的原因是：①正中𬌗关系不正确，并且有早接触点，尤其在第二磨牙之间有早接触点。②人工牙排列的位置不正确。③侧方𬌗时，有干扰。④在牙槽嵴上产生连续性压痛点，其疼痛不明显，应考虑是𬌗关系的错误，多数情况下是因正中关系不正确，或有牙早接触、𬌗干扰。

在分析疼痛原因时，需认真鉴别诊断。鉴别疼痛是由义齿基托组织面局部压迫造成的，还是由于咬合因素使义齿移动而摩擦造成的。鉴别方法除了用肉眼观察有无咬合后义齿的移动现象，用手指扶住义齿，感觉有无咬合后义齿的滑动和扭动外，还可用压力指示糊进行检查。

5. 患者戴义齿后，感到下颌牙槽嵴普遍疼痛或压痛，不能坚持较长时间戴义齿，面颊部肌肉酸痛，上腭部有烧灼感。检查口腔黏膜无异常表现，这种情况多由于垂直距离过高或夜磨牙所致。可重新排列下颌后牙降低垂直距离，或重新做义齿。

（二）固位不良

全口义齿固位不良多见于下颌，原因是多方面的。一方面由于患者口腔条件差，如牙槽嵴因吸收变的低平，黏膜较薄，唇、颊向内凹陷，舌变大。在这种情况下，需要患者坚持戴用义齿，适应和学会使用义齿后，义齿的固位程度是会逐渐加强的。另一方面是由于义齿本身的问题，常见的现象如下：

1. 口腔处于休息状态时，义齿容易松动脱落。这是由于基托组织面与黏膜不密合或基托边缘伸展不够，边缘封闭不好造成。可采用重衬或加长边缘的方法解决。

2. 当口腔处于休息状态时，义齿固位尚好，但张口、说话、打哈欠时义齿易脱位，这是由于基托边缘过长、过厚，唇、颊、舌系带区基托边缘缓冲不够，影响系带活动；人工牙排列的位置不当，排列在牙槽嵴顶的唇颊或舌侧，影响周围肌肉的活动；义齿磨光面外形不好造成的。应磨改基托过长或过厚的边缘，缓冲系带部位的基托，形成基托磨光面应有的外形，或适当磨去部分人工牙的颊舌面，减小人工牙的宽度。

3.固位尚好，但在咀嚼食物时，义齿容易脱位，是由于殆不平衡，牙尖有干扰，使义齿翘动，破坏了边缘封闭造成的。在下颌磨牙后垫部位基托伸展过长，与上颌结节后缘基托相接触或接近。上颌殆平面较低，当下颌向前伸时，上下颌基托后缘相接触或上颌第二磨牙远中颌尖与下颌磨牙后垫部位基托接触，使下颌义齿前部翘起，而影响义齿固位。修改时应进行选磨调殆，消除早接触和牙尖的干扰，或将基托边缘磨短或磨薄。

（三）发音障碍

一般情况下，全口义齿初戴时，常出现发音不清楚的现象，但很快就能够适应和克服。如牙排列的位置不正确就会使发音不清或有哨音。哨音产生的原因是由于后部牙弓狭窄，尤其在前磨牙区，使舌活动间隙减小，舌活动受限；使舌背与腭面之间形成很小的空气排逸道；基托前部的腭面太光滑，前牙舌面过于光滑。可将上颌基托前部形成腭皱和切牙乳突的形态，形成上前牙舌面隆凸、舌面窝和舌外展隙的形态。有少数患者在发“S”音时，舌尖抵在下颌前部基托的舌侧面上，舌体抵在上腭处，形成空气排逸道。如果下前牙排列的过于向舌侧倾斜，使舌拱起得较高，可使空气逸出道变小，从而发出哨音。如下颌前部舌侧基托太厚，也会使发“S”音不清楚。修改方法可将下颌前牙稍向唇侧倾斜，将下颌舌侧基托磨薄些，使舌活动间隙加大。

（四）恶心

部分患者在初戴义齿时，常出现恶心，甚至呕吐。

1.原因

（1）初戴不适应。

（2）上颌义齿后缘伸展过长，刺激软腭。

（3）义齿基托后缘与口腔黏膜不密合，唾液刺激黏膜而发痒，从而引起恶心。

（4）上下前牙接触，而后牙无接触，义齿后端翘动而刺激黏膜。

（5）上颌义齿后缘基托过厚，下颌义齿远中舌侧基托过厚而挤压舌根处。

2.处理方法

（1）对于初戴不适应者，应嘱患者坚持戴用，症状可逐渐缓解。

（2）上颌义齿后缘伸展过长者应将基托后缘磨短。

（3）如上颌义齿后缘与黏膜不密合，可用自凝塑料重衬，或重作后堤，加强后缘封闭。

（4）因精干扰导致义齿前后翘动者，可通过调殆消除前牙早接触点。

（5）基托后缘过厚者，可修改上下颌义齿基托后缘的厚度。

（五）咬唇颊、咬舌

1.原因

（1）由于后牙缺失时间过久，两侧颊部向内凹陷，或舌体变大，从而造成咬颊或咬舌现象，经过戴用一段时间后，常可自行改善。必要时可加厚颊侧基托，将颊部组织推向外侧。

（2）人工牙排列覆盖过小。

（3）上颌结节和磨牙后垫部位的上下颌基托之间夹住颊部软组织。

2.处理方法

（1）加大覆盖，磨改上后牙颊尖舌侧斜面和下后牙颊尖颊侧斜面，可解决咬颊现象；磨改上后牙舌尖舌侧斜面和下后牙舌尖颊侧斜面解决咬舌现象。

（2）增加上颌义齿颊侧后部基托厚度，将肥厚的颊侧软组织推开。

(3)磨薄基托,增加人工后牙远中上下基托之间间隙,以免夹着颊部软组织。

(六)咀嚼功能差

1.原因

(1)上下颌后牙接触面积小。

(2)调磨咬合过程中,磨去了𬌗面的解剖形态。

(3)垂直距离过低或过高,患者感到在吃饭时用不上力,或咀嚼费力。

2.修改方法

(1)通过调𬌗增加𬌗面接触面积,形成尖窝解剖外形和食物排溢道。

(2)垂直距离过低或过高者,需重新制作义齿,或重取颌位关系记录,将义齿上𬌗架后重新排牙。

(七)心理因素的影响

部分患者认为戴全口义齿后,应和真牙一样,说话、吃饭都没有任何问题,但是戴义齿后,往往和患者原来的想象不完全一样。刚戴义齿时容易松动脱位,不能用于吃饭,说话不清楚,口水多。患者会认为医师技术不好,对照其他患者戴全口义齿如何好用,没有问题,而要求重做义齿。在这种情况下,医师应仔细地检查全口义齿是否有问题,如确有缺点,应加以修改;如果是患者不适应或不会使用,应耐心进行解释,讲明义齿和天然牙的不同,或请戴过义齿的患者现身说法,对患者进行说服。制作全口义齿是需患者参与配合的一种治疗方法,患者的积极使用、主动练习是非常重要的。

(刘丽梅)

第五节　即刻义齿

一、即刻全口义齿的制作

暂时保留前牙,先拔除后牙,等4～6周后伤口基本愈合,取印模制作义齿,在戴义齿之前拔除前牙,并做必要的牙槽骨修整后立即戴入义齿。

1.在拔牙前应取记存印模,灌注模型。详细检查和记录余牙的龈袋深度、垂直距离及𬌗关系。拍摄余牙的X线片,作为修整模型及排牙时参考。

2.取印模　选择合适的局部义齿托盘,或做个别托盘,取功能性印模,灌注模型。

3.确定颌位关系　用暂基托确定颌位关系,上𬌗架。

4.排试后牙　先排列后牙,然后在口内试牙,检查𬌗关系是否正确。

5.排前牙　将排好后牙的蜡基托放置在𬌗架的模型上,排前牙之前,要削除剩余的石膏牙,同时还应将模型做适当的修整。可将石膏牙削除一个,修刮模型后,排上一个人工牙;也可以一次将一侧的几个牙削除,修整模型后,排好一侧人工牙,再按此法排另一侧牙齿。这种方法适用于天然牙的位置基本正常,唇颊侧牙槽骨倒凹不大,不需或只需要做少量牙槽骨修整的患者。

根据各个牙的龈袋深度和X线片显示牙槽骨吸收的程度,修刮石膏牙和牙槽嵴,一般唇颊面的刮除应多于舌腭侧,唇侧可修刮2～3mm,如龈沟深者可达5mm或更多。舌腭侧的刮除一般不超过2mm,然后将唇舌侧两斜面修整呈圆钝形。

根据上下颌弓间关系排列前牙，调整前后牙的咬合，并达到平衡𬌗。按常规方法完成义齿。义齿完成后浸泡在 1/1000L 汞溶液内备用。

二、戴牙和注意事项

即刻义齿完成后，即可行外科手术拔牙。拔牙时应减少创伤和保留支持的骨组织。拔牙后，将义齿从消毒液中取出，用生理盐水冲洗，戴入患者口中，做必要的修改和调𬌗。戴义齿后应注意的事项如下。

1. 戴义齿后 24h 内，最好不要摘下义齿，以免影响血块形成，而且术后组织有水肿，取下后再戴入义齿就比较困难，可能刺激伤口而引起疼痛。必要时可服用止痛药或面部冷敷。

2. 初戴义齿 24h 内应吃流食，不要吃较硬和过热的食物，以免刺激伤口疼痛，或引起术后出血。

3. 次日来院复查，摘下义齿，用温盐水冲洗伤口，详细了解并检查患者戴用义齿情况，修改义齿的压痛区，调整咬合。

4. 5d 后拆除缝线，再检查和修改义齿。

5. 预约患者 2～3 个月后定期进行检查，因牙槽骨吸收基本稳定，如基托与牙槽嵴黏膜之间出现间隙时，应即时进行重衬处理和调整咬合，或重新制作义齿。即刻局部义齿与即刻全口义齿的制作大同小异，故从略。

（秦宁艳）

第六节　覆盖义齿

覆盖义齿是指基托覆盖在天然牙或经过完善治疗的保留牙根上的全口或局部可摘义齿。被基托覆盖的牙或牙根被称为覆盖基牙。

一、覆盖义齿的优、缺点

1. 覆盖义齿的优点

(1)可以保留一些采用普通义齿难以利用、需要拔除的牙及牙根，免除了患者拔牙的痛苦和缩短了等待义齿修复的时间。

(2)由于牙或牙根的保留，可防止或减少牙槽骨的吸收，增强对义齿的支持、固位和稳定。覆盖义齿在恢复功能和保持口腔组织方面，均具有优越性。

(3)由于牙根的保留，保存了牙周膜的本体感受和神经传导途径，可以反馈性地调节𬌗力。因此，覆盖义齿具有较好的分辨能力，能获得较高的咀嚼效能，同时可防止或缓解牙槽骨吸收。

(4)截冠改变了冠根比例关系，能有效地降低𬌗力，减少或消除基牙所受的侧向力和扭力，有利于牙周病的治疗和维持牙周组织的健康。

(5)保留远端牙用作覆盖基牙，可以减少游离端义齿鞍基的下沉，降低牙槽嵴所承受的𬌗力和近中基牙承受的扭力，对牙槽嵴黏膜和近中基牙产生良好的保护作用。

(6)腭裂、先天少牙症、釉质发育不全、重度磨损等先天或后天缺损畸形的患者，用覆盖义齿修复，方法简单，不需拔牙就可解决功能和美观的需要，诊疗时间较短且经济，易为患者所接受。

(7)覆盖基牙如因某种原因必须拔除时，只需在拔牙区施行衬垫，即可改制成一般的义齿。

2.覆盖义齿的缺点

(1)覆盖基牙如未经良好的根面处理和保护，易发生龋坏。因此，要重视覆盖基牙的防龋处理和口腔卫生。

(2)覆盖基牙周围龈组织易患牙龈炎，主要由于覆盖义齿基托压迫，或基牙根面修复体边缘刺激及口腔卫生不良等因素引起，若不及时处理，可导致牙周炎。

(3)被保留牙的唇侧和颊侧，常有明显的隆起和倒凹，影响基托的位置、厚薄和外形，有时甚至影响到美观。避开倒凹，不做基托则不利于固位，一旦进入倒凹区，义齿就位会出现困难。

(4)基牙的牙髓、牙周治疗，加之采用钉盖、冠帽或附着体等措施，往往需要花费较多的时间和费用。

二、覆盖义齿的适应证和禁忌证

1.覆盖义齿的适应证

(1)有先天或后天缺损畸形或错殆畸形的患者，如腭裂、部分无牙，小牙畸形，以及颅骨锁骨发育不全症等患者，常表现为颌面部硬软组织缺损，牙稀少，牙冠、牙根形态异常(锥形牙、棒形牙、短根牙)和咬合异常。此外，又如前牙拥挤、开殆、反殆、低殆等不能用外科手术或正畸方法矫治者，都可采用覆盖义齿。

(2)口腔内有因龋病、外伤、严重磨损等所致牙冠大部分缺损或过短，又不适宜作为普通义齿基牙的牙的患者。

(3)牙周病患者的牙已有一定的松动或牙槽骨吸收，但尚有一定支持能力者。

(4)单颌缺牙患者，对颌为天然牙，为减轻牙槽骨负担，应尽量保留在主要殆力区的牙及残根用做覆盖基牙，防止出现游离缺失而有义齿的下沉。

(5)因系统性疾病如高血压、心脏病、不宜拔牙的患者，可采用覆盖义齿修复。

(6)覆盖义齿主要适用于成年人，因其颌骨、牙根都已发育完成。在青少年可作为缺隙保持器或过渡性修复体。

2.覆盖义齿的禁忌证

(1)覆盖基牙若患有牙体、牙髓或牙周等疾病而未治愈者。凡覆盖在未经治疗的牙或残冠、残根上的义齿，只能视为不良修复物。

(2)丧失维持口腔卫生能力者，或患有全身性疾病，如糖尿病者。

(3)修复牙列缺损或缺失的禁忌证，也适用于覆盖义齿修复。

三、覆盖义齿初戴及戴入后的注意事项

1.覆盖义齿的初戴　初戴覆盖义齿的方法与常规义齿相同。应保证义齿完全就位，继之调改咬合，使其在正中殆及非正中殆时均有平衡殆接触。在戴牙时与常规义齿不同点在于：要在覆盖基牙根面作缓冲，要求义齿咬合时所承受的殆力，应由黏膜与基牙共同承担。尽量避免基牙早接触，以免造成基牙创伤或义齿翘动。若在基牙区存在早接触，可用脱色笔在基

牙上染上颜色，戴入义齿后可在基托相应组织面印有印迹，此印迹即为早接触点。如此仔细调磨直到消除早接触点。若难以调改合适，可磨除基牙处塑料，使之与牙根完全无接触，然后在牙根表面覆盖两层锡箔纸，再用自凝塑料衬垫。衬垫时嘱患者做正中颌位咬合。待塑料凝固后，去除锡箔纸。这样处理的结果是在非咬合时，基托不与牙根接触，咬合时，基牙与黏膜共同承担𬌗力。

2. 覆盖义齿戴入后的注意事项　覆盖义齿戴入后，应嘱患者保持口腔清洁，仔细洗刷义齿和覆盖基牙。同时按摩牙龈，保持牙龈的健康。此外还需做到。

(1)防龋：覆盖基牙被义齿覆盖，失去自洁作用，唾液流速减缓，食物残渣及唾液易于滞留，成为细菌繁殖和菌斑积聚的场所，因此很容易发生龋坏，特别是在根面无保护装置时更是如此。为此，应采取下述措施：①根管口的充填物应保持高度光洁。②暴露的根面涂擦防龋药物。如用33%氟化钠糊剂，每周2～3次，或用1%氟化钠中性溶液漱口，每天1次或每周2～3次。若对口腔组织有刺激或有烧灼感时，减少次数可消除这种影响，氟化物禁吞服。③后牙可采用硝酸银防龋。

(2)预防牙龈炎及牙周炎：产生牙龈炎的原因常常是患者不重视口腔卫生，根上充填料或修复体的边缘悬突或基托压迫龈缘过紧，或基托缓冲过多而形成清洁死角所致。如不及时治疗，可形成牙龈炎、牙周袋变深甚至牙周溢脓，发展成牙周炎，导致基牙丧失。因此，应注意预防。具体措施如下：①合理调整基托与龈缘之间的接触关系，如压迫过紧，或存在清洁死角，应及时处理。②嘱患者夜间停戴义齿。③每日用0.2%洗必泰溶液含漱，能有效防止牙龈炎。

(3)防止牙槽骨吸收：有资料证明，在某些情况下覆盖基牙周围可出现快速骨吸收，其产生原因为：①没有密切监督患者对口腔的自我护理，局部卫生状况欠佳。也未使用有关药物，致使龈沟内菌斑积聚。②义齿没有良好的咬合关系，特别是戴义齿后的4～6个月期间。义齿下沉，导致咬合力不协调。

(4)定期复查：患者每隔3～6个月复诊一次应作为常规，密切监测基牙的健康状况，了解义齿的使用情况，并随时进行处理。定期复查的另一目的是加强对患者的口腔卫生指导，督促患者清洗口腔，特别是覆盖基牙，若采用药物防龋及牙周炎的患者，应了解药效情况及是否继续用药等。

(刘丽梅)

第七节　种植义齿

一、种植义齿的基础

(一)种植义齿的解剖学基础

1. 颌骨的组织结构特征　颌骨的组织学结构由骨密质和骨松质组成。骨密质位于颌骨外层和固有牙槽骨的部位，在结构上是交叉排列的骨板和骨小梁。位于固有牙槽骨部位的骨密质包绕牙根，其结构致密但有许多小孔以容纳牙周膜的神经、血管通过，因此又有硬骨板或筛状板之称。在牙槽骨内的骨小梁的排列与承受的咀嚼压力分布相适应，牙根之间的骨小梁排列成水平向，而根尖区则呈放射状。在下颌某些部位，由于骨小梁交织排列，骨质致密，有利于牙种植修复的成功，因此下颌种植的成功率高于上颌。在牙槽窝底部的骨小梁排列较密集，成束状，逐一斜向后上，构成下颌骨的加固结构。

2.颌骨的解剖结构

(1)上颌骨的解剖结构：上颌骨的形状不规则，可分为一体四突，即上颌体、额突、颧突、腭突和牙槽突。与牙种植手术有关的主要解剖结构位于牙槽突和上颌体。上牙槽突骨外板骨质较薄。上颌前牙区的牙槽突略向唇侧倾斜，该区牙根尖的上方为鼻底。在2个上中切牙之间靠腭侧为门齿孔，有神经血管束由此向上经切牙管走行。在进行牙种植手术时应注意上述解剖结构。上颌体分前外、后、上、内四面。上颌体的内腔宽大，即上颌窦，呈底朝下的锥状体。在上颌后牙区行种植手术时应特别注意该结构。上颌骨在承受咀嚼压力明显的部位，骨质特别致密，形成尖牙支柱、颧突支柱及翼突支柱，这3对支柱均从牙槽突向上达颅底。牙列缺损或牙列缺失以后，这3对支柱的骨质仍然致密，有利于牙种植体植入后的早期稳固。

(2)下颌骨的解剖结构：下颌骨分为下颌支和下颌体，绝大多数牙种植体手术在下颌体区进行，只有少数类型的种植手术涉及下颌支区域。颏孔是下颌神经管的前端开口，孔内有神经血管束。下颌体的上缘又称牙嵴缘，相当于上颌骨的牙槽突，其内外骨板较上颌者致密。下颌骨的下缘外形圆钝，较上缘厚实。下缘的前部为下颌骨的最坚实处，因此，牙种植体在该区植入后的早期稳固较好，成功率也较高。下颌支呈垂直的长方形骨板，上端有两突，即喙突和髁状突。两突之间为下颌切迹，有神经、血管通过。下颌支内侧面有下颌孔，下牙槽神经血管束由下颌孔进入下颌管，在下颌后牙区行种植手术时应特别注意该结构。

(3)缺牙区的牙槽骨：牙齿缺失后，牙槽骨因丧失生理功能的刺激而逐渐被吸收形成牙槽嵴，牙槽嵴的形态与质地因个体差异及部位的不同而有很大差别，与种植体的选择、植入部位的确定，以及牙种植手术的设计方案都有密切关系，所以在进行牙种植手术之前，必须从解剖及组织学的角度充分了解缺牙区牙槽骨的宽度、高度以及质地。

1)牙槽骨的形态：①牙槽骨的形态改变：牙齿缺失后，牙槽骨不断发生垂直及水平性的吸收。已有学者证明，牙槽骨在两年内吸收的总量中有70%～80%发生在最初1～3个月内。Atword等(1971)追踪观察拔牙后的牙槽骨高度，发现上颌前部平均每年被吸收0.5mm，下颌前部吸收程度为上颌的3倍。②牙槽骨的分类：缺牙后牙槽嵴的宽度及高度直接关系到种植体的选择及种植修复效果。因此，牙槽骨的形态分类可为种植体的选择及种植手术的制定提供依据。Lekholm和Zarb提出将牙槽骨按其吸收后残余量分为5个级别：A级为大部分牙槽嵴尚存；B级为发生中等程度的牙槽嵴吸收；C级为发生明显的牙槽嵴吸收，仅基骨尚存；D级为基骨已开始吸收；E级为基骨已发生重度吸收。

2)牙槽骨的质地：牙齿缺失后，牙槽骨板消失，被致密的骨小梁型的骨结构代替。拔牙后1周，牙槽窝内有新骨形成，深部区域开始有骨吸收；2周后创口完全被新生上皮及结缔组织所封闭；3个月后浅层有骨组织形成，其骨小梁呈海绵状，原有牙槽窝壁界限不清楚；6个月后牙槽窝区域形成粗大的骨小梁；1年后骨组织致密。

Lekholm和Zarb根据骨皮质与骨松质间的比例关系，以及骨松质内的密度将牙槽骨的质量分为4个级别：1级是颌骨几乎完全由均质的骨密质构成；2级是厚层的骨密质包绕骨小梁密集排列的骨松质；3级是薄层的骨密质包绕骨小梁密集排列的骨松质；4级是薄层的骨密质包绕骨小梁疏松排列的骨松质。

(二)种植义齿的组织界面

目前常用的牙种植体主要是植入骨内、穿过牙龈的种植体，因此种植义齿的组织界面包括骨组织界面及牙龈上皮附着。

1. 牙种植体一骨界面　种植义齿的成功与否与牙种植体植入骨组织后形成的界面性质密切相关。目前认为成功的牙种植体界面可存在3种结合形式，即骨性结合、纤维骨性结合、生物化学性结合。这几种界面与骨内种植义齿的远期成功密切相关，而界面形式由多种因素决定，如种植体的设计、外科植入技术、骨组织情况，上部结构修复等。

(1)骨性结合界面：骨性结合界面是指在光学显微镜下，种植体与周围骨组织直接接触，无任何纤维组织介于其间。骨性结合又称为骨整合或骨融合。骨性结合最早由Branemark等20世纪60年代初提出，并于20世纪80年代初在大量的实验和临床研究的基础上得以证实和确认。骨性结合概念的提出在种植学领域引起了很大的震动，它使种植体的应用有一个科学的理论基础，使人们对界面的本质有了进一步的认识。

骨性结合界面的形成受多种因素影响，如种植体表面结构与性能、植入区骨质情况、植入手术的创伤大小、种植体受载情况、种植材料的生物相容性等。研究证明：粗糙、不规则的种植体体部表面较光滑表面更有利于骨性结合界面的形成；手术创伤越小，界面上的坏死骨越少，所引起的炎性反应越小，越容易形成骨性结合界面；使用二段式种植体系可保证种植体在无负荷的状态下完全愈合。钙磷陶瓷和钛金属种植材料具有良好的生物相容性，前者能相对更早地形成骨性结合界面。

(2)纤维骨性结合界面：纤维骨性结合界面是指种植体与骨组织之间介入了未钙化的纤维结缔组织。纤维层的厚度常反映种植材料生物相容性的好坏，并作为能否达到种植成功的标志。美国材料测试委员会认为材料植入骨组织6个月后，纤维层的厚度在光镜下小于0.03mm，才可选用一般的种植材料。组织学的研究表明纤维骨性结合界面上的纤维组织主要与种植体表面平行，或完全包绕种植体，与天然牙的牙周膜中的胶原纤维排列不同，且种植体周围的纤维组织中不含有牙周膜本体感受器。许多学者不赞同纤维骨性结合界面形式，认为它是种植材料生物相容性差的指标之一，并且不利于种植体界面的长期维持，种植体受力后，容易与纤维囊分离，种植体出现松动。

目前认为使骨性结合种植体与骨组织界面形成纤维骨性结合的因素有以下几点：①种植体在术后早期受到载荷(下颌在3个月以内、上颌在6个月之内)。②种植体植入术中，钻速过快，产热过高(高于47℃)。③植入种植体时压力过大，造成周围骨坏死。④预备的植入窝直径过大(种植体与骨的间隙大于0.5mm)。

(3)生物化学性结合界面：生物活性材料通过表面可控制的有选择的化学反应，能与组织形成生物化学性结合界面。生物化学性结合是指种植体材料的表面成分与骨组织之间形成在分子或离子水平上的结合，其结合力主要依赖于生物材料中与骨组织相类似的成分、结构与骨组织产生的化学反应；产生生物化学性结合的材料主要是指在成分、结构上与骨组织相类似的生物材料，如生物玻璃陶瓷类或羟基磷灰石类。

2. 牙种植体　牙龈上皮界面由于牙种植体是从口腔环境进入软组织及骨的内环境，因此种植体行使功能而黏膜下骨组织不受损害，就必须保证种植体一牙龈界面的健康，防止口腔内细菌等破坏因素侵蚀到颌骨内环境。因此，牙种植体成功的先决条件之一是能够获得附着于种植体颈部表面的口腔黏膜生物屏障。

用光镜、扫描电镜观察结果表明：种植术后有游离龈及龈沟上皮再生。在低倍镜下，可见种植体周围的健康游离龈缘，以及种植体表面的菌斑。在高倍镜下，观察到龈沟上皮紧贴种植体并向根方逐渐变细；紧贴种植体的上皮有5～6层细胞；在龈沟底，结合上皮细胞伸出长伪足，附着于种植体表面。

（三）种植义齿的生物力学特点

种植义齿的远期成功率随着观察时间的延长而降低，出现种植体的松动、折断等问题。人们逐渐意识到骨内种植义齿修复的失败原因，有许多归结于力学问题。

种植义齿的受力情况不同于天然牙列，种植体—组织界面对侧向力和扭力的耐受能力远小于天然牙，而且受力时不允许种植体和周围组织有相对位移。如果应力在容许范围内，种植体和骨组织之间的相对微运动不会造成界面破坏，若种植体承受过大的应力则可能造成两种结果：①种植体及上部结构内部的折裂或折断。②种植体周围骨的吸收，最终导致种植体的松动、脱落。

从临床医学角度看，对种植体的生物力学相容性的要求包括以下3个方面：①种植体要能承受功能载荷，有足够的强度，保证不发生严重变形或断裂破坏。②种植体行使功能时要对周围骨组织产生足够的应力传递，避免骨废用性萎缩。③种植体对周围骨产生的应力传递不能超过生理限度，避免创伤造成的骨吸收或骨折。

二、种植义齿的分类、组成及结构

（一）种植义齿的分类

1.按种植义齿的固位方式分类　种植义齿上部结构的固位方式由上部结构与基桩的连接方式所决定。分为固定式种植义齿和可摘式种植义齿两大类。

（1）固定式种植义齿：固定式种植义齿上部结构的金属支架和基桩为固定连接；按照基桩固位形的设计特点，分为基桩外固位、可拆卸式和基桩内固位。

1）基桩外固位种植义齿：基桩外固位又被称为水门汀粘固式种植义齿，是种植义齿最常见的固位方式之一。上部结构的固位形采用全冠固位形或者金属支架，其唇颊面或者𬌗面用烤瓷材料和硬质塑料恢复。适用于单个牙或多个牙缺失的修复，多个牙缺失时要注意基桩共同就位道的设计，保证粘固时能够顺利就位。

2）可拆卸式种植义齿：可拆卸式种植义齿又被称为螺钉固位式种植义齿，是特殊设计的固定义齿。基桩上留有固位螺丝，金属支架上设计固位孔，支架被动地放置在多个基桩上，用固位螺栓固定。上部结构的唇颊面及面用烤瓷材料或硬质塑料恢复。该类种植义齿对金属支架的强度和铸造精度要求高，适应证范围广，单个牙或多个牙缺失，以及无牙颌患者均可使用。其可拆卸部分需在随访复查中由医师拆卸清洗和检查。

3）基桩内固位种植义齿：基桩内固位设计为中空盲管状固位道，依靠固位桩插入并且粘固固位，仅用于𬌗力较小、对固位力要求不高的种植义齿，其对抗义齿旋转的能力较差，故临床已极少使用。

（2）可摘式种植义齿：可摘式种植义齿是依靠基桩、牙槽嵴和黏膜共同支持的全口或局部覆盖义齿。在种植基牙数量不足时，或者对颌牙为天然牙列时，最好选用可摘式种植义齿。该类种植义齿能够适当增加其固位、支持和稳定，又能利用残余牙槽嵴的支持，防止种植基牙过载发生损伤。

1）按顶盖设计分类为：①覆盖式种植义齿可使用顶盖、栓钉、杆附着体设计；义齿的阴型固位部分的设计和常规覆盖义齿相同。②特殊的覆盖式种植义齿将常规覆盖义齿的顶盖设计改变为特殊的固位类型，用于种植义齿则形成了该类固位结构特殊的类型。特殊的固位类型多为精密附着体、磁性结构和双重冠(套筒冠)结构。

2)按附着体成型过程分：①预成型：基桩上设计各种预成的附着体，以增加覆盖式种植义齿的固位力。根据附着体的预成形态变化，又分别设计为杆卡结构、栓道结构、球形结构、弹簧弹子结构、磁性固位等。②个别制作型：最主要的形式是圆锥双重冠结构。

2.按种植义齿的部位和作用分类　按种植义齿在修复中的作用和部位分为全颌种植义齿和局部种植义齿，及种植基牙和天然牙联合固定义齿

(1)全颌种植义齿：Spieck*m*ann 教授将全颌种植义齿分为 4 类：

1)可摘式种植义齿：有 2 个种植体作覆盖种植基牙，杆卡固位力主，可以有锁卡固位、球形固位、磁性固位。

2)可摘式种植义齿：有 3～5 个种植体，通常是 4 个种植体作覆盖种植基牙，以杆卡固位为主，可以有锁卡固位，双重冠固位，以及其他的附着体固位。

3)可摘式种植义齿：有 3～5 个种植体，通常为 4 个种植体作覆盖种植基牙。其特点是以杆卡固位为主，固位杆有延长臂，杆上可以再设计球形固位体或者其他附着体。另外，可以设计游离端种植基牙支持延长臂的远端。

4)固定式种植义齿：有 4～7 个种植体，通常为 6 个种植基牙。上部结构有铸造支架，螺栓固位，种植基牙支持，属于可拆卸式固定种植义齿。

(2)局部种植义齿：①单个牙缺失的种植义齿修复：单个牙缺失的种植义齿类似核桩冠修复，基桩经过修磨后形似核的形态，或者是在基桩上完成铸造内冠，采用基桩外固位或者螺栓固位的方法固定外层冠。②种植基牙固定义齿：在缺失牙间隙内，至少设计 2 个或者 2 个以上的种植基牙，并与桥体的长度、弧度、患者的咬合力相适应。在有植入条件时，应该适当增加种植基牙数目，并采取减轻桥体𬌗力的措施，以保护种植基牙。

(3)种植基牙和天然牙联合固定义齿：这种设计多见于游离端种植固定桥和中间种植基牙固定桥。在后牙的游离缺失部位植入种植体后，与靠近缺隙的天然牙共作固定桥的基牙，或在较长的缺牙间隙内植入种植体作固定桥的中间基牙，可将常规只能作可摘修复的病例改作固定修复或者将长固定桥改为复合固定桥，减轻了天然基牙的负担，扩大了固定义齿修复的适应证范围。

使用种植基牙和天然牙这两类性质不同的基牙是否合理曾有过争议，后经临床实践和生物力学研究证明联合设计是可行的。但是，临床应用中必须采取分散𬌗力的措施，防止种植基牙过载情况发生。使用中间种植基牙时要慎重，可酌情使用半固定连接。

3.种植义齿的其他分类法

(1)按种植方式和植入部位分类：可分为骨内种植、骨膜下种植、根管内种植(牙内骨内种植)和穿骨种植。目前应用最广泛的是骨内种植。

(2)按种植材料分类：可分为金属种植、陶瓷种植和复合种植。

(二)种植义齿的组成及结构

种植义齿的组成分为上部结构和下部结构，其目的是为了分清位于口腔内的及组织内的上、下两部分，但随着其颈部的设计更新及其重要性的体现，穿龈部分自然就成了种植义齿的组成之一。

1.牙种植体　在结构上，传统的牙种植体包括体部、颈部及基桩。随着牙种植体设计的

改进，这 3 个部分逐渐分化出许多结构或组成，现介绍如下。

(1)牙种植体的基本组成。

1)体部：种植体的体部是种植义齿植入组织内，获得支持、固位、稳定的部分。植入粘骨膜的部分称为支架；植入骨内的部分称为固位桩或固位体。

2)颈部：种植体的颈部是种植体穿过牙槽嵴顶粘骨膜处的较窄部分，它将种植体的体部与基桩相连。一段式种植体的颈部与体部、基桩为一整体结构，而二段式种植体的颈部则较复杂。

3)基桩或基台：是种植体暴露在黏膜外的部分，它将上部结构与种植体体部相接，为上部结构提供固位、支持和稳定。根据其结构长短及与上部结构的连接方式，基桩与基台的含义有所区别。基桩既包括露出黏膜较长的、供桩孔粘接的结构，又包括露出牙龈较短的、靠螺丝与上部结构相连的基台，即基桩包括基台。基台属于二段式种植体的结构，它通过其下端的内或外六面体抗旋转结构与种植体体部上端的外或内六面体结构相连。在某些种植区域，种植体体部的长轴与上部结构的牙冠长轴如不在一条直线上，可采用带角度基桩。

(2)牙种植体的构件：二段式种植体的构件包括体部、基桩、愈合帽、黏膜周围扩展器、卫生帽、中央螺栓等。

(3)牙种植体的种类：牙种植体的分类方法较多，为了方便叙述，下面分别按形态结构。手术次数，受载情况，以及在种植义齿修复中的作用进行分类。

1)按形态结构分类：①螺旋种植体：螺旋种植体最先由设计，其结构分基桩、颈部、体部 3 部分。在形态上，有的为空管状，有的则在体部表面加孔或沟槽。该类种植体的应用广泛，可适用于个别牙或多个牙甚至全牙列缺失。圆柱状种植体：目前发明的圆柱状种植体系统较多，其形态及制作方法、植入方法各异，但都是钉、针及螺旋种植体的基础上发展起来的，其结构也分为基桩、颈部、体部 3 部分。其形态的差异主要在体部，有的为空管状，管壁上有孔；有的在空管外表面设计有螺纹；有的则为阶梯形圆柱状；有的还在体部表面喷涂钛浆或生物陶瓷。②叶状种植体：叶状种植体首先由 Rabert(1967)提出，之后经等人的改进，设计了各种形态的种植体，以供不同的种植部位及不同的解剖条件使用。叶状种植体材料多用钛金属制成，有的喷涂钛浆，有的喷涂生物陶瓷在其表面；其形态包括无孔或有孔叶状种植体、闭口或开口叶状种植体、支叶状种植体、结节叶状种植体及其他变形体。叶状种植体的主要优点是：a. 薄：可用于骨量不足者。b. 宽：表面积大，叶片有孔，有利于种植体与骨组织的结合。但叶状种植体的叶片状体部在长期受到咬合力作用的过程中容易造成种植体颊舌向摆动而引起失败，因此对叶状种植体的长期临床效果评价不甚理想，20 世纪 80 年代以来，其应用有所减少。③基架式种植体：基架式种植体最先由 Goldberg(1948)提出，由支架，种植体颈部及基桩组成。适用于牙槽嵴宽度和高度不够的下颌无牙颌患者，也适用于游离缺失的病例，但不适宜于黏膜过薄的患者。④穿下颌骨种植体：穿下颌骨种植体由 Small(1973)首先提出，适用于下颌牙槽嵴严重萎缩的患者。该种植体由水平板、固位针和螺纹柱组成。种植体经下颌下缘穿过下颌骨再穿出口腔黏膜，由 3～5 个固位针将水平板固定于下颌骨下缘，并附有 2～4 个螺纹柱，螺纹柱穿过下颌骨再穿过口腔黏膜，以支持义齿，由于该种植体的设计还存在一定的问题，因此发展缓慢，尚有待进一步研究。⑤下颌支支架种植体：下颌支支架种植体由 Vassous(1978)首先报道。是一种在下颌升支和下颌联合处植入，主要用于下颌牙槽嵴严重萎缩的下颌种植体。采用该种植体的主要目的是避开下牙槽神经血管束进行种植。该种植体一般用钛合金或钴铬合金制成。

2)按手术次数及受载情况分类:①一段式种植体:该类种植体的体部、颈部及基桩为一体,在一次性手术中整体植入,手术后立即受载。②二段式种植体:该类种植体的基桩可以拆卸,分为二段式埋植型、二段式非埋植型种植体。前者是用常规的二次性手术植入,愈合期无负荷作用;后者为一次性手术植入,愈合期有部分负荷作用。

3)按种植体在种植义齿修复中的作用分类:分为全颌种植体、末端种植体、中间种植体。全颌种植体主要是指骨膜下种植体及下颌支种植体;末端种植体的应用解决了游离缺失修复中存在的问题;中间种植体的应用使缺失间隙大的患者不必戴用可摘局部义齿。

2. 上部结构及其制作的辅助构件　上部结构包括金属支架、人工牙、基托、固定螺丝及附着体;辅助构件包括转移杆和基桩代型。

(1)上部结构:①金属支架:金属支架的作用是增强上部结构的强度、固位及分散𬌗力。该部分是贴近基柱或天然牙,表面以人工牙或基托覆盖的金属结构。金属支架除了与固定或可摘修复体相类似的部分外还包括预制帽或可铸帽。②人工牙:人工牙用以替代缺失的天然牙,一般位于金属支架的𬌗方及唇颊方,主要行使咀嚼、发音及美观等功能,由于人工牙的材料选择、排列高度及𬌗面设计直接影响到种植义齿的效果及成功率,因此应引起种植医生的关注。③基托:种植义齿的基托与常规可摘义齿者相类似,但它的边缘伸展少,并要求其组织面与黏膜紧密贴合,在功能运动中能与基桩较均匀地分担咬合力。④固定螺丝:固定螺丝又称修复螺丝或固位螺丝。它是将上部结构与种植体的基桩或天然牙上的固位体相连接的螺丝,可拆换。⑤附着体:种植义齿的附着体与半固定桥者相类似,可分为杆卡式、栓道式、套筒冠式及球类附着体。

(2)修复制作辅助构件:①转移杆:转移杆又称印模帽或六角转移器、取模桩、桩帽等,用以将患者口腔内的基桩位置转移到工作模型上。②基桩代型:基桩代型又称基桩复制器,用以配合转移杆,通过印模将黏膜上显露的基桩形态和位置转移到工作模型上。

(3)上部结构与基桩的连接:①粘固固定连接:将上部结构粘接固定于基桩上的连接称为粘固固定连接。采用该连接方式的种植义齿称为基桩粘固型种植义齿(包括基桩内粘固种植义齿和基桩外粘固种植义齿),属于固定式种植义齿。②螺丝固定连接:该类连接方式是采用修复螺丝将上部结构固定于基柱上。采用该连接方式者称为螺丝固定型种植义齿,又称可拆卸式种植义齿。在 Branemark 系统中,修复螺丝又称金合金螺丝;在杆卡式种植义齿中又称为顶盖螺丝。③附着体式连接:包括栓道式、套筒冠式、杆卡式及球类附着体式连接。④磁性固位连接:磁性固位连接是利用磁体形成的固位力将上部结构与基桩相连。该类连接一般是配合其他连接形式应用。

三、种植义齿的适用范围

种植义齿修复是口腔修复的一项新技术,是常规修复方式的补充,不能完全取代其他的传统修复方法。其成功的关键因素不仅涉及种植材料的性能,种植体设计的合理性与加工精度和人体生理机制的科学性,更重要的是取决于种植义齿适应证选择和治疗方案、措施的正确性。种植手术的目的是为义齿修复提供支持和固位。随着医学技术的进步,除少数绝对禁忌证外,相对禁忌证在疾病治愈或控制后仍可接受种植手术。

（一）种植义齿修复的条件

1.全身条件　全身健康是保证种植义齿成功的条件之一。全身的疾病，将反映到口腔局部，从而影响手术的成功及种植体与组织的结合；患者因心理或生理因素，不能习惯戴用具有较大基托的可摘义齿，或者因基托刺激出现恶心或呕吐反应时，可采用种植义齿修复；有主观愿望和要求，自愿接受种植义齿修复并能按期复查和保持口腔卫生者，可考虑做种植义齿修复；患者有条件定期多次地接受医生的追踪观察，以便医生能及时处理所遇到的问题，才能保证种植体与骨组织结合良好并达到预期效果。

2.局部条件　患者牙列缺损以后，牙槽骨的吸收情况，残余牙槽嵴的形态，骨的质量，骨皮质与骨松质的比例，缺牙区颌骨的高度、宽度、厚度等，都是应考虑的局部因素。

（1）骨条件：应该考虑颌骨是否健康正常，有无外伤及手术引起的大面积缺损；有无颌骨肿瘤、囊肿、埋伏牙、阻生牙、鼻窦炎、牙源性炎症等。

（2）口腔黏膜：应检查缺损区口腔黏膜的健康状况，有无炎症、黏膜增生及系带的附着情况是否影响手术及修复等。

（3）余留牙状况：余留牙是否正常将是直接影响种植义齿成功的因素之一，特别是缺牙区邻近的天然牙是否稳固，有无牙周疾病，龋坏及根尖周病变。

（4）咬合情况：余留牙的位置及排列关系到种植手术及修复技术。严重的错殆，紧咬殆将造成种植义齿修复困难及组织创伤，引起骨吸收，导致种植失败。

（5）口腔卫生：保持种植体周围软硬组织的清洁关系到种植义齿是否能长期与骨组织产生整合，达到功能状态下的稳定。种植体颈周可建立类似天然牙颈部的生物封闭区，也有对口腔内细菌侵入的防御能力。但种植体颈部周围牙龈的生物封闭作用要弱得多，因此保持口腔卫生是保证种植成功的重要条件之一，必须引起足够的重视。

（6）不良习惯：患者如有长期夜磨牙习惯，可造成种植体周围骨组织的创伤；如有舌运动的不良习惯，也会给种植义齿带来伤害。

（二）种植义齿的适应证

患者健康，牙槽嵴有足够的高度和宽度，种植区的骨质密度及骨量理想。骨皮质有足够的厚度都是决定种植成功的关键。

1.个别牙缺失　邻牙完好无损，患者又不愿意磨除牙体组织时，可通过严格的病例选择，正确的外科手术及修复设计，将种植体直接植入颌骨以修复失牙，这类种植义齿可以在功能和美观上达到与天然牙相似的程度。

2.少数牙缺失　少数牙缺失后既不习惯戴用可摘局部义齿，又不愿磨邻牙做固定义齿（FPDs），其咬合关系尚正常，可以采用在牙缺失间隙植入种植体以修复缺失。

3.多数牙缺失　多数牙缺失的肯氏Ⅲ、Ⅳ类患者，常规采用修复，义齿在美观、舒适及功能上都有一定限制；采用修复则有桥体跨度过大，修复困难；采用种植固定桥或种植体做中间基牙的固定桥修复，联合天然牙制作上部结构修复缺失牙，则可以解决跨度大的问题，使不能做 FPDs 的患者接受种植固定桥修复。

4.游离端缺失　游离端缺失的肯氏Ⅰ、Ⅱ类患者，通常采用 RPDs 修复，但一般难于克服远端游离鞍基的下沉及对基牙的扭力，能恢复的生理功能也有限，若缺牙区牙嵴高度、宽度、咬合关系均理想，可在缺牙区植入种植体，行固定种植义齿修复。

5.全口牙列缺失　全口牙列缺失后的修复多数是采用可摘式全口义齿修复，通常能满足大部分患者对功能、美观、发音的要求。但也有部分用可摘式全口义齿修复，效果不能满足患者的需要。例如，牙槽嵴严重吸收致过分低平、肌附着位置过高、舌体积过大、舌动度过大或颌骨缺损等，致常规全口义齿难于获得足够的支持、固位及稳定，咀嚼功能受影响时，可植入2～4枚种植体，根据不同设计，行覆盖式全口义齿或固定式全口义齿，以增加全口义齿的支持，固位和稳定作用。

6.颌骨缺损　颌骨缺损采用常规修复方法失败者，可采用种植方法增加修复体的固位力。

7.正畸治疗　正畸治疗需种植支持者，可在正畸治疗以前制作种植义齿，也可在正畸治疗完成后以支持种植体制作种植义齿。

（三）种植义齿的禁忌证

1.全身因素

（1）心血管疾病：冠心病，风湿性心脏病，先天性心脏病等。

（2）血液疾病：血友病、贫血，再生障碍性贫血，白血病等。

（3）内分泌疾病：甲亢，糖尿病，类风湿等，泌尿系统疾病如肾炎等肾及尿道疾病。

（4）神经系统疾病：精神病、癫痫病等。

（5）代谢障碍性疾病。

（6）对钛金属过敏的患者。

（7）精神紧张不能与医生合作者。

2.局部因素

（1）牙龈、黏膜的疾病：扁平苔藓，复发性口炎，口腔白斑等牙龈黏膜疾病对种植区软组织愈合有影响，应予以注意。

（2）牙周病：全口牙周变性、牙周萎缩的患者，其颌骨的质与量均不理想，种植修复后效果不佳。

（3）骨的质和量：骨质疏松，骨极度吸收后的剩余骨不足以支持种植体。

（4）颌骨的疾病：颌骨肿瘤、囊肿、血管瘤、骨髓炎、鼻旁窦炎等将严重影响种植手术及其预后。

（5）缺失牙区的距离：缺失牙的近远中距离太短，颌间距过小的患者也不适于选择种植义齿修复。缺牙间隙常规应不少于高10mm，宽不少于8mm。

（6）其他严重错殆、紧咬殆、夜磨牙症、偏侧咀嚼等不良咬合习惯的患者，因咬合不平衡或者咬合力过大，可能造成种植体周围骨组织的创伤而导致失败。

四、种植义齿的设计和制作

（一）牙种植体的植入和安装

1.牙种植体植入术的基本原则

（1）符合外科手术原则：牙种植手术应坚持无菌原则，手术操作精细轻柔，将手术创伤减少到最低限度。

（2）防止副损伤：手术应防止伤及颌骨神经血管束，避免将钻头或种植体穿入下颌管、上颌窦及鼻腔。此外，应对颌骨倒凹估计充分，避免骨侧壁穿孔。

（3）尽量减少钻孔产生的热损伤：绝大多数牙种植体手术需要钻骨，术中应使用大量的生理盐水冲洗降温。注水方式包括中心注水和周边注水，前者的水是通过钻头喷出，在器械设计上较为复杂；后者与普通牙钻一样，喷水头在手机上。

(4)注意与上部结构的关系：从牙种植手术的设计，包括选择种植体类型和数目，到种植体的植入，都应注意与上部结构的关系。

1)牙种植体的植入位置：以利于咬合力的分散为原则。

2)牙种植体的植入方向：应根据缺牙区牙槽嵴形态、骨量及邻牙条件等综合考虑。如在行上前牙区种植时，钻针长轴的延长线应在下切牙切缘上；在行下前牙种植时，钻针长轴的延长线应指向前牙舌隆突；在行上、下颌后牙区种植时，钻针长轴延长线则应分别对着下磨牙颊尖及上磨牙舌尖等。

2. 术前准备　种植体植入术前准备包括全身检查、局部检查、模板制作、种植体的选择、种植体的数目确定等。

(1)术前常规检查及治疗：①全身检查：术前一般应了解患者的血压、脉搏、呼吸以及心、肝、肾功能等，常规应做血象检查，以了解患者的抗感染能力及凝血功能，避免术后出现出血不止。②局部检查：常规检查口腔各组织、器官、结构的情况，如颌骨、牙槽骨的大小及形态，与对颌(𬌗)的关系，软组织的情况，常规通过 X 线全景照片，配合牙片，了解颌骨及其结构、标志的情况。③术前处理及治疗：对口腔内影响种植手术或修复效果的疾病，应事先处理或治疗，并综合口内情况进行种植修复设计。如牙体及牙周疾病应在种植术前治疗；种植区不足的骨量可用自体或(和)人工骨改善。

(2)模板制作：模板是用于准确地判断种植部位的骨量和骨质，掌握植入的位置与方向.并便于术者在术前根据患者的条件设计好上部结构。用于种植外科手术中的模板又称外科导板。

(3)种植体的选择及其数目的确定。

1)按种植部位选择种植体：①上颌前牙区：一般有足够的骨量。通常以螺旋种植体应用较多。②上颌前磨牙区：有较多的骨量，特别是上颌第一前磨牙区，可选用骨内种植体作为中间种植基牙。但是该区的骨质较疏松，颊侧骨板较薄，应选用较长较粗的骨内种植体。③上颌磨牙区：离上颌窦较近，钻头或种植体容易误入上颌窦。可用上颌末端骨膜下种植体，以坚厚的腭部组织支持为好，也可在该区先用自体骨或人工骨垫高上颌窦底后，选用骨内种植体。④下颌前牙区：多采用骨内种植体，极少的情况选用穿下颌骨种植体。⑤下颌前磨牙区：若能避开颏孔，可选用骨内种植体，否则会伤及颏神经血管。⑥下颌磨牙区：在该区种植可改善下颌游离缺失的可摘局部义齿的修复效果。若牙槽嵴顶为刀刃状，可选用叶状种植体；若牙槽嵴顶平坦且颊舌向较宽，可选用柱状骨内种植体。

2)按牙槽骨的萎缩情况选择种植体：Lew 等根据牙槽骨的萎缩情况对残余牙槽嵴进行的分类，可指导选择种植体。

3)种植体数目的确定：首先根据局部解剖结构和预定的修复要求，确定种植部位。除了垂直骨量不足的区域(如牙槽骨严重吸收的上颌窦区域或下颌后段)，大多数区域均可采用螺旋种植体。对于无牙𬌗患者，若采用固定修复，种植体数目最少为 4 个，在解剖结构允许的情况下，以 5 个或 6 个为宜；若拟定以覆盖式种植义齿修复，种植体数目则可适当减少，种植体之间距离可稍大些。一般来说，种植体间距不小于 3.5mm。

3. 牙种植体植入术的种类

(1)按植入部位分类：①骨膜下种植术。②骨内种植术：由于骨内种植体的种类繁多，形态各异，各系统使用的配套器械也不完全一样，因此手术方法有所差别，但总的来说大同小异。③穿下颌种植术：由于该手术在骨内种植术的基础上，涉及下颌骨下缘及皮肤，手术较特殊，方法操作也较复杂。④下颌支种植术：该手术涉及下颌支。⑤牙内骨内种植术：该手术较简单，适用于稳固个别松动的天然牙。但由于该方法的远期效果不肯定，目前应用较少。

(2)按拔牙后骨质的愈合状态分类：①即刻种植：即刻种植是指牙齿拔除后，立即选择体部与牙根形态相类似的种植体植入牙槽窝，待周围骨组织结合良好后，再行第二次种植手术。由于种植体植入后，与牙槽窝骨组织之间存在着较大的间隙，种植体的早期稳定不理想，故应尽量减少种植手术中种植体与种植窝之间的间隙，或者采用膜引导组织再生技术。②延期种植：延期种植是指拔牙 3 个月后，待拔牙创口愈合，牙槽骨吸收稳定后做牙种植手术。目前，临床上多采用这种方法，其原因是种植体植入后，种植体早期稳定良好，种植体与骨组织容易形成骨整合，成功率高。但该方法要求患者在拔牙创口愈合期不戴用义齿或戴用可摘义齿。

(3)按种植次数及种植体结构分类：按完成种植所需的次数及种植体结构，将牙种植手术分为一段式种植、二段式非埋植型种植和二段式埋植型种植。

1)一段式种植：通过手术将体、颈、基桩为一整体的种植体(一段式种植体)一次性植入骨内的方法称为一段式种植，该植入方法简便省事，拆线后即可用暂时修复体修复缺牙，若手术不需缝线的，种植术后即可修复缺牙，因此患者容易接受。待数个月后(一般需 3～6 个月)，此时的骨改建基本完成，再进行最终的修复。但这种方法植入后基桩直接暴露于口腔内，在骨组织愈合阶段受到一定的功能负荷和口腔环境因素的影响，不利于界面的愈合，从远期疗效看，不如其他种植方法的成功率高。

2)二段式非埋植型种植：只通过一次手术将可拆卸基桩的种植体(二段式种植体)植入组织内的方法称为二段式非埋植型种植，该类种植体植入后，种植体颈部装置露出口腔黏膜，周围的骨组织在愈合期受到的负荷非常小。骨愈合后，将基桩与体部相连，不需做第二次手术即可行义齿修复。该方法综合了二段式埋植型种植与一段式种植的优点，实际上是这两种种植方法的改良形式。

3)二段式埋植型种植(二次性种植)：二次性种植是分两次进行手术，第一次将种植体体部植入，待骨组织愈合后，再行第二次手术将基桩与种植体体部相连。这种种植方法的种植体为二段式，该方法又称为二段式埋植型种植，两次手术的间隔时间一般为 3～6 个月(上颌为 5～6 个月、下颌为 3～4 个月)。该方法使种植体在植入后早期避免了咬合力作用、纤维组织向根端迁移、炎症等不利于骨组织愈合的因素，能与骨组织形成良好的结合，所以成功率较高，远期效果令人满意。

(二)种植义齿上部结构的设计

1. 种植义齿的修复治疗原则　种植义齿的修复必须建立在符合生物机械学原理的基础上，使用较特殊的种植体作基牙恢复缺失牙的形态和功能；且需保护口腔组织健康，保护口内余留牙；并保证种植义齿有良好的固位、支持和稳定性能，坚固耐用。修复过程应严格遵循上述原则。

2. 种植义齿上部结构的设计　种植基牙是种植义齿的特殊结构，使种植义齿成为义齿修复的一种特殊形式。除了遵照常规义齿设计的原则外，种植义齿还要考虑上部结构与下部结构的结合。

(1)对颌牙列对设计的影响：种植义齿的对颌可能有不同的牙列，可能是种植义齿、全口义齿、可摘局部义齿、固定义齿或天然牙列，而种植义齿侧也可能为全颌种植义齿、单个或多个牙缺失的种植义齿。应针对不同的组合情况进行设计。如对颌是天然牙列时，要注意保护种植基牙，防止咬合创伤。如调磨或修复天然牙，恢复天然牙列的曲度和牙体突度；尽可能把人工牙排列在中立区和接近基桩处。对颌是天然牙列时，全牙列的种植义齿最好设计为可摘式种植义齿。如果种植侧的支持和固位条件极佳，也可以设计固定式种植义齿。对颌牙列为可摘式局部义齿时，种植侧可以是局部固定式种植义齿，或者是全颌覆盖式种植义齿。对颌牙列为种植义齿时，同样可以设计类型相同的种植义齿。

(2)种植基牙的保护：可摘式种植义齿的基牙数目较少，常常缺乏一定质量和足够数量的骨组织，或者是种植体的排列和位置不适合作固定式种植义齿的基牙。此时应该采取分散𬌗力，防止过载的措施保护基牙，如让种植基牙和牙槽嵴共同承担载荷，充分利用磨牙区牙槽嵴的支托作用，减小种植基牙受到的侧向力和扭力，缓冲龈组织倒凹等都是保护基牙的措施。设计固定式种植义齿时，由于基桩的可调改性极小，多个种植基牙时必须设计共同就位道。以减少上部结构戴入时受到的非轴向力，保护基牙。

(3)上部结构设计的选择：上部结构的设计涉及各种因素，如颌骨的解剖生理条件、种植体的类型、数目、部位、角度、颌间间隙等，应作综合评判，种植基牙的支持力、固位力及共同就位道的取得是选择固定式种植义齿上部结构最重要的指标。

固定式种植义齿的上部结构与固位方式密切相关，基桩外固位的固位体几乎都采用全冠固位形或者是支架，而可拆卸式种植义齿则采用金属支架和固位螺栓以便于清洗和修补。故在有较好条件和种植体系来源时，推荐多使用后者。

可摘式种植义齿的上部结构与附着体的形式相关。如杆卡结构的固位夹或者分段固位卡，栓道结构的栓道，球状结构的圆筒，弹簧弹子结构的阴性部分，磁性固位的固定磁体，双重冠结构的外层冠固位体等。设计选择除受口内条件影响外，更多的受附着体来源的影响，也不排除医师和患者对某种附着体的偏爱倾向。

(4)设计中应该注意的问题。

1)𬌗力传导：种植义齿对𬌗力传导有较高的要求，良好的设计能够将𬌗力沿种植体长轴传导到种植体周围的骨组织，以尽量减小种植体承受的侧向力和扭力，有助于保护软、硬支持组织。

2)应力分散：骨性结合的种植体能够较好地传导应力。适当增加种植基牙的数目，或者采用减小𬌗力的各种措施，有利于应力分散。但骨性结合的种植体对冲击力缺乏缓冲作用，当𬌗力过大或者集中于某些部位时，容易对种植基牙造成不可恢复的创伤。故设计时应注意安装散压装置，或者在上部结构和基桩之间使用弹性连接，以加强种植义齿的缓冲作用。

3)咬合设计和咬合关系：种植义齿根据对颌牙列状态设计，适当的咬合、𬌗力的恢复应控制在适当的范围内。适当减小垂直向𬌗力，严格控制种植义齿承受的侧向力，可避免种植基牙受到损伤。种植义齿应有良好的咬合关系，无咬合障碍。全颌可摘式种植义齿的前伸和侧方𬌗应为均匀的平衡接触，正中𬌗为稳定的尖窝接触关系；而固定种植义齿应为组牙功能𬌗或尖牙保护𬌗。

4)金属支架：有单端桥体部分时，支架的游离端受力情况类似单端固定桥，负重反应和屈矩反应均发生在末端种植基牙侧，有较大的杠杆作用发生。在固定式种植义齿中，对末端种植基牙的支持力和固位力的要求很高。金属支架在𬌗力的冲击下，有疲劳极限，设计金属支架时，除满足口腔环境对金属的生物学性能要求外，还应保证材料的力学性能，以确保种植义齿的使用期。

5）种植体颈周健康与设计：种植义齿的设计应有利于种植体颈部周围组织的健康。设计中应保护龈上皮形成的上皮附着，便于清洁和自洁。人工牙的轴面边缘应位于龈上1～1.5mm，且龈面应光滑，以减少菌斑附着；固定式种植义齿人工牙的邻间隙应该适当加大，以减少食物嵌塞。在前牙区由于美观和发音的原因，可设计可摘式龈垫或改良盖嵴式桥体。

（三）局部种植义齿上部结构的设计和制作

1.局部种植义齿上部结构的分类设计　局部种植义齿与固定义齿基本相似，修复成功与否和上部结构的设计有密切关系。设计中，可能单独使用种植基牙，也可能联合使用两种基牙，如何将𬌗力合理、有效地分配，防止种植基牙过载创伤，是修复设计的关键。

（1）单个牙缺失的种植义齿：单个前牙或者后牙缺失，若咬合关系及邻牙的排列基本正常，可以设计为单个种植基牙支持的种植义齿。其基本形式类似核桩冠修复体，基桩经修磨后直接成为核桩或是在基桩上完成内层蜡型核冠，外冠通常采用烤瓷全冠修复，还可采用螺栓固位方式。冠边缘应尽量不与龈组织接触。前牙唇侧因美观原因将边缘伸入龈下，并将其唇（颊）舌径适当缩小。基桩与种植体长度比例应该小于1∶1。基桩上修复的烤瓷全冠要减小覆𬌗，适当加大超𬌗。

设计中应注意：①基桩顶部与对颌牙的间距应保持1.5～2mm以上；基桩的𬌗龈距应该不少于4～5mm。②若基桩偏小或者略偏离牙弓，可先制作内层冠矫正轴向，然后再取模制作烤瓷冠修复。③应该适当减小基桩的聚合度，以增加固位力。

（2）局部固定种植义齿：固定式种植义齿的设计与固定义齿设计相类似，应与𬌗力的大小、桥体的长度、桥体的弧度相适应。多个种植基牙之间要有共同就位道，由于基桩轴向的可调整范围较小，只能对基桩做轻微磨削处理。基桩应有足够的高度，以满足固位力要求。种植桥基固定桥的两端最好有天然牙毗邻，有助于𬌗力的传导和分散。桥体的𬌗面应该采取减轻载荷的措施，特别是降低牙尖斜度，以减少侧向力，防止过载创伤。种植基牙数目与缺牙间隙大小有密切关系，由于种植体的直径比天然牙根直径小（一般小于4mm），通常应尽量增加种植体的数目，以利支持和固位。

（3）种植基牙和天然基牙联合固定义齿：用于游离端种植桥基固定桥和中间种植桥基固定桥。以种植体和天然牙联合作基牙的固定式种植义齿在学术上尚有一定的争议，而临床上一直在应用这类设计。种植基牙和天然基牙是两类生物力学性能不同的基牙，最大差异在于骨性结合界面和牙周膜。当种植基牙和天然基牙连接成为一整体后，由于固定桥的支架作用，原动度较大的天然基牙和动度极小的种植基牙各自的生理运动丧失，代替的是固定桥较小的生理运动，两种基牙的骨界面的性质和结构不同，受力反应有较大的差异，给这种特殊的联合固定式种植义齿修复提出了新的研究课题。目前有关的研究方向是连接方式、种植体系统及修复材料的改进，以适应该类种植义齿的特殊需求。

1）游离端种植桥基固定桥：在游离缺失部位植入种植体后，把常规只能制作可摘局部义齿的病例改作固定式种植义齿修复。后牙游离缺失的区域是𬌗力最大的磨牙部位，如果单独用种植基牙支持上部结构，对种植基牙的支持力要求很高，对种植基牙数目和分布要求亦高，故临床有时联合使用与缺隙毗邻的天然牙作基牙，共同支持固定桥。

设计要求：①游离缺失牙数量较多时，应适当增加种植基牙数目。②固定桥的远端一般恢复到第一磨牙的远中部位，与对颌的第二磨牙略有接触。③降低牙尖斜度，防止侧向力对种植基牙的创伤。④避免使用松动的天然牙作基牙，以保护种植基牙。⑤跨度较大的桥与天然基牙采用半固定连接。

2)中间种植桥基固定桥：在较长的缺牙间隙中植入种植体作为中间基牙，能够将长固定桥改为复合固定桥，减轻了两端天然基牙的负荷。首先要注意中间种植基牙的位置、方向和角度；其次，桥体的载荷较大时，最好不要使用单个中间种植基牙；此外，中间种植基牙应该与天然基牙获得共同就位道，必要时可以采用内层冠的方法调整轴向关系。其桥架最好采用整体铸造的方法，以减小桥体的挠曲变形，使应力分布较为合理。

(4)可摘局部种植义齿：种植体的植入部位、数目和排列不适合制作固定式种植义齿时，或种植基牙的固位力和支持力明显不足时，均可以设计可摘局部种植义齿，其形式主要为局部的覆盖义齿，临床应用较少。

2. 局部种植义齿上部结构的制作要点　局部种植义齿上部结构的制作遵循义齿制作的一般原则，注重种植义齿的特殊性。在临床应用中，局部种植义齿以局部固定式种植义齿为主。其制作包括修复前的常规准备，制取印模和模型，记录咬合关系，制作金属支架，试戴支架并上架，完成上部结构及戴入上部结构。现将局部种植义齿的特殊制作要点叙述如下：

(1)转移种植基桩的位置关系：把种植基桩的位置、形态、方向从口内准确地转移到模型上，是上部结构制作的关键步骤，具体作法如下。

1)制取初印模：灌制石膏初模型印模、模型包括全部种植基牙及余留牙。

2)制作全牙列的个别托盘：在初模型上用自凝塑料制作全牙列的个别托盘的𬌗方与种植基牙相对应的部位开窗，便于拆卸基桩。取模前应将专用的转移杆戴入种植体上。转移杆除模拟基桩外，还便于与印模材料嵌合。个别托盘底部开窗处盖上一层蜡片，蜡片正好覆盖转移杆上端的固定螺丝。

3)制取终印模：灌制工作模型，用硅橡胶类印模材料制取终印模，去除托盘上覆盖的蜡片，卸下固定螺丝，取出印模，此时的印模带有转移杆。灌模前，将基桩代型用固定螺丝将基桩代型和转移杆连接在一起以便灌模时让基桩代型底部埋入模型内。待模型硬化后松解转移杆内的固定螺丝，继后取出托盘，便获得了有基桩代型的工作模型。制取印模和模型时保持基桩的位置的措施：①基桩代型的龈上段形态应该与口内基桩完全一致，和转移杆高度吻合，而基桩代型的龈下段应有倒凹，以便固定于工作模内。②固定螺丝分别在口内固定基桩和转移杆，在口外固定基桩代型和转移杆时应该采用相同的紧固度。③选用的硅橡胶印模材料应该有足够的强度，不会因为脱出印模，移动或紧固固定螺丝引起转移杆位置的轻微变化。另外，个别托盘底部开窗处应稍高于转移杆的顶端，避免取模时托盘造成转移杆的轻微移动。

(2)金属支架的制作：①基桩外固位设计：金属支架的设计和制作与常规固定义齿相似。种植基牙的固位体是全冠，金属支架由固位体、桥体和连接体组成，支架应留足 1.5～2mm 的瓷层空间；支架铸造后，在模型上试戴，必要时在口内试戴。如果基桩之间未能平行，且经调磨也无法取得共同就位道时，应做内层冠。为了兼顾颈部龈组织的健康和美观，基桩外固位体的唇颊侧应达龈缘，而舌腭侧应暴露种植体颈部，便于清洁。②可拆卸式设计：该类设计是局部固定种植义齿的特殊类型。基桩上留有固位螺孔，金属支架的固位体上设计有固位孔，支架被动地放置在基桩上，用固定螺丝固位。前牙固位孔的位置应该在舌侧，后牙固位孔的位置则在𬌗面中央或者稍有偏移，最好是在人工牙的中心的功能尖窝处。桥架预留烤瓷空间。可拆卸式种植义齿的制作难度较高。要求多个基桩相互平行，才能保证支架获得共同就位道。③可拆卸和半固定联合设计：该类设计多用于种植基牙和天然基牙联合固定桥。种植基牙按可拆卸式设计、制作桥架的天然基牙端设计栓体，天然基牙上制作全冠或者嵌体，并设计栓道，供桥架的栓体插入，提供支持。制作时需先完成栓道，后设计栓体，最好能够使用成品精密附着体，以保证精度。④其他：其他的组合形式有冠外固位与可拆卸螺丝固位合并使用。其支架的制作方法基本相同。

(3)完成上部结构：金属支架经过试戴后，回到工作模型上，常规上瓷，完成烤瓷修复。后牙咬合设计为组牙功能𬌗，前牙适当减小覆𬌗，𬌗力沿种植基牙长轴传导；桥体设计为改良盖嵴式；前牙固位孔留在舌侧金属上，不能影响咬合，后牙者留在𬌗面中央。

(四)全颌种植义齿上部结构的设计和制作

1.全颌种植义齿上部结构的种类　全颌种植义齿的上部结构由人工牙、金属支架、连接体组成。人工牙由全瓷或全塑材料制成，代替天然牙行使功能。金属支架由金钯合金、镍铬合金、钛合金等制成。连接体将人工牙与固位体连成整体，并依靠金属底层冠或螺丝固定在基柱上，使种植义齿的上部结构与下部结构连成一体。上部结构与基桩的连接方式有固定连接、固定可拆卸连接及可摘连接。根据其连接方式不同将全颌种植义齿分为全颌固定式种植义齿及全颌覆盖式种植义齿。

(1)全颌固定式种植义齿：全颌固定种植义齿是由金属底层冠或螺丝直接将上部结构固定在基桩上。患者不能自行取戴。其上部结构由种植体单独或种植体与悬臂下黏膜共同支持。上部结构的龈端不与牙龈组织接触。此类种植义齿又分为基桩粘固型和螺丝固定型两类。

(2)全颌覆盖式种植义齿：全颌覆盖式种植义齿的上部结构直接覆盖在基桩上。附着体及基托下组织上，利用种植体和基托下组织共同支持。患者可以自行摘戴上部结构。根据其固位形式不同分为双层冠附着式种植义齿、杆卡附着式种植义齿、球类附着式种植义齿及磁性固位式种植义齿。

2.全颌种植义齿上部结构的分类设计

(1)全颌固定式种植义齿。

1)金属支架设计：上部结构的金属支架是由与基桩相连的固位体及固位体之间的连接体和桥体组成。①支架悬臂的设计：全颌固定式种植义齿包括不带悬臂及带悬臂的固定式种植义齿，前者是指末端种植体常位于上颌的上颌结节处及下颌的后磨牙区，上部结构的远端无游离臂。带悬臂的全颌固定式种植义齿是指种植体分布在颌骨的前段，上部结构的远端存在游离臂；一般认为悬臂越短越好，最好不超过15～20mm。②支架材料的选择：𬌗力在多个种植体上是否均匀分布也取决于金属支架的材料。其材料刚度越高，支架的弹性模量越高，抵抗变形的能力越强，支架及种植体骨界面的应力分布越均匀；但刚度大的材料不利于应力的缓冲。因此在临床上应结合具体情况使用刚度适宜的上部修复材料。③支架的适合性：支架的适合性在上部结构中极为重要，它不仅影响上部结构的固位和稳定，而且适合性差造成的应力集中，还可导致过载并引起骨丧失。支架应与基桩达到“被动就位”。即不需施力即可使支架与基桩吻合。

2)人工牙：人工牙是位于金属支架𬌗方及唇颊方，与支架共同构成桥体的部分，主要行使咀嚼、发音及美观等功能。当牙槽嵴条件及支架的生物力学相容性良好时，选用瓷牙，可适当增加咀嚼效率；当牙槽嵴低平，支架的生物力学相容性较差时，选用塑料牙，以便对种植体起到应力保护作用，避免过载对种植体的损害。排牙时应尽量减少悬臂区的咬合接触，以保证人工牙的𬌗面与对颌牙之间有足够的自由接触。当对颌为可摘义齿时，应将𬌗平面降低0.1mm，以形成低𬌗状态，或减小咬合面、减少咬合接触点或减径、减数等。

(2)全颌覆盖式种植义齿。

1)种植义齿的支持组织：种植义齿的支持组织由颌骨条件。植入种植体的数目及部位所决定。若植入两枚种植体，种植义齿以基托下组织支持力主，种植体起固位和辅助支持作用；若植入3～4枚种植体，种植义齿由种植体、附着体。基托下组织联合支持；植入5～7枚种植体则以种植体支持为上。

2)附着体：附着体是覆盖式种植义齿的固位装置，它包括种植体基桩上的主属顶盖或帽状冠，基桩间的连接体及上部结构组织面相对应部位的配套固位装置。根据其结构。形式不同可分为：①杆卡式附着体。②双套冠附着体。③球扣式附着体。④磁性固位附着体。根据其功能不同可分为刚性附着体和弹性缓冲式附着体。

3)人工牙：要求基本同全颌固定式种植义齿。

(3)全颌固定式与全颌覆盖式种植义齿比较。

1)全颌固定式种植义齿：优点：①种植义齿稳定性良好，咀嚼效率高，制作时易获得正中𬌗位、使用舒适。②上部结构与牙槽嵴黏膜无接触，因而消除了来自上部结构的基托使牙槽嵴吸收的不利因素。③在生理范围内的咬合力，对种植体周围骨组织起到了良好的生理刺激作用。缺点：①患者在发音、美观方面可能出现问题，可能无足够的唇支持，因此不适宜于颌骨缺损的病例。②保持口腔卫生困难。③使用的种植体多，骨丧失量亦多；手术时间长、费时，价格昂贵。④固定式种植义齿内部各部件之间及种植体周围骨受到破坏性的应力较明显。

2)全颌覆盖式种植义齿：优点：①所用种植体较少，价廉，手术的范围小，时间短，危险性小，所以适宜于老年患者。②适应范围广，特别适用于骨量较少或者对颌为天然牙的单颌无牙颌的患者。③美观和功能方面的困难易于克服，可摘上部结构的基托可以补偿牙槽骨缺损及改良唇支持，以防止唾液溢出和改善发音。④易于保持口腔的清洁。⑤基托、种植体内部及种植体周围组织所受的破坏性应力小。缺点：①较固定式种植义齿容易产生不适感，患者不愿意接受。②种植体与黏膜共同支持的覆盖式种植义齿需要定期检查和重衬。③咀嚼效率较固定式种植义齿低。

3.全颌种植义齿上部结构的制作要点　种植体植入3～6个月后，经口腔临床检查和X线检查，黏膜正常，种植体与周围骨组织结合良好，确信可以作为基牙后即可制取诊断印模，根据种植体的位置、数目、咬合关系、颌间距离以及患者对功能、美观的要求，确定最终的修复设计。

(1)固定式种植义齿上部结构的制作：固定式种植义齿上部结构的制作以二段式埋植型种植为例。

1)制取印模和模型：种植体植入3～6个月后行二期黏膜开孔术暴露种植体顶部，去除愈合螺丝，连接基桩，完成Ⅱ期手术。①取初印模，制作个别托盘：用藻酸盐印模，灌制石膏初模型，托盘应覆盖全部基桩及牙槽嵴，向后盖过磨牙后垫或上颌结节。②制取终印模：在二期手术后10d进行。把基桩准确地从口内转移到模型上。③制作暂基托：先用自凝塑胶制成暂基托，允许基桩穿出并可用螺丝紧固。从工作模型卸下固定基托的螺丝，取下塑料基托，放入口内试戴并紧固螺丝，检查塑料基托在口内的就位情况。

2)殆关系：在工作模型上制作蜡殆堤，蜡殆堤在固位螺丝处留出空间，以备拆卸。按常规记录颌间关系和垂直距离，最后转移到可调节殆架上。

3)排牙：遵循全口义齿的排牙原则，所排牙列的牙弓形状和颌弓形状及种植体的排列曲度应基本一致。最好使用无尖塑料牙；通过少排第二磨牙来减短牙弓长度，达到减小咬合力，减短支架远中悬臂长度的目的。

4)制作唇(颊)侧导模：排好人工牙后，用石膏制取人工牙的唇(颊)侧形态记录即导模，沸水冲掉排牙用的蜡，在殆架上检查导模的吻合程度。此时留存于人工牙舌侧的空间即为将来金属支架的空间位置。

5)制作金属支架：①螺丝固定型种植义齿金属支架蜡型(熔模)的金属支架在工作模型上，将金属成品桥接圈以固定螺丝固定在所有基柱代型上，然后使用铸造蜡或自凝塑料连接桥接圈形成支架熔模。支架熔模向远中牙槽嵴方向延长15mm左右形成悬臂。熔模的制作要点如下：a. 熔模必须保证铸造的精密度，以达到支架在基桩上"被动就位"。b. 应保证金属支架具有足够的强度。c. 熔模的唇(颊)面和殆面方向上应设置固位型供人工牙附着。d. 使用成品桥接圈做铸型时，要求制作支架的金属和桥接圈能够熔铸在一起，同时所选用制作支架的金属能满足口腔生物学和材料学的要求。e. 熔模设计宜简单，易于制作。f. 在整个熔模制作过程中，应随时使用排牙后制取的人工牙导模作参考。按常规的方法进行包埋、铸造、磨光后的支架分别在模型上和口内试戴、检查就位情况和适合性。支架的龈面应离开黏膜2mm以上，也应高度磨光。②基桩粘固型种植义齿的金属支架熔模：此类种植义齿的支架熔模由全冠固位体、桥体及连接体组成。在工作模上按设计要求，用铸造蜡或自凝塑料在基桩上做金属帽状冠及连接杆的支架熔模，要求与螺丝固位型种植义齿金属支架熔模一致。人工牙和桥体之间应留有2mm以上的足够空间，如果间隙不够，可适当修改熔模铸型或调整支架的位置，直到符合要求为止。按常规完成包埋、铸造、磨光，然后在工作模型上和口内试戴、调整。

6)完成种植义齿：金属支架经口内试戴后，将其放回工作模型上。在咬合架上利用排牙后制取的导模将人工牙复位，且用蜡将人工牙及金属支架连接成一个整体，然后在殆架上做进一步调磨。要求：①上部结构完全被动就位于基桩上，固位体与基桩完全密合无间隙，有良好适合性。②在正中颌位，殆面应有均匀的接触面，在非正中殆位有适当的接触面。③有适当的息止颌间隙、正确的垂直距离。良好的发音功能及令患者满意的美观。检查完毕后，将上部结构放回殆架上，按常规方法完成种植义齿制作。

7)初戴上部结构：制作完成的全颌固定式种植义齿的上部结构，在口内初戴，上部结构被动就位于基桩上，有良好的适合性，与对颌关系协调，咬合接触良好，无任何不适感觉，如有必要作进一步调整。最后将经抛光或上釉后的上部结构用螺丝或恒久粘固剂固定于基桩上。应根据每一种植体系推荐的特定转矩，调节螺丝松紧度到最佳状态。用螺丝固定上部结构后，用牙胶或自凝塑料暂封固位孔。对基桩外粘固型种植义齿，直接用恒久粘固剂将其上部结构粘固于基桩上。戴入上部结构后，常规医嘱，预约患者定期复诊，以便及时做必要的调改。

(2)覆盖式种植义齿上部结构的制作：覆盖式种植义齿上部结构的制作以杆卡式覆盖种

植义齿为例。

1)制取带基桩的印模和模型:按制取固定式种植义齿印模和模型的方法制作带基桩的工作模型。

2)连接杆的制作:一种方法是直接选用成熟的种植系统配套的成品连接杆,根据患者口内种植体的部位、种植体间的距离,选择合适的长度和类型;或根据具体情况调整其长度,然后在工作模上将杆与金属顶盖焊接在一起。另一种方法是先用铸造蜡制作连接杆蜡型,即先在工作模型上,让金属顶盖被动就位,然后制作与顶盖相连接的连接杆蜡型。应保持杆与牙槽嵴顶有适当距离,以利清洁和人工牙的排列。如金属顶盖设计为基桩内固定时,可将固位桩、顶盖和连接杆的蜡型连接成整体,最后完成整体铸造,打磨后用恒久粘固剂固定。

3)制取带连接杆的印模和模型:将杆附着体固定后,在金属杆的下方用软蜡填塞空隙,消除倒凹,用二次印模法完成全颌印模,灌制人造石的工作模型。

4)杆附着体的阴性固位体的制作:一种方法是选用预制成品杆附着体的阴性固位体(曲槽形套筒),按种植义齿的支持形式选择刚性连接或弹性连接的配套固位体。另一种方法是先用蜡制作杆附着体的阴性固位体蜡型,在制作蜡型时应注意曲槽形套筒与阳性部分连接杆的均匀接触,并在蜡型的基托面设计固位型,以利于与基托组织面材料结合。最后按常规包埋,铸造,打磨。

5)完成上部结构:将曲槽形套筒被动就位于连接杆上,再用蜡或塑料制作基托殆堤,然后按常规制作全口义齿的步骤记录颌位关系,按全颌种植义齿的排牙原则排列人工牙,试戴,最后完成上部结构。制作上部结构也可采用先按全口义齿的常规制作步骤完成全口义齿,然后在义齿组织面内安放附着体的阴性部分。其步骤是:①试戴全口义齿直到合适。②制备基托组织面附着体阴性部分的位置。③将附着体阴性部分套合在阳性连接杆上,调拌自凝塑胶置于备好的基托组织面凹陷内,立即将义齿放入口腔内就位,待自凝塑胶固化后,取下义齿,最后调整不足之处。

6)初戴上部结构:将完成的覆盖式种植义齿的上部结构在口内初戴,有以下要求:①完全就位:上部结构戴入时应无翘动;杆附着体的夹卡式曲槽形套筒与连接杆间留有 1mm 间隙;基托组织面无压痛;基托尽可能伸展到磨牙后垫和颊侧区或上颌结节处。当上部结构受力时,夹卡式曲槽形套筒完全就位,与连接杆紧密接触;当咬合力消除时上部结构又恢复到原来的位置,基托起到对软硬组织的缓冲作用。②调改咬合:使在正中殆时无切牙接触,达到正中殆与非正中殆的咬合平衡。上部结构戴好后,常规医嘱,并预约复诊时间。注意留出缓冲间隙,基托组织面与基桩之间或附着体阴性部分与阳性部分之间均应留有 1mm 左右的间隙(刚性连接的形式除外)。根据上部结构鞍基承托区黏膜的厚度和致密度。

(秦宁艳)

第八节　颌面修复

颌面修复是用人工材料修复上下颌及面部组织器官的缺损或缺失并恢复其部分生理功能。

一、主要内容

1. 配合上、下颌骨切除等手术后用的矫治器。
2. 上、下颌骨缺损的修复。
3. 面部耳、眼、鼻器官和面颊、眶部缺损的修复。
4. 助语器、颌骨骨折的固定夹板等。

二、矫治方式及设计制作要点

(一)上颌骨切除术后用的腭护板

上颌骨切除术后常使口鼻腔穿通,患者进食困难,言语发音不清。

1. 戴用腭护板的作用

(1)使口腔和鼻腔隔离开,有利于进食,并使言语功能得到改善。

(2)缺损腔中的碘仿纱布不会脱落,起到覆盖伤口、防止伤口损伤及感染的作用。

(3)保持压力于所植皮片上,有利于皮片良好生长。

(4)支撑软组织,以减少瘢痕挛缩。

2. 矫治方式　手术前预制腭护板,手术后立即戴上。

3. 设计制作要点　以一侧上颌骨切除,健侧有余牙为例。在健侧尽可能多选基牙,制备隙卡沟,取印模并灌制模型。

(1)一次法:制作简单,戴时有的需磨改。①在模型上将手术需切除范围内的牙齿刮除,并刮除降低牙槽嵴高度,宽度向腭侧缩小 3mm 左右,使牙弓变窄一些。②用不锈钢丝弯制卡环。制作蜡型需盖住并稍超过手术后的整个缺损面,少伸入缺损腔内。③后牙不修复、前牙可修复。④常规装盒等,即制成。

(2)二次法:能确保手术后顺利戴入而无须磨改。①第一次印模后,在模型上先制作腭护板的健侧部分,腭侧基托不要达到手术区。②将磨改合适向健侧部分戴入口内,取第二次印模,按上述次法一样在模型上对患侧做适当刮除后,做患侧基托蜡型,并二次装盒,完成整个腭护板的制作。

(二)下颌骨切除术后的下颌导治疗

下颌骨切除术后必须要做下颌导治疗。

1. 适应证

(1)下颌骨一侧缺损,健侧下颌内移,使咬颌关系错乱。健侧为超𬌗,缺损侧为反𬌗,或呈无咬颌关系者。

(2)下颌骨中部缺损,两侧下颌断骨内移,使两侧均为超𬌗关系或无咬颌关系者。

(3)未经及时矫治,已产生继发畸形者。

2. 矫治方式　手术前预制,手术后立即戴上。

(1)下颌骨缺损量不多,有较多的稳固余牙存在者,戴用颊翼颌导板。

(2)下颌骨缺损量大,余牙少,或已有继发畸形存在者,戴用弹性翼腭托颌导板。

3. 设计制作要点

(1)颊翼颌导板:戴在健侧下颌后牙上,又称斜面导板。①在下颌健侧后牙上制备隙卡沟,多卡环固位。这种卡环采用不锈钢丝横过隙卡沟并连接颊侧翼部与舌侧基托部的形式。

②颊翼位于前磨牙及磨牙区的口腔前庭。在正中咬颌时，颊翼紧靠在上颌后牙的颊侧，使下颌骨不能向内移位。颊翼的高度要在适当张口度时仍能起作用，而在闭口时离开上颊沟约1mm，不感到压痛。③为防止上颌健侧后牙受力后向腭侧移位，最好在上颌戴上牙弓固位器，使上颌牙弓变为稳定的整体。

(2)弹性翼腭托颌导板：戴在上颌牙上。①该设计包括上腭托和卡环，托上附有向下伸出抵达下后牙舌侧面和牙槽突舌侧黏膜上的翼状塑料板。翼状塑料板与托之间用两根18号不锈钢丝连接，使之成为有弹性可进行调节的翼。②下颌骨一侧缺损，于健侧做弹性翼。③下颌骨中部缺损，两侧均做弹性翼。

(三)上颌骨缺损的修复

上颌骨缺损后，依缺损程度不同，患者的症状也不同。一般有口鼻腔相通，进食困难，发音不清，迫切需要修复治疗。常常唇部缺乏弹性或张口受限，支持组织减少，承力面积缺少，固位困难。

设计制作要点如下。

1. 上颌骨单侧缺损，健侧有多数余牙者

(1)低位中空式义颌：①利用余牙安放多个卡环。②利用口鼻穿孔处软组织倒凹帮助固位。③取印模，灌制模型，做恒基托同常法。④试戴恒基托合适后制作𬌗堤，确定颌位关系，取上颌托在口腔中就位的印模，连上颌托一起取出印模，灌注有上颌托在位的石膏模型。⑤模型上𬌗架后排牙，试排牙于口中，蜡型形成，装盒，开盒，除蜡同常法。⑥形成“砂心”：先在上半盒的人工牙的盖嵴部和蜡基托形成的石膏面上铺一层蜡托，趁蜡还未变硬前，将型盒的上下半盒压合在一起，开盒并修去蜡托边缘的多余的部分。调拌石英砂和石膏(3∶1)堆于堵塞器恒基托的凹陷中，将型盒的上下半盒合在一起。当“砂心”硬固后置型盒于热水中，开盒并冲去蜡托，修整“砂心”周围的基托使之暴露，以便此部基托与新填塞于上半盒的塑料能连结在一起。⑦开盒，取出义颌。⑧在义颌磨牙的腭侧基托上磨出一个约10mm椭圆形开口，取出“砂心”，形成中空。再修整开口边缘为阶台式，按开口形状做蜡片，将蜡片经装盒等步骤变为塑料片。用自凝塑料将基托开口与塑料片粘合封口。

(2)颊翼开顶式义颌：①是对低位中空式义颌的改进，去掉了中空堵塞器的顶盖部，减轻了义颌的重量。堵塞器的颊侧基托伸入颊侧瘢痕组织带上方的倒凹区成为颊翼，以利固位。②制作时在石膏模型缺损区的中央磨三个小孔，插入三根火柴棒，填入石膏，高度可与健侧齿槽相似，周围留有作为基托厚度的空间。③常法做恒基托等完成义颌。

(3)颧颊翼义颌：中空义颌和颊翼开顶式义颌主要依靠健侧余牙及患者组织倒凹固位，仅靠健侧承受力，故义颌不稳定，基牙易受损伤，咀嚼功能差，余牙损伤脱落后功能更差。通过颧颊沟成形术，利用颧区承力的颧颊翼义颌，变单侧承力为双侧承力。虽然增加的支持面积有一定限度，但因颧区位于原主承力区中心的颊侧，受力面的跨度增加，对义颌的承力与稳定甚为有利，也减轻了对基牙的损伤，能恢复较好的咀嚼功能。

2. 上颌骨双侧缺损或单侧缺损合并无牙者

(1)颧颊翼咽鼻突义颌：对无牙、无齿槽和硬腭的双侧缺损者或无牙的单侧缺损者，义颌的承力和固位条件更差。通过颧颊沟成形术和口鼻道成形术，使义颌利用双侧颧区承受力和利用软腭上后方的咽腔和鼻底固位所设计的颧颊翼咽鼻突义颌，能恢复一般咀嚼功能。这是用常规修复方法所不能取得的。

(2)种植体和磁性固位体也已是颌面修复体固位的手段。

(四)下颌骨缺损的修复

下颌骨缺损,需先植骨,然后再做义颌修复。植骨的位置、形状、宽度和厚度对义颌功能恢复的好坏密切相关。因骨完全愈合约需半年时间,故一般在植骨半年后才能做正式义颌修复体,特殊情况可提前到植骨后 3 个月。

(刘丽梅)

第九节　咬合重建

咬合重建(Oeelusal reconstruction)是指用修复方法对牙列的咬合状态进行改造和重新建立,包括全牙弓𬌗面的再造,颌位的改正,恢复合适的垂直距离,重新建立正常的𬌗关系,使之与颞下颌关节及咀嚼肌的功能协调一致,从而消除因𬌗异常而引起的口颌系统紊乱,使口颌系统恢复正常的生理功能。

一、适应证

1. 全牙列的牙重度磨耗、𬌗面形态破坏、咬合垂直距离降低而导致颌肌疲劳酸痛、颞颌关节功能紊乱者。

2. 多数牙缺失、余留牙有严重磨耗、牙冠短小、垂直距离过低者。

3. 牙缺失、邻牙移位、对颌牙伸长导致𬌗紊乱而无法单纯用可摘义齿进行修复治疗者。

4. 咬合或颌位异常引起口颌功能紊乱、用𬌗垫治疗已取得疗效需以永久性修复体巩固疗效者。

二、禁忌证

1. 进行性牙周病患者。

2. 龋病易感性高的患者。

3. 即将过渡到需要进行全口义齿修复的患者。

4. 精神心理疾病患者。

5. 患者不能理解合作,不愿接受咬合重建所必须的口腔余留牙的处理措施,经济能力不足以承受较昂贵的治疗费用。

三、咬合重建前的治疗

1. 龋病的治疗　去除龋坏组织,完成充填治疗。

2. 牙周治疗　洁治,消除牙周袋。

3. 根管治疗　对经 X 线片确定可以保留的牙根进行完善的根管治疗。

4. 正畸治疗　通过简单正畸移动少数移位的或倾斜的牙。

5. 拔牙　拔除过度松动牙,无利用价值的伸长牙及无法通过根管治疗而保存的残根。

四、诊断和计划

(一)咬合分析

根据患者余留牙、颌位及咬合垂直距离的情况,咀嚼肌及颞下颌关节情况,确定是否为咬合重建的适应证，确定是单颌还是双颌进行咬合重建，如做单颌咬合重建，需进一步确定是做在上颌还是下颌。

（二）修复计划

1. 确定余留牙的处理方案。

2. 确定修复体的类型　咬合重建的修复体有可摘和固定两种，可摘的有殆垫式活动义齿、套筒冠义齿等；固定的有高嵌体、全冠、固定桥等。

3. 根据不同的修复体类型，选择相应的合适的基牙。

（三）医患交流

因咬合重建工艺复杂，费用昂贵，费时较长，而且属于不可逆的修复治疗，治疗前一定要充分征求患者意见，将患者的病情、治疗设计、步骤、费用、时间及可能出现的不适等告诉患者，取得患者完全同意后方可正式进行。若对此修复治疗并无迫切要求且顾虑重者，不宜进行咬合重建。

五、步骤和方法

（一）牙体预备

咬合重建的牙体预备一般包括全部的余留牙，争取一次完成。如不能一次完成也可分区进行。可以分为上、下两区，或左右（上、下）四区，也可分为前、左右（上、下）六区。做过根管治疗的基牙根据设计需要可制作核桩或根内、根上固位体等辅助装置，少数活髓牙可在局麻下直接进行牙体预备，牙体预备按修复体不同种类的要求进行。

（二）暂时性修复

牙体预备后应先做暂时性修复，可用自凝塑料在口内直接制作，也可用蜡片作咬合记录，初步确定颌位和垂直距离，转移到殆架上制作，修复体的形式为暂时冠或殆垫式活动义齿（图 18－1），暂时性修复体至少需戴用 1～3 个月，以检验垂直距离的增加和改变后的颌位是否合适，在此期间可根据患者的试用情况做选磨调整。

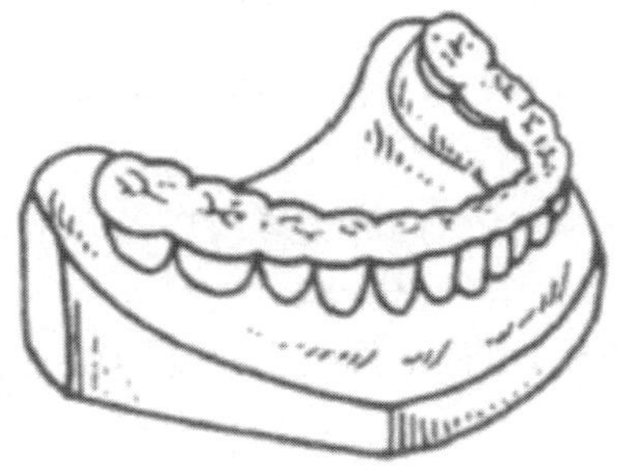

图 18－1　殆垫式暂时性修复体

（三）颌位记录与转移

暂时性修复试用合适后，将牙尖交错殆记录转移到精确度高的殆架，制作咬合重建修复体的殆架要求较高，至少应为半可调节式殆架。

（四）在殆架的模型上制作高嵌体或全冠等修复体的蜡型

现以上颌后牙铸造全冠为例，蜡型制作顺序为：先在代型上涂分离剂，用蜡形成冠基，根据上下模型间的对殆关系，确定各牙尖的位置，用蜡堆出锥形舌尖柱、中央窝接触区及颊尖柱（图 18－2），并形成近远中边缘嵴，再将各尖顶、边缘嵴、中央窝之间的空隙用蜡填满，修整牙尖形态，在𬌗架上反复检查修改，使各牙尖及中央窝与下颌运动相协调，并形成正常的𬌗面形态和理想的正中𬌗接触部(图 18－3、4)。

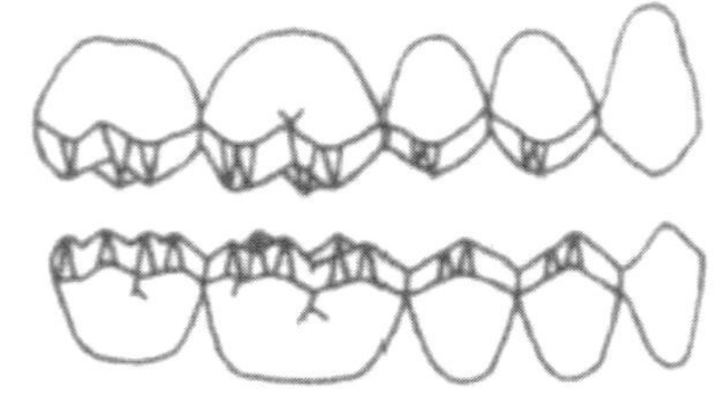

图 18－2　咬合重建时牙尖蜡型形成

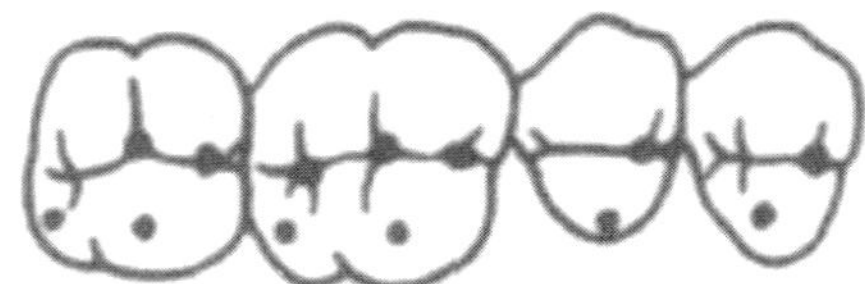

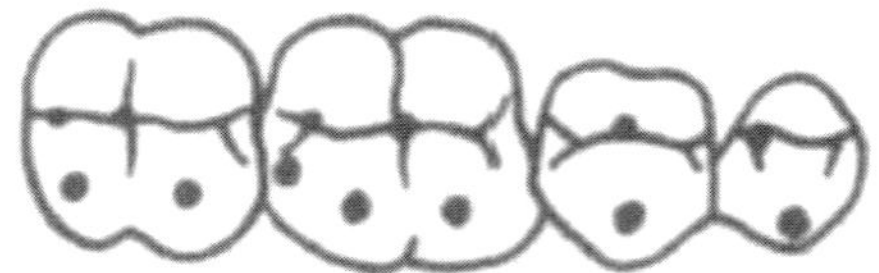

图 18－3　𬌗面形态和正中𬌗接触点

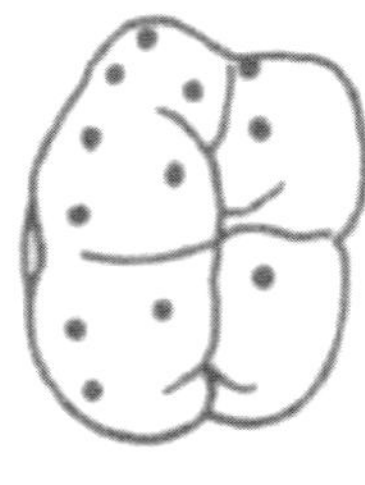

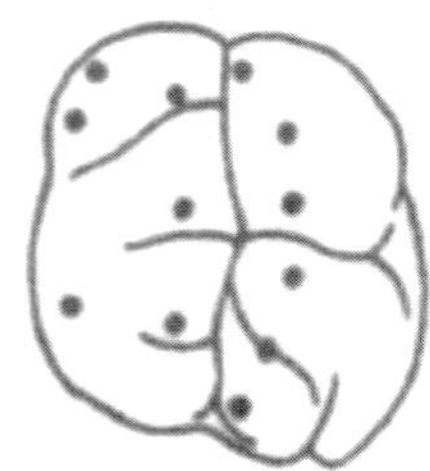

图 18－4　右上第一磨牙与右下第一磨牙的𬌗面形态和正中𬌗接触点

(五)制作修复体

常规包埋铸造、制作完成金属全冠、高嵌体等或烤瓷制作完成烤瓷全冠修复体。

(六)完成修复

临时性粘固，试戴。如有不适，可摘下修改。修复体经试戴合适后，即做永久性粘固。

六、注意事项

(一)暂时性修复体用于试验性治疗

这是咬合重建必不可少的重要步骤。通过试用和不断磨改，寻找最合适的咬合重建的颌位与垂直距离，时间可以长一些，不要急于求成，如不适感减轻，但尚未完全消失时可再延长试用期，直至舒适为止，如患者不能接受升高后的垂直距离，而原来的垂直距离又无法进行咬合重建，则必须放弃咬合重建的计划。

(二)精密的𬌗架和精确的𬌗架转移

这是制作高嵌体和全冠等修复体的重要条件。在𬌗架上可以模拟口内的下颌运动，消除正中殆位的早接触及下颌前伸、侧颌运动中的殆干扰，使修复体的殆形态能适应下颌的各种正常的功能运动，制作的修复体精确，戴入口内一般不需再做调整。

(三)固定式咬合重建修复体

多选择全冠、部分冠或高嵌体等，前牙考虑美观因素，多采用烤瓷全冠、瓷全冠。后牙除采用烤瓷全冠、瓷全冠外可制作金属全冠，但金属全冠的材料应有选择，有条件时最好选用金合金，因金合金延展性好，而钴铬合金在咬合时远不及金合金舒适，可能会带来新的咬合问题，不是用做咬合重建的合适材料。

(四)争取用小修复单位完成

因每个牙的生理动度不同，固定式咬合重建时，若条件许可，各个牙的修复体应尽量分开制做，固定桥也宜短不宜长，过长的固定桥同样可能带来新的咬合问题。

(五)单、双颌殆重建的掌握

重度殆磨损致咬合垂直距离降低者做殆重建时，如息止殆间隙超过6mm以上需作双颌牙列殆重建，息止殆间隙在6mm以下者做单颌殆重建，是做在上颌还是下颌，需根据牙磨损的程度、殆曲线的形状来决定。

(刘丽梅)

第十节　固定—活动联合重建

活动联合修复是指用附着体或双重冠技术来修复牙列缺损的方法。其固位体的一部分固定在口腔内，另一部分与可摘义齿相连，故又称固定—活动联合修复体。利用这种方法，可以使牙列缺损的修复形式多样化。如用于分段固定桥的连接，可以减少固定桥的长度，减少不平行就位道基牙的牙体预备；用于可摘局部义齿，可以比卡环式义齿固位力提高；用于固定义齿与可摘义齿的连接，可以减少卡环暴露，增加美观效果；用于覆盖义齿，可以保护基牙，延缓牙槽嵴吸收；还可用于种植义齿的上部结构。总之，是一种能结合铸造技术、烤瓷技术和种植技术的固定—活动联合修复方法。

一、附着体

附着体是一种直接固位体。是由阴阳两部分组成的精密嵌合体，其中一部分固定在口腔中余留牙的牙根、牙冠或种植体上，另一部分与人工修复体相连，两者之间由不同的机械方式连接。

(一)附着体的分类

1. 根据附着体的精密程度可将附着体分为精密附着体和半精密附着体。

2. 根据附着体与基牙的关系可将附着体分为冠内附着体和冠外附着体。

3. 根据附着体的坚硬程度可将其分为硬性附着体和弹性附着体。一般情况下，精密的冠内附着体属于硬性附着体；半精密的冠外附着体属于弹性附着体。

4. 根据附着体的不同形状可分为栓道式附着体、球和窝形附着体、杆式附着体和栓钉(按扣)式附着体等。

5. 根据应用途径常将附着体分为两大类。一类用于口腔内余留牙较多时，此类包括各种冠内、冠外附着体；另一类用于口腔内余留牙较少、需做覆盖义齿时，此类包括栓钉(按扣式)

附着体、杆式附着体、辅助附着体、双重冠固位体和磁性固位体等。

（二）常用附着体的特点

1. 冠内附着体　包括一个突起的阳型和一个沟槽状的阴型，又称作栓体和栓道。有些冠内附着体为鸠尾状的突起及鸠尾状的凹形。突起的栓体部分用来与可摘义齿相连，或用于分段固定桥时与连接冠相连；沟槽状的栓道与固位冠相连，外表不突出于牙冠的外形（故称作冠内附着体），两者在修复体两部分间提供硬连接。

（1）冠内附着体的适应证：冠内附着体是预成附着体中最多用的一种类型，只要基牙牙冠外形允许，就可考虑使用。牙冠外形的条件是垂直高度大于 4mm，有足够的颊舌径。主要适用于以下情况。

1）作为固位体，用于牙列单侧或双侧的游离或非游离缺损时：①冠内附着体特别适用于提供游离端义齿的固位和稳定，提供义齿和基牙冠之间紧的、硬的连接。当双侧游离缺失时，口内余留几个前牙，用一般卡环式可摘局部义齿效果不好且会在前牙上暴露卡环。用冠内附着体，则可在基牙远中放置栓道，在可摘义齿的相应部位放置栓体，义齿戴入时，栓体滑入栓道，唇颊侧不暴露卡环，义齿固位稳定性也好。②当单侧游离缺失牙较多时，修复体需要双侧的支持。这增加了可摘义齿的体积，同时暴露卡环，影响美观。使用附着体可在缺牙侧及对侧基牙冠或固定桥中放置附着体阴型，在可摘局部义齿的相应部位放置阳型。此种方法尤其适用于当基牙需全冠修复时。需要注意两侧附着体彼此平行。③当牙列非游离缺损，而基牙又不足以承担普通固定桥，或缺牙区牙槽嵴缺损较多，用一般固定桥难以美观修复时，可在两端基牙近缺隙侧放置冠内附着体。义齿不仅美观，也可自行摘戴清洗。

2）作为连接体，还可用于固定修复的以下情况：①修复体难于在口腔中取得共同就位道（如远中基牙向近中倾斜时），可将修复体分段制作，分别固定，其间用附着体相连。②制作长的固定桥时，为减少铸件收缩造成的误差，可将铸件分段，其间用附着体相连。③远中基牙估计预后不好时，将固定桥分段，用附着体连接后段。当远中基牙拔除后，余下的栓道用于与可摘义齿相连。

（2）冠内附着体固位力的调节：由于冠内附着体在义齿反复摘戴过程中易于磨损，固位力会逐渐下降，有些类型的附着体具有一定的调节能力。比如：通过调节栓道侧臂张开的程度，或调节焊接栓体到连接冠上的位置等方法来调节固位力大小。当牙齿形态的影响使附着体固位力受限时，可增加辅助固位装置，如弹簧、螺钉等。不能调节摩擦力的附着体一般不适用于可摘义齿修复，只能用于固定修复中的连接部位。

2. 冠外附着体　附着体的机械固位装置部分或全部位于基牙冠外者为冠外附着体。冠外附着体使用时不受基牙大小的影响，而主要受牙槽嵴高度与宽度的影响。主要用于游离端义齿，也可用于非游离端义齿。需要注意的问题是附着体龈端菌斑的控制，由于附着体突出于牙冠外，食物残渣易于聚集。另外，冠外附着体对基牙可能造成较大的扭力，需同时用两个基牙作联冠，并可在基牙近中安放辅助固位体。

3. 杆式附着体　杆式附着体是指在口内两个金属冠之间连接金属杆，覆盖义齿的组织面放置固位卡，当义齿就位时，杆卡锁合使义齿固位。

（1）这种附着体常用于覆盖义齿。用杆式附着体义齿能保护和加强余留牙，能延缓患者成为无牙颌的时间。它的主要功能是通过直杆对余留牙起夹板作用；使义齿的咀嚼压力通过杆传到基牙上；通过杆卡连接，使义齿固位和稳定。

(2)一般常用于以下两种情况:牙弓两侧各余留 1～2 个牙,通常是尖牙或前磨牙;或者后牙区余留 2 个牙,常是磨牙和前磨牙。磨牙金属杆置于前端,前磨牙金属杆置于一侧后牙区。任何时候均不能将杆斜跨到尖牙区域。

(3)杆的外形与牙弓形态,基牙位置与牙槽嵴形态有密切关系。理想的条件是将杆置于牙槽嵴顶、唇舌侧均有一定间隙。一般情况下,杆与牙槽嵴应保持平行关系,而固位卡应安放在杆的平坦部位。金属杆组织面与牙槽嵴顶间间隙应大于 2mm,以利食物排溢。

(4)舌侧基托一般应该用金属基托或用金属网加强,不仅使义齿结实,且能扩大舌头的活动空间。两基牙牙根方向不一致时,可用螺钉将金属杆分别固定在基牙冠上。

(5)用杆式附着体做覆盖义齿,较普通全口义齿固位力有明显提高,其舒适程度和咀嚼功能也有明显提高。

4. 栓钉(按扣)式附着体　栓钉(按扣)式附着体是各类附着体中最简单的一种。它包括一个固定在根面上的球形或柱形金属突起及一个放在覆盖义齿组织面与突起相适合的按扣状凹形。当义齿就位时,突起和凹型嵌合在一起,增加覆盖义齿的支持、固位和稳定。

由于这种附着体的体积小,结构简单,适于在多种情况下使用,甚至在口内仅有 1 个残根时也可使用。影响这种修复方法远期效果的主要因素是牙周健康问题。因为根帽边缘易对牙周刺激,以及覆盖义齿易造成食物残渣聚积,所以保持口腔卫生及牙周健康是至关重要的。

选择病例时主要考虑颌间距离与唇舌向空间问题。一侧牙弓一般选择 1～2 个残根安放栓钉(按扣)式附着体,如果附着体使用太多,不仅制作复杂,不易清洁,而且会使义齿坚固性下降。

5. 辅助式附着体　用于辅助其他方法增加固位的附着体,称为辅助式附着体。分为弹簧型和螺钉型两类。

(1)弹簧型附着体:这种附着体是简单而有效地改善双重冠固位力的一种方法,也可以用于杆套之间的固位及其他可摘义齿的修复中。

弹簧型附着体包括一个翼,或称为“撞针”与另一个可压迫成分。最简单的系统是“微型压力撞针”。

(2)螺钉型附着体:这种固位方式允许定期拆下义齿进行清洁及检查,并对义齿进一步修改。可以将其用于两层套筒冠之间的固位、不平行基牙的两固定桥之间的连接、杆式附着体中金属杆与全冠之间的连接等。

6. 磁性固位体(磁性附着体)　磁性固位体是指利用金属磁体的磁性辅助修复体固位的装置。

(1)目前常用磁性附着体由相互吸引的两部分组成:一部分黏固于义齿组织面,一般为永磁体;另一部分为支撑板,固定于口腔的牙根内,为永磁体或可被磁化的软磁合金。一副义齿可有 1～4 个单位的磁性附着体,基牙可为任何牙齿,但以尖牙和前磨牙最好。基牙原则上要求根长 10mm 以上,松动度Ⅰ度以内,牙槽骨吸收在根长的 1/3 以内,经过完善的根管治疗,无牙周炎症。

(2)支撑板在牙根内的固位方式有三种:①根管内固位:将基牙截冠至齐龈缘,将根面预备成与支撑板预成品形状相符合的窝洞,用黏固剂将其黏固于窝洞内,使之与根面平齐。②螺钉固位:预成的支撑板通过螺钉固定于根面,螺钉进入牙本质内 2～3mm 并用树脂粘合。③铸造根帽固位:用可铸造的软磁合金制成根帽覆盖整个根面,有利于基牙的防龋和牙周健康。

磁性附着体用于全口覆盖义齿有良好的临床效果，可提供足够的固位力，能显著缩短患者的戴牙适应期，可基本消除义齿在功能运动中对基牙产生的侧向力，易于清洁，且不暴露卡环和金属。磁性附着体还可用于局部覆盖义齿和颌面缺损的修复。

二、双重冠

双重冠（套筒冠）修复体是指含有两层套筒冠的修复体。其中内冠固定在口腔中，外冠固定在可摘义齿的相应部位，靠内外冠之间的摩擦力产生固位，有时内外冠之间还需增加辅助固位装置。

（一）双重冠修复体的分类

1. 根据患者的取戴方式分类

（1）患者自行摘戴式：此种类型是最多用的一种，常用于口内少数余留牙作覆盖义齿时。需要注意的问题有就位道、颌间距离和内冠的设计。内冠设计决定义齿的就位道，也决定所能提供的支持、固位和稳定力。

（2）术者摘戴式：用螺钉辅助固位，必要时术者可将义齿取下。也可定期清洗，但制作复杂。

（3）固定式：可用此形式将牙固定成一组。将内冠相连，外冠做成单个的，或内冠是单个的，而外冠连为一组。能减轻部分牙的松动度。

2. 根据内冠外形分类

（1）平行壁双重冠，内冠外形垂直。

（2）锥形双重冠，内冠外形为锥形，向𬌗方聚拢，一般轴壁聚拢度为60°。

（3）缓冲型双重冠，内冠近龈方垂直，𬌗方为锥型。

（4）卵圆型双重冠，内冠外型为卵圆型。

（5）不规则型双重冠，内冠外型不规则。

3. 根据内冠外的覆盖方式分类　分成全覆盖式和部分覆盖式两类。

4. 根据有无辅助固位方式分类　分为单纯摩擦固位型和增加辅助固位型两类。较多见的是用弹簧附着体增加双重冠的固位。

（二）双重冠修复体的适应证

制作双重冠修复体较使用附着体简单，不需要特殊的附着体预成件，适应证广，主要用于以下情况。

1. 口腔余留牙较少时的复杂牙列缺损　口腔余留牙较少时不仅余留牙条件不好，如残根残冠、伸长倾斜、牙周炎症、冠根比例不协调等，而且往往伴有关系紊乱。如果作常规的可摘局部义齿修复，首先需要调改基牙外形，有时还需将基牙失活，大量调改，或将基牙作全冠或桩核冠，然后再作可摘局部义齿修复。而作双重冠修复则可将活动、固定两部分作整体设计，在调改基牙的同时，改善冠根比例，制作内冠，然后作双重冠修复体的活动部分，这样不仅利于建立关系，而且美观，不暴露卡环，义齿固位稳定性也好，因此也常用于𬌗重建及需要抬高咬颌作𬌗垫修复时。

2. 颌骨及牙列缺损　包括先天性口腔、牙列缺损，如唇腭裂患者；外伤或肿瘤术后的颌骨和牙列缺损。这些患者的余留牙往往位置异常，固位形差，用一般卡环固位往往效果不好。

而用双重冠固位则设计灵活，外形美观，固位稳定性好。

（三）双重冠修复体的优缺点

1. 基牙的保护作用　内冠对基牙有防龋作用。同时，内冠的高度磨光，使菌斑不易附着，使基牙易于保持良好的卫生状态，有利于牙周组织的健康。另外，此种修复方法当义齿戴入后能将基牙连为整体，起到牙周夹板的作用，避免基牙单独受力，使基牙和牙槽嵴受力均匀。

2. 良好的固位力　根据基牙的多少，可通过调节内冠的聚拢度来调节义齿的固位力。许多研究者的观察证实，义齿的固位力能得到很好的保持。

3. 义齿的美观效果　减少卡环的金属暴露，牙列又可整齐排列，从而达到美观效果。

4. 患者心理易于接受　由于减少拔牙，延缓了患者成为无牙颌的时间，使患者易于接受。当基牙拔除后，又较易改为全口义齿。

5. 缺点　制作较一般义齿复杂；覆盖义齿对口腔卫生的保持带来困难；义齿取下后暴露金属影响美观。

三、临床应用注意事项

附着体形态、种类、功能不一，依照各生产厂家的使用说明有不同的使用要求。然而无论使用附着体还是双重冠，在临床及技工操作过程中仍有其共性问题，也就是与常规义齿不同的需要特别注意的有关事项。

（一）口腔检查、治疗计划及修复体设计

在口腔检查前要了解患者需求及一般身体状况。由于使用固定－活动联合修复方法需要的费用及时间较制作常规义齿多，所以曾用一般修复方法效果不好、且经济时间允许的患者，可考虑使用。而年老体弱以致生活不能自理或手残疾不能自行取戴义齿者不适于使用。口腔检查的重点有以下几项内容。

1. 口腔卫生状况。

2. 基牙状态基牙数目、形态、牙周状况及龋坏程度均为治疗设计的考虑因素。用 X 线牙片观察牙周及根尖状态。通常牙弓两侧选择固位力大小相等的附着体，基牙数目尽可能相等，一般每侧 1～2 个基牙。基牙形状不利固位者，要调改外形，必要时需将牙髓失活并进行完善的根管治疗后，大量调改外形。尤其对牙冠过长、冠根比例不适当者，经失活并根充治疗后，可予以截冠，安放合适的附着体，或使用双重冠。

选做基牙的牙周应健康，或经牙周治疗炎症消退后方可开始修复治疗。对有一定松动度的牙，如有足够的根长及根周骨组织高度，可经截冠改善其冠根比例并经牙周治疗后，观察其松动度在Ⅱ度以内者，仍可选做基牙。经临床观察，有轻度松动的基牙，在使用杆式附着体或双重冠的牙周夹板作用下，松动度明显减低或消失。

3. 颌间距离　在患者初次就诊进行口腔检查时，要取研究模型并确定垂直距离及正中𬌗关系，将模型上𬌗架，认真分析。

4. 缺牙区游离端鞍基长度及牙槽嵴状态　缺牙区游离端鞍基长者，要注意减少对基牙的扭力。可选择弹性附着体，并注意修复体跨过中线区要有足够的强度。对牙槽嵴黏膜松软者要取加压印模，防止基牙负荷过大。

（二）基牙预备

用于附着体的牙体预备共有三种类型：根内预备、冠内预备及冠外预备。

1. 根内预备　使用栓钉(按扣)式附着体及磁性附着体时需进行根内预备，为取得最大的固位和稳定，要注意以下几点。

(1)根据牙根情况尽可能延长根桩。

(2)根面降至牙龈水平，以减小支点，扩大附着体安放空间。

(3)为增加固位，预备颈部肩台斜面。

(4)为防止旋转，在根管口处制作凹槽。

2. 冠内预备　用于冠内附着体时需进行冠内预备。预备出的空间应比附着体大约宽0.6mm，深0.2mm，以便铸造完整和安装正确。牙冠的舌、腭侧壁要留出足够的空间，以便安放对抗臂。另外，还要注意牙体预备的箱型与其他基牙的总就位道平行。

3. 冠外预备　安放冠外附着体和制作双重冠的牙体预备与常规全冠牙体预备基本一样。预备的牙体各壁应接近平行，使冠取得最大的固位。牙冠要有足够的高度，以满足冠外附着体的要求。

(三)义齿制作

义齿制作中与常规义齿不同的是需要准确安放附着体。目前国际通用的各种附着体均为预成件，有金属预成件、塑料预成件或金属—塑料预成件。

1. 金属预成件　在使用时，首先将其放在预定位置固定好，用焊接方法使之与金属冠桥或可摘义齿的金属支架连接在一起。

2. 塑料预成件　塑料预成件是用铸模材料做成，在制作时，将附着体的阴阳两部分铸模分别与冠桥蜡型或可摘义齿支架蜡型固定在一起，整体包埋铸造。

3. 金属、塑料预成件　常是弹性附着体，使用时，将金属阳型与金属冠焊接在一起，塑料阴型固定在可摘义齿的组织面。塑料阴型有尼龙成分，具有一定弹性，使附着体的阴阳两部分间能产生一定动度。

目前国内较多使用的是塑料预成件，包括杆式附着体、栓道式附着体、杆式附着体和栓钉(按扣)附着体。均达到良好的临床使用效果。

制作义齿所需的技工设备是一个平行研磨仪。这种仪器的主要功能有三点：作为观测仪确定就位道；将附着体或附着体替代件的位置校准；精确排列；根据修复体类型修改蜡型或研磨金属冠使之互相平行或保证其轴面应有的角度。

(四)义齿的戴入及随访

1. 复杂的修复体最好用暂时黏固剂黏固几日，允许再次修改并抛光，同时能观察菌斑控制情况。

2. 永久黏固时一般要在所有修复体就位情况下使黏固剂硬固。去除多余材料后即将可摘部分戴入，嘱患者24h不要摘下可摘义齿。24h后再进一步调𬌗，修改。

3. 用模型向患者讲解义齿的取戴方法，双侧的修复体需两侧同时取，否则仅从一侧取，会对基牙产生很大的扭力。

4. 教会患者清洁义齿的方法，附着体的两部分均要用牙刷刷，不要积存食物残渣。清洁时，可用间隙刷和牙线。一般患者一周后会使用，一周后行X线牙片检查，作为今后观察的对照。以后常规每6个月检查一次，以便及时发现义齿和基牙的问题。随诊时需及时检查义齿组织面是否贴合，如有问题要立即重衬，以免对基牙造成不适当扭力。

(刘丽梅)

参考文献

[1]宋胜玉，梁文红. Th17 细胞在口腔疾病中的研究进展[J]. 齐齐哈尔医学院学报，2013，34(17)：2590－2591.

[2]张坤. 口腔固定修复技术[M]. 郑州：郑州大学出版社，2014.

[3]张群英，肖梅珍，肖俊，等. 自制清热解郁中药制剂用于复发性口腔溃疡的疗效观察[J]. 健康大视野：医学版，2013，21(10)：1052.

[4]葛秋云，杨山. 口腔组织病理 第 2 版[M]. 北京：科学出版社，2014.

[5]景娟，牛洁，陈鑫，等. 口腔颌面肿瘤患者血浆 FBG，D－二聚体和 FDP 的检测及其意义[J]. 现代检验医学杂志，2013，28(4)：76－78.

[6]申杰，周文明. 口腔真菌感染的研究进展[J]. 国际口腔医学杂志，2013，40(5)：619－624.

[7]左金华. 现代临床口腔病学[M]. 西安：西安交通大学出版社，2014.

[8]张艳. 口腔颌面部创伤 117 例临床护理体会[J]. 健基层医学论坛，2013，17(24)：3179－3180.

[9]宋光宇. 颌面部衣物 40 例临床分析[J]. 中国民康医学，2013，25(17)：59－60.

[10]吴补领，刘洪臣，范兵. 老年口腔医学[M]. 西安：西安交通大学出版社，2015.

[11]郑利光，王春辉，刘翠梅，等. 专项整治活动后口腔医院住院患者抗菌药物应用情况分析[J]. 中国药房，2013，24(38)：3577－3580.

[12]穆萍萍，宋晖，孙钦峰. 高速泳动族蛋白盒 1 与牙周病[J]. 国际口腔医学杂志，2014(01)：77－81.

[13]胡勤刚. 口腔颌面外科查房手册[M]. 北京：人民卫生出版社，2015.

[14]段银钟. 口腔正畸临床拔牙矫治指南[M]. 北京：人民卫生出版社，2011.

[15]赵吉宏. 口腔颌面外科门诊手术操作规范与技巧[M]. 北京：北京大学医学出版社，2015.

[16]孙正. 口腔科诊疗常规[M]. 北京：中国医药科技出版社，2012.

[17]马净植. 口腔疾病诊疗指南[M]. 北京：科学出版社，2013.

[18]凌均棨，陈智. 口腔医学 口腔内科分册[M]. 北京：人民卫生出版社，2015.

[19]唐建民. 口腔颌面耳鼻咽喉头颈外科学[M]. 天津：天津科技出版社，2010.

[20]俞光岩，王慧明. 口腔医学 口腔颌面外科分册[M]. 北京：人民卫生出版社，2015.

[21]章筱悦，陈振琦. 唇腭裂患者的牙周健康状况及其影响因素[J]. 国际口腔医学杂志，2014(04)：463－467.

[22]陈扬熙. 口腔正畸学基础、技术与临床[M]. 北京：人民卫生出版社，2012.

[23]赵云凤. 口腔修复技术学[M]. 上海：世界图书上海出版公司，2013.

[24]罗启贤，刘长庚. 牙周膜和牙槽骨牵张成骨术加速正畸牙移动[J]. 国际口腔医学杂志，2014(03)：309－313.

[25]李翔，康红钰. 口腔临床药物学[M]. 郑州：郑州大学出版社，2013.

[26]中兴，张志愿. 口腔颌面外科临床解剖学[M]. 济南：山东科学技术出版社，2011.

[27]毛珍娥. 口腔疾病概要(第二版)[M]. 北京：人民卫生出版社，2008.